E. Habermeyer, H. Dreßing, D. Seifert, S. Lau (Hrsg.)

Praxishandbuch Therapie in der Forensischen Psychiatrie und Psychologie

Elmar Habermeyer, Harald Dreßing, Dieter Seifert,
Steffen Lau (Hrsg.)

Praxishandbuch Therapie in der Forensischen Psychiatrie und Psychologie

1. Auflage

Mit Beiträgen von:
Rainer Banse, Bonn; Steffen Barra, Homburg; Nathalie Brackmann, Zürich; Jan Bulla, Reichenau; Fanny de Tribolet-Hardy, Zürich; Dieter Dölling, Heidelberg; Harald Dreßing, Mannheim; Marc Graf, Basel; Angela Guldimann, Zürich; Elmar Habermeyer, Zürich; Henning Hachtel, Basel; Joscha Hausam, Berlin; Nicole Hauser, Zürich; Friederike Höfer, Zürich; Barbara Horten, Heidelberg; Jutta Kasberg, Münster; Johannes Kirchebner, Zürich; Norbert Konrad, Berlin; Chiara Krause, Zürich; Steffen Lau, Zürich; Robert J. B. Lehmann, Berlin; Friedrich Lösel, Erlangen und Cambridge; Andreas Mokros, Hagen; Jutta Muysers, Langenfeld; Tina Neuschmelting, Münster; Joachim Nitschke, Straubing; Carolin Opgen-Rhein, Zürich; Annette Opitz-Welke, Berlin; Ansgar Osewold, Münster; Jens Peglau, Hamm; Wolfgang Retz, Homburg und Mainz; Ulrich Rottbeck, Münster; Alexander F. Schmidt, Mainz; Catharina Schmidt, Zürich; Friedhelm Schmidt-Quernheim, Köln; Dieter Seifert, Münster; Verina Speckin, Rostock; Susanne Stübner, Ansbach; Jochen Taupitz, Mannheim; Thierry Urwyler, Zürich; Birgit Völlm, Rostock; Tatjana Voß, Berlin; James Weiss, Zürich; Wolfgang Weissbeck, Klingenmünster; Julian Wejlupek, Heidelberg; Anne Wettermann, Rostock

ELSEVIER

Elsevier GmbH, Bernhard-Wicki-Str. 5, 80636 München, Deutschland
Wir freuen uns über Ihr Feedback und Ihre Anregungen an: kundendienst@elsevier.com

ISBN 978-3-437-23066-0
eISBN 978-3-437-06253-7

1. Auflage 2022

Wichtiger Hinweis für den Benutzer
Die medizinischen Wissenschaften unterliegen einem sehr schnellen Wissenszuwachs. Der stetige Wandel von Methoden, Wirkstoffen und Erkenntnissen ist allen an diesem Werk Beteiligten bewusst. Sowohl der Verlag als auch die Autorinnen und Autoren und alle, die an der Entstehung dieses Werkes beteiligt waren, haben große Sorgfalt darauf verwandt, dass die Angaben zu Methoden, Anweisungen, Produkten, Anwendungen oder Konzepten dem aktuellen Wissensstand zum Zeitpunkt der Fertigstellung des Werkes entsprechen.
Der Verlag kann jedoch keine Gewähr für Angaben zu Dosierung und Applikationsformen übernehmen. Es sollte stets eine unabhängige und sorgfältige Überprüfung von Diagnosen und Arzneimitteldosierungen sowie möglicher Kontraindikationen erfolgen. Jede Dosierung oder Applikation liegt in der Verantwortung der Anwenderin oder des Anwenders. Die Elsevier GmbH, die Autorinnen und Autoren und alle, die an der Entstehung des Werkes mitgewirkt haben, können keinerlei Haftung in Bezug auf jegliche Verletzung und/oder Schäden an Personen oder Eigentum, im Rahmen von Produkthaftung, Fahrlässigkeit oder anderweitig übernehmen.

Obwohl alle Werbemittel mit ethischen (medizinischen) Standards übereinstimmen, stellt die Erwähnung in dieser Publikation keine Garantie oder Anerkennung der Qualität oder des Wertes dieses Produkts oder der Aussagen der Herstellerfirmen dar.

Für die Vollständigkeit und Auswahl der aufgeführten Medikamente übernimmt der Verlag keine Gewähr.
Geschützte Warennamen (Warenzeichen) werden in der Regel besonders kenntlich gemacht (®). Aus dem Fehlen eines solchen Hinweises kann jedoch nicht automatisch geschlossen werden, dass es sich um einen freien Warennamen handelt.

Bibliografische Information der Deutschen Nationalbibliothek
Die Deutsche Nationalbibliothek verzeichnet diese Publikation in der Deutschen Nationalbibliografie; detaillierte bibliografische Daten sind im Internet über https://www.dnb.de abrufbar.

22 23 24 25 26 5 4 3 2

In ihren Veröffentlichungen verfolgt die Elsevier GmbH das Ziel, genderneutrale Formulierungen für Personengruppen zu verwenden. Um jedoch den Textfluss nicht zu stören sowie die gestalterische Freiheit nicht einzuschränken, wurden bisweilen Kompromisse eingegangen. Selbstverständlich sind **immer alle Geschlechter** gemeint.

Planung: Ursula Jahn, M.A., München
Projektmanagement: Sibylle Hartl, München
Redaktion: Karin Beifuss, Ohmden
Bildredaktion und Rechteklärung: Niklas Borck, München
Herstellung: Dietmar Radünz, Leipzig; Sibylle Hartl, München
Satz: Thomson Digital, Noida, Indien
Druck und Bindung: Drukarnia Dimograf Sp. z o. o., Bielsko-Biała, Polen
Umschlaggestaltung: SpieszDesign, Neu-Ulm
Titelfotografie: © Mari Dein - stock.adobe.com

Aktuelle Informationen finden Sie im Internet unter **www.elsevier.de**

Vorwort

Die Forensische Psychiatrie und Psychotherapie hat sich erst in den letzten zwei bis drei Jahrzehnten zu einer eigenständigen medizinisch-psychologischen Fachdisziplin entwickelt. Ihre historischen Wurzeln liegen im Bereich der Begutachtung; entsprechend fokussieren die wesentlichen Lehrbücher, wie z. B. das im hiesigen Verlag erscheinende Handbuch Psychiatrische Begutachtung, auf diese Tätigkeit. Therapeutische Fragen wurden hingegen weniger intensiv bearbeitet, obwohl in den stationären und mittlerweile auch ambulanten Versorgungsstrukturen der Forensischen Psychiatrie und Psychotherapie eine äußerst komplexe und herausfordernde Arbeit geleistet wird. Dieses Defizit, das auch zu den empirisch fundierten Erkenntnisgewinnen betreffs der zu behandelnden Patienten und der zugehörigen Behandlungsansätze kontrastiert, war für die Herausgeber Anlass, auf ihrem Feld ausgewiesene Experten zu bitten, medikamentöse und psychotherapeutische Behandlungskonzepte für den Bereich der Forensischen Psychiatrie und Psychotherapie darzustellen und praktische Tipps zum Vorgehen in der Therapie zu geben. Die unmittelbare Bereitschaft der Autoren, an diesem Werk mitzuwirken, hat nochmals verdeutlicht, dass ein solches Buch fehlt, und uns zusätzlich motiviert, ein praxistaugliches Handbuch zu erstellen, das unterschiedlichen Berufsgruppen Unterstützung und gleichfalls Anregungen für die tägliche Arbeit in diesem herausfordernden Bereich bietet.

Für die Herausgeber dieses Praxishandbuchs ist die Forensische Psychiatrie und Psychotherapie gerade auch als therapeutische Disziplin ein reizvolles Tätigkeitsfeld, weil sich hier die Möglichkeit ergibt, mit biografisch erheblich belasteten und schwer kranken Menschen langfristig sozialpsychiatrisch zu arbeiten. Der Begriff Sozialpsychiatrie trifft die Ausgangslage insofern, da Ziel der Behandlung die Resozialisierung von Menschen ist, die es zeitlebens schwer hatten bzw. gar nicht erst in die Lage kamen, sich sozial zu integrieren. Mitarbeiter der Vollzugseinrichtungen und forensische Therapeuten fungieren in diesem Kontext oftmals als erste verlässliche Ansprechpartner für Betroffene sowie als Modell für angemessenes soziales Agieren und können Möglichkeiten der konstruktiven Konfliktbearbeitung bzw. Konfliktlösung aufzeigen. Für diese anspruchsvolle Arbeit will das vorliegende Handbuch die theoretische Basis, aber auch konkrete Handlungsleitlinien liefern. Mit seiner Hilfe kann sich die Leserschaft mit den Grundlagen der Therapie in der Forensischen Psychiatrie vertraut machen, sich praxisrelevantes therapeutisches Wissen aneignen oder dieses Wissen auffrischen. Das Praxishandbuch gibt Anregungen für die Therapieplanung und Dokumentationen, und die Beiträge sollen dazu einladen, eigene Haltungen und Behandlungskonzepte kritisch zu überprüfen.

Den Herausgebern war es wichtig, initial kriminologische Grundlagen, aber auch die Frage der Einwilligungsfähigkeit sowie die Besonderheiten der Therapie im forensischen Kontext zu bearbeiten. Nachfolgend wird auf die Therapie forensisch relevanter Störungen und die spezifischen Bedingungen unterschiedlicher Therapieumgebungen (Kliniken, Justizvollzugsanstalten sowie ambulante Settings) eingegangen. Ein weiterer Abschnitt widmet sich besonderen therapeutischen Herausforderungen. Außerdem wurden verschiedene am Unterbringungsverlauf beteiligte Berufsgruppen wie Anwälte, Seelsorger oder Richter gebeten, einen Beitrag zu liefern, was aus ihrer jeweiligen Perspektive als bedeutsam empfunden wird und wie sie in diesem Kontext ihre Rolle interpretieren. Das für die forensisch psychiatrische Arbeit und deren Erfolge zentrale Übergangsmanagement wird hinsichtlich Lockerungen und Nachsorge ausführlich thematisiert. Abschließend geht das Buch auf Präventionsansätze sowie Möglichkeiten der Kooperation mit der Allgemeinpsychiatrie ein.

Auf diese Weise hoffen wir, einen Beitrag dazu zu leisten, Berufsanfängern eine verlässliche Orientierung in diesem Tätigkeitsfeld zu geben, aber auch erfahrene Kollegen zu motivieren, sich mit fachlich relevanten Fragen auseinanderzusetzen, die sie bislang nicht oder nur am Rande beschäftigt haben. Wir danken allen Autoren für die wertvolle Mitarbeit an diesem Praxishandbuch und dem Elsevier Verlag, insbesondere Frau Jahn und Frau Hartl, für die Bereitschaft, die Projektidee zu unterstützen und zeitnah umzusetzen. Frau Karin Beifuss sei für das sorgfältige Lektorat gedankt. Dank auch schon im Voraus allen Leserinnen und Lesern, die uns Hinweise und Anregungen zur Verbesserung des Werkes geben werden. Gerade bei einem neuen Handbuch sind solche Hinweise besonders erwünscht und wertvoll, damit der vorab formulierte Anspruch konsequent umgesetzt werden kann.

Zürich, Mannheim und Münster im Herbst 2021
Elmar Habermeyer, Harald Dreßing, Dieter Seifert und Steffen Lau

Benutzerhinweise

Faktenbox

Kurze, prägnante Zusammenfassung der wesentlichen Aspekte des Kapitels für einen raschen Überblick

MERKE

Das Wichtigste eines Abschnitts noch einmal hervorgehoben

Fallbeispiel

Aussagekräftige Beispiele aus der Praxis zur Veranschaulichung der dargestellten Problematik

Praxishinweis

Praxisrelevante Tipps und Erfahrungen der Autorinnen und Autoren

CAVE

Alles, was unbedingt beachtet werden sollte, um Fehler zu vermeiden

BOX 1.1

Zusatzinformationen, Exkurse

EVIDENZ

Hinweise auf Leitlinien, Studienergebnisse, Cochrane-Reviews etc.

Fehler gefunden?

An unsere Inhalte haben wir sehr hohe Ansprüche. Trotz aller Sorgfalt kann es jedoch passieren, dass sich ein Fehler einschleicht oder fachlich-inhaltliche Aktualisierungen notwendig geworden sind. Sobald ein relevanter Fehler entdeckt wird, stellen wir eine Korrektur zur Verfügung. Mit diesem QR-Code gelingt der schnelle Zugriff.

https://else4.de/978-3-437-23066-0

Wir sind dankbar für jeden Hinweis, der uns hilft, dieses Werk zu verbessern. Bitte richten Sie Ihre Anregungen, Lob und Kritik an folgende E-Mail-Adresse: kundendienst@elsevier.com

Herausgeber

Prof. Dr. med. Elmar Habermeyer
Psychiatrische Universitätsklinik Zürich
Klinik für Forensische Psychiatrie
Lenggstr. 31
8032 Zürich
Schweiz

Prof. Dr. med Harald Dreßing
Zentralinstitut für Seelische Gesundheit
Klinik für Psychiatrie und Psychotherapie
Bereich Forensische Psychiatrie
J 5
68159 Mannheim

Prof. Dr. med. Dieter Seifert
Alexianer Christophorus Klinik
Alexianerweg 60
48163 Münster

Dr. med. Steffen Lau
Psychiatrische Universitätsklinik Zürich
Klinik für Forensische Psychiatrie
Lenggstr. 31
8032 Zürich
Schweiz

Autorinnen und Autoren

Prof. Dr. psych. Rainer Banse
Rheinische Friedrich-Wilhelms-Universität Bonn
Institut für Psychologie
Sozial- und Rechtspsychologie
Kaiser-Karl-Ring 9
53111 Bonn

Dr. phil. Steffen Barra
Universitätsklinikum des Saarlandes
Institut für Gerichtliche Psychologie und Psychiatrie,
Gebäude 90.3
Kirrberger Straße
66421 Homburg

Dr. phil. Nathalie Brackmann
Psychiatrische Universitätsklinik Zürich
Klinik für Forensische Psychiatrie
Lenggstr. 31
8032 Zürich
Schweiz

PD Dr. med. Jan Bulla
Zentrum für Psychiatrie Reichenau
Klinik für Forensische Psychiatrie und Psychotherapie
Feursteinstr. 55
78479 Reichenau

Fanny de Tribolet-Hardy, lic. phil.
Psychiatrische Universitätsklinik Zürich
Klinik für Forensische Psychiatrie
Lenggstr. 31
8032 Zürich
Schweiz

Prof. i. R. Dr. jur. Dieter Dölling
Ruprecht-Karls-Universität
Institut für Kriminologie
Friedrich-Ebert-Anlage 6–10
69117 Heidelberg

Prof. Dr. med Harald Dreßing
Zentralinstitut für Seelische Gesundheit
Klinik für Psychiatrie und Psychotherapie
Bereich Forensische Psychiatrie
J 5
68159 Mannheim

Prof. Dr. med. Marc Graf
Universitäre Psychiatrische Kliniken Basel
Klinik für Forensik
Wilhelm-Klein-Str. 27
4002 Basel
Basel

Dr. phil. Angela Guldimann
Psychiatrische Universitätsklinik Zürich
Klinik für Forensische Psychiatrie
Lenggstr. 31
8032 Zürich
Schweiz

Prof. Dr. med. Elmar Habermeyer
Psychiatrische Universitätsklinik Zürich
Klinik für Forensische Psychiatrie
Lenggstr. 31
8032 Zürich
Schweiz

PD Dr. med. Henning Hachtel
Universitäre Psychiatrische Kliniken Basel
Forensische Psychiatrische Klinik
Wilhelm Klein-Str. 27
4012 Basel
Schweiz

Dr. phil. Joscha Hausam
Charité – Universitätsmedizin Berlin
Institut für Forensische Psychiatrie
Oranienburger Str. 285 (Haus 10)
13437 Berlin

Dr. phil. Nicole Hauser
Psychiatrische Universitätsklinik Zürich
Klinik für Forensische Psychiatrie
Lenggstr. 31
8032 Zürich
Schweiz

Dr. med. Friederike Höfer
Psychiatrische Universitätsklinik Zürich
Klinik für Forensische Psychiatrie
Lenggstr. 31
8032 Zürich
Schweiz

Dr. rer. pol. Barbara Horten
Ruprecht-Karls-Universität
Institut für Kriminologie
Friedrich-Ebert-Anlage 6–10
69117 Heidelberg

Jutta Kasberg
Alexianer Münster GmbH
Krankenhausseelsorge
Alexianerweg 9
48163 Münster

Dr. med. Johannes Kirchebner
Psychiatrische Universitätsklinik Zürich
Klinik für Forensische Psychiatrie
Lenggstr. 31
8032 Zürich
Schweiz

Prof. Dr. med. Norbert Konrad
Charité – Universitätsmedizin Berlin
Institut für Forensische Psychiatrie
Oranienburger Str. 285 (Haus 10)
13437 Berlin

Chiara Krause, M.Sc. Psychologie
Psychiatrische Universitätsklinik Zürich
Klinik für Forensische Psychiatrie
Lenggstr. 31
8032 Zürich
Schweiz

Dr. med. Steffen Lau
Psychiatrische Universitätsklinik Zürich
Klinik für Forensische Psychiatrie
Lenggstr. 31
Alexianerweg 60
8032 Zürich
Schweiz

Prof. Dr. jur. Robert J. B. Lehmann
Medical School Berlin
Rüdesheimer Str. 50
14197 Berlin

Prof. em. Dr. Phil. Dr. sc. h.c. Friedrich Lösel
Friedrich-Alexander-Universität Erlangen-Nürnberg
Institut Für Psychologie
Bismarckstr. 6
91054 Erlangen
und
University of Cambridge
Institute of Criminology
Sidgwick Avenue
Cambridge CB3 9DA UK

Prof. Dr. phil. habil. Andreas Mokros
FernUniversität in Hagen
Fakultät für Psychologie
LG Persönlichkeits-, Rechtspsychologie & Diagnostik
Universitätsstr. 27
58084 Hagen

Jutta Muysers
LVR-Klinik Langenfeld
Ärztliche Direktorin
Kölner Str. 82
40764 Langenfeld

Dr. rer. medic. Tina Neuschmelting
Alexianer Christophorus Klinik
Alexianerweg 60
48163 Münster

Prof. Dr. med. Joachim Nitschke
Bezirkskrankenhaus Straubing
Lerchenhaid 32
94315 Straubing

Dr. med. Carolin Opgen-Rhein
Psychiatrische Universitätsklinik Zürich
Klinik für Forensische Psychiatrie
Lenggstr. 31
8032 Zürich
Schweiz

Dr. med. Annette Opitz-Welke
c/o JVK Berlin in der JVA Plötzensee
Abt. für Psychiatrie und Psychotherapie
Friedrich-Olbricht-Damm 16
13627 Berlin

Ansgar Osewold
Alexianer Christophorus Klinik
Alexianerweg 60
48163 Münster

Dr. jur. Jens Peglau
Oberlandesgericht Hamm
Heßlerstr. 53
59065 Hamm

Prof. Dr. med. Wolfgang Retz
Universitätsklinikum des Saarlandes
Institut für Gerichtliche Psychologie und Psychiatrie,
Gebäude 90.3
Kirrberger Straße
66421 Homburg
und
Universitätsmedizin Mainz
Klinik für Psychiatrie und Psychotherapie
Untere Zahlbacher Str. 8
55131 Mainz

Dr. med. Ulrich Rottbeck
Alexianer Christophorus Klinik
Alexianerweg 60
48163 Münster

Dr. phil. Alexander F. Schmidt, Dipl.-Psych.
Johannes Gutenberg Universität Mainz
Sozial- und Rechtspsychologie
Binger Str. 14–16
55122 Mainz

Dr. med. Dipl.-Jur. Catharina Schmidt
Psychiatrische Universitätsklinik Zürich
Klinik für Forensische Psychiatrie
Lenggstr. 31
8032 Zürich
Schweiz

Prof. Dr. med. Dieter Seifert
Alexianer Christophorus Klinik
Alexianerweg 60
48163 Münster

Dr. phil. Friedhelm Schmidt-Quernheim
Gut Horbell
50858 Köln

Rechtsanwältin Verina Speckin
Strandstr. 85
18055 Rostock

Prof. (apl.) Dr. med. Susanne Stübner
Ludwig-Maximilians-Universität München
Bezirksklinikum Ansbach
Klinik für Forensische Psychiatrie
Maßregelvollzugsleitung
Feuchtwanger Str. 38
91522 Ansbach

Prof. Dr. jur. Jochen Taupitz
Universität Mannheim
Abteilung Rechtswissenschaft
Schloss Mittelbau – Raum M 178
68131 Mannheim

Dr. iur. Thierry Urwyler
Justizvollzug und Wiedereingliederung
Hohlstr. 552
8048 Zürich
Schweiz

Prof. Dr. med. Birgit Völlm
Universitätsmedizin Rostock
Klinik für Forensische Psychiatrie
Gehlsheimer Str. 20
18147 Rostock

Dr. med. Tatjana Voß
Charité – Universitätsmedizin Berlin
Institut für Forensische Psychiatrie
Seidelstr. 38
13507 Berlin

James Weiss, lic. phil.
Psychiatrische Universitätsklinik Zürich
Klinik für Forensische Psychiatrie
Lenggstr. 31
8032 Zürich
Schweiz

Dr. med. Wolfgang Weissbeck
Pfalzklinikum für Psychiatrie und Neurologie AdöR
Klinik für Kinder- und Jugendpsychiatrie, Psychosomatik u. Psychotherapie
Weinstr. 100
76889 Klingenmünster

Julian Wejlupek
Ruprecht-Karls-Universität
Institut für Kriminologie
Friedrich-Ebert-Anlage 6–10
69117 Heidelberg

Dr. rer. hum. Anne Wettermann
Universitätsmedizin Rostock
Klinik für Forensische Psychiatrie
Zentrum für Nervenheilkunde
Gehlsheimer Str. 20
18147 Rostock

Abkürzungen

a. F.	alte Fassung
Abs.	Absatz
ACT	Akzeptanz- und Commitment-Therapie
ADHS	Aufmerksamkeitsdefizit-/Hyperaktivitätsstörung
adj.	adjustiert
ADL	activities of daily living
AIAA	anti-impulsive, anti-aggressive agents
ASS	Autismus-Spektrum-Störungen
AufenthG	Gesetz über den Aufenthalt, die Erwerbstätigkeit und die Integration von Ausländern im Bundesgebiet („Aufenthaltsgesetz")
BGHSt	Entscheidungen des Bundesgerichtshofes in Strafsachen
BKA	Bundeskriminalamt
BtMG	Betäubungsmittelgesetz
BVC	Brøset Violence Checklist
BZR	Bundeszentralregister
CCT	kranielle Computertomografie
COSTLow	Change or Stop Testosterone-Lowering Medication
CPA	Cyproteronacetat
CT	Computertomografie
DASA	Dynamic Appraisal of Situational Aggression
DBT(-F)	Dialektisch-Behaviorale Therapie (Forensik)
DGPPN	Deutsche Gesellschaft für Psychiatrie und Psychotherapie, Psychosomatik und Nervenheilkunde
DRI(-R/-SF)	Dual Role Relationship Inventory (Revised/Short Form)
DSM	Diagnostic and Statistical Manual of Mental Disorders
EEG	Elektroenzephalografie/-gramm
EG	Experimentalgruppe
EKG	Elektrokardiografie/-gramm
EKT	Elektrokonvulsionstherapie
EMDR	Eye Movement Desensitization and Reprocessing
FFA	Fachstelle Forensic Assessment & Risk Management
FTA	Forensisch-Therapeutische Ambulanz
gem.	gemäß
GLM	Good Lives Model
GnRH	Gonadotropin-Releasing-Hormon
HCR	Historical Clinical Risk Management
HIV	humanes Immundefizienzvirus
HR	Hazard Ratio
i. d. R.	in der Regel
i. S. (v.)	im Sinne (von)
i. V. m.	In Verbindung mit
ICD	International Classification of Diseases and Related Health Problems
INT	Integrierte Neurokognitive Therapie
IPT	Integriertes Psychologisches Therapieprogramm
IQ	Intelligenzquotient
JGG	Jugendgerichtsgesetz
JVA	Justizvollzugsanstalt
KBM	Kantonales Bedrohungsmanagement
KG	Kontrollgruppe
KVT	kognitive Verhaltenstherapie
lit.	lat. littera; Buchstabe
Lj.	Lebensjahr
LVR	Landschaftsverband Rheinland
m. w. N.	mit weiteren Nachweisen
MBT	Mentalisierungsbasierte Therapie
MI	Motivational Interviewing
Mio.	Million
MKT	Metakognitives Training
MMST	Mini-Mental-Status-Test
MoCa	Montreal Cognitive Assessment Test
mod.	modifiziert
MPH	Methylphenidat
Mrd.	Milliarde
MRT	Magnetresonanztomografie; Kernspintomografie
MRV	Maßregelvollzug
MschKrim	Monatsschrift für Kriminologie und Strafrechtsreform
MST	Multisystemische Therapie
NNT	number needed to treat
NStZ	Neue Zeitschrift für Strafrecht
OR	Odds Ratio
PCL-R	Psychopathy Checklist Revised
PDE	Phosphodiesterase
PSM	Propensity Score Matching
PTBS	posttraumatische Belastungsstörung
R&R	Reasoning and Rehabilitation
RCI	Reliable Change Index
RCT	randomisierte, kontrollierte Studie
Reha	Rehabilitation
Rn.	Randnummer
RNR	Risk-Need-Responsivity(-Modell)
RPT	Rückfallprophylaxetraining

RR	Risk Ratio; relatives Risiko
rTMS	repetitive transkranielle Magnetstimulation
S.	Satz; Seite
SD	standard deviation; Standardabweichung
SGB	Sozialgesetzbuch
SothA	Sozialtherapeutische Anstalt
SOTP	Sex Offender Treatment Programme
SSRI	selektiver Serotonin-Wiederaufnahme-hemmer
SSV	Störungen des Sozialverhaltens
StGB	Strafgesetzbuch
StPO	Strafprozessordnung
StrUG	Strafrechtsbezogenes Unterbringungsgesetz
StVollzG	Strafvollzugsgesetz
Tbl.	Tablette(n)
TC	Therapeutic Community
TCO	Threat-Control-Override
TG	Therapiegruppe
ToM	Theory of Mind
UAW	unerwünschte Arzneimittelwirkungen
Vor	Vorbemerkung
WAI	Working Alliance Inventory
WfbM	Werkstätten für Menschen mit einer Behinderung
WFSBP	World Federation of Societies of Biological Psychiatry
WHO	World Health Organization
Z. n.	Zustand nach
ZPO	Zivilprozessordnung

Abbildungsnachweis

Der Verweis auf die jeweilige Abbildungsquelle befindet sich bei allen Abbildungen im Werk am Ende des Legendentextes in eckigen Klammern. Alle nicht besonders gekennzeichneten Grafiken und Abbildungen © Elsevier GmbH, München.

G1023 Dahle KP. Psychologische Kriminalprognose. Springer Nature, 1. A. 2010.

G691-001 Berner W, Hill A, Briken P, Kraus C, Lietz K. Behandlungsleitlinie Störungen der Sexualpräferenz. In: Gaebel W, Falkai P (Hrsg.). Praxisleitlinien in Psychiatrie und Psychotherapie. Band 8. Deutsche Gesellschaft für Psychiatrie, Psychotherapie und Nervenheilkunde (DGPPN), 2006.

H201-1001 Gochyyev P, Skeem JL. Efficiently assessing firm, fair, and caring relationships: Short form of the Dual Role Relationship Inventory. In: Psychological Assessment. Volume 31, Issue 3, Pages 352–364. APA, 2019.

H202-001 Hörburger T, Habermeyer E. Zu den Zusammenhängen zwischen paraphilen Störungen, Persönlichkeitsstörungen und Sexualdelinquenz. In: Forensische Psychiatrie, Psychologie, Kriminologie. Band 14, Seiten 149–157. Springer, 2020.

H202-002 Schwarze C, Voß T, Kliesch O et al. Qualitätskriterien forensischer Ambulanzen des Strafvollzugs. In: Forensische Psychiatrie, Psychologie, Kriminologie. Band 12, Seiten 369–379. Springer, 2018.

H203-001 Ward T, Beech A. An integrated theory of sexual offending. In: Aggression and Violent Behavior. Volume 11, Issue 1, Pages 44–63. Elsevier, 2006.

J787 Colourbox.com

L231 Stefan Dangl, München

P983 Dr. Nicole Hauser, Zürich

P984 Ansgar Osewold, Münster

P985 Prof. Dr. med. Dieter Seifert, Münster

T1136 Klinik für Forensische Psychiatrie, Psychiatrische Universitätsklinik Zürich

V935 Alexianer Christophorus GmbH, Münster

Inhaltsverzeichnis

I Kriminologische Grundlagen

KAPITEL 1

Dieter Dölling, Julian Wejlupek und Barbara Horten

Die Bedeutung psychischer Störungen in kriminalitätstheoretischer Hinsicht

Faktenbox

- Die Frage, ob psychische Störungen mit kriminellem Verhalten zusammenhängen, hat erhebliche Bedeutung. Einerseits müssen bei bestehenden Risiken Schutzmaßnahmen getroffen werden, andererseits sind unangebrachte Stigmatisierungen zu vermeiden.
- Kriminelles Verhalten wird durch ein komplexes Zusammenwirken verschiedener Variablen verursacht, die auf den Ebenen des Individuums, seines sozialen Umfelds und der übergreifenden Sozialstruktur angesiedelt sind.
- Die meisten Straftaten werden nicht von psychisch gestörten Tätern begangen, und die meisten psychisch gestörten Menschen begehen keine Delikte. Es gibt aber bestimmte psychische Störungen, bei denen ein erhöhtes Risiko kriminellen Verhaltens besteht. Ob sich dieses Risiko verwirklicht, hängt von einer Vielzahl von Faktoren ab.
- Das bei bestimmten psychischen Störungen bestehende Delinquenzrisiko kann durch Behandlung erheblich gesenkt werden. Hierdurch kann ein wichtiger Beitrag zur Kriminalitätsreduktion geleistet werden.

1.1 Einleitung

Alle Gesellschaften stehen vor der Aufgabe der Kriminalitätseindämmung. Ein wirksames Vorgehen gegen Delinquenz setzt Wissen über die Entstehungsbedingungen von Kriminalität voraus. Aussagen über Delinquenzursachen treffen die Kriminalitätstheorien. Wird nach Ursachen von Delinquenz gefragt, liegt es nahe, den Blick auf psychische Störungen des Täters zu richten. Wer psychisch gestört ist – so kann angenommen werden –, verfügt über geringere Fähigkeiten, den Unrechtsgehalt von Delikten zu erkennen und sein Verhalten entsprechend den Anforderungen der Rechtsordnung zu steuern. Es verwundert daher nicht, dass bei der Entstehung der Kriminologie als eigenständiger Wissenschaft im 19. Jahrhundert und ihrer weiteren Entwicklung ein kriminalpsychiatrischer Ansatz eine erhebliche Rolle spielte, der Delinquenz auf psychische Anomalien des Täters zurückführte (Hering 1966, S. 36 ff.). Auch in der Bevölkerung wird psychisch kranken Menschen eine erhöhte Gefährlichkeit zugeschrieben (Torrey 2011). Zu dieser Vorstellung dürften Medienberichte über schwere Delikte psychisch gestörter Täter beitragen. Wenn in den Medien über psychisch kranke Menschen berichtet wird, geschieht dies häufig im Zusammenhang mit kriminellen Taten.

Angesichts der Komplexität der Entstehungsbedingungen von Kriminalität bedarf die Frage, ob es einen Zusammenhang zwischen psychischen Störungen und kriminellem Verhalten gibt, einer gründlichen theoretischen und empirischen Analyse. Diese Untersuchung ist von erheblicher Bedeutung. Einerseits müssen, wenn psychische Störungen tatsächlich kriminogen wirken, zum Schutz vor Kriminalität Maßnahmen ergriffen werden. Andererseits darf psychisch Erkrankten nicht unberechtigt Gefährlichkeit zugeschrieben werden, denn dies würde zu einer unangemessenen Stigmatisierung führen. Bei der folgenden Erörterung der Problematik werden unter Kriminalität mit dem formellen Verbrechensbegriff die Verhaltensweisen verstanden, die von der Rechtsordnung unter Strafe gestellt sind (zur kriminologischen Diskussion um den formellen und den materiellen – also vom positiven Recht gelösten – Verbrechensbegriff siehe Meier 2021, S. 6 ff.). Als psychische Störung werden die psychischen Auffälligkeiten angesehen, die von der Psychiatrie als psychische Störung klassifiziert werden (zur Problematik des psychiatrischen Krankheitsbegriffs vgl. Hoff und Saß 2010, S. 4 ff.).

1.2 Kriminalitätstheoretische Grundlagen

Wendet man sich der Frage nach der kriminogenen Relevanz psychischer Störungen auf der Grundlage des heutigen Standes der kriminalitätstheoretischen Diskussion zu, ist davon auszugehen, dass es „die Kriminalitätsursache" nicht gibt, sondern kriminelles Verhalten aus einem komplexen Zusammenwirken vieler Variablen entsteht. Es sind zahlreiche Kriminalitätstheorien entwickelt worden, die sich zur Delinquenzerklärung auf einzelne Bereiche konzentriert haben. So wurden als die **Ursachen von Kriminalität** u. a. angesehen:

- eine auf der Abwägung der Vor- und Nachteile der Tat beruhende rationale Entscheidung des Täters (Becker 1993),
- biologische Merkmale des Täters (zu den biologischen Kriminalitätstheorien siehe Bock 2019, S. 53 ff.),
- psychologische Eigenschaften des Täters (vgl. etwa Eysenck 1977),
- Defizite im Sozialisationsprozess (Kaiser 1996, S. 198 ff.),
- Lernprozesse, durch die kriminalitätsbegünstigende Einstellungen und kriminelle Handlungstechniken vermittelt werden (Sutherland 1979),
- desorganisierte Wohngegenden (Shaw et al. 2006),
- kriminalitätsfördernde Subkulturen (Cohen 1955; Miller 1979),
- Merkmale der Sozialstruktur (Merton 1979),
- fehlende Bindungen an Familie, Schule und Beruf (Hirschi 1969; auf fehlende Selbstkontrolle abstellend Gottfredson und Hirschi 1990),
- kriminalitätsbegünstigende Situationen (Clarke und Felson 1993) und
- stigmatisierende Wirkungen strafrechtlicher Sanktionen (Lemert 1972; Sack 1979).

Diese auf Einzelbereiche abstellenden Kriminalitätstheorien haben sich als nicht ausreichend erklärungskräftig erwiesen (Brown et al. 2019, S. 361, 367). Es bedarf daher eines kriminalitätstheoretischen Ansatzes, der **Variablen der Person (Mikroebene), ihres sozialen Umfelds (Mesoebene)** und der **übergreifenden Sozialstruktur (Makroebene)** einbezieht, die Beziehungen der auf diesen Ebenen angesiedelten Variablen erfasst und neben proximalen – also direkt kriminalitätsursächlichen – Faktoren auch distale Variablen erfasst, die über die Beeinflussung anderer Variablen mittelbar kriminalitätsfördernd wirken (Boers und Reinecke 2019). Auf dieser Grundlage kann folgendes **Modell der Entstehung kriminellen Verhaltens** angenommen werden (Dölling 2006):

- Menschen stehen in Situationen. *Merkmale der Situation* können Delinquenz begünstigen, wenn sich etwa eine günstige Tatgelegenheit ergibt oder eine psychische Belastungssituation entsteht, die das Risiko einer kriminellen Reaktion begründet.
- Ob eine Person in einer bestimmten Situation delinquent handelt, hängt von *Merkmalen der Person* ab. Insbesondere die Wissensbestände, Ziele, Wertorientierungen und Fähigkeiten einer Person sind dafür maßgeblich, wie eine Person eine Situation interpretiert und wie sie in der Situation handelt. Die aktuellen Merkmale einer Person ergeben sich aus ihren angeborenen Eigenschaften, den Sozialisations- und Lernprozessen in ihrer Biografie und der Art und Weise, wie sie die auf sie einwirkenden Einflüsse verarbeitet hat.
- Ob eine Person delinquent handelt, hängt auch von den *Gruppen oder Institutionen* ab, denen sie angehört. Ist sie Mitglied einer subkulturellen Gruppe mit von den strafbewehrten Regeln abweichenden Normen, erhöht dies die Wahrscheinlichkeit kriminellen Verhaltens. Gehört die Person dagegen einer Gruppe oder Institution mit konventionellen Normen und entsprechenden Kontrollprozessen an, ist das Delinquenzrisiko niedriger.
- Außerdem bestehen *Zusammenhänge zwischen gesamtgesellschaftlichen Strukturen und kriminellem Verhalten.* Können z. B. gesellschaftlich vorgegebene Ziele von Teilen der Gesellschaft aufgrund der tatsächlichen sozialen Situation nicht mit legalen Mitteln erreicht werden, steigt die Wahrscheinlichkeit des Einsatzes illegaler Mittel zur Zielerreichung (Merton 1979). Mit der Verletzung einer Norm ist außerdem umso eher zu rechnen, je schwächer die Norm kulturell verankert ist. Das Maß der Normbefolgung hängt weiterhin davon ab, wie wirksam die informelle und formelle *strafrechtliche Sozialkontrolle* in einer Gesellschaft ist (zur strafrechtlichen Sozialkontrolle siehe Kaiser 1996, S. 207 ff.). Maßnahmen mit dem Ziel der Kriminalitätseindämmung können sich allerdings auch kriminalitätsfördernd auswirken, z. B. wenn die Kriminalisierung einer Person Stigmatisierungsprozesse auslöst, die zu weiteren Delikten führen.

Nach dem skizzierten Modell bestehen zwischen den Analyseebenen Wechselwirkungen: Es gibt nicht nur Einflüsse in der Richtung Makroebene – Mesoebene – Mikroebene, sondern auch in der umgekehrten

Richtung. So können spektakuläre Einzeltaten zu einer Strafrechtsverschärfung führen.

1.3 Die Relevanz psychischer Störungen für die Kriminalitätserklärung

Welche Rolle spielen nun in dem Geflecht kriminalitätsfördernder und kriminalitätshemmender Variablen psychische Störungen? Sie kommen als kriminogene Faktoren auf der Ebene der Person in Betracht. Böker und Häfner (1973, S. 234) gelangten aufgrund einer umfangreichen Untersuchung zu dem Ergebnis, dass die Gefährlichkeit geistesgestörter Personen hinsichtlich Gewalttaten „die Gefährlichkeit der strafmündigen Bevölkerung als Gesamtheit nicht wesentlich übersteigt". Dieser Befund ist von Teilen der Kriminologie i. S. eines fehlenden Zusammenhangs zwischen psychischen Störungen und Kriminalität aufgenommen worden (Kaiser 1996, S. 117).

Die neuere empirische Forschung gelangt jedoch zu differenzierten Ergebnissen. Danach werden die meisten Straftaten nicht durch psychisch gestörte Täter begangen. Die meisten Täter verüben Delikte nicht, weil sie psychisch krank sind, sondern aus „normalpsychologischen" Motiven. Das gilt für die große Menge der Eigentums- und Vermögensdelikte und trifft auch für die Gewaltkriminalität zu (vgl. für die Gewaltdelinquenz Swanson et al. 1990; Fazel und Grann 2006; Joyal et al. 2007). Außerdem begehen die meisten psychisch gestörten Menschen keine Delikte (Kröber und Lau 2010a, S. 316, sowie Konrad et al. 2019, S. 275, für Schizophrenie).

Dies bedeutet aber nicht, dass mit psychischen Störungen überhaupt kein Kriminalitätsrisiko verbunden ist. Vielmehr ist nach den vorliegenden empirischen Untersuchungen anzunehmen, dass bestimmte psychische Störungen in einem Zusammenhang mit einer erhöhten Kriminalitätsbelastung stehen:

- So wurde bei Personen, die an einem in frühen Lebensjahren entstandenen **hirnorganischen Psychosyndrom** leiden, eine im Vergleich zur Allgemeinbevölkerung höhere Rate an Gewaltdelinquenz ermittelt (Müller und Nedopil 2017, S. 134).
- An **Schizophrenie** Erkrankte wiesen nach zahlreichen Untersuchungen eine gegenüber der Allgemeinbevölkerung gesteigerte Rate an Delinquenz und vor allem von Gewaltkriminalität auf (Joyal et al. 2007; Taylor 2008; Douglas et al. 2009; Kröber und Lau 2010a, S. 314; Short et al. 2013; Fleischmann et al. 2014; Hodgins und Müller-Isberner 2014; Müller und Nedopil 2017, S. 180; Eusterschulte 2021, S. 256). Insbesondere wurde bei Menschen mit Schizophrenie ein erhöhtes Risiko für Tötungsdelikte gefunden (Eronen et al. 1996; Haller et al. 2001; Schanda et al. 2004; Fazel et al. 2009). Es wird angenommen, dass bei an Schizophrenie Erkrankten das Risiko für Gewalttätigkeit im Vergleich zur Allgemeinbevölkerung um das 3- bis 10-Fache erhöht ist (Müller und Nedopil 2017, S. 180; zu Differenzierungen innerhalb der Schizophrenie siehe Modestin und Amman 1996; Haller et al. 2001). Die Gefahr der Delinquenz von Menschen mit Schizophrenie steigt bei komorbidem Substanzmissbrauch und antisozialen Persönlichkeitsstörungen (Walsh et al. 2002; Fazel et al. 2009; Kröber und Lau 2010a, S. 315, 317; Fleischmann et al. 2014; Müller und Nedopil 2017, S. 181). Allerdings sind auch bei an Schizophrenie Erkrankten Tötungsdelikte selten (Wallace et al. 1998; Taylor und Kabelic 2018), und schizophrene Psychosen erklären nur einen kleinen Teil der gesamten Gewaltkriminalität (Taylor 2008). Die Wahrscheinlichkeit, Opfer eines Aggressionsdelikts eines an Schizophrenie erkrankten Menschen zu werden, ist um ein Vielfaches geringer als die Wahrscheinlichkeit, eine Gewalttat durch eine nicht erkrankte Person zu erleiden (Müller und Nedopil 2017, S. 183; Konrad et al. 2019, S. 275).
- Hinsichtlich des Zusammenhangs zwischen **affektiven Störungen** und Kriminalität gibt es unterschiedliche Befunde (siehe zu depressiven Störungen Kröber und Lau 2010b, S. 334; Fazel et al. 2015; Yu et al. 2017; Habermeyer 2021, S. 275 ff.; zu bipolaren Störungen Fazel et al. 2010; Konrad et al. 2019, S. 284; Habermeyer 2021, S. 277 f.). Möglicherweise spielen für die unterschiedlichen Befunde verschiedene diagnostische Tendenzen eine Rolle (Müller und Nedopil 2017, S. 192). Festgestellt werden kann, dass affektive Störungen zu bestimmten Delikten führen

können. So können Depressionen in „erweiterte Suizide" münden, und manische Umtriebigkeit kann sich in Vermögensdelikten oder handgreiflichen Übergriffen niederschlagen (Kröber und Lau 2010b, S. 334 ff.; Müller und Nedopil 2018, S. 192 f.).

- Erhebliche kriminologische Relevanz haben **Persönlichkeitsstörungen** (Müller und Nedopil 2017, S. 228 ff.). Die antisoziale oder dissoziale Persönlichkeitsstörung sowie die Psychopathie i. S. von Hare (2003) stehen in einem deutlichen Zusammenhang mit kriminellem Verhalten (Herpertz und Saß 2010, S. 452 ff.; Dreßing et al. 2021, S. 327 ff.), und auch bestimmte andere Persönlichkeitsstörungen wie die Borderline-Störung, die narzisstische und die paranoide Persönlichkeitsstörung begründen Delinquenzrisiken (Herpertz und Saß 2010, S. 459 ff.; Dreßing et al. 2021, S. 328 f.).
- **Störungen der Sexualpräferenz** wie Pädophilie erhöhen das Risiko für Sexualdelikte (McElroy et al. 1999; Dunsieth et al. 2004; Jackson und Richards 2007; Eher et al. 2010, 2019; Hörburger und Habermeyer 2020).
- Weiterhin stehen **Abhängigkeitserkrankungen** (Alkoholismus und Abhängigkeit von illegalen Drogen) in einem Zusammenhang mit erhöhter Delinquenz (Swanson et al. 1990; Arsenault et al. 2000; Sutherland et al. 2015; Duke et al. 2018).

Bedacht werden sollte auch, dass psychisch gestörte Menschen nicht nur ein erhöhtes Delinquenzrisiko aufweisen können, sondern auch einer **größeren Gefahr** ausgesetzt sind, **Opfer von** insbesondere **Gewaltdelikten** zu werden (Morgan et al. 2016; Christ et al. 2019; Sariaslan et al. 2020).

Mit der empirischen Untersuchung von Zusammenhängen zwischen psychischen Störungen und kriminellem Verhalten sind erhebliche **methodische Probleme** verbunden (siehe dazu Schanda 2006). Diese betreffen die zuverlässige und valide Erfassung der unabhängigen und der abhängigen Variablen und die belastbare Ermittlung nicht nur von Korrelationen, sondern auch von Kausalzusammenhängen. Auch unter Berücksichtigung der methodischen Probleme kann aber auf der Grundlage des empirischen Forschungsstandes angenommen werden, dass bestimmte psychische Störungen mit einem erhöhten Delinquenzrisiko verbunden sind. Diese psychischen Störungen müssen allerdings differenziert betrachtet werden. Für das Risiko kriminellen Verhaltens kommt es darauf an, wie stark die Störung ist, wie sie ausgeprägt ist, in welchem Stadium sie sich befindet, wie der von der Störung Betroffene und sein Umfeld mit der Störung umgehen, in welcher Situation der Betroffene jeweils steht und welche weiteren kriminelles Verhalten fördernden oder hemmenden Variablen vorliegen.

Die psychische Störung führt also nicht automatisch zur Delinquenz, sondern ist als ein Risikofaktor in einem Bedingungsgeflecht anzusehen, das zu kriminellem Verhalten führen kann (Dreßing et al. 2021, S. 327 für Persönlichkeitsstörungen). Insbesondere ist das von einem psychisch gestörten Menschen ausgehende Delinquenzrisiko in einem erheblichen Maß von seinem sozialen Umfeld und seiner Betreuung abhängig (Müller und Nedopil 2017, S. 182). Durch die Einbindung in ein geeignetes Behandlungsangebot kann die Gefahr kriminellen Verhaltens deutlich vermindert werden (Kröber und Lau 2010a, S. 316; Konrad et al. 2019, S. 276). Kriminalitätstheoretisch ist außerdem zu fragen, welches die biologischen, psychologischen und sozialen Ursachen sind, die zu der psychischen Störung geführt haben, die einen Risikofaktor für Delinquenz darstellt.

1.4 Resümee

Nach den empirischen Befunden kann mit psychischen Störungen nur ein kleiner Teil der Gesamtkriminalität erklärt werden. Dieser fällt aber durchaus ins Gewicht, insbesondere weil es vielfach um Gewalttaten geht. Nach einer Untersuchung einer Stichprobe der dänischen Bevölkerung wurden 10,6 % der Gewalttaten von Männern und 26,4 % der Gewaltdelikte von Frauen durch Personen mit psychischen Störungen begangen (Stevens et al. 2015). Von den in Großbritannien von 2003 bis 2017 begangenen Tötungsdelikten wurden 11,1 % psychisch gestörten Tätern zugerechnet (National Confidential Inquiry into Suicide and Safety in Mental Health 2019). Gelingt es, aus psychischen Erkrankungen resultierende Delikte zu verhindern, kann damit ein wichtiger Beitrag insbesondere zur Senkung der Prävalenz von Gewalttaten geleistet werden.

Es sind daher präventive Anstrengungen erforderlich, damit es möglichst nicht zu kriminellem Verhalten psychisch kranker Personen kommt. Hat eine psychische Störung zu einem Delikt geführt, geht es darum, Rückfälle zu vermeiden. Um diese Ziele zu erreichen, bedarf es bei Anhaltspunkten für das Vorliegen einer psychischen Störung einer sorgfältigen Diagnose darüber, ob eine psychische Störung gegeben ist, und einer Prognose, ob aufgrund dieser Störung Delikte zu erwarten sind. Ist dies der Fall, müssen die Bemühungen darauf gerichtet sein, die psychische Störung zu heilen oder so weit zu mildern oder „unter Kontrolle zu bringen", dass keine Deliktgefahr mehr besteht. Dies ist im Interesse der Gesellschaft und des von der psychischen Störung Betroffenen geboten.

LITERATUR

Arsenault L, Moffitt TE, Caspi A, et al. Mental disorders and violence in a total birth cohort: Results from the Dunedin study. Arch Gen Psychiatry 2000; 57(19): 979–986.

Becker GS. Der ökonomische Ansatz zur Erklärung menschlichen Verhaltens. 2. A. Tübingen: Mohr 1993.

Bock M. Kriminologie. Für Studium und Praxis. 5. A. München: Vahlen 2019.

Böker W, Häfner H. Gewalttaten Geistesgestörter. Eine psychiatrisch-epidemiologische Untersuchung in der Bundesrepublik Deutschland. Berlin, Heidelberg: Springer 1973.

Boers K, Reinecke J. Das Strukturdynamische Analysemodell – Ein integriertes Modell zur Analyse delinquenter Lebensverläufe. In: Boers K, Reinecke J (Hrsg.). Delinquenz im Altersverlauf. Erkenntnisse der Langzeitstudie Kriminalität in der modernen Stadt. Münster, New York: Waxmann 2019, S. 77–93.

Brown SE, Esbensen FA, Geis G. Criminology. Explaining Crime and Its Context. 10th edn. New York: Routledge 2019.

Christ C, Ten Hare M, de Graaf R, et al. Mental Disorders and the risk of adult violent and psychological victimisation: A prospective, population-based study. Epidemiol Psychiatr Sci 2019; 29(e13): 1–10.

Clarke RV, Felson M. Routine Activity and Rational Choice. New Brunswick, NJ: Transaction Publishers 1993.

Cohen AK. Delinquent Boys. The culture of the gang. Glencoe, Ill: Free Press 1955.

Dölling D. Zu den Kriminalitätstheorien. In: Obergfell-Fuchs J, Brandenstein M (Hrsg.). Nationale und internationale Entwicklungen in der Kriminologie. Festschrift für H. Kury zum 65. Geburtstag. Frankfurt/M.: Verlag für Polizeiwissenschaft 2006, S. 73–83.

Douglas KS, Guy LS, Hart SD. Psychosis as a risk factor for violence to others: A meta-analysis. Psychol Bull 2009; 135(5): 679–706.

Dreßing H, Mokros A, Habermeyer E. Persönlichkeitsstörungen. In: Dreßing H, Habermeyer E (Hrsg.). Psychiatrische Begutachtung. Ein praktisches Handbuch für Ärzte und Juristen. 7. A. München: Elsevier Urban & Fischer 2021, S. 319–335.

Duke AA, Smith KMZ, Oberleitner LMS, et al. Alcohol, drugs, and violence. A meta-meta-analysis. Psychol Violence 2018; 8(2): 238–249.

Dunsieth NW Jr, Nelson EB, Brusman-Lovines LA, et al. Psychiatric and legal features of 113 men convicted of sexual offenses. J Clin Psychiatry 2004; 65(3): 293–300.

Eher R, Rettenberger M, Schilling F. Psychiatrische Diagnosen von Sexualstraftätern. Eine empirische Untersuchung von 807 inhaftierten Kindesmissbrauchstätern und Vergewaltigern. Sexualforsch 2010; 23(1): 23–35.

Eher R, Rettenberger M, Turner D. The prevalence of mental disorders in incarcerated contact sexual offenders. Acta Psychiatr Scand 2019; 139(6): 572–581.

Eronen M, Hakola P, Tiihonen J. Mental disorders and homicidal behavior in Finland. Arch Gen Psychiatry 1996; 53(6): 497–501.

Eusterschulte B. Schizophrenie, schizoaffektive und wahnhafte Störungen. In: Dreßing H, Habermeyer E (Hrsg.). Psychiatrische Begutachtung. Ein praktisches Handbuch für Ärzte und Juristen. 7. A. München: Elsevier Urban & Fischer 2021, S. 251–268.

Eysenck HJ. Kriminalität und Persönlichkeit. Wien: Europaverlag 1977.

Fazel D, Grann M. The population impact of severe mental illness on violent crime. Am J Psychiatry 2006; 163(8): 1397–1403.

Fazel D, Gulati G, Linsell L, et al. Schizophrenia and violence: Systematic review and meta-analysis. PLoS Med 2009; 6(8): 1–14.

Fazel S, Lichtenstein P, Grann M, et al. Bipolar disorder and violent crime. Arch Gen Psychiatry 2010; 67(9): 931–938.

Fazel S, Wolf A, Chary CZ, et al. Depression and violence: A Swedish population study. Lancet Psychiatry 2015; 2(3): 224–232.

Fleischmann A, Werbeloff N, Yoffe R, et al. Schizophrenia and violent crime: A population-based study. Psychol Med 2014; 44(14): 3051–3057.

Gottfredson MR, Hirschi T. A General Theory of Crime. Stanford, Ca: Stanford University Press 1990.

Habermeyer E. Affektive Störungen (und Anpassungsstörungen). In: Dreßing H, Habermeyer E (Hrsg.). Psychiatrische Begutachtung. Ein praktisches Handbuch für Ärzte und Juristen. 7. A. München: Elsevier Urban & Fischer 2021, S. 269–283.

Haller R, Kemmler G, Kocsis E et al. Schizophrenie und Gewalttätigkeit. Ergebnisse einer Gesamterhebung in einem österreichischen Bundesland. Nervenarzt 2001; 72(11): 859–866.

Hare RD. The Hare Psychopathy Checklist – Revised. 2nd edn. Toronto: Multi Health Systems 2003.

Hering KH. Der Weg der Kriminologie zur selbständigen Wissenschaft. Hamburg: Kriminalistik 1966.

Herpertz SC, Saß H. Persönlichkeitsstörungen. In: Kröber HL, Dölling D, Leygraf N, Saß H (Hrsg.). Handbuch der Forensischen Psychiatrie. Bd. 2. Berlin, Heidelberg: Springer 2010, S. 443–472.

Hirschi T. Causes of Delinquency. Berkeley, Ca: University of California Press 1969.

Hodgins S, Müller-Isberner R. Schizophrenie und Gewalt. Nervenarzt 2014; 85(3): 273–278.

Hoff P, Saß H. Psychopathologische Grundlagen der forensischen Psychiatrie. In: Kröber HL, Dölling D, Leygraf N, Saß H (Hrsg.). Handbuch der Forensischen Psychiatrie. Bd. 2. Berlin, Heidelberg: Springer 2010, S. 1–156.

Hörburger T, Habermeyer E. Zu den Zusammenhängen zwischen paraphilen Störungen, Persönlichkeitsstörungen und Sexualdelinquenz. Forens Psychiatr Psychol Kriminol 2020; 14(4): 149–157.

Jackson RL, Richards HJ. Diagnostic and risk profiles among civilly committed sex offenders in Washington State. Int J Offender Ther 2007; 51(3): 313–323.

Joyal CC, Dubreucq J, Gendron G, Millaud F. Major mental disorders and violence: A critical update. Curr Psychiatry Rev 2007; 3(1): 33–50.

Kaiser G. Kriminologie. Ein Lehrbuch. 3. A. Heidelberg: Müller 1996.

Konrad N, Huchzermeier C, Rasch W. Forensische Psychiatrie und Psychotherapie. Rechtsgrundlagen, Begutachtung und Praxis. 5. A. Stuttgart: Kohlhammer 2019.

Kröber HL, Lau S. Psychosen aus dem schizophrenen Formenkreis. In: Kröber HL, Dölling D, Leygraf N, Saß H (Hrsg.). Handbuch der Forensischen Psychiatrie. Bd. 2. Berlin, Heidelberg: Springer 2010a, S. 312–333.

Kröber HL, Lau S. Affektive Störungen: Depression, Manie. In: Kröber HL, Dölling D, Leygraf N, Saß H (Hrsg.). Handbuch der Forensischen Psychiatrie. Bd. 2. Berlin, Heidelberg: Springer 2010b, S. 333–339.

Lemert EM. Human Deviance, Social Problems, and Social Control. 2nd edn. Englewood Cliffs: Prentice-Hall 1972.

McElroy SL, Soutullo CA, Taylor P Jr, et al. Psychiatric features of 36 men convicted of sexual offenses. J Clin Psychiatry 1999; 60(6): 414–420.

Meier BD. Kriminologie. 6. A. München: Beck 2021.

Merton RK. Sozialstruktur und Anomie. In: Sack F, König R (Hrsg.). Kriminalsoziologie. 3. A. Wiesbaden: Akademische Verlagsgesellschaft 1979, S. 283–313.

Miller WB. Die Kultur der Unterschicht als ein Entstehungsmilieu für Bandendelinquenz. In: Sack F, König R (Hrsg.). Kriminalsoziologie. 3. A. Wiesbaden: Akademische Verlagsgesellschaft 1979, S. 339–359.

Modestin J, Amman R. Mental disorder and criminality: Male schizophrenia. Schizophr Bull 1996; 22(1): 69–82.

Morgan VA, Morgan F, Galletly C, et al. Sociodemographic, clinical and childhood correlates of adult violent victimisation in a large, national survey sample of people with psychotic disorders. Soc Psychiatry Psychiatr Epidemiol 2016; 51(2): 269–279.

Müller JL, Nedopil N. Forensische Psychiatrie. Klinik, Begutachtung und Behandlung zwischen Psychiatrie und Recht. 5. A. Stuttgart: Thieme 2017.

National Confidential Inquiry into Suicide and Safety in Mental Health. Annual Report: England, Northern Ireland, Scotland and Wales. Manchester: University of Manchester 2019.

Sack F. Neue Perspektiven in der Kriminologie. In: Sack F, König R (Hrsg.). Kriminalsoziologie. 3. A. Wiesbaden: Akademische Verlagsgesellschaft 1979, S. 431–475.

Sariaslan A, Arseneault L, Larsson H, et al. Risk of subjection to violence and perpetration of violence in persons with psychiatric disorders in Sweden. JAMA Psychiatry 2020; 77(4): 359–367.

Schanda H. Untersuchungen zur Frage des Zusammenhangs zwischen Psychosen und Kriminalität/Gewalttätigkeit. Studiendesigns, methodische Probleme, Ergebnisse. Fortschr Neurol Psychiatr 2006; 74(2): 85–100.

Schanda H, Knecht G, Schreinzer D, et al. Homicide and major mental disorders: A 25-year study. Acta Psychiatr Scand 2004; 110(2): 98–107.

Shaw CR, McKay HD, Beirne P. Juvenile delinquency and urban areas. A study of rates of delinquents in relation to differential characteristics of local communities in American cities. Nachdruck der 1. A. von 1942. London: Routledge 2006.

Short T, Thomas S, Mulan P. Ogloff JRP. Comparing violence in schizophrenia patients with and without comorbid substance-use disorders to community controls. Acta Psychiatr Scand 2013; 128(4): 306–313.

Stevens H, Laursen TM, Mortensen PB, et al. Post-illness-onset risk of offending across the full spectrum of psychiatric disorders. Psychol Med 45(11): 2447–2457.

Sutherland EM. Die Theorie der differentiellen Kontakte. In: Sack F, König R (Hrsg.). Kriminalsoziologie. 3. A. Wiesbaden: Akademische Verlagsgesellschaft 1979, S. 395–399.

Sutherland R, Sindicich N, Barrett E, et al. Motivations, substance use and other correlates amongst property and violent offenders who regularly inject drugs. Addict Behav 2015; 45: 207–213.

Swanson JM, Holzer III CE, Ganju VK, Jono RT. Violence and psychiatric disorder in the community: Evidence from the epidemiology catchment area surveys. Hosp Community Psychiatry 1990; 41(7): 761–770.

Taylor PJ. Psychosis and violence: Stories, fears, and reality. Can J Psychiatry 2008; 53(19): 647–659.

Taylor PJ, Kalebic N. Psychosis and homicide. Curr Opin Psychiatry 2018; 31(3): 223–230.

Torrey EF. Stigma and violence: Isn't it time to connect the dots? Schizophr Bull 2011; 37(5): 892–896.

Wallace C, Mullen P, Burgess P, et al. Serious criminal offending and mental disorder. Case linkage study. Br J Psychiatry 1998; 172(6): 477–484.

Walsh E, Buchanan A, Fahy T. Violence and schizophrenia: Examining the evidence. Br J Psychiatry 2002; 180(6): 490–495.

Yu R, Aaltonen M, Branje S, et al. Depression and violence in adolescence and young adults: Findings from three longitudinal cohorts. J Am Acad Child Adolesc Psychiatry 2017: 56(8): 652–658.

II Rechtliche/Psychiatrische Grundlagen

KAPITEL **2**

Jens Peglau und Dieter Seifert

Grundlagen der freiheitsentziehenden Maßregeln der Besserung und Sicherung

2

Faktenbox

- Im Strafverfahren können Maßregeln der Besserung und Sicherung anstatt (im Fall der Schuldunfähigkeit des Täters) oder neben einer Strafe angeordnet werden.
- Es gibt freiheitsentziehende und nicht freiheitsentziehende (etwa: Entziehung der Fahrerlaubnis, Berufsverbot) Maßregeln der Besserung und Sicherung.
- Das Ziel der freiheitsentziehenden Maßregeln ist der Schutz der Allgemeinheit vor dem für gefährlich erachteten Täter, in erster Linie durch eine Behandlung der Ursachen seiner Gefährlichkeit (z. B. psychische Erkrankung, Sucht), daneben aber auch durch seine Sicherung in einer geschlossenen Einrichtung.
- Man unterscheidet drei freiheitsentziehende Maßregelarten:
  - § 63 StGB regelt die Unterbringung in einem psychiatrischen Krankenhaus. Derzeit sind bundesweit ca. 8.000 Patienten (Seifert und Neuschmelting 2021) in forensischen Kliniken bzw. sonstigen psychiatrischen Abteilungen untergebracht.
  - § 64 StGB regelt die Unterbringung in einer Entziehungsanstalt; derzeit ca. 4.500 Patienten (Seifert 2021).
  - § 66 StGB regelt die Unterbringung in der Sicherungsverwahrung (derzeit knapp 600 Untergebrachte – Statistisches Bundesamt 2020). Sie ist für besonders gefährliche (bei Tatbegehung voll bzw. allenfalls vermindert schuldfähige) Straftäter gedacht und wird nach Verbüßung der gleichzeitig angeordneten Freiheitsstrafe in abgetrennten Abteilungen einer Justizvollzugsanstalt vollzogen.
- Während Anordnung und Beendigung der jeweiligen Unterbringungsformen im Strafgesetzbuch (StGB) bzw. verfahrensrechtlich in der Strafprozessordnung (StPO), bei denen es sich um Bundesgesetze handelt, geregelt werden (Maßregelvollstreckungsrecht), sind die einzelnen Landesgesetzgeber für die Modalitäten der Unterbringung (Maßregelvollzugsrecht: etwa Behandlungsmaßnahmen, Lockerungen, Wiedereingliederung in die Allgemeinheit etc.) zuständig.
- Während und nach einer Maßregelvollstreckung (z. B. während der Führungsaufsicht) trifft (im Erwachsenenstrafrecht) die Strafvollstreckungskammer bei einem Landgericht die notwendigen Entscheidungen.
- Eine Maßregel wird – sofern nicht, wie bei der Unterbringung in einer Entziehungsanstalt, eine Höchstfrist eingreift – (nur) so lange vollstreckt, wie dies der jeweilige Schutzzweck erfordert (was gesetzlich näher geregelt ist).
- Die Erforderlichkeit der weiteren Maßregelvollstreckung wird turnusmäßig vom Gericht überprüft, aber auch auf Antrag oder wenn sonst für die Fortdauer relevante Umstände aktenkundig werden.
- Anlässlich der Überprüfung der Maßregelfortdauer werden Stellungnahmen der Maßregelvollzugseinrichtung eingeholt. Auch ohne Aufforderung kann/soll diese das Gericht informieren, wenn eine wesentliche Veränderung (Verbesserung, Verschlechterung etc.) eintritt, die eine gerichtliche Entscheidung erforderlich machen könnte.

2.1 Übersicht: Was sind Maßregeln der Besserung und Sicherung?

Das deutsche Strafrecht kennt zahlreiche unterschiedliche Sanktionen, die als Reaktion auf eine Straftat angeordnet werden können. Im Erwachsenenstrafrecht etwa unterscheidet man zwischen **Strafen** (etwa Freiheitsstrafe [§ 38 StGB] mit oder ohne Bewährung, Geldstrafe [§ 40 StGB] oder – als Nebenstrafe – das Fahrverbot [§ 44 StGB], das von der Maßregel der Entziehung der Fahrerlaubnis nach §§ 69 ff. StGB zu unterscheiden ist) und **Maßnahmen** (§ 11 Abs. 1 Nr. 8 StGB).

Strafen *(repressive Sanktionen)* verfolgen im Wesentlichen den Zweck der Herbeiführung eines Schuldausgleichs (Sühne), der negativen Generalprävention (allgemeine Abschreckung), der positiven Generalprävention (Stärkung der Rechtstreue), der negativen Spezialprävention (Schutz der Allgemeinheit durch Abschreckung des Täters bzw. Sicherung des Täters) und der positiven Spezialprävention (Resozialisierung des Täters) (vgl. Schneider 2020, Vor §§ 46 ff. Rn. 25 ff.). Die Strafhöhe wird vom Gericht genau bestimmt (z. B. 5 Jahre Freiheitsstrafe; Geldstrafe von 30 Tagessätzen zu je 30 Euro). Die Möglichkeit der Verhängung einer Strafe und ihre Höhe sind an die Schuld des Täters gekoppelt: keine Strafe ohne Schuld! Die Höhe der Bestrafung darf das Maß der Schuld nicht überschreiten. Das *Schuldprinzip* hat Verfassungsrang (BVerfG NJW 1967, 195 f.).

Die Kopplung der Strafe an die Schuld bedingt, dass allein mit Strafe ein angemessener Schutz der Allgemeinheit vor Straftaten in einer Reihe von Fällen nicht erreicht werden kann. Das ist etwa dann der Fall, wenn der Täter wegen Schuldunfähigkeit (etwa § 20 StGB) gar nicht oder wegen erheblich verminderter Schuldfähigkeit (§ 21 StGB i. V. m. § 49 Abs. 1 StGB) nur geringer bestraft werden kann. Aber selbst da, wo bei uneingeschränkter Schuldfähigkeit auch die schuldangemessene Strafe verhängt werden kann, gibt es Bereiche, in denen ein die Strafe überschreitendes Sicherungsbedürfnis besteht, etwa den ungeeigneten Kraftfahrer aus dem öffentlichen Straßenverkehr fernzuhalten (Entziehung der Fahrerlaubnis, § 69 StGB) oder den besonders gefährlichen Straftäter über das Ende seiner Strafhaft hinaus in Sicherungsverwahrung zu nehmen (§ 66 StGB). In diese von der Strafe nicht abgedeckte Schutzlücke „springen" die zu den Maßnahmen gehörenden Maßregeln der Besserung und Sicherung (§§ 61 ff. StGB).

Bei den **Maßregeln der Besserung und Sicherung** geht es darum, die Allgemeinheit in unterschiedlicher Weise vor den vom Täter ausgehenden Gefahren zu schützen (Fischer 2020, Vor § 61 Rn. 1). Es handelt sich um *präventive Sanktionen.* Durch sie soll dem Täter kein (weiteres) Strafübel zugefügt werden, sondern es geht allein um *Gefahrenabwehr.* Bei den Maßregeln handelt sich um Sanktionen, die eigentlich dem Verwaltungsrecht (Gefahrenabwehrrecht) zuzurechnen sind. Dementsprechend gibt es in Teilbereichen auch Überschneidungen zwischen Strafrecht und Verwaltungsrecht. So ist etwa eine Entziehung der Fahrerlaubnis auch auf verwaltungsrechtlichem Wege (§ 3 StVG) möglich; in bestimmten Gefahrenlagen betreffend psychisch Kranke kann eine Unterbringung derselben nach den Unterbringungsgesetzen der Länder (etwa: §§ 10 ff. PsychKG NRW; §§ 9 ff. PsychKHG HE, in beiden Fällen Anordnung durch das Amtsgericht auf Antrag der Verwaltungsbehörde) erfolgen. Da die Verhängung einer der Gefahrenabwehr dienenden Maßregel der Besserung und Sicherung an die Begehung rechtswidriger Taten anknüpft (sog. „Anlasstaten") und es (lediglich) um die Abwehr zukünftiger rechtswidriger (Straf-)Taten geht, besteht ein so enger Zusammenhang mit dem Strafrecht, dass ihre Anordnung den Strafgerichten zugewiesen ist.

Die **zeitliche Dauer der Maßregeln der Besserung und Sicherung** wird vom Gericht nur bei einigen Maßregeln auf Basis einer Prognose, wie lange voraussichtlich von dem Täter eine Gefahr ausgeht, genau bestimmt (etwa bei der Sperrfrist für die Wiedererteilung einer Fahrerlaubnis nach deren Entzug). In anderen Fällen – etwa bei der Unterbringung nach § 63 StGB oder § 66 StGB – wird die Maßregel auf unbestimmte Zeit so lange – aber auch *nur* so lange – vollstreckt, wie die Gefährlichkeit des Täters dies zum Schutz der Allgemeinheit erfordert. Es gilt der Grundsatz der Verhältnismäßigkeit (§ 62 StGB). Bei den Maßregeln nach §§ 63 und 64 StGB wird der im Maßregelvollzug verbrachte Zeitraum auf eine etwaige zusammen mit der Maßregel verhängte Freiheitsstrafe (Begleitstrafe) bis zu zwei Dritteln angerechnet, soweit die Maßregel ganz oder zum Teil vor der Strafe vollzogen wird (§ 67 Abs. 4 StGB). Der Vollzug der Maßregel vor dem Vollzug der Strafe ist bei den beiden genannten Maßregeln der gesetzliche Regelfall (§ 67 Abs. 1 StGB), von dem es aber zahlreiche Ausnahmemöglichkeiten gibt (vgl. § 67 Abs. 2 und 3 StGB).

MERKE

Jedenfalls der Täter, dem die Freiheit über die Dauer hinaus, die seiner Schuld entspräche, allein aus Gründen der Gefahrenabwehr entzogen wird, erbringt ein sog. *„Sonderopfer"* (BVerfG NJW 2011, 1931 ff. zu § 66 StGB; OLG Hamm NStZ-RR 2016, 96 zu § 63 StGB). Das ist insbesondere auch bei der Ausgestaltung des Vollzugs, etwa bei der Gewährung individueller Vergünstigungen (Selbstverpflegung, TV-Besitz etc.), im Auge zu behalten.

In diesem Beitrag geht es um die **drei** genannten **freiheitsentziehenden Maßregeln** der Besserung und Sicherung. Sie unterscheiden sich in vielerlei Hinsicht:

- So ist jeweils die Anknüpfung an bestimmte Ursachen der von dem Täter ausgehenden Gefahr (zukünftige Begehung erheblicher rechtswidriger Taten) eine andere, also etwa ausgeprägte psychische Störungsbilder – im Juristendeutsch *„geistige Defekte"* – (§ 63 StGB) oder z. B. *Hang zum übermäßigen Genuss von Alkohol oder anderen berauschenden Mitteln* wie illegale Drogen (§ 64 StGB).
- Die zeitliche Dauer ist bei § 64 StGB durch eine gesetzliche Höchstfrist begrenzt, während die Unterbringungen nach §§ 63, 66 ff. StGB – wenn auch mit zunehmender Zeit (bei § 63 StGB insbesondere seit der Novellierung des § 63 StGB zum 1.8.2016) die Anforderungen an eine weitere Fortdauer steigen – potenziell zeitlich nicht limitiert sind (im für den Betroffenen ungünstigsten Fall also lebenslang).

2.2 Rechtsgrundlagen und Beteiligte

Es ist zu unterscheiden zwischen Straf- bzw. **Maßregelvollstreckungsrecht** und Straf- bzw. **Maßregelvollzugsrecht.** Für die strafrechtlichen (Zwangs-) Unterbringungen enthält das Gesetz detaillierte Vorgaben, die es für die beteiligten Gerichte und die Vollzugseinrichtungen umzusetzen gilt.

2.2.1 Maßregelvollstreckungsrecht

Ist eine Maßregel rechtskräftig vom Gericht angeordnet, so sind im Verlauf ihrer Vollstreckung Entscheidungen, etwa über die Notwendigkeit der weiteren Fortdauer oder der Aussetzung zur Bewährung bzw. der Erledigung, zu treffen. Hierbei – es geht im Wesentlichen um das *Ob* der Vollstreckung – handelt es sich um **Maßregelvollstreckungsrecht.** Die Rechtsgrundlagen finden sich im Strafgesetzbuch (StGB), etwa über die Maßregelaussetzung zur Bewährung in § 67d Abs. 2 StGB, deren Widerruf in § 67 g StGB, die Erledigungserklärung in § 67d Abs. 3–6 StGB und die gerichtlichen Überprüfungsfristen in § 67e StGB.

Wird eine Maßregel für *erledigt* erklärt, so ist sie endgültig beendet. Der Untergebrachte ist aus dem Maßregelvollzug zu entlassen. Je nach Konstellation kann es sein, dass er dann den Rest der nicht durch Anrechnung auf den Maßregelvollzug (§ 67 Abs. 4 StGB) erledigten Freiheitsstrafe (der Begleitstrafe) verbüßen muss, dass er in den Vollzug einer in einem anderen Verfahren verhängten Strafe oder Maßregel wechselt oder Führungsaufsicht eintritt. Bei Verstößen gegen bestimmte Weisungen (sog. strafbewehrte Weisungen) im Rahmen der Führungsaufsicht kann gegen den ehemaligen Untergebrachten eine neue Strafe verhängt werden (§ 145a StGB). Eine Wiederaufnahme der Vollstreckung der erledigten Maßregel ist aber nicht möglich.

Anders ist es, wenn die Vollstreckung der Maßregel (lediglich) zur *Bewährung* ausgesetzt wurde. Hier kann unter den Voraussetzungen des § 67g StGB die Aussetzung widerrufen werden. Das ist z. B. der Fall:

- bei Begehung einer neuen rechtswidrigen Tat in der Bewährungszeit,
- bei Verstoß gegen eine Weisung (z. B.: zu bestimmten Zeiten eine forensische Ambulanz aufzusuchen, Wohnsitz in einem bestimmten Wohnheim zu nehmen, bestimmte Medikamente zu bestimmten Zeiten einzunehmen etc.; hier reicht ein Verstoß gegen jegliche Weisung, wenn sich aus ihm ergibt, dass der Maßregelzweck doch die Unterbringung erfordert – § 67g Abs. 1 StGB, nicht nur gegen strafbewehrte Weisungen) oder
- bei einer Zustandsverschlechterung (§ 67g Abs. 2 StGB, vgl. Rissing-van Saan/Peglau 2008, § 67g Rn. 57).

MERKE

Es ist wichtig, dass – etwa im Rahmen einer forensischen Nachsorge – entsprechende *Informationen* von der Maßregelvollzugseinrichtung an das Gericht bzw. die Führungsaufsichtsstelle (§ 68a StGB) weitergegeben werden, damit die erforderlichen Maßnahmen ergriffen werden können.

Im Bereich des Maßregelvollstreckungsrechts entscheidet immer ein *Gericht,* und zwar entweder aus Anlass einer turnusmäßigen Prüfung nach § 67e Abs. 2 StGB oder auf Antrag (etwa des Verurteilten) oder wenn es sonst (etwa durch Mitteilung der Maßregelvollzugseinrichtung, dass z. B. der juristisch geforderte Schweregrad der Persönlichkeitsstörung mittlerweile nicht mehr vorliegt) Erkenntnisse gewinnt, die Anlass dazu geben können zu prüfen, ob eine Maßregel für erledigt zu erklären oder zur Bewährung auszusetzen ist. Wie gesagt: Die Maßregel darf nur so lange vollstreckt werden, wie dies ihr Zweck (der ist bei jeder Maßregel etwas anders) erfordert.

MERKE

Es ist wichtig, dass die Maßregelvollzugseinrichtung dem *Gericht mitteilt*, wenn Umstände eingetreten sind, die eine Maßregelaussetzung zur Bewährung oder eine Erledigungserklärung begründen könnten.

Es entscheidet bei § 64 StGB die sog. *kleine Strafvollstreckungskammer* (§ 78b Abs. 1 Nr. 2 GVG), also ein Einzelrichter beim Landgericht. Bei §§ 63, 66 StGB entscheidet die sog. *große Strafvollstreckungskammer* (§ 78b Abs. 1 Nr. 1 GVG), also eine Kammer eines Landgerichts mit drei Richtern. Der Maßregelvollzug ist bei diesen Entscheidungen „nur" (aber außerordentlich wichtiger) „Informationslieferant". Die Entscheidung trifft allein das Gericht.

2.2.2 Maßregelvollzugsrecht

Geht es hingegen um die Modalitäten einer Unterbringung (das *Wie*), also etwa, ob dem Untergebrachten ein Computer ausgehändigt werden darf oder ob er Lockerungen (in neueren Gesetzen häufig auch „vollzugsöffnende Maßnahmen") wie einen Ausgang oder eine Beurlaubung bekommen soll, handelt es sich um **Maßregelvollzugsrecht.** Dies ist in den jeweiligen Ländergesetzen geregelt. Es entscheidet grundsätzlich zunächst die *Vollzugseinrichtung* (Ausnahme: z. B. Zwangsbehandlung, vgl. Art. 6 BayMRVG; § 17a MRVG NRW). Erst in einem zweiten Schritt werden hier die Gerichte befasst: Gegen die Anordnung der Unterbringungsanstalt kann der Untergebrachte mit einem Antrag auf gerichtliche Entscheidung (§§ 109 ff. StVollzG) vorgehen, über den (immer) die kleine Strafvollstreckungskammer entscheidet. Räumt das Gesetz der Maßregelvollzugseinrichtung bei einer vollzuglichen Entscheidung ein Ermessen ein (im Gesetz meist mit einem „Kann" ausgedrückt), so darf das Gericht die Entscheidung insoweit nur auf Ermessensfehler überprüfen, nicht aber sein eigenes Ermessen an die Stelle der Vollzugsbehörde setzen.

Als Mitarbeiter im Maßregelvollzug hat man in erster Linie während der Dauer der rechtskräftig angeordneten Unterbringung Berührung mit der Justiz, nämlich wenn es um vollzugsrechtliche Regelungen geht oder aber wenn man im Rahmen des Vollstreckungsverfahrens der Strafvollstreckungskammer die für ihre Entscheidung notwendigen Informationen zukommen lassen muss, also von dieser *angehört* wird (etwa: §§ 463, 454 Abs. 1 StPO) oder eine *gutachterliche Stellungnahme* (§ 463 Abs. 4 S. 1 StPO) abgeben muss. In den davorliegenden Verfahrensstadien, dem staatsanwaltschaftlichen Ermittlungsverfahren und dem gerichtlichen Hauptverfahren (Verfahren, in dem das die Maßregel anordnende Urteil ergeht), kann es allerdings wegen einer angeordneten einstweiligen Unterbringung nach § 126a StPO ebenfalls zu Kontakten mit der Justiz kommen. Schon aufgrund der unterschiedlichen Fachsprachen von Justiz und Psychiatrie kommt es bei diesen Kontakten auf einen für beide Seiten verständlichen Dialog an. Hierfür bieten sich interdisziplinäre Fortbildungen an.

2.3 Unterbringung in einem psychiatrischen Krankenhaus

2.3.1 Anordnung der Unterbringung

Wie sich aus § 63 StGB ergibt, dient diese Maßregel dem **Schutz der Allgemeinheit** vor

1. *erheblichen rechtswidrigen Taten,* durch welche die Opfer seelisch oder körperlich erheblich geschädigt oder erheblich gefährdet werden oder schwerer wirtschaftlicher Schaden angerichtet wird, und
2. *die auf dem „Zustand" i. S. v. §§ 20, 21 StGB* beruhen, der bzgl. der Anlasstat zur Annahme einer aufgehobenen oder erheblich eingeschränkten Schuldfähigkeit geführt hat und der von längerer Dauer ist (vgl. BGH NStZ-RR 2017, 203 ff.).

Die Unterbringung dient also nicht der Vorbeugung jeglicher rechtswidrigen Taten, die vom Täter drohen (etwa vor nicht zustandsbedingten oder nicht erheblichen Taten). Es muss entweder die erheblich verminderte Schuldfähigkeit oder die Schuldunfähigkeit des Täters bei der Tat sicher feststehen (falls das Vorliegen der Voraussetzungen der §§ 20, 21 StGB lediglich nicht ausgeschlossen werden kann, darf eine Unterbringung nicht angeordnet werden). Der (geistige) Zustand, der die Aufhebung oder Einschränkung der Schuldfähigkeit begründet, muss *Ursache* für die Tat sein (BGH, Beschl. v. 19.04.2016–3 StR 67/16 = BeckRS 2016, 10107). Es reicht also nicht, dass beim Täter ein geistiger Defektzustand vorliegt, sondern dieser muss in der konkreten Tatsituation die Schuldfähigkeit beeinträchtigt haben. So kann zwar bei einem Täter, der unter paranoider Schizophrenie leidet, womöglich die Schuldfähigkeit (konkret: die Einsichtsfähigkeit) beeinträchtigt sein, wenn er gegen eine andere Person gewalttätig wird, weil er in seinem Wahn glaubt, dieser verfolge ihn und wolle ihn zu Menschenfleischfrikadellen verarbeiten. Eher unwahrscheinlich ist der erforderliche Ursachenzusammenhang aber, wenn derselbe Täter im Supermarkt Tabakwaren stiehlt, weil er kein Geld für deren käuflichen Erwerb mehr hat; wobei aber auch in einem solchen Fall vom Sachverständigen bzw. vom Gericht etwa die Möglichkeit einer Dekulpierung z. B. bei chronifiziertem Verlauf einer Schizophrenie mit ausgeprägter Residualsymptomatik geprüft werden müsste.

2.3.2 Vollstreckung der Unterbringung

Die o. g. **Grundvoraussetzungen** für die Anordnung der Maßregel müssen im Grundsatz auch während ihrer Vollstreckung vorliegen. Eine *Veränderung* derselben (z. B.: der „Zustand" i. S. v. §§ 20, 21 StGB, also eine längerfristige schwere psychische Störung, bestand gar nicht [Simulation], besteht nicht mehr oder nicht mehr in gleichem Ausmaß, oder die Gefährlichkeit hat sich verringert) gibt *Anlass zur gerichtlichen Prüfung* einer Maßregelaussetzung zur Bewährung oder Erledigungserklärung. Grob kann man sagen, dass eine bloß graduelle Verbesserung des „Zustands" oder eine bloß graduelle Verminderung der Gefährlichkeit zur Bewährungsaussetzung führen kann, ein Wegfall des Zustands oder der Gefährlichkeit zur Erledigung führt. Bei einer Maßregelerledigung bleibt als nachfolgendes Einwirkungsinstrumentarium nur noch das der Führungsaufsicht, nicht aber eine Krisenintervention (§ 67h StGB; ➤ Kap. 2.6.3) und natürlich auch kein Bewährungswiderruf (§ 67g StGB).

Vonseiten des Gerichts erfolgt die **Überprüfung (mindestens) einmal jährlich** (§ 67e Abs. 2 StGB), ansonsten auf Antrag oder wenn dem Gericht Tatsachen mitgeteilt werden, die Anlass zu einer Überprüfung geben. (Entsprechendes gilt, wenn z. B. therapeutische Maßnahmen für erforderlich erachtet werden, die eine Überweisung in den Vollzug einer anderen Maßregel nahelegen könnten, vgl. dazu ➤ Kap. 2.6.1.)

MERKE

Hat die Maßregelvollzugseinrichtung *Erkenntnisse*, die Anlass geben könnten, eine Maßregelaussetzung zur Bewährung (etwa: wesentliche Verbesserung des Zustands und Minderung der Gefährlichkeit) oder eine Erledigung (etwa: Wegfall der Gefährlichkeit oder des Zustands – wenn z. B. eine Psychose gar nicht vorliegt oder eine ausgeprägte Persönlichkeitsstörung i. S. des vierten Eingangsmerkmals nicht bzw. nicht mehr zu diagnostizieren ist) zu prüfen, muss sie diese dem Vollstreckungsgericht *alsbald mitteilen* (und darf nicht etwa bis zur nächsten turnusmäßigen Prüfung damit zuwarten).

Da die Maßregel an den **Verhältnismäßigkeitsgrundsatz** gekoppelt ist, steigen die Anforderungen an die weitere Fortdauer, je länger eine Maßregel vollstreckt wird. Das hat der Gesetzgeber in § 67d Abs. 6 StGB entsprechend geregelt:

- Bei einer **Unterbringungsdauer von 6 bis unter 10 Jahren** ist eine Fortdauer „regelmäßig" nicht mehr verhältnismäßig, wenn nicht die Gefahr *schwerer* körperlicher oder *schwerer* seelischer Schäden oder Gefährdungen potenzieller Opfer besteht. Bloß „erhebliche" Schäden oder Gefährdungen oder die Gefahr schweren wirtschaftlichen Schadens, die noch für die Maßregelanordnung ausreichend waren, genügen also ab 6 Jahren Vollzugsdauer „regelmäßig" nicht mehr. Dies zu beurteilen ist Sache des Gerichts, nicht der Maßregelvollzugseinrichtung. Das Gericht holt vor seiner Entscheidung eine *gutachterliche Stellungnahme der Maßregelvollzugseinrichtung* (§ 463 Abs. 4 StPO) und ggf. auch ein Sachverständigengutachten ein.

Praxishinweis

Damit das Gericht seine Entscheidung treffen kann, muss es also wissen, was sich – ausgehend von dem, was im Erkenntnisverfahren bei Aburteilung der Anlasstat festgestellt worden ist – *verändert* hat:

- Welche *Diagnosen* wurden im Maßregelvollzug gestellt?
- Was ist an *Behandlung* erfolgt?
- Wie hat die Behandlung angeschlagen?
- Was ist ggf. noch an Behandlung geplant?
- Sind *Lockerungen* erfolgt, und wie sind diese verlaufen?
- Welche *Perspektive* (beruflich, sozial, therapeutisch, sozialer Empfangsraum) sieht die Unterbringungsanstalt im Falle einer Entlassung des Untergebrachten?
- Welches *Rückfallrisiko* – und zwar innerhalb welchen Zeitraums, mit welcher Wahrscheinlichkeit und für welche Art von Taten – sieht die Unterbringungsanstalt?

Dies alles ist möglichst genau darzulegen. So sind *allgemeine Formulierungen*, wie z. B. dass man ein Rückfallrisiko im Bereich der Sexualdelikte sieht, für das Gericht *unbrauchbar.* Denn eine solche Formulierung erfasst sowohl unerhebliche und damit eine Maßregelfortdauer nicht rechtfertigende Sexualdelikte (wie etwa exhibitionistische Handlungen) als auch erhebliche Sexualdelikte (z. B. die sexuelle Nötigung). Unbrauchbar wäre erst recht die bloße Mitteilung, dass von dem Untergebrachten weiterhin erhebliche rechtswidrige Taten drohen. Ob die vom Untergebrachten drohenden Taten erheblich sind, beurteilt das Gericht. Die Meinung der Maßregelvollzugseinrichtung hierzu ist irrelevant; vielmehr besteht deren Aufgabe darin, dem Gericht so viel an Tatsachen mitzuteilen, dass die Richter eine entsprechende Bewertung treffen können.

- **Ab 10 Jahren Vollstreckungsdauer** steigen die Fortdauervoraussetzungen noch einmal. Jetzt ist die Erledigung der Maßregel zwingend anzuordnen, wenn nicht die Gefahr schwerer körperlicher oder seelischer Schäden für potenzielle Opfer droht (§ 67d Abs. 6 S. 3, Abs. 3 StGB). Wirtschaftliche Schäden oder bloße drohende schwere Gefährdungen rechtfertigen eine Fortdauer also nicht mehr. Im Übrigen kann auf die obigen Ausführungen verwiesen werden.

Praxishinweis

Auch wenn die Beurteilung des jeweiligen für eine Maßregelfortdauer erforderlichen Gefahrengrades Sache des Gerichts ist, ist die Maßregelvollzugseinrichtung nicht völlig entbunden davon, sich hierüber ebenfalls Gedanken zu machen: Erscheint es ihr nämlich nicht unwahrscheinlich, dass der für eine Maßregelfortdauer erforderliche Gefahrengrad bei der nächsten Überprüfung nicht mehr erreicht wird, empfiehlt es sich, mit einer *Entlassungsvorbereitung* rechtzeitig zu beginnen, damit der Untergebrachte etwa nach einer gerichtlichen Erledigungsentscheidung nicht von einem Tag auf den anderen „auf der Straße steht", zumal eine professionelle forensische Nachsorge das Deliktrückfallrisiko der Patienten nachweislich mindert. Hier wird die Maßregelvollzugseinrichtung womöglich durch Hinweise in früheren gerichtlichen Fortdauerentscheidungen (etwa, dass die Strafvollstreckungskammer derzeit „noch" den für die Fortdauer notwendigen Gefahrengrad bejaht) Anhaltspunkte dafür finden, wie das Gericht die Sache einschätzt. Sie kann sich nicht unbedingt darauf verlassen, das Gericht werde bei einer Erledigungserklärung eine Übergangsfrist zur Entlassungsvorbereitung bestimmen, da diese Möglichkeit rechtlich umstritten ist (OLG Hamm, Beschl. v. 26.08.2019–3 Ws 358–360/19; Peglau 2018, S. 371 ff.; Veh 2020, Rn. 34).

2.3.3 Maßregelvollzug

Bei Angelegenheiten des Maßregelvollzugs (also des „*Wie*") der Durchführung einer Maßregel sind verschiedene Zielsetzungen in einen Ausgleich zu bringen (vgl. etwa Art. 2 Abs. 1 und 2 BayMRVG; § 1 Abs. 1 MRVG NRW; § 2 Abs. 1 und 2 Nds. MVollzG; § 2 MVollzG LSA):

2

- Behandlung und Betreuung (**Therapie**) des Untergebrachten (mit dem Ziel, ein in die Gemeinschaft in Freiheit eingegliedertes Leben führen zu können),
- Gewährleistung der **Sicherheit der Allgemeinheit** vor weiteren erheblichen rechtswidrigen Taten des Untergebrachten,
- **größtmögliche Annäherung an die allgemeinen Lebens- und Arbeitsverhältnisse.**

Immer ist auch der **Grundsatz der Verhältnismäßigkeit** zu beachten, d. h., eine Entscheidung/Anordnung etc. im Maßregelvollzug muss geeignet und erforderlich sein, um ein Ziel des Maßregelvollzugs zu erreichen, und darf nicht unangemessen zu dessen Erreichen sein.

Die Regelungsdichte der *jeweiligen Ländergesetze* ist recht unterschiedlich. In älteren Gesetzen, wie etwa dem von Nordrhein-Westfalen, ist die Regelungsdichte meist geringer als in neueren Gesetzen. Die Bandbreite der im Rahmen des Maßregelvollzugs auftretenden Themen ist so groß, dass ein Eingehen auf Einzelheiten den Umfang eines Übersichtsbeitrags sprengen würde. Sie geht von Detailfragen (z. B. ob dem Untergebrachten bestimmte Gegenstände ausgehändigt werden können oder ob ihm Selbstverpflegung zu gestatten ist) über Fragen der Zulässigkeit von oder des Anspruchs auf einzelne Behandlungsmaßnahmen bis hin zu Fragen der Lockerungs- oder Urlaubsgewährung.

Praxishinweis

Wichtig sind bei allen vollzuglichen Entscheidungen immer eine *hinreichende Individualität* und eine hinreichende Berücksichtigung der o. g. Zielsetzungen und der *Verhältnismäßigkeit.* Beispiele:

- Beantragt ein Untergebrachter einen (unbegleiteten) Ausgang und kann dieser aus Sicherheitsgründen nicht gewährt werden, so kann man sich nicht damit begnügen, den Ausgang schlicht abzulehnen, sondern es wäre zu prüfen, ob eine Ausführung in Betracht kommt.
- Beantragt ein Untergebrachter, ihm eine Spielekonsole auszuhändigen, so wäre, wenn Bedenken wegen der Internetfähigkeit und der damit gegebenen Möglichkeit des Erlangens therapiefeindlicher Inhalte bestehen, zu prüfen, ob nicht die Konsole ausgehändigt und den Bedenken durch andere Maßnahmen (Verplombung bestimmter Verbindungen, Störsender etc.; vgl. LG Görlitz, Beschl. v. 15.10.2020–14b StVK 290/17 – juris) Rechnung getragen werden kann.
- Auch kann es sein, dass bestimmte Gegenstände oder Schriften für den einen Untergebrachten schädlich, für den anderen nicht schädlich sind. Dem Letzteren den Besitz solcher Gegenstände dann pauschal (etwa unter Verweis auf eine Hausordnung) oder unter Verweis darauf, dass er diese dann auch Dritten zugänglich machen könnte, zu verweigern, wäre sicherlich dann bedenklich, wenn nicht zuvor geprüft wurde, ob solchen Gefahren nicht auf andere Weise begegnet werden kann.

Da der Untergebrachte die Maßnahmen im Rahmen seiner Unterbringung nach §§ 109 ff. StVollzG einer gerichtlichen Überprüfung zuführen kann, müssen die entsprechenden Erwägungen auch immer gegenüber der Strafvollstreckungskammer aufgezeigt werden. Dabei ist ein Nachschieben von Gründen grundsätzlich unzulässig, d. h., die Maßregelvollzugseinrichtung darf nicht nachträglich andere Umstände zur Begründung einer von ihr getroffenen Maßnahme anführen (z. B. wenn sie bemerkt, dass die ursprünglichen Gründe fehlerhaft waren, auf einer falschen Tatsachengrundlage beruhten etc.) als die ursprünglich maßgeblichen (vgl. etwa: OLG Hamburg, Beschl. v. 09.01.2020–5 Ws 61/19 Vollz = BeckRS 2020, 3458; OLG Hamm NStZ-RR 1997, 63; OLG Koblenz NStZ 1981, 495).

MERKE

Eine vollzugliche Maßnahme (etwa: Lockerungen, Beurlaubung, Erlaubnis zum Besitz von Gegenständen wie Spielekonsole, Wasserkocher etc.) ist von Anfang an in jede Richtung hinreichend zu bedenken und muss auf einer *umfassend aufgeklärten Tatsachengrundlage* beruhen. Auch ihre *Begründung* sollte von Anfang an eingehend *aktenkundig* gemacht werden.

2.4 Unterbringung in einer Entziehungsanstalt

2.4.1 Anordnung der Unterbringung

Auch die Maßregel der Unterbringung in einer Entziehungsanstalt (§ 64 StGB) kann *isoliert* (wenn der Täter bei Begehung der Tat schuldunfähig war) oder *zusätzlich zu einer Strafe* angeordnet werden. Die Schuldunfähigkeit (§ 20 StGB) oder die erheblich verminderte Schuldfähigkeit (§ 21 StGB) ist – anders als bei § 63 StGB – keine zwingende Anordnungsvoraussetzung. **Voraussetzungen** sind allein, dass

1. der Täter einen **Hang** hat, alkoholische Getränke oder andere berauschende Mittel im Übermaß zu sich zu nehmen,
2. die **Tat im Rausch begangen** wurde oder aber der **Hang (mit-)ursächlich** für die Tat war,
3. infolge des Hanges **erhebliche rechtswidrige Taten** von dem Täter drohen und
4. eine hinreichend konkrete **Aussicht auf einen Behandlungserfolg** i. S. v. § 64 S. 2 StGB besteht.

Der **Hang** i. S. v. § 64 StGB bezieht sich auf Substanzen (z. B. Alkohol, illegale Drogen, Klebstoffe/Lösungsmittel etc., also nicht etwa auf nichtsubstanzgebundene Süchte wie die Spielsucht). Ein Hang i. S. dieser Vorschrift liegt „*nicht nur im Falle einer chronischen, auf körperlicher Sucht beruhenden Abhängigkeit vor; vielmehr genügt bereits eine eingewurzelte, auf psychischer Disposition beruhende oder durch Übung erworbene intensive Neigung, immer wieder Rauschmittel im Übermaß zu sich zu nehmen, wobei noch keine physische Abhängigkeit bestehen muss*" (BGH NStZ-RR 2016, 246). Ein übermäßiger Konsum von Rauschmitteln in diesem Sinne ist jedenfalls dann gegeben, wenn der Betroffene aufgrund seiner Neigung *sozial gefährdet oder gefährlich* erscheint. Indizien (nicht zwingende Voraussetzung) für die soziale Gefährdung sind etwa gesundheitliche Beeinträchtigungen durch den Konsum oder Beeinträchtigungen in der Arbeits- und Leistungsfähigkeit. Beschaffungskriminalität ist ein Regelfall der sozialen Gefährlichkeit (BGH Beschl. v. 27.9.2018–4 StR 276/18 = BeckRS 2018, 25966).

Ähnlich wie es bei der Maßregel der Unterbringung in einem psychiatrischen Krankenhaus „nur" darum geht, zukünftige *zustandsbedingte* rechtswidrige Taten zu verhindern, so geht es bei der Maßregel nach § 64 StGB „nur" darum, zukünftige Straftaten zu verhindern, für die der o. g. Hang des Täters (mit-)ursächlich ist *(symptomatischer Zusammenhang)*.

Anders als bei § 63 StGB meint der Begriff der drohenden „erheblichen rechtswidrigen Taten" hier schon *Delinquenz oberhalb der Bagatellkriminalität* (wozu etwa kleinere Ladendiebstähle, der Besitz oder Erwerb geringerer Betäubungsmittelmengen etc. zählen, vgl. Fischer 2021, § 64 Rn. 16).

Anders als bei § 63 StGB bedarf es hier zur Anordnung der Maßregel auch einer **günstigen Behandlungsprognose.** Dabei ist Therapiewilligkeit des Täters zum Zeitpunkt der Anordnung noch nicht erforderlich, wenn die Perspektive besteht, dass man diese während des Maßregelvollzugs oder während eines Vorwegvollzugs der Strafe oder eines Teils derselben (vgl. § 67 Abs. 2 StGB) herstellen kann (vgl. etwa OLG Hamm, Beschl. v. 20.11.2018–5 RVs149/18 = BeckRS 2018, 33850). Wichtig ist, dass die *Behandlungsprognose immer in Abhängigkeit von der maximalen Maßregeldauer* zu betrachten ist. Diese beträgt bei isolierter Anordnung 2 Jahre, bei Anordnung neben einer Freiheitsstrafe 2 Jahre zuzüglich zwei Drittel der Begleitstrafe (abzüglich etwa bereits vollstreckter Zeiten, z. B. Untersuchungshaft; vgl. § 67d Abs. 1 StGB, Fischer 2021, § 67d Rn. 6). Es muss eine hinreichend konkrete Aussicht bestehen, den Angeklagten innerhalb der konkret zur Verfügung stehenden Höchstfrist zu heilen oder eine erhebliche Zeit vor dem Rückfall in den Hang zu bewahren und von der Begehung erheblicher rechtswidriger Taten abzuhalten, die auf seinen Hang zurückgehen.

MERKE

Die bloße Möglichkeit einer günstigen therapeutischen Veränderung reicht nicht. Erforderlich ist eine durch Tatsachen begründete Wahrscheinlichkeit des Behandlungserfolgs; einer sicheren oder unbedingten Gewähr bedarf es nicht (vgl. nur BGH, Beschl. v. 24.09.2020–4 StR 144/20 – juris m. w. N.).

2.4.2 Vollstreckung der Unterbringung

Auch bei der Maßregel nach § 64 StGB prüft das Vollstreckungsgericht *turnusmäßig* von Amts wegen die Fortdauer der Maßregel. Der **Überprüfungsabstand ist halbjährlich** (§ 67e Abs. 2 StGB). Neben einer Maßregelaussetzung zur *Bewährung* bei (weitgehendem) Therapieerfolg (§ 67d Abs. 2 StGB) ist hier insbesondere die *Erledigung* wegen Fehlens oder Entfallens einer hinreichend konkreten Erfolgsaussicht der (weiteren) Therapie nach § 67d Abs. 5 StGB als Grund für die Beendigung der Maßregel zu nennen. Hierfür reichen vorübergehende Krisen oder der Umstand, dass es sich um einen „schwierigen" oder „störenden" Probanden handelt, nicht (vgl. OLG Hamm, Beschl. v. 02.07.2019–3 Ws 240–241/19 = BeckRS 2019, 47143 m. w. N.). Bei *Ablauf der Höchstfrist* ist die Maßregel hingegen kraft Gesetzes erledigt (§ 67d Abs. 4 StGB). Der Verurteilte ist dann aus dem Maßregelvollzug zu entlassen, wobei im Falle einer Begleitfreiheitsstrafe der verbleibende Strafrest im Strafvollzug zu verbüßen ist (sofern dieser nicht vom Gericht zur Bewährung ausgesetzt wird). Wie auch bei der Maßregel nach § 63 StGB bleibt im Falle der Erledigung der Maßregel als nachfolgende Einwirkungsmöglichkeit nur das Instrumentarium der Führungsaufsicht, hier aber im Falle einer zur Bewährung ausgesetzten Begleitstrafe zusätzlich der Druck des drohenden Widerrufs der Strafaussetzung.

MERKE

Bei der Vollstreckung der Maßregel nach § 64 StGB bedarf es ebenfalls der *umgehenden Weitergabe von Erkenntnissen,* die Einfluss auf die Maßregelfortdauer haben, an das Vollstreckungsgericht. Bei der Frage, ob (noch) eine hinreichend konkrete Aussicht auf einen Behandlungserfolg besteht, ist auch hier – wie schon bei der Maßregelanordnung – die verbleibende Höchstdauer der Maßregel im Blick zu behalten. Kann der Eintritt eines Behandlungserfolgs erst für einen Zeitpunkt jenseits der Maßregelhöchstdauer prognostiziert werden, dann liegt ein Erledigungsgrund vor.

Praxishinweis

Auch anlässlich der gerichtlichen Überprüfung der Fortdauer einer Maßregel nach § 64 StGB ist eine *gutachterliche Stellungnahme der Maßregelvollzugseinrichtung* erforderlich. Zum erforderlichen Inhalt vgl. die Ausführungen zur Unterbringung nach § 63 StGB (➤ Kap. 2.3.2).

2.4.3 Vollzug der Unterbringung

Die Ausführungen zum Vollzug der Maßregel der Unterbringung in einem psychiatrischen Krankenhaus gelten entsprechend.

2.5 Unterbringung in der Sicherungsverwahrung

Spätestens nach Schaffung des § 66c StGB zum 1.6.2013 hat auch die Sicherungsverwahrung (§ 66 StGB) – einschließlich ihrer Varianten der vorbehaltenen (§ 66a StGB) und der nachträglich angeordneten (§ 66b StGB) Sicherungsverwahrung – einen stark therapeutischen Charakter erhalten. Allerdings erfolgt die Behandlung von Sicherungsverwahrten regelmäßig in gesonderten (auch räumlich getrennten, vgl. § 66c Abs. 2 lit. b StGB) Einheiten des Strafvollzugs und nicht im Maßregelvollzug. Es würde den Umfang dieses Übersichtsbeitrags sprengen, auch auf diese Maßregel näher einzugehen. Für einen weiteren Überblick wird daher auf Rosenau (2021: 86, 121 ff.) verwiesen.

2.6 Besonderheiten der Maßregelvollstreckung

Nachfolgend sollen noch einige Besonderheiten erwähnt werden, die für die beiden Maßregeln nach §§ 63, 64 StGB *gleichermaßen* gelten. Es handelt sich um die Überweisung in den Vollzug der anderen Maßregel (§ 67a StGB), den Vollzug der (Begleit-)Strafe im Maßregelvollzug nach Beendigung der Maßregel (§ 67 Abs. 5 StGB) und die Krisenintervention (§ 67h StGB).

2.6.1 Überweisung in den Vollzug der anderen Maßregel (§ 67a Abs. 1 StGB)

Stellt sich während des Vollzugs einer Maßregel nach § 63 oder 64 StGB heraus, dass bei dem Untergebrachten Probleme bestehen, die (zunächst) der Behandlung bedürfen, um das eigentliche Therapieziel zu erreichen, und die besser in einer Einrichtung der anderen Maßregel behandelt werden können, so kommt in Betracht, dass die Strafvollstreckungskammer die Überweisung des Untergebrachten in den Vollzug der anderen Maßregel anordnet.

Beispiel: Die Drogensucht eines in einer Entziehungsanstalt untergebrachten Probanden kann dort erst sinnvoll behandelt werden, wenn zuvor ein geistiger Defektzustand, also eine ausgeprägte psychische Störung wie etwa eine Schizophrenie, behandelt wurde.

Die Überweisung in den Vollzug der jeweils anderen Maßregel bedeutet juristisch nicht, dass eine neue Maßregel angeordnet oder die vom Tatgericht angeordnete Maßregel abgeändert wurde. Vielmehr bleiben die *rechtlichen Rahmenbedingungen für das Vollstreckungsrecht* die der vom Tatrichter angeordneten Maßregel. Das heißt z. B., dass sich die Überprüfungsfristen und die Voraussetzungen für eine Maßregelerledigung oder Bewährungsaussetzung allein nach der tatrichterlich angeordneten Maßregel richten, auch wenn sich der Untergebrachte gerade im Vollzug der anderen Maßregel befindet. Allein die *rechtlichen Rahmenbedingungen des Maßregelvollzugs* (also die der landesrechtlichen Maßregelvollzugsgesetze) richten sich nach der aktuellen Unterbringungsart (vgl. KG Berlin StV 2018, 654; sofern im jeweiligen Bundesland unterschiedliche vollzugliche Regelungen für die Entziehungsanstalt und das psychiatrische Krankenhaus bestehen).

Praxishinweis

Die Frage, ob eine Überweisung in den Vollzug der anderen Maßregel angezeigt ist, wird vom Gericht *turnusmäßig* (§ 67e StGB) mit geprüft. Stellt die Maßregelvollzugseinrichtung fest, dass eine Überweisung erforderlich ist, sollte sie baldmöglichst das Gericht *informieren,* sodass die Überweisung schon vor einer Regelüberprüfung vorgenommen und so die Dauer des Maßregelvollzugs („Sonderopfer", ➤ Kap. 2.1) möglichst kurz gehalten werden kann. Auch bei gutachterlichen Stellungnahmen im Rahmen der turnusmäßigen Überprüfung bietet es sich an, sich hierzu zu äußern, wenn Anhaltspunkte dafür bestehen. Das gilt insbesondere bei der Maßregel nach § 64 StGB, wenn eine Erledigung wegen fehlender Erfolgsaussichten angeregt wird, (Mit-)Ursache für die fehlenden Erfolgsaussichten aber etwa ein geistiger Defekt des Untergebrachten ist (vgl. OLG Saarbrücken, Beschl. v. 31.08.2015–1 Ws 123/15 – juris).

2.6.2 Vollzug der (restlichen) Begleitstrafe im Maßregelvollzug (§ 67 Abs. 5 StGB)

Um bereits erreichte Therapieerfolge nach Beendigung einer Maßregel nicht ggf. durch nachfolgenden Vollzug des nicht durch Anrechnung nach § 67 Abs. 4 StGB erledigten Teils einer Begleitfreiheitsstrafe zu gefährden, bestimmt § 67 Abs. 5 S. 2 StGB, dass dann, wenn das Gericht den Strafrest nicht zur Bewährung aussetzt, der Vollzug der Maßregel fortgesetzt wird, das Gericht aber – davon abweichend – „den Vollzug der Strafe" anordnen kann. Unter den Oberlandesgerichten ist der Anwendungsbereich dieser Regelung umstritten: Einige Oberlandesgerichte wenden die Regelung nur auf noch nicht erledigte Maßregeln an (etwa: Therapieziel bei § 64 StGB ist erreicht; Maßregel ist aber noch nicht erledigt, weil die Höchstfrist noch nicht erreicht wurde; vgl. etwa OLG Braunschweig, Beschl. v. 03.06.2019–1 Ws 39/19 – juris = RuP 2019, 369 Leitsätze, m. w. N.). Andere Oberlandesgerichte wenden die Regelung auch dann an, wenn die Maßregel erledigt ist (vgl. etwa: OLG Hamm NStZ-RR 2017, 257 m. w. N.). Nach ihrer Auffassung handelt es sich lediglich um eine Art von Überweisung aus dem Strafvollzug in den Maßregelvollzug (es wird Freiheitsstrafe in einer Maßregelvollzugseinrichtung vollstreckt), um in allen Fällen, in denen dies nötig erscheint, hierdurch den Verlust bereits erreichter Therapieerfolge zu vermeiden.

Praxishinweis

In den beschriebenen Konstellationen bietet es sich an, die Strafvollstreckungskammer darauf hinzuweisen, wenn es keine (nennenswerten) Therapieerfolge gegeben hat. Diese wird dann voraussichtlich den Vollzug der Strafe (in einer Strafvollzugsanstalt) anordnen, sodass die Maßregelvollzugseinrichtung entlastet wird.

2.6.3 Krisenintervention (§ 67h StGB)

Bei einer zur *Bewährung ausgesetzten Maßregel* kann es zu einer Verschlechterung des psychischen Zustands (z. B. aktualisierte paranoide Symptomatik eines schizophren erkrankten Patienten, der das Unterbringungsdelikt aus dem Wahnerleben heraus verübte) oder (bei § 64 StGB) zu einem Rückfall in das Suchtverhalten kommen. Vor Einführung der Kriseninterventionsmöglichkeit des § 67h StGB (eingeführt durch das Gesetz zur Reform der Führungsaufsicht und zur Änderung der Vorschriften über die nachträgliche Sicherungsverwahrung vom 13.4.2007, BGBl. I S. 513) blieb in solchen Fällen häufig nur der Widerruf der Maßregelaussetzung zur Bewährung (§ 67g StGB). Mit § 67h StGB besteht die Möglichkeit einer niedrigschwelligen Intervention. Die Maßregel wird für (zunächst) höchstens 3 Monate wieder in Vollzug gesetzt (aber die grundsätzliche Bewährungsaussetzung bleibt erhalten). Die Krisenintervention kommt allerdings nur dann in Betracht, wenn die *Erwartung* besteht, dass ein *Widerruf* der Maßregelaussetzung zur Bewährung durch eine Behandlung *innerhalb des o. g. zeitlichen Rahmens vermieden* werden kann. Das ist – grob gesagt – dann der Fall, wenn der Proband voraussichtlich innerhalb dieses Zeitraums so „eingestellt" werden kann, dass er sich danach in Freiheit wieder bewährungskonform verhält (Rissing-van Saan/Peglau 2008, § 67h Rn. 12). Die Krisenintervention ist – einmalig – auf 6 Monate verlängerbar. Danach bleibt nur der Widerruf, wenn sie noch keine Erfolge gezeitigt hat.

Praxishinweis

Sobald absehbar ist, dass eine Krisenintervention von 3 bzw. 6 Monaten nicht ausreichend, sondern ein längerfristiger Behandlungsprozess erforderlich ist, muss die Strafvollstreckungskammer informiert werden, damit sie den Widerruf der Maßregelaussetzung zur Bewährung rechtzeitig prüfen kann.

2.7 Einstweilige Unterbringung (§ 126a StPO) und andere vorläufige Unterbringungen

Die **einstweilige Unterbringung** ist das Gegenstück zum Haftbefehl (§§ 112 ff. StPO) und findet in den Fällen Anwendung, in denen dringende Gründe für die Annahme vorhanden sind, dass jemand eine rechtswidrige Tat im Zustand der Schuldunfähigkeit oder der erheblich verminderten Schuldfähigkeit begangen hat und dass seine Unterbringung nach § 63 oder 64 StGB (zu den Anordnungsvoraussetzungen ➤ Kap. 2.3.1 bzw. ➤ Kap. 2.4.1) in einem gerichtlichen Hauptverfahren angeordnet werden wird. Anders als ein Haftbefehl (der – mit Ausnahme des Haftgrundes der Wiederholungsgefahr – in erster Linie Zwecke der Verfahrenssicherung verfolgt) geht es bei der einstweiligen Unterbringung um den Schutz der Allgemeinheit vor gefährlichen Rechtsbrechern (Meyer-Goßner/Schmitt 2020, § 126a Rn. 1). Die einstweilige Unterbringung schließt die Schutzlücke bis zur Rechtskraft einer etwaigen Unterbringungsanordnung nach §§ 63, 64 StGB. Sie wird – verkürzt gesagt – angeordnet, wenn die *öffentliche Sicherheit* es nicht gestattet, den Beschuldigten bis zur Rechtskraft einer Maßregelanordnung in Freiheit zu belassen.

Die einstweilige Unterbringung wird in einem psychiatrischen Krankenhaus oder in einer Entziehungsanstalt vollzogen (vgl. etwa für Nordrhein-Westfalen: §§ 35 Abs. 1, 29 MRVG NW). Der Vollzug richtet sich aber nicht nach den allgemeinen Maßregelvollzugsvorschriften, sondern – je nach Bundesland – nach den Vorschriften über den Vollzug der Untersuchungshaft, die entsprechende Anwendung finden (etwa § 35 Abs. 2 MRVG NW), oder nach gesonderten Vorschriften für die einstweilige Unterbringung im Maßregelvollzugsgesetz (etwa Art. 37 ff. BayMRVG). Neben dem Sonderopfercharakter, den eine Unterbringung häufig ohnehin schon hat, kommt bei der einstweiligen Unterbringung hinzu, dass sie nur auf einer vorläufigen gerichtlichen Entscheidung beruht (vgl. Art. 37 S. 2 BayMRVG). Dem wird durch das *gesonderte Rechtsregime* Rechnung getragen. Zu beachten ist, dass das Gericht nach §§ 126a Abs. 2, 119 StPO besondere Anordnungen für den Vollzug treffen kann (etwa Kontaktbeschränkungen bei Verdunkelungsgefahr o. Ä., vgl. Meyer-Goßner/Schmitt 2020, § 126a Rn. 9).

Die einstweilige Unterbringung nach § 126a StPO ist die praktisch wichtigste vorläufige Unterbringungsart. Weiter ist aber auch die **Unterbringung des Beschuldigten zur Beobachtung (§ 81 StPO)** zu nennen, wenn dies zur Vorbereitung eines psychiatrischen Gutachtens erforderlich ist. Diese Unterbringung darf höchstens 6 Wochen dauern. Ist bereits eine Maßregel rechtskräftig angeordnet, aber zur Bewährung ausgesetzt worden und droht ein Widerruf der Maßregelaussetzung zur Bewährung, so kommt der Erlass eines **Sicherungsunterbringungsbefehls** nach §§ 453c, 463 StPO in Betracht.

LITERATUR

Fischer T. Strafgesetzbuch. 68. A. München: C.H. Beck 2021.

Meyer-Goßner L, Schmitt B. Strafprozessordnung. 63. A. München: C. H. Beck 2020.

Peglau J (2018). Zulässigkeit des Hinausschiebens des Entlassungszeitpunkts zur Entlassungsvorbereitung (insbesondere in Fällen der Maßregelerledigung nach § 67d Abs. 6 StGB). Juristische Rundschau 2018; 8: 371–376.

Rissing-van Saan R, Peglau J. Kommentierung von § 67 g und § 67h StGB. In: Laufhütte HW, Rissing-van Saan R, Tiedemann K (Hrsg.). Strafgesetzbuch Leipziger Kommentar, Band 3. 12. A. Berlin: de Gruyter 2008, S. 771–805.

Rosenau H. Rechtliche Grundlagen der psychiatrischen Begutachtung. In: Dreßing H, Habermeyer E (Hrsg.). Psychiatrische Begutachtung. 7. A. München: Elsevier Urban & Fischer 2021, S. 85–150.

Schneider U. Vorbemerkungen zu den §§ 46 ff. StGB. In: Cirener G, Radtke H, Rissing-van Saan R et al. (Hrsg.). Strafgesetzbuch Leipziger Kommentar, Band 4. 13. A. Berlin: de Gruyter 2020, S. 296–310.

Seifert D. Unterbringung im Maßregelvollzug gem. § 64 StGB. In: Dreßing H, Habermeyer E (Hrsg.). Psychiatrische Begutachtung. 7. A. München: Elsevier Urban & Fischer 2021, S. 443–450.

Seifert D, Neuschmelting T. Zur Problematik der Schuldfähigkeitsbeurteilung von intelligenzgeminderten Rechtsbrechern – ein Abriss zum 3. Eingangsmerkmal anhand einer aktuellen Studie. MschKrim 2021; 104(2): 139–152.

Statistisches Bundesamt. Rechtspflege. Fachserie 10 Reihe 4.1: Strafvollzug – Demographische und kriminologische Merkmale der Strafgefangenen zum Stichtag 31.03.2020; www.destatis.de/DE/Themen/Staat/Justiz-Rechtspflege/Publikationen/Downloads-Strafverfolgung-Strafvollzug/strafvollzug-2100410207004.html 2020 (letzter Zugriff: 15.6.2021).

Veh H. Kommentierung von § 67d StGB. In: Joecks W, Miebach K (Hrsg.). Münchener Kommentar zum StGB, Band 2. 4. A. München: C. H. Beck 2020, S. 1283–1306.

2

KAPITEL

3

Friederike Höfer und Thierry Urwyler

Maßnahmerecht in der Schweiz

Faktenbox

- In der Schweiz existieren weniger spezialisierte forensisch-psychiatrische klinische Behandlungseinrichtungen als in Deutschland. Es gibt hingegen Maßnahmenzentren, die Deutschland in dieser Form nicht kennt.
- Die anwendbaren Rechtsnormen unterscheiden sich innerhalb der drei Schweizer Strafkonkordate und der 26 Kantone teilweise.
- Als externes Gremium prüfen in der Schweiz sog. Fachkommissionen Lockerungen bei besonders gefährlichen Tätern.
- In der Schweiz gibt es zusätzlich zu den Maßnahmen zur Behandlung von schweren psychischen Störungen und Abhängigkeiten (Art. 59 und 63 StGB) Maßnahmen für junge Erwachsene (Art. 61 StGB) und die ambulante Behandlung nach Art. 63 StGB.
- Eine Pflicht, in gesetzlich geregelten Abständen eine neue Begutachtung in die Wege zu leiten, gibt es in der Schweiz nicht.
- Die Anordnung einer Maßnahme ist in der Schweiz nicht an die Schuldunfähigkeit oder die verminderte Schuldfähigkeit des Täters geknüpft.

3.1 Allgemeine Grundlagen zu therapeutischen Maßnahmen bzw. Maßregeln

Das Schweizer Recht wurde vom deutschen und französischen Recht stark beeinflusst, hat aber auch seine Eigenheiten. Es erscheint also naheliegend, sich aus Schweizer Sicht ab und an mit dem deutschen Nachbarn im Norden, dem sog. „großen Kanton", auszutauschen bzw. aus deutscher Sicht einen Blick in das teils differenziertere Sanktionensystem des südlichen Nachbarn zu werfen.

Gleich ist in beiden Rechtsordnungen das dualistische System, bestehend aus schuldangebundener Strafe und präventionsorientierter Maßregel (D) bzw. Maßnahme (CH), jedoch gestalten sich die Voraussetzungen und auch die Unterbringungen in der Schweiz anders als in Deutschland (Stratenwerth und Bommer 2020). Im Unterschied zu Deutschland können in der Schweiz alle strafrechtlichen Maßnahmen unabhängig von der Schuldfähigkeit der Täter angeordnet werden.

3.2 Unterschiede zum deutschen Maßregelvollzug

Die forensisch-psychiatrische Versorgungslandschaft in der Schweiz ist von der kantonalen Heterogenität geprägt: Die 26 Kantone haben unterschiedliche Handlungsspielräume. Was in Graubünden oder St. Gallen gilt, kann in Nidwalden oder Uri ganz anders sein, obwohl sich die Kantone zu drei Strafkonkordaten (Verträge zwischen Kantonen) zusammengeschlossen haben, um wichtige Fragen einheitlicher zu handhaben (Bernard 2018).

Im Gegensatz zu Deutschland gibt es verhältnismäßig wenige spezialisierte forensisch-psychiatrische Klinikeinrichtungen (Habermeyer et al. 2019). Dafür existieren sog. **Maßnahmenzentren,** in denen neben forensisch-psychiatrischen Therapieangeboten auch pädagogische, arbeitsagogische und sozialtherapeutische Interventionen zur Anwendung kommen. Die meisten dieser Einrichtungen verfügen über geschlossene und offene Betreuungsabteilungen sowie Außenwohngruppen.

Außerdem existieren im Schweizer Maßnahmewesen zusätzlich eine stationäre Maßnahme für junge Erwachsene nach Art. 61 StGB (➤ Kap. 3.3.3) und die ambulante Maßnahme nach Art. 63 StGB (➤ Kap. 3.3.4).

Neben den therapeutischen Maßnahmen (nachfolgend präziser erläutert) existiert in der Schweiz die Verwahrung (vergleichbar mit der deutschen Sicherungsverwahrung), die prioritär der Sicherung dient (Brägger 2016). Allerdings finden auch hier durchaus resozialisierungsausgerichtete Therapien statt (sog. freiwillige Therapien), die zum Ziel haben, eine Behandlungsmotivation zu fördern (Borchard und Urbaniok 2012).

Was Vollzugslockerungen (in der Schweiz auch „Vollzugsöffnungen" genannt) angeht, existieren in der Schweiz seit Mitte der 1990er-Jahre sog. konkordatliche Fachkommissionen, die der klinikexternen

Evaluation von Vollzugslockerungen durch ein neutrales Gremium von Fachexperten (Strafvollzugsbehörde, Juristen, forensische Psychiater, Rechtspsychologen) dienen und die Vollzugsbehörden beraten (Heer et al. 2017). Ein solches externes Fachgremium ist in Deutschland nicht vorgesehen, dafür besteht aber eine Pflicht zur Neubegutachtung in gesetzlich bestimmten Zeitabständen im Vollzugsverlauf (§ 463 D-StPO), die in der Schweiz nicht in dieser Form besteht (Habermeyer et al. 2019).

3.3 Die therapeutischen Maßnahmen

Das schweizerische Strafrecht unterscheidet auf der Ebene der therapeutischen Maßnahmen zwischen stationären und ambulanten Maßnahmen (Niggli und Wiprächtiger 2019). Welche Form anwendbar ist, ergibt sich aus den charakteristischen Eingangsmerkmalen, dem Rückfallrisiko, der Behandlungsprognose und der Verhältnismäßigkeit (Teichmann und Brack 2019). Die inhaltliche Ausgestaltung der Maßnahmen divergiert zwischen den jeweiligen Vollzugseinrichtungen teilweise stark, was auf ein Konglomerat von Gründen (finanzielle Möglichkeiten eines Kantons, unterschiedliche Regelungen, verschiedene Behandlungskonzepte, „Denkschulen" etc.) zurückzuführen sein dürfte (Graf und Habermeyer 2015).

Grundsätzlich gilt: Ziel der Behandlung ist in erster Linie die Verminderung des Rückfallrisikos durch geeignete therapeutische Interventionen – ebenso wie in Deutschland (Jehle et al. 2013).

3.3.1 Die stationäre Behandlung von schweren psychischen Störungen nach Art. 59 StGB

Wenn eine Straftat im Zusammenhang mit einer schweren psychischen Störung begangen wurde, kann das Gericht eine stationäre Maßnahme nach Art. 59 StGB anordnen (entspricht in Deutschland in etwa der Unterbringung in einer psychiatrischen Klinik gem. § 63 D-StGB; ➤ Kap. 2.3). In Deutschland wird dafür eine eingeschränkte oder aufgehobene Schuldfähigkeit vorausgesetzt, was in der Schweiz nicht der Fall ist. Hiesige Gerichte können die maximal 5-jährige Maßnahme jedoch um jeweils bis zu 5 Jahre verlängern, wenn die Bedingungen für die bedingte Freilassung noch nicht erfüllt sind. Diese Option steht mehrmals zur Verfügung: Die Maßnahme ist zeitlich nicht absolut limitiert. Weil die 5-jährige Dauer und die Verlängerungsoption häufig genutzt werden, obwohl die Dauer der Freiheitsstrafe oft erheblich kürzer gewesen wäre, wird der 59er-Artikel provokant und nicht ganz zu Unrecht die „kleine Verwahrung" genannt.

MERKE

Maßnahmen nach Art. 59 StGB werden in der Schweiz häufig in Maßnahmenzentren, spezialisierten Abteilungen in Gefängnissen, Wohneinrichtungen i. S. von Wohn- und Arbeitsexternaten oder forensisch-psychiatrischen Kliniken durchgeführt (Weber et al. 2016).

Wesentliches Merkmal aller 59er-Einrichtungen ist die Etablierung effizienter Behandlungspfade, die eine Behandlung des Störungsbildes im Fokus haben, anhand deren das Risiko für die erneute Begehung von Straftaten gesenkt werden soll (Habermeyer et al. 2020). Die Behandlung im Maßnahmevollzug orientiert sich daher am **Risiko-, Bedürfnis- und Ansprechbarkeitsprinzip (RNR)** (Andrews et al. 2011). Behandlungsmaßnahmen werden anhand der deliktrelevanten Faktoren geplant. Zudem müssen sie nach dem Ansprechbarkeitsprinzip so gestaltet sein, dass Patienten gemäß ihren bestehenden Fähigkeiten mitarbeiten können (Kröber 2020). Viele Patienten des Maßregelvollzugs profitieren vor allem von aktiv gestalteten und handlungsorientierten Verfahren, obgleich auch einsichtsorientierte Therapiemethoden in nicht wenigen Fällen sinnvoll angewendet werden können (➤ Kap. 12).

Die konkrete therapeutische Arbeit basiert, sofern individuell umsetzbar, auf den Phasen der **Psychotherapie** und somit auf einer sorgfältigen Anamneseerhebung, Diagnostik und Fallkonzeption. Ressourcen der Patienten werden erfasst, gefördert und gefordert (Hodgins 2006). Bei der an anerkannten Leitlinien (Müller et al. 2018) orientierten psychiatrisch-psychotherapeutischen Tätigkeit steht die **Rückfallprävention** im Mittelpunkt. Soziale Arbeit, Arbeitsagogik und handlungs-, körper- und ausdrucksorientierte Spezialtherapien ergänzen das therapeutische Angebot. Bei komplexen Situationen, die mit fehlender oder geringer Behandlungsmotivation, Komorbidität, starken psychosozialen Funktionseinbußen, Sozialisationsdefiziten und/oder dissozialen Verhaltensmustern einhergehen, kann in vielen Einrichtungen eine **prolongierte Initialphase unter höher gesicherten Bedingungen** stattfinden.

3.3.2 Die stationäre Suchtbehandlung nach Art. 60 StGB

Steht bei Straftätern eine Abhängigkeitserkrankung von psychotropen Substanzen im Vordergrund, kann eine 3-jährige stationäre Suchtbehandlung angeordnet werden, die bei Bedarf einmalig um 1 Jahr verlängert werden kann. Dafür müssen Täter eine gewisse Behandlungsbereitschaft zeigen. Die Maßnahme kann auch bei nicht stoffgebundenen Süchten (z. B. Spielsucht) angeordnet werden, was in der Praxis jedoch kaum geschieht.

In der Schweiz existieren keine Behandlungseinrichtungen, die mit den deutschen Entzugskliniken nach § 64 D-StGB vergleichbar wären (➤ Kap. 2.4). Vielmehr kommen offen geführte Wohnheime infrage, andererseits die bereits beschriebenen Maßnahmenzentren, die den sozialtherapeutischen Anstalten im Deutschland der 1970er-Jahre ähneln. Teilweise werden stationäre Suchtmaßnahmen auch in offenen allgemeinpsychiatrischen Institutionen durchgeführt (Höfer et al. 2020). Abgesehen von Eintrittsstationen in Maßnahmenzentren, in denen Klienten lediglich Wochen bis wenige Monate verbleiben, wird keine der genannten Einrichtungen geschlossen geführt.

Die Zahl der angeordneten 60er-Maßnahmen sinkt seit Jahren (➤ Kap. 3.3.5, ➤ Tab. 3.1). So wurden 2007 in der ganzen Schweiz noch 68 Klienten in eine stationäre Suchtbehandlung eingewiesen, im Jahr 2019 lediglich 27 (Bundesamt für Statistik 2020). Psychisch kranke Straftäter mit Abhängigkeitserkrankungen werden aktuell viel häufiger in einem ambulanten bzw. vollzugsbegleitenden Setting im Rahmen des Art. 63 StGB behandelt.

CAVE

Schwierigkeiten hinsichtlich der Eingangskriterien bestehen bei den nicht stoffgebundenen Abhängigkeiten, u. a., weil vom Gesetzgeber keine abschließende Liste solcher Verhaltensweisen vorgelegt wurde.

Art. 60 StGB lässt vor Beginn einer stationären psychiatrischen Behandlung einen kurzfristigen Aufenthalt in einer somatischen Klinik für die Entgiftung zu. Aufgrund mangelnder behördlicher 60er-Institutionen stellt eine Vielzahl kleiner Wohneinrichtungen in privater Trägerschaft die zum Teil problematische Alternative dar, weil einige dieser Institutionen einen stark religiösen oder ideologischen Hintergrund haben können. Solche Haltungsfragen schließen zum Teil auch eine Klientel mit Substitutionsmedikamenten aus. Daneben existieren einige wenige offene oder halboffene staatliche Einrichtungen. Besonders problematisch ist die Behandlung von Patienten mit komorbiden Diagnosen (schizophreniforme oder hirnorganische Störungen), weil es an stationär-psychiatrischen Einrichtungen und Behandlungskonzepten für Entwöhnungstherapien mangelt (➤ Kap. 3.3.4).

3.3.3 Die Maßnahme für junge Erwachsene nach Art. 61 StGB

Bei der Maßnahme nach Art. 61 StGB stehen – vor dem Hintergrund der Unreife der Persönlichkeit jugendlicher Straftäter – pädagogische Strategien und die berufliche Förderung im Vordergrund. Täter (**Cave:** für junge erwachsene Frauen bestehen keine geeigneten Einrichtungen) müssen bei der Begehung des Anlassdelikts zwischen 18 und 25 Jahre alt gewesen sein, und die Tat muss mit einer Störung der Persönlichkeitsentwicklung in Zusammenhang stehen. Das Rückfallrisiko soll in einer spezialisierten Einrichtung durch sozialpädagogische und therapeutische Hilfe vermindert werden (Meister et al. 2010). Ebenso werden die beruflichen Fähigkeiten durch Aus- und Weiterbildung gefördert. 61er-Maßnahmen werden getrennt von den übrigen Anstalten in speziellen Einrichtungen für junge Erwachsene durchgeführt. Die Zahl der angeordneten Maßnahmen für junge Erwachsene sinkt seit Jahren (➤ Kap. 3.3.5, ➤ Tab. 3.1).

Das Bundesgericht hat festgehalten, dass es sich bei der Maßnahme nach Art. 61 StGB um eine sonderpädagogisch-therapeutische Maßnahmeform handelt, die vom Erziehungsgedanken des Kinder- und Jugendstrafrechts geprägt ist (BGE 118 IV 351, E.ee). Die entsprechenden Institutionen werden daher insgesamt

Tab. 3.1 Entwicklung der Anordnungszahlen zwischen 2007 und 2019

Jahr	Verwahrung	Stationäre Behandlung psychischer Störungen	Ambulante Behandlung psychischer Störungen	Stationäre Suchtbehandlung	Maßnahme für junge Erwachsene
2007	8	84	398	146	38
2010	7	150	379	159	40
2013	4	126	330	100	31
2016	6	114	319	85	27
2019	2	108	261	61	17

mit einer sozialpädagogisch-therapeutischen Haltung geführt (Zahradnik und Humm 2016).

EVIDENZ

Gemäß forensisch-psychiatrischer Fachliteratur profitieren insbesondere junge Gewaltstraftäter von Maßnahmen, weil sich ihre antisozialen Verhaltensweisen noch nicht so weit verhärtet haben (Manzoni et al. 2018). Insofern ist die Möglichkeit von stationären Maßnahmen für junge Erwachsene als deutlicher Vorteil des schweizerischen Systems anzusehen.

Die 61er-Maßnahme ist auf 4 Jahre angelegt, und es besteht keine Möglichkeit einer Verlängerung. Neben dem übergeordneten Ziel der Nachreifung der Persönlichkeit wird u. a. an folgenden Themen gearbeitet: Förderung der Motivation für eine konstruktive Mitgestaltung einer deliktfreien Zukunft, Auseinandersetzung mit Diskrepanzen zwischen eigenen Therapie- und Lebenszielen und den juristisch angeordneten Behandlungszielen, Förderung/Erarbeitung realistischer Zukunftspläne, Förderung prosozialer Außenkontakte und sinnvoller Freizeitgestaltung, Erarbeitung eines gemeinsamen Fallverständnisses inkl. Delinquenzhypothese, Aufklärung über das individuelle Störungsbild und Behandlungsmöglichkeiten inkl. Bezug zur Delinquenz, Mitbehandlung komorbider Störungen (Abhängigkeitserkrankung, hirnorganische Störungen), Sozialisationsdefizite, Schaffung einer positiven Behandlungserfahrung als Grundlage einer langfristigen Akzeptanz beschützender Strukturen/späterer psychosozialer Hilfsangebote.

3.3.4 Die ambulante Behandlung von psychischen Störungen und Suchtkrankheiten nach Art. 63 StGB

Behandlungen von schweren psychischen Störungen oder Abhängigkeiten können auch im Rahmen einer ambulanten Behandlung nach Art. 63 StGB stattfinden (Höfer et al. 2019). Diese Maßnahme spielt quantitativ eine bedeutende Rolle: Im Jahr 2019 lag der Bestand von ambulanten Behandlungen im Kanton Zürich (repräsentiert ca. ein Fünftel der Schweizer Bevölkerung) bei 275 Fällen (Justizvollzug und Wiedereingliederung 2019).

Die ambulante Behandlung ist gerade dann ein geeignetes Mittel, wenn eine stationäre Maßnahme angesichts der Straftat und Strafe unverhältnismäßig wäre. Für den Vollzug stehen – begrifflich auf den ersten Blick etwas verwirrend – zwei Optionen zur Verfügung:

1. Eine 63er-Maßnahme kann vollzugsbegleitend (d. h. während des Vollzugs einer Freiheitsstrafe) erfolgen. In diesem Fall sind nicht die zu behandelnden Patienten das ambulante Element (Besuch der Therapiepraxis in Freiheit), sondern die Behandelnden, indem sie die Inhaftierten in der Vollzugsinstitution aufsuchen (Mokros und Habermeyer 2012).
2. Das Gericht kann aber auch den Vollzug einer zugleich ausgesprochenen unbedingten Freiheitsstrafe zugunsten einer ambulanten Behandlung aufschieben, für die Dauer der Behandlung Bewährungshilfe anordnen und flankierende Auflagen (z. B. regelmäßige Abstinenz- oder Medikamentenspiegelkontrollen) erteilen. Hier ist die verurteilte Person das ambulante Element. Ob die Maßnahme mit Strafaufschub oder während

des Vollzugs der Freiheitsstrafe vollzogen wird, hängt von der Strafhöhe, vom Rückfallrisiko und von der Behandlungsprognose ab (Urwyler 2018). Die zuständige Behörde kann verfügen, dass Täter initial für maximal 2 Monate stationär behandelt werden, wenn dies zur Einleitung der ambulanten Behandlung geboten ist.

Fallbeispiel

Herr X. (geb. 1984) wurde von einem Bezirksgericht wegen sexueller Nötigung in teilschuldunfähigem Zustand zu einer ambulanten Maßnahme nach Art. 63 StGB und einer bedingten Freiheitsstrafe von 2 Jahren verurteilt. Diagnostisch bestand gemäß Sachverständigengutachten eine Abhängigkeit von Alkohol und Kokain.

Dem Urteil lag folgende Tat zugrunde: Herr X. hatte, erheblich mit Alkohol und Kokain intoxikiert und in emotional verwahrloster Verfassung, nachts eine auf ein Taxi wartende Frau sexuell genötigt. Als Dritte aufgrund von Hilferufen hinzueilten, wehrte sich Herr X. nicht und ließ sich widerstandslos verhaften. Zuvor war Herr X. nie strafrechtlich in Erscheinung getreten.

Herr X. stammt aus einem gut situierten Sozialisationsmilieu. Der Vater pflegte einen dominanten und leistungsorientierten Erziehungsstil. Nach der Trennung der Eltern wurde Herr X. von der überforderten Mutter extrem vernachlässigt. Trotz einer Alkohol- und Kokainabhängigkeit ab dem 17. Lebensjahr absolvierte Herr X. eine technische Lehre mit exzellentem Abschluss. Er wurde direkt in den Betrieb übernommen, wo er trotz erheblichen Konsums bis zum Anlassdelikt mit überdurchschnittlichen Rückmeldungen imponierte.

Anfänglich arbeitete Herr X. nicht in der Therapie mit, fühlte sich psychiatrisiert und stigmatisiert. Nach einiger Zeit konnte mithilfe motivationaler Techniken eine tragfähige therapeutische Beziehung etabliert werden. Zur Förderung der Veränderungsbereitschaft wurden regelmäßig motivierende Interventionen durchgeführt. Die vorrangige Arbeit an rigiden Denk- und Verhaltensmustern, deren kleinschrittige „Aufweichung“ und ein Zuwachs an Vertrauen führten schließlich zu einer positiven Entwicklung. Zusätzlich besuchte Herr X. 6 Monate lang eine Tagesklinik (forensische Kunsttherapie, Umgang mit Gefühlen, Achtsamkeit, Abstinenzgruppe). Schon in U-Haft hatte Herr X. einen Entzug durchgemacht und ist seither abstinent (Urinproben und Haaranalysen). Außerdem konnte er in seinen ehemaligen Betrieb zurückkehren. Zwei Jahre lang fanden neben der forensisch-psychiatrischen Einzeltherapie wöchentliche Gespräche mit Polizeifunktionären der Fachgruppe Gewaltschutz der Stadtpolizei statt.

Der Zuwachs an Vertrauen wirkte sich positiv auf die Bearbeitung deliktspezifischer Themen und protektiver Faktoren aus. Aufgrund der stetigen Therapiefortschritte, des Ausbleibens neuer symptomatischer Straftaten und einer tragfähigen Abstinenz wurde die Behandlung nach 4 Jahren vonseiten der Bewährungs- und Vollzugsdienste erfolgreich aufgehoben und die bedingte Haftstrafe nicht mehr vollzogen. Herr X. sucht bis jetzt in größeren zeitlichen Abständen die nun freiwillige Therapie auf, ohne dass sich eine psychopathologische Verschlechterung einstellt.

Fazit Die Kasuistik verdeutlicht, dass eine ambulante Suchtbehandlung trotz Widerstands und Therapieskepsis in kriminoprotektiver und Recovery-orientierter Hinsicht erfolgreich sein kann.

MERKE

Das schweizerische und das deutsche Sanktionensystem haben viele Gemeinsamkeiten. Wesentliche Unterschiede bestehen in Hinsicht auf

1. die Anordnung einer Maßnahme in der Schweiz unabhängig von der Schuldfähigkeit,
2. die Vollzugshoheit, die bei den Bewährungs- und Vollzugsdiensten liegt,
3. die externe Evaluation von Vollzugslockerungen durch sog. Fachkommissionen und
4. spezielle Maßnahmen für junge Erwachsene (Art. 61 StGB) und die ambulanten Maßnahme nach Art. 63 StGB.

3.3.5 Entwicklungen im Maßnahmerecht

Seit der Revision im Sanktionenrecht 2007 haben sich die Anordnungszahlen leicht verändert (➤ Tab. 3.1). Dabei ist insbesondere die Anordnung von Maßnahmen für junge Erwachsene und von stationären Suchtmaßnahmen rückläufig. Die Ursachen dieser Entwicklung sind unklar.

LITERATUR

Albrecht P. Die Verwahrung nach Art. 64 StGB: wirklich nur „ultima ratio"? Aktuelle Juristische Praxis 2009; 18: 1116–1122.

Andrews DA, Bonta J, Wormith JS. The risk-need-responsivity (RNR) model: Does adding the good lives model contribute to effective crime prevention? Crim Justice Behav 2011; 38(7): 735–755.

Bernard S. Freiheitsentziehendes Massnahmenrecht oder freiheitsentziehende Massnahmen jenseits des Rechts? In: Kuhn A, Schwarzenegger C, Vuille J (Hrsg.). Strafverfolgung – Individuum – Öffentlichkeit im Spannungsfeld der Wahrnehmungen. Bern: Stämpfli 2018; 35: 139–159.

Borchard B, Urbaniok F. Das Zürcher Konzept zur intensiven Behandlung gefährlicher Straftäter im Rahmen einer Vollzugsanstalt. In: Müller JL, Nedopil N, Saimeh N, et al. (Hrsg.). Sicherungsverwahrung – wissenschaftliche Basis und Positionsbestimmung. Was folgt nach dem Urteil des Bundesverfassungsgerichts vom 04.05.2011? Berlin: Medizinisch Wissenschaftliche Verlagsgesellschaft 2012, S. 163–179.

Brägger BF. Der Verwahrungsvollzug in der Schweiz im Lichte der neueren Rechtsprechung des Europäischen Gerichtshofs für Menschenrechte und des deutschen Bundesverfassungsgerichts. Verschriftliche Version eines Vortrags anlässlich der 10. Freiburger Strafvollzugstage 2016, S. 121.

Bundesamt für Statistik. Sektion Kriminalität und Strafrecht. Einweisungen nach Art der Massnahme. Neuchâtel: Bundesamt für Statistik (BFS) 2020.

Graf M, Habermeyer E. Die Forensische Psychiatrie ist der Medizin und dem Recht verpflichtet. Schweiz Ärztezeitung 2015; 96(12): 447–449.

Habermeyer E, Wolff R, Gillner M, et al. Patienten mit Störungen aus dem schizophrenen Formenkreis im psychiatrischen Maßregelvollzug – ergeben sich Konsequenzen für die Allgemeinpsychiatrie? Nervenarzt 2010; 81: 1117–1124.

Habermeyer E, Mokros A, Hill A, et al. Möglichkeiten und Grenzen der Forensischen Psychiatrie. Forumpoenale 2019; 12: 290–297.

Habermeyer E, Mokros A, Briken P. Die Relevanz eines kohärenten forensischen Beurteilungs- und Behandlungsprozesses: Großer Wurf oder alter Wein in undichtem Schlauch? Forens Psychiatr Psychol Kriminol 2020; 14(2)2: 212–219.

Heer M, Habermeyer E, Bernard S. Erkenntnisse von Fachkommissionen – Chance einer umfassenden Überprüfung oder Instrument der Repression? Psychiatrische Gutachten im Fokus des Bundesgerichts – Gerechtfertigte Strenge oder zu hohe Anforderungen? 2. A. Bern: Stämpfli 2018.

Hodgins S. Gewalt und Kriminalität bei psychisch Kranken. Neue Erkenntnisse erfordern neue Lösungen. Neuropsychiatrie 2006; 20: 7–14.

Höfer F, Caflisch C, Herdener M, Habermeyer E. Ambulante Suchtmaßnahmen in der Schweiz: eine Alternative zum deutschen geschlossenen Maßregelvollzug nach § 64? Forens Psychiatr Psychol Kriminol 2019; 13(3): 272–281.

Höfer F, Caflisch C, Herdener M, Habermeyer E. Das schweizerische System ambulanter Massnahmen als Alternative zum geschlossenen Vollzug gemäß § 64 StGB. In: Müller J, Koller M (Hrsg.). Reformansätze zur Unterbringung nach § 64 StGB: Der zweischneidige Erfolg der Unterbringung in einer Entziehungsanstalt. Stuttgart: Kohlhammer 2020, S. 137–141.

Jehle JM, Albrecht HJ, Hohmann-Fricke S, Tetal C. Legalbewährung nach strafrechtlichen Sanktionen. Eine bundesweite Rückfalluntersuchung 2007 bis 2010 und 2004 bis 2010. Berlin: Bundesministerium der Justiz 2013, S. 8–310.

Justizvollzug und Wiedereingliederung 2019. Zahlenspiegel. Überblick 2019. Kanton Zürich 2019; www.zh.ch/de/direktion-der-justiz-und-des-innern/justizvollzug-wiedereingliederung.html (letzter Zugriff: 15.6.2021).

Kröber H-L. Rehabilitative ressourcenorientierte Therapie mit Straffälligen – eine Kritik von „Deliktbearbeitung" und „Rückfallvermeidungsplänen ". Forens Psychiatr Psychol Kriminol 2020; 14: 58.

Manzoni P, Baier D, Eberitzsch S. Zum Umgang mit Jugendkriminalität in der Schweiz. Handbuch Jugendkriminalität. Wiesbaden: Springer 2018, S. 119.

Meister K, Burlon M, Rieschel L, et al. Psychose und Sucht bei Jugendlichen und Jungerwachsenen. Fortschritt Neurol Psychiatr 2010; 78: 81–89.

Mokros A, Habermeyer E. Behandlung von Straftätern mit ausgeprägten psychopathischen Eigenschaften. In: Endrass J, Rossegger A, Urbaniok F, Borchard B (Hrsg.). Interventionen bei Gewalt- und Sexualstraftätern: Risk-Management, Methoden und Konzepte der forensischen Therapie. Berlin: Medizinisch Wissenschaftliche Verlagsgesellschaft 2012, S. 291–301.

Müller JL, Saimeh N, Briken P, et al. Standards für die Behandlung im Maßregelvollzug nach §§ 63 und 64 StGB. Forens Psychiatr Psychol Kriminol 2018; 12(2): 93–125.

Niggli MA, Wiprächtiger H (Hrsg.). Basler Kommentar Strafrecht II, Art. 56–64. 7. A. Basel: Helbing Lichtenhahn 2019.

Stratenwerth G, Bommer F. Schweizerisches Strafrecht. Allgemeiner Teil II: Strafen und Massnahmen. Bern: Stämpfli 2020.

Teichmann F, Brack A. Abwägung zwischen zwei Sanktionsarten. Bulletin des médecins suisses 2019; 100(25): 856–858.

Urwyler T. Untermassnahmeverbot bei therapeutischen Massnahmen nach Art. 59–61 und 63 StGB. Aktuelle Juristische Praxis 2018; 12: 1478–1485.

Weber J, Schaub J, Bumann-Pacozzi CM, Sacher K. Anordnung und Vollzug stationärer therapeutischer Massnahmen gemäss Art. 59 StGB mit Fokus auf geschlossene Strafanstalten bzw. geschlossene Massnahmeneinrichtungen. Studie zuhanden der Nationalen Kommission zur Verhütung von Folter (NKVF). Bern: Nationale Kommission zur Verhütung von Folter (NKVF) 2016, S. 1–82.

Zahradnik F, Humm J. Zwischen Aufarbeitung und Befähigung – Integrationskonflikte von Straftätern während und nach einer Vollzugsmaßnahme für junge Erwachsene in der Schweiz. Soziale Probleme 2016; 27(2): 179–202.

KAPITEL

4 Begutachtung der Schuldfähigkeit und der Indikation einer Maßregel

Harald Dreßing und Elmar Habermeyer

Faktenbox

- Im Regelfall wird Schuldfähigkeit vorausgesetzt.
- Voraussetzungen einer verminderten oder aufgehobenen Schuldfähigkeit:
  1. Zum Tatzeitpunkt muss eine krankhafte seelische Störung, eine tiefgreifende Bewusstseinsstörung, eine Intelligenzminderung oder eine schwere andere seelische Störung vorgelegen haben.
  2. Bei Begehung der Tat muss die Einsichts- oder Steuerungsfähigkeit erheblich vermindert oder aufgehoben gewesen sein.
- Während eine Maßnahme nach § 63 StGB zumindest eine verminderte Schuldfähigkeit erfordert, kann die Entwöhnungsbehandlung nach § 64 StGB auch bei schuldfähigen Tätern angeordnet werden.
- Voraussetzung für die Anordnung von Maßregeln ist die Gefahr weiterer störungsbedingter Straftaten.

4.1 Grundlagen

Grundsätzlich setzt das Strafrecht voraus, dass ein volljähriger Mensch *„befähigt ist, sich für das Recht und gegen das Unrecht zu entscheiden"* (BGHSt 2, 194), letztlich wird die Schuldfähigkeit eines Straftäters vorausgesetzt, *„solange die Anlage zur freien, sittlichen Selbstbestimmung nicht durch …krankhafte(n) Vorgänge gelähmt oder auf Dauer zerstört ist"* (BGHSt 2, 194). Ergeben sich im Laufe der Strafuntersuchung Hinweise auf das Bestehen einer psychischen Störung, wird i. d. R. von der Staatsanwaltschaft eine psychiatrische Begutachtung in Auftrag gegeben. Dabei sind folgende Bestimmungen des StGB relevant:

- **§ 20 StGB: Schuldunfähigkeit wegen seelischer Störungen**
  Ohne Schuld handelt, wer bei Begehung der Tat wegen einer krankhaften seelischen Störung, wegen einer tiefgreifenden Bewusstseinsstörung oder wegen einer Intelligenzminderung oder einer schweren anderen seelischen Störung unfähig ist, das Unrecht der Tat einzusehen oder nach dieser Einsicht zu handeln.
- **§ 21 StGB: Verminderte Schuldfähigkeit**
  Ist die Fähigkeit des Täters, das Unrecht der Tat einzusehen oder nach dieser Einsicht zu handeln, aus einem der in § 20 bezeichneten Gründe bei Begehung der Tat erheblich vermindert, so kann die Strafe nach § 49 Abs. 1 gemildert werden.

Ziel der strafrechtlichen psychiatrischen Begutachtung ist zunächst der Ausschluss oder die Feststellung einer psychischen Störung. Liegt eine Störung vor, ist diese hinsichtlich ihrer Auswirkungen auf das Erleben und Verhalten des Betroffenen zu beschreiben, um zu einer Aussage über den Schweregrad zu kommen und sie ggf. auch den Eingangsmerkmalen der Schuldfähigkeitsparagrafen zuzuordnen. Die Feststellung, ob das Vorliegen des Eingangsmerkmals gerechtfertigt ist, bleibt dann jedoch eine juristisch-normative. Bei der anschließenden Beurteilung der Einsichts- oder Steuerungsfähigkeit geht es um die Zusammenhänge zwischen einer bestehenden Störung und den vorgeworfenen Tathandlungen. Auch hier liefert das Gutachten lediglich die Basis für die juristisch-normative Bewertung der Schuldfähigkeit.

Der prognostische Arbeitsschritt betrifft Aussagen zur Wahrscheinlichkeit des Wiederauftretens entsprechender Handlungen und zu den therapeutischen Optionen, dieses Risiko zu minimieren. Inwiefern solche Risiken im Interesse der Allgemeinheit eine Unterbringung und Behandlung erfordern, kann ebenfalls nur normativ entschieden werden. Zusammenfassend liefert das Gutachten somit die erfahrungswissenschaftlichen Grundlagen für die juristisch-normative Würdigung des Gerichts. Beide Ebenen sind sorgfältig zu trennen (Müller et al. 2021).

MERKE

Das Gutachten bildet die Basis der juristisch-normativen Beurteilung. Es darf dieser nicht vorgreifen.

Die nachfolgenden Ausführungen sollen das Vorgehen bei der Begutachtung und wesentliche Grundlagen der Beurteilung der Schuldfähigkeit sowie der Indikation einer Maßregel darstellen. Zur Vertiefung wird auf entsprechende Handbücher (z. B. Dreßing und Habermeyer 2020) verwiesen, detaillierte Anmerkungen zu den rechtlichen Grundlagen und zur Kriminalprognose im Unterbringungsverlauf finden sich in ➤ Kap. 2 und ➤ Kap. 11.

4.2 Ablauf der Begutachtung

Ein wesentlicher Bestandteil der Begutachtung ist das sorgfältige **Aktenstudium** (Kröber 1999). Von besonderer Bedeutung sind die Angaben des Probanden zum Delikt sowie von beteiligten oder unbeteiligten Zeugen oder Polizeibeamten über den psychischen Zustand und das Verhalten des Probanden. Auch frühere Gutachten müssen berücksichtigt werden.

Vor der Untersuchung muss der Proband im Rahmen einer **Aufklärung** über den Untersuchungsablauf sowie Aufgaben und Funktion des Untersuchers informiert werden. Er muss insbesondere davon in Kenntnis gesetzt werden, dass dem Auftraggeber gegenüber keine ärztliche Schweigepflicht besteht und dass der Gutachter ggf. auch als Zeuge über Inhalte des Explorationsgesprächs bei Gericht aussagen muss. Er soll wissen, dass er zur Mitarbeit bei der Untersuchung nicht verpflichtet ist, d. h., er muss keine Angaben machen.

Kern der Begutachtung ist die Erhebung des **psychopathologischen Befunds.** Allerdings bezieht sich der Befund auf den Zeitpunkt der Untersuchung, während es für die Schuldfähigkeit auf den Tatzeitpunkt ankommt. Daher muss der erhobene Befund im Rahmen einer retrospektiven Analyse auf den mutmaßlichen Befund des relevanten Zeitpunkts bezogen werden. Geht es um die Erfassung flüchtiger psychopathologischer Phänomene, etwa bei Intoxikationen oder impulsiven Tathandlungen, können hieraus erhebliche Probleme erwachsen. Diese sind auch gegeben, wenn es um die Beurteilung zeitlich sehr lange zurückliegender Taten geht. Stets ist das subjektive Erleben des Tathergangs einschließlich der Vor- und Nachtatphase detailliert zu explorieren, um eine möglichst exakte Darstellung des psychosozialen Funktionsniveaus im Tatzeitraum unter Berücksichtigung von Beziehungen, Arbeitssituation, allgemeiner sozialer und gesundheitlicher Situation sowie evtl. vorliegender Belastungen zu ermöglichen. Bei unterschiedlichen Tatdarstellungen, z. B. von Opfer und Täter, sollte mit Varianten gearbeitet werden.

Praxishinweis

Relevante Themen

- Familienanamnese mit psychosozialer Situation der Familie, Geschwisterzahl, Familienatmosphäre und ggf. familiäre Belastung mit psychischen und somatischen Erkrankungen
- Schwangerschafts- und Geburtsumstände
- Frühkindliche Entwicklung
- Vorschulische und schulische Entwicklung
- Pubertät und frühes Erwachsenenalter
- Berufliche Entwicklung
- Partnerschaften, Ehe, Familie, Kinder
- Bewältigung biografischer Schwellensituationen
- Sozioökonomische Verhältnisse
- Suchtanamnese
- Frühere körperliche und psychische Erkrankungen
- Ggf. Entwicklung der jetzt vorliegenden Erkrankung oder Störung
- Ggf. Deliktvorgeschichte
- Geht es um die Beurteilung sexuell motivierter Delikte, so ist eine detaillierte Sexualanamnese unbedingt erforderlich. Hierzu zählen insbesondere die folgenden Aspekte:
  - Familiäre Einstellung zur Sexualität, Umgang mit Nacktheit
  - Sexuelle Aufklärung
  - Parameter der somato- und psychosexuellen Entwicklung
  - Ggf. erlittene gewaltlose und/oder gewaltsame sexuelle Übergriffe
  - Sexuelle Beziehungen
  - Dauer der Beziehungen
  - Ggf. paraphile Fantasieinhalte

Zusatzuntersuchungen sollten nur durchgeführt werden, wenn aus ihnen beurteilungsrelevante zusätzliche Informationen resultieren. Dies ist z. B. der Fall, wenn es um die Ausprägung einer intellektuellen Leistungsminderung oder eines demenziellen Syndroms geht. Hier ist die testpsychologische Untersuchung i. d. R. zweckmäßig. Die Durchführung apparativer Zusatzuntersuchungen wie Elektroenzephalogramm, Computer- oder Kernspintomogramm ist indiziert, wenn z. B. aufgrund eines untypischen Manifestationsalters der Symptomatik oder wegen einer akut auftretenden sexuellen Enthemmung der Verdacht auf eine hirnorganische Verursachung der Beschwerden naheliegt. Bei drogen- und alkoholabhängigen bzw. intoxikierten Probanden bzw. beim Verdacht auf das Vorliegen derartiger Störungen kann der laborchemische Nachweis psychotroper Substanzen, insbesondere aber auch eine Haaranalyse Informationen über das (im Fall der Haaranalyse auch langfristige) Konsumverhalten geben.

MERKE

Die Diagnose erfolgt anhand der Klassifikationssysteme (aktuell ICD-10 oder DSM-5), was zu einem einheitlichen Sprachgebrauch und zur Nachvollziehbarkeit der diagnostischen Überlegungen beiträgt. Sie sagt jedoch noch nichts über die Schuldfähigkeit aus.

4.3 Begutachtung der Schuldfähigkeit

4.3.1 Diagnostisch-normative Stufe

Aus der Diagnose resultieren keine unmittelbaren forensisch-psychiatrischen Schlussfolgerungen. Die vorliegende Störung muss zunächst einem der in § 20 StGB genannten **Eingangsmerkmale** (krankhafte seelische Störung, tiefgreifende Bewusstseinsstörung, Schwachsinn, schwere andere seelische Abartigkeit) zugeordnet werden. Diesbezüglich ist auf den Primat der richterlichen Würdigung hinzuweisen, weshalb auch diese Stufe des Beurteilungsprozesses normativ ist. Der psychiatrische Sachverständige nimmt selbst nämlich keine Zuordnung zu juristischen Eingangsmerkmalen vor, sondern erörtert nur die psychiatrisch fassbaren Aspekte, die für oder gegen die Subsumption des erhobenen Befunds unter eines der Eingangsmerkmale sprechen:

- Zu den **krankhaften seelischen Störungen** gehören z. B. hirnorganisch begründbare Erkrankungen, psychotische Störungen, affektive Störungen und Intoxikationen.
- Der **tiefgreifenden Bewusstseinsstörung** kann ein facettenreiches Bündel psychopathologischer Bilder zugeordnet werden (Saß 1983). Es handelt sich um ein juristisch definiertes Konstrukt, dem der medizinische Begriff der Bewusstseinsstörung gerade nicht entspricht, vielmehr geht es um affektive Ausnahmezustände.
- Als **Intelligenzminderung** werden angeborene Beeinträchtigungen der geistigen Fähigkeiten ohne nachweisbare Ursache bezeichnet. Betrachtet man die intellektuelle Leistungsminderung vom Intelligenzquotienten (IQ) her, dann gilt als niedrige Intelligenz der Bereich IQ = 70–84. Leichte Intelligenzminderung (leichte geistige Behinderung, leichte Oligophrenie, Debilität, Schwachsinn) wird bei einem IQ von 50–69 angenommen, eine mittelgradige Intelligenzminderung für einen IQ zwischen 35 und 49. Die schwere Intelligenzminderung weist einen IQ von unter 35 auf. Intelligenz ist allerdings kein einheitliches Phänomen, sondern setzt sich aus einer großen Anzahl verschiedener Fertigkeiten zusammen. Hieraus ergibt sich, dass sich die Einschätzung nicht allein auf den IQ beziehen darf, sondern immer das psychosoziale Funktionsniveau individuell berücksichtigen muss. Dabei kann eine Belastungssituation, z. B. der Tod der betreuenden Eltern, grenzbegabte Menschen in einer Weise strapazieren, die ihre eng gesteckten Grenzen überfordert und eine Einordnung als Schwachsinn rechtfertigen kann.
- Als **schwere andere seelische Störung** werden ggf. Persönlichkeitsstörungen, neurotische Entwicklungen, paraphile Störungen, Abhängigkeit von Alkohol, Drogen oder Medikamenten sowie die Störungen der Impulskontrolle gezählt. Auch hier ist der Schweregrad zu bestimmen, was anhand der Orientierung an den krankheitsbedingten Defiziten geschieht (Saß 1985). Darüber hinaus haben Boetticher et al. (2005) für den Bereich der paraphilen Störungen und Persönlichkeitsstörungen Merkmale für die Schweregradbeurteilung entwickelt. Auf diese Weise können trotz der Heterogenität der unter diesem Merkmal subsumierten Störungsbilder solide Grundlagen für die juristische Entscheidung, ob eine „schwere" Störung i. S. d. §§ 20, 21 StGB vorliegt, bereitet werden.

4.3.2 Psychopathologisch-normative Stufe

Sofern aus psychiatrischer Sicht die Zuordnung zu einem der Eingangsmerkmale vorliegt, muss in einem zweiten Schritt zur **Einsichts- und Steuerungsfähigkeit** Stellung genommen werden. Auch bleibt die juristisch-normative Würdigung entscheidend, der psychiatrische Sachverständige kann jedoch aus den erhobenen Befunden Argumente vortragen, die dem Richter eine Entscheidungsgrundlage zur Verfügung stellen. Dabei ist zunächst aus psychiatrischer Sicht zu möglichen Einschränkungen der Einsichtsfähigkeit Stellung zu nehmen (Habermeyer und Hoff 2004). Sofern sich keine Hinweise für eine aufgehobene Einsichtsfähigkeit ergeben, ist im nächsten Schritt zu prüfen, ob es auf der Befundebene Hinweise für eine erheblich eingeschränkte oder gar aufgehobene Steuerungsfähigkeit (Kröber 2016) gibt. Nachfolgend werden für häufig auftretende Störungsbilder Hinweise zur Begutachtung gegeben.

Alkohol- und Drogenkonsum Delikte unter Alkohol- und Drogeneinfluss sind häufig. Dennoch ist nicht jede dieser Taten monokausal auf den Konsum zurückzuführen. Stets zu bedenken ist, ob das vorgeworfene Delikt nicht auch Ausdruck der dissozialen Entwicklung eines Menschen ist, der zusätzlich Drogen konsumiert. Für die Beurteilung ist die Feststellung bzw. der Ausschluss psychopathologischer oder körperlich-neurologischer Symptome und nicht der Konsum an sich oder z. B. der Blutalkoholwert relevant. Liegen konkrete Hinweise auf eine ungestörte Leistungsfähigkeit einschließlich des Fehlens psychopathologischer und körperlich-neurologischer Symptome vor, kann ein Blutalkoholwert die Feststellung einer ungestörten Leistungsfähigkeit nicht außer Kraft setzen (Kröber 1996). So spricht z. B. eine längerfristige Tatplanung mit Vorbereitungshandlungen dafür, dass der Proband in der Lage war, sich an geänderten situativen Gegebenheiten zu orientieren und sein Handeln entsprechend auszurichten.

Intoxikationen Eine aufgehobene Einsichtsfähigkeit bei Intoxikationen steht i. d. R. nicht zur Debatte, sie kommt nur bei psychotischen Rauschverläufen in Betracht. Hinweise für eine erheblich eingeschränkte Steuerungsfähigkeit liefern:

- Deutliche Beeinträchtigung von Motorik und Koordination
- Beeinträchtigung des formalen Denkablaufs
- Verminderte Reagibilität auf Außenreize
- Deutliche affektive Veränderungen
- Ausgeprägte emotionale Labilität
- Hohe Impulsivität des Tatablaufs (Fehlen von Tatplanung und Absicherung)
- Vorbestehende psychische Auffälligkeiten

Abhängigkeitserkrankungen Die Diagnose einer Abhängigkeitserkrankung erlaubt keine automatischen forensischen Schlussfolgerungen. Nur bei einer schwer ausgeprägten Symptomatik, die z. B. mit einer **Persönlichkeitsdepravation** einhergeht, kommt eine erheblich eingeschränkte Steuerungsfähigkeit in Betracht.

Entzugssymptome können von diskreten körperlichen und psychischen Missempfindungen bis hin zu schweren körperlichen Beeinträchtigungen reichen. Liegt eine schwere Symptomatik vor, ist diese der Merkmalskategorie „krankhafte seelische Störung" zuzuordnen, und es sind die Voraussetzungen des § 21 StGB anzunehmen. Der wichtigste Parameter zur Beurteilung ist die Übereinstimmung der subjektiven Darstellung des Untersuchten und das Wissen und die Kenntnis des Sachverständigen über die Substanz sowie ihre Wirkung und typischen Entzugssymptome. Zu berücksichtigen ist, ob nach einer Verhaftung medizinische Maßnahmen getroffen werden mussten.

Schizophrenie Schizophrene Psychosen sind durch Störungen des Denkens und der Wahrnehmung, Affekt- und Antriebsstörungen, Ich-Störungen sowie einen Verlust der sozialen Kompetenz charakterisiert. Kriminelle Handlungen resultieren meist aus den sozialen Schwierigkeiten, die im Verlauf der Erkrankung auftreten können (z. B. Verlust des Arbeitsplatzes, Kontaktschwierigkeiten). Entsprechend sind Handlungen im Rahmen der Klein- und Verwahrlosungskriminalität häufig, und die Diagnose wird oftmals erst bei der Begutachtung gestellt. Das Risiko für Gewalttaten ist bei schizophrenen Patienten etwa 2- bis 5-fach höher als in der Allgemeinbevölkerung. Das erhöhte Risiko für Gewalttaten bei schizophrenen Patienten lässt sich aber keinesfalls zwangsläufig auf Wahnsymptome oder Halluzinationen zurückführen,

4

sondern ist oftmals durch Alkohol- und Drogenkonsum oder ungünstige soziale Bedingungen bedingt.

Liegt eine **akute schizophrene Psychose** zum Tatzeitpunkt vor und besteht eine Symptomatik, die durch Realitätsverlust, Denkstörungen, wahndeterminiertes Handeln oder halluzinatorisches Erleben gekennzeichnet ist, liegen die Voraussetzungen für eine Schuldunfähigkeit vor. Ob es sich dabei um eine Aufhebung der Einsichtsfähigkeit oder der Steuerungsfähigkeit handelt, ist oftmals schwer zu unterscheiden.

Liegt ein **chronischer Verlauf bzw. ein Residualzustand einer schizophrenen Psychose** vor, so ist die vorliegende konkrete psychopathologische Symptomatik entscheidend. Keinesfalls sollten allein aus der Diagnose „schizophrene Psychose" rechtliche Folgerungen abgeleitet werden. Lagen zum Tatzeitpunkt keine entsprechenden Symptome vor, lassen sich aus psychiatrischer Sicht keine Voraussetzungen einer aufgehobenen oder erheblich verminderten Einsichts- oder Steuerungsfähigkeit belegen. Allerdings ist sorgfältig darauf zu achten, ob die Straftat möglicherweise erstes Zeichen eines schizophrenen Rezidivs ist.

Affektive Stöungen Gemeinsames Merkmal der affektiven Störungen ist eine Veränderung der Stimmung, entweder zum depressiven Pol, dann häufig verbunden mit Angst, oder zum gehobenen Pol. Ein solcher Stimmungswechsel wird von einem Wechsel des allgemeinen Aktivitätsniveaus begleitet, sei es in Richtung einer Antriebsminderung bei der depressiven- oder in Richtung einer Antriebssteigerung bei der manischen Symptomatik. Bipolare Störungen sind durch einen Wechsel zwischen diesen Polen charakterisiert.

Für die forensisch-psychiatrische Beurteilung **depressiver Episoden** ist stets der Schweregrad entscheidend. Ein schweres Störungsbild liegt vor, wenn der betroffene Mensch eine erhebliche Verzweiflung und Agitiertheit zeigt, verbunden mit einem Gefühl der Hoffnungs- und Nutzlosigkeit oder der Schuld. Es können wahnhafte Symptome hinzukommen, etwa ein Versündigungs- bzw. Verarmungswahn oder die Angst vor einer bevorstehenden Katastrophe. Liegt eine solche schwer ausgeprägte depressive Symptomatik vor, sind i. d. R. die Voraussetzungen des § 20 StGB gegeben.

Bei **manischen Patienten** kommt es zu Antriebs- und Aktivitätssteigerung, Selbstüberschätzung und zu einer reduzierten bis fehlenden Kritikfähigkeit. Daraus können sich Eigentumsdelikte, Auffälligkeiten im Straßenverkehr, Körperverletzungen und Straftaten gegen die sexuelle Selbstbestimmung ergeben. Liegt ein manischer Zustand vor, sind i. d. R. die Voraussetzungen des § 20 StGB gegeben, bei der Hypomanie die Voraussetzungen des § 21 StGB. Das auffällige Verhalten Betroffener kann anhand der Aussagen von Zeugen und insbesondere von Bezugspersonen meist präziser eingeschätzt werden als anhand ihrer eigenen Angaben, denn manische Patienten betonen in Krankheitsphasen infolge der Kritikminderung und Selbstüberschätzung ihre Leistungsfähigkeit.

Akute Belastungsstörungen Akute Belastungsreaktionen (ICD-10) bzw. Belastungsstörungen (DSM-5) können dann als tiefgreifende Bewusstseinsstörung gelten und mit forensisch relevanten Einbußen des Steuerungs- bzw. zutreffender des Hemmungsvermögens einhergehen, wenn die Analyse der emotionalen Befindlichkeit und der Situation des Täters zur Tatzeit eine massive Abweichung von üblichen Reaktionsweisen bei ähnlichen Konflikten darstellt. Die umfassende Analyse eines **Affektdelikts** (Saß 1983; Dreßing und Saß 2020) bleibt in der integrativen Gesamtschau eine auf den Einzelfall bezogene klinische Urteilsbildung; diese muss auch die Persönlichkeit des Täters adressieren. Dabei ist zu klären, ob es sich um einen Menschen handelt, der ein geringes Selbstwertgefühl besitzt, eine geringe Frustrationstoleranz aufweist, zur Risikovermeidung neigt und/oder in besonderem Maße auf tragende und verlässliche Beziehungen im zwischenmenschlichen Bereich angewiesen ist. Ferner geht es um die Entwicklung der Täter-Opfer-Beziehung, die Darstellung des prädeliktischen Vorfelds, die Einbeziehung möglicher zusätzlicher Faktoren und die Schilderung des Nachtatverhaltens.

Intelligenzminderung Bei intelligenzgeminderten Tätern sind neben der intellektuellen Befähigung die tatzeitaktuelle Stimmungs- und Antriebslage, die Impulsivität, emotionale Störungen und depressive Symptome zu berücksichtigen. Außerdem besteht nicht selten eine eingeschränkte Alkoholtoleranz.

Daher darf die forensisch-psychiatrische Beurteilung keinesfalls auf die Feststellung des Intelligenzquotienten reduziert werden:

- Bei **schwerer Intelligenzminderung** besteht i. d. R. eine fehlende Einsichtsfähigkeit.
- Auch bei **mittelgradiger Intelligenzminderung** sind die Voraussetzungen des § 20 StGB meist zu bejahen. Hier ist zu prüfen, inwieweit möglicherweise die Einsichtsfähigkeit fehlt; ist diese gegeben, kommt das Vorliegen von Steuerungsunfähigkeit in Betracht.
- Bei **leichter Intelligenzminderung** sind die Voraussetzungen einer erheblich verminderten Schuldfähigkeit meist anzunehmen; möglicherweise können auch die Voraussetzungen der Schuldunfähigkeit vorliegen. Dabei kann insbesondere eine zusätzliche Alkoholisierung relevant sein kann.
- Bei **niedriger Intelligenz/Grenzbegabungen** kommt es entscheidend darauf an, welche zusätzlichen Einschränkungen oder Behinderungen z. B. durch komorbide Persönlichkeitsstörungen, Alkoholmissbrauch/-abhängigkeit bestehen.

Persönlichkeitsstörungen Menschen mit Persönlichkeitsstörungen haben eine große Bedeutung für die Forensische Psychiatrie. Es ist häufig schwierig, festzulegen, ob das delinquente Verhalten Ausdruck einer psychischen Auffälligkeit, einer problematischen Sozialisation oder gar kriminellen Identifikation ist (Habermeyer 2004). Wesentlich ist daher der Nachweis von zeitstabilen Störungen in mehreren Funktionsbereichen, d. h., allein wiederholtes delinquentes Verhalten kann die Diagnose nicht begründen. Liegen die allgemeinen Kriterien einer Persönlichkeitsstörung vor, so ist in einem zweiten Schritt zu prüfen, ob die in der ICD-10 dargelegten Kriterien für spezifische Persönlichkeitsstörungen erfüllt sind. Das Vorliegen einer **Persönlichkeitsstörung,** auch wenn Merkmale einer **Psychopathie** (Mokros et al. 2017) vorhanden sind, bedeutet jedoch nicht, dass eine „schwere andere seelische Störung" vorliegt. Hierzu und auch betreffs einer Einschränkung der Steuerungsfähigkeit sind weiterführende Überlegungen anzustellen (Boetticher et al. 2005; ➤ Box 4.1).

BOX 4.1

Faktoren, die für die Einstufung einer Persönlichkeitsstörung als schwere andere seelische Störung sprechen können

- Erhebliche Auffälligkeiten der affektiven Ansprechbarkeit bzw. der Affektregulation
- Einengung der Lebensführung bzw. Stereotypisierung des Verhaltens
- Durchgängige und wiederholte Beziehungsgestaltung und psychosoziale Leistungsfähigkeit durch affektive Auffälligkeiten, Verhaltensprobleme sowie unflexible, unangepasste Denkstile
- Durchgehende Störung des Selbstwertgefühls
- Deutliche Schwäche von Abwehr- und Realitätsprüfungsmechanismen

Argumente für forensisch relevante Einbußen der Steuerungsfähigkeit

- Konflikthafte Zuspitzung und emotionale Labilisierung in der Zeit vor dem Delikt
- Abrupter, impulshafter Tatablauf
- Relevante konstellative Faktoren (z. B. Alkoholintoxikation)
- Enger Zusammenhang zwischen Persönlichkeitsproblemen und Tat

Störungen der Sexualpräferenz Auch das Vorliegen einer Störung der Sexualpräferenz nach ICD-10 bzw. einer **Paraphilie** gemäß DSM-5 bedeutet nicht, dass aus einem solchen Verhalten zwangsläufig Straftaten entstehen müssen. Bei sexuell motivierten Taten bzw. Straftaten gegen die sexuelle Selbstbestimmung ist jedoch stets zu prüfen, ob eine Störung der Sexualpräferenz vorliegt. Diese ist dann hinsichtlich ihres Schweregrades z. B. anhand der Merkmale von Boetticher et al. (2005) zu beurteilen, die u. a. auf die Intensität der paraphilen Erlebnismuster, die Integration der Paraphilie in das Persönlichkeitsgefüge abzielen. Außerdem ist zu überprüfen, ob eine progrediente sexuell-süchtige Verlaufsform (Giese und von Gebsattel 1962) vorliegt:

- „Verfall an die Sinnlichkeit", d. h., unspezifische Reize bekommen zunehmend Signalcharakter
- Zunehmende Frequenz der devianten Vollzüge bei gleichzeitig abnehmender Befriedigung
- Zunehmender Ausbau von Fantasie, Praktik und Raffinement
- Trend zur Promiskuität und Anonymität
- „Süchtiges Erleben", d. h. zunehmende Einengung des Erlebens auf sexuelle Fantasien/Impulse, die

4

zugleich als zunehmend dranghafter wahrgenommen werden

Solche progredienten Entwicklungen können trotz ausgefeilter Tatbegehung Einbußen der Steuerungsfähigkeit begründen, da die entsprechenden Vorbereitungen oftmals gerade der Umsetzung des paraphilen Szenarios dienen (Briken und Müller 2014). Zu achten ist auch auf sexuelle Impulshandlungen, bei denen es zu einem situativen oder periodischen Durchbruch einer devianten Dynamik kommt. Bei diesen Störungen finden sich häufig Kombinationen mit anderen psychopathologischen Auffälligkeiten, etwa einer Persönlichkeitsstörung.

Impulskontrollstörungen Die Impulskontrollstörungen nach ICD-10 (Pyromanie, Kleptomanie) werden aus forensisch-psychiatrischer Sicht kritisch beurteilt. Auch wenn eine Diagnose aus diesem Bereich gestellt werden kann, richten sich rechtliche Folgerungen nach dem Grad und Ausmaß der psychopathologischen Symptomatik und deren psychosozialen Folgen. Allein dass bei Stehlhandlungen bzw. einer Brandlegung kein Motiv eruierbar ist, kann für sich genommen kein Grund für forensisch-psychiatrische Folgerungen sein.

MERKE

Ablauf der psychiatrischen Begutachtung

- Beauftragung durch Gericht oder Staatsanwaltschaft
- Studium der Akten
- Psychiatrische Exploration des Probanden:
  - zur aktuellen Befindlichkeit
  - zur Krankheitsvorgeschichte (Eigen- und Fremdanamnese)
  - zur biografischen Entwicklung
  - unabdingbar bei Sexualdelikten: ausführliche Sexualanamnese
  - zum subjektiven Erleben des Tathergangs einschließlich Vor- und Nachtatphase
  - Darstellung des psychosozialen Funktionsniveaus im Tatzeitraum (Beziehungen, Arbeit, soziale und gesundheitliche Situation, besondere Belastungen)
- Eventuell Einholung fremdanamnestischer Informationen:
  - Anforderung von ärztlichen Vorunterlagen (Einverständnis des Probanden erforderlich)
  - Einsicht in die Gesundheitsakte der JVA (Einverständnis des Probanden erforderlich)
  - Achtung: Fremdanamnesen von Zeugen sollten vom Gutachter nicht eigenmächtig vorgenommen werden.
- Befunderhebung:
  - psychischer Befund
  - i. d. R. auch orientierende allgemein-körperliche und neurologische Untersuchung
- Ggf. Veranlassung von Zusatzuntersuchungen, z. B.
  - testpsychologisches Zusatzgutachten
  - hirnelektrisches Zusatzgutachten (EEG)
  - bildgebende Verfahren, z. B. Schädel-CT oder -MRT
  - Untersuchungen anderer Fachdisziplinen
- Diagnosestellung: Klassifikation nach ICD-10 oder DSM-5
- Kontextabhängig:
  - Diskussion des Schweregrads der diagnostizierten Erkrankung und der damit verbundenen Beeinträchtigungen
  - Darstellung der Aspekte, die für oder gegen das Vorliegen eines Eingangsmerkmals der §§ 20, 21 StGB sprechen
  - Diskussion der Voraussetzungen der §§ 20, 21 StGB (die Entscheidung über die Anwendung der §§ 20, 21 StGB liegt ausschließlich in der Kompetenz des Gerichts)
  - Falls im Gutachtenauftrag enthalten: prognostische Beurteilung

4.3.3 Übergreifende Problemstellungen

Erinnerungslücke Der Schluss, dass ein Mensch, der sich später an den Ablauf von Ereignissen nicht erinnern könne, bei diesen Ereignissen psychisch erheblich gestört gewesen sein müsse, ist keinesfalls zwingend. Erinnerungslücken sind kein entscheidendes Kriterium für eine Substanzintoxikation oder einen affektiven Ausnahmezustand.

Leugnender Proband Wenn der Proband angibt, die Tat nicht begangen zu haben, soll seine psychische Verfassung in zeitlicher Nähe zum vorgeworfenen Delikt beschrieben werden. Oftmals geben auch Zeugenaussaugen Hinweise auf die Befundlage. Im Gutachten ist hinsichtlich der jeweiligen Fragestellung darzulegen, welche Beurteilungsschwierigkeiten sich aus dieser Konstellation ergeben.

Substanzspiegel im Blut Ein hoher Blutalkoholspiegel bzw. Wirkspiegel anderer Substanzen kann nicht mit einer forensisch relevanten Intoxikation, d. h. einer krankhaften seelischen Störung, und erst recht nicht mit einer erheblich verminderten Steuerungsfähigkeit gleichgesetzt werden. Stets ist die individuelle Toleranz gegenüber Substanzwirkungen zu berücksichtigen (Kröber 1996).

Fremdsprachige Probanden Auch im Zweifelsfall bzw. bei eingeschränkten Deutschkenntnissen sollte mit einem Dolmetscher gearbeitet werden, denn es geht i. d. R. um komplexe Sachverhalte und Denkinhalte.

Aktengutachten Der Proband muss nicht an der Begutachtung mitwirken. Je nach Umfang und Aussagekraft der Akten ist eine Begutachtung nach Aktenlage möglich, die jedoch bei der jeweiligen Fragestellung stets auf die dadurch evtl. fehlenden Erkenntnismöglichkeiten hinweisen sollte.

Praxishinweis

Fehlermöglichkeiten

- Ungenügende Aktenanalyse
- Untersuchung zu kurz bzw. unter erheblichem Zeitdruck
- Fehlender Beizug von Krankengeschichten und anderen Behandlungsunterlagen, sofern der Proband mit der Beiziehung einverstanden ist
- Fehlen einer detaillierten Sexualanamnese bei Sexualdelikten
- Unkommentierte zeitliche Lücken in der Biografie
- Keine Erörterung der Ergebnisse früherer Begutachtungen
- Wiederholung der Vorgeschichte im psychischen Befund anstelle einer Befunderhebung
- Keine detaillierte Darstellung der psychischen bzw. psychopathologischen Befindlichkeit im Deliktzeitraum/zum Tatzeitpunkt
- Ableitung von Persönlichkeitsmerkmalen allein aus der Tat
- Fehlen einer testpsychologischen Untersuchung, falls eine solche indiziert ist

4.4 Maßregelindikation

4.4.1 Unterbringung in einer forensisch-psychiatrischen Klinik

Die Maßregel nach **§ 63 StGB** betrifft schizophrene Täter, minderbegabte Täter und Täter mit Persönlichkeitsstörungen, wobei gerade bei den beiden letztgenannten Gruppen das Problem der Komorbidität zu beachten ist. Außerdem darf nicht aus den Augen verloren werden, dass auch Delikte innerhalb schizophrener oder affektiver Psychosen oft nicht allein durch die Erkrankung selbst bedingt sind, sondern an mitunter kaum wiederholbar erscheinende situative Bedingungen geknüpft sein können.

Ist die psychopathologische Symptomatik zum Zeitpunkt der Hauptverhandlung abgeklungen, kann die Vollstreckung der Maßregel zur Bewährung u. U. nach § 67d StGB ausgesetzt werden. Diese Option ergibt sich insbesondere bei bipolaren Störungen. Gleichzeitig können Behandlungsauflagen gemacht werden, deren Missachtung zur Klinikeinweisung führen kann.

4.4.2 Unterbringung in der Entziehungsanstalt

Die Unterbringung nach **§ 64 StGB** ist auch bei voll schuldfähigen Tätern möglich. Bei der Prüfung der Voraussetzungen ist zu beachten, dass sich der juristische Begriff „Hang, alkoholische Getränke oder andere berauschende Mittel im Übermaß zu sich zu nehmen" nicht unmittelbar mit dem psychopathologischen Begriff der Abhängigkeit deckt. Die juristische Definition als den Täter treibende oder beherrschende Neigung, Alkohol oder Drogen im Übermaß zu sich zu nehmen, spricht dafür, dass der „Hang"-Begriff auch den Substanzmissbrauch abdecken kann. Die begangene Tat soll Symptomcharakter haben, d. h. in einem intoxikierten Zustand begangen worden sein oder im Rahmen von Beschaffungsdelikten auf den „Hang" zurückgehen. Diese Frage wird häufig nicht ausreichend geprüft, was ein Grund für Fehleinweisungen sein kann. Auch die zukünftig zu erwartenden Taten müssen symptomatisch sein. Außerdem wird erwartet, dass eine hinreichend konkrete Aussicht auf einen Behandlungserfolg besteht.

Probleme können sich für die Durchführung der Maßregel ergeben, wenn neben der Unterbringung gem. § 64 StGB auf eine längere Freiheitsstrafe erkannt wurde. Daher sollte eine Anordnung der Maßregel in Verbindung mit Freiheitsstrafen von über 3 Jahren nicht erfolgen oder dem vorhergehenden Vollzug der Freiheitsstrafe der Vorzug gegeben werden.

4.4.3 Zurückstellungsregelungen der §§ 35 f. des BtMG

Eine Zurückstellung der Strafvollstreckung kann erfolgen, sofern die vollstreckbare Freiheits- oder Jugendstrafe ein Strafmaß bzw. einen Strafrest von 2 Jahren nicht überschreitet und die Straftat aufgrund einer Betäubungsmittelabhängigkeit begangen wurde. Alkoholabhängigkeiten werden folglich nicht berücksichtigt. Beginn und Durchführung der Therapie müssen gewährleistet sein. Die Prognose einer erfolgreichen Therapie ist keine zwingende Voraussetzung für die Zurückstellung.

4.4.4 Sicherungsverwahrung

Der Begriff „Hang zur Begehung gefährlicher Straftaten" des **§ 66 StGB** stellt keine psychiatrische „Diagnose" dar. Allerdings wird vom Sachverständigen nicht verlangt, dass er eine Entscheidung über das Vorliegen oder Fehlen eines Hanges zur Begehung gefährlicher Straftaten abgibt, sondern es geht um *„Persönlichkeitsmerkmale des Angeklagten, … die für die Beurteilung seines Hanges und der ihm zu stellenden Gefährlichkeitsprognose bedeutsam sind".* Der psychiatrische Sachverständige kann zu dieser Frage beitragen, indem er aufgrund der Täterpersönlichkeit und Delinquenzgeschichte Aussagen dazu trifft, ob der Betroffene erneut straffällig werden wird (Habermeyer und Saß 2004).

4.5 Prognose

Bei der als Standard geltenden **integrativen Begutachtung der Kriminalprognose** (Dahle 2010) dienen **statistisch-nomothetische Prognoseinstrumente** als wichtiger Input, der mit der **idiografischen bzw. Individualprognose,** d. h. der klinisch-postdeliktischen und im Gespräch erörterten Entwicklung, abzugleichen ist (Mokros et al. 2021). Ergeben sich Diskrepanzen, so sind diese klärungsbedürftig. Dabei sind Hypothesen zur Genese solcher Widersprüche zu entwickeln und mögliche Konsequenzen für das individuelle Rückfallrisiko bzw. die Aussagekraft des Gutachtens zu benennen. Die entscheidende Basis der sachgerechten Prognose und Risikokommunikation bleibt daher das Verständnis für die Ursachen der Gewalttätigkeit in der Vergangenheit (Warum hat sich die Person dazu entschlossen, gewalttätig zu handeln?) und eine Festlegung dazu, ob diese oder andere Gründe die Person in der Zukunft zu weiteren Gewalthandlungen (genauer: ähnlichen Entscheidungen) motivieren können. Die in der Prognosepraxis genutzten Schritte lassen sich, basierend auf grundlegenden Überlegungen von Rasch (1985) und in Übereinstimmung mit Boetticher et al. (2019) bzw. Kroeber et al. (2019), in vier Beurteilungsbereiche gliedern:

1. Anamnestische Befunde, vor allem hinsichtlich der früheren Delinquenz
2. Anlassdelikt und Delikthypothese
3. Verlauf seit Tatbegehung, aktuelles Querschnittsbild der Persönlichkeit bzw. Erkrankung
4. Zukunftsperspektiven, sozialer Empfangsraum

Diese vier Bereiche sind keine distinkten Kategorien, denn Aussagen zum sozialen Empfangsraum lassen sich nicht vom Querschnittsbild bzw. von den im Behandlungsverlauf erreichten Fortschritten bzw. deren Grenzen trennen.

Von zentraler Bedeutung für die Individualprognose ist die **Delikthypothese.** Sie gründet entscheidend auf der sorgfältigen Analyse der Vorgeschichte und nimmt Stellung zu der Frage, welche Faktoren im individuellen Fall zur Delinquenz beigetragen oder zum Deliktzeitpunkt rechtstreues Handeln verhindert haben. Dabei ist vor monokausalen „Erklärungen" zu warnen: Delikte sind i. d. R. Ausdruck bzw. Folge von komplexen (biologischen, psychologischen und sozialen) Auslösebedingungen, von Persönlichkeitseigenschaften, Lernerfahrungen (z. B. am Modell im Kontext der Familie oder in dissozialen oder gewaltbereiten Gruppierungen), Gewohnheiten und situativen Bedingungen. Im Umkehrschluss bedeutet dies, dass zeitlich stabile Handlungsmuster am ehesten einen Rückschluss auf Einstellungen und die Persönlichkeit erlauben. Wenn Handlungen ungewöhnlich für die Person sind, können situative Einflüsse, z. B. im Rahmen eines massiven Beziehungskonflikts, relevant gewesen sein, oder es kann sich der Verdacht auf diagnostisch fassbare Veränderungen ergeben.

Für weitere Hinweise kann auf ➤ Kap. 11, betreffs detaillierter Darstellungen auf Mokros et al. (2021) verwiesen werden.

LITERATUR

Boetticher A, Nedopil N, Bosinski H, Saß H. Mindestanforderung für Schuldfähigkeitsgutachten. Forens Psychatr Psychol Kriminol 2005; 1: 3–9.

Boetticher A, Koller M, Böhm KM, et al. Empfehlungen für Prognosegutachten: Rechtliche Rahmenbedingungen für Prognosen im Strafverfahren. NStZ 2019; 39: 553–573.

Briken P, Müller JL. Beurteilung der Schuldfähigkeit bei paraphiler Störung. Nervenarzt 2014; 85: 304–311.

Dahle K-P. Psychologische Kriminalprognose: Wege zu einer integrativen Methodik für die Beurteilung der Rückfallwahrscheinlichkeit bei Strafgefangenen. 2. A. Freiburg:;1; Centaurus 2010.

Dreßing H, Habermeyer E. Psychiatrische Begutachtung. Ein praktisches Handbuch für Arzte und Juristen. 7. A. München: Elsevier Urban & Fischer 2021.

Dreßing H, Saß H. Stalking und Affektdelikte. Diskussion eines Fallbeispiels zum Expartnerstalking. Nervenarzt 2020 Oct 12. doi: 10.1007/s00115-020-01017-5.

Giese H, von Gebsattel VE. Psychopathologie der Sexualität. Stuttgart: Enke 1962.

Habermeyer E. Typische Fallstricke bei der Begutachtung von Persönlichkeitsstörungen. Persönlichkeitsstörungen – Theorie und Therapie 2004; 8: 85–92.

Habermeyer E, Hoff P. Zur forensischen Anwendung des Begriffs Einsichtsfähigkeit. Fortschr Neurol Psychiatr 2004; 72: 615–620.

Habermeyer E, Saß H. Die Maßregel der Sicherungsverwahrung nach § 66 StGB: Grundlagen und Differentialindikation gegenüber der Maßregel gemäß § 63 StGB. Nervenarzt 2004; 75: 1061–1067.

Kröber HL. Kriterien der verminderten Schuldfähigkeit nach Alkoholkonsum. NStZ 1996; 16: 569–616.

Kröber HL. Beurteilungsrelevante Akteninformationen gehören in das forensisch-psychiatrische Gutachten: zugleich eine Anmerkung zum Beschluß des OLG Koblenz vom 29.4.1996–1 Ws 267/76. NStZ 1999; 19: 170–172.

Kröber H-L. Die Beurteilung der Steuerungsfähigkeit bei psychischen Störungen. Forens Psychiatr Psychol Kriminol 2016; 10: 181–188.

Kröber H-L, Brettel H, Rettenberger M, Stübner S. Empfehlungen für Prognosegutachten. Forens Psychiatr Psychol Kriminol 2019; 13: 224–342.

Mokros A, Hollerbach P, Nitschke J, Habermeyer E. Deutsche Version der Hare Psychopathy Checklist-Revised (PCL-R) von R. D. Hare. Göttingen: Hogrefe 2017.

Mokros A, Dressing H, Habermeyer E. Die Begutachtung der Kriminalprognose (Risikobeurteilung und -handhabung). In: Dressing H, Habermeyer E (Hrsg.). Psychiatrische Begutachtung. Ein praktisches Handbuch für Ärzte und Juristen. 7. A. München: Elsevier Urban & Fischer 2021, S. 459–485.

Müller JL, Briken P, Dressing H, et al. Der Sachverständige im Straf- und Vollstreckungsverfahren. Auftrag, Qualifikation, Kompetenzabgrenzung. Fortschr Neurol Psychiatr 2021; 89: 48–55.

Rasch W. Die Prognose im Maßregelvollzug als kalkuliertes Risiko. In: Schwind H-D, Berz U (Hrsg.). Festschrift für Günter Blau zum 70. Geburtstag am 18. Dezember 1985. Berlin: de Gruyter 1985, S. 309–326.

Saß H. Affektdelikte. Nervenarzt 1983; 54: 557–572.

Saß H. Ein psychopathologisches Referenzsystem zur Beurteilung der Schuldfähigkeit. Forensia 1985; 6: 33–43.

KAPITEL

5

Jochen Taupitz

Einwilligungsfähigkeit

5

Faktenbox

- Die wirksame Einwilligung ist Voraussetzung eines rechtmäßigen ärztlichen Eingriffs.
- Sie setzt Einwilligungsfähigkeit aufseiten des Patienten voraus.
- Einwilligungsfähig ist, wer Wesen, Bedeutung und Tragweite der Maßnahme jedenfalls in groben Zügen erfassen, das Für und Wider der Maßnahme abwägen und auf dieser Basis eine Entscheidung treffen kann.
- Dabei geht es um den konkret anstehenden medizinischen Eingriff, nicht aber um medizinische Eingriffe „an sich".

5.1 Bedeutung und Beurteilung

Ein Eingriff in den Körper eines Menschen und auch ein ärztlicher Heileingriff sind grundsätzlich (vorbehaltlich bestimmter Ausnahmen) nur mit Einwilligung des Betroffenen zulässig. Das verfassungsrechtlich verbürgte Recht auf körperliche Unversehrtheit (Art. 2 II 1 Grundgesetz [GG]), das damit eng verknüpfte allgemeine Persönlichkeitsrecht (Art. 2 I GG) und letztlich die in Art. 1 I 1 GG verankerte Menschenwürde erlauben es jedem Betroffenen, selbst über seinen Körper zu entscheiden, nämlich eine medizinische Behandlung zu gestatten oder auch zu verweigern, und sei die Verweigerung aus der Sicht anderer noch so unvernünftig bzw. unmittelbar lebensbedrohlich. Damit steht das Selbstbestimmungsrecht des Menschen über seinen Körper, das es ihm erlaubt, einem natürlichen Geschehensablauf bis ggf. zum Tod seinen Lauf zu lassen, über einer wie auch immer gearteten Schutzpflicht anderer für sein Leben (Freiheit zur Krankheit). Zugleich überträgt das Recht damit dem Patienten eine sehr weitgehende Selbstverantwortung, indem nicht der Arzt paternalistisch aufgrund seiner Fachkunde und in bester Absicht die „notwendigen" Entscheidungen trifft (d. h. je nach Blickwinkel treffen darf oder treffen muss), sondern der Patient selbst entscheidungszuständig ist: Das Selbstbestimmungsrecht beinhaltet als Kehrseite auch die Last der **Eigenverantwortung.**

Diese Eigenverantwortung wird dem Menschen nur überantwortet, wenn er einwilligungsfähig ist. Zum Begriff der Einwilligungsfähigkeit existiert keine Legaldefinition. Und anders als bezüglich der (bei Minderjährigen maßgeblichen Altersgrenzen zur) Geschäftsfähigkeit kommt es auf die *tatsächlichen* Fähigkeiten des Betroffenen, nämlich die „natürliche" Einsichts-, Urteils- und Steuerungsfähigkeit, an.

Im Allgemeinen wird die Einwilligungsfähigkeit beschrieben als die Fähigkeit eines Menschen, Wesen, Bedeutung und Tragweite der fraglichen (medizinischen) Maßnahme jedenfalls in groben Zügen zu erfassen, das Für und Wider der Maßnahme abzuwägen und auf dieser Basis eine Entscheidung zu treffen. Das bedeutet, dass die Person fähig sein muss, einen bestimmten Sachverhalt zu verstehen (und zwar insbesondere im Hinblick auf das Ziel des Vorhabens, Verfahren, Beeinträchtigungen, Risiken und Alternativen), diese Informationen in angemessener Weise zu verarbeiten, sie nachvollziehbar (nicht etwa „vernünftig" oder den Maßstäben anderer Menschen entsprechend) und nicht durch Krankheit oder geistige Unreife verzerrt zu bewerten und auf dieser Grundlage von Verständnis, Verarbeitung und Bewertung den eigenen Willen zu bilden und zu äußern.

Ein besonderes Problem für die Praxis resultiert aus der Tatsache, dass Menschen in sehr unterschiedlichem Ausmaß „verstehen", „bewerten" und „den eigenen Willen bilden können". Allerdings kann die Frage nach der Einwilligungsfähigkeit nur mit „ja" oder mit „nein" beantwortet werden, da es um die Frage geht, *ob* eine Willensäußerung des Betroffenen *rechtlich* anerkannt wird oder ob an seiner Stelle eine *andere* Person (bei Volljährigen ein Betreuer als gesetzlicher Vertreter oder eine vom Betroffenen bevollmächtigte Person bzw. bei Minderjährigen dessen Sorgeberechtigte(r) als gesetzlicher Vertreter) zu entscheiden hat. Damit kommt der Schwelle zwischen gerade noch bestehender und gerade schon zu verneinender „Einwilligungsfähigkeit" entscheidende Bedeutung zu. Diese Schwelle wird vom Recht nicht exakt vorgegeben.

Hinzu kommt, dass die Einwilligungsfähigkeit individuell-konkret zu beurteilen ist. Es kommt darauf an, ob der Betroffene in seiner individuellen Situation und in seinem konkreten Zustand Bedeutung und Tragweite der bei ihm vorgesehenen/in Aussicht genommenen Maßnahme verstehen und danach entscheiden kann. Das setzt auch die Fähigkeit voraus, das Aufklärungsgespräch zu verstehen und Nutzen und Risiken der Behandlung gegeneinander abzuwägen. Dabei geht es stets um den konkret anstehenden medizinischen Eingriff, nicht aber um medizinische Eingriffe „an sich".

MERKE

Die Einwilligungsfähigkeit ist individuell-konkret zu beurteilen. Es kommt darauf an, ob der Betroffene in seiner individuellen Situation und in seinem konkreten Zustand Bedeutung und Tragweite der bei ihm konkret vorgesehenen/in Aussicht genommenen Maßnahme verstehen und danach entscheiden kann.

Die Bestimmung der Einwilligungsfähigkeit ist Aufgabe des im Einzelfall entscheidenden Arztes. Die Beurteilung der Fähigkeit, Entscheidungen über eine medizinische Behandlung treffen zu können, beruht auf medizinischen und psychologischen Erkenntnissen und bedarf somit vor allem medizinischer und nicht juristischer Kompetenz.

Bei Minderjährigen gilt die Faustformel, dass unter 14 Jahren die Einwilligungsfähigkeit i. d. R. noch nicht, über 16 Jahren aber zumeist gegeben ist. Bei Volljährigen existiert eine derartige Faustformel nicht. Auch führt die Anordnung einer Betreuung nicht dazu, dass die betreute Person ihre Einwilligungsfähigkeit verliert. Wenn die betreute Person konkret einwilligungsfähig ist, entscheidet sie selbst. Der Betreuer ist nur dann befugt, die Einwilligung anstelle des Betreuten zu erklären, wenn dieser nicht selbst wirksam einwilligen kann.

5.2 Betreuungsrecht

Faktenbox

- Der Betreuer ist gesetzlicher Vertreter einer (volljährigen) betreuten Person.
- Er wird vom Betreuungsgericht für einen bestimmten Aufgabenkreis bestellt.
- Voraussetzung ist, dass jemand aufgrund von Behinderung oder psychischer Krankheit nicht in der Lage ist, seine Angelegenheiten zu besorgen.

Die Rechtsfigur der **Betreuung** ist 1992 an die Stelle der früheren Entmündigung, der Vormundschaft für Erwachsene und der Gebrechlichkeitspflegschaft getreten. Das neue Recht stärkt die Rechtsposition der Betroffenen, indem denjenigen, die ihre Angelegenheiten nicht allein erledigen können, Hilfe statt Bevormundung gewährt werden soll. Es lässt die Einwilligungsfähigkeit der Betroffenen unberührt und schenkt ihrem Willen bei Bestellung, Auswahl und Amtsführung des Betreuers Beachtung.

Die **Aufgabe des** gerichtlich bestellten **Betreuers** besteht darin, eine volljährige Person, die aufgrund von Behinderung oder psychischer Krankheit nicht in der Lage ist, ihre Angelegenheiten zu besorgen, innerhalb eines bestimmten Aufgabenkreises gerichtlich und außergerichtlich zu vertreten (§§ 1901 I, 1902 BGB), also rechtsverbindliche Erklärungen für sie abzugeben (§ 164 I BGB). Der Betreuer ist gesetzlicher Vertreter der betreuten Person. Um dies klarzustellen, spricht das Gesetz in §§ 1896 ff. BGB von „rechtlicher Betreuung". Eine „persönliche Betreuung" wird vom Betreuer nur insoweit verlangt, als diese notwendig ist, um herauszufinden, wie die rechtlichen Belange zum Wohl des Betreuten zu regeln sind (§§ 1897 I, 1901 II BGB).

Die Bestellung eines Betreuers darf vom Gericht nur angeordnet werden, wenn dies zur rechtlichen Besorgung von Angelegenheiten des Betroffenen tatsächlich erforderlich ist. Zu „Angelegenheiten" in diesem Sinne gehören vor allem Rechtsgeschäfte, aber auch sonstige Rechtshandlungen wie insbesondere die Einwilligung in medizinische Maßnahmen sowie generell die Ausübung und Wahrung von Rechten. Erforderlich ist die Bestellung eines Betreuers nur, wenn der Bedarf nicht durch einen Bevollmächtigten (also einen Vertreter, den der Betroffene selbst bestellt hat) oder andere Hilfen gedeckt werden kann

(Subsidiarität). Der Betreuer wird zudem nur für die Aufgabenkreise bestellt, die dem Bedarf entsprechen. Schließlich darf die Bestellung des Betreuers nicht dem freien Willen des Betroffenen widersprechen.

Die Bestellung eines Betreuers kann entweder vom Betroffenen selbst beantragt werden, oder sie erfolgt von Amts wegen, ggf. auf Anregung dritter Personen.

5.3 Zwangsbehandlung

Faktenbox

- Jede diagnostische oder therapeutische Maßnahme ohne oder gegen den Willen des betroffenen Patienten ist eine „Zwangsbehandlung".
- Sie ist nur auf der Basis einer gesetzlichen Grundlage zulässig.

5.3.1 Definition

Unter „Zwangsbehandlung" versteht man allgemein alle diagnostischen und therapeutischen Maßnahmen eines Arztes ohne oder gegen den Willen des betroffenen Patienten, und zwar unabhängig davon, ob der Eingriff zu Heilzwecken erfolgt.

Da Zwangsmaßnahmen in das grundgesetzlich geschützte Recht auf Leben und körperliche Unversehrtheit (Art. 2 II 1 GG) eingreifen, bedarf es hierfür stets einer gesetzlichen Grundlage. Spezielle Vorschriften dieser Art finden sich in zahlreichen Gesetzen, z. B. im BGB für betreute Personen (➤ Kap. 5.3.2), in §§ 101, 130, 178 StVollzG, §§ 81, 81a, 81c StPO, § 372a ZPO.

Geht vom Patienten eine Fremd- oder Selbstgefährdung aus, regeln die Psychisch-Kranken-Gesetze bzw. Unterbringungsgesetze der Bundesländer, ob eine Unterbringung und eine eventuelle Zwangsbehandlung zulässig sind. Das gilt auch für Zwangsbehandlungen während einer strafrechtlichen Unterbringung im Rahmen des Maßregelvollzugs nach §§ 63, 64 StGB. Die landesrechtlichen Regelungen stimmen darin überein, dass eine Zwangsbehandlung vor ihrer Durchführung vom Gericht ausdrücklich genehmigt werden muss. Nur bei Gefahr im Verzug, also im akuten Notfall, kann die Zwangsbehandlung von der Klinik vorläufig vorgenommen werden. Die Genehmigung muss dann aber unverzüglich nachgeholt werden.

5.3.2 Zwangsbehandlung von betreuten Personen

Faktenbox

- Ein Betreuer kann eine Einwilligung in eine freiheitsentziehende Maßnahme oder eine Zwangsbehandlung nur unter engen Voraussetzungen und i. d. R. nur mit Genehmigung des Betreuungsgerichts erteilen.
- Freiheitsentziehende Maßnahmen durch den Betreuer, die über einen längeren Zeitraum oder regelmäßig durchgeführt werden, sind nur unter den Voraussetzungen des § 1906 BGB zulässig.
- Zwangsbehandlungen und freiheitsentziehende Maßnahmen, die im Rahmen des stationären Aufenthalts in einem Krankenhaus zur Durchführung der ärztlichen Zwangsmaßnahme unmittelbar erforderlich sind, unterliegen den Voraussetzungen des § 1906a BGB.

Ob die Befugnis des Betreuers, im Namen eines einwilligungsunfähigen Betreuten in eine medizinische Behandlung einzuwilligen, auch die Möglichkeit der Zwangsbehandlung einschließt, war lange Zeit umstritten. Unter dem Eindruck mehrerer Entscheidungen des Bundesverfassungsgerichts wurde § 1906 BGB mehrfach geändert und zuletzt durch das Gesetz zur Änderung der materiellen Zulässigkeitsvoraussetzungen von ärztlichen Zwangsmaßnahmen und zur Stärkung des Selbstbestimmungsrechts von Betreuten vom 17.7.2017 (BGBl. 2017 I 2426) um den § 1906a ergänzt. **§ 1906a BGB** hat ärztliche Zwangsmaßnahmen von der freiheitsentziehenden Unterbringung durch den Betreuer (die nach wie vor in § 1906 BGB geregelt ist) entkoppelt und einer eigenständigen Regelung zugeführt. Die Befugnis des Betreuers bzw. Bevollmächtigten zur Einwilligung in Zwangsbehandlungen ist danach nur unter Einhaltung hoher Anforderungen zulässig. § 1906a BGB soll dabei auch solche freiheitsentziehenden Maßnahmen i. S v. § 1906 IV BGB (= mechanische Vorrichtungen, Medikamente oder Freiheitsentziehung auf andere Weise) erfassen, die im Rahmen des stationären Aufenthalts in einem Krankenhaus zur Durchführung der ärztlichen Zwangsmaßnahme unmittelbar erforderlich sind, aber nicht über einen längeren Zeitraum und nicht regelmäßig durchgeführt werden; andernfalls liegt eine genehmigungspflichtige freiheitsentziehende Maßnahme durch den Betreuer nach § 1906 IV BGB vor. Diese ist (außer im Fall einer unmittelbaren Gefahr nur mit Genehmigung des Betreuungsgerichts und) nur zulässig, solange sie zum Wohl des Betreuten erforderlich ist, weil

1. aufgrund einer psychischen Krankheit oder geistigen oder seelischen Behinderung des Betreuten die Gefahr besteht, dass er sich selbst tötet oder erheblichen gesundheitlichen Schaden zufügt, oder
2. zur Abwendung eines drohenden erheblichen gesundheitlichen Schadens eine Untersuchung des Gesundheitszustands, eine Heilbehandlung oder ein ärztlicher Eingriff notwendig ist, die Maßnahme ohne die Unterbringung des Betreuten nicht durchgeführt werden kann und der Betreute aufgrund einer psychischen Krankheit oder geistigen oder seelischen Behinderung die Notwendigkeit der Unterbringung nicht erkennen oder nicht nach dieser Einsicht handeln kann.

§ 1906a I 1 BGB definiert die ärztliche Zwangsmaßnahme als eine ärztliche Maßnahme (= Untersuchung des Gesundheitszustands, Heilbehandlung, ärztlicher Eingriff), die dem „natürlichen Willen" des Betreuten widerspricht. Der Betreute muss der Maßnahme nicht unbedingt ausdrücklich widersprechen; vielmehr ist die Maßnahme zu seinem Willen in Beziehung zu setzen: Jedes Verhalten des Betreuten, das eine Ablehnung der Behandlung erkennen lässt (ablehnende Gesten, Verweigerung der möglichen Mitwirkung), begründet den Zwangscharakter. Nicht erforderlich ist, dass der Betroffene physischen Widerstand leistet. Auch die verdeckte Gabe von Medikamenten (z. B. die für den Betroffenen nicht erkennbare Vermischung mit Speisen) kann eine ärztliche Zwangsbehandlung sein.

MERKE

Nicht nur ein ausdrücklicher Widerspruch, sondern jedes Verhalten des Betreuten, das eine Ablehnung der Behandlung erkennen lässt (ablehnende Gesten, Verweigerung der möglichen Mitwirkung), begründet den Zwangscharakter.

5

Einwilligung des Betreuers in eine ärztliche Zwangsbehandlung

Faktenbox

- Der Betreuer kann in eine Zwangsbehandlung für einen einwilligungsunfähigen Betreuten nur einwilligen, wenn sein Aufgabenkreis dies umfasst.
- § 1906a BGB definiert enge Voraussetzungen für die Einwilligung.

Nach § 1906a I BGB kann der Betreuer (sofern er für einen Aufgabenkreis bestellt ist, der die Einwilligung in eine ärztliche Zwangsbehandlung umfasst) in die ärztliche Zwangsmaßnahme nur bei Vorliegen aller folgenden Voraussetzungen einwilligen, nämlich *wenn* [der kursiv gedruckte Text entspricht dem Gesetzeswortlaut]

1. *die ärztliche Zwangsmaßnahme zum Wohl des Betreuten notwendig ist, um einen drohenden erheblichen gesundheitlichen Schaden abzuwenden,*

d. h., es muss darum gehen, gewichtige gesundheitliche Nachteile des Betroffenen zu verhindern; die Nachteile müssen konkret drohen; formelhafte Hinweise auf „alle erdenklichen medizinischen Folgeerscheinungen" genügen nicht; auch ist der entgegenstehende Wille des Betroffenen zu respektieren, wenn beim Unterbleiben der Behandlung keine wesentlichen gesundheitlichen Beeinträchtigungen des Betroffenen zu erwarten sind;
2. *der Betreute auf Grund einer psychischen Krankheit oder einer geistigen oder seelischen Behinderung die Notwendigkeit der ärztlichen Maßnahme nicht erkennen oder nicht nach dieser Einsicht handeln kann,* was im Grunde Selbstverständliches zum Ausdruck bringt; denn der Betreuer hat die Befugnis, im Namen des Betreuten einzuwilligen, von vornherein nur dann, wenn der Betreute selbst nicht einwilligungsfähig ist;
3. *die ärztliche Zwangsmaßnahme dem nach § 1901a zu beachtenden Willen des Betreuten entspricht,* d. h., die (im Zustand der Einwilligungsfähigkeit getroffenen) Festlegungen in einer Patientenverfügung, die (vom Einwilligungsfähigen geäußerten) Behandlungswünsche des Betreuten oder sein mutmaßlicher Wille („Wie würde er jetzt entscheiden, wenn er als Einwilligungsfähiger gefragt werden könnte?") müssen (in dieser Reihenfolge) Grundlage der Entscheidung des Betreuers sein, ob er in eine ärztliche Zwangsmaßnahme einwilligt;
4. *zuvor ernsthaft, mit dem nötigen Zeitaufwand und ohne Ausübung unzulässigen Drucks versucht wurde, den Betreuten von der Notwendigkeit der ärztlichen Maßnahme zu überzeugen;* dies ist eine besondere Ausprägung der allgemeinen Pflicht des Betreuers, seine Aufgabe im Kontakt mit dem Betroffenen zu erfüllen und auf dessen Wünsche Rücksicht zu nehmen. Gelingt der Überzeugungsversuch, signalisiert der Betroffene also seine Zustimmung zur ärztlichen Behandlung oder gibt er erkennbar seinen Widerstand auf, liegt keine Zwangsbehandlung vor und die Einwilligung des Betreuers unterliegt dann nicht den speziellen Anforderungen des § 1906a BGB. Der Sinn des Überzeugungsversuchs verlangt (wie jede ärztliche Aufklärung) eine Beschreibung der Art der medizinischen Maßnahme, der gesundheitlichen Chancen, der Risiken und Nebenwirkungen der geplanten Behandlung sowie der möglichen Alternativen. Die Beschreibung muss in einer Weise geschehen, die gerade dieser Patient in seiner geistig-seelischen Verfassung möglichst verstehen kann. Die Intensität des Überzeugungsversuchs hängt ggf. von dem Zeitraum ab, der den behandelnden Medizinern und Betreuern vor der Realisierung der Gefahr aus einer erheblichen Selbstschädigung des Patienten bleibt;
5. *der drohende erhebliche gesundheitliche Schaden durch keine andere den Betreuten weniger belastende Maßnahme abgewendet werden kann;* diese Voraussetzung ist nicht erfüllt, wenn etwa das Behandlungsziel durch eine andere Behandlungsmethode erreichbar ist, die dem natürlichen Willen des Betroffenen nicht widerspricht. Die vorzuziehenden Alternativen müssen nicht unbedingt „mindestens gleich geeignet" sein, sie müssen aber eine realistische Erfolgschance bieten, die es rechtfertigt, dem Willen des Betroffenen zu folgen. Dabei hat die Beurteilung aus Sicht des Betreuten zu erfolgen;
6. *der zu erwartende Nutzen der ärztlichen Zwangsmaßnahme die zu erwartenden Beeinträchtigungen deutlich überwiegt;* damit wird der Grundsatz der Verhältnismäßigkeit zum Ausdruck gebracht. Es ist zwischen dem von der Zwangsbehandlung zu erwartenden Erfolg und den mit ihr möglicherweise verbundenen Neben- und Auswirkungen einschließlich möglicher Komplikationen abzuwägen. Auch diese Beurteilung hat aus Sicht des Betreuten zu erfolgen. Je schwerwiegender der Eingriff ist, desto deutlicher muss der Nutzen für den Betroffenen überwiegen. Bei der Abwägung sind mögliche Nebenwirkungen der Maßnahme und die Ergebnisse bereits erfolgter Behandlungen ebenso zu berücksichtigen wie die negativen Folgen, die eine Traumatisierung durch die Zwangsmaßnahme beim Betroffenen hervorrufen kann.
7. *die ärztliche Zwangsmaßnahme im Rahmen eines stationären Aufenthalts in einem Krankenhaus, in dem die gebotene medizinische Versorgung des Betreuten einschließlich einer erforderlichen Nachbehandlung sichergestellt ist, durchgeführt wird.* Die Zwangsbehandlung kann im Unterschied zur bisherigen Rechtslage zwar außerhalb der freiheitsentziehenden Unterbringung vorgenommen werden (wobei für eine solche Verbringung des

Betreuten gegen seinen natürlichen Willen zu einem stationären Aufenthalt in ein Krankenhaus § 1906 BGB gilt). Erforderlich ist jedoch, dass die Zwangsbehandlung im Rahmen eines stationären Aufenthalts in einem Krankenhaus erfolgt, dieser sich also zeitlich über einen Tag und eine Nacht erstreckt. Die Durchführung einer Vollnarkose genügt ebenso wenig wie die vorgesehene postoperative Lagerung des Patienten in einem Ruhebett oder eine mehrstündige intensive postoperative Überwachung. Mit dem Erfordernis eines stationären Aufenthalts hat sich der Gesetzgeber gegen die Zulässigkeit ambulanter Zwangsmaßnahmen entschieden. Er befürchtete, dass ambulant durchgeführte Zwangsbehandlungen namentlich im psychiatrischen Bereich mit der Gefahr verbunden wären, dass solche möglicherweise traumatisierende Zwangsbehandlungen in der Praxis ohne ausreichende Prüfung von weniger eingriffsintensiven Alternativen und damit auch in vermeidbaren Fällen durchgeführt würden. Zudem soll sichergestellt werden, dass eine sorgfältige Prüfung der Voraussetzungen der ärztlichen Zwangsmaßnahme erfolgt, und zwar nicht nur hinsichtlich der Frage, ob die ärztliche Behandlung als solche durchzuführen ist, sondern auch, ob gerade die zwangsweise Durchführung der Behandlung notwendig und verhältnismäßig ist. Schließlich soll auch die sorgfältige Prüfung der Einwilligungsfähigkeit, der Wünsche und des Willens des Betroffenen gem. § 1901a BGB sowie der zur Verfügung stehenden weniger belastenden Alternativen sichergestellt werden.

Entfallen die sachlichen Voraussetzungen für die Zulässigkeit einer Zwangsbehandlung, muss der Betreuer seine Einwilligung widerrufen (§ 1906a III BGB). Der Widerruf ist dem Betreuungsgericht unverzüglich (also ohne schuldhaftes Zögern) anzuzeigen. Eine (erneute) gerichtliche Genehmigung benötigt der Betreuer für den Widerruf nicht. Im Einzelfall kann aber eine Genehmigungspflicht nach § 1904 II BGB vorliegen, wenn die begründete Gefahr besteht, dass der Betreute aufgrund des Unterbleibens oder Abbruchs der Zwangsmaßnahme stirbt oder einen schweren und länger dauernden gesundheitlichen Schaden erleidet.

Die für den Betreuer maßgeblichen Vorschriften gelten entsprechend für einen Bevollmächtigten (§ 1906a V BGB). Die Einwilligung eines Bevollmächtigten in eine ärztliche Zwangsmaßnahme und die Einwilligung in eine Zwangsunterbringung setzen voraus, dass die Vollmacht schriftlich erteilt ist und dass sie die Einwilligung in die Zwangsbehandlung bzw. die Unterbringung ausdrücklich umfasst. Erforderlich ist nach zutreffender Ansicht zwar nicht, dass die Vollmacht die konkrete (Zwangs-)Maßnahme benennt; notwendig ist aber, dass möglichst präzise, jedenfalls beispielhaft entsprechende ärztliche Maßnahmen benannt werden, in die der Bevollmächtigte ggf. einwilligen kann.

Genehmigung durch das Betreuungsgericht

Die wirksame Einwilligung des Betreuers bzw. Bevollmächtigten in die ärztliche Zwangsbehandlung setzt die vorherige betreuungsgerichtliche Genehmigung voraus; die Genehmigung kann nicht nachgeholt werden. Die Initiative für die Genehmigung muss der Betreuer bzw. Bevollmächtigte ergreifen, der die Einwilligung erteilen will. Das Gericht prüft, ob die Voraussetzungen einer Genehmigung nach § 1906a I BGB gegeben sind. Das Erfordernis der betreuungsgerichtlichen Genehmigung entfällt nicht dadurch, dass der Betreute der Zwangsbehandlung in einer Patientenverfügung wirksam zugestimmt hat.

Ist der Betreuer aus rechtlichen oder tatsächlichen Gründen an der Erfüllung seiner Pflichten verhindert, kann das Familiengericht die erforderlichen Maßnahmen gem. § 1906a I 2, 1846 BGB selbst anordnen. Anlass- wie Begleiterkrankungen können auf diese Weise behandelt werden. Dies dürfte nach dem Sinn und Zweck der Norm auch für den Widerruf der Einwilligung in entsprechende Zwangsmaßnahmen gem. § 1906a III BGB gelten, obwohl sich § 1906a I 2 BGB dem Wortlaut nach nur auf die Einwilligung durch den Betreuer in ärztliche Zwangsmaßnahmen bezieht.

LITERATUR

Budzikiewicz C. Kommentierung zu §§ 1896–1908a BGB. In: Stürner R. (Hrsg.). Jauernig, Bürgerliches Gesetzbuch. 18. A. München: Beck 2021.

Schneider A. Kommentierung zur §§ 1906, 1906a BGB. in: Münchener Kommentar zum BGB. 8. A. München: Beck 2020.

Spickhoff A. Kommentierung zu §§ 1906, 1906a BGB. In: Spickhoff A (Hrsg.). Medizinrecht. 3. A. München: Beck 2018.

III Besonderheiten im forensischen Kontext

KAPITEL

6

James Weiss und Steffen Lau

Therapeutische Beziehungsgestaltung im forensischen Kontext

Faktenbox

- Charakteristika der forensischen Therapie stehen nicht im Widerspruch zu Definitionen der gängigen Psychotherapie.
- Forensische Therapeuten erhalten in ihrer Rolle ein anspruchsvolles Doppelmandat, das es gegenüber dem Klienten zu (er-)klären gilt.
- Nachweise bzgl. der Bedeutung der Beziehungsqualität in der Forensik sind spärlich, vor allem in Bezug auf Rückfälligkeit, somit häufig Erfahrungswerte.
- Die Fähigkeit des Patienten und des Therapeuten in der Forensik, sich auf Behandlungsziele zu einigen, erscheint bzgl. Beziehungsqualität und Rezidiven wenig entscheidend.
- Der „Firm, fair and caring“-Ansatz stellt einen empirisch validierten Interaktionsstil in der Forensik dar.
- Das englische *Dual-Role Relationship Inventory* (DRI-SF) mit neun Items erfasst den Interaktionsstil des Therapeuten.
- Aufgrund der Empirie und der klinischen Erfahrung erweisen sich der Interaktionsstil, die Auftrags- und Rollenklärung sowie die Motivationsförderung als Kernelemente der forensischen Beziehungsgestaltung.

6.1 Einleitung

Die Frage nach der Wirksamkeit und Durchführbarkeit von Psychotherapien im forensischen Zwangskontext führt nicht bloß in der Öffentlichkeit wiederkehrend zu einer auch emotional geführten Diskussion. Auch unter psychotherapeutischen Kollegen wird diese immer wieder polarisiert geführt. Obwohl die Datenlage aus Europa und Nordamerika (vor allem Kanada) die Wirksamkeit im forensischen Kontext unterstreicht, scheinen sich auch Fachkollegen immer wieder die Frage zu stellen, ob diese Form von Psychotherapie wirklich gelingen kann. Betrachtet man zudem die Ausgangslage einer gängigen Psychotherapie und geht dabei davon aus, dass „aller therapeutischer Anfang Vertrauen ist“, scheint dem Konstrukt „Therapie im Zwangskontext“ ein unüberbrückbarer Widerspruch innezuwohnen. In seiner ursprünglichen Schrift *A Theory of Probation Supervision* beschreibt Klockars (1972) als erster dieses Dilemma anhand des Bewährungshelfers, indem er diesen in der Doppelrolle als „Helfer“ und „Kontrolleur“ als „synthetisch“, die Bewährungshilfe als solche als „logische Realität, aber soziologische Fiktion“ bezeichnete (S. 554).

Wir schließen nicht nur intuitiv oder aufgrund unserer klinischen Erfahrung, dass die Beziehungsqualität zwischen Therapeut und Klient entscheidend ist, um einen konstruktiven und effektiven therapeutischen Weg zu beschreiten; dies wurde auch vielfältig empirisch belegt (Horvat und Symonds 1991; Luborsky et al. 2002; Martin et al. 2000; Flückiger et al. 2018), während Nachweise diesbezüglich in der Forensik jedoch bis dato spärlich sind. Reliable Befunde, welche die Beziehungsqualität als (moderierende) Variable in Beziehung zur späteren Rückfälligkeit setzen, existieren zum gegenwärtigen Zeitpunkt nicht.

Wenn wir es in der Forensik aufgrund der Klientenvariablen „jung“, „männlich“, „pathologisch“ mit einer tendenziell veränderungsresistenten Teilpopulation zu tun haben, so muss man davon ausgehen, dass in der psychotherapeutischen Arbeit mit Straffälligen das Auftreten eines **therapeutischen Widerstands** – also das Produkt einer Disposition mit einer Dynamik, bei der ärgerliches, irritiertes und misstrauisches Verhalten auftritt – eher die Regel als die Ausnahme ist (vgl. Übersicht in Beutler et al. 2002). Als Steigerung hierzu wird die **Reaktanz** verstanden, in der sich eigentliches oppositionelles und unkooperatives Verhalten manifestiert. In seiner ursprünglichen Arbeit zu reaktantem Verhalten beschreibt Brehm (1966), dass allen Individuen eine vorgegebene Intoleranz gegenüber dem Verlust von Entscheidungsfreiheit innewohnt. Falls diese sich in ihrer Freiheit bedroht sehen, wird das Motiv erzeugt, das Gegenteil von dem zu machen, was eigentlich verlangt wird. Bei einer Therapie im Freiheitsentzug muss daher mit hoher Wahrscheinlichkeit mit dem Auftreten von reaktantem Verhalten in der Behandlung gerechnet werden. Lackinger (2001) spricht für das forensische Setting daher von einer „sekundären Freiwilligkeit“. Diese könne aber durch äußeren Anstoß bei späterer Einsicht in die Sinnhaftigkeit der Behandlung und ab einem gewissen Leidensdruck in eine konstruktive Psychotherapie münden, wenn die anfängliche Skepsis gegenüber dem Unerwarteten überwunden wird. Letztlich stellt das Vorliegen eines solchen Widerstands an sich jedoch noch keinen grundsätzlichen Gegensatz zur gängigen allgemeinen klinisch-psychotherapeutischen Arbeit dar.

In diesem Kapitel wird argumentiert, dass Psychotherapie im forensischen Kontext und damit einhergehend die forensische Beziehungsgestaltung letztlich auch auf den Hauptprinzipien und Definitionen der allgemeinen Psychotherapie als gezielte professionelle Behandlung psychischer Störungen mit psychologischen Mitteln (Häcker und Stapf 1998) beruht.

MERKE

Definitionen der gängigen Psychotherapie stehen nicht im Widerspruch zur Therapie im forensischen Kontext. Denn über das Mandatsverhältnis bzw. den Zwangskontext werden keine Angaben gemacht.

6.2 Empirische Befunde und der „Firm, fair and caring"-Ansatz

In der Literatur sind Untersuchungen zur Beziehungsgestaltung und zur Rolle des Therapeuten in der Forensik im Vergleich zur gängigen Psychotherapieforschung spärlich. Bekannte Verfahren zur Messung der Qualität der therapeutischen Beziehung wie das *Working Alliance Inventory* (WAI; Horvath und Greenberg 1989) oder die *Scale to Assess Therapeutic Relationship* (STAR; McGuire-Snieckus et. al. 2007) wurden in der Vergangenheit vereinzelt für Untersuchungen in der Forensik angewendet (Donnelly et al. 2011; Hoefer et al. 2015). Zudem wurde eigens für die Forensische Psychiatrie im deutschsprachigen Raum der *Fragebogen zur therapeutischen Beziehung in der Forensik* entwickelt (FTBF; Vasic et al. 2015), bei dem die positiven und negativen emotionalen Aspekte der therapeutischen Beziehung vor dem Hintergrund des Zwangskontextes beurteilt werden.

Das bekannteste und auch am besten validierte Verfahren zur Messung der therapeutischen Beziehung im Zwangskontext ist das amerikanische *Dual-Role Relationship Inventory* (**DRI**) und seine Kurzform (**DRI-SF**), auf das in der Folge genauer eingegangen werden soll.

Die Autorengruppe um Skeem (2007; Kennealy et al. 2012) hat sich bei der Entwicklung und Validierung des **DRI** differenziert mit der doppelten Rolle des Therapeuten und vor allem mit dem Kontrollaspekt, welcher der forensisch-therapeutischen Behandlung innewohnt, auseinandergesetzt. Die Autoren entwickelten das Instrument anhand der Untersuchung von 90 Probanden mit Achse-1-Störungen, die alle auf Bewährung entlassen waren, und deren 7 Bewährungshelfern: Ausgewertet wurden das Verhalten innerhalb der einzelnen Sitzungen, die therapeutische Allianz, die Beziehungszufriedenheit, die vorhandenen Symptome, die Motivation bzgl. der Behandlung und die zukünftige Regelcompliance. Dabei zeigte sich, dass bemerkenswerterweise die Subskala „Therapeutische Allianz" (definiert als gemeinsame Zielfindung) weder in der Beurteilung der Qualität der Beziehung noch prädiktiv in Bezug auf die Regelcompliance von Bedeutung war. Zudem zeigte sich der DRI-R gut prädiktiv valide für Regelverstöße, dies im Gegensatz zum parallel erhobenen WAI und im scheinbaren Widerspruch zu den gängigen therapeutischen Konzeptionen, welche die gemeinsame Zielfindung (neben der affektiven Verbindung und der Kollaboration) als eine der drei zentralen Komponenten betrachten (Bordin 1979; Martin et al. 2000).

Diese Befunde decken sich mit einer weiteren forensischen Studie von Angell et al. (2006), bei der im Zusammenhang mit Fokusgruppen für forensische Therapeuten hauptsächlich Aspekte der Bindungsqualität zu ihren Patienten als bedeutsam befunden wurden und nicht die Übereinstimmung bzgl. gemeinsamer Ziele. So wurden Items, welche die therapeutische Allianz in Form von Akzeptanz, Unterstützung, Vertrauen und Offenheit abbildeten, beibehalten, während Items, welche die Kollaboration bzgl. gemeinsamer Ziele und Commitment (Glaube an die Fähigkeiten des anderen) abbildeten, aus dem revidierten Instrument entfernt wurden. Für die Autoren bildet zudem die Implementierung von „Kontrolle" einen Schlüsselfaktor für die Mandatsbeziehungen: Die Autoren nannten diese Facette bei der Entwicklung des DRI-R zunächst die „Härteskala" und beschrieben damit Items, die als Ausdruck eines misstrauenden, Grenzen setzenden und paternalisierenden

Beziehungsstils verstanden werden können. Diese „Härteskala" betonte eine Indifferenz des Therapeuten bzgl. der Ansichten und Gefühle des Klienten und Erwartungen an Compliance und Bestrafung, wenn Erwartungen aufseiten des Therapeuten nicht erfüllt werden. Aus den ursprünglichen zwei Dimensionen „Allianz" und „Klarheit" entwickelten sich in der Revision schließlich drei Dimensionen, welche die Autoren „Vertrauen", „Fürsorge-Fairness" und „Härte" nannten.

In einer aktuellen qualitativen Untersuchung anhand von 41 Täterbefragungen sowohl aus psychiatrisch-forensischen Einrichtungen als auch aus Haftanstalten werden diese Dimensionen inhaltlich bestätigt (Merkt et al. 2021). Als bedeutsam für die Entwicklung einer vertrauensvollen und fürsorglichen therapeutischen Beziehung wurden durch die Autoren identifiziert: Respekt vor dem als Zwang erlebten Behandlungskontext, die Priorisierung des Gesundheitszustands des Klienten, die Klarheit bzgl. der Rolle und der Aufgaben des Therapeuten sowie ein transparenter Kommunikationsstil des Therapeuten.

Es gibt Hinweise darauf, dass in forensisch-therapeutischen Mandatsbeziehungen das darin enthaltene Machtgefälle dazu führt, dass die explizite Erklärung des Patienten, sich mit den eigentlichen Behandlungszielen einverstanden zu erklären, umgangen wird, da in diesen richterlich auferlegten Beziehungen die eigentliche Fürsorge durch korrekten und transparenten Umgang ersetzt wird. Dies mag laut Tyler (1990; Tyler und Huo 2002) daran liegen, dass Menschen Entscheidungen, die aufgrund von richterlichen Beschlüssen zustande gekommen sind, grundsätzlich eher als gerecht und wohlwollend wahrnehmen. Dass ein solcher Shift in dieser Dimension der therapeutischen Beziehungsgestaltung für den forensischen Kontext eine Rolle spielen könnte, legen Studien nahe, bei denen forensische Patienten sich hinsichtlich der Beziehungsqualität zum Behandler nicht statistisch signifikant von Patienten der Allgemeinpsychiatrie unterschieden (Höfer et al. 2015; Vasic et al. 2015; Otte et al. 2018).

In einer weiteren Studie von Kennealy et al. (2012), in der Straftäter mit psychischen Störungen mit einer Kohorte von diagnostisch unauffälligen Tätern verglichen wurden, korrelierten höhere DRI-R-Werte (vor allem auf der „Caring-fairness"-Skala) mit weniger Verstößen gegen Bewährungsauflagen bzw. Redelinquenz – dies auch, als der mögliche Einfluss von (schwierigen) Persönlichkeitseigenschaften und krankheitsbedingtem Risikolevel kontrolliert wurde. Allerdings sprachen Täter mit positiven Persönlichkeitseigenschaften oder geringerem krankheitsbedingtem Risikolevel besser auf den von den Autoren postulierten **„Firm, fair and caring"-Ansatz** an als die „schwierigen" Täter. Trotzdem fand sich auch bei „schwierigen" Tätern im Vergleich zu „einfachen" Tätern eine Korrelation zwischen höheren DRI-R-Werten (die für eine gute therapeutische Beziehungsqualität sprechen) und positivem forensischem Outcome. Obgleich die Korrelation nicht so deutlich war wie bei den „einfachen" Tätern, sind diese Befunde letztlich ein Indiz dafür, dass gerade bei „schwierigen" Tätern an der Qualität der therapeutischen Beziehung gearbeitet werden sollte.

Gochyyev und Skeem (2019) konstruierten schließlich eine kurze Version des *Dual-Role Relationship Inventory* (DRI-SF) mit letztlich neun Frage-Items, die nach wie vor eine sehr hohe Korrelation von .97 mit der ursprünglichen und 29 Items umfassenden Skala erzielte (➤ Tab. 6.1).

Die effiziente Handhabung dieser revidierten Version ist ein Appell, dieses Verfahren zukünftig in einer deutschsprachigen Version zu validieren und klinisch zum Einsatz zu bringen. Dies könnte die Basis für dringend notwendige weitere Untersuchungen bilden, welche die therapeutische Beziehungsgestaltung als Variable oder als Moderator mit der deliktischen Rückfälligkeit in Verbindung setzen.

6.3 Implikationen für die Praxis

Wenn vorerst vage bleibt, welche eigentliche Bedeutung der Qualität der therapeutischen Beziehung für die langfristige Verhinderung von Rückfälligkeit zuteilwird, lassen sich aufgrund des gegenwärtigen Forschungsstands und der klinischen Erfahrung dennoch Implikationen für die Praxis ableiten.

Während die verschiedenen therapeutischen Schulen verschiedene Methoden der konkreten Interventionen wählen, erscheinen uns in diesem Unterkapitel als Handlungsempfehlungen für das forensische Setting die folgenden pantheoretischen

Tab. 6.1 Items of the Dual-Role Relationship Inventory – Revised, Short Form (DRI-SF) [H201-1001]

Factor	DRI-SF Item #	DRI-R Item #	Item
Caring-fairness	1	16	________ (name) treats me fairly.
Caring-fairness	2	21	________ (name) considers my views.
Caring-fairness	3	29	________ (name) takes my needs into account.
Trust	4	2	I feel free to discuss the things that worry me with ________ (name).
Trust	5	8	I feel safe enough to be honest with ________ (name).
Trust	6	26	________ (name) knows that he/she can trust me.
Toughness	7	9	________ (name) talks down to me.
Toughness	8	22	I feel that _______ (name) is looking to punish me.
Toughness	9	25	________ (name) expects me to do all the work alone & doesn't provide enough help.
Note: DRI-R = Dual-Role Relationship Inventory – Revised			

Behandlungselemente sowohl für den Aufbau einer tragfähigen therapeutischen Beziehung als auch für den weiteren therapeutischen Prozess als zentral. So bilden vor dem Hintergrund des *„Firm, fair and caring"*-Ansatzes der **konstruktive Interaktionsstil,** eine **offene Klärung des Auftrags und der Rolle des Therapeuten** und – im Übergang zum konkreten und allenfalls methodengeleiteten Interventionsspektrum – die **Motivationsförderung** die Kernelemente der Beziehungsgestaltung.

6.3.1 Interaktionsstil

Sympathie und Vertrauen zwischen zwei Menschen können nicht auf Verlangen oder gar auf Druck von außen erzeugt werden. Hochkomplexe Phänomene mit gegenseitigen Einflüssen zwischen zwei Individuen wie Sympathie und Vertrauen lassen sich zwar nur schwer fassen, trotzdem können die Empirie wie auch die klinische Erfahrung belegen, welche Faktoren für eine tragfähige therapeutische Beziehung im Zwangskontext hilfreich und förderlich sind, und vor allem, welcher Interaktionsstil *kontraindiziert* ist. In Übereinstimmung mit den zuvor genannten empirischen Befunden haben z. B. Marshall et al. (2011) aus ihrer Erfahrung mit der Arbeit mit Sexualstraftätern eine Liste von **Therapeutencharakteristika** und Interaktionsstilen zusammengestellt, die nachweislich „Veränderungen vereinfachen": empathisch, echt, respektvoll, unterstützend, vertrauensvoll, emotional ansprechbar, selbstoffenbarend, offene Frageform, direktiver Stil, Flexibilität, Ermunterung zu aktiver Teilnahme, verstärkend, humorvoll, unterstützend, anspruchsvoll, ernsthaft, aufrichtig, interessiert.

Im Zusammenhang mit einem für die therapeutische Beziehung günstigen Interaktionsstil ist es wichtig hervorzuheben, dass es sich bei der forensischen Klientel diagnostisch um eine sehr heterogene Gruppe von Personen handelt, lassen sich nach der ICD-10 darin doch Täter fast aller Diagnosegruppen finden. Trotzdem ist ein Großteil den beiden Spektren ICD: F2 und ICD: F6 zuzuordnen. Für beide großen diagnostischen Gruppen empfehlen sich unterschiedliche Interaktionsstile.

Klienten mit Schizophrenie

Im Umgang mit chronifizierten oder unvollständig remittierten Tätern mit Schizophrenie, die erhebliche Defizite in der Wahrnehmung und Informationsverarbeitung sowie Intentionalitätsdefizite aufweisen, ist es besonders wichtig, **sprachlich klar,** d. h. ohne Ironie und Mehrdeutigkeiten, zu **kommunizieren** und auf mögliche **nonverbale Signale** zu achten. Metaphern und Analogien sind bei diesen mitunter konkretistisch denkenden Tätern mit Defiziten in der Metakognition zu vermeiden. Gerade zu Beginn der Behandlung ist die Vermeidung von Missverständnissen für den Beziehungsaufbau und den Beziehungskredit entscheidend. Bei generell beeinträchtigtem psychosozialem

Funktionsniveau ist zudem eine **empathische und supportive Haltung** unabdingbar.

Gerade bei der mitunter unsteten Teilnahme eines Patienten mit Schizophrenie am Institutionsalltag wird dessen psychotisch bedingte Avolition bzw. Intentionalitätsschwäche von Behandlern häufig fälschlicherweise als Unlust betrachtet, wenn er z. B. seine Hausaufgaben nicht erledigt oder seinen Verpflichtungen auf der Station für die Patientengruppe nicht nachkommt. Ein Grenzen setzender und paternalisierender Beziehungsstil (z. B. den Patienten zur Rede stellen, Strafaufgaben aussprechen etc.) wäre hier allerdings unter Berücksichtigung des Wissens um die Komplexität von Negativsymptomatik wenig hilfreich. Das Anbieten von Hilfestellungen zur Erfüllung der Aufgaben würde hier i. S. eines fürsorglichen und nichtkonfrontativen Ansatzes wahrscheinlich hilfreicher sein.

MERKE

Bei chronifizierten schizophrenen Tätern ist es entscheidend, von Beginn an klar, d. h. ohne Ironie, ohne Mehrdeutigkeiten sowie empathisch und fürsorglich zu interagieren.

Klienten mit Persönlichkeitsstörungen

Persönlichkeitsstörungen, allen voran die häufig in der Forensik anzutreffenden Cluster-B-Störungen, manifestieren sich als **Beziehungsstörungen.** Als solches ist die Interaktionsgestaltung ein Element der Pathologie und wird zwangsläufig auch in der therapeutischen Dyade oder in der Gruppe zum Vorschein kommen. Zahlreiche Therapieschulen von der Vergangenheit bis in die Gegenwart, von der Gestalttherapie aus den 1960er-Jahren (Perls et al. 1992) bis zur Schematherapie von heute (Young et al. 2008), machen sich diesen Umstand zunutze, indem sie die Problemaktualisierung innerhalb einer Sitzung gewissermaßen an „Ort und Stelle“ und in „Echtzeit“ zur eigentlichen Problembearbeitung werden lassen. Als solches wird der Therapeut zur Projektionsfläche des persönlichkeitsgestörten Täters und wird sich von Beginn an auch den sog. „**Beziehungstests**“ seines Gegenübers unterziehen müssen (Kritik am Therapeuten, Aktionen des Therapeuten einfordern etc.). Der Klient will „überprüfen“, ob der ihm vorgesetzte professionelle Helfer auch vertrauenswürdig ist (Rauchfleisch 1991). Wichtig dabei ist, dass der Therapeut **komplementär zur Motivebene** agiert: Er befriedigt die zentralen Beziehungsmuster aufseiten des Klienten wie Wunsch nach Anerkennung, Wichtigkeit, Verlässlichkeit, Solidarität, Autonomie und Wahren der Grenzen, lässt sich aber nicht vom Klienten auf die **Spielebene** führen. Es ist entscheidend, dass sich der Therapeut bewusst ist, dass auch er aufgrund eigener Beziehungsmuster und Projektionen irrational auf den Klienten reagieren kann.

Gerade in der Forensik ist die Fähigkeit zum konstruktiven Umgang mit **Gegenübertragung** entscheidend. Dies heißt, dass der Therapeut seine Gefühle gegenüber dem Klienten wahrnimmt und sie gesteuert im therapeutischen Prozess nutzt (Lackinger 2001). Auf der Spielebene wird der persönlichkeitsgestörte Klient, und nicht nur in der Forensik, manipulative und dysfunktionale Strategien anwenden, um seine interaktionellen Ziele zu erreichen (Übersicht vgl. Sachse 2016a, b). Dass gerade bei jungen männlichen Klienten der männliche Therapeut und sein Verhalten als **Rollenmodell** verstanden werden können, gilt es zu berücksichtigen. Wenn z. B. der persönlichkeitsgestörte Täter, der regelmäßig verspätet in die Therapie kommt, lautstark seinen einmalig verspäteten Therapeuten kritisiert, scheint ein fairer und validierender Ansatz seitens des Therapeuten indiziert, indem er das eigene Verschulden auch als solches benennt. Bei Patienten mit Persönlichkeitsstörungen ist ein **validierender, offener, konfrontativer** und vor allem **fairer Umgang mit dysfunktionalen Strategien** deshalb entscheidend, weil diese in der Vergangenheit in der Wirkung häufig fremd- und selbstschädigend waren und nicht selten zum Deliktgeschehen und zur richterlich angeordneten Maßnahme führten. Die Arbeit an diesen dysfunktionalen Interaktionen in der Dynamik der Sitzungen wird so zur eigentlichen deliktpräventiven Arbeit.

MERKE

Persönlichkeitsstörungen manifestieren sich als Beziehungsstörungen. „Beziehungstests“ und manipulative Strategien sind in der Behandlung von persönlichkeitsgestörten Tätern in erster Linie Ausdruck des dysfunktionalen und potenziell schädigenden Interaktionsstils des Klienten und kein Beleg für Unzulänglichkeiten des Therapeuten.

Forensische Therapien können gerade für Berufsanfänger mit starken Übertragungsphänomenen und letztlich aversivem Erleben einhergehen. Es gehört zur Professionalität des forensischen Therapeuten, sich durch **Supervision** der Prozesse und der Dynamiken in den einzelnen Sitzungen gewahr zu werden. Gerade bei schwierigen Klienten und in schwierigen Phasen der Therapie kann es hilfreich sein, sich von Zeit zu Zeit zu fragen, welche Eigenschaften und Facetten man an einem Klienten eigentlich schätzt.

Praxishinweis

Gerade bei herausfordernden Klienten und in schwierigen Phasen kann es für den Therapeuten hilfreich sein, sich einen Anker zu suchen: „Welche Eigenschaften meines Patienten erlebe ich als positiv?"

6.3.2 Auftrags- und Rollenklärung

Sinnvoll ist es, zu Beginn einer jeden forensischen Behandlung eine Auftrags- und Rollenklärung vorzunehmen. Dieser Prozess ist aber keineswegs in den ersten Sitzungen abgeschlossen. Auftragsklärung ist Teil der Beziehungsklärung, die das Fundament einer konstruktiven Beziehungsgestaltung bildet. Es ist dabei entscheidend, die einzelnen Teilpunkte des Prozesses zu konsolidieren – dies insbesondere im forensischen Setting, in dem die darin Tätigen häufig auch mit kognitiv schwachen und bildungsfernen Tätern konfrontiert werden.

Als entscheidend können innerhalb einer Auftrags- und Beziehungsklärung die nachfolgend erläuterten Punkte gelten.

Klärung „Doppelmandat"

In der ersten Sitzung bzw. bei der eigentlichen Vorstellung des Therapeuten sollte der Auftrag der Justiz erläutert werden. Der Therapeut präsentiert sich hierbei als **Mandatsempfänger** und erklärt die Funktion des Gerichts, die Kompetenzen der Einweisungsbehörde als fallverantwortliche Instanz und letztlich die eigene Funktion und Rolle an der Schnittstelle zwischen Vollzugssystem und Medizin bzw. Psychologie. Wichtig ist auch, zu Beginn des Behandlungsprozesses die beiden wesentlichen forensisch-therapeutischen Ziele zu thematisieren:

- Einerseits sollte das Hauptziel **Risikosenkung** als solches gegenüber dem Klienten transparent gemacht werden.
- Andererseits stellt die **Verbesserung der Pathologie und des Leidensdrucks** des Klienten als zweite Zielformulierung die Quintessenz des zu Beginn von Klockars (1973) benannten scheinbaren Dilemmas des „synthetischen" Behandlers dar, das es ebenso offen gegenüber dem Klienten darzulegen gilt.

Dass therapeutischer Widerstand auftreten könnte, kann von Anfang an mit dem Klienten thematisiert werden.

Praxishinweis

Gerade bei der Arbeit mit Adoleszenten und jungen Männern können in Bezug auf Vermittlung der therapeutischen Funktion Analogien hilfreich sein (z. B. der Therapeut als Fußballtrainer, der von seinen Spielern gute Leistungen sehen will, sie allenfalls aber auch mal auf die Ersatzbank oder vorzeitig unter die Dusche schickt.)

Aufklärung über Pflichten seitens der Behandler

Der Therapeut muss zu Beginn über die in den meisten Teilen der behandlungsorientierten forensischen Psychiatrie **eingeschränkte Schweigepflicht** aufklären. Er sollte offensiv vertreten, dass der einweisenden Behörde gegenüber eine Verpflichtung besteht, offen und vollständig bzgl. des Behandlungsverlaufs zu berichten, und zwar in Form von Vollzugsplanungen, Jahresberichten, Anträgen über Vollzugslockerungen etc.

In Bezug auf die Arbeit im stationären Setting ist es wichtig, transparent zu machen, dass im Gesamtbehandlungsteam ein **offener Informationsaustausch** besteht. Selbstredend wird dem Klienten in der Therapie die Möglichkeit geboten, sehr Persönliches anzusprechen, was bei eindeutig nicht vorliegender Deliktrelevanz beim Therapeuten bleiben soll und bleiben darf. Es empfiehlt sich aber, gerade bei Klienten mit Persönlichkeitsstörungen den offenen Informationsaustausch innerhalb des Behandlungsteams zu pflegen und dessen Sinnhaftigkeit gegenüber dem Klienten zu vertreten.

„Spielregeln" festlegen

Im stationären Setting gehört die Information (und Zurverfügungstellung) der **Hausordnung** zur Anfangsphase einer Behandlung. Darin wird eine Vielzahl von Punkten zum Thema Haushaltung, aber auch zu Konsequenzen und Sanktionen bei Regelverstößen (z. B. bei positiven Urinproben) festgehalten.

In ähnlicher Weise sollte das Festlegen von „Spielregeln" im therapeutischen Setting Struktur und Klarheit schaffen. Es empfiehlt sich von Beginn der therapeutischen Sitzungen an, solche „Spielregeln" festzulegen:

- Wie ist der Umgangston in der Sitzung?
- Wie meldet sich der Patient von der Sitzung ab?
- Wie wird mit Abbruch der therapeutischen Sitzung umgegangen? etc.

Im Idealfall können Therapeut und Klient gemeinsam solche Spielregeln festlegen, ansonsten gilt das Prinzip des *Informed Consent.* Auch im schlechtesten Fall, wenn der Klient sich mit den vom Therapeuten festgelegten Konsequenzen seines Fehlverhaltens nicht einverstanden erklärt, sind die Offenheit, Verbindlichkeit und Berechenbarkeit der Konsequenzen besser als eine von Mal zu Mal neu ausgelegte Reaktion seitens des Behandlungsteams.

6

MERKE

Die Klärung des „Doppelmandats" und die Aufklärung über die Pflichten seitens des Behandlungsteams sollten fester Bestandteil des Therapieeinstiegs sein.

6.3.3 Motivationsförderung

Therapeutischer Widerstand ist in unterschiedlicher Ausprägung in jedem therapeutischen Prozess (und im forensisch-therapeutischen ganz besonders) zu erwarten (➤ Kap. 6.3.2). Man sollte also zu Beginn nicht den zum Einstieg in einen Veränderungsprozess bereiten Klienten erwarten, sondern damit rechnen, dass Patienten die Auseinandersetzung mit ihren intrapsychischen Schwierigkeiten scheuen, wie sie dies bis zum Behandlungszeitpunkt getan und dies dadurch auch anhaltend – lerntheoretisch gesprochen – negativ verstärkt haben. Egal ob man dieses Phänomen nun als analytisch verstandene Abwehrmechanismen oder als dysfunktionale Verhaltensweisen versteht, so sollte der forensische Therapeut doch die Reaktanz des Täters und Klienten als normal-psychologisch entstanden bewerten und sie als integrales Hindernis der Arbeit mit Straftätern verstehen, das es im Hinblick auf Motivationsförderung zu überwinden gilt.

Die Motivationsförderung, die letztlich eine Problembearbeitung durch den Patienten selbst ermöglichen soll, ist für das Outcome jeder Psychotherapie entscheidend. Im forensischen Kontext mit einer tendenziell veränderungsresistentesten Teilpopulation kann sich diese therapeutische Arbeit besonders schwierig und zäh gestalten. Motivationsförderung als Kernelement einer gelungenen therapeutischen Beziehungsgestaltung wird sowohl aus der Haltung des Behandlers gespeist als auch durch konkrete Intervention. Im Gegensatz zu den pantheoretischen Komponenten Interaktionsstil und Auftrags- und Rollenklärung ist die Motivationsförderung als eigentliche Intervention nicht methodenübergreifend. Gegenwärtige Interventionen der Motivationsförderung entspringen oftmals der kognitiven Verhaltenstherapie und sind häufig standardisiert und manualisiert zu gestalten, so z. B. die **Adhärenztherapie** (Gray und Robson 2004). Ursprünglich hatten Rollnick und Miller (1995) mit ihrer Publikation das Konzept der **motivierenden Gesprächsführung** auf der Grundlage des Veränderungsmodells von Prochaska et al. (1992) und anhand von Probanden mit problematischem Trinkverhalten erstellt. In den Folgejahren wurde auf dieser Grundlage und mit der Verwendung der Begrifflichkeit der Adhärenz (lat. *adherere:* „anhängen", „festhalten" oder auch „haften" = Einhalten der von Patient und Arzt gemeinsam gesetzten Therapieziele) eine Kurztherapie geschaffen, die in erster Linie auf die intrinsisch motivierte Medikamenteneinnahme vor allem bei Klienten mit Schizophrenie zielt. In der Forensik wurden bislang nur wenige Studien durchgeführt, bei denen die Willigkeit zur Medikamenteneinnahme ohne Einbezug einer späteren Rückfälligkeit untersucht wurde (z. B. Cavezza et al. 2013).

In Anlehnung an die Befunde der Autorengruppe um Skeem steht die Einigung auf Behandlungsziele zwischen Klient und Therapeut nicht im eigentlichen Fokus der Adhärenztherapie. Zunächst geht es vielmehr darum, praktische Probleme des Klienten zu erörtern, die vom Klienten *selbst* als solche erachtet werden. Erst dann ist in sensu Rollnick und Miller (1995) die mögliche Grundlage für die Entstehung einer intrinsischen Veränderungsmotivation seitens des Klienten gelegt. Letztlich gilt es, im ganzen therapeutischen Prozess zu betonen, dass die Entscheidung und die Verantwortung für das problematische und deliktische Verhalten beim Patienten liegen. Auf eine konstruktive und förderliche Art und Weise lässt hier der forensische Therapeut seinen Interaktionsstil, die zu repetierende Auftrags- und Rollenklärung und die fortwährende Motivationsförderung ineinandergreifen.

Schlüsselinterventionen einer forensischen Adhärenztherapie (Gray und Robson 2004):

- Assessment der Maßnahmewilligkeit (z. B. mit standardisierten Leitfragen)
- Einstellungen zu gewalttätigem/deliktischem Verhalten (z. B. mit Bewertungstafel)
- Herausarbeiten von praktischen Problemen (z. B. mit *Goal Attainment Scale*)
- Blick zurück (z. B. mit Life Chart)
- Ambivalenzen herausarbeiten (z. B. mit Vier-Felder-Schema)
- Blick nach vorn (z. B. mit Zeitstrahl)

Es ist wichtig, die Adhärenztherapie als klientenzentrierte und zugleich direktive Kurzzeittherapie zu proklamieren, deren Schlüsselinterventionen 1 : 1 in Bezug auf gewalttätiges/deliktisches Verhalten und somit auf das forensische Setting übertragbar sind.

MERKE

Die eigentliche Motivationsförderung beinhaltet zusätzlich zur Haltung und zum Interaktionsstil des Therapeuten auch konkrete methodengeleitete Interventionen.

6.4 Zusammenfassung

Aufgrund der Patientenvariablen „jung", „männlich" und „psychisch gestört" haben wir es in der behandlungsorientierten forensischen Psychiatrie mit einer tendenziell veränderungsresistenten Psychotherapie-Teilpopulation zu tun. Dieses vermeintliche Problem sollte jedoch als Herausforderung verstanden werden, das es zu überwinden gilt, um eine Basis für eine effektive forensische Psychotherapie zu schaffen. Eine tragfähige Beziehung muss im forensischen Kontext unter Berücksichtigung der relevanten Rahmenbedingungen allerdings gezielt und aktiv erarbeitet und aufrechterhalten werden. Eine Beziehungsgestaltung, die sich zum Ziel nimmt, bestimmt, aber fair und auch behutsam mit den Patienten umzugehen, ist dabei am erfolgversprechendsten.

LITERATUR

Angell B, Mahoney CA, Martinez NI. Promoting adherence in assertive community treatment. Soc Serv Rev 2006; 80(3): 485–526.

Beutler LE, Moleiro C, Talebi H. Resistance in psychotherapy: What conclusions are supported by research. J Clin Psychol 2002; 58(2): 207–217.

Bordin E. The generalizability of the psychoanalytic concept of the working alliance. Psychotherapy (Chic) 1979; 16(3): 252–260.

Brehm JW. A Theory of Psychological Reactance. New York: Academic Press 1966.

Brown PD, O'Leary DK. Therapeutic alliance: Predicting continuance and success in group treatment for spouse abuse. J Consult Clin Psychol 2000; 68(2): 340–345.

Cavezza C, Meera A, Ogloff JR. The effects of an adherence therapy approach in a secure forensic hospital: A randomised controlled trial. J Forens Psychiatry Psychol 2013; 24(4): 458–478.

Donnelly V, Lynch A, Devlin C, et al. Therapeutic alliance in forensic mental health: Coercion, consent and recovery. Ir J Psych Med 2011; 28(1): 21–28.

Flückiger C, Del Re AC, Wampold BE, Horvath AO. The alliance in adult psychotherapy: A meta-analytic synthesis. Psychotherapy (Chic) 2018; 55(4): 316–340.

Gochyyev P, Skeem JL. Efficiently assessing firm, fair, and caring relationships: Short form of the Dual Role Relationship Inventory. Psychol Assess 2019; (3): 352–364.

Gray R, Robson D. Adherence-Therapie. Manual Version 1.22. Bielefeld/Gütersloh: Selbstverlag 2012.

Häcker H, Stapf K-H. Dorsch – Psychologisches Wörterbuch. 13. A. Bern: Huber 1998.

Höfer FX, Habermeyer E, Mokros A, et al. The Impact of legal coercion on the therapeutic relationship in adult schizophrenia patients. PLoS One 2015; 10(4): e0124043.

Horvath A, Greenberg L. The development and validation of the Working Alliance Inventory. J Couns Psychol 1989; 36(2): 223–233.

Horvath A, Symonds B. The role of the therapeutic alliance in psychotherapy. J Consult Clin Psychol 1991; 61(4): 139–149.

Kennealy PJ, Skeem JL, Manchak SM, Louden JE. Firm, fair, and caring officer-offender relationship protect against supervision failure. Law Hum Behav 2012; 36(6): 496–505.
Klockars CB Jr. A theory of probation supervision. J Crim Law Criminol 1972; 63(4): 550–557.
Lackinger F. Behandlungstechnische Probleme der psychodynamischen Therapie im Strafvollzug. texte 2001; 4: 7–29.
Luborsky L, Rosenthal R, Diguer L, et al. The dodo bird verdict is alive and well – mostly. Clin Psychol (New York) 2002; 91(1): 2–12.
Marshall WL, Marshall LF, Serran GA, O'Brien MD. Rehabilitating Sexual Offenders – A Strength-Based Approach. Washington, DC: American Psychological Association 2011.
Martin D, Garske J, Davis M. Relation of the therapeutic alliance with outcome and other variables: A meta-analytic review. J Consult Clin Psychol 2000; 68(3): 438–450.
McGuire-Snieckus R, McCabe R, Catty J. A new scale to assess the therapeutic relationship in community mental health care: STAR. Psychol Med 2007; 37(1): 85–95.
Merkt H, Wangmo T, Pageau F, et al. Court-mandated patients' perspectives on the psychotherapist's dual loyalty conflict – between ally and enemy. Front Psychol 2021; 11: 592638.
Otte S, Streb J, Rasche K, et al. The therapeutic relationship in forensic and general psychiatric settings. Fortschr Neurol Psychiatr 2018; 87(8): 421–428.
Perls FS, Hefferline RF, Goodman P. Gestalttherapie Grundlagen. München: dtv 1992.
Prochaska JO, DiClemente CC, Norcross JC. In search of how peoples change. Am Psychol 1964 ; 47(9): 1102–1114.
Rauchfleisch U. Begleitung und Therapie straffälliger Menschen. Mainz: Matthias-Grünewald-Verlag 1991.
Rollnick S, Miller WR. What is Motivational Interviewing? Behav Cogn Psychother 1995; 23: 325–334.
Sachse R. Persönlichkeitsstörungen verstehen. Zum Umgang mit schwierigen Klienten. 11. A. Köln: Psychiatrie Verlag 2016.
Sachse R. Therapeutische Beziehungsgestaltung. Göttingen: Hogrefe 2016.
Skeem JL, Louden JE, Polaschek D, Camp J. Assessing relationship quality in mandated community treatment: Blending care with control. Psychol Assess 2007; 19(4): 397–408.
Tyler TR. Why People Obey the Law. New Haven, CT: Yale University Press 1990.
Tyler TR, Huo YJ. Encouraging Public Cooperation with the Police and Courts. New York: Sage 2002.
Vasic N, Dudeck M, Knein AM, et al. Fragebogen zur therapeutischen Beziehung in der Forensik (FTBF): Ergebnisse einer Pilotstudie. Fortschr Neurol Psychiatr 2015; 83(12): 686–693.
Young JE, Klosko JS, Weishaar ME. Schematherapie. Paderborn: Junfermann 2008.

KAPITEL

7 Grundlagen der deliktpräventiven Therapie

Robert J. B. Lehmann, Alexander F. Schmidt und Joscha Hausam

Faktenbox

- Das Risk-Need-Responsivity-Modell (RNR) und das Good Lives Model (GLM) sind die vorherrschenden Rehabilitationsansätze deliktpräventiver Therapie.
- RNR ist ein defizitorientierter und GLM ein stärkenbasierter Rehabilitationsansatz.
- Studien zeigen, dass das Rückfallrisiko, wenn man die RNR-Prinzipien nicht berücksichtigt, nicht verringert oder sogar erhöht wird; je mehr RNR-Prinzipien in der deliktpräventiven Therapie berücksichtigt werden, desto geringer fällt die danach beobachtete Rückfälligkeit aus.
- Überzeugende Evaluationen zum Behandlungserfolg des GLM in Hinblick auf Rückfälligkeit stehen noch aus; bisher sind Studien zu Veränderungen innerhalb der Therapie vorherrschend, die jedoch kein konsistentes Bild zeigen.

Deliktpräventive Therapie zielt auf die Reduktion krimineller Rückfälligkeit und auf die Befähigung des Straftäters, zukünftig ein Leben in gesteigerter sozialer Verantwortung zu führen, ab. In der Praxis haben sich mit dem **Risk-Need-Responsivity-Modell** (RNR; Bonta und Andrews 2017) und dem **Good Lives Model** (GLM; Ward 2002; Ward und Maruna 2007) vor allem zwei Straftäterrehabilitationsmodelle etabliert, die im Folgenden behandelt werden. Diese Modelle zeichnen sich dadurch aus, dass sie nicht einzelne therapeutische Ansätze und konkrete Vorgehensweisen beschreiben, sondern vielmehr übergeordnete Prinzipien vorgeben, welche die deliktpräventive Therapie steuern sollen (Schmidt 2019). Diese Prinzipien beziehen sich u. a. auf geeignete therapeutische Ansätze, die Rolle der Therapeuten und die Bedeutung von Therapiemotivation. Die Modelle gelten als universell und sind grundsätzlich auf alle Straftätergruppen (z. B. Sexualstraftäter) und Behandlungskontexte (z. B. Forensische Psychiatrie) anwendbar. Die Vermittlung der Grundlagen beider Modelle erfolgt anhand eines Fallbeispiels.

Fallbeispiel

Herr X. (40 J.) ist aktuell in einer sozialtherapeutischen Anstalt (SothA) untergebracht. Der Verurteilung liegt der sexuelle Missbrauch eines 12-jährigen Nachbarsjungen zugrunde. Eine Gutachterin vergab im aktuellen Verfahren die Diagnose Pädophilie, exklusiver Typus.

- **Biografie:** Herr X. ist ein ängstlicher Mann, hatte immer soziale Probleme und wurde von Gleichaltrigen regelmäßig ausgeschlossen. Aufgrund eines mangelnden sexuellen Interesses an Erwachsenen hat er bisher keine Partnerschaft geführt. Vor der ersten Verurteilung war Herr X. sehr aktiv in seiner Kirchengemeinde, da er sich dort geborgen und weniger ängstlich fühlte.
- **Vorstrafen:** Herr X. wurde schon einmal wegen sexuellen Missbrauchs von Kindern verurteilt. Damals hatte er Kontakt zu zwei Jungen im Alter von 12 Jahren aus der Kirchengemeinde. Anfangs ging man zusammen schwimmen, spielte Computerspiele und schaute Disney-Filme, bis Herr X. auch gemeinschaftliche Masturbation initiierte. Herr X. wurde zu einer Bewährungsstrafe mit Therapieauflage verurteilt. Zum Zeitpunkt des aktuellen Übergriffs nahm Herr X. immer noch bereitwillig an dem Behandlungsprogramm teil.
- **Aktuelles Tatgeschehen:** Kurz vor der Tat wurde Herr X. von einem 15-Jährigen, einem in seinen Augen potenziellen Partner, abgewiesen, in den er sich verliebt hatte. Er fühlte sich einsam, depressiv und wertlos. Nach der ersten Verurteilung hatte er keinen Job mehr, die Beziehung zur Familie war problematisch, und er traute sich nicht mehr, an kirchlichen Aktivitäten teilzunehmen. Vor der Tat masturbierte er täglich und fantasierte dabei Jungen. Wenn er nicht masturbierte, fühlte er sich angespannt und innerlich schlecht. Als Herr X. merkte, dass er sich in einer Risikosituation wegen des Nachbarjungen befand, versuchte er sich zu Hause einzuschließen. Dort verbrachte er Stunden damit, pornografische Zeichentrickfilme zu sehen, da er sich dann weniger einsam fühlte.

7.1 Das Risk-Need-Responsivity-Modell

7.1.1 Grundannahmen

Spätestens seit Ende der 1980er-Jahre wurde deutlich, dass bestimmte Interventionsansätze zu einer Verringerung der Rückfallgefahr von Straftätern beitragen können, wohingegen sich alleinige Inhaftierung oder strafende Maßnahmen als erfolglos oder gar rückfallsteigernd erwiesen haben (Andrews et al. 1990b; Lipsey und Cullen 2007). Auf der Basis dieser empirischen Erkenntnisse leiteten Andrews et al. (1990a) drei Prinzipien ab, die eine erfolgreiche Straftäterbehandlung auszeichnen: **Risk (Risiko) – Needs (Bedürfnisse) – Responsivity (Ansprechbarkeit):**

- Das **Risikoprinzip** leitet die Entscheidung, wer wie intensiv zu behandeln ist. Demnach sollten vor allem Straftäter behandelt werden, die ein erhöhtes Rückfallrisiko aufweisen. Je höher das individuelle Risiko, desto intensiver sollte die Behandlung gestaltet werden. Hier konnten Andrews et al. (1990a) zeigen, dass intensivere Interventionsbemühungen bei Straftätern mit erhöhtem Rückfallrisiko die Rückfälligkeit verringern, wohingegen bei Tätern mit einem geringen Risiko häufig kein oder – selten – sogar ein negativer Einfluss auf die Rückfälligkeit festgestellt wurde. Historisch erfolgte die Behandlung vor allem bei zugänglichen, kooperativen und therapiemotivierten Straftätern, was sich jedoch im Hinblick auf die Verringerung der Rückfallgefahr als inadäquater Ressourceneinsatz erwies, da diese Gruppe häufig auch ohne Behandlung kaum rückfällig wird. Das Risikoprinzip hat somit Implikationen für die Zuweisung von Straftätern zu Behandlungsmaßnahmen in Abhängigkeit des mittels validierter kriminalprognostischer Verfahren vorhergesagten Rückfallrisikos und schließt die Brücke zwischen Behandlungsuntersuchung und Behandlungsindikation.
- Das **Bedürfnisprinzip** gibt vor, was zu behandeln ist, und kann in der Praxis als Behandlungszielbestimmung verstanden werden. Demnach sollte Behandlung auf die kriminogenen Bedürfnisse eines Täters fokussieren. Hierbei handelt es sich um dynamische – d. h. prinzipiell veränderbare – Risikofaktoren, die im Zusammenhang mit Straffälligkeit stehen. Die Autoren des RNR-Modells beschreiben acht zentrale, empirisch gut erforschte Risikobereiche („Central Eight"), die wesentlicher Bestandteil des allgemeinen persönlichkeits- und sozialpsychologischen Modells kriminellen Verhaltens von Bonta und Andrews (2017) sind. Sieben Bereiche sind veränderbar (antisoziale Persönlichkeitsmerkmale und Einstellungen, kriminogenes soziales Umfeld, ungünstige familiäre Bedingungen, Probleme in Schule oder Arbeit, Sucht sowie unstrukturiertes Freizeitverhalten); lediglich der Bereich der kriminellen Vorgeschichte ist als statisch aufzufassen. Zahlreiche empirische Studien ergänzen die Risikofaktoren für spezifische Straftätergruppen (z. B. zusammenfassend für Sexualdelinquenz Mann et al. 2010). Hiervon abzugrenzen sind im RNR-Modell nichtkriminogene Bedürfnisse, die keinen direkten Zusammenhang mit Straffälligkeit aufweisen (z. B. geringer Selbstwert oder Antriebslosigkeit). Nichtkriminogene Bedürfnisse werden somit nicht im unmittelbaren deliktpräventiven Zusammenhang, sondern im Hinblick auf die Steigerung der Therapiemotivation oder aus humanistischen Gründen adressiert, wenn sie der Veränderung von kriminogenen Bedürfnissen im Wege stehen. Demnach kann die Behandlung nichtkriminogener Bedürfnisse auch i. S. d. Ansprechbarkeitsprinzips (s. u.) durchaus von Bedeutung sein, sollte jedoch nicht den zentralen deliktpräventiven Behandlungsfokus ausmachen.
- Das **Ansprechbarkeitsprinzip** spezifiziert, wie zu behandeln ist. Behandlungsprogramme sollten in einer Art und Weise umgesetzt werden, die den persönlichen Fähigkeiten und dem Lernstil des Straftäters entsprechen. Das RNR-Modell unterscheidet die allgemeine Ansprechbarkeit von der spezifischen Ansprechbarkeit. Die allgemeine Ansprechbarkeit gibt zunächst vor, dass deliktpräventive Therapie entlang kognitiv-behavioraler Methoden ausgestaltet werden sollte. Dabei sollen effektive Strategien des sozialen Lernens unter Berücksichtigung des Beziehungsprinzips (Herstellen einer warmen, respektvollen und gemeinschaftlichen Arbeitsbeziehung) und des Strukturierungsprinzips (Veränderung hin zu prosozialem Verhalten durch z. B. Modelllernen, Verstärkung, Problemlösen, kognitive

Umstrukturierung) eingesetzt werden. Die höhere Wirksamkeit kognitiv-behavioraler Methoden ist ein vielfach replizierter Befund im Kontext der Straftäterbehandlung (z. B. Gannon et al. 2019; Schmucker und Lösel 2015). Die spezifische Ansprechbarkeit bezieht sich auf die Berücksichtigung der für die Verhaltensänderung relevanten Persönlichkeitseigenschaften eines Straftäters und die Anpassung der durchgeführten Rehabilitationsbemühungen an individuelle Lern- und Erlebensstile. Hierunter fallen demografische Eigenschaften (z. B. Alter, Herkunft, Geschlecht), Persönlichkeitseigenschaften (z. B. Ängstlichkeit, „psychopathy" nach Hare et al. 1990), psychische Gesundheit, Intelligenz und Therapiemotivation. Dieses Prinzip soll dazu beitragen, die Passung zwischen Interventionen, Behandelnden und Straftätern zu maximieren, und stellt eine große Herausforderung an die Behandelnden dar.

Weniger bekannt ist, dass das RNR-Modell seit seiner initialen Konzeptualisierung kontinuierlich weiterentwickelt wurde. Als Reaktion auf neue empirische Erkenntnisse und Kritik wurde das RNR-Modell auf mittlerweile 15 Prinzipien erweitert (Bonta und Andrews 2017). Dabei handelt es sich mehrheitlich um übergeordnete Prinzipien sowie nähere Spezifizierungen der drei Kernprinzipien des Modells (z. B. zur inhaltlichen, personalen und organisatorischen Ausgestaltung von Behandlung im justiziellen Kontext). Drei für die Praxis besonders relevante ausformulierte Prinzipien sollen hervorgehoben werden:

1. Die zu berücksichtigenden Aspekte des spezifischen Ansprechbarkeitsprinzips wurden umfassender beschrieben.
2. Es wurde ein stärkerer Fokus auf die Berücksichtigung der Stärken und Ressourcen eines Straftäters zur Verbesserung der Risikoeinschätzung und Ansprechbarkeit gelegt.
3. In der Praxis sollten die RNR-Prinzipien mit strukturierten Einschätzungen anhand eines validierten Instruments umgesetzt werden (→ Praxishinweis).

Praxishinweis

Die **Level-of-Service-Instrumente** illustrieren nicht nur das generelle Zusammenspiel zwischen Prognose und Behandlung, sondern auch die Umsetzung des RNR-Modells in der Praxis:

- Das *Level of Service Inventory – Revised* (LSI-R; Andrews und Bonta 1995) gilt als eines der am besten evaluierten Risk/Need-Instrumente (dt. Version von Dahle et al. 2012). Neben einer Einschätzung des Rückfallrisikos (Risikoprinzip) bildet das LSI-R auch die bedeutsamen kriminogenen Bedürfnisse mit Behandlungsbedarf ab (Bedürfnisprinzip).
- Das *Level of Service Case Management Inventory* (LS/CMI; Andrews et al. 2004) ist eine weiterentwickelte Version, die den Anwender verstärkt bei der Umsetzung des Ansprechbarkeitsprinzips unterstützen soll (allerdings wurde das LS/CMI bislang nicht für den deutschsprachigen Raum erprobt).

Die Erfassung der RNR-Prinzipien muss aber nicht zwingend mit einem Instrument aus der Level-of-Service-Familie erfolgen. Es sollte allerdings ein Instrument ausgewählt werden, das neben der Einschätzung des Rückfallrisikos zumindest auch inhaltliche Risikobereiche mit Behandlungsbedarf i. S. dynamischer Risikofaktoren abbildet (Übersicht bei Rettenberger und von Franqué 2013).

Hier gilt es zu beachten, dass eine ursprünglich vorgesehene nachträgliche Anpassung aufgrund des klinischen Eindrucks (sog. „clinical override") vermieden werden sollte, da sie die Validität der Einschätzungen verringert und somit zu Abweichungen von den Prinzipien führt (z. B. wird das Risiko durch nachträgliche Anpassungen meist zu hoch eingeschätzt; Wormith et al. 2012).

MERKE

- Das **Risikoprinzip** bestimmt: Wer soll wie intensiv behandelt werden? Straftäter mit mittlerem bis hohem Rückfallrisiko sollen eine intensivere Behandlung erhalten. Niedrigrisikotäter sollten möglichst nicht mit Straftätern höherer Risikogruppen zusammengebracht werden.
- Das **Bedürfnisprinzip** bestimmt: Was soll behandelt werden? Behandlungsziel sind veränderbare kriminogene Bedürfnisse, deren Behandlung mit einer Verringerung des Rückfallrisikos zusammenhängt.

- Das **Ansprechbarkeitsprinzip** bestimmt: Wie soll behandelt werden? Im Sinne der allgemeinen Ansprechbarkeit ist strukturierte kognitiv-behaviorale Therapie am wirksamsten. Dabei sollen i. S. der spezifischen Ansprechbarkeit für eine erfolgreiche Verhaltensänderung die personalen, kognitiven und motivationalen Voraussetzungen eines Straftäters beachtet werden.
- Die RNR-Prinzipien sollten mit **validierten Prognoseinstrumenten** umgesetzt und überprüft werden.

7.1.2 Praktische Umsetzung im Fallbeispiel

Fallbeispiel

Vorgehen nach dem Risk-Need-Responsivity-Modell

In der Behandlungsuntersuchung der JVA wird mit dem STABLE-2007, einem validierten Prognoseinstrument für Sexualdelinquenz, zunächst das Rückfallrisiko von Herrn X. eingeschätzt (Risikoprinzip). Mit 13 von 26 Punkten ist Herr X. darin dem Bereich des hohen Rückfallrisikos zuzuordnen. Ungefähr 85 % der Sexualstraftäter in der Normstichprobe haben einen geringeren und 15 % einen höheren Wert. Aufgrund des hohen Rückfallrisikos wird die Indikation für eine intensive Behandlung mit einzel- und gruppentherapeutischen Maßnahmen in der SothA gestellt.

Basierend auf den Ergebnissen des STABLE-2007 wurden folgende Bereiche mit Behandlungsbedarf identifiziert (Bedürfnisprinzip): Mangel an bedeutenden sozialen Einflüssen (weder positiv noch negativ), Intimitätsdefizite (keine Intimpartner, Kinder als Freunde, generelle Zurückweisung und Einsamkeit) und sexuelle Selbstregulation (sexuelle Dranghaftigkeit, Sex als Copingstrategie, sexuell deviantes Interesse).

Die Behandlung dieser kriminogenen Bedürfnisse erfolgt mit kognitiv-behavioralen Techniken (allgemeines Ansprechbarkeitsprinzip). Hinsichtlich der spezifischen Ansprechbarkeit wurde weiter festgehalten, dass sich bei Herrn X. keine ungünstigen motivationalen oder eingeschränkten kognitiven Voraussetzungen zeigen, die einer Behandlung im Wege stünden. Indes wird unter Berücksichtigung seiner erhöhten Ängstlichkeit auf ein konfrontativ-forderndes Therapeutenverhalten verzichtet. Die Behandlung wird von einer Rechtspsychologin mit verhaltenstherapeutischer Ausbildung durchgeführt, die eine kontinuierliche Supervision durchläuft, sodass ein Behandlungsabbruch dieses Hochrisikotäters vermieden werden kann.

7.2 Das Good Lives Model (GLM)

7.2.1 Grundannahmen

Das **Good Lives Model** (GLM; Ward und Stewart 2003) wurde im Kontext der Behandlung von Sexualstraftätern entwickelt, ist jedoch auf alle Straftäterpopulationen und forensische Patienten anwendbar (Barnao et al. 2010; Robertson et al. 2011; Ward et al. 2007). Der Fokus liegt hierbei darauf, wie der Straftäter mit seinen persönlichen Bedürfnissen von der Behandlung profitieren kann, und nicht vordergründig auf Risikoreduktion. Es handelt sich um einen humanistisch beeinflussten, stärkenbasierten Ansatz der Straftäterbehandlung (Marshall et al. 2017). Die vorrangigen Ziele sind der Aus- und Aufbau von Stärken und Fähigkeiten, sodass der Klient ein subjektiv erfüllteres Leben führen kann und in der Folge keine Straftaten mehr begeht. Durch die Entwicklung interner und externer Ressourcen sowie eines Lebensplans, der persönlich erfüllend ist, sollen umsetzbare prosoziale Lebensziele aufgebaut und nichtkriminelle Wege zur Erreichung dieser Ziele erarbeitet werden. Dies kann gemäß den Annahmen von Ward und Maruna (2007) dazu führen, dass Risikofaktoren hinfällig werden. Der GLM-Ansatz fragt deshalb immer nach der Funktionalität von Kriminalität im Leben eines Straftäters (Laws und Ward 2011). Diese Information hat direkte Implikationen für die Behandlung.

Im GLM wird davon ausgegangen, dass Straftäter (wie alle Menschen) von Natur aus bestimmte

Grundbedürfnisse befriedigen wollen. Diese werden **primäre Güter** genannt; hierbei handelt es sich um ihrer selbst angestrebte Aktivitäten, Erfahrungen und Ziele, die somit einen inhärenten Wert haben und ein Gefühl von Befriedigung und Wohlbefinden verstärken. Beispielsweise könnte ein Maßregelpatient mit einer Schizophrenie u. a. nach innerer Ruhe und Autonomie streben. Primäre Güter dürfen dabei nicht als moralisch übergeordnete Kategorien idealer Lebensführung missverstanden werden. Straftaten werden im GLM als dysfunktionaler Weg verstanden, an sich unproblematische, prosoziale Ziele zu erreichen. Die Befriedigung der primären Güter ist wichtig, da deren Erreichen mit höherer und deren Nichterreichung mit geringerer Lebenszufriedenheit assoziiert ist. Menschen sind darauf ausgerichtet, alle primären Güter zu befriedigen, aber sie unterscheiden sich darin, wie stark sie diese jeweils gewichten. Unter einem „good life" wird daher ein Leben im Einklang mit priorisierten primären Gütern verstanden. Gemäß GLM können Menschen primäre Güter mithilfe unterschiedlicher Mittel erreichen. Diese Mittel werden **sekundäre (instrumentelle) Güter** genannt. Die Grundlage für die Erhebung primärer und sekundärer Güter sind im GLM klinische Interviews (Ward et al. 2007), da bislang keine deutschen psychometrischen Verfahren zur Verfügung stehen (englischsprachig z. B. bei Harper et al. 2020).

Aus psychologischen, soziologischen, biologischen und anthropologischen Theorien wurden zunächst neun primäre Güter abgeleitet (Ward und Brown 2004; Ward und Marshall 2004) und nach Revision auf 11 erweitert (Ward et al. 2007), wobei diese Liste jedoch nicht als allumfassend oder vollständig zu verstehen ist. In ➤ Tab. 7.1 sind diese 11 primären Güter aufgeführt und um adaptive und maladaptive sekundäre Güter ergänzt.

Zentrale Grundannahme ist hierbei, dass Menschen ihr Leben dahingehend organisieren, was ihnen am wichtigsten ist und ihrem mehr oder weniger explizi-

Tab. 7.1 Primäre und sekundäre Güter

Primäre Güter			Sekundäre Güter	
Bezeichnung		**Beschreibung**	**Adaptiv, z. B.**	**Maladaptiv, z. B.**
1.	Leben	Körperliche Bedürfnisse und Faktoren, die für ein gesundes Leben und körperliche Funktionsfähigkeit bedeutsam sind	In Bewegung bleiben; Sport treiben; auf gesunde Ernährung und die eigene Gesundheit achten	Kriminelles Verhalten, um Grundbedürfnisse zu sichern
2.	Wissen	Bedürfnis, bestimmte Dinge über sich selbst, andere Personen oder die natürliche Umgebung zu verstehen	Zur Schule, zum Training, zur Ausbildung gehen; Selbsterkenntnis durch Therapie erlangen; andere unterrichten	Sich über noch effizienteren Konsum von Drogen informieren
3.	Kompetenzerleben in der Freizeit	Bedürfnis, Freizeitaktivitäten zu genießen, zu beherrschen und sich fortlaufend zu verbessern	An sportlichen Aktivitäten teilnehmen; Wandern gehen; Freizeitaktivitäten und Hobbys betreiben	Mit Freunden in der Freizeit Drogen konsumieren
4.	Kompetenzerleben im Beruf	Bedürfnis, seine Arbeit zu beherrschen und sich fortlaufend zu verbessern	Bezahlter Arbeit nachgehen; ehrenamtlich arbeiten	Diebstahl, Betrug
5.	Autonomie	Bedürfnis, eigene Ziele zu formulieren und diese in selbstbestimmter Art und Weise zu verfolgen, ohne durch andere hierin beeinträchtigt zu werden; Unabhängigkeit, Autonomie, Auswahlmöglichkeiten	Pläne schmieden, um Ziele zu erreichen	Andere kontrollieren oder missbrauchen, um persönliche Kontrolle zu haben
6.	Innerer Frieden	Bedürfnis, mit Gefühlen umgehen und einen Zustand emotionalen Ausgleichs erreichen zu können; Freiheit von emotionalem Aufruhr und Stress	Bewegung, Achtsamkeit	Drogen, Alkohol, Sex zur Emotionsregulation

Tab. 7.1 Primäre und sekundäre Güter *(Forts.)*

Primäre Güter			Sekundäre Güter	
Bezeichnung		Beschreibung	Adaptiv, z. B.	Maladaptiv, z. B.
7.	Verbundenheit	Bedürfnis, warme und liebevolle Beziehungen zu anderen Menschen aufzubauen und aufrechtzuerhalten; intim, romantisch, Familie, Beziehung und Freundschaften	Zeit mit Freunden und Familie verbringen; andere unterstützen und Unterstützung erhalten (z. B. emotional, praktisch)	Mit Freunden Drogen nehmen
8.	Gemeinschaft	Bedürfnis, sozialen Gruppen anzugehören, die die eigenen Werte, Sorgen und Interessen teilen	An Aktivitäten der Gemeinde teilnehmen; Mitgliedschaft in Vereinen, Verbänden, Gruppen, Bündnissen mit ähnlichen Interessen, Werten, Anliegen	Mitglied einer Gang oder kriminellen Vereinigung werden
9.	Spiritualität	Bedürfnis, im eigenen Leben Bedeutung und Sinn zu finden; Teil eines großen Ganzen sein	Religiöse Aktivitäten; freiwillige Arbeit für gemeinnützige Organisation	Einer Sekte angehören
10.	Glück	Bedürfnis nach Vergnügen, einschließlich sexueller Zufriedenheit sowie der Erfahrung, mit dem eigenen Leben einverstanden und zufrieden zu sein	Aktivitäten, die in einem Gefühl der Befriedigung, Zufriedenheit, Erfüllung resultieren; Aktivitäten, die Vergnügen bereiten (z. B. Essen, Freizeitaktivitäten, Einkaufen, Sex)	Drogen und Alkohol konsumieren
11.	Kreativität	Bedürfnis nach Neuem und Erfinderischem, anderen Herangehensweisen oder dem Hervorbringen von neuen, künstlerischen oder kreativen Werken	Neue Dinge ausprobieren; künstlerische oder kreative Aktivitäten (z. B. Malen, Handwerk, Schreiben)	Mit Drogen experimentieren

Vgl. auch von Franqué und Briken (2013) sowie Göbbels et al. (2013)

ten Good-Life-Plan entspricht. Straftätern mangele es dabei an sozial angemessenen Strategien zur Zielerreichung. Das GLM identifiziert vier Problemtypen bzw. **Fehler im Plan zum Erreichen eines guten Lebens:**

1. Gebrauch maladaptiver sekundärer Güter, um primäre Güter zu sichern
2. Mangelnde Bandbreite berücksichtigter primärer Güter
3. Mangel an Kohärenz zwischen angestrebten primären Gütern (Zielkonflikte)
4. Mangel an internen und externen Kapazitäten zur Erreichung primärer Güter

Insgesamt wird im GLM besonderer Wert auf die therapeutische Beziehung gelegt, da der Klient seine primären und sekundären Güter selbst entdecken und nicht vorgelegt bekommen soll. Wichtigstes Behandlungsziel ist die Identifizierung und Anpassung von Fehlern im Plan, ein gutes Leben zu führen, sodass primäre Güter in sozial angemessener und adaptiver Weise befriedigt werden können. Der erste Problembereich, mittels maladaptiver sekundärer Güter primäre Güter zu sichern, lässt sich aus ➤ Tab. 7.1 und den dort dargestellten maladaptiven sekundären Gütern ableiten. So kann das Bedürfnis, Teil einer Gemeinschaft zu sein, maladaptiv durch den Anschluss an eine kriminelle Vereinigung anstatt adaptiv durch Mitgliedschaft in einem Fußballverein gesichert werden. Die mangelnde Bandbreite bei der Sicherung primärer Güter ergibt sich durch die Sicherung nur einiger weniger Güter (man setzt sinnbildlich alles auf eine Karte). Unter mangelnder Kohärenz zwischen den Zielen versteht man Ziele, die im Konflikt miteinander stehen. So könnte das Ziel, Verbundenheit in einer Partnerschaft zu erlangen, mit dem Ziel der Autonomie und der mangelnden Bereitschaft zur Verantwortungsübernahme im Konflikt stehen. Im Hinblick auf den Mangel an internen und externen Kapazitäten können verschiedene Hindernisse die Sicherung primärer Güter blockieren. In diesen Hindernissen zeigt sich deutlich die Parallele zum RNR-Modell und seinen dynamischen Risikofaktoren. Die Hindernisse können intern sein, wenn es sich um mangelnde Fähigkeiten, problematische Einstellungen oder physische Eigenschaften handelt. Es kann sich aber auch um externe Hindernisse wie Umwelt-, soziale, kulturelle oder zwischenmenschliche Faktoren handeln.

MERKE

- Das GLM orientiert sich an Ansätzen der humanistischen und positiven Psychologie und fokussiert auf die Stärken und Ressourcen der Täter.
- **Primäre Güter** sind universelle Ziele, Bedürfnisse, Zustände, die prinzipiell alle Menschen anstreben.
- **Sekundäre Güter** sind Wege, um primäre Güter zu erreichen. Diese Wege können adaptiv (prosozial) oder maladaptiv (sozial deviant) sein. Maladaptive sekundäre Güter sind demgemäß z. B. Straftaten oder Drogenmissbrauch.
- Bei Straftätern lassen sich vier allgemeine Problemtypen in der Lebensführung identifizieren.
- Behandlungsziel ist es, diese Fehler zu identifizieren, zu beheben und den Straftäter dabei zu unterstützen, primäre Güter in prosozialer Weise zu sichern.

7.2.2 Praktische Umsetzung im Fallbeispiel

Fallbeispiel

Vorgehen nach dem Good Lives Model

Das Ziel der Therapeutin ist es, zusammen mit Herrn X. eine (prosoziale) Identität zu erarbeiten, die er selbst als bedeutend und sinnhaft erlebt. Im ersten Schritt versucht sie, die primären Güter des Probanden mittels klinischer Interviews zu identifizieren, und diskutiert mit ihm, inwiefern die Deliktbegehung zu deren Sicherung beigetragen haben könnte. Dadurch wurden Verbundenheit (Freunde, Familie), sein Wunsch, Teil einer Gemeinschaft zu sein, sowie Freude und Spiritualität als primäre Güter identifiziert. Im zweiten Schritt versucht die Therapeutin, bei Herrn X. Fehler im Plan, ein gutes Leben zu führen, zu identifizieren. Bei Herrn X. erfolgte die Sicherung seines Bedürfnisses nach Verbundenheit auf dysfunktionale Weise durch die Begehung von Sexualdelikten. Weiterhin gibt es klare interne (z. B. geringe zwischenmenschliche Fähigkeiten) und externe (z. B. Ausschluss aus Kirchengemeinde) Hindernisse. Aus der Analyse der primären und sekundären Güter leitet die Therapeutin eine Delinquenzfunktionshypothese (Fallkonzeption) ab. Ihr Behandlungsplan soll prosoziale Mittel stärken, die das Begehen weiterer Straftaten zur Sicherung primärer Güter unwahrscheinlicher machen. In einem nächsten Schritt identifiziert sie die bedeutendsten primären Güter, bevor das zu erwartende Entlassungsumfeld und die damit verbundenen Schwierigkeiten und Chancen einbezogen werden.

Basierend auf ihren Überlegungen wird ein Good-Lives-Plan erstellt, und sie definiert, welche Ressourcen und Kompetenzen vorhanden sind und welche noch erarbeitet werden müssten. Ihr Ziel ist der Aufbau sekundärer Güter zum Erreichen einer breiteren Mischung vernachlässigter primärer Güter (Verbundenheit, Gemeinschaft, Freude). Bei Herrn X. will sie versuchen, folgende interne Kapazitäten zu adressieren: emotionales Gleichgewicht herstellen, Selbstregulationsfähigkeiten erarbeiten (Problemlösekompetenz, emotionale Selbstregulation, sexuelle Selbstregulation) und die Fähigkeit fördern, Beziehungen aufzunehmen und aufrechtzuerhalten. Ferner möchte sie mit ihm daran arbeiten, externe Kapazitäten auszubauen, indem sie Hilfestellungen leistet, eine angemessene Arbeitsstelle, wieder Anschluss an die Gemeinschaft und ein soziales Netzwerk zu finden (z. B. wieder Kontakt zur Kirche und Familie aufnehmen, wenn von ihm gewünscht).

7.3 Bewertung und Vereinbarkeit der Ansätze

Abschließend soll zunächst ein kurzer Überblick über die empirische Bewährung beider Modelle gegeben werden. Im Sinne der Evidenzbasierung gibt es klare Unterschiede zwischen beiden Ansätzen.

Der **RNR-Ansatz** gilt als vergleichsweise gut evaluiert und wird straftätergruppenübergreifend empfohlen: Ein aktueller Überblick über 14 neuere Metaanalysen mit verschiedenen Zielgruppen (Wormith und Zidenberg 2018) zeigt, dass Straftäterbehandlungsprogramme, welche die RNR-Prinzipien einzeln oder in Kombination umsetzen, deliktpräventiv effektiver sind als Programme, die dies nicht tun. Das Bedürfnisprinzip leitet sich aus der Annahme eines kausalen Zusammenhangs ab, demzufolge positive Veränderungen der dynamischen Risikofaktoren mit einer Verringerung der Rückfallrate einhergehen. Neuere Studien stützen diese Annahme (Olver et al. 2020; van den Berg et al. 2018), dennoch gilt sie theoretisch und empirisch als (noch) nicht sehr gut belegt (Heffernan et al. 2019). Kritisch lässt sich ferner anmerken, dass die Operationalisierung, inwiefern die RNR-Prinzipien als erfüllt gelten können, in systematischen Übersichtsarbeiten nicht immer überzeugend ausfällt. So wird die tatsächliche Implementierung des RNR-Modells oftmals lediglich anhand der Programmbeschreibung in Studien überprüft, oder es wird davon ausgegangen, dass als kognitiv-behavioral reklamierte Programme automatisch das Ansprechbarkeitsprinzip erfüllen (Überblick bei Schmidt 2019).

Für das **GLM** hingegen gibt es bislang nur wenige und methodisch nicht überzeugende empirische Versuche der Wirksamkeitsevaluation (zusammenfassend bei Marshall et al. 2017). Ein großes Problem in der Praxis und Forschung stellt das Fehlen von geeigneten Instrumenten dar, welche die postulierten Prozesse des GLM abzubilden vermögen (Mallion et al. 2020). Auch die angenommenen günstigen Auswirkungen des stärkenbasierten Ansatzes auf Behandlungsabbrüche haben sich bislang in den wenigen empirischen Studien hierzu nicht gezeigt (z. B. Barnett et al. 2013). Yates und Kingston (2016) warnen davor, klinische Plausibilität überzubewerten. Sie sehen im anhaltenden Missverhältnis zwischen weitgehender klinischer Akzeptanz des GLM und der fehlenden empirischen Absicherung Parallelen zur Rezeption des Relapse-Prevention-Modells in der Sexualstraftäterbehandlung (Laws 2003). Bei diesem der Suchttherapie entlehnten deliktpräventiven Behandlungsmodell (Ward und Hudson 1996) kam es zur voreiligen Übernahme eines klinisch zwar plausiblen Ansatzes, der seine empirische Wirksamkeit aber letztlich schuldig blieb.

EVIDENZ

Die Wirksamkeit der RNR-Prinzipien wird in zahlreichen Metaanalysen für unterschiedliche Straftätergruppen bestätigt. Für das GLM fehlen bislang überzeugende Wirksamkeitsbelege.

Die beiden vorgestellten deliktpräventiven Behandlungsmodelle werden in der Literatur oft divergierender dargestellt, als sie es tatsächlich zu sein scheinen:

- Zentraler Vorwurf von Befürwortern des GLM ist eine zu einseitige Orientierung des RNR-Ansatzes an Risikofaktoren. Es würden stärkenorientierte Behandlungszugänge vernachlässigt, da Straftäter primär als wandelndes Set von Risikofaktoren betrachtet würden und die Behandlung rein auf die Beseitigung kriminogener Bedürfnisse ausgerichtet sei (Ward et al. 2011).
- Demgegenüber sprechen Vertreter des RNR-Ansatzes dem GLM einen bedeutsamen Mehrwert für die Straftäterbehandlung ab, da das Modell nur wenig Neues hinzufüge, das nicht bereits in den RNR-Prinzipien enthalten sei, und es zudem auf schwachen Messansätzen i. S. unstrukturierter klinischer Urteile und einer diffusen Behandlungsplanung beruhe (Andrews et al. 2011).

Ohne diese Debatte vertiefen zu wollen, haben sich aus praktischer Sicht beide Ansätze tatsächlich über die Zeit angenähert, indem sie die jeweiligen Vorwürfe aufgegriffen und in ihre Behandlungsprinzipien inkorporiert haben. So wird mittlerweile im GLM betont, dynamische Risikofaktoren einzubeziehen (z. B. Ward und Willis 2016), und im RNR-Ansatz wurde der Verweis auf Ressourcen und Stärken von Straftätern in die erweiterten Behandlungsprinzipien aufgenommen (Bonta und Andrews 2017).

Eine mögliche Schnittstelle, an der beide Modelle einander ergänzend überlappen, kann im **Ansprechbarkeitsprinzip** gesehen werden. Die Betonung von persönlichen Werten und Stärken, die weit über eng gefasste dynamische Risikofaktoren hinausgehen, sollte die individuelle Ansprechbarkeit von Straftätern für Verhaltensveränderung erhöhen, was sich mittelfristig sowohl positiv auf den Abbau von dynamischen Risikofaktoren als auch auf die Erreichung subjektiv relevanter allgemeiner Lebensziele auswirken soll (Marshall et al. 2017). Die offene Formulierung des Ansprechbarkeitsprinzips, die Behandlern viel Spielraum bei der Umsetzung dieses Prinzips bietet, kann als naheliegender Anknüpfungspunkt für stärkenbasierte Behandlungsansätze gesehen werden, die sich vor allem motivational günstig auf Straftäterbehandlungsversuche auswirken sollen.

7.4 Zusammenfassung

Zusammenfassend lässt sich festhalten, dass das RNR in seinem Einfluss auf die moderne Straftäterbehandlung gar nicht hoch genug geschätzt werden kann: Es gilt nach wie vor als das bestevaluierte und wirksamste Behandlungsmodell in diesem Feld. Ihm kommt das Verdienst zu, dass sich in jüngerer Vergangenheit der Fokus von der „Nothing works"-Debatte hin zu Merkmalen erfolgreicherer Straftäterbehandlung verschoben hat. Damit haben Andrews und Bonta den therapeutischen Nihilismus gegenüber Straftätern nicht nur widerlegt, sondern Tür und Tor für sog. „Human Service"-Interventionen geöffnet, die sich gegenüber reiner Bestrafung als überlegen erwiesen haben (Lipsey und Cullen 2007). Obwohl es nach wie vor schwierig ist, empirisch exakt zu bestimmen, welche spezifischen Komponenten Behandlungsprogramme erfolgreich machen, zeigt die Betrachtung von Behandlungsansätzen, die unwirksam oder sogar schädlich sind (i. S. gesteigerter Rückfallraten), welche maßgebliche Bedeutung dem RNR-Ansatz für die Deliktprävention zukommt (Barnett und Fitzalan Howard 2018).

LITERATUR

Andrews DA, Bonta J. LSI-R: The Level of Service Inventory-Revised. Toronto: Multi-Health Systems 1995.

Andrews DA, Bonta J, Hoge RD. Classification for effective rehabilitation: Rediscovering psychology. Crim Justice Behav 1990a; 17(1): 19–52.

Andrews DA, Zinger I, Hoge RD, et al. Does correctional treatment work? A clinically relevant and psychologically informed meta-analysis. Criminology 1990b; 28(3): 369–404.

Andrews DA, Bonta J, Wormith SJ. The Level of Service/Case Management Inventory (LS/CMI): User's Manual. Toronto: Multi-Health Systems 2004.

Andrews DA, Bonta J, Wormith JS. The risk-need-responsivity (RNR) model: Does adding the good lives model contribute to effective crime prevention? Crim Justice Behav 2011; 38(7): 735–755.

Barnao M, Robertson P, Ward T. Good lives model applied to a forensic population. Psychiatr Psychol Law 2010; 17(2): 202–217.

Barnett GD, Fitzalan Howard F. What doesn't work to reduce reoffending? Eur Psychol 2018; 23(2): 111–129.

Barnett GD, Manderville-Norden R, Rakestrow J. The good lives model or relapse prevention: What works better in facilitating change? Sexual Abuse 2013; 26(1): 3–33.

Bonta J, Andrews DA. The Psychology of Criminal Conduct. New York: Taylor & Francis 2017.

Dahle K-P, Harwardt F, Schneider-Njepel V. LSI-R – Inventar zur Einschätzung des Rückfallrisikos und des Betreuungs- und Behandlungsbedarfs von Straftätern (Level of Supervision Inventory (LSI)). Göttingen: Hogrefe 2012.

Gannon TA, Olver ME, Mallion JS, James M. Does specialized psychological treatment for offending reduce recidivism? A meta-analysis examining staff and program variables as predictors of treatment effectiveness. Clin Psychol Rev 2019; 73: 101752.

Göbbels S, Ward T, Willis GM. Die Rehabilitation von Straftätern. Forens Psychiatr Psychol Kriminol 2013; 7(2): 122–132.

Hare RD, Harpur TJ, Hakstian AR, Forth AE, Hart SD, Newman JP. The revised Psychopathy Checklist: Reliability and factor structure. Psychol Assess 1990; 2(3): 338–341.

Harper CA, Lievesley R, Blagden N, et al. Development and validation of the Good Lives Questionnaire. Psychol Crime Law 2020; https://doi.org/10.1080/1068316X.2020.1849695.

Heffernan R, Wegerhoff D, Ward T. Dynamic risk factors: Conceptualization, measurement, and evidence. Aggress Violent Behav 2019; 48: 6–16.

Laws DR. The rise and fall of relapse prevention. Aust Psychol 2003; 38(1): 22–30.

Laws DR, Ward T. Desistance from Sex Offending: Alternatives to throwing away the keys. New York: Guilford Press 2011.

Lipsey MW, Cullen FT. The effectiveness of correctional rehabilitation: A review of systematic reviews. Ann Rev Law Soc Sci 2007; 3(1): 297–320.

Mallion JS, Wood JL, Mallion A. Systematic review of 'Good Lives' assumptions and interventions. Aggress Violent Behav 2020; 55: 101510.

Mann RE, Hanson RK, Thornton D. Assessing risk for sexual recidivism: Some proposals on the nature of psychologically meaningful risk factors. Sexual Abuse 2010; 22(2): 191–217.

Marshall WL, Marshall LE, Olver ME. An evaluation of strength-based approaches to the treatment of sex offenders: A review. J Crim Psychol 2017; 7(3): 221–228.

Olver ME, Nicholaichuk TP, Kingston DA, Wong SCP. A prospective multisite examination of dynamic sexual violence risk: Extension and update to Olver, Nicholaichuk, Kingston, and Wong (2014). J Consult Clin Psychol 2020; 88(4): 362–371.

Rettenberger M, von Franqué F. Handbuch psychologischer Instrumente zur Kriminalprognose. Göttingen: Hogrefe 2013.
Robertson P, Barnao M, Ward T. Rehabilitation frameworks in forensic mental health. Aggress Violent Behav 2011; 16(6): 472–484.
Schmidt AF. Ein kritischer Vergleich des Risk-Need-Responsivity Ansatzes und des Good Lives Modells zur Straftäterrehabilitation. Bewährungshilfe 2019; 66(3): 211–224.
Schmucker M, Lösel F. The effects of sexual offender treatment on recidivism: An international meta-analysis of sound quality evaluations. J Exp Criminol 2015; 11(4): 597–630.
van den Berg JW, Smid W, Schepers K, et al. The predictive properties of dynamic sex offender risk assessment instruments: A meta-analysis. Psychol Assess 2018; 30(2): 179–191.
von Franqué F, Briken P. Das „Good Lives Model" (GLM). Forens Psychiatr Psychol Kriminol 2013; 7(1): 22–27.
Ward T. Good lives and the rehabilitation of offenders: Promises and problems. Aggress Violent Behav 2002; 7(5): 513–528.
Ward T, Brown M. The good lives model and conceptual issues in offender rehabilitation. Psychol Crime Law 2004; 10(3): 243–257.
Ward T, Hudson SM. Relapse prevention: A critical analysis. Sexual Abuse 1996; 8(3): 177–200.
Ward T, Marshall WL. Good lives, aetiology and the rehabilitation of sex offenders: A bridging theory. J Sex Aggress 2004; 10(2): 153–169.
Ward T, Maruna S. Rehabilitation. London: Routledge 2007.
Ward T, Stewart CA. The treatment of sex offenders: Risk management and good lives. Prof Psychol: Res Pract 2003; 34(4): 353–360.
Ward T, Willis GM. Responsivity dynamic risk factors and offender rehabilitation: A comparison of the good lives model and the risk-need model. In: Laws DR, O'Donohue W (eds). Treatment of Sex Offenders: Strengths and Weaknesses in Assessment and Intervention. Cham: Springer International Publishing 2016, pp. 175–190.
Ward T, Mann RE, Gannon TA. The good lives model of offender rehabilitation: Clinical implications. Aggress Violent Behav 2007; 12(1): 87–107.
Ward T, Yates PM, Willis GM. The good lives model and the risk need responsivity model: A critical response to Andrews, Bonta, and Wormith (2011). Crim Justice Behav 2011; 39(1): 94–110.
Wormith JS, Hogg S, Guzzo L. The predictive validity of a general risk/needs assessment inventory on sexual offender recidivism and an exploration of the professional override. Crim Justice Behav 2012; 39(12): 1511–1538.
Wormith JS, Zidenberg AM. The historical roots, current status, and future applications of the risk-need-responsivity model (RNR). In: Jeglic EL, Calkins C (eds.). New Frontiers in Offender Treatment: The Translation of Evidence-Based Practices to Correctional Settings. Cham: Springer International Publishing 2018, pp. 11–41.
Yates PM, Kingston DA. The shortcomings of sexual offender treatment: Are we doing something wrong? In: Laws DR, O'Donohue W (eds). Treatment of Sex Offenders: Strengths and Weaknesses in Assessment and Intervention. Cham: Springer International Publishing 2016, pp. 261–279.

KAPITEL

8

Susanne Stübner

Psychopharmakotherapie

Faktenbox

- Bislang ist die forensisch-psychiatrische Pharmakotherapie kaum systematisch untersucht. Die verfügbare Literatur beschäftigt sich lediglich mit bestimmten Aspekten.
- Gleiches gilt für die Arzneimittelsicherheit im Maßregelvollzug.
- Dabei ist eine an den jeweils aktuellen medizinischen Leitlinien und Arzneimittelsicherheitsstandards orientierte Pharmakotherapie im Maßregelvollzug besonders wichtig. Die Behandlung der besonders geschützten Gruppen von Inhaftierten und strafrechtlich untergebrachten Patienten erfordert eine Therapie nach den jeweils aktuellen medizinischen Standards. Angesichts der strafrechtlichen, also primär zwangsweisen Unterbringung besteht eine besondere ethische Verpflichtung.
- Behandlungen unter unmittelbarem Zwang scheinen demgegenüber in der Forensischen Psychiatrie seltener vorzukommen als in der Allgemeinpsychiatrie.
- Es gibt Hinweise auf Unterschiede hinsichtlich Patientenklientel, Therapiegestaltungen und psychopharmakologische Anwendungspraxis gegenüber der Allgemeinpsychiatrie.
- In der forensischen Behandlung insgesamt – und somit auch in der Pharmakotherapie müssen sowohl Besserungs- als auch Sicherungsaspekte bedacht werden.
- In der Therapie schizophren erkrankter Patienten kommt der Anwendung von Depotpräparaten in der Forensischen Psychiatrie eine besondere Bedeutung zu.
- Auch in der Forensischen Psychiatrie spielen Off-Label-Use und symptomatische Behandlungen eine bedeutsame Rolle, was wiederum die Notwendigkeit der Beachtung und Anwendung aktueller Behandlungsgrundsätze unterstreicht.
- Das spezielle forensisch-psychiatrische Setting kann durchaus geeignete Rahmenbedingungen für innovative pharmakotherapeutische Ansätze und sehr gute Behandlungen geben.
- Insbesondere für die Forensische Psychiatrie gilt, dass bei der Pharmakotherapie während der stationären forensisch-psychiatrischen Behandlung auch die Praktikabilität und die Sicherheit in den höheren Lockerungsstufen bzw. im sozialen Empfangsraum nach Entlassung explizit bedacht werden müssen.
- Der Ärztemangel und die Übernahme der therapeutischen Funktionen durch andere Berufsgruppen stellen eine besonders große Herausforderung für den Maßregelvollzug dar.

8.1 Stand der Wissenschaft

Literatur zu forensisch-psychiatrischer Pharmakotherapie ist bislang kaum verfügbar. Obwohl dies einerseits insofern verständlich erscheint, als die forensische Psychiatrie nur einen Teil des Faches darstellt und ihr auch keine anderen pharmakologischen Mittel zur Verfügung stehen als der Allgemeinpsychiatrie, wirkt es andererseits doch erstaunlich, dass diesem wichtigen Therapieelement bisher so wenig systematische wissenschaftliche Beachtung gewidmet wurde.

Gleiches gilt auch für die Arzneimittelsicherheit: Wenn bereits die Allgemeinpsychiatrie unter allen medizinischen Falldisziplinen eine besondere ethische Verpflichtung haben muss, sich mit arzneimittelsicherheitsrelevanten Themen zu beschäftigen, um wie viel mehr müsste dies für die Forensische Psychiatrie gelten, bei deren Patienten von besonders schweren, therapierefraktären und langwierigen Verläufen auszugehen ist, und von einem durch die strafrechtliche Unterbringung primär immanenten Zwang.

Von der Deutschen Gesellschaft für Psychiatrie und Psychotherapie, Psychosomatik und Nervenheilkunde e. V. (DGPPN) wurde bisher vom Referat für Forensische Psychiatrie ein „Standard für die Behandlung" herausgebracht (Müller et al. 2018), in dem hinsichtlich der Pharmakotherapie auf die allgemeinen Leitlinien verwiesen wird – mit dem Hinweis auf die „Grenzen der Übertragbarkeit" angesichts deren Gewinnung an nicht forensisch-psychiatrischen Patienten. In den von der DGPPN publizierten Leitlinien zur Behandlung psychischer Störungen wird auf die besondere Situation in der Forensischen Psychiatrie hingewiesen; so wird beispielsweise „eine forensische Anamnese“ als Risikofaktor für ein „schlechtes Ansprechen“ schizophrener Erkrankungen auf antipsychotische Medikation genannt (DGPPN 2019).

Eine aktuelle Untersuchung liefert Hinweise darauf, dass sich die pharmakotherapeutische Anwendungspraxis in der Forensischen Psychiatrie von derjenigen der Allgemeinpsychiatrie hinsichtlich Art, Darreichungsform und Dosierungen tatsächlich deutlich unterscheidet – in einer Weise, die auf schwerere und therapierefraktärere Erkrankungen schließen lässt: In der Behandlung schizophrener Erkrankungen kommt Clozapin häufiger zur Anwendung, nahezu alle Medikationen in höherer Dosierung und ein größerer Anteil an Depotapplikationen; wie auch für die Allgemeinpsychiatrie ergeben sich Hinweise auf einen bedeutsamen Anteil an Off-Label-Use, z. B. von Valproat bei schizophren erkrankten Patienten (Stübner et al., im Druck). Weitere Untersuchungen an größeren und heterogeneren Stichproben hierzu fehlen bisher.

8.2 Psychopharmakotherapie und Arzneimittelsicherheit

Es besteht der ärztliche Grundsatz, dass Leiden vermindert und Krankheiten behandelt werden sollen. Gleichzeitig gilt ein ärztliches Prinzip dahingehend, dass eine Behandlung zu allererst nicht schaden soll.

In vielen Fällen sind die Erkrankungen nicht oder nur zu Teilen durch eine medikamentöse Behandlung zu heilen oder zu bessern; zugleich gibt es ein breites Spektrum an unerwünschten Wirkungen, das sich in verschiedenen Phasen der Behandlung manifestieren kann. Eine weitere Größe stellt die subjektive Lebensqualität dar, die naturgemäß von außen nur bedingt nachvollzogen werden kann.

Nicht nur eine falsche Therapie kann zu unerwünschten Ergebnissen führen, sondern auch eine überschießende, zu lange anhaltende oder zu hoch dosierte sowie eine zu zaghafte, zu kurzzeitige oder zu niedrig dosierte Behandlung.

Die Betroffenen sind häufig bereits aufgrund der psychischen Erkrankung verunsichert. Oft besteht keine Krankheitseinsicht. Weitere intrapsychische Faktoren wie kognitiv-mnestische Limitierungen, Traumatisierungen, Ängste oder Abwehr, aber auch äußere Bedingungen wie Stigmatisierung und Ablehnungen seitens der Umgebung können einen Zugang zur Therapie erschweren. Trotz begleitender Maßnahmen wie Aufklärung, Psychoedukation oder Angehörigenarbeit ist es in vielen Fällen nahezu unmöglich, eine stabile Adhärenz zu erzielen.

Detaillierte Übersichten, Erläuterungen und Empfehlungen finden sich in den Lehrbüchern der Psychopharmakotherapie (z. B. Benkert und Hippius 2021). Im Folgenden sollen lediglich einige Grundprinzipien, die in der praktischen Anwendung Beachtung finden sollten und nützlich sein können, zusammengefasst werden (vgl. auch Stübner et al. 2012, 2013) – unter besonderer Berücksichtigung der speziellen Situation der Forensischen Psychiatrie.

Die **tatsächliche Wirkung eines Arzneimittels** im individuellen Fall hängt von vielen Faktoren ab:

- **Personenbezogene Parameter** umfassen u. a. Alter, Größe, Gewicht, Geschlecht, Diagnosen, Komorbiditäten, Komedikationen, Lifestyle-Gewohnheiten, pharmakokinetische und pharmakogenetische Besonderheiten, welche die Metabolismusleistungen beeinflussen, sowie spezifische Empfindlichkeiten.
- **Substanzbezogene Parameter** beinhalten pharmakodynamische Variablen wie Wirkungs- und Nebenwirkungsspektren von Wirkstoffen und Trägersubstanzen, deren Galenik, Darreichungsformen, Halbwertszeit und Metabolisierungsrouten sowie die Dosierung.

8.3 Im Vorfeld einer psychopharmakologischen Behandlung

In jeder Phase der Behandlung sind patienten-, substanz- und anwendungsspezifische Faktoren zu beachten, um sowohl bestmögliche pharmakologische Wirksamkeit als auch Arzneimittelsicherheit zu gewährleisten. Auch Aufklärungsmaßnahmen und Dokumentation müssen diesen gesamten therapeutischen Prozess begleiten.

8.3.1 Auswahl des Medikaments

Im Vorfeld einer psychopharmakologischen Behandlung muss zunächst die **Auswahl** der Substanz vorgenommen und dieser Vorschlag dem Patienten unterbreitet werden. Es ist bisher nicht möglich, vorher zu bestimmen, ob ein Medikament beim individuellen Patienten die erwünschten oder auch unerwünschte Effekte induzieren wird. Die Auswahl muss also nach allgemeinen Kenntnissen erfolgen, nämlich nach der **Zielsymptomatik,** deren Behandlung erwünscht ist, und nach dem Spektrum unerwünschter Arzneimittelwirkungen (UAW), die möglichst vermieden werden sollen.

Vor einer Behandlung sollte daher eine möglichst **genaue Anamnese** einschließlich einer Medikamentenanamnese, erhoben werden. Es empfiehlt sich, mit schriftlichem Einverständnis des Patienten auch möglichst alle **ärztlichen Vorberichte** anzufordern. Oftmals bestehen Diskrepanzen zwischen der subjektiven Erinnerung und den dokumentierten Behandlungsverläufen. Informationen und Wertungen beider Quellen müssen berücksichtigt werden.

Zudem sollten einige **Ausgangsbefunde** erhoben werden. Generelle Aufstellungen der substanzspezifisch zu erhebenden Baseline-Befunde – neben psychopathologischem Status und klinischer Untersuchung – finden sich in den Lehrbüchern der Psychopharmakologie (z. B. Benkert und Hippius 2021). Ganz allgemein handelt es sich zumeist neben Größe und Gewicht um Blutdruck und Pulswerte, klinisch-chemische Parameter (z. B. Elektrolyte, Blutbild, Leberwerte, Nierenwerte, Blutzucker) sowie EKG und EEG.

8

Auch Kenntnisse über **unerwünschte Arzneimittelwirkungen** (➤ Kap. 8.4.3) spielen eine essenzielle Rolle, da das substanzspezifische Profil der möglichen UAW mit dem patientenspezifischen Profil der möglichst zu umgehenden UAW abgeglichen und auch die Aufklärung entsprechend gestaltet werden sollte.

Generell sind bei der Gabe von Psychopharmaka auch **Sucht- und Gewöhnungspotenziale** zu bedenken. Anxiolytika, Sedativa und Schmerzmittel sind segensreich in akuten und schweren Krankheitsfällen. Die Dauer der Anwendung sollte aber stets im Blick behalten und ggf. schon bei Verordnung limitiert werden. Viele Medikamentenabhängigkeiten entstehen iatrogen (z. B. Lader 2011).

Schon im Vorfeld sollte auch die **Compliance** berücksichtigt werden, insbesondere bei Anwendung von Substanzen mit enger therapeutischer Breite (z. B. Lithium) oder bestimmten Kontrollnotwendigkeiten (z. B. Clozapin).

MERKE
Besonders in der Forensischen Psychiatrie, in der auf die innere Logik und eine auch im Nachhinein gegebene Nachvollziehbarkeit aller getroffenen Maßnahmen (z. B. auch durch externe Gutachter) geachtet werden muss, ist es wichtig, die Zielsymptomatik möglichst gut zu definieren und klar darzulegen. Spricht die Symptomatik auf die Behandlung an – wie intendiert –, ist sie später nicht mehr nachweisbar. Umso wichtiger ist eine detaillierte Ausgangsdokumentation, möglichst mit konkreten Beispielen.

8.3.2 Indikation, Kontraindikation, Zulassung, Heilversuch (Off-Label-Anwendung)

Die **Indikation,** d. h. das „Angezeigtsein", einer Behandlung ist zu überprüfen. Ein Medikament ist dann auf einem Markt verfügbar, wenn eine **Zulassung** erfolgt ist, d. h. die behördlich erteilte Genehmigung, ein verwendungsfertiges Arzneimittel anzubieten. Die Zulassung erfolgt jeweils für bestimmte Indikationen; hierbei kann es sich um Diagnosen, Syndrome oder aber auch um einzelne Symptome handeln, dabei auch um Einzelmerkmale im Kontext bestimmter diagnostischer Entitäten (z. B. nichtkognitive Symptome bei Demenz) oder auch bestimmte Schweregrade (z. B. für einige Antidementiva oder Antidepressiva). Ferner kann sich die Zulassung auf eine bestimmte Verlaufsform beziehen (z. B. Akutbehandlung, Erhaltungstherapie oder Prophylaxe). Die Indikation einer Substanz ist in den jeweiligen Fachinformationen hinterlegt.

Neben Indikation und Zulassung sind auch die **Kontraindikationen** und **Anwendungsbeschränkungen** wie z. B. bestimmte Vorerkrankungen oder die gleichzeitige Anwendung anderer Arzneien zu überprüfen. Ist im speziellen Fall das Medikament, das angewendet werden soll, nicht explizit für die zu behandelnde Störung oder Zielsymptomatik zugelassen, kann es trotzdem – als **Heilversuch („off label")** – eingesetzt werden. Dann ist eine spezielle Aufklärung darüber erforderlich (➤ Kap. 8.3.5).

Leitlinien sind für eine Behandlung nicht verbindlich, sondern lediglich ein Anhaltspunkt. Das Abweichen von Leitlinien erhöht jedoch den Rechtfertigungsdruck – auch für den Fall einer etwaigen späteren Auseinandersetzung. Das begründet die Empfehlung einer umso genaueren und sorgfältigeren Dokumentation, je weiter sich eine Maßnahme von den üblichen Vorgehensweisen entfernt.

MERKE

- Falls sich eine therapeutische Maßnahme von Zulassungen und/oder Leitlinien entfernt, sollte die Begründung genau erwogen und dokumentiert werden.
- Falls ein Heilversuch mit einer nicht dafür zugelassenen Substanz bzw. in einer nicht zugelassenen Dosierung, also eine Off-Label-Anwendung, vorgenommen werden soll, muss die Aufklärung diesen Aspekt umfassen, und sollte besonders sorgfältig vorgenommen und dokumentiert werden.

8.3.3 Dosierung, Darreichungsformen, Verordnungsdetails

Zur **Wahl der geeigneten Einstiegsdosis** und der **Geschwindigkeit der Aufdosierung** gilt generell die Regel, dass nur so wenig wie möglich gegeben werden sollte, aber so viel wie nötig. Eine zu rasche Eindosierung birgt das Risiko von UAW. Dies wiederum kann die Compliance nachhaltig beeinträchtigen. Eine zu zaghafte Behandlung birgt demgegenüber die Gefahr von vermeidbar lange bestehender Symptomatik und Ambivalenz, was ebenfalls zu Belastungen der therapeutischen Beziehung und des künftigen therapeutischen Fortschritts führen kann. Bei der Wahl der Dosierung sind zunächst die Empfehlungen für das jeweilige Medikament zu berücksichtigen, die sich ebenfalls für verschiedene Indikationen und in den unterschiedlichen Phasen der Behandlung unterscheiden können.

Speziell in der psychiatrischen Pharmakotherapie ist eine etwaige **hirnorganische Beeinträchtigung** zu berücksichtigen. Die Klinik lehrt, dass vorgeschädigte ZNS-Systeme besonders empfindlich reagieren können; auch kann es zu paradoxen Wirkungen kommen (z. B. unter Koffein, Benzodiazepinen). Bei entsprechender Vorgeschichte oder Hinweisen sollte besonders vorsichtig, also mit initial niedriger Menge und langsam, eindosiert werden; das Gleiche gilt für Patienten im höheren Lebensalter, bei denen auch das Risiko einer reduzierten **Stoffwechselleistung** besteht und oftmals Komorbiditäten und auch Komedikationen vorliegen.

Psychopharmaka insgesamt und viele Einzelsubstanzen sind in verschiedenen **Darreichungsformen** verfügbar. In der Regel gilt, dass eine invasivere Gabe mit einem rascheren Wirkungseintritt und einer stärkeren Wirkung, aber auch mit entsprechend schneller eintretenden und ausgeprägteren UAW und somit – zumindest unter üblichen, nicht intensivmedizinischen, klinischen Bedingungen mit einer schwereren Steuerbarkeit verbunden ist.

Bei **oralen Verabreichungsformen** gibt es verschiedene Unterformen. Bei *Schmelztabletten* sind eine unmittelbarere Absorption, weniger Täuschungsmöglichkeiten und ein rascherer Wirkungseintritt gegeben. Oftmals wird die Einnahme auch subjektiv als angenehmer empfunden. Gleiches gilt für *Tropfen,* wobei hier zusätzlich eine feinere Dosierbarkeit von Vorteil ist. In der klinischen Praxis werden mitunter, um die tatsächliche Einnahme zu gewährleisten, auch Tabletten zermörsert oder Kapseln geöffnet. Dies kann jedoch Liberation, Absorption, Distribution und Metabolisierung entscheidend beeinflussen, weshalb man ggf. mit einem Pharmakologen Rücksprache halten sollte und etwaige Auswirkungen berücksichtigt werden sollten.

Die Anwendung von *Depotformen* von Antipsychotika kann insbesondere bei Langzeitbehandlungen und Complianceproblemen hilfreich sein. Die Applikationen selbst sind mit regelmäßigen medizinischen Kontakten verbunden. Es sollte aber, wenn immer möglich, die Verträglichkeit der zu verwendenden Substanz zunächst in der oralen Darreichungsform erprobt werden. Depotpräparate spielen speziell in der Forensischen Psychiatrie eine große Rolle. Es kommen oftmals auch Kombinationen mit oralen Präparaten zur Anwendung, was einen basalen Schutz und die Möglichkeit einer zusätzlichen Feinabstimmung eröffnet.

Auch die **Halbwertszeit** (HWZ) sollte bei der Auswahl und bei den **tageszeitlichen Verordnungsdetails** eines Medikaments bedacht werden. Sie liegt für die meisten Psychopharmaka zwischen 12 und 36 Stunden (Ausnahmen sind hierbei u. a. Quetiapin, Trazodon und Venlafaxin mit deutlich kürzerer HWZ [ca. 6 Stunden] und Aripiprazol, Cariprazin und Fluoxetin mit deutlich längerer HWZ [einige Wochen]; Hiemke et al. 2018).

8.3.4 Interaktionspotenziale

Interaktionspotenziale sind zu berücksichtigen; ggf. besteht eine Vormedikation, und auch die psychopharmakologische Akutbehandlung allein erfolgt nicht selten mit mehreren Präparaten, da die meisten spezifisch wirksamen Substanzen in der Regel eine Wirklatenz aufweisen, weshalb oft ein schnell und auf Symptomebene wirksames Medikament dazu gegeben wird (z. B. zu Sedierung oder Anxiolyse).

Unterschieden wird zwischen **pharmakokinetischen** (betreffend die Prozesse, denen eine Substanz im Körper unterworfen wird) und **pharmakodynamischen** Interaktionen (betreffend die Prozesse, die eine Substanz im Körper bewirkt), die sich am selben oder an verschiedenen Wirkorten ausbilden können. Die einzelnen pharmakokinetischen Schritte sind Liberation (Freisetzung), Absorption (Aufnahme), Distribution (Verteilung), Metabolisierung (Verstoffwechselung) und Elimination bzw. Exkretion (Ausscheidung). An all diesen Phasen können individuelle Besonderheiten vorliegen oder Wechselwirkungen auftreten.

Durch Interaktionen kann eine verstärkte oder abgeschwächte Wirkung oder auch ein qualitativ ganz anderer Effekt resultieren (z. B. Delir unter trizyklischen, anticholinerg wirksamen Antidepressiva und Antipsychotika).

Pharmakokinetische Interaktionen entstehen z. B., wenn ein Medikament den Abbau eines anderen beschleunigt oder hemmt. In den letzten Jahren wurde viel über das Cytochrom-P450(CYP-)System bekannt, eine Familie mikrosomal mischfunktioneller Isoenzyme, die für die Oxidation vieler Psychopharmaka von Bedeutung sind und die durch verschiedene Substanzen inhibiert oder induziert werden können. Für die Metabolisierung von Psychopharmaka sind insbesondere die CYP-Enzyme 1A2, 2C9, 2C19, 2D6, 3A4 und 2E1 von Bedeutung (s. a. Lehrbücher wie z. B. Benkert und Hippius 2021 oder webbasierte Interaktionsdatenbanken, z. B. GeneMedRx, MediQ, PsiacOline).

Aber auch andere physiologische Prozesse können Wechselwirkungen bedingen, z. B. Mechanismen des P-Glykoprotein-Systems (P-gp) (Uhr und Grauer 2003).

Ferner ist inzwischen bekannt, dass auch **Ernährungs- und Lifestyle-Gewohnheiten** zu pharmakologisch relevanten Interaktionen führen können. Die beim Rauchen entstehenden Benzpyrene z. B. sind starke Induktoren von CYP1A2, was zu einer beschleunigten Verstoffwechselung von Psychopharmaka (z. B. von Clozapin) führen kann.

Auch **Phytopharmaka** verfügen z. T. über starke Interaktionspotenziale: Johanniskraut z. B. ist als starker Induktor verschiedener CYP-Isoenzyme und von P-gp bekannt.

Manche Substanzen werden auch als sog. **Prodrugs** appliziert; hierbei wird nicht die verabreichte, sog. Muttersubstanz, sondern erst die metabolisierte Substanz wirksam.

Das Wissen über Interaktionspotenziale ist hochkomplex und wächst ständig. Seit mehreren Jahren stehen fortlaufend aktualisierte webbasierte **Interaktionsdatenbanken** zur Verfügung (z. B. GeneMedRx, MediQ, PsiacOline). Es gilt zu bedenken, dass bei Interaktionschecks auch Warnsignale generiert werden, obwohl das klinische Risiko gering ist und es auch vorkommt, dass keine Warnung erscheint, da die Kombination im Programm nicht erfasst worden ist (Hiemke und Eckermann 2014). Entsprechend wurden Hinweise und Algorithmen für einen kritischen Umgang (Hiemke und Eckermann 2014) oder Ansätze, Korrelationen zur klinischen Relevanz in die Interaktionswarnungen einzubeziehen (Haueis et al. 2011), veröffentlicht.

Mitunter ist es klinisch unabdingbar, sich für theoretisch kritische Kombinationen zu entscheiden. Das Wissen um die Interaktionspotenziale ist hierbei sehr hilfreich, um Vorsichtsmaßnahmen ergreifen (z. B. eine langsame Eindosierung oder eine Kontrolle bestimmter klinischer Parameter), wachsam sein und ggf. gegensteuern zu können.

MERKE

Interaktionsprogramme sind wertvolle Hilfen im Bemühen um eine gute und sichere Pharmakotherapie und sollten in der klinischen Praxis selbstverständlich Anwendung finden. Sie geben oftmals nicht nur Hinweise auf konkrete Interaktionspotenziale, sondern auch Informationen zu den einzelnen Substanzen und über die physiologischen Hintergründe der Einzelwirkungen und der Interaktionen. Ihre Verwendung entbindet dabei nicht von klinisch-ärztlichen Überlegungen und einer kritischen Gesamtschau.

8.3.5 Aufklärung

Die **Aufklärung** ist wesentlicher Bestandteil der Behandlung. Unterschieden werden Diagnose-, Behandlungs- und Risikoaufklärung, wobei Überschneidungen bestehen. Aufklärungen werden zumeist schrittweise und auch in Wiederholungen über einen längeren Verlaufszeitraum vorgenommen (z. B. im Rahmen von psychoedukativen Maßnahmen und/ oder in gruppentherapeutischen Behandlungselementen; s. auch unter „Im Verlauf einer psychopharmakologischen Behandlung").

Das Phänomen, dass die ärztliche Verordnung selbst zur Wirksamkeit eines Medikaments, mitunter als die „Droge Arzt" beschrieben, und auch zum sog. **Placebo-Effekt** beiträgt, ist seit Langem bekannt. Zunehmend wird auch Augenmerk auf das gegenteilige Geschehen gelenkt, den sog. **Nocebo-Effekt** (Übersicht bei Häuser et al. 2012), also die Induktion negativer Folgen durch bestimmte Aspekte der Informationsweitergabe.

Das Prinzip der informierten **partizipativen** und gemeinsamen **Entscheidungsfindung** bzw. des *Shared Decision-Making* gilt inzwischen als Standard (Towle und Godolphin 1999). Im Idealfall übernimmt der Patient Verantwortung für seine Gesundheit. Auch für den Arzt ist dieses Vorgehen von Vorteil, da der Patient die Last von Verantwortung und Entscheidung mit ihm gemeinsam trägt. Psychische Erkrankungen können jedoch seelische und geistige Funktionen in einer Weise beeinträchtigen, die eine Entscheidungsfindung erschweren oder unmöglich machen. Ziel der Behandlung ist die Wiederherstellung der psychischen Autonomie des Patienten. Um dieses Ziel zu erreichen oder für den Fall, dass es nicht zu erreichen ist, kann es notwendig werden, dass die psychischen Funktionen des Patienten vertretungsweise übernommen werden, wobei dann rechtliche Aspekte zu beachten sind.

Zum Vorgehen beim Sonderfall Zwangsmaßnahmen, zur Thematik der Betreuung und der Einwilligungsunfähigkeit vgl. ➤ Kap. 5.

Es sind generelle Aufklärungsregeln zu beachten:

- **Sprachliche Barrieren** müssen überwunden werden. Um ein Verständnis sicherzustellen, empfiehlt es sich, den Patienten zu bitten, die Aufklärungsinhalte mit eigenen Worten zu wiederholen.
- **Therapie- und Risikoaufklärung** müssen insgesamt die Folgen und Risiken einer Behandlung und der Behandlungsalternativen sowie einer Nichtbehandlung umfassen.
- Es sollte auch auf die Möglichkeit eines **Nichtansprechens** bzw. die **Versagerquote** hingewiesen werden.
- Klinisch wichtig erscheint ferner der Hinweis auf eine etwaig zu erwartende **Wirklatenz** (z. B. bei Gabe von Antidepressiva).
- Der Patient ist „im Großen und Ganzen" über „bedeutsame" **Risiken** zu informieren (Spießl und Hausner 2012); hierbei sollten oft auftretende und gravierende UAW erwähnt werden. Auch etwaige Spätschäden (z. B. tardive Dyskinesien, metabolisches Syndrom) sind zu beachten. Das Verabreichen einiger Psychopharmaka, z. B. mit geringer therapeutischer Breite, besonders gefahrvollem Nebenwirkungsspektrum oder der Notwendigkeit spezieller Einnahme- oder diätetischer Regelungen, erfordert besondere Aufklärungsmaßnahmen (z. B. bei Lithium, Clozapin, Tranylcypromin). Bei Verordnung potenziell abhängigkeitserzeugender Substanzen sollte dies möglichst bereits zu Beginn der Behandlung mitgeteilt werden (z. B. bei Gabe von Benzodiazepinen oder schlafanstoßenden Substanzen in der akuten Krankheitsphase).
- Eine **Off-Label-Anwendung** ist stets explizit zu besprechen, und dies ist auch zu dokumentieren.

Die Aufklärung muss im persönlichen Gespräch erfolgen. Die Verwendung von Aufklärungsbögen oder des Beipackzettels kann sehr hilfreich sein. Sie kann der besseren Strukturierung dienen und die Dokumentation erleichtern, jedoch das persönliche Gespräch nie ersetzen. Die eventuell abgestuft vorgenommenen Aufklärungsmaßnahmen sind in Stichworten zu dokumentieren (Spießl und Hausner 2012). Erkennbar sollten sein: Teilnehmer, Ort und Zeitpunkt des Gesprächs und der Hinweis, dass der Patient und/ oder sein rechtlicher Vertreter Gelegenheit hatten, Fragen zu stellen.

Eine Unterschrift des Patienten ist zwar in der klinisch-psychiatrischen Praxis nicht üblich. Allerdings müssen auch die speziellen Vorschriften und Gesetze beachtet werden, die für den Maßegelvollzug gelten. Diesbezüglich können sich die einzelnen Ländergesetze unterscheiden.

MERKE

- Es werden verschiedene Arten der Aufklärung unterschieden (Diagnose-, Behandlungs- und Risikoaufklärung), die sich inhaltlich teilweise überschneiden bzw. aufeinander Bezug nehmen.
- Sprachliche Barrieren müssen überwunden werden.
- Die Aufklärung ist ein Teil der Behandlung und begleitet den gesamten Therapieprozess.
- Sowohl Placebo- als auch Nocebo-Effekte sind zu beachten.
- Das Prinzip der partizipativen Entscheidungsfindung (Shared Decision-Making) bringt für Patient und Arzt erhebliche Vorteile und gilt als Goldstandard.
- Schwerst erkrankten Patienten ist u. U. jedoch ein Mitwirken am Behandlungskonzept nicht möglich.
- Die rechtlichen Rahmenbedingungen müssen Anwendung finden.
- Die ärztliche Aufklärung muss im persönlichen Gespräch des Arztes mit dem Patienten und ggf. mit dessen gesetzlichem Betreuer erfolgen.
- Schriftliche Aufklärungsbögen, auch das Aushändigen der Beipackzettel, können sehr hilfreich sein, das persönliche Gespräch jedoch nicht ersetzen.
- Die Aufklärung muss das Vorgehen bei der Behandlung, deren Folgen, die Risiken einer Behandlung und die Folgen einer Nichtbehandlung sowie etwaige Behandlungsalternativen (mit deren Folgen und Risiken) umfassen.
- Der Patient darf auf eine Aufklärung verzichten; vom Behandler muss dies jedoch explizit dokumentiert werden.

8.3.6 Dokumentation

Die **Dokumentation** ist notwendiger Bestandteil des gesamten Behandlungsprozesses – sowohl aus therapeutischen als auch aus forensischen Gründen. Es erscheint daher am sinnvollsten, keine Energie in Widerstände zu verschwenden, sondern sie sich als selbstverständlich vorzunehmenden Handlungsteil anzugewöhnen. Sie dient nicht zuletzt der eigenen Sicherheit. Die Dokumentation der Aufklärung hat aus forensischer Sicht eine maßgebliche Bedeutung, auch im Fall einer Klage: Bei Fragen nach etwaigen Mängeln einer Therapie wird unterschieden zwischen eigentlichen Behandlungsfehlern (i. S. eines fehlerhaften Tuns oder Unterlassens) und Aufklärungsfehlern.

Aus klinischer Sicht ermöglicht die Dokumentation des Ausgangsbefunds, der einzelnen therapeutischen Schritte und ihrer Auswirkungen das Nachvollziehen der jeweiligen diagnostischen und therapeutischen Überlegungen und damit insgesamt eine **Verlaufsbeurteilung.** In der Forensischen Psychiatrie ist dies besonders wichtig, da es sich oft um sehr lange Behandlungsdauern handelt und therapeutische Entscheidungen von verschiedenen Behandlungsteams und auch externen Gutachtern überprüft werden müssen. Die Dokumentation dient auch Sicherheitsaspekten und schützt den Patienten vor falschen Behandlungen.

Praxishinweis

Im Vorfeld einer psychopharmakologischen Behandlung

Folgendes sollte beachtet werden:

- **Patientenbezogene Faktoren:**
  - Zielsymptomatik, Diagnose
  - Spektrum der zu vermeidenden UAW
  - Ausgangsbefunde (Alter, Geschlecht, Stoffwechselleistung, Komorbidität)
  - Medikamentenanamnese
  - Komedikation
  - Compliance
- **Substanzbezogene Faktoren:**
  - Zulassung
  - Indikationen, Kontraindikationen, Anwendungsbeschränkungen
  - Spektrum der potenziellen UAW
  - Interaktionspotenziale
  - Halbwertszeit
  - Darreichungsform
  - **Cave:** Suchtpotenzial
- **Anwendungsbezogene Faktoren:**
  - Leitlinien
  - Off-Label-Use
  - Dosierung, Aufdosierungsgeschwindigkeit
  - Tageszeitliche Verordnung
  - Weiterbehandlungsmöglichkeiten
  - **Cave:** iatrogene Abhängigkeit
- Aufklärung
- Dokumentation

8.4 Im Verlauf einer psychopharmakologischen Behandlung

Im Verlauf der Behandlung sind Maßnahmen von Diagnostik und Aufklärung, die vielleicht im Vorfeld nicht oder nicht vollständig durchführbar waren, nachzuholen. Ferner muss fortlaufend eine **Überprüfung der Arbeitsdiagnose** und der **Konsistenz zum therapeutischen Vorgehen** erfolgen.

MERKE

- Es gilt, immer wieder die Konsistenz von Symptomatik in Längs- und Querschnittsbefund, Diagnose und Therapie zu überprüfen (Indikation und Zulassung, Optimierungsbedarf bzgl. Zielsymptomatik, UAW und subjektiver Verträglichkeit, Adhärenz).
- Etwaige Diskrepanzen sollten beleuchtet werden.
- Dieses Vorgehen ist in der Forensischen Psychiatrie besonders wichtig, da Änderungen der Diagnose und der Therapieresponse u. a. auch Auswirkungen auf die Grundlagen der Unterbringung haben können.

Für die Geschwindigkeit der **Aufdosierung** sind neben denselben Faktoren wie bei der Wahl der Eingangsdosierung die Beobachtungen während der ersten Einnahmen zu berücksichtigen. In manchen Fällen ist es nötig, eine Dosierung oberhalb der empfohlenen Mengen zu verabreichen, um die gewünschte Wirkung zu erzielen. Diese **Off-Label-Dosierung** ist im Rahmen eines Heilversuchs möglich, sollte aber wiederum besonders gut begründet und dokumentiert werden. Vor einer solchen Maßnahme empfiehlt sich i. d. R. die Überprüfung der Medikamentenkonzentration im Blut (➤ Kap. 8.4.1).

Die **tageszeitliche Verordnung** bedarf nicht selten einer Anpassung im Verlauf. Mitunter muss eine Dosierung nicht erhöht, sondern lediglich etwas umverteilt werden. Auch kann sich nach einer ersten Überprüfung der Verträglichkeit die **Umstellung auf ein Retard- oder Depotpräparat** anbieten.

Während der Behandlung mit Psychopharmaka werden substanzabhängig **Kontrollen** diverser klinischer Parameter empfohlen. Aufstellungen hierzu wie zu den Baseline-Untersuchungen finden sich in den entsprechenden Lehrbüchern (Benkert und Hippius 2021). Zumeist handelt es sich um Kontrollen von Blutdruck, Herzfrequenz, Gewicht, Laborparametern (Elektrolyte, Blutbild, Leber- und Nierenwerte), EKG und EEG, i. d. R. zunächst in wöchentlichen bzw. 2-wöchigen, dann in monatlichen und später ¼- bis ½-jährigen Abständen.

Eine **Therapieresponse** kann nur nach ausreichend langer Gabe in ausreichend hoher Dosierung bzw. in therapeutisch wirksamer Konzentration, also nach Spiegelbestimmung, beurteilt werden.

8.4.1 Therapeutisches Drug Monitoring (TDM)

Die Arbeitsgruppe für **Therapeutisches Drug Monitoring (TDM)** der Arbeitsgemeinschaft für Neuropsychopharmakologie und Pharmakopsychiatrie (AGNP) hat in ihren Konsensusrichtlinien u. a. folgende verpflichtende **Indikationen für Blutspiegelkontrollen** aufgelistet (s. auch Hiemke et al. 2018):

- Bei Substanzen mit einer sehr engen therapeutischen Breite (z. B. Lithium oder Carbamazepin) und zur Dosisoptimierung nach Ansetzen bzw. Dosisänderung von bestimmten Substanzen oder Substanzkombinationen mit einer besonderen entsprechenden Expertenempfehlung.
- Spezifische Indikationen für TDM sieht die Expertenkommission neben Fragestellungen, die sich aus dem klinischen Verlauf ergeben (fehlende klinische Besserung oder Rückfall trotz empfohlener Dosierung, UAW, Bestimmung der idealen individuellen Blutspiegelkonzentration bei erwünschtem klinischem Ergebnis), u. a. bei möglichen Interaktionen, bei spezifischem Risikoprofil (aufgrund von Alter, Besonderheiten bei Körpergewicht, Stoffwechsellage, Verdauungssystem, Ethnie und genetischem Enzymprofil sowie bei akuter oder chronischer Entzündung), bei Umstellung zwischen Originalpräparat und Generika und bei fraglicher Adhärenz. Explizit erwähnt werden zudem forensische Patienten und der Kontext von Gerichtsverfahren.

Die idealen Abnahmebedingungen werden u. a. durch die Halbwertszeit (HWZ) bestimmt. Von Relevanz ist der Talwert der Plasmakonzentration im Steady State, also i. d. R. nach 5 HWZ. In der Regel sollte die Blutentnahme 1 Woche nach Erreichen einer stabilen Dosis und vor Einnahme der morgendlichen Medikation stattfinden, bei Depotpräparaten vor der nächsten Gabe (Hiemke et al. 2018).

Auch das Verhältnis von Muttersubstanz zu Stoffwechselprodukten kann wertvolle klinische Informationen geben, z. B. über Verzögerungen oder Beschleunigungen einzelner Metabolisierungsschritte oder auf eine lediglich kurzfristig vor Kontrolle erfolgte Einnahme bei sonstiger Incompliance.

Dosisänderungen allein aufgrund von Labordaten werden nicht empfohlen; maßgeblich ist stets das klinische Bild. Allerdings sollte auch hier wieder die Dokumentation umso genauer vorgenommen werden, je weiter von den Dosierungsempfehlungen abgewichen wird.

Werden mittels TDM nicht durch Dosierung, Einnahme- oder Abnahmeumstände erklärbare Konstellationen gefunden, sollte an **pharmakogenetische Besonderheiten** gedacht werden. Diese kommen in unterschiedlichen Regionen verschieden häufig vor; daher sollte insbesondere bei Patienten mit Migrationshintergrund diese Möglichkeit erwogen werden.

8.4.2 Umstellungen, Kombinationen, Reduktions- und Absetzversuche

Bei fehlender oder unzureichender Wirkung oder bei Auftreten von UAW (➤ Kap. 8.4.3) wird mitunter eine **Umstellung** der Medikation erforderlich. Hinweise zum Vorgehen bei Umstellungen finden sich in den Lehrbüchern der Psychopharmakologie (z. B. Benkert und Hippius 2021). Für die meisten Wechsel wird eine überlappende Umstellung empfohlen – entweder in Form eines vorübergehenden Persistierens oder einer langsamen Dosisreduktion der vorherigen Medikation mit gleichzeitigem Aufdosieren der neuen Medikation. Bei bestimmten Medikationen sind allerdings Sicherheitsabstände vor bzw. nach Gabe einzuhalten (z. B. bei Monoaminoxidase-Inhibitoren).

Eine eigene Thematik stellen Umstellungen unter verschiedenen Präparationen desselben Wirkstoffs dar, wie sie z. B. bei **Wechseln zwischen Originalpräparaten und Generika oder zwischen verschiedenen Generika** vorkommen. Diese Umstellungen erfolgen im Klinikalltag oftmals ohne die Kenntnis des behandelnden Arztes, da von den Klinikapotheken Verträge mit verschiedenen Herstellern abgeschlossen werden. In den meisten Fällen verlaufen die Umstellungen problemlos. Mitunter gibt es aber entscheidend veränderte Wirkungsweisen. Dies kann auf pharmakologische Faktoren zurückzuführen sein: Generika z. B. beinhalten definitionsgemäß dieselbe Wirksubstanz wie das Originalpräparat. Hersteller müssen nachweisen, dass ihre Zubereitungsformen zur Originalsubstanz beim Gesunden bioäquivalent sind. Die Definitionen für Bioäquivalenz generischer Substanzen sind international jedoch unterschiedlich. Auch bei Befolgen der Empfehlungen der Weltgesundheitsorganisation kann die wirksame Konzentration nach Verabreichung eines Generikums 25 % höher oder 20 % niedriger liegen als nach Verabreichung des Markenpräparats. Entsprechend größere Unterschiede können sich zwischen verschiedenen generischen Präparaten ergeben. Auch können galenische und damit pharmakokinetische Eigenschaften differieren. Bei entsprechenden klinischen Phänomenen sollte diese Erklärung erwogen werden. Seitens der Expertenkommission wird dann auch explizit zu einem TDM geraten (Hiemke et al. 2018).

In der Forensik kommt es nicht nur aus therapeutischen, sondern auch aus sicherheitsrelevanten Aspekten auf die Stabilität der medikamentösen Einstellung an. Besonders im Hinblick auf die ambulante Weiterversorgung muss dies berücksichtigt werden. Es empfiehlt sich, bereits unter stationären Bedingungen auf das in der ambulanten Nachsorge weiterzuführende Präparat einzustellen und auch in Arztbriefen und Epikrisen sowie in der Kommunikation mit komplementären und weiterbehandelnden Einrichtungen darauf hinzuweisen.

Kombinationsanwendungen kommen in der klinischen Praxis häufig vor; die theoretisch empfohlene Monotherapie stellt eher die Ausnahme dar. Die Weitergabe jedes einzelnen Medikaments sollte aber im Verlauf immer wieder auf ihre Notwendigkeit hin überprüft werden. Es gilt zu vermeiden, dass sukzessive Medikamente hinzugegeben werden, ohne dass verzichtbare Substanzen auch wieder abgesetzt werden. Ganz allgemein steigt das Risiko sowohl des Auftretens als auch der Gefährlichkeit von UAW mit der Anzahl der verabreichten Medikamente (Grohmann et al. 2010).

Gegebenenfalls ist ein **Reduktions- oder Absetzversuch** zu unternehmen. Vorsicht geboten ist dabei bei Hauptmedikationen in Bezug auf die Hauptdiagnosen. Hier sollte nicht leichtfertig ein Rezidiv riskiert werden. Bei Entscheidungen dieser Art hilft besonders eine gute Dokumentation.

In medikamentösen Behandlungen kommt es oftmals lediglich zu einer Teilresponse. Dann muss entschieden werden, ob eine Umstellung oder eine Weiterführung unter Hinzugabe anderer Medikamente erfolgen soll.

Bei Polypharmakotherapie sollten die Wirkungsweisen (z. B. Rezeptorprofile) der Substanzen beachtet werden, um das Wirkspektrum sinnvoll zu erweitern (Übersicht bei Messer und Schmauß 2009). Es gibt kontrollierte klinische Studien über den gezielten Einsatz bestimmter Kombinationen, die sich in der klinischen Praxis zur Therapieoptimierung bewährt haben. Allgemein sollte bei Anwendung von mehr als einem Medikament eine Überprüfung auf Interaktionspotenziale erfolgen.

Jedem Kliniker sind Fälle aus der eigenen Praxis bekannt, in denen sehr ungewöhnliche Kombinationen und/oder Dosierungen zur Anwendung gekommen sind; in Einzelfällen helfen tatsächlich ausschließlich bestimmte ausgeklügelte psychopharmakologische Konstruktionen, und jegliche Änderungsversuche führen zu umgehender Dekompensation, weshalb sie möglichst unterbleiben sollten. Ist tatsächlich eine solche Sondersituation gegeben, sollte eine besonders genaue Dokumentation der einzelnen Umstellungsversuche und deren Folgen erfolgen und sichergestellt werden, dass das spezielle, diesen individuellen Fall betreffende Wissen auch bei einem Wechsel der Behandler nicht verloren geht und stets nachvollzogen werden kann. Derartige Sonderfälle sind allerdings selten, i. d. R. lassen sich die Anwendungen beschränken.

Im Verlauf ist immer wieder auf **Interaktionspotenziale** zu achten, die sich durch Zugabe weiterer Medikamente (z. B. von anderen medizinischen Fachdisziplinen) ergeben können. Aber auch Änderungen der Ernährungs- und Lebensgewohnheiten sowie der Wegfall einer Interaktion wie eine De-Induktion (z. B. Rauchstopp) können klinisch relevante Auswirkungen haben.

Vorsicht gilt auch immer bei Entwicklung eines Infekts: Inflammatorische Prozesse (Zytokine) können Enzyme und Transportproteine beeinflussen und klinisch relevante Auswirkungen auf die Verstoffwechselung von Arzneimitteln haben; u. a. kann das CYP-System herunterreguliert werden (Christensen und Herrmann 2012). Für die Medikamentengruppe der Antibiotika sind viele Interaktionen bekannt. Es empfiehlt sich daher, vor Ansetzen eines Antibiotikums stets eine Überprüfung der Interaktionspotenziale vorzunehmen.

Interaktionen können klinisch gezielt eingesetzt werden (Übersicht z. B. bei Messer und Schmauß 2009). Dies setzt jedoch die entsprechenden Kenntnisse sowie die Möglichkeit zu Kontrollen und einem ggf. notwendigen Gegensteuern voraus. Beispielsweise gibt es Untersuchungen zum Einsparen von Clozapin durch Kombination mit SSRIs (Lammers et al. 1999; Polcwiartek und Nielsen 2016), was auch im forensischen Setting angewandt wird (Benz und Mohr, persönl. Kommunikation; Stübner et al., im Druck).

8.4.3 Unerwünschte Arzneimittelwirkungen (UAW)

Unerwünschte Arzneimittelwirkungen (UAW) müssen von Intoxikationsfolgen oder Behandlungsfehlern sowie von unabhängigen Ereignissen und begrifflich von den „Nebenwirkungen", die u. U. auch erwünscht sein können, abgegrenzt werden.

Um ein unerwünschtes Ereignis als arzneimittelassoziiert zu identifizieren, bedarf es einer kausalen Attribution, die alle bekannten Daten der Klinik, z. B. Anamnese, Befund und Zusatzbefunde, berücksichtigt (s. auch Grohmann et al. 2004). Unter pharmakologischer Behandlung ist bei jedwedem Auftreten einer klinischen Veränderung an einen Zusammenhang mit der Arzneimittelwirkung zu denken.

UAW treten großenteils bald nach dem Ansetzen einer Medikation oder nach einer Dosiserhöhung auf. Es gibt aber auch dosisunabhängig oder spät auftretende (z. B. tardive Dyskinesien, Blutbildveränderungen) oder Absetzphänomene (➤ Kap. 8.5).

Ganz allgemein gelten zur Entwicklung von UAW folgende Parameter als **Risikofaktoren:** höheres Lebensalter und bestimmte Organschäden (wegen verringerter Stoffwechselleistung), hirnorganische Vorschädigung (spezifische Empfindlichkeit), positive Anamnese hinsichtlich vorausgegangener UAW sowie Kombinationsbehandlung. Das Risiko sowohl des Auftretens als auch der Gefährlichkeit von UAW steigt mit der Anzahl der verabreichten Medikamente (Grohmann et al. 2010). Es gibt jedoch Ausnahmen.

Bestimmte UAW treten eher bei jüngeren Patienten auf (z. B. Gewichtszunahme unter Antipsychotika) oder bilden sich eher unter Monotherapie aus (z. B. allergische Reaktionen, Suizidalität unter Antidepressiva, Stübner et al. 2018).

Je nach Art und Ausprägung einer UAW können verschiedene Maßnahmen angebracht sein. Oftmals kann einfach abgewartet werden, viele initial auftretende Erscheinungen sind vorübergehend. In anderen Fällen kann eine Dosisreduktion oder bei Interaktion eine entsprechende Intervention ausreichend sein. Mitunter kann es notwendig werden, ein weiteres Medikament zur Behandlung der UAW zu applizieren (z. B. Biperiden bei extrapyramidalmotorischen UAW unter Antipsychotika). Dies sollte aber nach Möglichkeit nicht als Dauerlösung gehandhabt werden, da die neu angesetzten Medikamente ihrerseits weitere Nebenwirkungs- und Interaktionsspektren aufweisen (z. B. Abhängigkeitspotenzial, anticholinerge Wirkung). Dramatische UAW können ein sehr rasches Handeln (z. B. sofortiges Absetzen bei allergischer Reaktion) oder weitere Maßnahmen wie Konsile, Verlegungen oder intensivmedizinische Interventionen erforderlich machen.

Besonders schwierig zu erkennen sind psychische UAW (z. B. Depressivität unter Antipsychotika) und langsam-schleichend auftretende UAW (z. B. Gewichtszunahme und metabolisches Syndrom).

In der klinischen Realität müssen erwünschte und unerwünschte Wirkungen gegeneinander abgewogen und Letztere nicht selten zugunsten eines nicht anders zu erzielenden therapeutischen Effekts in Kauf genommen werden. In diesen Fällen sollten die entsprechenden kritischen Abwägungen dokumentiert werden.

Es ist davon auszugehen, dass bei zwei Drittel aller Psychopharmakabehandlungen irgendwelche UAW auftreten: in etwa 10–20 % zu UAW, die ein Absetzen nach sich ziehen, und in knapp 2 % zu schweren UAW (Grohmann et al. 1994). Wenn UAW also in der klinischen Praxis nie auffallen, ist als Erklärung grundsätzlich leider weniger wahrscheinlich, dass eine überdurchschnittlich gute Behandlung erfolgt ist, als dass UAW nicht bemerkt bzw. nicht als solche zugeordnet werden.

Für UAW besteht gemäß der (Muster-)Berufsordnung für die in Deutschland tätigen Ärzte (Stand 2018; B I § 6) eine **Meldepflicht** bei der Arzneimittelkommission der deutschen Ärzteschaft (AkdÄ; www.akdae.de; s. a. Gundert-Remy und Stammschulte 2010). Von besonderem Interesse sind u. a. folgende UAW:

- von besonderer klinischer Schwere,
- unter neu eingeführten Wirkstoffen (bis 5 Jahre nach Zulassung),
- nach längerer Anwendung oder mit zeitlicher Verzögerung (Spätfolgen),
- bei Anwendung außerhalb der Zulassung oder bisher unbekannte UAW.

Für Kliniken sollte die Teilnahme an einem qualifizierten Arzneimittelsicherheitsprogramm erwogen werden, z. B. Arzneimittelsicherheit in der Psychiatrie e. V. (AMSP); Arbeitsgemeinschaft Arzneimitteltherapie bei psychiatrischen Erkrankungen e. V. (AGATE); Pharmakoepidemiologie und -Vigilanz (Pharmako-Epivig) am Bayerischen Institut für Daten, Analysen und Qualitätssicherung (BIDAQ; Bayern). Bei diesen Programmen kommen i. d. R. kombinierte Methoden der Pharmakoepidemiologie (Arzneimittelanwendungen, analytische Signalgenerierungen) und Pharmakovigilanz (Aufdeckung, Bewertung, Verständnis und Prävention von UAW) zum Einsatz.

Die Möglichkeit eines **etwaigen missbräuchlichen Umgangs** – auch mit primär nicht abhängigkeitserzeugenden Medikamenten (z. B. Paracetamol, Quetiapin) – ist im Auge zu behalten. Bezüglich iatrogen induzierter Abhängigkeiten ist eine sehr hohe Dunkelziffer zu vermuten. Sie sind sicher nicht immer vermeidbar, sollten aber immer bedacht und möglichst umgangen werden.

8.4.4 Compliance, Adhärenz, reale Weiterbehandlungsmöglichkeiten

Für **Compliance und Adhärenz** sind nicht nur patientenbezogene Faktoren relevant, sondern auch therapeuten- und therapiebezogene sowie gesellschaftspolitische Parameter. Eine nicht vorliegende oder fragile Behandlungskontinuität birgt nicht nur die Gefahr von Krankheitsrezidiven. Die klinische Erfahrung zeigt, dass bei Unterbrechungen einer wirksamen Behandlung diese bei Neuansetzen ihre Wirksamkeit u. U. nicht mehr im ursprünglichen Maß entfaltet. In der Forensik haben Compliance oder Adhärenz nicht nur eine therapeutische Bedeutung, sondern zählen auch zu den wichtigsten dynamischen legalprognostisch relevanten Faktoren.

Insofern muss das Bemühen um eine möglichst hohe Adhärenz einen hohen Stellenwert haben und an allen Punkten ansetzen. Daher wird versucht, der allgemeinen gesellschaftspolitischen Problematik (Stigmatisierung) mit verbesserter Öffentlichkeitsarbeit und Anti-Stigma-Kampagnen zu begegnen. In der klinischen Praxis kommen viele Maßnahmen zum Einsatz, darunter Vermittlung von Krankheitskonzepten und Therapieprinzipien in Einzelgesprächen und psychoedukativen Gruppen, Angehörigenarbeit und Behandlungsaufklärung.

Unter praktischen Arzneimittelsicherheitsaspekten sei noch auf die in der klinischen Praxis nicht selten vorkommende Situation hingewiesen, dass ein Patient die Medikation zunächst nicht, aber vor einer Kontrolle plötzlich doch einnimmt. Dies kann gerade bei Substanzen mit enger therapeutischer Breite oder bei unbedingt notwendiger langsamer Eindosierung zu schweren UAW führen (z. B. Clozapin). Bei unklarer Einnahme gilt daher für die Weiterführung der Therapie, dass zunächst eine reduzierte Dosierung gegeben und die Zieldosis erneut allmählich eingeschlichen werden sollte.

Speziell im forensischen Kontext sind die **realen Möglichkeiten der Weiterführung einer begonnenen Behandlung** stets mit ins Kalkül zu ziehen. Ist abzusehen, dass die Medikation außerhalb der Hochsicherung aus patientenbezogenen Gründen (Non-Compliance) oder wegen äußerer Hindernisse (z. B. Verfügbarkeit einer bestimmten Medikation im Ausland) nicht weitergeführt werden wird, sollte erwogen werden, einen Absetz- oder Umsetzversuch (z. B. auf ein Depot oder ein realiter verfügbares Medikament) noch unter intramuralen, gesicherten Bedingungen durchzuführen, um ggf. intervenieren zu können. Umstellungen auf das ambulante Setting zu verschieben, ist selten sinnvoll.

8.4.5 Aufklärungsmaßnahmen und Dokumentation

Aufklärungsmaßnahmen müssen den gesamten therapeutischen Prozess begleiten. Es kann notwendig werden, auf im Verlauf neu auftretende Risiken hinzuweisen, z. B. bei der Änderung von Komorbiditäten, Komedikationen, des Lebensstils u. a. Die klinische Praxis lehrt, dass Details zur Medikation auch wieder vergessen werden und wiederholt werden müssen. Auch psychoedukative Maßnahmen, die primär der Psychotherapie zugerechnet werden, können sich als wertvolle Bausteine einer guten Psychopharmakotherapie erweisen.

Im Verlauf sollte immer wieder auch gemeinsam überlegt und entschieden werden, ob und wie eine Behandlung fortgeführt werden kann. Ferner müssen ggf. notwendige Kontrolluntersuchungen besprochen werden. Das Absetzen von Medikamenten erfordert meist einige Vorsichtsmaßnahmen (➤ Kap. 8.5), worüber der Patient vorsorglich informiert werden sollte.

Bestimmte Aufklärungsnotwendigkeiten ergeben sich auch erst im Verlauf einer forensischen Behandlung und bei der Zunahme von Lockerungsstufen, z. B. bezüglich Fahrtauglichkeit. Die arzneimittelbedingte Fahruntüchtigkeit lässt sich im medizinisch-juristischen Gesamtzusammenhang nur individuell beurteilen (Brunnauer und Laux 2016). Die explizite Aufklärung ist zu dokumentieren.

Insgesamt sind Maßnahmen der **Dokumentation** während der Behandlung unerlässlich. Es ist für interne und externe Beurteilungen wesentlich, die therapeutischen Schritte und ihre Rationalen auch später und unter verschiedenen Gesichtspunkten nachvollziehen zu können.

Praxishinweis

Während einer psychopharmakologischen Behandlung

Folgende Faktoren sollten beachtet und immer wieder überprüft werden:
- Arbeitsdiagnose
- Kontrollbefunde
- Notwendigkeit der Weitergabe jedes einzelnen Medikaments
- Unerwünschte Arzneimittelwirkungen (UAW)
- Dosierung
- Darreichungsform
- Tageszeitliche Verordnung
- Compliance und Adhärenz
- Response

- Ggf. Therapeutisches Drug Monitoring (TDM)
- Ggf. Umstellung auf ein anderes Präparat
- Ggf. Umstellung auf andere Medikation
- Ggf. Kombinationsbehandlung
- **Cave:** Interaktionen
- **Cave:** etwaiger missbräuchlicher Umgang
- **Cave:** iatrogene Abhängigkeit
- Reale Weiterbehandlungsmöglichkeiten
- Weitere Aufklärungsmaßnahmen
- Dokumentation

8.5 Bei Beendigung einer psychopharmakologischen Behandlung

In der Regel wird empfohlen, das Absetzen einer Medikation umso langsamer und vorsichtiger zu gestalten, je länger die Behandlung angedauert hat. Zu befürchten sind ein **Rezidiv der Grunderkrankung, Absetzphänomene** (z. B. Suizidalität nach Absetzen von Lithium u. a.) und **Absetz-UAW** (z. B. extrapyramidalmotorische Störungen nach Beendigung einer Behandlung mit Antipsychotika).

Insbesondere bei Langzeitbehandlungen sollten Argumente für und gegen eine Therapiefortführung gemeinsam mit dem Patienten, ggf. auch unter Einbeziehung der Angehörigen, sorgfältig erwogen und dokumentiert werden. Nach klinischer Erfahrung kann mitunter nach Absetzen eine zuvor bewirkte Response u. U. nicht mehr erzielt werden (z. B. nach Lithiumbehandlung).

Es empfiehlt sich, sofern möglich, auch in dieser Behandlungsphase nochmals mit dem Patienten über Alternativen, aber auch über Frühwarnzeichen zu sprechen und Notfallpläne zu erstellen.

Zu beachten gilt ferner, dass es mit dem Absetzen einer Medikation auch zum **Wegfall von Interaktionen** kommen kann, was u. U. Dosisanpassungen weitergeführter Behandlungen und TDM notwendig macht.

Aufklärungsmaßnahmen müssen also auch den Prozess des Absetzens begleiten: Der Patient sollte darüber informiert sein, dass (bis auf wenige Ausnahmen wie Notfälle) kein abruptes Absetzen ohne ärztliche Rücksprache erfolgen sollte, dass Rezidive, Absetzeffekte und auch Absetz-UAW auftreten können und es durch den Wegfall von Interaktionen zu Ungleichgewichten kommen kann.

Überlegungen zum Beenden einer Behandlung, einschließlich der Gründe, UAW- und Interaktionspotenziale und Aufklärungsmaßnahmen müssen in der **Dokumentation** niedergelegt werden.

Speziell in der Forensik kann sich die schwierige Konstellation ergeben, dass ein Patient eine Medikation absetzen möchte und nicht mehr von einer weiteren Einnahme zu überzeugen ist (z. B. wenn das Ende der Führungsaufsicht naht), auch wenn die Behandler sowohl therapeutische als auch sicherheitsbezogene Bedenken haben. Es empfiehlt sich, alle zur Verfügung stehenden Maßnahmen auszuschöpfen (wiederholte Gespräche, Aufklärung, Einbeziehung von Helferkreisen und Angehörigen etc.) und dies zu dokumentieren. Gelingt die Überzeugung nicht, sollte ein **kontrolliertes Absetzen** erfolgen, da dies gegenüber einem unkontrollierten Weglassen das geringere Übel und die vergleichsweise risikoärmere Variante darstellt. Gegebenenfalls ist ein Absetzversuch bereits dann vorzunehmen, wenn noch die Möglichkeit zum Eingreifen besteht (z. B. vor Ende der Führungsaufsicht). Derartige Konstellationen sind sehr undankbar; die Verantwortung sollte möglichst gemeinsam getragen werden, und eine sorgfältige Dokumentation erscheint unerlässlich.

Praxishinweis

Beim Beenden einer psychopharmakologischen Behandlung

Folgende Faktoren sollten bedacht werden:
- Absetzprozedere
- **Cave:** Rezidiv, Absetzphänomene, Absetz-UAW
- Notfallpläne
- Ggf. Wegfall von Interaktionen
- Weiterbehandlungsmöglichkeiten
- Aufklärung
- Dokumentation

8.6 Sonderfälle

Akuter Notfall Im akuten Notfall sind – In Abhängigkeit vom Zustand des Patienten – möglichst viele Informationen zusammenzutragen (➤ Kap. 8.3), mindestens sind Indikation, Kontraindikation und Vitalparameter sowie das Vorliegen einer Intoxikation oder einer organischen Ursache zu überprüfen.

Zu bedenken ist auch, dass eine akute Symptomatik möglicherweise durch eine Vormedikation induziert wurde: Delirante Zustände sind z. B. oft auf Überdosierungen oder Interaktionen zurückzuführen.

Es sollte möglichst auch eine kurze erste Aufklärung erfolgen, zumindest eine basale Information, und dies auch dokumentiert werden. Im Verlauf sind die Maßnahmen nachzuholen, die im akuten Notfall nicht möglich waren.

Zwangsbehandlung Behandlungen unter unmittelbarem körperlichem Zwang kommen in der Forensischen Psychiatrie seltener vor als in der Allgemeinpsychiatrie. Zum einen ist der Anteil der akut kranken Patienten geringer, zum anderen verfügt die Forensische Psychiatrie über besonders hoch strukturierte Bedingungen, unter denen viele verschiedene Faktoren wirken können, z. B. die insgesamt reizärmere Umgebung, die längeren Behandlungszeiträume, die Atmosphäre der Hochsicherung, der strafrechtliche Rahmen. Es steht gegenüber der Allgemeinpsychiatrie ungleich mehr Zeit zur Verfügung, in der sich ein Patient zu einer Behandlung entschließen kann.

Im Falle der medizinischen Notwendigkeit einer Zwangsbehandlung sind die rechtlichen Rahmenbedingungen zu beachten.

Behandlung während einer vorläufigen Unterbringung gem. § 126a StPO Die vorläufige Unterbringung nach § 126aStPO sollte nach Möglichkeit dazu genutzt werden, eine Therapie zu beginnen und dem Patienten dadurch zu einer stabileren Ausgangsposition für die Hauptverhandlung zu verhelfen. Einige Patienten lassen sich jedoch in dieser Phase kaum auf eine Behandlung ein, mit der vordergründigen Argumentation, erst die Hauptverhandlung abwarten zu wollen; meist besteht der eigentliche Grund in einer krankheitsbedingten Ambivalenz. Mitunter ist es diesen Patienten aber möglich, sich nach Anordnung der Maßregel auf eine Behandlung einzulassen. In einigen Fällen kann bereits während der vorläufigen Unterbringung eine so erfolgreiche Therapie durchgeführt werden – die dann i. d. R. aus pharmakologischen, aber auch soziotherapeutischen Elementen besteht und die Bahnung eines vollständigen und geeigneten sozialen Empfangsraums einschließt –, dass die medizinischen Voraussetzungen zu einer Aussetzung der Unterbringung zum Zeitpunkt ihrer Anordnung bereits gegeben sind (§ 67b StGB).

8.7 Psychopharmakotherapie in der Forensik – spezielle Herausforderungen

Muss bereits die Allgemeinpsychiatrie mit einem durch viele Faktoren bedingten belasteten Image zurechtkommen, um wie viel mehr gilt dies für die Forensische Psychiatrie, die nicht selten sogar von Fachpsychiatern als Black Box betrachtet wird. Angesichts des allgemeinen **Ärztemangels** ist die Forensische Psychiatrie eines der Gebiete der letzten Wiese. Aufgrund dieses Mangels werden zunehmend wichtige klinische und gutachterliche Positionen durch psychologische und sozialpädagogische Fachkräfte besetzt. Dies mag bzgl. einiger forensisch relevanter Themen keine Probleme bedingen und das interdisziplinäre Wissen auch erweitern. Insgesamt scheint es jedoch innerhalb der Maßregelvollzugseinrichtungen zu einem Rückgang des medizinischen Wissens zu kommen. Da jedoch einige medizinische Themen relevant bleiben werden, gilt es, dem auf verschiedene Weisen entgegenzusteuern, z. B. durch das Bemühen um medizinischen Nachwuchs, ein Problembewusstsein und gegenseitiges Verständnis bei allen Berufsgruppen. Unter der Voraussetzung von basalen Kenntnissen und dem Bewusstsein über die Grenzen dieses Wissens können allgemeine Teile der flankierenden Maßnahmen der Pharmakotherapie, wie psychoedukative Elemente und Angehörigenarbeit durch nichtmedizinische Berufsgruppen in einem multidisziplinären Gesamtkonzept mitgetragen und gestaltet werden.

Für einige Störungen, die in der Forensischen Psychiatrie eine große Rolle spielen, liegen besonders **wenige Daten zu einer spezifischen Psychopharmakotherapie** vor (z. B. dissoziale Persönlichkeitsstörungen).

Die **Umstellung auf die ICD-11** wird für die gesamte Psychiatrie und speziell für die Forensische Psychiatrie besondere Herausforderungen mit sich bringen. So werden neue Abwägungen hinsichtlich der unterbringungsrelevanten Eingangsmerkmale erfolgen müssen. Es wird sicherlich auch Änderungen hinsichtlich psychopharmakologischer Indikationen und Zulassungen geben.

LITERATUR

Benkert O, Hippius H. Kompendium der Psychiatrischen Pharmakotherapie. 13. A. Berlin: Springer 2021.

Benz M, Mohr F. Klinische Bewertung der Kombinationsbehandlung mit Clozapin und Fluvoxamin bei therapierefraktären schizophrenen Patienten. Persönliche Kommunikation.

Brunnauer A, Laux G. Fahrtüchtigkeit und psychische Erkrankung. In: Möller HJ, Laux G, Kapfhammer HP (Hrsg.). Psychiatrie und Psychotherapie. 5. A. Heidelberg: Springer 2016, S. 2967–2982.

Christensen H, Hermann M. Immunological response as a source to variability in drug metabolism and transport. Front Pharmacol 2012; 3: 8–20.

DGPPN. S3-Leitlinie Schizophrenie. AWMF-Registernummer 038-009. Stand: 3/2019; www.awmf.org/leitlinien/detail/ll/038-009.html (letzter Zugriff: 15.6.2021).

Grohmann R, Scherer J, Strauß A. Überwachte Population und UAW-Raten insgesamt. In: Grohmann R, Rüther E, Schmidt LG (Hrsg.). Unerwünschte Wirkungen von Psychopharmaka. Ergebnisse der AMÜP-Studie. Heidelberg: Springer 1994, S. 30–41.

Grohmann R, Engel R, Rüther E, et al. The AMSP drug safety program: Methods and global results. Pharmacopsychiatry 2004; 37 (Suppl 1): S4–S11.

Grohmann R, Letmaier A, Stübner S, et al. Risikokombinationen. Kongress der Deutschen Gesellschaft für Psychiatrie, Psychotherapie, Psychosomatik und Nervenheilkunde (DGPPN). Berlin 2010.

Gundert-Remy U, Stammschulte T. Unerwünschte Arzneimittelwirkungen: Jetzt einfach und schnell zu melden. Dtsch Arztebl 2010; 107(30): A-1434/B-1277/C-1257.

Häuser W, Hansen E, Enck P. Nocebophänomene in der Medizin. Dtsch Arztebl 2012; 109: 459–465.

Haueis P, Greil W, Huber M, et al. Evaluation of drug interactions in a large sample of psychiatric inpatients: A data interface for mass analysis with clinical decision support software. Clin Pharmacol Ther 2011; 90(4): 588–596.

Hiemke C, Eckermann G. Kombinationstherapie/Polypharmazie. Arzneimitteltherapie 2014; 32: 361–370.

Hiemke C, Bergemann N, Clement HW, et al. Consensus guidelines for therapeutic drug monitoring in neuropsychopharmacology: Update 2017. Pharmacopsychiatry 2018; 51: 9–62.

Lader M. Benzodiazepines revisited – will we ever learn? Addiction 2011; 106(12): 2086–2109.

Lammers C-H, Deuschle M, Weigmann H, et al. Coadministration of clozapine and fluvoxamine in psychotic patients – clinical experience. Pharmacopsychiatry 1999; 32: 76–77.

Messer T, Schmauß M. Polypharmazie in der Behandlung psychischer Erkrankungen. Wien: Springer 2009.

Müller JL, Saimeh N, Briken P et al. Standards für die Behandlung im Maßregelvollzug nach §§ 63 und 64 StGB. Forens Psychiatr Psychol Kriminol 2018; 12: 93–125.

Polcwiartek C, Nielsen J. The clinical potentials of adjunctive fluvoxamine to clozapine treatment: A systematic review. Psychopharmacol 2016; 233: 741–750.

Spießl H, Hausner H. Ärztliche Dokumentation in der Psychiatrie. Fortschr Neurol Psychiatr 2012; 80: 53–60.

Stübner S, Grohmann R, Schmauß M. Arzneimittelsicherheit in der klinischen Praxis. Teil 1: Arzneimittelsicherheit in der Behandlung. Fortschr Neurol Psychiatr 2012; 8: 468–481.

Stübner S, Grohmann R, Schmauß M. Arzneimittelsicherheit in der klinischen Praxis. Teil 2: Klinisch relevante Aspekte aus Medizinhistorie, Wissenschaft, Ökonomie und Forensik. Fortschr Neurologie Psychiatr 2013; 12: 715–729.

Stübner S, Grohmann R, Greil W, et al. Suicidal ideation and suicidal behavior as rare adverse events of antidepressant medication. Current report from the AMSP Multicenter Drug Safety Surveillance Project. Int J Neuropsychopharmacol 2018; 21(9): 814–821.

Stübner S, Yundina E, Mußmann L, et al. Psychopharmaka – Anwendungspraxis in Forensischer und Allgemein-Psychiatrie im Vergleich. Psychiatr Prax (im Druck).

Towle A, Godolphin W. Framework for teaching and learning informed shared decision making. BMJ 1999; 319(7212): 766–771.

Uhr M, Grauer M. abcb1ab P-glycoprotein is involved in the uptake of citalopram and trimipramine into the brain of mice. J Psychiatr Res 2003; 37: 179–185.

INTERNETQUELLEN

Arbeitsgemeinschaft Arzneimitteltherapie bei psychiatrischen Erkrankungen e.V. (AGATE); www.amuep-agate.de.

AkdÄ – Arzneimittelkommission der Deutschen Ärzteschaft. Wissenschaftlicher Fachausschuss der Bundesärztekammer; www.akdae.de.

Arzneimittelsicherheit in der Psychiatrie e.V. (AMSP); www.amsp.de.

GeneMedRx. Pharmacogenetics Enabled Drug Interaction Software; www.genemedrx.com.

Pharmako-Epidemiologie und -Vigilanz (Pharmako-EpiVig). Bayerisches Institut für Daten, Analysen und Qualitätssicherung (BIDAQ); www.bidaq.de.

PsiacOnline – Interaktionscomputer für die Psychiatrie; www.psiac.de.

Qualitätszentrum für Medikamentensicherheit und Diagnostik; Psychiatrische Dienste Aargau AG (PDAG); www.mediQ.ch.

KAPITEL

9

Steffen Lau

Behandlungsplanung

Faktenbox

- Jede therapeutische Intervention sollte auf einer hypothesengeleiteten Planung aufbauen.
- Diese sollte über den Behandlungsplan für alle am Therapieprozess Beteiligten als verbindlich gelten.
- Zentrales Element einer forensischen Behandlungsplanung ist das Fallverständnis – eine Hypothese dazu, warum sich Delinquenz im individuellen Fall manifestiert hat.
- Moderne Behandlungsplanung stützt sich auch auf die Auswertung von Prognoseinstrumenten.

9.1 Einleitung

Die Behandlung in der forensischen Psychiatrie sollte sich am Risiko-, Bedürfnis- und Ansprechbarkeitsprinzip (Andrews und Bonta 2010) orientieren. Das **Risikoprinzip** besagt, dass der Erfolg therapeutischer Bemühungen bei Straftätern risikoabhängig ist. In zwei Extremgruppen ist durch forensische Therapie keine deutliche Verringerung des Straftatrisikos zu erreichen: Hochgefährliche bzw. schwer gestörte Personen profitieren kaum von Behandlung, und bei Tätern mit geringem Rückfallrisiko ist statistisch ebenfalls kein messbarer Therapieerfolg zu erwarten. Eine intensive Arbeit mit solchen Patienten wäre daher unökonomisch und unproduktiv (Leygraf 2006). Behandlungsmaßnahmen sind gemäß dem **Bedürfnisprinzip** nur dann erfolgversprechend, wenn sie tatsächlich auf die deliktrelevanten Faktoren („criminogenic needs") Einfluss nehmen. Therapeutische Maßnahmen müssen zudem nach dem **Ansprechbarkeitsprinzip** so gestaltet sein, dass ein Patient gemäß seinen Fähigkeiten auch mitarbeiten kann. Viele Patienten der Forensischen Psychiatrie profitieren vor allem von aktiv gestalteten und handlungsorientierten Verfahren, obwohl auch einsichtsorientierte Therapiemethoden in nicht wenigen Fällen sinnvoll angewendet werden können, zumal die Forensische Psychiatrie aufgrund langer Behandlungszeiträume dazu die Möglichkeit bietet.

Die Behandlung in der Forensischen Psychiatrie sollte interprofessionell unter partizipativem Einbezug der Betroffenen erfolgen. Der gemeinsame Austausch sollte entsprechend aktiv herstellt werden; teamorientierte Arbeit ist in der forensischen Psychiatrie weitverbreitet.

Auch wenn das Ziel einer forensischen Therapie die Reduktion einer mit bestimmter Psychopathologie verbundenen „Gefährlichkeit" ist, so sollte trotz des vollzugsrechtlichen Rahmens im therapeutischen Kontext den Betroffenen (Inhaftierten, Maßregelvollzugspatienten, Häftlingen, Insassen etc.) in der Rolle eines Behandlers begegnet werden. Strafe bzw. Schuldausgleich für Fehlverhalten und Delikte findet in Haftanstalten statt, nicht in der behandlungsorientierten Psychiatrie. Mögliches Fehlverhalten wird im Kontext der forensischen Behandlung nicht ausschließlich sanktioniert, sondern die „Dysfunktionalität" eines problematischen Verhaltens wird gemeinsam mit dem Patienten für ihn deutlich gemacht und die Entwicklung von Verhaltensalternativen gefördert. Der Umgang des therapeutischen Personals mit den Patienten sollte dabei von Wertschätzung sowie von Klarheit und Eindeutigkeit geprägt sein. Entscheidungen sollten für Letztere nachvollziehbar, verlässlich und berechenbar getroffen werden. Dies gelingt auch mittels einer für und mit dem Patienten erarbeiteten Behandlungsplanung. Ein grundsätzliches Prinzip forensischer Behandlung ist es, den Patienten den Zusammenhang zwischen ihrem Verhalten und früheren oder potenziellen Delikten auf therapeutisch sinnvolle Weise transparent zu machen und daraus resultierend rückfallpräventive Strategien zu etablieren.

Um ein effektives rückfallpräventives Behandlungsmilieu konsequent zu etablieren und aufrechtzuerhalten, ist es notwendig, dass die Mitglieder der unterschiedlichen Berufsgruppen eng miteinander **kommunizieren und kooperieren.** Es sollten Strukturen geschaffen werden, in deren Rahmen ein angemessener Austausch über die zu einem Patienten gewonnenen Eindrücke und Erkenntnisse erfolgt und die einzelnen therapeutischen Maßnahmen unter Bezug auf eine fundierte Risikoeinschätzung abgestimmt werden können. Regelmäßige Zusammenkünfte dienen auch dazu, eigene Einschätzungen des Behandlungsverlaufs in einen Gesamtzusammenhang zu setzen. Dafür ist es notwendig, dass das Behandlungsteam eine „gemeinsame Sprache" entwickelt, sodass für alle am Behandlungsprozess Beteiligten nachvollziehbar ist, welche Bedeutung und welchen Sinn bestimmte Maßnahmen und welchen Anteil die eigenen Tätigkeiten bei der Beeinflussung des Risikos eines Patienten haben. Erfolgreiche Behandlung kann dabei nur geleistet werden, wenn alle Mitglieder des therapeutischen Teams sich gegenseitig darin unterstützen, umfassende Kompetenzen in den Bereichen Psychopathologie, Psychiatrie, Psychotherapie und Kriminologie zu erwerben und/oder aufzufrischen.

MERKE

Die Behandlung in der forensischen Therapie findet in einem Rahmen statt, der einen Eingriff in die Persönlichkeitsrechte der Betroffenen darstellt. Aus ethischen Überlegungen erscheint es daher sinnvoll, Maßnahmen so zu planen, dass dieser Eingriff nur so lange wie nötig dauert und so kurz wie möglich gestaltet wird.

9.2 Das Fallkonzept

Eine jede therapeutische Intervention sollte auf einer hypothesengeleiteten Planung aufbauen, die auf einer nachvollziehbaren diagnostischen Einschätzung beruht und daraus transparent ein sinnvolles therapeutisches Vorgehen ableitet. Grundsätzlicher Anspruch sollte dabei sein, für jeden Patienten so viel Selbstständigkeit wie möglich zu erreichen, aber auch so viel Unterstützung wie nötig zu bieten.

Im forensischen Setting muss zu Beginn der Behandlung zunächst genau herausgearbeitet werden, welchen Stellenwert eine psychische Störung und die individuelle Symptomatik bzw. Psychopathologie im Bedingungsgefüge der Delinquenz hatte, um zielgerichtet intervenieren zu können. Selbst bei der Behandlung psychotisch Kranker geht es nicht allein um die Reduktion von Psychopathologie oder subjektivem Leiden, sondern um die Reduktion eines störungsgebundenen Rückfallrisikos. Es ist daher durchaus vorstellbar, dass das forensische Behandlungsziel erreicht ist, obwohl ein Patient im klinisch-pathologischen Sinne weiterhin als „auffällig" oder „gestört" eingeschätzt werden muss.

Zentrale Bedeutung für die Behandlung von Patienten der Forensischen Psychiatrie hat die Erstellung eines fundierten Behandlungsplans. Neben der Erfüllung einer gesetzlichen Pflicht (Vollzugsplanung) dient eine solche **wiederholt durchgeführte Planung** auch dazu, im Behandlungsteam getroffene Einschätzungen und Entscheidungen in Bezug auf den Behandlungsverlauf niederzulegen und so eine Basis für die Überprüfung der **Behandlungsintegrität** und die Einschätzung des Therapieerfolgs zu schaffen. Eine gute Behandlungsintegrität – also die Tatsache, dass auch wirklich das getan wird, was zuvor vereinbart wurde – ist ein Faktor, der nachgewiesenermaßen die Effektivität von forensischen Behandlungen bedingt (Lipsey 2009).

9.3 Elemente des Behandlungsplans

Ein fundiert und kompetent erstellter Behandlungsplan umfasst zunächst eine ausführliche Diagnostik. Durch Sichtung des gesamten zugänglichen Aktenmaterials (das gelegentlich unter erheblicher Anstrengung beschafft werden muss) und eingehende Untersuchung bzw. Beobachtung der Patienten (ggf. unter standardisierter Anwendung von testpsychologischen Untersuchungsmethoden) sollte für jeden Patienten eine **„individuelle Delinquenz-Theorie"** (Dahle und Lehmann 2013) entwickelt werden. Dieses forensische Fallverständnis (auch **Delikthypothese** oder Deliktmechanismus genannt) wird über die Beantwortung der Frage erarbeitet, warum eine untergebrachte Person im individuellen Fall zu einem bestimmten Zeitpunkt straffällig geworden ist (Gnoth und Lau 2017). Dabei ist wichtig zu verstehen, dass die Erklärung für Delinquenz sich nicht in der Gleichsetzung von Delinquenz mit der Diagnose einer psychischen Störung erschöpfen darf. Die genaue Analyse der Delinquenzvorgeschichte und der zur Unterbringung führenden Straftat dient dazu, alle kriminogenen Faktoren (abgekoppelt von ihrer Krankheitswertigkeit) herauszuarbeiten, die das delinquente Verhalten bei Patienten bedingt haben. Aus diesen herausgearbeiteten Besonderheiten ergeben sich die forensisch-therapeutisch notwendigen Maßnahmen. Die „individuelle Delinquenz-Theorie" ist dabei nicht als rein statische Größe zu verstehen. Die Behandlung dient immer auch dazu, die Annahmen über die Ursachen der Straffälligkeit zu bestätigen oder zu widerlegen (hypothesengeleitetes Vorgehen). Unter Umständen beeinflussen neue Informationen oder einzelne und unerwartet auftretende Aspekte des Therapieverlaufs in entscheidendem Maße die Annahmen über die im individuellen Fall relevanten delinquenzfördernden Faktoren. Dies macht dann jeweils eine Anpassung des Fallverständnisses und auch des Behandlungsplans notwendig. Aus der wiederholten und fundiert durchgeführten Delinquenzanalyse ergeben sich jedoch immer eine umfassende prognostische Einschätzung zukünftiger kurz-, mittel- und langfristiger Gefährlichkeit und auch eine Richtlinie für die Therapieplanung.

Nach Aufnahme oder Beginn einer forensischen Therapie sollte daher rasch eine eingehende **deskriptiv-psychopathologische Befunderhebung** erfolgen. Dazu können auch standardisierte Untersuchungsinstrumente dienen. Im weiteren Verlauf der Behandlung sollten wiederholte psychopathologische **Verlaufsbeurteilungen** vorgenommen werden, um den Erfolg der Behandlung, insbesondere die Wirkung einer bestimmten Intervention, zu evaluieren. Eine deskriptive Psychopathologie dient auch als Grundlage für das Verständnis des Patienten in seinem jeweiligen lebensgeschichtlichen Sein und kann bzw. sollte ergänzt werden um Überlegungen zu einer funktionalen Interpretation der jeweils beschriebenen psychopathologischen Symptome: Aufgrund welcher Erfahrungen bzw. welcher krankheitsbedingten Veränderungen des Denkens, Fühlens und Wahrnehmens verhält sich der Patient in der beschriebenen Weise? Neben abnormen Lebens- und Verhaltensweisen eines Betroffenen sollte auch erfasst werden, was an ihm noch „gesund" oder „normal" ist, also seine **Ressourcen,** um zu erkennen, womit und woraufhin therapeutisch gearbeitet werden kann.

Die nicht nur am Anfang der Behandlung durchgeführte Diagnostik kann unterteilt werden in Standard- und Individualdiagnostik sowie in Eingangs-, Verlaufs- und Abschlussdiagnostik. Sie orientiert sich an Vorgaben des Qualitätsmanagements sowie an Leitlinienempfehlungen. **Standarddiagnostik** enthält Verfahren zur Selbst- sowie zur Fremdbeurteilung. Werden nicht alle Störungsbereiche eines Patienten mit der Standarddiagnostik abgedeckt, können im Rahmen der **Individualdiagnostik** je nach Störungsbild weitere Verfahren zum Einsatz kommen, die sich in ihrer Systematik den oben beschriebenen anschließen. Nehmen Patienten im weiteren Verlauf der Behandlung an psychotherapeutischen Gruppen teil, so findet für sie hier eine weitere themenspezifisch an den Inhalten der **Gruppen orientierte Diagnostik** statt. Psychodiagnostische Befunde sollten in Berichten schriftlich festgehalten werden, sodass sie den Patienten oder anderen Arbeitspartnern zurückgemeldet werden können und somit auch im Rahmen des Behandlungsplans für alle Mitglieder des therapeutischen Teams zugänglich sind.

Am Ende der Eingangsphase der Behandlung, in der die initiale Fallerarbeitung durch alle Mitglieder des Behandlungsteams stattgefunden hat, ggf. mittels ihrer berufsbezogenen Diagnostik, sollte eine erste **Behandlungsplankonferenz** stattfinden. In deren Rahmen wird eine erste vorläufige Hypothese zur Deliktgenese erarbeitet, d. h. eine Beschreibung der Konstellation, unter welcher der Patient früher straffällig geworden ist und in Zukunft wieder gefährlich werden könnte (**Szenarioplanung**). Aus diesem forensischen Fallverständnis ergeben sich Zieldefinitionen für alle Bereiche der Behandlung und eine gezielte Interventionsplanung. Nicht nur diese Fallkonferenz dient demnach dazu, einen umfangreichen Behandlungsplan zu erstellen, der allen am Behandlungsprozess Beteiligten zur Verfügung steht, um den eigenen Anteil am Behandlungsprozess erkennen und gestalten zu können.

Das Ergebnis der Behandlungsplanung ist neben der Erarbeitung eines ausführlichen Fallverständnisses eine **Festlegung von Behandlungszielen** und daraus abgeleiteten **Auftragsdefinitionen.** Die im Behandlungsplan festgelegten Zieldefinitionen und Interventionsplanungen sollten als verbindlich deklariert werden. Sie sollten i. d. R. erst in einer weiteren Behandlungsplankonferenz revidiert werden, wenn sich Hinweise dafür ergeben, dass der eingeschlagene Weg nicht der richtige war. Die Ausgestaltung der Aufträge richtet sich dabei auch aus an den Vorgaben der Institution und die darin vorgehaltenen Möglichkeiten zur Behandlung. Wichtig ist allerdings festzuhalten, dass Behandlungsplanung sich an den Erkenntnissen der Forschung zur Effektivität der Straftäterbehandlung orientieren sollte. Das heißt, dass diejenigen Verfahren und Methoden etabliert werden sollten, die sich als erfolgversprechend erwiesen haben. Die Gestaltung der Therapie sollte sich nicht allein daran ausrichten, welcher Mitarbeiter welche Ausbildung absolviert hat und welches die persönlichen Vorlieben der einzelnen Teammitglieder sind.

Im Rahmen der Behandlungsplanung sollte auch Gelegenheit gegeben werden, dem betroffenen Patienten selbst die Möglichkeit einzuräumen, sich zum bisherigen Verlauf und auch für den zukünftigen Behandlungsprozess i. S. einer partizipativen Therapieorientierung zu positionieren.

9.4 Konkrete Ausgestaltung eines Behandlungsplans

Mit dem in ➤ Abb. 9.1 vorgestellten Behandlungsplan arbeitet der Autor in der von ihm geleiteten Institution. Der schriftlich festgehaltene Behandlungsplan ist elektronisch jederzeit für alle Mitarbeitenden zugänglich. Er ist dynamisch gestaltet; neue Informationen werden regelmäßig eingepflegt.

9.4.1 Erster Teil: Rückblick

Im ersten Teil wird zunächst eine Zusammenfassung der Ausgangslage dargestellt. Es ist sinnvoll, sich am Anfang einer Behandlungsplanung klarzumachen, warum jetzt gerade über den Fall diskutiert wird. Steht ein gewisser Lockerungsschritt im Raum, muss gegenüber Anfragen von außen Stellung bezogen werden. Gibt es Unklarheiten im Team, zu deren Klärung die erneute Behandlungsplanung beitragen kann?

Ein Behandlungsplan sollte mit der Darstellung der **juristischen Ausgangssituation** beginnen, denn der forensische Kontext ist Anlass für die Zusammenarbeit mit dem Patienten. Anschließend wird das **Anlassdelikt** dargestellt. Diese Darstellung geht weit über die reine Feststellung eines juristischen Tatbestands hinaus. Die unterschiedlichen Deliktformen können sich im individuellen Fall ganz unterschiedlich ausdrücken. Es macht Sinn, sich den Ablauf einer Straftat bildlich vorzustellen, um die darin wirksamen Mechanismen differenziert betrachten zu können; daraus ergibt sich dann die Grundlage für die Ableitung von Interventionsstrategien. Häufig hilft eine Visualisierung des Zusammenhangs von Psychopathologie, Diagnosen und Straffälligkeit (z. B. anhand eines Zeitstrahls). Immer wieder kommt es zu Situationen, in denen im Nachhinein infrage gestellt werden kann, ob tatsächlich eine Symptomatizität zwischen Psychopathologie und Straftat bestanden hat. Klärend kann dabei sein, ob mittels Visualisierung deutlich wird, dass psychopathologische Auffälligkeiten und Delinquenz in unmittelbarem zeitlichem Zusammenhang auftraten oder nicht.

Wichtig ist auch, kurz darzustellen, wie der Betroffene sich im Erstkontakt zur Straftat gestellt hat. Hat er anhaltend eine (möglicherweise psychotisch unterhaltene) abwehrende Haltung eingenommen, externalisierte er, bagatellisierte er oder leugnete er? Eine Veränderung der **Haltung zum Anlassdelikt,** die sich im primär beschriebenen Aussageverhalten niederschlägt, kann mittel- bis langfristig dazu dienen, Therapieerfolge sichtbar zu machen. Viele forensische Patienten können sich nach längeren Therapiezeiträumen anders zu ihrer Straftat stellen. Dies hat möglicherweise prognostische Auswirkungen. Diese Veränderungen können dann gegenüber Außenstehenden transparent gemacht werden und als Anhaltspunkt für einen Therapieeffekt dienen.

Relativ ausführlich sollten frühere Befunde dargestellt werden. Welche früheren Sachverständigenbeurteilungen gibt es im Falle des Patienten? Von welchen Diagnosen wurde früher ausgegangen, wie wurde die strafrechtliche Verantwortlichkeit eingeschätzt, von welcher Delikthypothese sind frühere Fachleute ausgegangen, und welche Empfehlungen wurden abgegeben? Ergibt sich daraus eventuell ein spezieller Auftrag für die Forensische Psychiatrie?

Unverzichtbar ist in psychiatrischen bzw. klinisch-psychologischen Behandlungen die **Rekonstruktion der biografischen Anamnese** mit den wichtigen Unterpunkten „Krankheitsanamnese" und „Delinquenzanamnese". Diese beiden Aspekte bilden den Fokus forensischer Therapie. Für die Delinquenzanamnese hat es sich bewährt, eine Rekonstruktion in Bezug auf die **objektive** und die **subjektive Delinquenzvorgeschichte** vorzunehmen (Lau und Kröber 1999) (➤ Tab. 9.1).

Gelegentlich ist man als externer Sachverständiger erstaunt darüber, dass in manchen Fällen von Straftäterbehandlung die Delinquenzvorgeschichte von

Klinik für Forensische Psychiatrie
Zentrum für Stationäre Forensische Therapie

Psychiatrische
Universitätsklinik Zürich

Behandlungsplan

Behandlungsplan: **Name, Vorname, Geb.**
Datum der BPK: **Datum**

Anlass der Behandlungsplankonferenz / ggf. spezielle Fragen, die zu klären sind
Selbsteinschätzung des Patienten
Fallvorstellung: - Eintritts- und Übertrittsdaten, Juristische Rahmensituation - Anlassdelikte, Aussageverhalten, inhaltlicher und zeitlicher Bezug zwischen Diagnose und Anlassdelikt - Gutachten (*Diagnosen, strafrechtliche Verantwortlichkeit, Delikthypothese, Empfehlung*) - Biographische Anamnese (*bis zum Anlassdelikt / Verhaftung*) - Delinquenzanamnese (*Vorstrafen, Nicht-angezeigtes delinquentes /gewalttätiges Verhalten einschl. intramural)* - Störungsanamnese - Medikamentenanamnese stichwortartig (*Höchstdosis, Wirksamkeit und Verträglichkeit*) - Soziale Anamnese (*Ausbildung und Erwerbsbiographie, IV, Familienstand*)
Aktuelle Diagnosen (psychiatrisch und somatisch)
Aktuelle Delinquenzhypothese
Definition deliktrelevanter Problembereiche für die Behandlung
Aktuelle Medikation
Verlauf Unterbringung - Berichte der beteiligten Berufsgruppen, aktueller psychopathologischer Befund - Deliktrelevante Verhaltensweisen - Alltagsrelevante Besonderheiten - Umgang mit Belastungen / Konfliktverhalten - Nutzung Therapieangebote - Haltung zum Anlassdelikt - Aussenkontakte - Aktueller Ausgangsstatus / Vollzugslockerungsstatus
Prognose-Instrumente und deren Ergebnisse
Ressourcen
Zieldefinitionen kurz-, mittel- und langfristig (incl. bereits erreichter Ziele)
Planung weiteres Vorgehen und Auftragsdefinitione Fallführender/Bezugspersonenpflege Testpsychologische Abklärungen Indikationsstellung Einzelpsychotherapie Indikationsstellung Gruppenpsychotherapie
Termin nächste Behandlungsplankonferenz

Seite 1/1

Universität Zürich[UZH]

Abb. 9.1 Behandlungsplan-Vorlage aus dem Zentrum für stationäre forensische Therapie, Klinik für Forensische Psychiatrie, Psychiatrische Universitätsklinik Zürich [T1136]

Tab. 9.1 Delinquenzvorgeschichte

Objektive Delinquenzvorgeschichte
• BZR-Auszug, frühere Urteile, Vorgutachten, Befunde und Tatschilderungen in den Akten • Frühdelinquenz, Art und Hintergründe der ersten aktenkundigen bzw. abgeurteilten Straftat • Delinquenzverlauf, Rückfallgeschwindigkeit und -umstände, Intensitätsveränderungen, Veränderlichkeit des Tatbildes • Haftgeschichte, Vollzugsformen und -verhalten • Integrationsgrad/-formen in Freiheit, Bewährungen, Bewährungswiderrufe, Maßregeln
Subjektive Delinquenzvorgeschichte
• Anhand früherer Stellungnahmen in früheren Vernehmungen • Zustimmungen, Abstreiten, Beschönigungen • Bewertungen von Tat und Opfer • Ursachen- und Schuldzuweisungen

den Behandlern relativ oberflächlich rekonstruiert wurde, obwohl „Delinquenz" ja die zu beeinflussende Variable der forensischen Therapie darstellt.

„Delinquenz" geht über abgeurteilte Straffälligkeit hinaus. Gibt es Informationen darüber, ob sich auch unabhängig von Ermittlungsverfahren grenzüberschreitendes, störendes oder gewalttätiges Verhalten gezeigt hat? So ist es z. B. sinnvoll, frühere Krankenakten dahingehend zu durchforsten, ob sich auch im Rahmen von stationärer Behandlung Aggressivität gezeigt hat. Auch im Hinblick auf risikoprognostische Einschätzungen ist es wichtig, eine Darstellung der Delinquenzentwicklung vorzunehmen: Wann begann sie, wie verlief sie, wie haben die Gerichte auf Straffälligkeit reagiert?

Neben der objektiven Delinquenzvorgeschichte ist aber auch die **subjektive Delinquenzvorgeschichte** bedeutsam. Wie hat sich ein Straftäter früher zu seiner Straffälligkeit gestellt, wie bewertete er die eigenen Taten und auch die Opfer, welche Erkenntnis kann man über intrapsychische Prozesse gewinnen, wenn man im Gespräch über frühere Straffälligkeit die subjektive Seite forensischer Patienten diesbezüglich exploriert?

Im Hinblick auf die **Krankheitsanamnese** erscheint es wichtig, Entwicklungsauffälligkeiten zu eruieren, ambulante und stationäre Behandlungen inkl. Diagnosen, den diesbezüglichen Verlauf und auch die medikamentöse Therapie. Gab es besondere Schwierigkeiten in früheren Behandlungsverläufen, kam es zu Disziplinierungen oder schwerwiegenden Zwischenfällen? Bei der Behandlung psychotischer Patienten ist vor allem die Rekonstruktion der psychopharmakologischen Behandlung bedeutsam. Hier ergeben sich wichtige Hinweise auf frühere problematische Erlebnisse, die möglicherweise jetzt Schwierigkeiten in der Therapieadhärenz begründen können.

Die Rekonstruktion der **sozialen Anamnese** ist insbesondere dann bedeutsam, wenn ausgelotet werden soll, welche beruflichen Rehabilitationsmöglichkeiten für den Patienten bestehen.

Diese umfangreiche Informationslage, deren Beschaffung gelegentlich Schwierigkeiten bereitet, bildet die Basis für die aktuell zu stellende **Diagnose.** Gibt es eine spezifische Psychopathologie, die mit psychiatrischen bzw. psychotherapeutischen Interventionen günstig beeinflusst werden könnte? Gerade in der Forensischen Psychiatrie ist es zudem bedeutsam, auch somatische Diagnosen zu erfassen, da sie die Behandlung eines Betroffenen mitprägen können.

Es bietet sich an, an dieser Stelle auch Stellung zu beziehen, wenn man von früheren Diagnosen abweicht. Die Diskussion bzw. Argumentation diesbezüglich sollte stichwortartig dargelegt werden, um auch zu späteren Zeitpunkten (die Forensische Psychiatrie ist mit langen Behandlungszeiträumen konfrontiert) nachvollziehen zu können, warum man sich für eine bestimmte Diagnose entschieden hat.

Wie schon angedeutet, stellt eine Diagnose nicht per se eine Delikthypothese dar. Es muss genau herausgearbeitet werden, auf welche Weise die Psychopathologie mit anderen Faktoren zusammenspielt, um entscheiden zu können, wie eine Vielfalt von delinquenzfördernden Faktoren beeinflusst werden soll. Die **Delinquenzhypothese** bildet das zentrale Glied einer Behandlungsplanung, da sich hier transparent machen lässt, warum man sich in der Behandlung für bestimmte Strategien entscheidet. In der Delinquenzhypothese – dem forensischen Fallverständnis – schlägt sich die eigentliche Expertise forensischer Arbeit nieder. Sie kann nur fundiert erarbeitet werden, wenn man auf umfangreiche Erfahrung in der Behandlung und Begutachtung von Straftätern zurückgreifen kann. Eine fundierte Delinquenzhypothese ist für eine kompetente und damit auch effektive Behandlung unverzichtbar. Da die Delinquenzhypothese letztlich lediglich eine vorläufige Annahme darstellt, sollte sie regelmäßig (gelegentlich auch redundant) evaluiert werden. Gibt es neue Informationen, welche die Straffälligkeit eines forensischen Patienten in neuem Licht erscheinen lassen? Muss die frühere Hypothese falsifiziert werden, oder kann sie nach erneuter Überprüfung weiterhin als plausibel gelten, also verifiziert werden?

Aus der Delinquenzhypothese ergeben sich dann **deliktrelevante Problembereiche,** die explizit benannt werden sollten:

- Geht es um eine Beeinflussung von Psychopathologie bei einem akuten Psychotiker, dann steht die Remission von Produktivsymptomatik im Vordergrund, wenn diese dessen Straffälligkeit begründet hat.
- Oder geht es eher um im Rahmen von akuten psychotischen Veränderungen auftretende Impulsivität oder beeinträchtigte Hemmungsmechanismen? Auch dann scheint die Beeinflussung des akut psychotischen Zustands sinnvoll.
- Oder hatte der akut psychotische Prozess auch schon vor der Erkrankung bestehende Persönlichkeitsauffälligkeiten deutlicher hervorgebracht, bestehen somit persönlichkeitsgebundene Auffälligkeiten in der Verhaltenskontrolle oder auch im Denken, die dann therapeutischer Intervention zugeführt werden sollen?
- Welche Persönlichkeitseigenschaften eines „dissozial" geprägten Mannes sollen beeinflusst werden? Geht es eher um eine „haltschwache" Unreife oder vielmehr um eine ausgeprägt antriebsstarke Antisozialität? Bestehen kriminogene Faktoren im Bereich Kognitionen (z. B. deliktfördernde Überzeugungen) oder eher in der defizitären Handlungskontrolle (z. B. Augenblicksverhaftung, Impulsivität, emotionale Instabilität)?

9.4.2 Zweiter Teil: Jetzige Situation

Nach der ausführlichen Rekonstruktion der längerfristigen Vorgeschichte wendet sich der Blick in der Behandlungsplanung anschließend dem kürzer zurückliegendem Behandlungszeitraum zu: Wo steht der Patient im Hinblick auf Psychopathologie oder andere problematische Verhaltensweisen? Was haben die einzelnen Berufsgruppen mit ihm erlebt? Es geht zunächst um eine allgemeine Darstellung, was wie mit dem Betroffenen therapeutisch gemacht wurde und wie insgesamt der Therapieprozess bewertet werden kann. Im Anschluss daran sollte noch einmal der bisherige Verlauf im Rahmen der Unterbringung bzw. Therapie eingehender betrachtet werden. Wichtig ist die Frage, ob „deliktrelevante" Verhaltensweisen aufgetreten sind. **Deliktrelevante Verhaltensweisen** haben Bezug zur Delinquenzhypothese, denn die darin sichtbaren Problembereiche können sich in milderer Form (durch den strukturierenden Rahmen einer forensischen Behandlungsinstitution abgemildert und frühzeitig deeskaliert) auch während der Behandlung zeigen. Im englischen Raum hat sich hierfür das Konzept des *„offence paralleling behavior"* (Daffern et al. 2010) etabliert. Die forensische Therapie dient eben auch dazu, Vorboten von langfristig gefährlichem Verhalten zu identifizieren, um früh in der Handlungskette hin zu erneuter Delinquenz frühzeitig intervenieren zu können bzw. den Betroffenen zu befähigen, die Entwicklung zu erneuter Straffälligkeit selbst deeskalierend zu beeinflussen.

Abgesehen von deliktrelevanten Verhaltensweisen sollte auch ein Augenmerk auf **alltagsrelevante Besonderheiten** gelegt werden. Hier sind nicht im engeren Sinne risikoprognostisch bedeutsame Verhaltensweisen gemeint. Vielmehr kann hier festgehalten werden, welche Besonderheiten bei dem Patienten bestehen, die insgesamt in der Behandlung berücksichtigt werden müssen, um den Therapieprozess nicht zu gefährden. Hier bilden sich möglicherweise Auffälligkeiten ab, die den Kontakt mit dem Patienten prägen und im allgemeinen Umgang beachtet werden sollten (z. B. Sprachschwierigkeiten bei Patienten mit Migrationshintergrund).

In einem nächsten Schritt sollte beschrieben werden, wie die Patienten, seitdem sie in Therapie sind, mit Belastungen umgehen. Zeigen sich verbesserte **Bewältigungsstrategien,** sind die früheren Schwierigkeiten in der Bewältigung von Konflikten verändert oder sogar verbessert? Zusätzlich muss gefragt werden, ob ein Patient die Therapieangebote nutzt, und wenn ja, warum, wenn nein, warum nicht? Hüten sollte man sich davor, die Ursache für Nichtteilnahme an Therapien allein aufseiten des Patienten zu suchen. Immer wieder kommt es zu Situationen, in denen zu wenig Wert darauf gelegt wird, die Therapie partizipativ i. S. des Patienten zu gestalten und ihn damit zur Mitarbeit zu motivieren (s. auch ➤ Kap. 6 und ➤ Kap. 16). Therapieadhärenzprobleme liegen immer aufseiten der Therapeuten, die es in Hand haben, hier Veränderungen zu etablieren, um Therapieerschwernisse zu überwinden.

Festgehalten werden sollte auch, wie bzw. ob sich die Haltung des Patienten zum Anlassdelikt mittlerweile geändert hat.

Ein wichtiger Punkt ist die **Darstellung von Außenkontakten.** Kaum eine Maßnahme im Hinblick auf die Verhinderung von Rückfälligkeit hat sich als so effektiv erwiesen wie die Veränderung eines früheren antisozialen Umfelds in eine prosoziale Umgebung: Ist es gelungen, den Patienten zu motivieren, Kontakte zu Personen zu unterbinden, die einerseits therapieskeptisches Verhalten an den Tag legen oder sogar delinquenzfördernde Ansichten vertreten?

Praxishinweis

Die Rolle von Prognoseinstrumenten

Moderne Behandlungsplanung stützt sich auch auf die Auswertung von Prognoseinstrumenten zur Bestimmung des Ausgangsrisikos bei Patienten. Welche dabei im individuellen Fall angewandt werden sollten, richtet sich nach der Expertise in den Institutionen, den persönlichen Vorlieben des Anwenders und dem Fall der Betroffenen. Bei Sexualstraftätern sollten andere Instrumente zur Anwendung kommen als bei Patienten, die vor allem mit Aggressionen gegen die körperliche Integrität aufgefallen sind. Die Auswertung von Prognoseinstrumenten sollte nicht nur dem Selbstzweck dienen. Die Behandlungsplanung sollte entweder auf die sich in der Auswertung abbildenden Risikoprofile oder aber auf die sich ergebende Gesamteinschätzung des Straftatrisikos Bezug nehmen. Gelegentlich erreicht man durch die repetitive Auswertung von gleichen Prognoseinstrumenten auch eine Darstellung des Therapieerfolgs.

9.4.3 Dritter Teil: Zukünftiges Vorgehen

Wenn im Rahmen der Behandlungsplanung die Darstellung des bisherigen Behandlungsverlaufs erfolgt ist, wendet sich anschließend der Blick von der Vergangenheit in die zukünftige Therapie. Welche **Ziele** konnten erreicht werden, welche sind nunmehr kurz-, mittel- oder langfristig zu fokussieren, um ein noch weiter bestehendes Risiko für Straffälligkeit günstig zu beeinflussen. In den Zieldefinitionen wird letztendlich noch einmal Bezug genommen auf die *„criminogenic needs"*, welche die Straffälligkeit eines forensischen Patienten bedingt haben.

In einem nächsten Schritt werden dann **Aufträge** definiert, wie man die zuvor definierten Ziele erreichen will:

- Wer geht welches Problem mit welcher Intervention an?
- In welcher Frequenz erfolgt dies?
- In welchem Setting erfolgt dies?
- Wann wäre mit einem Erfolg der Interventionen zu rechnen?
- Wie soll der Erfolg überprüft werden?

In der konkreten Anwendung des hier vorgestellten Plans wird klar schriftlich definiert und festgehalten, welche Person im therapeutischen Team welche Aufgabe übernimmt:

- Die Fallführenden sind in einzeltherapeutische Interventionen involviert.
- Das Pflegepersonal übernimmt Aufgaben, die gut im Alltag des Patienten auf Station gelöst werden können.
- Bei Fragen im Hinblick auf die medikamentöse Behandlung eines Patienten muss ein Arzt involviert werden.
- In den Co- und Spezialtherapien sollen Ressourcen des Patienten genutzt und gefördert und Defizite abgebaut werden. Der Plan legt auch konkret fest, welche Gruppeninterventionen installiert werden sollen.
- Wenn noch weiterer diagnostischer Abklärungsbedarf besteht, wird an dieser Stelle festgelegt, welche Verfahren angewendet werden sollen und in welchem Zeitraum.

Abschließend sollte nicht vergessen werden, eine Vereinbarung dahingehend zu treffen, wann die nächste Behandlungsplanung voraussichtlich erfolgen soll. Behandlungsplanung stellt interindividuell und intraindividuell ein dynamisches Geschehen dar: In dem einen Fall werden sich Veränderungen eher langfristig einstellen, im anderen Fall wird zunächst der kurzfristige Verlauf abzuwarten sein, um dann in die längerfristige Therapieplanung einzusteigen. Für die am therapeutischen Prozess Beteiligten kann es hilfreich sein zu wissen, für welchen Zeitraum die getroffenen Vereinbarungen gelten sollen. In den meisten Fällen wird sich die Frequenz für die Überprüfung der Behandlungsplanung aus den rechtlichen Vorgaben für den Maßregelvollzug ergeben.

9.5 Zusammenfassung

Der forensische Behandlungsplan rekonstruiert zunächst den Verlauf früherer Straffälligkeit eines Patienten, um daraus ein forensisches Fallverständnis (Delikthypothese, Delinquenzhypothese) zu entwickeln. Aus dieser Hypothese, die in repetitiven Zusammenkünften verifiziert und falsifiziert werden kann, ergeben sich Ziele für die weitere Behandlung. Diese Ziele sollten konkret formuliert werden, um den Beteiligten im Team deutlich zu machen, welche Faktoren günstig beeinflusst werden müssten, um das Straftatrisiko eines Patienten zu senken. Aus den Zielen ergeben sich Aufträge, deren Erfüllung auch Aussagen über den Therapieerfolg zulassen. Bei einer solchen Strukturierung der Therapie fällt es auch leichter, gegenüber Außenstehenden (z. B. in Jahresberichten) die eigene therapeutische Arbeit darzustellen und den Erfolg bzw. den Nichterfolg bisheriger Interventionen transparent zu machen.

LITERATUR

Andrews DA, Bonta J. The Psychology of Criminal Conduct. New York: Routledge 2010.

Daffern M, Jones L, Shine J. Offence Paralleling Behaviour. Chichester, UK: Wiley 2010.

Dahle KP, Lehmann RJ. Klinisch-idiografische Kriminalprognose. In: Rettenberger M, von Franqué F (Hrsg.). Handbuch kriminalprognostischer Verfahren. Göttingen: Hogrefe 2013, S. 347–356.

Gnoth A, Lau S. Prognostik bei Persönlichkeitsstörungen. In: Lau S, Lammel M, Sutarski S (Hrsg.). Forensische Begutachtung bei Persönlichkeitsstörungen. Berlin: Medizinisch Wissenschaftlicher Verlag 2014, S. 151–170.

Lau S, Kröber HL. Kenntnis der Aktenlage als entscheidende Voraussetzung der gutachterlichen Exploration. In: Marneros A, Rössner D, Haring A, Brieger P (Hrsg.). Psychiatrie und Justiz. München: Zuckschwerdt 2000, S. 42–46.

Leygraf N. Psychisch kranke Rechtsbrecher. In: Kröber HL, Dölling D, Leygraf N, Saß H (Hrsg.). Handbuch der Forensischen Psychiatrie. Bd. 2. Darmstadt: Steinkopff 2006, S. 254–270.

Lipsey MW. The primary factors that characterize effective interventions with juvenile offenders: A meta-analytic overview. Victims and Offenders 2009; 4(2): 124–147.

KAPITEL

10 Verlaufsdokumentation

Dieter Seifert

Faktenbox

- Im psychiatrischen Maßregelvollzug besteht eine Dokumentationspflicht, die den gesamten Unterbringungsverlauf (stationär und ambulant) umfasst und ggf. juristisch überprüft werden kann (§§ 109 ff. StVollzG).
- Sämtliche therapeutischen Maßnahmen sind in ausgewogenem Umfang von den jeweiligen Berufsgruppen zu dokumentieren.
- In den regelmäßig durchzuführenden Behandlungsplänen sowie den §67e-StGB-Stellungnahmen sind die jeweiligen Dokumentationen zusammengefasst darzustellen und hinsichtlich der Gefährlichkeitseinschätzung zu gewichten.
- Die Dokumentation muss solche Erkenntnisse enthalten, die das Gericht benötigt, um eine eigenständige prognostische Beurteilung im Hinblick auf eine Fortdauerentscheidung treffen zu können.
- Anzumerken bleibt, dass im Maßregelvollzug anders als im sonst üblichen Therapeut-Patient-Verhältnis keine umfassende Verschwiegenheitspflicht besteht. Vielmehr sind die Therapeuten verpflichtet, die wesentlichen Inhalte der Behandlung an das zuständige Gericht bzw. die Staatsanwaltschaft weiterzuleiten.
- Weitergehende freiheitsentziehende Maßnahmen wie Absonderung, Fixierung, Fesselung oder Zwangsmedikation sind genauestens zu begründen und zu dokumentieren.

10.1 Einleitung

Die Unterbringung in einer forensischen Klinik ist für Betroffene ein erheblicher Einschnitt in ihr Leben. So ist die Dauer der freiheitsentziehenden Maßnahme auch nach der Novellierung des § 63 StGB zum 1.8.2016 kaum valide vorherzusehen. Folglich kommt schon aus rechtsstaatlicher Sicht der umfassenden Dokumentation eine hohe Bedeutung zu. Schließlich dient die Maßregel laut Gesetzestext nicht allein der Sicherung straffällig gewordener psychisch Kranker, sondern in gleicher Weise auch der Besserung. Wie dies vonstattengeht, also welche therapeutischen Bemühungen die Klinik unternimmt, damit möglichst bald eine Wiedereingliederung in die Allgemeinheit verantwortet werden kann oder eben (noch) nicht, muss für alle Beteiligten offen dargelegt werden. Neben den justiziellen Stellen wie Strafvollstreckungskammer, Staatsanwaltschaft und Anwalt und ggf. dem gesetzlichen Betreuer des Patienten müssen auch die Aufsichtsbehörde sowie die Besuchskommission Psychiatrie einen transparenten Einblick in das Geschehen einer forensischen Klinik im Allgemeinen und im Speziellen der Behandlungsmaßnahmen des einzelnen Patienten erhalten. „*Die Dokumentation hat zu gewährleisten, dass das Entscheidungsverfahren und die Entscheidungsgründe für die untergebrachte Person und ggf. bei einer gerichtlichen Überprüfung nach §§ 109 ff. StVollzG nachvollziehbar sind*" (MAGS-NW 2021).

Von einer quasi adäquaten Dokumentation in der Forensik konnte man längst nicht immer ausgehen. Selbst ein halbes Jahrhundert nach Einführung des Maßregelvollzugs waren z. T. erhebliche Defizite zu beklagen. So beschrieb Leygraf (1988) in der bislang einzigen bundesweiten Untersuchung forensischer Einrichtungen, dass in einigen Krankenakten „*über mehrere Jahre hinweg keinerlei Verlaufseintrag erfolgt*" und anhand der Formulierungen „*nicht selten eine ausgesprochen negative Voreingenommenheit dem Patienten gegenüber zu entnehmen*" war (S. 182). Häufig handelte es sich um „*inhaltslose*" Krankengeschichten (S. 155), in denen sich die Dokumentationen weitgehend auf Zwischenfälle wie Entweichungen oder Übergriffe reduzierten. Damals wurden diese Defizite auch als Ausdruck „*äußerst dürftiger Bemühungen*" um den Patienten, also des Mangels an therapeutischen Konzepten erklärt. Drei Jahrzehnte später kann man durchaus von einer „*Entwicklung hin zur klinischen Maßregelvollzugsbehandlung*" sprechen (Seifert und Leygraf 2016), bei der nunmehr der Dokumentation ein wesentlich höherer Stellenwert eingeräumt wird. Allerdings ist bei detaillierter Betrachtung forensischer Krankengeschichten einschließlich der Behandlungs- und Therapiepläne kritisch anzumerken, dass in einigen forensischen Einrichtungen das Pendel nunmehr in Richtung überbordender Dokumentation ausgeschlagen hat. Es wird alles (und manchmal auch Nichtiges) dokumentiert, und zwar von jedem, also Therapeuten, Pflegenden und Co-Therapeuten, und mitunter auch gern mehrmalig. Sicherlich dient es auch der juristischen Absicherung, zumal kritische Nachfragen von Aufsichtsbehörden oder streitbaren Anwälten nicht ganz selten sind. Zudem möchte man sich als Mitarbeitender einer forensischen Klinik nicht nachsagen lassen, dass man in einer Einrichtung tätig ist, die ähnlich dem Gefangenenlager Guantanamo (Zitat des ehemaligen BGH-Richters T. Fischer, 2013)[1] konzipiert ist bzw. als *„Dunkelkammer des Rechts"* (H. Prantl)[2] tituliert wird.

Aus der Perspektive des externen Gutachters hingegen oder desjenigen, der eine wissenschaftliche Aktenanalyse in einer forensischen Klinik durchführt, kann sich durch derart expansive Dokumentationen der Arbeitsaufwand ggf. enorm steigern, ohne dass ein tatsächlicher Informationsgewinn erreicht wird. Hilfreich ist folglich eine klar gegliederte Krankenakte samt Inhaltsverzeichnis, wie dies beispielsweise in den „Standards für die Behandlung im Maßregelvollzug nach §§ 63und 64 StGB" (Interdisziplinäre Task-Force der DGPPN – Müller et al. 2017) zusammengestellt wurde (➤ Tab. 10.1). Da für die Gestaltung und Führung der Krankenakten letztlich der Maßregelvollzugsleiter verantwortlich ist, sind durchaus gewisse Abweichungen mit klinikinternen Besonderheiten gut vertretbar.

10.2 Dokumentationsbereiche

10.2.1 Juristische Aspekte

Für den Überblick empfiehlt sich, zu Beginn der Krankenakte die beiden wichtigsten Informationsquellen, das Urteil und das Sachverständigengutachten, sowie sonstige juristische Dokumente der Unterbringung aufzuführen (Anordnung der Untersuchungshaft bzw.

Tab. 10.1 Inhaltsverzeichnis der Krankenakte (Beispiel) (Müller et al. 2017, Tab. 1)

Thema	Inhalt
Deckblatt für einen kurzen und schnellen Überblick	Name, Geburtsdatum, Geburtsort und -land
	Aktenzeichen der Justizbehörden (ggf. aktualisieren)
	Personenbeschreibung
	Überhaftnotierungen
	Unterbringungsdelikte
	Diagnosen
	Lockerungsstand
	Bezugspersonenmit Adressen und Telefonnummern
	Gefährdete Personen mit Adressen und Telefonnummern
	Fahndungsbogen
Juristische Grundlage der Unterbringung	Urteil
	Andere Grundlagen der Unterbringung, z. B. einstweilige Unterbringung, Sicherungshaftbefehl, Krisenintervention
	Aufnahmeersuchen
	Auszug aus dem Bundeszentralregister
	Anordnungen der Gerichte (z. B. Kontaktverbote)
	Juristische Vorgeschichte, Gerichtsentscheidungen aller Art
	Widerrufsbeschlüsse
	Weisungsänderungen
Juristische Verlaufsdokumentation	Gutachterliche Stellungnahmen (z. B. Fortdauer, Erledigung)
	Beschlüsse zur Fortdauer der Unterbringung
Gutachten	Eingangsgutachten
	Prognosegutachten
	Lockerungsgutachten
Psychiatrische Vorgeschichte	Gutachten aus früheren Verfahren
	Gutachten zur Einrichtung oder Fortführung einer Betreuung
	Frühere Arzt- und Entlassungsberichte und Epikrisen
	Auszüge aus früheren Krankenakten
	Berichte aus Heimen, von Jugendämtern etc.

[1] „Machen wir uns nichts vor, vom deutschen Maßregelvollzug nach Guantanamo ist es nur ein kleiner Schritt" (Interview mit Dr. Thomas Fischer in DIE ZEIT vom 22.8.2013)

[2] Dr. Heribert Prantl (Journalist, im Erstberuf Jurist) in der Süddeutschen Zeitung vom 10.6.2013

Tab. 10.1 Inhaltsverzeichnis der Krankenakte (Beispiel) (Müller et al. 2017, Tab. 1) *(Forts.)*

Thema	Inhalt
Eingangs-diagnostik	Medizinische Eingangsuntersuchung und Diagnostik
	Psychiatrische und somatische Anamnese
	Delinquenzanamnese
	Psychologische Testergebnisse
	Risikobeurteilung
	Pflegediagnosen
	Erhebungen des Sozialdienstes
	Erhebung des schulischen und beruflichen Ausbildungsstands und der Sprachkompetenzen
Behandlungsplanung	Behandlungsplanung unmittelbar nach Aufnahme
	Ausführlicher Behandlungsplan
	Fortschreibung und Aktualisierung des Behandlungsplans
	Krisen- und Notfallpläne
	Aufklärungs- und Einwilligungsbögen
	Ggf. Patientenverfügung
Behandlungsverlauf und Verlaufsdiagnostik	Kontinuierliche Verlaufsdokumentation (u. a. dynamische Risikofaktoren und Symptombelastung, wichtige Zustandsbeschreibungen, Auffälligkeiten, aktuelle Ereignisse, besondere Vorkommnisse, Inhalte der multiprofessionellen Behandlungsmaßnahmen)
	Ergebnisse von Lockerungskonferenzen und Lockerungsentscheidungen mit Begründung
Somatische Befunde und Verlaufsdokumentation	Medikamentenverordnungen mit Begründung und Aufklärung des Patienten
	Drug-Monitoring
	Laboruntersuchungen
	Röntgen
	Elektrokardiografie, Computertomografie, Magnetresonanztomografie und weitere Untersuchungen
	Konsiliaruntersuchungen und somatische Behandlungen
Eingriffe in die Rechte/ besondere Behandlungs- und Sicherungsmaßnahmen	Behandlungen ohne Einwilligung
	Kurzfristige Lockerungsrücknahmen
	Fesselungen
	Isolierungen
	Fixierungen
	Sicherungsmaßnahmen bei Ausführungen
Besondere Vorkommnisse	Meldungen von Entweichungen und Zwischenfällen nach Regelungen der Länder und der Krankenhausträger
Weitere Rubriken	Weiterer Schriftwechsel
	Beschwerden und Widersprüche
	Sozialdienstliche Betreuung (z. B. Geldangelegenheiten, Aufenthaltsrecht)
	Gesetzliche Betreuung
	Fotokopien aktueller und früherer Ermittlungsakten

der einstweiligen Unterbringung gem. § 126a StPO, Aufnahmeersuchen, Widerrufsbeschluss etc.). Zudem sollte ein Auszug aus dem Bundeszentralregister mit ggf. früheren Urteilen vorhanden sein. Im Weiteren folgen chronologisch geordnet die jährlichen Stellungnahmen gem. § 67e StGB mit den jeweiligen Beschlüssen der Strafvollstreckungskammer zur Fortdauer der Unterbringung. Ansonsten sind hier alle weiteren Gerichtsentscheidungen sowie sämtliche juristische Korrespondenz, insbesondere diejenigen Dokumente, die Auskunft über Lockerungsentscheidungen bzw. Rücknahme von gewährten Lockerungen und insbesondere auch über weitergehende freiheitsentziehende Maßnahmen wie Aufenthalt im Kriseninterventionsraum sowie Fixierungsmaßnahmen oder Zwangsmedikation betreffen. Erfahrungsgemäß wird von Aufsichtsbehörden (PsychKG-Besuchskommissionen oder Delegationen des Europäischen Ausschusses zur Verhütung von Folter und unmenschlicher oder erniedrigender Behandlung oder Strafe etc.) stets sehr gründlich kontrolliert, aus welchen Gründen und wie lange Patienten im Krisenraum verweilen bzw. fixiert werden mussten. Hier bieten sich zur Dokumentation spezielle Formulare an (digital oder analog), die einen präzisen Überblick ermöglichen. Des Weiteren sind hier Rechtsanliegen des Patienten wie Beschwerden, Eingaben beim Petitionsausschuss, Schweigepflichtentbindungen und ggf. ausländerrechtliche Fragestellungen zu dokumentieren.

10.2.2 Medizinisch-(psycho-)therapeutische Aspekte

Medizinischer Bereich

Am Anfang erfolgt eine ausführliche **Eingangsdiagnostik,** die neben der spezifisch psychiatrischen Anamnese die Erhebung biografischer einschließlich somatischer Daten sowie eine allgemein-klinische Untersuchung umfasst. Je nach Vorbefunden bzw. Untersuchungen im Rahmen des Einweisungsgutachtens sind weitergehende diagnostische Untersuchungen wie eine *apparative Hirndiagnostik* (Magnetresonanztomografie [MRT] oder kranielle Computertomografie [CCT] etc.) und *psychologische Testungen* (z. B. zur Abklärung einer hirnorganischen Beteiligung, Persönlichkeitsdiagnostik) durchzuführen (zusammenfassend ➤ Box 10.1). Man begegnet indes noch heute Krankenakten, in denen trotz jahrelanger Unterbringung auf eine ausführliche hirnorganische Diagnostik verzichtet wurde. Dies erstaunt deswegen, weil bereits in vor Jahrzehnten durchgeführten Studien über Maßregelpatienten festgestellt wurde, dass ca. 20–30 % der im Erkenntnisverfahren festgestellten Diagnosen im Laufe der Unterbringung geändert wurden (u. a. Leygraf 1988; Ritzel 1978; Schumann 1983). Überwiegend handelte es sich um Diagnoseverschiebungen, also z. B. von leichter Intelligenzminderung hin zu einer Persönlichkeitsstörung mit einer Lernbehinderung (oder umgekehrt). Aufgrund dieser Erkenntnis, aber auch ebenso wegen der besonderen Konstellation der Diagnostik im Rahmen eines Strafverfahrens sollte die im Einweisungsverfahren gestellte Diagnose grundsätzlich überprüft werden, zumal die Untersuchungsbedingungen in einer forensischen Klinik mit längerer und intensiver Beobachtungsmöglichkeit eine weitaus bessere Erkenntnisbasis bieten als eine Exploration in einer Justizvollzugsanstalt.

BOX 10.1

Bereiche der ärztlichen Dokumentation

- Sämtliche Gutachten (Einweisungs- und externe Prognosegutachten sowie sonstige Gutachten, evtl. im Rahmen früherer Strafverfahren oder zur gesetzlichen Betreuung etc.)
- Ärztlich-therapeutische Vorbefunde, Epikrisen, Berichte über frühere stationäre oder ambulante Therapiemaßnahmen
- Berichte über frühere Heimaufenthalte und Berichte des Jugendamtes
- Verlauf über medizinische Untersuchungen wie MRT, CCT, EKG, Blutuntersuchungen
- Ärztliche Konsiliaruntersuchungen
- Testpsychologische Untersuchungen
- Fremdanamnestische Angaben von Familienmitgliedern oder Freunden
- Themen und Verlauf der psychotherapeutischen Gespräche
- Besondere Vorkommnisse (Entweichungen, Übergriffe, Fahndungen)

Psychotherapeutischer Bereich

Das Kernstück der Dokumentation ist die Beschreibung des Krankheitsverlaufs, wobei dies stets im Kontext mit der damit einhergehenden Gefährlichkeit zu erfolgen hat. Unterbringungsvoraussetzung im forensischen Maßregelvollzug nach § 63 StGB ist schließlich ein enger kausaler Zusammenhang zwischen der (längerfristigen) psychischen Störung und dem Unterbringungsdelikt sowie den noch zu erwartenden Straftaten. Nicht allein eine Besserung des psychopathologischen Zustands des Patienten ist exakt zu dokumentieren, sondern in einem weiteren Schritt bleibt zu prüfen, inwieweit sich dadurch das Ausmaß der (noch) bestehenden Gefährlichkeit verändert hat. Dies ist je nach Störungsbild und sonstiger Umstände sehr unterschiedlich. Beispielsweise ist das Abflauen des akuten Verfolgungswahns eines an Schizophrenie erkrankten Patienten dank Neuroleptikagabe ein erfreulicher therapeutischer Fortschritt, der darüber hinaus zumeist mit einer signifikanten Reduzierung der Gefährlichkeit des Patienten einhergeht, insbesondere dann, wenn der Wahn bei der Straftat handlungsleitend war.

Grundsätzlich sollten gleich zu Beginn der Unterbringung Überlegungen zur **Delikthypothese** und zu entsprechenden **therapeutischen Strategien** (evtl. auch mit konkreten Gedanken zu einem geeigneten sozialen Empfangsfeld) dokumentiert werden, die im Laufe der Unterbringung in regelmäßigen Abständen überprüft und ggf. modifiziert werden sollten. Denn längst nicht bei allen wie bei dem obigen Patienten ist der Zusammenhang zwischen Behandlungsfortschritten und Gefährlichkeitsprognose derart prägnant. Wesentlich diffiziler ist die Bewertung therapeutischer Fortschritte bei Patienten mit Persönlichkeitsstörungen oder einer Intelligenzminderung, wie das folgende Beispiel darlegt.

Fallbeispiel

Fall 1

Bei Herrn S. (42) liegen diagnostisch eine primär dissoziale Persönlichkeitsstörung und eine Lernbehinderung vor. Wegen Brandstiftungen sowie mehrerer Körperverletzungen befindet er sich nunmehr seit 5 Jahren in der forensischen Klinik. Eine erste Langzeitbeurlaubung scheiterte nach wenigen Wochen.

Delikthypothese Herr S. handelt und reagiert auf der Basis einer egozentrischen Selbstwahrnehmung mit Absolutsetzung von Bedürfnissen und Wünschen, deren Aufschub er als persönliche Ablehnung und tiefe Kränkung erlebt und kaum tolerieren kann. Darauf und auch auf die Konfrontation mit alltäglichen Anforderungen und Begrenzungen reagiert er mit trotziger Verweigerung und reizbarer Verstimmung, die sich rasch zu aggressiv getönter Impulsivität steigern kann und in der Vergangenheit wiederholt delinquentes Verhalten verschiedener Schweregrade bis hin zur Brandstiftung zur Folge hatte. Er ist dann nicht in der Lage, die Konsequenzen seines Handelns zu antizipieren und sein Verhalten dementsprechend zu steuern.

Verlaufseintragung über die Gespräche in den letzten Wochen Die Erprobung der Langzeitbeurlaubung in einem Wohnheim für psychisch Kranke musste nach gut 10 Wochen abgebrochen werden, nachdem Herr S. sich zunehmend fordernd und impulsiv verhalten hatte und gegenüber den dortigen Mitarbeitenden distanzlos auftrat, sodass mehr und mehr die Befürchtung einer erneuten Brandstiftung aufkam. Hier in der Klinik kam Herr S. zwar zuletzt weiterhin überwiegend regelmäßig zum Einzelgespräch. Die Termine nutzte er jedoch nahezu ausnahmslos für die Mitteilung, dass alles gut sei, und für Fragen nach der Wohnheimsuche, dem nächsten Anhörungstermin und danach, was der Therapeut in der Stellungnahme über ihn schreiben werde. Für eine differenzierte Nachbesprechung des letztendlichen Anlasses für den Abbruch der Langzeitbeurlaubung vor 3 Monaten und dessen Vorläufer war er nicht zugänglich und zog sich auf die Beteuerung zurück, dass so etwas nicht wieder vorkommen werde. Aufgrund der bereits im Wohnheim beobachteten depressiv-gereizten Grundstimmung, die sich seit der Rückkehr in die Klinik verstärkt hatte und mit vermehrtem Rückzug und Verweigerung der Arbeitstherapie einherging, entschieden wir uns zum Einsatz des Antidepressivums Mirtazapin. Nach gut einer Woche fiel das Ausbleiben von Diskussionen über die Medikation und Klagen über Mitarbeiter oder körperliche Beschwerden auf. Auch früher oft bekämpfte Tabakregelungen waren kein Thema mehr. Da diese Entwicklung sich als nachhaltig erwies, lag ein Zusammenhang mit der Wirkung der antidepressiven Medikation nahe. Angesichts der nunmehr stabilen Compliance wurde die Wohnheimsuche wieder aufgenommen.

Die beschriebenen Veränderungen nach Einsatz eines Antidepressivums haben zur Folge, dass zuvor dominierende deliktrelevante Symptomatik wie starke Stimmungs- und Affektschwankungen, Impulsivität, Kränk- und Irritierbarkeit sowie geringe Frustrationstoleranz anhaltend rückläufig sind. Unverändert bleiben hoch ambivalente Beziehungs- und egozentrische Wahrnehmungs- und Bewertungsmuster, verbunden mit irrationalen, alogischen und kurzschlüssigen Denkmustern und der Tendenz zur Externalisierung von Verantwortung in Konfliktsituationen, die u. a. durch überwertige und Grenzen ausblendende Autonomieansprüche getriggert werden. Aus den Erfahrungen der ersten Langzeitbeurlaubung bleibt zu folgern, dass neben der konsequenten Antidepressiva-Medikation das angestrebte Wohnheim über engere Strukturen (einschließlich tagesstrukturierender Maßnahmen) verfügen sollte und zudem noch häufigere Kontakte durch die aufsuchende Forensische Ambulanz erfolgen sollten.

Diese Fallvignette verdeutlicht u. a., dass Behandlungsfortschritte stets unter dem Aspekt der (noch) bestehenden Gefährlichkeit des forensischen Patienten betrachtet werden müssen. Der gebräuchliche Fachterminus „**individuelle Delikthypothese**" kann mit

10

einfachen Worten übersetzt werden: Der Therapeut sollte verstehen, „wieso es bei *diesem* Menschen in der *damaligen* Lebenssituation zu *jener* Straftat hat kommen können“ (Seifert 2007). Folglich gilt es im Verlauf der stationären Unterbringung herauszufinden, inwieweit man die kriminogenen Faktoren des Patienten durch therapeutische Maßnahmen positiv beeinflussen kann. Bei einer vergleichsweise großen Gruppe an Maßregelpatienten wird man nicht nur aufgrund des psychiatrischen Störungsbildes, sondern auch wegen der erheblichen und vielschichtigen soziobiografischen Belastungen – ähnlich wie bei Herrn S. – an Grenzen stoßen, sodass eine Entlassung in die Allgemeinheit aus legalprognostischer Sicht nicht verantwortbar erscheint. Dementsprechend muss für solche Patienten ein individuell geeignetes soziales Entlassfeld gefunden werden, bei dem dank intensiverer Kontrollmöglichkeiten und eines entsprechenden Risikomanagements die ansonsten unsichere Legalprognose ausgeglichen werden kann (➤ Kap. 34). In den letzten Jahrzehnten ist lediglich ein kleinerer Teil der forensischen Patienten nach Beendigung der stationären Unterbringung tatsächlich in eigene Wohnungen, also die angestrebte Selbstständigkeit, entlassen worden. Stattdessen wird der Großteil (60–70 %) in betreuende Wohneinrichtungen aufgenommen (Seifert 2020).

Neben der Dokumentation der psychotherapeutischen Einzelgespräche sollten auch Erkenntnisse aus gruppentherapeutischen Angeboten in regelmäßigen Zeitabständen zusammengefasst niedergeschrieben werden. Dies gilt im Besonderen für sog. deliktspezifische Gruppen (z. B. Sexualstraftäter oder Brandstifter), aber auch für solche Gruppenangebote, in denen es beispielsweise primär um die Verbesserung sozialer Fertigkeiten geht.

Dokumentiert werden sollten zudem solche Erkenntnisse, die aus den Visiten (bzw. Visitennachbesprechungen), Fallkonferenzen, Fallsupervisionen und den regelmäßigen Behandlungsplankonferenzen hervorgegangen sind. Dabei empfiehlt sich, ebenfalls die differenten Meinungen bzgl. der therapeutischen Vorgehensweise festzuhalten, um bei mangelnder Effizienz der gewählten Strategie auf bereits diskutierte Optionen zurückgreifen zu können; dies gilt insbesondere bei medikamentösen Behandlungsversuchen. Von hoher legalprognostischer Relevanz sind die **Erfahrungen aus Vollzugslockerungen.** Hierzu sollten die sowohl in den vorbereitenden Gesprächen als auch in den Nachbesprechungen erörterten Themen explizit festgehalten werden, um u. a. einen Eindruck über die Absprachefähigkeit oder auch die sozialen Kompetenzen des Patienten zu gewinnen. In diesem Zusammenhang ist darüber hinaus von Interesse, ob bzw. inwieweit sich durch die jahrelangen Behandlungsmaßnahmen die Einstellung des Patienten zu seinem Unterbringungsdelikt bzw. seiner (früheren) kriminellen Lebensstruktur geändert hat, da eine diesbezüglich *„selbstkritischere Haltung“* sich als legalprognostisch protektiver Faktor herausgestellt hat (Seifert und Knarren 2013).

Lockerungen stellen einen basalen Baustein in der Behandlung psychisch kranker Rechtsbrecher dar. Sogenannte Schwellenlockerungen müssen je nach Landesgesetz mit der zuständigen Staatsanwaltschaft besprochen werden. Hierzu bedarf es einer – insbesondere aus juristischer Sicht – nachvollziehbaren Erklärung, die entsprechend in der Akte unter „**Lockerungsbegründung**“ dokumentiert werden muss (→ Fallbeispiel 2).

Fallbeispiel

Fall 2: Lockerungsantrag für begleitete Ausgänge

In der Behandlungsteambesprechung und in der nachfolgenden Visite wurde die beantragte Vollzugslockerung ausführlich diskutiert, wobei sämtliche zur Verfügung stehenden Informationen berücksichtigt wurden. Die kleinschrittige Umsetzung begleiteter Ausgänge, grundsätzlich gekoppelt mit konkreter Vorplanung und Aufgabenstellung sowie Nachbesprechung, soll dem Ziel dienen, den sozialen Erfahrungsraum des Patienten zu erweitern und die Belastbarkeit schrittweise zu erproben, zu fördern und therapeutisch zu nutzen.

Herr B. zeigte seit Verlegung aus der forensischen Klinik R. keinerlei aggressive Verhaltensanteile, Absprachefähigkeit ist gegeben. Seit nunmehr 12 Monaten verfügt er über unbegleitete Ausgänge im gesicherten Klinikgelände, die sämtlich unproblematisch verliefen. Auf der Grundlage tragfähiger therapeutischer Beziehungen zeigt er eine konstante Mitarbeit und hinreichende Offenheit, sodass der begleitete Ausgang unter Sicherheitsaspekten verantwortet werden kann. Das Risiko einer Entweichung oder einer erneuten Straftat ist im Rahmen der 1 : 1 begleiteten Ausgänge als sehr gering einzustufen.

10.2.3 Dokumentation im Bereich Pflege, Sozialarbeit und Co-Therapien

Pflegerische Dokumentation

Die Sicht der Pflege auf den forensischen Patienten ist schon deswegen außerordentlich bedeutsam, da diese Berufsgruppe die Patienten 24 Stunden betreut, sie daher intensiver im klinischen Alltag erlebt oder, mit anderen Worten, üblicherweise wesentlicher „näher am Patienten dran" ist als dessen Psychotherapeut. Zudem hat sich das Konzept der **Bezugspflege** in der Forensik etabliert: Den Patienten werden jeweils zwei Pflegende als Hauptansprechpartner (Bezugspflegeteam) zugewiesen. Im Idealfall entwickelt sich frühzeitig eine vertrauensvolle Beziehung, sodass die Beobachtungen bzw. Erfahrungen der Pflegenden wichtige Erkenntnisse sowohl zum Behandlungsstand als auch hinsichtlich legalprognostischer Fragestellungen liefern können.

Die Breite der pflegerischen Dokumentation, aber auch die positive Entwicklung der letzten Jahre (verbesserte, fachspezifische Weiterbildung) zeichnet sich deutlich in der Qualität und ebenso in der Individualität der Dokumentation ab. Letztere findet immer im sog. **Pflegeprozess** statt. Dieser soll dazu dienen, den Patienten als „Ganzes" zu betrachten und eine stetige Bewegung im Behandlungsprozess zu erzeugen. Der Pflegeprozess besteht aus der Beobachtung von problematischen Verhaltensweisen, was im interdisziplinären Team hinsichtlich des Behandlungsstands und überdies der Deliktrelevanz gewichtet wird. Die vorhandenen Ressourcen des Patienten sollen eingebunden werden, um Ziele nach den SMART-Kriterien (**s**pezifisch – **m**essbar – **a**ttraktiv – **r**ealisierbar – **t**erminiert) zu formulieren. Diese werden unterstützt durch Maßnahmen, die durch das Pflegepersonal durchgeführt werden sollen. Ergänzend kommt es zu einer regelmäßigen Evaluation des Prozesses.

Anhand dieser Erkenntnisse wird eine individuelle **Pflegeplanung** erstellt, die als ganzheitlicher Pflegeprozess zu verstehen ist. Unter anderem erfolgt eine tägliche Patientenbeobachtung, die in der Verlaufsdokumentation des Patienten festgehalten wird. Hier geht es vor allem darum, Anfälligkeitsfaktoren für Krisen, psychische Auffälligkeiten, aber auch positive Erlebnisse bzw. Ressourcen des Patienten festzuhalten. Bei besonderen Vorkommnissen, in Form eines körperlichen Übergriffs oder eines somatischen Notfalls, erfolgt eine zusätzliche Dokumentation in einem gesonderten Dokument, um deren Wichtigkeit zu unterstreichen. Halbjährlich wird die **Behandlungsplankonferenz** (BPK) durchgeführt, die im multiprofessionellen Team gemeinsam mit dem Patienten stattfindet. Hier erfolgen eine Reflexion des letzten halben Jahres, eine gemeinsame Evaluation der Behandlungsziele und die Festlegung der angestrebten Maßnahmen für das kommende Halbjahr.

Herausfordernd in der pflegerischen Dokumentation kann die Formulierung der **subjektiven Wahrnehmung des Patienten** sein, wobei zugleich eine größtmögliche Transparenz zum Patienten angestrebt wird (manche Patienten bestehen darauf, die Eintragungen zu lesen). Hier erfordert es einen sensiblen Umgang mit der eigenen Wahrnehmung und einer stetigen Reflexion.

Perspektivisch wird die Arbeit der Pflegenden durch die im neuen Ausbildungsgesetz implementierten Pflegediagnosen weiter strukturiert, was erwartungsgemäß einen Einfluss auf Art und Umfang der Dokumentation in der Forensik besitzen wird (➤ Box 10.2). Eine **Pflegediagnose** ist in Anlehnung an ärztlich-medizinische Diagnosen- und Klassifikationsglossare (ICD oder DSM) letztlich *„eine klinische Beurteilung (clinical judgement) einer menschlichen Reaktion auf Gesundheitszustände/Lebensprozesse oder die Vulnerabilität eines Individuums, einer Familie, Gruppe oder Gemeinschaft für diese Reaktion"* (Gallagher-Lepak 2017).

BOX 10.2

Bereiche der Pflegedokumentation (Evaluation des Pflegeprozesses)

- Allgemeine soziale Fertigkeiten mit dem Fokus auf individuellen Schwächen und Stärken (Ressourcen)
- Körper- und Zimmerhygiene

- Stellung innerhalb der Patientenhierarchie
- Kontaktaufnahme und Beziehungsgestaltung zu Mitpatienten, Mitarbeitenden, Familienangehörigen und Freunden
- Reflexion der Beziehungsgestaltung zu den Bezugspflegenden
- Umgang mit Konflikten, Verhalten in Stresssituationen (z. B. bei Ablehnung von beantragten Lockerungen oder negativen Ergebnissen der richterlichen Anhörung)
- Verhalten bei Ausführungen, Ausgängen und nach Rückkehr von Einzelausgängen oder Kurzbeurlaubungen
- Motivation zur Therapiemitarbeit und Compliance bzw. Durchhaltefähigkeit
- Verhalten an den Wochenenden und sonstigen therapiefreien Zeiten

Diese Bereiche lassen sich durch die Pflege schon aufgrund der räumlichen Nähe zu den Patienten weitaus besser beobachten und einschätzen als aus der Perspektive des Arztes bzw. Psychotherapeuten. Entscheidend kommt es darauf an, dass diesbezüglich ein **regelmäßiger** – konkret: täglicher – **Informationsaustausch** stattfindet. So wird beispielsweise eine erfahrene Pflegekraft atmosphärische Schwankungen im Stationsklima sehr schnell und treffsicher wahrnehmen. Gleiches gilt für Situationen, in denen Patienten ausgegrenzt werden bzw. hierarchische „Kämpfe" den Klinikalltag bestimmen. Hinsichtlich der Gruppe der Sexualstraftäter ist z. B. die Feststellung, dass ein Patient dem weiblichen Personal wesentlich distanzgeminderter, fordernder oder sogar bedrängender entgegentritt als den männlichen Mitarbeitenden, eine aus legalprognostischer Sicht höchst wichtige Erkenntnis, die unbedingt dokumentiert werden muss und nicht – etwa aus falschem Schamgefühl heraus – verschwiegen wird. Gleiches gilt für emotionale Wahrnehmungen im direkten Kontakt mit dem Patienten: Verspüren Mitarbeitende Angst oder beschleicht sie wiederholt das Gefühl des Misstrauens, obwohl sich aus quasi objektiver Sicht kein Grund dafür feststellen lässt, so sollte dies durchaus dokumentiert werden.

Dokumentation im Bereich Sozialarbeit

Der Aufgaben- sowie der Dokumentationsbereich und -umfang ist je nach Therapiestand des Patienten recht different. Hinsichtlich des Aufgabenspektrums kann unterschieden werden zwischen

1. stationärer Phase sowie
2. Rehabilitations- und Nachsorgeprozess.

In der **stationären Behandlungsphase** fällt insbesondere nach der Aufnahme des Patienten üblicherweise eine Reihe von grundlegenden Aufgaben an, die in ➤ Box 10.3 im Überblick aufgeführt sind, wobei sich der Umfang je nach Patient höchst unterschiedlich gestalten kann.

BOX 10.3

Dokumentationsbereiche während der stationären Phase

- Erfassung und Beantragung ökonomischer Situationen und Bedarfe (Gewährung eines Barbetrags, Sozialhilfe etc.)
- Erfassung und Dokumentation von Anspruchsleistungen nach dem Sozialgesetzbuch (SGB)
- Erfassung einer Schuldenanamnese inkl. der Organisation und ggf. der Durchführung einer Schuldenregulierung
- Meldeangelegenheiten
- Ausweisangelegenheiten (Befreiung von der Ausweispflicht; Beantragung eines Schwerbehindertenausweises etc.)
- Visitenprotokolle für den Sozialdienst
- Fortlaufende Dokumentation im Rahmen von gesetzlichen Betreuungen
- Erfassung und Dokumentation von ausländerrechtlichen Angelegenheiten
- Nachlassmanagement im Erbfall

Zum Ende der stationären Behandlungsphase besteht die Hauptaufgabe darin, in Absprache mit dem Bezugstherapeuten sowie den Bezugspflegenden einen für das jeweilige Störungsbild des Patienten geeigneten sozialen Empfangsraum zu suchen und den Übergangsprozess vorzubereiten sowie engmaschig zu begleiten und zu dokumentieren (➤ Box 10.4).

BOX 10.4

Dokumentationsbereiche während der Rehabilitationsphase

- Feststellung des individuell geeigneten Sozialraums
- Akquise von komplementären Wohnmöglichkeiten für behandelte psychisch kranke Rechtsbrecher
- Bedarfserhebung des Patienten
- Dokumentation von Vorstellungsgesprächen
- Dokumentation des Beziehungsaufbaus
- Dokumentation im Rahmen des Überleitungsmanagements

- Verlaufsdokumentation
- Verfassen von jährlichen Stellungnahmen gem. § 67e StGB
- Erstellen der (halbjährlichen) Behandlungspläne
- Regelmäßige Überprüfung samt Dokumentation der Gefährlichkeitsprognosen
- Ggf. Rücknahme von Lockerungen und Wiedergewährung von Lockerungen

Nach Beendigung der Maßregelunterbringung (in der überwiegenden Mehrzahl gem. § 67d Abs. II StGB) mit Übergang in die Führungsaufsicht (§ 68 StGB) fallen die in ➤ Box 10.5 aufgeführten Aufgaben an, die entsprechend präzise zu dokumentieren sind.

BOX 10.5

Dokumentationsbereiche während der Nachsorge

- Erstellung der Epikrise
- Kostenübernahme mit den übergeordneten Kostenträgern
- Gesetzliche Krankenversicherung
- Entlassanzeige
- Weisungsbelehrung
- Verlaufsdokumentation
- Erstellung von Gefährlichkeitsprognosen
- Überleitung an Führungsaufsicht und ggf. K.U.R.S. (Konzept zum Umgang mit rückfallgefährdeten Sexualstraftätern)
- Ggf. Stellungnahmen an Strafvollstreckungskammer

Dokumentation im Bereich der Co-Therapien

Das Verhalten der Patienten in den sog. Co-Therapien, also Schule, Ergotherapie, Musik- und Kunsttherapie sowie tiergestützte Therapie etc., vermittelt Erkenntnisse über besondere Fertigkeiten des Patienten und ebenso über Defizite, an denen man zur Vorbereitung auf das Leben nach der Klinik gezielt arbeiten kann. Zudem bietet es für die Patienten die Möglichkeit, neue Freizeitbeschäftigungen für sich kennenzulernen, die sich ggf. zu einem festen Hobby entwickeln können. Im klinischen Alltag erstaunt regelmäßig, über welche Fertigkeiten einige Patienten verfügen, die sie bislang noch nicht ausreichend genutzt bzw. trainiert haben. Co-therapeutischen Maßnahmen kommt keineswegs nur die Aufgabe einer quasi geordneten Tagesstrukturierung zu, sondern sie dienen darüber hinaus der allgemeinen **Aktivierung** und zugleich **Belastungserprobung** mit dem Ziel, einen realistischen Eindruck von der Arbeitsfähigkeit einschließlich des Sozial- und Anpassungsverhaltens zu gewinnen, um eine passende, vom Patienten akzeptierte und ihn nicht überfordernde **berufliche Perspektive** zu entwickeln. In ➤ Box 10.6 sind die Bereiche aufgeführt, welche die jeweiligen Therapeuten besonders beachten und folglich dokumentieren sollten.

BOX 10.6

Dokumentationsbereiche co-therapeutischer Maßnahmen

- Konzentrationsfähigkeit
- Ressourcenfindung und Kreativität
- Durchhaltefähigkeit bzw. -willigkeit
- Allgemeine Motivation und Arbeitskontinuität
- Umgang mit Arbeitsstress und/oder unvorhergesehenen Problemsituationen
- Soziales Verhalten in Gruppen
- Beziehungsgestaltung zu Mitarbeitenden bzw. zu „Vorgesetzten"
- Wirklichkeitsnahe Einschätzung eigener Fähigkeit (realistische Zukunftsplanung)

10.3 Zusammenfassung

Die Dokumentation im Maßregelvollzug ist eine gesetzlich vorgegebene Aufgabe und kann ggf. gerichtlich überprüft werden (§§ 109 ff. StVollzG). Sie dient der Transparenz in der Behandlung und im Umgang mit psychisch kranken Rechtsbrechern, denen die Freiheit entzogen wurde, und ist daher unerlässlich. Art, Umfang und Organisation der Dokumentation (einschließlich Ausführungen zur Pflicht der Verschwiegenheit und zur Offenbarung) werden in den einzelnen Landesgesetzen für den Maßregelvollzug geregelt. Es muss vor allem ersichtlich sein, welche Behandlungsmaßnahmen unternommen werden, um die psychische Störung des Patienten und die damit einhergehende Gefährlichkeit zu reduzieren. Zudem müssen insbesondere weitere, also über die Unterbringung hinausgehende freiheitsentziehende Maßnahmen wie Einschluss im Kriseninterventionszimmer, Fixierung oder Zwangsmedikation präzise begründet und exakt dokumentiert werden.

LITERATUR

Gallagher-Lepak S. Grundlagen der Pflegediagnosen. In: Kamitsuru H (Hrsg.). NANDA International, Inc. Pflegediagnosen: Definitionen und Klassifikation 2015–2017. Kassel: Recom 2017, S. 44–55.

Leygraf N. Psychisch kranke Straftäter. Epidemiologie und aktuelle Praxis, des psychiatrischen Maßregelvollzuges. Monographien aus dem Gesamtgebiet der Psychiatrie Bd. 53. Berlin: Springer 1988.

MAGS-NW – Ministerium für Arbeit, Gesundheit und Soziales des Landes Nordrhein-Westfalen. Qualitätsstandard: Grundsätze für die Festlegung des Maßes der Freiheitseinschränkungen bei Unterbringungen nach §§ 63 und 64 StGB in NRW. Stand: 30.4.2021.

Müller JL, Saimeh N, Briken P, et al. Standards für die Behandlung Im Maßregelvollzug nach §§ 63 und 64 StGB. Nervenarzt 2017; 88 (Suppl 1): S. 1–29.

Ritzel G. Unterbringung und Wiedereingliederung psychisch kranker Rechtsbrecher (Habilitationsschrift). Georg-August-Universität Universität Göttingen 1978.

Schumann V. Psychisch kranke Rechtsbrecher. Eine Querschnittsuntersuchung im Maßregelvollzug. Stuttgart: Enke 1983.

Seifert D. Gefährlichkeitsprognosen – Eine empirische Untersuchung über Patienten des psychiatrischen Maßregelvollzugs. Monographien aus dem Gesamtgebiete der Psychiatrie Bd. 113. Darmstadt: Steinkopff 2007.

Seifert D. Lebensweg und Wiedereingliederungsprozess forensischer Patienten (§ 63 StGB). Bewährungshilfe 2020; 67(3,): 244–252.

Seifert D, Knarren A. Therapeutische Aspekte zur Vorhersage von Gefährlichkeit behandelter forensischer Patienten (§ 63 StGB). Forensische Psychiatrie und Psychotherapie – Werkstattschriften 2013; 20(3): 261–280.

Seifert D, Leygraf N. Entwicklung und Stand des psychiatrischen Maßregelvollzugs (§ 63 StGB). Forens Psychiatr Psychol Kriminol 2016; 10(4): 233–242.

KAPITEL

11

Elmar Habermeyer und Chiara Krause

Risikoerfassung und Risikohandhabung[1]

[1] Das vorliegende Kapitel basiert in wesentlichen Teilen auf dem Beitrag von Mokros A, Dreßing H, Habermeyer E. Die Begutachtung der Kriminalprognose (Risikobeurteilung und -handhabung). in: Dreßing H, Habermeyer E (Hrsg.). Psychiatrische Begutachtung. 7. A. München: Elsevier Urban & Fischer, S. 459–485.

Faktenbox

- Im Rahmen von Lockerungen oder Entlassungsentscheiden im Maßregelvollzug werden Prognosegutachten durch unabhängige ärztliche oder psychologische Sachverständige erstellt.
- Prognostische Aussagen sind Wahrscheinlichkeitsaussagen. Da es dabei immer auch darum geht, das Eintreten des prognostizierten unerwünschten Ereignisses aktiv zu verhindern, erscheint es angemessener, von **Risikoerfassung und -management** zu sprechen.
- Die **statistisch-nomothetische Prognose,** die auf Prognoseinstrumenten basiert, ist mit der **klinisch-idiografischen Prognose** abzugleichen.
- Entsprechende Aussagen sollten auf einen **konkreten Zeitraum** bezogen werden. Mit der Zeit steigt die Zahl unvorhersehbarer Entwicklungen bzw. Situationen. Es geht also um einen dynamischen, d. h. kontinuierlich auf die jeweils aktuellen Umstände anzupassenden Prozess.
- In diesem Kontext ist die Arbeit mit **Szenarien** hilfreich, die mit besonderen Risiken bzw. der Möglichkeit einer günstigen Entwicklung einhergehende Entwicklungswege aufzeigen.
- Die Relevanz von unauffälligem **Vollzugsverhalten** oder Entweichungen muss sorgfältig für den Einzelfall beurteilt werden.
- Populationsspezifische Faktoren (z. B. Alterseffekte) und die zum Teil mangelhafte empirische Grundlage bei Minderheiten (z. B. bei Frauen) sind zu berücksichtigen.

11.1 Einleitung

Der Begriff der Prognose bezeichnet eine Wahrscheinlichkeitsaussage über künftige Ereignisse und Entwicklungen; aufgrund der damit einhergehenden Orientierung an objektivierbaren Erkenntnissen ist die Prognose von einer Prophezeiung oder Vermutung zu unterscheiden. Jedoch ist der Begriff der *Kriminal*prognose, wenn man ihn als Vorhersage eines Ereignisses auffasst, problematisch, weil das Therapieziel darin besteht, Fälle mit hohem Rückfallrisiko (positive Prognose) in die Legalbewährung zu überführen. Dadurch werden die Betreffenden, wenn das Behandlungsziel erreicht ist, zu Fällen, in denen sich die initiale Prognose als falsch (falsch positiv) erweist. Den auch therapeutischen Anforderungen trägt die Formulierung **Risikoerfassung und Risikohandhabung** („risk assessment and risk management") besser Rechnung. Sie betont, dass prognostische Aussagen, zumindest wenn ein Zugewinn an Freiheitsgraden resultiert, abseits der Erfassung eines Basisrisikos (z. B. im Sinne der Zugehörigkeit zu einer Hochrisikogruppe) nicht zu zeitstabilen Ja-Nein-Ergebnissen führen können. Vielmehr geht es darum, **Szenarien** darzulegen, die mit besonderen Risiken bzw. der Möglichkeit einer günstigen Entwicklung vergesellschaftet sind.

MERKE

Prognostische Aussagen sollten stets auf einen konkreten Zeitraum bezogen werden. Dabei kann zwischen kurz- (Tage bis Wochen), mittel- (3–12 Monate) und langfristigen (1–3 Jahre) Zeiträumen bzw. den entsprechenden Risiken unterschieden werden.
In der Regel können höchstens für einen Zeitraum von 3–5 Jahren belastbare prognostische Aussagen bzw. Risikoszenarien formuliert werden.

11.2 Prognosen bei Anordnung der Maßregel

Die Hinzuziehung von Sachverständigen gem. § 246a StPO für die Anordnung oder den Vorbehalt einer Maßregelunterbringung (§§ 63, 64, 66, 66a StGB, §§ 7 II, 106 III u. IV JGG) ist im erkennenden Verfahren zwingend. Das zugehörige Vorgehen wird in ➤ Kap. 4 erörtert, weshalb in diesem Beitrag nur auf die den Vollzug einer Maßregel betreffenden prognostischen Beurteilungen eingegangen wird.

11.2.1 Lockerungsprognosen

Lockerungen sind ein wichtiger Bestandteil der Therapie und dienen der Verhaltenserprobung sowie der Möglichkeit einer schrittweisen Wiedereingliederung (➤ Kap. 33). Jede Lockerung setzt eine prognostische Bewertung voraus, die gewährleisten soll, dass Betroffene herausgefordert, aber nicht überfordert werden. Dennoch werden sich Zwischenfälle (Lockerungsmissbrauch wie verspätete Rückkehr oder Substanzkonsum, aber auch erneute Straftaten) nie gänzlich vermeiden lassen. Vielfach handelt es sich dabei nicht um Fehleinschätzungen zum Zeitpunkt der Lockerungsentscheidung, vielmehr wurden spätere Veränderungen im Befinden oder der Situation nicht erkannt, oder es wurde nicht hinreichend darauf reagiert. Daher ist für die kurzfristige Prognose eine engmaschige **Verlaufskontrolle** entscheidend (Leygraf 2006).

Lockerungsprognosen sind aber auch nicht unabhängig von den langfristigen Risiken bzw. der Entlassungsprognose, denn Lockerungsschritte dienen der Vorbereitung eines tragfähigen sozialen Empfangsraumes. Stehen der Resozialisierung langfristige Risiken entgegen, verlieren sie nicht nur das Ziel, sondern auch ihren Zweck. Ohne Lockerungen wiederum werden Aussagen zur Langzeitprognose mit Unsicherheiten behaftet bleiben, da über die Kooperation unter freiheitlicheren Bedingungen allein anhand des Verhaltens im Vollzug keine verlässlichen Angaben gemacht werden können (Leygraf 2006). Dies darf jedoch nicht dazu führen, prognostische Beurteilungen auf eine Versuch-Irrtum-Methode zu reduzieren.

MERKE

Im Kontext von Lockerungen muss stets auf Veränderungen der Entscheidungsgrundlagen (z. B. hinsichtlich Befund, Lebensumfeld) geachtet und ggf. schnell reagiert werden.

Zu warnen ist vor einem **Lockerungsautomatismus,** bei dem der unauffällige Verlauf von Lockerungen als das entscheidende Argument für die Gewährung weiterführender Freiheiten dient. Ein unauffälliges Verhalten unter bestimmten Bedingungen und innerhalb eines bestimmten Zeitfensters bedeutet keineswegs, dass es unter Ausweitung der Verhaltensspielräume stabil bleibt.

11.2.2 Entlassungsprognosen

Entscheidend ist, ob beim Untergebrachten *„keine Gefahr mehr besteht, dass dessen durch die Tat zutage getretene Gefährlichkeit fortbesteht“* (§ 454 II StPO). Seit der ab dem 1.2.1998 gültigen Fassung des § 67d II StGB hat die **Aussetzung einer Maßregel** nach §§ 63, 64 und 66 StGB zu erfolgen, *„wenn zu erwarten ist, dass der Untergebrachte außerhalb des Maßregelvollzugs keine rechtswidrigen Taten mehr begehen wird“*. Im Maßregelvollzug nach § 63 StGB überprüft das Gericht mindestens einmal jährlich (§ 67e StGB) die Frage, ob die weitere Unterbringung zur Bewährung ausgesetzt werden kann. Hierzu werden die Klinik, die Staatsanwaltschaft und die betroffene Person gehört (§ 454 Abs. 1 StPO). Nach jeweils 3 Jahren vollzogener Unterbringung bzw. ab einer Dauer der Unterbringung von 6 Jahren soll nach jeweils 2 Jahren ein externes Gutachten (d. h. von einer bislang nicht mit dem Fall befassten Person, die nicht in der zuständigen Klinik arbeitet) angefordert werden (§ 463 Abs. 4 StPO).

11.3 Anforderungen an die Risikoerfassung

Die Anforderungen an ein Prognosegutachten sind in ➤ Box 11.1 zusammengefasst.

BOX 11.1

Anforderungen an ein Prognosegutachten (nach Boetticher et al. 2019 und Kröber et al. 2019)

Ein sorgfältiges **Aktenstudium** zur Erfassung der Biografie, der psychiatrischen Vorgeschichte und der bisherigen Delinquenz ist zentral. Erfahrungen mit den Betroffenen während der Behandlung bzw. während des Vollzugs müssen berücksichtigt werden.

Der Einsatz standardisierter Verfahren ist hilfreich. Eine allein auf statistische Wahrscheinlichkeiten gestützte Prognose wird allerdings abgelehnt, die individuelle Fallbetrachtung ist unverzichtbar.

Dabei sind in Anlehnung an Rasch (1985) vier **Hauptbereiche** zu adressieren:

- das Anlassdelikt,
- die prädeliktische Persönlichkeit und Kriminalität,
- die postdeliktische Entwicklung und
- der soziale Empfangsraum.

Abschließend erfolgt die **Beschreibung des Risikos,** wobei das vom Betroffenen ausgehende Gefahrenpotenzial hinsichtlich Art, Wahrscheinlichkeit und Häufigkeit der drohenden Delikte zu konkretisieren ist. Mittel und Möglichkeiten des Risikomanagements sind darzulegen.

Es muss **nachvollziehbar und transparent** dargelegt werden, aufgrund welcher Hypothesen, Erkenntnisse und Wertungen die Aussagen über die Wahrscheinlichkeit weiterer Delikte getroffen wurde. Dies ist, z. B. in Fällen eines Lockerungsmissbrauchs, auch im Interesse der Behandelnden, da sich dann regelhaft die Frage nach einem Behandlungsfehler stellt.

11.4 Vorgehen

Die **integrative Kriminalprognose** gilt als Mittel der Wahl. Sie gleicht die **statistisch-nomothetische Prognose** mit der **klinisch-idiografischen Prognose** ab. Ergeben sich **Diskrepanzen,** so sind diese klärungsbedürftig (➤ Abb. 11.1).

11.4.1 Statistisch-nomothetische Prognose

Im ersten Schritt erfolgt die Ermittlung des statistischen Rückfallrisikos. Hierfür sind die Basisraten von Deliktrückfällen und die Anwendung standardisierter Prognoseinstrumente zentral.

MERKE

Die **Basisrate** erfasst die Häufigkeit eines Deliktrückfalls in einer bestimmten Stichprobe über einen definierten Zeitraum.

Von Jehle et al. (2016) liegen Daten zur Rückfälligkeit deutscher Häftlinge bzw. Maßregelvollzugspatienten nach Entlassung vor. Eine Auswahl der Ergebnisse zeigt ➤ Tab. 11.1. Bei der Interpretation ist jedoch stets zu beachten, dass diese Zahlen nur das Hellfeld abdecken, was zu einer Unterschätzung der tatsächlichen Rückfälligkeit führen kann. Außerdem sagt die Basisrate nichts über die zu beurteilende Person aus, sondern ermöglicht lediglich eine Aussage zum Rückfallrisiko im Deliktbereich, in dem sich der Betroffene bewegt (Habermeyer et al. 2010).

Für eine auch Angaben zur betroffenen Person berücksichtigende Einschätzung des Rückfallrisikos kommen standardisierte **Prognoseinstrumente** zum Einsatz (➤ Tab. 11.2). An diese sind folgende Erwartungen zu stellen (Kröber et al. 2019, S. 338):

- Standardisierung (auch in der deutschsprachigen Version);
- Vorliegen eines Manuals (Erläuterungen bzgl. Bewertung der Items sowie zur Interpretation der Resultate)
- Daten zur Reliabilität (wie genau erfasst das Instrument das in Frage stehende Konstrukt) und Validität (Gültigkeit des Instruments)

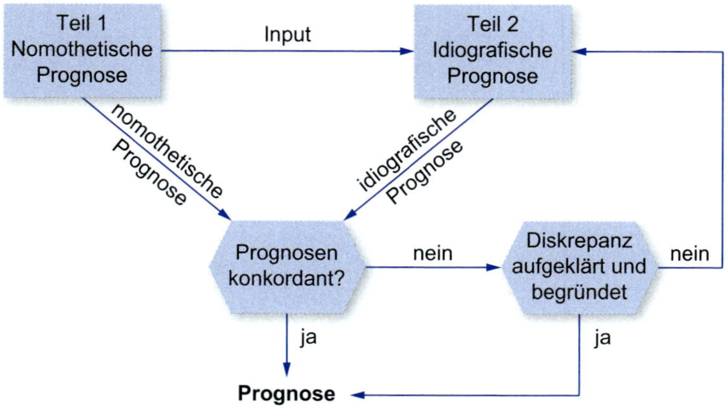

Abb. 11.1 Beurteilungsschritte einer integrativen Kriminalprognose II (aus: Dahle 2010, S. 217) [G1023/L231]

- Verfügbarkeit von angemessenen Normverteilungen für den deutschsprachigen Raum, falls die Interpretation eine Verwendung von Normwerten vorsieht.

Eine ausführliche Übersicht über entsprechende Instrumente findet sich bei Rettenberger und von Franqué (2013). Die Kenntnis der Manuale der einzelnen Verfahren und der Besuch entsprechender Schulungen sind Voraussetzungen für die sachgerechte Anwendung der Instrumente.

Tab. 11.1 Ausgewählte Basisraten für die anhand von Folgeverurteilungen erkennbare Rückfälligkeit in Deutschland (Jehle et al. 2016)

Verurteilung	Rückfälligkeit		
	Innerhalb von 3 Jahren	**Innerhalb von 6 Jahren**	**Innerhalb von 9 Jahren**
Tötungsdelikt	Einschlägig: 0,2 % *Allgemein: 21 %*	Einschlägig: 0,2 % *Allgemein: 29 %*	Einschlägig: 0,4 % *Allgemein: 34 %*
Körperverletzung	Einschlägig: 16 % Tötungsdelikte: 0,1 % *Allgemein: 43 %*	Einschlägig: 21 % Tötungsdelikte: 0,2 % *Allgemein: 53 %*	Einschlägig: 23 % Tötungsdelikte: 0,2 % *Allgemein: 57 %*
Sexuelle Nötigung/ Vergewaltigung	Einschlägig (sexuelle Gewaltdelikte): 2 % *Allgemein: 33 %*	Einschlägig (sexuelle Gewaltdelikte): 3 % *Allgemein: 44 %*	Einschlägig (sexuelle Gewaltdelikte): 3 % *Allgemein: 47 %*
Sexueller Missbrauch	Einschlägig: 2 % *Allgemein: 27 %*	Einschlägig: 4 % *Allgemein: 37 %*	Einschlägig: 5 % *Allgemein: 41 %*
Einfacher Diebstahl	Einschlägig: (Diebstahl alle StGB) 21 % Raub und Erpressung: 2 % *Allgemein: 40 %*	Einschlägig (Diebstahl alle StGB): 26 % Raub und Erpressung: 2 % *Allgemein: 48 %*	Einschlägig (Diebstahl alle StGB): 27 % Raub und Erpressung: 3 % *Allgemein: 51 %*
Schwerer Diebstahl	Einschlägig (Diebstahl alle StGB): 25 % Raub- und Erpressung: 4 % *Allgemein: 55 %*	Einschlägig (Diebstahl alle StGB): 30 % Raub- und Erpressung: 5 % *Allgemein: 64 %*	Einschlägig (Diebstahl alle StGB): 32 % Raub- und Erpressung: 6 % *Allgemein: 68 %*

Tab. 11.2 Auswahl von Risikoprognoseverfahren

Indikationen	Instrument	Autoren der Originalpublikation	Autoren der deutschen Übersetzung
Gewaltstraftaten	**VRAG-R** *Violence Risk Appraisal Guide-Revised*	Harris et al. (2015)	Rettenberger et al. (2017)
	PCL-R *Hare Psychopathy Checklist – Revised*	Hare (2003)	Mokros et al. (2017)
	HCR-20 *Version 3* *Historical Clinical Risk Management-20 Version 3*	Douglas et al. (2013)	Bolzmacher et al. (2014)
Sexualstraftaten	**Static-99**	Harris et al. (2003)	Rettenberger und Eher (2006)
	Stable-2007	Hanson und Harris (2007a)	Matthes und Rettenberger (2008a)
	Acute-2007	Hanson und Harris (2007b)	Matthes und Rettenberger (2008b)

11.4.2 Individualprognose

Die statistisch-nomothetische Abklärung muss durch individuell-klinische Überlegungen ergänzt werden. Dabei geht es um die Übertragung empirischer Erkenntnisse zu kriminologischen, persönlichkeits- bzw. krankheitsbedingten und situativen Risiko-, aber auch protektiven Faktoren auf den zu beurteilenden Einzelfall. Somit werden im Rahmen der **klinisch-idiografischen Kriminalprognose** für den Einzelfall wesentliche Faktoren erfasst und gemäß ihrer prognostischen Bedeutung gewichtet. Mittels strukturierter Beurteilungsverfahren (engl.: *structured professional judgement;* kurz: SPJ) werden Risikofaktoren und protektive Faktoren wie **biografische Variablen, Behandlungsaspekte, die aktuelle Verfassung und der soziale Empfangsraum** systematisch beurteilt.

Die entscheidende Basis der Individualprognose ist das Verständnis für die Ursachen der Delinquenz in der Vergangenheit und eine Festlegung dazu, ob diese oder andere Gründe die Person in der Zukunft zu weiteren Tathandlungen motivieren können. Die für den Einzelfall gültige **Delikthypothese** berücksichtigt, welche Faktoren zur Delinquenz beigetragen oder zum Deliktzeitpunkt rechtstreues Handeln verhindert haben (Dahle 2010). Dabei ist zwischen Störungs-, Persönlichkeits- und situativ bedingten Faktoren zu unterscheiden, wobei menschliches Handeln stets sowohl situativ als auch durch die Persönlichkeit beeinflusst wird. Im Umkehrschluss bedeutet dies, dass zeitlich stabile Handlungsmuster am ehesten einen Rückschluss auf die Persönlichkeit erlauben. Bei ungewöhnlichen Handlungen können situative Einflüsse, z. B. ein Beziehungskonflikt, relevant gewesen sein.

Dann sind **Veränderungen in den deliktrelevanten Bereichen und der aktuelle Befund** aufzuzeigen. Hier geht es um die Behandlungserfolge bzw. das bislang nicht Erreichte. Hinsichtlich der Behandlungserfolge geht es entscheidend um die Beeinflussung deliktrelevanter Phänomene.

Anschließend wird die **Kooperationsbereitschaft bzw. -fähigkeit** des Betroffenen beurteilt. Ein sehr bedeutsamer Aspekt ist die Bereitschaft bzw. Fähigkeit der betreffenden Person zur Mitwirkung an risikosenkenden bzw. kontrollierenden Maßnahmen. Es gilt auch schon bei Lockerungen herauszuarbeiten, wie hoch die Wahrscheinlichkeit ist, dass der Betroffene wieder in eine ähnliche Situation gerät bzw. diese sogar aktiv sucht oder gar herbeiführt. Diese kann z. B. bei einem Patienten, der alkoholisiert Gewaltdelikte begangen hat, bei Alkoholkonsum während eines unbegleiteten Ausgangs auch schon kurzfristig massiv ansteigen.

Das **Umfeld der Betroffenen** ist in die prognostischen Überlegungen einzubeziehen. Zu prüfen ist, ob und inwiefern sich zwischen den aktuellen Bedingungen und der Lockerungssituation prognostisch relevante Unterschiede ergeben (z. B. hinsichtlich der Möglichkeit, einen Substanzkonsum zu entdecken). Langfristig ist bedeutsam, ob sich die künftigen Lebenszusammenhänge von denjenigen, in denen die betroffene Person straffällig wurde, unterscheiden.

Betreffs der Lockerungs- oder Entlassungsperspektive sind **Risikoszenarien** zu entwickeln oder im Fallmanagement besonders zu beachtende Aspekte (z. B. Substanzkonsum, Trennung, Arbeitslosigkeit, Absetzen der Medikamente) zu benennen. Auch die Möglichkeiten, die Prognose durch therapeutische Maßnahmen zu stabilisieren bzw. günstig zu beeinflussen, sind relevant. Deshalb ist Aufmerksamkeit auf das **Risikomanagement** zu legen (➤ Box 11.2), indem betreffs kritischer Ereignisse (z. B. Begegnung mit früheren Kontaktpersonen, Suchtdruck, Konfrontation mit Opfern) ein Notfallplan mit möglichst konkreten Handlungsanweisungen erarbeitet wird.

BOX 11.2

Risikomanagement

Die **Rahmenbedingungen,** die für eine günstige Lockerungs- bzw. Entlassungsprognose gegeben sein müssen, sind deutlich zu machen. Dabei sind folgende Fragen von Relevanz:

- Ist das individuelle Rückfallrisiko modifizierbar?
- Wenn ja, wie? Behandlung und/oder stützende, kontrollierende Rahmenbedingungen?
- Kann man entdecken, wenn eine risikorelevante Krise auftritt? Wenn ja, wie?
- Gibt es Möglichkeiten der Krisenintervention? Wenn ja, wie und wo?

Dabei ist das Risiko unter bestimmten Bedingungen zu skizzieren, denn verschiedene Lockerungs- oder Entlassungsszenarien bedingen unterschiedliche Risiken und Reaktionsmöglichkeiten.

Zum Beispiel ist das langfristig zu erwartende Gewaltrisiko eines aktuell effektiv behandelten Patienten mit Schizophrenie 1.) bei eigenständigem Wohnen, fehlender Medikamentencompliance und Substanzkonsum anders zu beurteilen als 2.) bei eigenständigem Wohnen, stabiler Medikation, Substanzkonsum oder 3.) bei eigenständigem Wohnen, Depotmedikation und Substanzabstinenz.

11.5 Fallstricke/Herausforderungen

Eine wichtige Fehlerquelle stellt die mangelnde Sorgfalt bei der **Aktenanalyse und Anamneseerhebung** dar. Der Abgleich der vom Patienten berichteten Vorgeschichte mit den in schriftlichen Unterlagen nachzulesenden Informationen ist von hoher Bedeutung. Dieser ist nur möglich, wenn die entsprechenden Unterlagen sorgfältig studiert und die zentralen Punkte in der Anamnese auch thematisiert wurden. Ungereimtheiten oder gar Widersprüche sind anzusprechen, um die Kritikfähigkeit, aber auch die Reflexionsbereitschaft des Patienten prüfen zu können.

Fehlende Kenntnisse über die kriminologischen Risikofaktoren der Rückfälligkeit führen nicht nur zu einer Unter- bzw. Überschätzung des Risikos. Sie verhindern, dass für die Gefährlichkeitsprognose wesentliche Aspekte vollständig abgeklärt werden. Fehlerhafte Beurteilungsgrundlagen bzw. eine fehlerhafte Einschätzung der tatsächlichen Rückfallgefahr können auch dadurch entstehen, dass standardisierte Prognoseinstrumente benutzt werden, jedoch mangels entsprechender Fortbildung oder Sorgfalt eine unzutreffende Bewertung der Items vorgenommen wird oder Prognoseinstrumente genutzt werden, die für die vorliegende Fallkonstellation ungeeignet sind.

Unauffälliges **Vollzugsverhalten** ist nur dann ein Indiz für eine prognostisch günstige Veränderung, wenn zuvor Defizite im Bereich der sozialen Anpassungsfähigkeit vorgelegen haben. In anderen Fällen kann eine übermäßige Ausprägung konformer Verhaltensweisen sogar einen Indikator für das Fortbestehen der eigentlichen Problematik darstellen.

Entweichungen bzw. ein Lockerungsmissbrauch sind hinsichtlich der Legalprognose nicht zwingend unmittelbar bedeutsam. Sie sind jedoch relevant für die Frage der Kooperationsfähigkeit bzw. -bereitschaft im Kontext des Risikomanagements. Fehlt es an dieser Voraussetzung, was sich z. B. auch durch einen wiederholten Drogenkonsum während der Ausgänge zeigen kann, wird die Prognose ungünstig beeinflusst.

Krankheitseinsicht und Therapiemotivation zeigten bei Seifert (2007) für die tatsächliche Legalbewährung keine prognostische Relevanz. Im Langzeitverlauf wurde von Seifert et al. (2018) vielmehr auf die hohe Bedeutung kriminologischer Risikovariablen verwiesen (z. B. Verhaltensauffälligkeiten im Kindes- und Jugendalter, geringes Alter bei Erstdelinquenz und erster Sanktion).

Die **Tatbearbeitung** ist ein komplexer Ablauf, der sich individuell sehr unterschiedlich gestalten kann und prognostisch differenziert bewertet werden muss (Kröber 2010). Die reine Verbalisation von „Reue" sagt wenig über die innere Auseinandersetzung aus (Seifert 2007). Ebenso ist die **Leugnung der Täterschaft** (➤ Kap. 29) für sich genommen nicht prognostisch ungünstig (Hanson und Morton-Bourgon 2005; Endres und Breuer 2014). Sie erschwert allerdings die Analyse der Hintergründe der Delinquenz und damit die Ausarbeitung der Delikthypothese, was Aussagen zur Lockerungs- bzw. Entlassprognose verkompliziert.

Persönlichkeitsfaktoren sind Indikatoren für die kriminelle Rückfallgefährdung, jedoch belegt keine Persönlichkeitsauffälligkeit für sich genommen eine günstige oder ungünstige Legalprognose. Jeder Einzelbefund ist hinsichtlich seiner tatsächlichen Relevanz für ein bestimmtes Verhalten zu überprüfen. Eine Ausnahme ist die Psychopathie i. S. von Hare, die sich als bedeutsamer Risikofaktor für erneute Gewalt- und allgemeine Delinquenz, allerdings weniger für Sexualdelinquenz erwiesen hat (Hare 2003; Mokros et al. 2017).

Bei den empirisch ermittelten Risikofaktoren (Hanson und Bussière 1998) zur **Beurteilung von Sexualstraftätern** handelt es sich überwiegend um anamnestische oder zumindest relativ stabile Eigenschaften (z. B. Geschlecht des Opfers). Eine Veränderung der Rückfallgefahr lässt sich damit kaum feststellen. Hierzu sind dynamische Faktoren zu untersuchen, z. B. Mangel an emotionaler/sexueller Selbstregulation oder die Tendenz, Sexualität als Coping-Mechanismus einzusetzen (Hanson 2001). Der zusätzliche Beitrag, den veränderbare Merkmale über die statisch-biografischen Risikofaktoren hinaus zu einer Kriminalprognose beitragen, ist auf Stichproben (nicht Einzelfälle) bezogen jedoch relativ gering (van den Berg et al. 2018).

Alterseinflüsse mit nachlassender Impulsivität und Aggressivität können im Übergang von der 4. zur 5. Lebensdekade zur Abnahme des Konfliktpotenzials führen (Habermeyer und Herpertz 2006). Solche Veränderungen sollten, insbesondere bei vorab impulsiv-gewaltbereiten Betroffenen nicht als reine Anpassung geringgeschätzt werden. Vielmehr können sie die Basis für eine langfristig stabile Weiterentwicklung darstellen.

Betreffs der Anwendung statistischer Prognoseverfahren bei **Frauen** fehlen im deutschen Sprachraum Normdaten (Krammer et al. 2016). Daher können entsprechende Verfahren nicht bzw. allenfalls orientierend eingesetzt werden. Für die Begutachtung von **Jugendlichen** sind spezifisch für diese Gruppe entwickelte Risikoprognoseinstrumente zu verwenden (Aebi und Bessler 2016).

LITERATUR

Aebi M, Bessler C. Prognoseerstellung. In: Bilke-Hentsch O, Sevecke K (Hrsg.) Aggressivität, Impulsivität und Delinquenz: Von gesunden Aggressionen bis zur forensischen Psychiatrie bei Kindern und Jugendlichen. Stuttgart: Thieme 2016, S. 119–124.

Boetticher A, Koller M, Böhm KM, et al. Empfehlungen für Prognosegutachten: Rechtliche Rahmenbedingungen für Prognosen im Strafverfahren. NStZ 2019; 39: 553–573.

Bolzmacher M, Born P, Eucker S, et al. Die Vorhersage von Gewalttaten mit dem HCR-20V3. Haina: Institut für forensische Psychiatrie e.V. (IFPH) 2014.

Dahle K-P. Psychologische Kriminalprognose: Wege zu einer integrativen Methodik für die Beurteilung der Rückfallwahrscheinlichkeit bei Strafgefangenen. 2. A. Freiburg i. Br.: Centaurus 2010.

Douglas KS, Hart SD, Webster CD, et al. HCR-20V3: Assessing risk for violence – User guide. Burnaby, Canada: Mental Health, Law, and Policy Institute, Simon Fraser University 2013.

Endres J, Breuer MM. Leugnen bei inhaftierten Sexualstraftätern: Ursachen, Korrelate und Konsequenzen. Forens Psychiatr Psychol Kriminol 2014; 8(4): 263–278.

Habermeyer E, Herpertz S. Dissoziale Persönlichkeitsstörung. Nervenarzt 2006; 77: 605–617.

Habermeyer E, Gairing S, Lau S. Begutachtung der Kriminalprognose. Spielt die Psychopathologie noch eine Rolle? Forens Psychiatr Psychol Kriminol 2010; 4: 258–263.

Hanson RK. Sex offender risk assessment. In: Hollins CR (ed.). Handbook of Offender Assessment and Treatment. Chichester: Wiley 2001, pp. 85–96.

Hanson RK, Bussière MT. Predicting relapse: A meta-analysis of sexual offender recidivism studies. J Consult Clin Psychol 1998; 66: 348–362.

Hanson RK, Harris A. Stable-2007 Master Coding Guide. Ottawa, ON: Public Safety Canada 2007a.

Hanson RK, Harris A. Acute-2007 Master Scoring Guide. Ottawa, ON: Public Safety Canada 2007b.

Hanson RK, Morton-Bourgon KE. The characteristics of persistent sexual offenders: A meta-analysis of recidivism studies. J Consult Clin Psychol 2005; 73: 1154–1163.

Hare RD. Hare Psychopathy Checklist – Revised. 2nd edn. Toronto: Multi-Health Systems 2003.

Harris A, Phenix A, Hanson RK, Thornton D. Static 99: Coding rules revised 2003. Ottawa, Ontario: Solicitor General Canada 2003.

Harris GT, Rice ME, Quinsey VL, Cormier CA. Violent Offenders: Appraising and managing risk. 3rd edn. Washington: American Psychological Association 2015.

Jehle J-M, Albrecht HJ, Hohmann-Fricke S, Thal C. Legalbewährung nach strafrechtlichen Sanktionen. Eine bundesweite Rückfalluntersuchung 2010 bis 2013 und 2004 bis 2013. Berlin: Bundesministerium der Justiz und für Verbraucherschutz 2016.

Krammer S, Mokros A, Klecha D. Kriminalprognostische Verfahren bei Frauen im deutschen Sprachraum. Recht & Psychiatrie 2016; 34(2): 107–115.

Kröber H-L. Leugnen der Tat und Tatbearbeitung in der prognostischen Begutachtung. Forens Psychiatr Psychol Kriminol 2010; 4: 32–38.

Kröber H-L, Brettel H, Rettenberger M, Stübner S. Empfehlungen für Prognosegutachten. Forens Psychiatr Psychol Kriminol 2019; 13: 224–342.

Leygraf N. Psychiatrischer Maßregelvollzug. In: Kröber H-J, Dölling D, Leygraf N, Saß H (Hrsg.). Handbuch der Forensischen Psychiatrie. Band 3: Kriminalprognose und Kriminaltherapie. Darmstadt: Steinkopff 2006, S. 193–221.

Matthes A, Rettenberger M, Eher R. STABLE-2007 Master Coding Guide. Wien: Vereinigung für forensische Forschung und Weiterbildung 2008a.

Matthes A, Rettenberger M, Eher R. ACUTE-2007 Scoring Guide. Wien: Vereinigung für forensische Forschung und Weiterbildung 2008b.

Mokros A, Hollerbach P, Nitschke J, Habermeyer E. Deutsche Version der Hare Psychopathy Checklist – Revised (PCL-R) von R.D. Hare. Göttingen: Hogrefe 2017.

Rasch W. Die Prognose im Maßregelvollzug als kalkuliertes Risiko. In: Schwind H-D, Berz U (Hrsg.). Festschrift für Günter Blau zum 70. Geburtstag am 18. Dezember 1985. Berlin: de Gruyter 1985, S. 309–326.

Rettenberger M, Eher R. Die deutsche Übersetzung des Static-99 zur aktuarischen Kriminalprognose verurteilter Sexualstraftäter. MschrKrim 2006; 89(1): 352–365.

Rettenberger M, von Franqué F. Handbuch kriminalprognostischer Verfahren. Göttingen: Hogrefe 2013.

Rettenberger M, Gregório Hertz P, Eher R. Die deutsche Version des Violence Risk Appraisal Guide-Revised

(VRAG-R), 2017; www.krimz.de/fileadmin/dateiablage/E-Publikationen/BM-Online/bm-online8.pdf (letzter Zugriff: 15.6.2021).

Seifert D. Gefährlichkeitsprognosen. Eine empirische Untersuchung über Patienten des psychiatrischen Maßregelvollzuges. Darmstadt: Steinkopff 2007.

Seifert D, Klink M, Landwehr S. Rückfalldaten behandelter Patienten im Maßregelvollzug nach § 63 StGB. Forens Psychiatr Psychol Kriminol 2018; 12: 136–148.

van den Berg JW, Smid W, Schepers K, et al. The predictive properties of dynamic sex offender risk assessment instruments: A meta-analysis. Psychol Assess 2018; 30(2), 179–191.

KAPITEL

12 Therapiewirksamkeit

Andreas Mokros und Rainer Banse

Faktenbox

- Die Behandlung im psychiatrischen Maßregelvollzug erfolgt multimodal: Unterschiedliche Methoden, Behandlungsformen und Programme werden miteinander kombiniert.
- Ein Großteil der Patienten des psychiatrischen Maßregelvollzugs weist mehrere psychische Störungen auf (Komorbidität); eine Prüfung der Effektivität von Maßnahmen im Hinblick auf einzelne Störungsbilder ist daher schwierig.
- Die Behandlung erfolgt auf gerichtliche Anordnung und mitunter gegen den erklärten Willen der Patienten; Selbstauskünfte von Patienten zum Behandlungsfortschritt sind daher nur begrenzt belastbar (sozial erwünschte Antworttendenzen; Dissimulation).
- Für diverse Interventionen, die im psychiatrischen Maßregelvollzug eingesetzt werden, können Wirksamkeitsnachweise nur aus anderen Bereichen entlehnt werden, weil keine originären Behandlungsstudien aus dem psychiatrischen Maßregelvollzug selbst vorliegen.
- Die Durchführung randomisierter, kontrollierter Studien (RCTs) gilt aus juristischen und versuchsethischen Gründen i. d. R. als nicht umsetzbar; allerdings setzt diese Haltung die (oftmals ungeprüfte) Vorannahme voraus, dass die bestehenden Behandlungsmethoden effektiv seien.
- Es gibt durchaus methodische Optionen anstelle von RCTs, die im psychiatrischen Maßregelvollzug stärker eingesetzt werden sollten.
- In Abwesenheit von Belegen für die Evidenz müssen sich Behandler davor hüten, eine anscheinende Effektivität der Therapie als gegeben anzunehmen.

12.1 Behandlung im Maßregelvollzug

Eine interdisziplinäre Arbeitsgruppe der Deutschen Gesellschaft für Psychiatrie und Psychotherapie, Psychosomatik und Nervenheilkunde (DGPPN) hat Standards für die Behandlung im psychiatrischen Maßregelvollzug gem. §§ 63, 64 StGB formuliert (Müller et al. 2017). Danach sei das „*Ziel der Behandlung […] die Reduktion von Fremdgefährlichkeit durch die Besserung des die Gefährlichkeit bedingenden Gesundheitszustandes des Patienten*“ (S. 1). Hinsichtlich der Vorgehensweise bei der Behandlung äußerte sich die Arbeitsgruppe wie folgt:

„Grundlegend für die Behandlung im psychiatrischen Maßregelvollzug ist die Herstellung einer therapeutischen Beziehung. Die zur Behandlung eingesetzten Pharmako-, Somato-, Psycho-, Sozio-, Ergo-, Arbeits- und Milieutherapien finden auf der Grundlage der geschilderten Rehabilitationsmodelle statt und setzen – wie jede Behandlung – grundsätzlich die Einwilligung und Mitwirkung des Patienten voraus […]. Dasselbe gilt für deliktpräventive Verfahren aus der Straftäterbehandlung.

Pharmako- und Somatotherapie (z. B. Elektrokrampftherapie) folgen den Empfehlungen der Fachgesellschaft, wobei einschränkend auf die Grenzen der Übertragbarkeit evidenzbasierter Leitlinien, die nicht an forensisch psychiatrischen Patienten gewonnen wurden, verwiesen wird. Beim Vorliegen einer schizophrenen oder affektiven Störung ist eine psychopharmakologische Behandlung aus fachlicher Sicht unerlässlich. Für paraphile Sexualstraftäter kann eine Behandlung mit selektiven Serotoninwiederaufnahmehemmern (SSRI) und/oder mit testosteronsenkenden Medikamenten erwogen werden […]. Bei hirnorganisch bedingter Aggressivität kann eine Behandlung mit Betablockern oder Neuroleptika sinnvoll sein. Bei Patienten mit Persönlichkeitsstörung kann eine symptom- und syndromorientierte psychopharmakologische Behandlung in Betracht gezogen werden. Auch somatische Erkrankungen sind leitliniengemäß zu versorgen.

Die in Deutschland aufgrund ihrer generellen Wirksamkeit anerkannten psychotherapeutischen Richtlinienverfahren sind Verhaltenstherapie und psychodynamische Verfahren, und zwar in den Settings Einzel-, Gruppen-, Paar- und Familientherapie. Eine generelle Problematik besteht darin, dass die in psychotherapeutischen Ausbildungsinstituten vermittelten Settings und Inhalte zu wenig die Klientel und die Erfordernisse des Maßregel-

vollzugs berücksichtigen. An manualisierten Behandlungen finden insbesondere die auf forensische Belange spezialisierte dialektisch-behaviorale Therapie Forensik (DBT-F), die mentalisierungsbasierte Therapie (MBT), die Schematherapie und die übertragungsfokussierte Therapie (TFP) Anwendung [...]. Mit psychisch kranken Rechtsbrechern wird eher verhaltenstherapeutisch als psychodynamisch gearbeitet.

Aus der Straftäterbehandlung kommen spezifische Ansätze wie R&R-Training (R&R: Reasoning & Rehabilitation [...]) und kognitiv-behaviorale Sexualstraftäterbehandlung (z. B. „sex offender treatment programme" [SOTP], Behandlungsprogramm für Sexualstraftäter [BPS]). Diese Programme wurden an die Verhältnisse des deutschen Maßregelvollzugs adaptiert."

Müller et al. (2017: 11)

Die Ausführungen der DGPPN-Arbeitsgruppe zeigen diverse Besonderheiten der Behandlung im Maßregelvollzug auf:

- Zum einen ist die Behandlung multimodal, d. h., es werden diverse Methoden, Behandlungsansätze und Programme miteinander kombiniert.
- Zum anderen liegen Wirksamkeitsnachweise, wenn überhaupt, dann i. d. R. nicht für die relevante Klientel vor.
- Und schließlich stellt der Umstand, dass die Behandlung zwangsweise und u. U. gegen den erklärten Willen der Patienten vollzogen wird, eine besondere Problematik dar.

Über die Binnendifferenzierung forensisch-psychiatrischer Kliniken nach den Behandlungs- und Sicherungsbedürfnissen der Patienten hinaus besteht ferner eine Variabilität an Behandlungssettings, die von psychotherapeutischen Einzelgesprächen im Hochsicherheitsbereich bis zu Gruppeninterventionen im Rahmen forensischer Nachsorge reicht.

MERKE

Das Spektrum an Behandlungsmaßnahmen umfasst intramurale und extramurale Interventionen und reicht von schulischer und beruflicher Rehabilitation über Hilfen zur Tagesstrukturierung und Alltagsbewältigung bis hin zu psychiatrisch-medikamentöser Therapie und Psychotherapie im Einzel- und Gruppensetting. Aufgrund der Kombination unterschiedlicher Behandlungsmaßnahmen sind kausale Aussagen, welche Bausteine sich als wirksam erwiesen haben, für den psychiatrischen Maßregelvollzug kaum zu treffen.

12.2 Definitionen von Wirksamkeit

Eine zentrale Frage ist, wie Therapiewirksamkeit überhaupt definiert werden kann. Die meisten psychopathologischen Phänomene stellen Ausprägungen auf Kontinuen dar, also ein Mehr oder Weniger an Symptomen oder Beeinträchtigung, kein kategoriales Entweder-oder zwischen krank und gesund. Folglich stellt Verbesserung eine Annäherung an den Normalzustand dar, der in der Bevölkerung aber auch variiert. Demnach ist eine Therapie dann wirksam, wenn sie Leiden und Funktionsbeeinträchtigungen aufseiten der Patienten spürbar reduziert, sodass deren Zustand der üblichen Bandbreite in der Bevölkerung näherkommt oder entspricht. Doch wann ist eine solche Reduktion von Symptomen spürbar bzw. klinisch bedeutsam (➤ Box 12.1)?

BOX 12.1

Klinisch bedeutsame Veränderungen

Angenommen, der Zustand von Patienten ließe sich auf einem Kontinuum abbilden, das von funktional bis dysfunktional reicht. Ferner sollen die Ausprägungen auf diesem Kontinuum numerisch ausgedrückt werden können. (Die Streuung der Werte um den jeweiligen Mittelwert bezeichnet man als Standardabweichung [engl. „standard deviation", SD]; sie drückt aus, wie breitgipfelig eine Verteilung ist.) Dann gelten laut Jacobson und Truax (1991) folgende Definitionen einer klinisch bedeutsamen Besserung:

- Nach der Therapie liegt der Kennwert um mindestens zwei SD-Einheiten entfernt vom Mittelwert der gestörten Stichprobe, in Richtung der gesunden Stichprobe.
- Nach der Therapie liegt der Kennwert innerhalb der Verteilung der gesunden Stichprobe (konkret: höchstens ± 2 SD um deren Mittelwert).
- Nach der Therapie liegt der Kennwert des Patienten näher am Mittelwert der gesunden als am Mittelwert der gestörten Stichprobe.

➤ Abb. 12.1 illustriert die Definitionen für klinisch bedeutsame Veränderungen nach Jacobson und Truax (1991). In dem (fiktiven) Beispiel wird die Funktionseinschränkung auf einer Skala von 10 bis 90 Punkten abgebildet, wobei höhere Werte für stärkere Einschränkungen stehen. Die Gruppe der Gesunden weist einen Mittelwert von 30 auf, die Gruppe der Patienten einen Mittelwert von 70. Die Standardabweichung

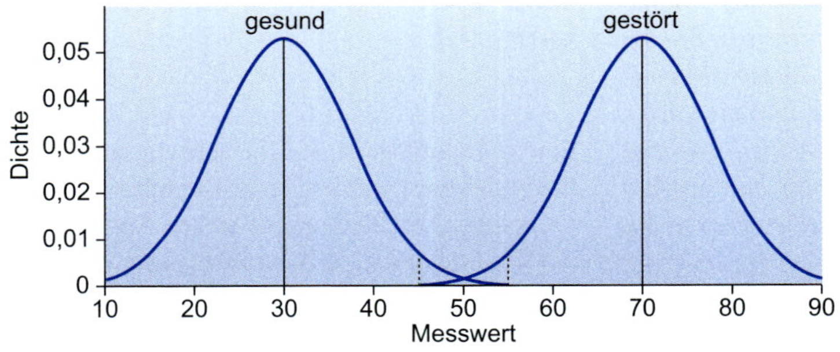

Abb. 12.1 Operationalisierung von klinisch bedeutsamen Veränderungen nach Jacobson und Truax (1991) [L231]

beträgt für beide Verteilungen 7,5 Punkte. Der Bereich von zwei SD-Einheiten oberhalb bzw. unterhalb der Mittelwerte der Gesunden bzw. der Patienten ist durch vertikale gestrichelte Linien gekennzeichnet. Dann würde ein Wert von 54 nur dem ersten Kriterium nach Jacobson und Truax entsprechen, ein Wert von 49 auch dem zweiten und dem dritten Kriterium.

Aus dem oben dargestellten Schema lässt sich auch ein Maß dafür ableiten, ab wann Veränderungen im Einzelfall klinisch bedeutsam sind, der **Reliable Change Index** (RCI; vgl. Christensen und Mendoza 1986):

$$RCI = (X_2 - X_1)/S_{Diff},\ S_{Diff} = \text{sqrt}\,(2\,S_E{}^2),\ \text{wobei}\ S_E = \text{Standardmessfehler}$$

Angenommen, die Messung des in ➤ Abb. 12.1 dargestellten Sachverhalts würde hinreichend reliabel erfolgen (Reliabilitätskoeffizient = .80). Dann läge der Standardmessfehler (S_E) bei 3,35. Demnach wäre die Reduktion im Messwert eines Patienten von z. B. 60 auf 50 Punkte nicht mehr auf Zufall zurückzuführen. Der RCI würde bei (60–50)/4,74 = 2,11 liegen. RCI-Werte oberhalb von 1,96 gelten als statistisch signifikant.

Allgemeiner hat Cohen (1992) ein Maß für die Effektstärke formuliert (*d*). Danach werden die Mittelwerte zweier Verteilungen miteinander verglichen und durch ihre gemittelte Standardabweichung geteilt. Als Konsequenz daraus werden die Unterschiede zwischen den Verteilungen (z. B. Gesunde vs. Patienten, Patienten vor und nach einer Therapie) in SD-Einheiten miteinander verglichen; die ursprüngliche Einheit spielt keine Rolle mehr. Als Kennwerte, bei deren Überschreiten kleine, mittelgradige oder große Effekte angenommen werden können, gelten *d*-Werte in Höhe von 0,2, 0,5 bzw. 0,8. Vergleicht man zwei Gruppen über die Zeit miteinander (also etwa im Rahmen eines Prä-Post-Designs für unabhängige Gruppen; ➤ Kap. 12.3), ist eine Erweiterung von *d* erforderlich, konkret: *Morris' d*, das nach den gleichen Maßgaben hinsichtlich der Größenordnung beurteilt werden kann wie *d* (Morris und DeShon 2002).

12.3 Forschungsdesigns und Methoden

Das Standarddesign für die Evaluation von Behandlungen ist das **Prä-Post-Design** mit unabhängigen Gruppen (➤ Abb. 12.2): Zwei Gruppen von Personen werden miteinander verglichen, wobei nur eine Gruppe (hier: die Experimentalgruppe, EG) die Intervention erhält. In der Kontrollgruppe (KG) wird die Intervention nicht durchgeführt; allenfalls erfolgt in der KG die übliche Behandlung (engl. „treatment as usual") oder eine mutmaßlich ineffektive Behandlung i. S. eines Placebos oder einer Scheinbehandlung (engl. „sham"). Die Auswertung eines solchen Designs, die über eine gemischte Varianzanalyse mit Messwiederholung oder mithilfe einer Kovarianzanalyse erfolgen

	Baseline (t_1)	Intervention	Messung (t_2)
EG	×	×	×
KG	×		×

Abb. 12.2 Prä-Post-Design mit unabhängigen Gruppen (EG, Experimentalgruppe; KG, Kontrollgruppe) [L231]

kann, bezieht sich vor allem auf die Wechselwirkung von Zeit und Gruppe. Eine Veränderung zwischen der Vorher- und der Nachher-Messung (in Richtung des gewünschten Effekts) muss also in der EG signifikant stärker ausfallen als in der KG.

Werden bereits bestehende Verbände (z. B. Patienten verschiedener Stationen oder Einrichtungen) der EG und der KG fest zugewiesen, handelt es sich um ein quasiexperimentelles Design (auch als Beobachtungsstudie bezeichnet). Der Nachteil dabei ist, dass vorbestehende Unterschiede zwischen den Mitgliedern beider Gruppen den vermeintlichen Behandlungseffekt herbeiführen (oder maßgeblich bedingen) können. Die Wechselwirkung von Zeit und Gruppe ist im Rahmen eines solchen quasiexperimentellen Designs also nicht kausal auf die Intervention zurückzuführen. Vielleicht waren die Personen aus der EG motivierter als jene der KG oder intelligenter oder … oder … oder …

12.3.1 Randomisierte, kontrollierte Studien (RCTs)

Um den Einfluss solch unsystematischer Verzerrungen auszuschalten, muss die Zuweisung zu EG und KG nach dem Zufallsprinzip (randomisiert) erfolgen; ein solches Design wird als randomisierte kontrollierte Studie (engl. „randomized controlled trial"; RCT) bezeichnet. Sie gilt als Königsweg, um die Effektivität von Interventionen zu prüfen.

Im Bereich der Straftäterbehandlung sind RCTs besonders schwierig zu implementieren, weil juristische Vorgaben und teilweise auch ethische Vorbehalte ihre Umsetzung unmöglich machen können. Wird jemand aufgrund von Schuldunfähigkeit (§ 20 StGB) oder verminderter Schuldfähigkeit (§ 21 StGB) in Verbindung mit § 63 StGB zur Unterbringung (und Behandlung) in einem psychiatrischen Krankenhaus verurteilt, kann man dieser Person nachfolgend kaum die Behandlung mit dem Argument vorenthalten, dass man zunächst einmal (unter Beteiligung der betreffenden Person) herausfinden müsse, ob die Behandlung überhaupt wirksam sei. Andererseits setzt das Argument, wonach das Vorenthalten der Behandlung unzulässig sei, die in vielen Fällen ungeprüfte Annahme voraus, dass die Behandlung die Gefährlichkeit des Betreffenden tatsächlich reduzieren könne. Bei der medikamentösen Behandlung von Patienten mit einer Schizophrenie mag das plausibel sein, im Hinblick auf die psychotherapeutische Behandlung von Sexualstraftätern hingegen eher fraglich. Allerdings gibt es durchaus Beispiele für RCTs auch aus dem kriminologischen Bereich. Bereits vor über 15 Jahren zählten Farrington und Welsh (2005) in einer systematischen Übersichtsarbeit 83 solcher RCTs für den Zeitraum der vorangegangenen 22 Jahre. Eine weiterführende Erörterung von RCTs im Vergleich mit quasiexperimentellen Vorgehensweisen findet sich z. B. bei Weisburd und Hinkle (2018).

12.3.2 Alternative Designs und Parallelisierung

Besteht keine Möglichkeit, eine RCT durchzuführen, so gibt es anderweitige Designoptionen, beispielsweise sog. multivariate korrelative und *Dismantling*-Designs (Banse et al. im Druck) oder das **Multiple Baseline Design** (Watson und Workman 1981), aber auch nachträgliche statistische Methoden zur Korrektur bestehender Gruppenunterschiede, insbesondere das **Propensity Score Matching** (PSM; Austin 2011). Beim PSM wird nachträglich für Unterschiede zwischen Behandlungs- und Kontrollgruppe kontrolliert, indem jeder Fall der Kontrollgruppe danach gewichtet wird, wie typisch seine Ausprägungen hinsichtlich potenziell relevanter Kovariaten (z. B. Alter oder Anzahl der Vordelikte) im Hinblick auf die Mitglieder der Behandlungsgruppe sind. Auf dieser Grundlage werden einzelnen Fällen aus der EG dann besonders passende Fälle aus der KG zugeordnet, oder der einzelne Fall geht gemäß seiner Gewichtung in die Gesamtauswertung ein. Es wird also eine Parallelisierung nach Ähnlichkeit vorgenommen. Allerdings besteht auch bei Einsatz des PSM keine Gewähr, dass dadurch der Einfluss sämtlicher relevanter Merkmale auf das Ergebnis tatsächlich kontrolliert wurde (vgl. King und Nielsen 2019).

12.3.3 Katamnesestudien

Neben dem Prä-Post-Design mit unabhängigen Gruppen (idealerweise i. S. einer RCT) kommen im Bereich der forensisch-psychiatrischen Behandlungsevaluation auch Katamnesestudien zum Einsatz, d. h., die Patienten werden nach ihrer Entlassung über längere Zeiträume weiter beobachtet. Beobachtungen zur Deliktrückfälligkeit oder zur stationären Wiederaufnahme können dann in Abhängigkeit von der verstrichenen Zeit (Ereigniszeitanalyse, engl. „survival analysis"), auch unter Berücksichtigung von Gruppenzugehörigkeit (*Log-Rank*-Test) oder der Ausprägung von Kovariaten (Cox-Regression), beurteilt werden. Im Rahmen der Ereigniszeitanalyse gelten die bis zum Ende der Nachbeobachtungszeit unauffälligen Fälle als *zensoriert,* die Vorfälle mit Rückfällen oder Schadensereignissen hingegen als *Vorkommnisse* (engl. „events").

12.3.4 Metaanalysen

Um die Ergebnisse einzelner empirischer Studien zusammenzufassen, werden zudem systematische Reviews erstellt, also Übersichtsarbeiten, in denen die Evidenz zur Wirksamkeit von Interventionen und Präventionsprogrammen kriteriengeleitet zusammengetragen wird. Erfolgt dabei eine summarische statistische Auswertung, handelt es sich um eine Metaanalyse. Im Rahmen von Metaanalysen werden die auszuwertenden Originalarbeiten üblicherweise nach ihrem Stichprobenumfang gewichtet, sodass die Effektstärken von umfangreicheren Studien das Ergebnis stärker beeinflussen. Darüber hinaus ist es nicht unüblich, nur solche Einzelstudien heranzuziehen, die ein gewisses methodisches Niveau erreicht haben. Eine Orientierungshilfe bietet diesbezüglich die *Maryland Scale of Scientific Methods* (➤ Box 12.2).

BOX 12.2

Maryland Scale of Scientific Methods

Sherman et al. (1998) bzw. – in revidierter Fassung – Farrington et al. (2002) legten eine Bewertungsskala vor, mit deren Hilfe die Aussagekraft von Interventions- und Präventionsstudien im kriminologischen Kontext in Abhängigkeit von deren methodischer Belastbarkeit beurteilt werden kann (deutsche Übersetzung nach Heinz 2007: 501):

- *„Niveau 5: Studien mit experimentellem Design, bei denen also die Untersuchungsgruppe durch Zufallsauswahl auf eine Experimental- und eine Kontrollgruppe verteilt worden war.*
- *Niveau 4: Gut durchgeführte quasi-experimentelle Untersuchungen, bei denen eine Kontrollgruppe mit untersucht wurde, die zwar nicht per Zufall, sondern durch bewusste Auswahl zustande gekommen war, bei denen aber große Sorgfalt auf Vergleichbarkeit gelegt wurde, z. B. durch Matching von Personen oder Gruppen nach Variablen, deren Einfluss auf Intervention und Effekt unterstellt werden konnte, oder durch sorgfältige statistische Kontrolle solcher Variablen.*
- *Niveau 3: Untersuchungen, die eine Vergleichsgruppe heranzogen, die das evaluierte Interventionsprogramm nicht absolviert hatte, wobei allerdings deren Ähnlichkeit mit der Untersuchungsgruppe nicht groß oder unbekannt war.*
- *Niveau 2: Vorher-Nachher-Studien ohne Vergleichsgruppe.*
- *Niveau 1: Studien mit nur einem Messzeitpunkt bei einer Population, die Adressaten und Nichtadressaten einer Intervention enthielt, ohne deren Vergleichbarkeit abzusichern oder statistisch zu kontrollieren."*

12.4 Empirische Befunde zur Therapiewirksamkeit

Im Folgenden sollen Befunde zur Wirksamkeit forensisch-psychiatrischer Therapie im Hinblick auf relevante Störungsbilder zusammengefasst werden, vornehmlich in Bezug auf Schizophrenie, Sucht, Persönlichkeitsstörungen und Paraphilien.

Die medikamentöse Behandlung von Gewalttätern mit einer **Schizophrenie,** welche die größte Gruppe im psychiatrischen Maßregelvollzug darstellen, folgt der allgemeinen Behandlungsleitlinie (Müller et al. 2017). Es gibt durchaus Evidenz dafür, dass die neuroleptische Behandlung von Patienten mit Schizophrenie auch Feindseligkeit und Gewaltbereitschaft reduziert (z. B. Victoroff et al. 2014), allerdings vor allem aus dem allgemeinpsychiatrischen Sektor, kaum aus der Forensischen Psychiatrie selbst (Wolf et al. 2017). Auch für die Effektivität der Substitutionsbehandlung bei **Opioidabhängigkeit** liegen Wirksamkeitsnachweise, teilweise aus RCTs, vor, die in einer systematischen Übersichtsarbeit für den Bereich inhaftierter bzw. untergebrachter Patienten zusammengefasst worden sind (Hedrich et al. 2012).

Was **Persönlichkeitsstörungen** anbelangt, liegen sog. Cochrane-Reviews zur Behandlung der antisozialen Persönlichkeitsstörung vor, und zwar psychotherapeutisch (Gibbon et al. 2020) und pharmakologisch

(Khalifa et al. 2020). Die antisoziale Persönlichkeitsstörung selbst ist zwar i. d. R. für die Frage verminderter Schuldfähigkeit nicht relevant, doch weisen viele Patienten des psychiatrischen Maßregelvollzugs auch eine antisoziale Persönlichkeitsstörung auf, die zudem ein Hauptrisikofaktor für erneute Delinquenz ist. In Cochrane-Reviews werden ausschließlich RCTs berücksichtigt. Die Originalstudien im Hinblick auf die Reviews zur Behandlung der antisozialen Persönlichkeitsstörung bezogen sich dabei keineswegs nur auf Inhaftierte oder gar auf forensische Patienten. Im Hinblick auf psychotherapeutische Interventionen kamen die Autoren des betreffenden Cochrane-Reviews zu dem Schluss, dass keine der Primärstudien überzeugende Belege für eine Veränderung hinsichtlich antisozialen Verhaltens erbracht habe (Gibbon et al. 2020). In Bezug auf pharmakologische Behandlung kamen die Autoren zu dem Resümee, dass es zwar Hinweise auf positive Behandlungseffekte gebe, aber vornehmlich aus einzelnen älteren Studien mit teilweise nicht mehr gebräuchlicher Medikation (Khalifa et al. 2020). Für eine ausführlichere Darstellung der Behandlungsmöglichkeiten von Persönlichkeitsstörungen im Straf- und Maßregelvollzug siehe Krüppel et al. (im Druck).

Gilling McIntosh et al. (2021) haben eine Metaanalyse zur Effektivität von psychologischen und psychosozialen Interventionen bei stationär untergebrachten Forensik-Patienten vorgelegt, für die 28 Einzelstudien ausgewertet wurden. Im Hinblick auf Aspekte wie die Vermittlung von allgemeinen Kenntnissen über die Behandlung (d = 0,27), Verbesserung der Problemlösefertigkeiten (d = 0,31), Symptomreduktion (d = 0,24), Reduktion antisozialer Einstellungen (d = 0,27) und Verbesserung des Verhaltens im Stationsalltag (d = 0,27) wurden schwache Effekte ermittelt; einen mittelgradigen Effekt stellten die Autoren für die Verbesserung der individuellen Störungseinsicht fest (d = 0,72). Interessanterweise erreichten die Effekte im Hinblick auf die Reduktion von Impulsivität, den Umgang mit Ärger und Aggressivität sowie die Förderung des Empathievermögens keine statistische Signifikanz.

Was die Behandlung von **Störungen der Sexualpräferenz** (bzw. paraphilen Störungen) betrifft, ist u. a. die Metaanalyse von Schmucker und Lösel (2015) bedeutsam; die Autoren kamen zu dem Schluss, dass die Behandlung von Sexualstraftätern deren Rückfallrisiko signifikant absenke; dies gelte aber nur bei stationärer Behandlung in Krankenhäusern sowie für ambulant betreute Klienten, nicht für Inhaftierte aus dem Strafvollzug. Besonders relevant ist in dieser Hinsicht die Evaluation des *Core Sexual Offender Treatment Programme* (Core SOTP; SOTP Team 2000) im englischen Justizvollzug (➤ Box 12.3).

BOX 12.3

Das Core Sex Offender Treatment Programme (Core SOTP)

Im Rahmen der Programmevaluation wurden 2.562 behandelte mit 13.219 unbehandelten Sexualstraftätern verglichen (Mews et al. 2017). Hauptkriterium war die einschlägige Rückfalldelinquenz nach Entlassung. Da es sich um eine quasiexperimentelle Studie handelte (sprich: keine zufällige Zuweisung zur Behandlungs- oder Kontrollgruppe), wurde der mögliche Einfluss von 87 Kovariaten nachträglich durch PSM (➤ Kap. 12.3.2) kontrolliert. Im Ergebnis war die Rückfallrate unter den Behandelten (10 %) jedoch höher als unter den Unbehandelten (8 %).

Einschränkend ist aber sowohl zur Metaanalyse von Schmucker und Lösel (2015) als auch zur Studie von Mews et al. (2017) über das Core SOTP anzuführen, dass hierbei als Auswahlkriterium für die Probanden Straftatkategorien herangezogen wurden, nicht Störungen der Sexualpräferenz als solche.

Ebenfalls für den Bereich sexueller Straftaten (nicht paraphiler Störungen!) liegen zudem zwei weitere Cochrane-Reviews vor, und zwar einerseits für psychologisch-psychotherapeutische Interventionen (Dennis et al. 2012) und andererseits für die pharmakologische Behandlung (Khan et al. 2015). Danach sei die Befundlage letztlich unzureichend. In einem der beiden Reviews kamen die Autoren zu folgendem Schluss (Dennis et al. 2012; Übers. d. Verf.):

„Nicht nur könnte diese [falsche Annahme, dass die Behandlung einer Nichtbehandlung überlegen ist] zu einer fortgesetzten Nutzung ineffektiver (und möglicherweise schädlicher) Interventionen führen, sondern sie bedeutet auch, dass sich die Gesellschaft in einem falschen Sinne sicher wähnt in dem Glauben, dass das Risiko für erneute Straftaten reduziert sei, wenn die betreffende Person behandelt wurde. Die aktuell vorliegende Evidenz stützt diese Annahme nicht."

Das in den 1980er-Jahren in Kanada entwickelte manualgestützte gruppentherapeutische **Reasoning**

& Rehabilitation Program (R&R-Programm; Ross et al. 1988) zielt darauf ab, Konflikte und insbesondere Gewalt zu vermeiden; hierzu werden soziale Fertigkeiten sowie geeignete Strategien zur Problemlösung vermittelt, inadäquate kognitive Schemata hinterfragt und die Fähigkeit zur Perspektivübernahme gefördert. Nach Maßgabe einer Metaanalyse von 16 Einzelstudien erwies sich das Programm bei Straftätern als effektiv; die Rückfallrate war unter denjenigen, die das Programm durchlaufen hatten, um 16 % geringer als unter Vergleichsprobanden (Tong und Farrington 2006).

Schließlich sei noch auf eine Katamnesestudie zur Effektivität des psychiatrischen Maßregelvollzugs im Allgemeinen verwiesen (Seifert et al. 2018). Danach lag die Rückfallrate unter ehemaligen Patienten des Maßregelvollzugs (N = 321) über einen Zeitraum von durchschnittlich 16,5 Jahren bei 35,2 %. Schwerwiegende Gewaltrückfälle (i. S. von Tötungs-, Körperverletzungs- oder Sexualdelikten) wurden für 12,8 % registriert. Rückfälle durch Tötungsdelikte waren bei 1 % zu verzeichnen. Diese Zahlen verweisen auf die Effektivität der Behandlung i. S. einer Reduktion der Gefährlichkeit, gemessen an der Rückfallrate, jedenfalls verglichen mit Zahlen aus dem Strafvollzug. Allerdings handelt es sich bei dieser Untersuchung um eine Beobachtungsstudie ohne Vergleichsgruppe. Nach der *Maryland Scale of Scientific Methods* entspricht die Studie also am ehesten dem Niveau 2 (bzw. Niveau 3, wenn man die Daten von ehemaligen Inhaftierten aus dem Strafvollzug zur Orientierung heranzieht).

12.5 Warum ineffektive Therapien irrtümlich für nützlich gehalten werden können

Lilienfeld et al. (2014) haben eine Übersicht erstellt, warum u. U. auch solche Behandlungsmethoden (vornehmlich im Bereich der Psychotherapie) für effektiv gehalten werden, die faktisch unwirksam sind. In diesem Zusammenhang nennen die Autoren vier übergeordnete kognitive Fehlschlüsse:

- **Naiver Realismus** (nach dem Motto: „Ich habe es doch mit meinen eigenen Augen gesehen"): die Überzeugung, dass die Dinge genauso seien, wie sie scheinen, dass also beispielsweise die angebliche Verhaltensänderung eines Patienten kausal auf die Therapie zurückzuführen und fortdauernd sei
- **Bekräftigungsfehler:** die Tendenz, vornehmlich solche Indizien zur Kenntnis zu nehmen, welche die eigene Auffassung stützen (statt jene, welche die eigene Überzeugung infrage stellen)
- **Illusionäre Kausalität:** eine vermeintlich kausale Beziehung zwischen zwei Sachverhalten zu erkennen, obwohl keine solche Beziehung vorliegt
- **Kontrollillusion:** die Tendenz, den eigenen Einfluss auf künftige Ereignisse zu überschätzen

Um sich im Behandlungsteam vor solchen Fehlschlüssen zu hüten, empfiehlt es sich, im Zuge der Therapieplanung klare Ziele zu formulieren und vor allem auch Indikatoren für das Erreichen (bzw. Nicht-Erreichen) dieser Ziele zu dokumentieren.

12.6 Zusammenfassung

Im psychiatrischen Maßregelvollzug erfolgt die Behandlung psychisch kranker Rechtsbrecher im gerichtlichen Auftrag. Die Behandlung orientiert sich an Effektivitätsnachweisen, die vielfach aus anderen Bereichen stammen (Allgemeinpsychiatrie, teilweise auch Strafvollzug). Um die Effektivität der Behandlung zu prüfen, spielen objektive Daten (insbesondere zu Deliktrückfällen) eine wichtigere Rolle als Selbstauskünfte der Behandelten. Randomisierte kontrollierte Studien (RCTs), die als Königsweg der Behandlungsevaluation gelten, erweisen sich im Bereich der Forensischen Psychiatrie oftmals als nicht durchführbar, sodass nur quasiexperimentelle Designs infrage kommen, ggf. mit nachfolgender statistischer Kontrolle für Unterschiede zwischen Behandlungs- und Kontrollgruppe (z. B. durch *Propensity Score Matching*). Befunde wie die Evaluation des Core-SOTP-Behandlungsprogramms für Sexualstraftäter oder zu *Scared-Straight*-Programmen für jugendliche Delinquenten (Petrosino et al. 2013) zeigen, dass iatrogene Effekte (also Verschlechterungen infolge der Behandlung) im Zuge der Behandlung von Straftätern durchaus auftreten können.

LITERATUR

Austin PC. An introduction to propensity score methods for reducing the effects of confounding in observational studies. Mult Behav Res 2011; 46: 399–424.

Banse R, Schmidt A, Mokros A. Vorschläge zur Evaluation der Wirksamkeit von Komponenten komplexer Behandlungsmaßnahmen für Straftäter. In: Endres J, Suhling S (Hrsg.). Behandlung im Strafvollzug. Heidelberg: Springer (im Druck).

Christensen L, Mendoza JL. A method of assessing change in a single subject: An alteration of the RC index. Behav Ther 1986; 17: 305–308.

Cohen J. A power primer. Psychol Bull 1992; 112: 155–159.

Dennis JA, Khan O, Ferriter M, et al. Psychological interventions for adults who have sexually offended or are at risk of offending. Cochrane Database Syst Rev 2012; 12: CD007507.

Farrington DP, Welsh BC. Randomized experiments in criminology: What have we learned in the last two decades? J Exp Criminol 2005; 1: 9–38.

Farrington DP, Gottfredson DC, Sherman LW, Welsh BC. The Maryland Scientific Methods Scale. In: Sherman LW, Farrington DP, Welsh BC, MacKenzie DL (eds.). Evidence-based Crime Prevention. London: Routledge 2002, pp. 13–21.

Gibbon S, Khalifa NR, Cheung NH-Y, et al. Psychological interventions for antisocial personality disorder. Cochrane Database Syst Rev 2020; 9: CD007668.

Gilling McIntosh L, Janes S, O'Rourke S, Thomson LDG. Effectiveness of psychological and psychosocial interventions for forensic mental health inpatients: A meta-analysis. Aggress Violent Behav 2021; 58(1); https://doi.org/10.1016/j.avb.2021.101551 (letzter Zugriff: 15.6.2021).

Hedrich D, Alves P, Farrell M, et al. The effectiveness of opioid maintenance treatment in prison settings: A systematic review. Addiction 2012; 107: 501–517.

Heinz W. Evaluation jugendkriminalrechtlicher Sanktionen – Eine Sekundäranalyse deutschsprachiger Untersuchungen. In: Lösel F, Bender D, Jehle M (Hrsg.). Kriminologie und wissensbasierte Kriminalpolitik: Entwicklungs- und Evaluationsforschung. Mönchengladbach: Forum Verlag Godesberg 2007, S. 495–520.

Jacobson NS, Truax P. Clinical significance: A statistical approach to defining meaningful change in psychotherapy research. J Consult Clin Psychol 1991; 59: 12–19.

Khalifa NR, Gibbon S, Völlm BA, et al. Pharmacological interventions for antisocial personality disorder. Cochrane Database Syst Rev 2020; 9: CD007667.

Khan O, Ferriter M, Huband N, et al. Pharmacological interventions for those who have sexually offended or are at risk of offending. Cochrane Database Syst Rev 2015; 2: CD007989.

King G, Nielsen R. Why propensity scores should not be used for matching. Political Analysis 2019; 27: 435–454.

Krüppel J, Hollerbach P, Yoon D, Mokros A. Behandlung von Persönlichkeitsstörungen und Psychopathie. In: Endres J, Suhling S (Hrsg.). Behandlung im Strafvollzug. Heidelberg: Springer (im Druck).

Lilienfeld SO, Ritschel LA, Lynn SJ, et al. Why ineffective psychotherapies appear to work: A taxonomy of causes of spurious therapeutic effectiveness. Perspect Psychol Sci 2014; 9: 355–387.

Mews A, Di Bella L, Purver M. Impact evaluation of the prison-based Core Sex Offender Treatment Programme. Ministry of Justice Analytical Series 2017; www.gov.uk/government/publications/impact-evaluation-of-the-prison-based-core-sex-offender-treatment-programme (letzter Zugriff: 15.6.2021).

Morris SB, DeShon RP. Combining effect size estimates in meta-analysis with repeated measures and independent-groups designs. Psychol Methods 2002; 7: 105–125.

Müller JL, Saimeh N, Briken P, et al. Standards für die Behandlung im Maßregelvollzug nach §§ 63 und 64 StGB: Interdisziplinäre Task-Force der DGPPN. Nervenarzt 2017; 88 (Sonderheft 1): S1–S29.

Petrosino A, Turpin-Petrosino C, Hollis-Peel ME, Lavenberg JG. 'Scared Straight' and other juvenile awareness programs for preventing juvenile delinquency. Cochrane Database Syst Rev 2013; 4: CD002796.

Ross RR, Fabiano EA, Ewles CD. Reasoning and rehabilitation. Int J Off Ther Comp Criminol 1988; 32: 29–35.

Schmucker M, Lösel F. The effects of sexual offender treatment on recidivism: An international meta-analysis of sound quality evaluations. J Exp Criminol 2015; 11: 597–630.

Seifert D, Klink M, Landwehr S. Rückfalldaten behandelter Patienten im Maßregelvollzug nach § 63 StGB. Forens Psychiatr Psychol Kriminol 2018; 12: 136–148.

Sherman LW, Gottfredson DC, MacKenzie DL, et al. Preventing crime: What works, what doesn't, what's promising (Research in Brief). Washington, DC: Department of Justice, National Institute of Justice 1998.

SOTP Team. The SOTP Core Programme: 'CORE 2000' treatment manual. London: Her Majesty Prison Service 2000.

Tong LSJ, Farrington DP. How effective is the 'Reasoning and Rehabilitation' programme in reducing reoffending? A meta-analysis of evaluations in four countries. Psychol Crime Law 2006; 12: 3–24.

Victoroff J, Coburn K, Reeve A, et al. Pharmacological management of persistent hostility and aggression in persons with schizophrenia spectrum disorders: A systematic review. J Neuropsychiatry Clin Neurosci 2014; 26: 283–312.

Watson PJ, Workman EA. The non-concurrent multiple baseline across-individuals design: An extension of the traditional multiple baseline design. J Behav Ther Exp Psychiatry 1981; 12: 257–259.

Weisburd D, Hinkle JC. Die Bedeutung von randomisierten Experimenten. In: Walsh M (Hrsg.). Evidenzorientierte Kriminalprävention in Deutschland: Ein Leitfaden für Politik und Praxis. Wiesbaden: Springer VS 2018, S. 289–312.

Wolf A, Whiting D, Fazel S. Violence prevention in psychiatry: An umbrella review of interventions in general and forensic psychiatry. J Forens Psychiatry Psychol 2017; 28: 659–673.

IV Störungsbilder

KAPITEL

13 Zusammenhänge zwischen psychischen Störungen und Delinquenz

Fanny de Tribolet-Hardy und Elmar Habermeyer

Faktenbox

- Personen mit psychischen Störungen (insb. Schizophrenien, Substanzgebrauchsstörungen, Persönlichkeitsstörungen) weisen ein erhöhtes Risiko für fremdgefährdende Verhaltensweisen auf. Gleichzeitig liegt im Vergleich zur Allgemeinbevölkerung ein erhöhtes Viktimisierungsrisiko vor.
- Bei der Beforschung des Zusammenhangs zwischen Delinquenz und psychischen Störungen sind vielfältige methodische Herausforderungen zu berücksichtigen.
- Neben der psychischen Störung und der individuellen Psychopathologie sind soziodemografische, kriminologische, familiäre und klinische Parameter in die Risikokalkulation und Behandlung einzubeziehen.
- Eine forensisch-psychiatrische Behandlung zum Zweck der Verbesserung der Legalprognose geht somit über eine isolierte Behandlung der psychischen Störung hinaus und umfasst vielfältige sozialpsychiatrische Aspekte.

13.1 Wissenschaftliche Grundlagen

Der Zusammenhang zwischen psychischer Erkrankung und Delinquenz wurde in den letzten Jahrzehnten intensiv untersucht. Die Forschung begegnet dabei jedoch **komplexen Herausforderungen** (Schanda 2006). Schwierigkeiten ergeben sich beispielsweise daraus, dass die Definition von Gewaltkriminalität nicht zuletzt aufgrund unterschiedlicher gesetzlicher Regelungen zwischen einzelnen Ländern stark variieren kann. Befunde lassen sich somit nicht uneingeschränkt auf andere Länder oder Regionen übertragen. Weitere länderspezifische Einflussfaktoren umfassen u. a. Aufklärungs-/Kriminalitätsraten, die Rechtslage und die Qualität der allgemeinpsychiatrischen Versorgung. Die Studien unterscheiden sich auch bzgl. der gewählten Informationsquellen (z. B. Strafregister; Eigenberichte von Patienten; Akten der psychiatrischen Krankenhäuser), und es entstehen Selektionseffekte durch z. B. unterschiedlich gewählte Einschlusskriterien der untersuchten Kohorten. Ein Studiendesign mit gematchten Kontrollgruppen ist zudem kaum möglich. Insofern bleibt es schwierig, den Einfluss allenfalls konfundierender Variablen abzuschätzen. Die Erfassung schwerer und damit oftmals selten auftretender Kriminalität benötigt lange Untersuchungszeiträume, womit sich Schwierigkeiten z. B. hinsichtlich der Stabilität der gesetzlichen Situation oder der Einheitlichkeit der Diagnosestellung ergeben. Weitere interferierende Variablen umfassen z. B. Geschlecht, Alter, sozioökonomischen Status, Wohnort, Komorbiditäten (insb. Substanzmissbrauch und Persönlichkeitsstörung) oder die erhöhte Mortalität von Gewalttätern. Zuletzt sind auch mathematisch-statistische Probleme zu berücksichtigen, denn die Darstellung von Zusammenhängen (überwiegend als Odds Ratios [OR] oder Risk Ratios [RR]) ohne die Angabe von Konfidenzintervallen birgt ein hohes Risiko für Fehlinterpretationen. Berechnungen, die auf Schätzungen von Prävalenzen basieren, sind fehleranfällig, wenn sehr unterschiedliche Werte vorliegen, und auch die Wahl der Prävalenz (z. B. Jahres- oder Lebenszeitprävalenz) wirkt sich auf die Aussagekraft der Risikoberechnung aus.

Diese vielfältigen methodischen Schwierigkeiten machen es notwendig, Studienergebnisse kritisch zu prüfen. Als besonders aussagekräftig gelten epidemiologische Studien sowie Studien mit unterschiedlichen Indexpopulationen:

- **Epidemiologische Studien** beinhalten die Analyse von Bevölkerungsgruppen (z. B. komplette Jahrgänge der Bevölkerung eines Landes) bzgl. bestimmter Merkmale und Zusammenhänge. Es handelt sich dabei meistens um Querschnitt- oder Kohortenstudien.
- **Studien mit unterschiedlichen Indexpopulationen** analysieren dagegen Zusammenhänge/Unterschiede ausgehend von definierten Personengruppen, z. B. inhaftierte oder hospitalisierte Personen mit bestimmter Diagnose in einem definierten Zeitraum. Dazu gehören auch Record-Linkage-Studien, bei denen z. B. medizinische Fallregister analysiert und mit Strafregistereinträgen abgeglichen werden.

Die daraus gewonnenen Studienergebnisse bzw. Aussagen zum Verhältnis der Merkmalsausprägung einer Gruppe im Vergleich zu einer anderen Gruppe werden vorzugsweise als **Odds Ratio** (OR), **Risk Ratio** (RR) oder **Hazard Ratio** (HR) angegeben (➤ Box 13.1). Da das relative Risiko nur bei prospektiven Studien zulässig ist, verwenden retrospektive Studien die Odds Ratio als Annäherung an das relative Risiko. Diese Schätzung ist jedoch nur dann gut, wenn sowohl die Untersuchungs- als auch die Kontrollgruppe repräsentativ sind und das auftretende Merkmal selten ist (vgl. die Übersichtsarbeit von Ressing et al. 2010).

BOX 13.1

Wichtige statistische Parameter

Risk Ratio (RR) = Risikoverhältnis

- RR = 1: Das Risiko für kriminelle Handlungen ist in beiden Gruppen gleich groß ist.
- RR > 1: Das Risiko für kriminelle Handlungen ist in der Gruppe der psychisch kranken Personen größer als in der Normalbevölkerung.
- RR < 1: Das Risiko für kriminelle Handlungen ist in der Gruppe der psychisch kranken Personen kleiner als in der Normalbevölkerung.

Odds Ratio (OR) = Quoten-/Chancenverhältnis

- OR = 1: Es besteht kein Unterschied zwischen der Gruppe psychisch kranker Personen und der Normalbevölkerung betreffend kriminelle Handlungen.
- OR > 1: Psychische Erkrankungen erhöhen die Wahrscheinlichkeit für kriminelle Handlungen.
- OR < 1: Psychische Erkrankungen verringern die Wahrscheinlichkeit für kriminelle Handlungen.

Hazard Ratio (HR) = Auftrittswahrscheinlichkeit innerhalb eines definierten Zeitraums

- HR = 1: Es besteht kein Unterschied zwischen der Gruppe psychisch kranker Personen und der Normalbevölkerung betreffend kriminelle Handlungen innerhalb eines definierten Zeitraums.
- HR > 1: Die Gruppe der psychisch erkrankten Personen hat innerhalb eines bestimmten Zeitraums ein größeres Risiko für kriminelle Handlungen als die Vergleichsgruppe.
- HR < 1: Die Gruppe der psychisch erkrankten Personen hat innerhalb eines bestimmten Zeitraums ein geringeres Risiko für kriminelle Handlungen als die Vergleichsgruppe.

13.2 Empirische Ergebnisse

Erste Forschungsergebnisse zum Zusammenhang von psychischen Störungen und Delinquenz, die auf die 1920er- und 1930er-Jahre datieren, beschrieben ein niedrigeres Delinquenzrisiko für psychisch Kranke im Vergleich zu psychisch gesunden Personen (z. B. Pollock 1938), wobei sich die Statistik auf das Auszählen von Merkmalen in bestimmten, relativ eng umrissenen Populationen (z. B. entlassene Patienten eines Krankenhauses im Staat New York, USA) beschränkte. Die gesamthaft niedrigen Zahlen von Kriminalität bei entlassenen psychisch kranken Häftlingen begründeten die Annahme, dass das Gesundheitssystem (bzw. die forensisch-psychiatrische Unterbringung) einen kriminalpräventiven Effekt ausübt.

Ab den 1960er-Jahren dominierte die Haltung, dass zwischen Delinquenz und psychischer Störung kein Zusammenhang vorliegt. Besonders präsent im deutschsprachigen Raum war die Aussage von Böker und Häfner (1973): „*Geisteskranke … (werden) … nicht häufiger zu Gewalttätern als … Geistesgesunde.*" Diese Aussage haben die Autoren allerdings schon wenige Sätze später relativiert, und sie gilt in der Tat nur dann, wenn unter den verschiedenen psychischen Störungen nicht differenziert wird, also nur die Gesamtpopulation der psychischen Erkrankungen betrachtet wird (Schanda 2006). Die Forschungsbemühungen entwickelten sich daher hin zu einer differenzierteren Betrachtungsweise, wobei die Einflussgrößen unterschiedlicher psychischer Störungen und psychosoziale/kriminologische/familiäre Faktoren berücksichtigt wurden.

Mittlerweile liegen umfassende und **diagnoseübergreifende bzw. -vergleichende Studien** vor. Hinsichtlich der Delinquenzformen konzentrierten sich die meisten Studien auf Gewalttaten. Die vielbeachtete prospektive Fragenbogenstudie von Elbogen und Johnson (2009) mit knapp 35.000 Teilnehmern aus den USA verwies mit 5 % auf eine insgesamt niedrige Gewaltinzidenz bei Personen mit psychischer Störung. Im Vergleich zu Personen ohne psychische Störung (3 %) war die Gewaltinzidenz dennoch erhöht. Eine signifikante Häufung von Gewaltstraftaten ergab sich bei psychisch kranken Personen jedoch nur dann, wenn auch eine Substanzgebrauchsstörung vorlag (OR 2–4). Daneben werden psychosoziale und kriminologische Faktoren als stärker mit Gewalt assoziiert beschrieben als psychische Störungen, wobei zwischen historischen Merkmalen (frühere Gewaltanwendung, Jugendstraftaten, erlebter physischer Missbrauch, Eltern in Haft; OR 1,4–4) und Kontextmerkmalen (Scheidung/Trennung, Arbeitslosigkeit, Viktimisierung; OR 1,4–2,6) unterschieden wurde. Weiter verwiesen die Autoren auf den hohen additiven Effekt der Risikomerkmale schwere psychische Störung, Substanzgebrauchsstörung und Vorgeschichte von Gewaltstraftaten. Singulär vorliegend verwies nur eine Vorgeschichte von Gewaltstraftaten auf ein (ca. 1,7-fach) erhöhtes Risiko für künftige Gewaltdelikte. Die Kombination dieses Merkmals mit einem der beiden anderen erhöhte das Risiko auf den Faktor 2,4 bzw. 2,75. Die Kombination der drei Merkmale begründete ein 4-fach erhöhtes Risiko für Gewalttaten bei Personen mit psychischer Störung im Vergleich zur Allgemeinbevölkerung.

Populationsweite **Record-Linkage-Studien** aus Dänemark (Alden et al. 2007; Brennan et al. 2000) untersuchten Geburtskohorten und fanden einen übergeordneten Zusammenhang von psychischen Störungen, die einer Hospitalisation bedurften, und Gewaltstraftaten (OR 2–8 für Männer; OR 3,9–23,2 für Frauen). Die Studie legt nahe, dass 2,2 % der Männer und 2,6 % der Frauen wegen psychischer Störungen hospitalisiert wurden. Diese verübten überproportional viele, nämlich 10 bzw. 16 % der Gewaltstraftaten der Gesamtkohorte. Besonders betroffen waren Personen mit Schizophrenien oder organischen Störungen. Dieser Zusammenhang bestand auch nach Kontrolle von demografischen Faktoren (sozioökonomischer Status, Familienstand, Geschlecht) und Substanzgebrauchsstörungen.

Der **aktuelle Forschungsstand** wird in einem Review von Whiting und Fazel (2020) systematisch analysiert, das sich ausschließlich auf methodisch hochwertige Studiendesigns (systematische Reviews, Geschwisterstudien, epidemiologische Studien) konzentrierte. Die Autoren kommen zu dem Schluss, dass das relative Risiko für gewalttätiges Verhalten selbst nach Korrektur von allfällig konfundierenden Variablen bei den meisten psychisch kranken Personen im Vergleich zu Personen ohne psychische Störung erhöht ist. Die Odds Ratio liegt dabei störungsübergreifend zwischen Faktor 2 und 4, womit Personen mit (irgend-)einer psychischen Störung ein 2- bis 4-fach erhöhtes Risiko aufweisen, Gewaltdelikte zu begehen. Gleichzeitig verwiesen die Autoren auf deutliche Unterschiede zwischen den psychischen Störungen.

MERKE

Gemäß aktuellem Forschungsstand besteht ein positiver Zusammenhang zwischen (bestimmten) psychischen Störungen und (Gewalt-)Kriminalität. Dieser wird durch weitere Faktoren (z. B. sozioökonomischer Status, Kriminalität der Eltern) und Substanzmissbrauch akzentuiert.

In den folgenden Abschnitten soll nun eine störungsspezifische Betrachtung erfolgen, der Zusammenhang zwischen Risiko und Inzidenz erläutert und auf andere Einflussvariablen eingegangen werden.

13.3 Schizophrenie/psychotische Störungen

Die Lebenszeitprävalenz einer Schizophrenie beträgt kulturübergreifend etwa 0,6–1,0 %. Männer erkranken gleich häufig wie Frauen, wobei das Ersterkrankungsalter bei Männern niedriger (15.–25. Lebensjahr) ist als bei Frauen (25.–35. Lebensjahr). Grundsätzlich verweist die Studienlage darauf, dass **Positivsymptome** mit der Anwendung schwerer Gewalt assoziiert sind, wohingegen bei **Negativsymptomen** kein Zusammenhang mit Gewaltbereitschaft und Delinquenz nachvollzogen werden konnte (Boudriot et al. 2014). Eine Übersicht zu möglichen Symptomkonstellationen und damit assoziiertem fremdgefährdendem Verhalten findet sich in ➤ Tab. 13.1.

Je nach methodischer Qualität ergeben sich unterschiedliche Angaben zum Gewaltrisiko schizophrener Patienten (Gesamt-OR 2–10; Männer OR 1–7; Frauen OR 4–29), wobei die Hypothese vorliegt, dass bei steigender methodischer Qualität die Stärke des Zusammenhangs tendenziell abnimmt (Whiting und Fazel 2020). Trotz dieser kritischen Anmerkungen resümierten die Autoren, dass der Zusammenhang in über 20 Studien auch nach Korrektur von soziodemografischen Faktoren und allfälligem Substanzmissbrauch bestätigt werden kann. **Komorbiditäten** sind dennoch zu berücksichtigen. Empirische Ergebnisse

Tab. 13.1 Symptomkonstellationen und fremdgefährdendes Verhalten (mod. nach Boudriot et al. 2014)

Betroffene Bereiche	Symptomatik	Mögliche Delinquenzform
Wahrnehmung, inhaltliche Denkstörungen	Verfolgungswahn, Ich-Störungen, Stimmenhören	Häufigster Subtyp Verfolgungswahn: sich in die Enge getrieben fühlen, keinen Ausweg wissen, vermeintliche Notwehrsituation → Gewalt
Affektive Veränderungen	Inadäquater, flacher Affekt, zielloses Verhalten, Denkstörungen	Sozialer Abstieg, Kritikminderung, läppisches Auftreten → Eigentumsdelikte
Psychomotorik	Stupor, Erregung, Haltungsstereotypien, Negativismus	Selten: katatoner Erregungssturm mit ungerichteter Gewaltanwendung
Inhaltliche Denkstörungen	Liebeswahn, Eifersuchtswahn	Häufig auf spezifische Person bezogen → Gewalt gegen Partner und/oder vermeintlichen Nebenbuhler

legen nämlich nahe, dass ein komorbider Substanzmissbrauch das Risiko für Gewalthandlungen bei schizophren erkrankten Patienten verdoppelt. Hinsichtlich spezifischer Tathandlungen wird insbesondere ein erhöhtes Risiko für ein Tötungsdelikt beschrieben (OR 19,5). Diese auf den ersten Blick hohe Zahl darf jedoch nicht darüber hinwegtäuschen, dass auch bei schizophren erkrankten Personen eine effektiv niedrige Lebenszeitprävalenz von Tötungshandlungen vorliegt, nämlich 0,3 %.

Verurteilungsraten in epidemiologischen Studien aus Schweden legen nahe, dass über die gesamte Lebenszeit betrachtet 23 % der Personen mit einer Schizophrenie wegen eines Gewaltdelikts verurteilt wurden (Sariaslan et al. 2016). Die 5-Jahres-Inzidenz für ein Gewaltdelikt nach Diagnosestellung liegt für Männer bei 11 %, für Frauen bei 3 % (Fazel et al. 2014).

Hinsichtlich der Begehung von **Sexualstraftaten** weisen Alden et al. (2007) anhand einer dänischen Geburtskohorte darauf hin, dass die Gruppe der Männer mit psychischer Erkrankung (2,2 % der Gesamtkohorte) 8,4 % der physisch aggressiven Sexualstraftaten (Vergewaltigung, Kindesmissbrauch, Frotteurismus) und 0,9 % der nicht physisch aggressiven Sexualstraftaten (Voyeurismus, Exhibitionismus, Erregung öffentliches Ärgernis) beging. Männer mit einer psychotischen Störung ohne Komorbiditäten (insb. Persönlichkeitsstörung und Substanzgebrauchsstörung) wiesen ein erhöhtes Risiko für nicht physisch aggressive Sexualdelikte auf (OR 3), während sich für Patienten mit den genannten Komorbiditäten ein erhöhtes Risiko für sowohl physisch aggressive (OR 6) als auch nicht physisch aggressive Sexualstraftaten (OR 3–5) ergab.

13.4 Substanzabhängigkeit/-missbrauch

Substanzabhängigkeiten oder Substanzmissbrauch können isoliert auftreten, werden aber häufig komorbid mit anderen psychischen Erkrankungen festgestellt. Alkoholabhängigkeit und -missbrauch stellen die häufigsten Störungsbilder dar. Ihre Prävalenz wird in Deutschland auf 3–5 % geschätzt, wobei Männer 3- bis 4-mal häufiger betroffen sind als Frauen (RKI 2008). Internationale Studien, aber auch die polizeiliche Kriminalstatistik legen nahe, dass Alkohol bei einer hohen Anzahl schwerer Gewalt-, aber auch Sexualdelikte eine Rolle spielte. So geschah 2006 fast jedes dritte Gewaltdelikt unter Alkoholeinfluss. 40 % der Totschläge erfolgten unter Alkoholeinfluss, Morde wurden zu gut 25 % unter Alkoholeinfluss begangen (RKI 2009). Längsschnittstudien aus Schweden und Neuseeland bestätigen den Zusammenhang zwischen Alkohol und Gewalttätigkeit (OR 8–9,0 bei Männern und 15–20 bei Frauen) (Fazel et al. 2014; Boden et al. 2012). Laut Bevölkerungsdaten aus Schweden begingen 8 % der Personen mit einer Alkoholgebrauchsstörung binnen 10 Jahren eine Gewalttat (Sariaslan et al. 2020).

Substanzübergreifend verweisen empirische Ergebnisse aus Längsschnittstudien verschiedener Länder auf eine klare Assoziation von substanzgebundenen Störungen (ohne Alkohol) mit Gewalt (Männer: adj. HR 16,2; Frauen: adj. HR 36,0; vgl. Whiting und Fazel 2020). Hinsichtlich der individuellen Substanzen liegen weniger eindeutige Ergebnisse vor, was vor allem auf methodische Schwierigkeiten zurückzuführen ist. Hinsichtlich anaboler Steroide konnten Studien einen positiven Zusammenhang mit Verhaftungen sowie eine nichtsignifikante Erhöhung (OR 1,6) für gewalttätige Verurteilungen feststellen. Kein Einfluss auf Gewalttätigkeit wird hingegen psychedelischen Drogen wie LSD und Psilocybin zugeschrieben. In Bezug auf das absolute Risiko für Gewaltstraftaten verweisen die Bevölkerungsdaten aus Schweden darauf, dass 18 % der Personen mit einer Substanzgebrauchsstörung innerhalb von 10 Jahren eine Gewaltstraftat begingen (Sariaslan et al. 2020).

Ein Zusammenhang zwischen dem Konsum psychotroper Substanzen, insbesondere Alkoholkonsum/-intoxikation, und Delinquenz konnte somit vielfach empirisch belegt werden. Die (wichtige) Frage, ob Alkohol bzw. psychotrope Substanzen Ursache, (Mit-)Verursacher oder Mediator der Tathandlungen sind, kann jedoch nicht beantwortet werden. Die Forschung geht vielmehr von einem **multifaktoriellen Geschehen** aus, wobei auch Umweltfaktoren, Sozialisation, die individuelle Situation, der kulturelle Kontext sowie die Physiologie, die Persönlichkeit, die Biografie und das Geschlecht zu berücksichtigen sind (Boles und Miotto 2003).

13.5 Persönlichkeitsstörungen

Die Prävalenz von Persönlichkeitsstörungen in der Allgemeinbevölkerung liegt bei 3–10 %, in Populationen von Psychiatriepatienten bei 40–60 % und in Haftpopulationen bei 70 %. Schon diese Zahlen verweisen auf einen Zusammenhang mit Delinquenz, wobei sich dieser vorwiegend für die **antisoziale/dissoziale Persönlichkeitsstörung** ergibt. Dies ist nicht überraschend, denn die zugehörigen Diagnosekriterien adressieren forensisch relevante Aspekte, u. a. die Missachtung sozialer Normen, eine geringe Frustrationstoleranz mit niedriger Schwelle für aggressives und gewalttätiges Verhalten sowie eine Unfähigkeit, aus Bestrafung zu lernen. Für das Störungsbild wird eine frontale und limbische Dysfunktion angenommen (Habermeyer und Herpertz 2006, 2008), deren mögliche Auswirkungen in ➤ Tab. 13.2 zusammengefasst sind.

Hinsichtlich des Zusammenhangs mit Gewaltdelinquenz verweisen Metaanalysen aus Europa und den USA auf ein dreifach erhöhtes Risiko der Betroffenen im Vergleich zur Allgemeinbevölkerung (vgl. Whiting und Fazel 2020). Der engste Zusammenhang mit Gewalt wurde für die antisoziale Persönlichkeitsstörung (OR 10,4) gefunden. 14 % der Betroffenen verzeichneten eine Gewaltstraftat. Weitere Studien verweisen auf Zusammenhänge zwischen der **paranoiden, narzisstischen, zwanghaften und Borderline-Persönlichkeitsstörung** und der Begehung von Gewalttaten, wobei die Aussagekraft der auf Selbstangaben basierenden Studien gemindert ist. Laut der schwedischen Bevölkerungsstudie begingen 8 % der Personen mit einer Persönlichkeitsstörung innerhalb von 10 Jahren ein Gewaltdelikt (Sariaslan et al. 2020).

Tab. 13.2 Frontale und limbische Dysfunktion im Rahmen der dissozialen Persönlichkeitsstörung

Frontale Dysfunktion		
Mangelnde Selbstkontrolle (kognitiv und motorisch)	→	enthemmtes Verhalten
Mangelnde kognitive Flexibilität	→	mangelnde Verhaltensanpassung
Untererregung	→	Reizsuche
Nichtwahrnehmung von Belohnung und Bestrafung	→	keine Angst vor Strafe, Wunsch nach sozialer Anerkennung nicht verhaltensregulierend
Limbische Dysfunktion		
Gefühlsarmut	→	mangelnde emotionale Hemmung und Empathie
Verminderte konditionierte Angst	→	geringes Vermeidungsverhalten
Schwierigkeiten, emotionale Gesichtsausdrücke zu erkennen	→	Angst des Opfers induziert keine Aggressionshemmung

13.6 Affektive Störungen

Prävalenzangaben zur Depression variieren in Abhängigkeit vom sozioökonomischen Status und vom Geschlecht. So beträgt die 12-Monats-Prävalenz für Frauen zwischen 19,8 bei niedrigem bis 13,0 % bei hohem Status und für Männer 8,8 % bzw. 6,6 % (Busch et al. 2013). Für bipolare Störungen wird eine 12-Monats-Prävalenz von 2,9 % (3,1 % Frauen, 2,8 % Männer) berichtet. Die Prävalenz manischer oder hypomaner Störungen wird mit 1 % bzw. 1,9 % beziffert (Wittchen et al. 2012).

Fazel et al. (2015) beschreiben in ihrer Studie mit knapp 50.000 Patienten mit **depressiver Erkrankung** ein 3-fach erhöhtes Risiko für Gewaltdelikte im Vergleich zu gesunden Kontrollgruppen. Diese Resultate decken sich mit Resultaten aus den Niederlanden, den USA, Großbritannien und Finnland (vgl. Whiting und Fazel 2020). Hinsichtlich des absoluten Risikos verweisen die schwedischen Bevölkerungszahlen auf eine Inzidenz von Gewalttaten von 3,7 % bei Männern und 0,5 % bei Frauen innerhalb von 3 Jahren nach Diagnose einer Depression (Fazel et al. 2015).

Bei **bipolaren Störungen** werden OR zwischen 2,2 und 8,9 für die Begehung von Gewaltdelikten beschrieben. Eine schwedische Geschwisterstudie verweist auf eine 5-fache Risikoerhöhung in dieser Patientenpopulation für Gewalt im Vergleich zur Allgemeinbevölkerung, wobei sich die OR nach Kontrolle für Substanzmissbrauch und soziodemografische Faktoren auf 2,8 reduzierte (vgl. Whiting und Fazel 2020). Absolute Zahlen legen nahe, dass 8 % der betroffenen Männer und 2 % der betroffenen Frauen Gewalttaten begehen, wobei 70 % der Gewalttaten in den ersten 5 Jahren nach Diagnosestellung verübt wurden. Über die gesamte Lebenszeit wird ein Gewaltrisiko von 11 % beschrieben (Sariaslan et al. 2020).

13.7 Risikoeinordnung

Die Ausführungen verdeutlichen, dass ein Zusammenhang von Delinquenz, insbesondere von Gewaltstraftaten, und verschiedenen psychischen Störungen empirisch belegt werden konnte. Allerdings ist auch die Betrachtung **absoluter Zahlen** notwendig, was an einem Beispiel von Whiting und Fazel (2020) anschaulich gemacht werden kann: Im Vereinigten Königreich (UK) wurden innerhalb von 10 Jahren 384 Tötungsdelikte von schizophrenen Patienten verübt. Dies entspricht 6 % aller begangenen Tötungsdelikte oder 0,06 Tötungsdelikten pro 100.000 Personen. Das Risiko, eine fremde Person zu töten, ist nochmals geringer und beträgt 1 : 14 Mio. Demgegenüber ist z. B. die Mortalität aufgrund von Verkehrsdelikten deutlich höher (2.000 Todesfälle pro Jahr/3,5 Todesfälle pro 100.000 Personen), während die Wahrscheinlichkeit, vom Blitz getroffen zu werden, etwa ähnlich hoch ist (0,05 Fälle pro 100.000 Personen). Psychisch erkrankte Personen weisen somit zwar erhöhte Risiken für (Gewalt-)Delikte auf, dennoch handelt es sich im kriminologischen Gesamtbild um ein seltenes Phänomen.

Neben dem im Vergleich zur Allgemeinbevölkerung erhöhten Risiko für fremdgefährdende Verhaltensweisen, wird für die meisten psychischen Störungen jedoch auch ein erhöhtes **Viktimisierungsrisiko** beschrieben. Trotz teils erheblicher methodischer Unterschiede und einer großen Spannweite von Prävalenzangaben berichten Krumm et al. (2018) in ihrem Review im Vergleich zur Allgemeinbevölkerung erhöhte Viktimisierungsrisiken für körperliche und/oder sexuelle Gewalterfahrungen (RR 2,3–11,8), für Eigentumsdelikte (RR 4,2–140,2) und für Gewalterfahrungen (RR 4,2). Differenziert nach psychischer Erkrankung ergeben sich (durchschnittliche) Lebenszeitprävalenzen für Viktimisierung von 83,3 % im Falle einer Schizophrenie, 41,2 % im Falle einer Persönlichkeitsstörung, 45,8 % bei Depression und 26,7 % bei bipolaren Störungen. Viktimisierung ist zudem mit Alkohol- und Substanzkonsum (RR 1,5) assoziiert, wobei insbesondere komorbid suchterkrankte Personen signifikant häufigere Viktimisierung durch Gewalthandlungen berichteten. Das Viktimisierungsrisiko ist somit auch im Rahmen der Behandlung zu berücksichtigen, denn neben einer (unbekannten) spezifischen Motivation des jeweiligen Täters können Opfermerkmale (z. B. Zugänglichkeit, Labilität, Risikobereitschaft etc.) oder verhaltensbezogene Risikofaktoren (z. B. provokatives Verhalten, Frequentierung bestimmter Orte, soziales Umfeld) vorliegen, die mit der psychischen Erkrankung assoziiert sind und das Viktimisierungsrisiko erhöhen. Insofern sind in der

Behandlung Schutzfaktoren zu stärken oder zu etablieren (z. B. Stärkung von Selbstkontrolle und Sicherheitsdenken).

MERKE
Personen mit einer psychischen Störung weisen nicht nur ein erhöhtes Risiko für fremdgefährdende Verhaltensweisen, sondern im Vergleich zur Allgemeinbevölkerung auch ein erhöhtes Viktimisierungsrisiko auf.

13.8 Weitere Einflussvariablen auf Delinquenz

Die Ausführungen sowohl zu den methodischen Herausforderungen als auch zu den einzelnen psychischen Störungen verdeutlichen, dass Delinquenz auch bei Vorliegen einer psychischen Störung ein Phänomen bleibt, das sich monokausalen Begründungen entzieht. Entsprechend verweisen viele Studien auf moderierende Variablen, die in Kombination mit einer psychischen Störung das Kriminalitätsrisiko maßgeblich erhöhen (z. B. Substanzkonsum, frühere Gewalttaten). Dieser Umstand verdeutlicht sich bei der Betrachtung statistischer oder strukturierter Prognoseinstrumente, die zur Vorhersage von künftigen inkriminierten Handlungen verwendet werden.

- Beim **VRAG-R** (Rice et al. 2013), einem Prognoseinstrument für künftige Gewaltdelinquenz, beinhalten nur drei Items (Antisozialität, Substanzmissbrauch, Verhaltensstörung vor dem 15. Lebensjahr) psychiatrische Konstrukte, während die restlichen neun Items kriminologische und psychosoziale Faktoren (u. a. Formen der Vordelinquenz, Familie, Ehestatus, Alter etc.) erfassen.
- Auch beim **HCR-20V3-Schema** (Douglas et al. 2013), einem strukturierten Prognoseinstrument zur Vorhersage von Gewaltstraftaten psychisch kranker Personen, werden neben psychopathologischen Informationen vielfältige kriminologische (z. B. Gewalttätigkeit, gewaltfördernde Einstellungen) und soziale Merkmale (z. B. Beziehungen, Arbeit, Unterstützung, Stress) erhoben.

Eine Zusammenstellung von relevanten Risikofaktoren findet sich in ➤ Tab. 13.3.

13.9 Fazit für die Praxis

Personen mit psychischen Störungen weisen im Vergleich zur Normalbevölkerung zwar ein höheres Risiko für Straftaten, insbesondere Gewaltstraftaten, auf. Die Inzidenz ist dennoch niedrig, d. h., der über-

Tab. 13.3 Risikovariablen (mod. nach Whiting und Fazel 2020)

Soziodemografische Faktoren	Kriminologische Faktoren	Familiäre Faktoren	Klinische Risikofaktoren
Geschlecht (männlich)	Frühere Gewaltdelinquenz	Familienmitglieder mit Gewaltstraftat	Komorbider Substanzmissbrauch
Niedriger sozioökonomischer Status	Junges Alter bei 1. Straftat	Substanzmissbrauch/-abhängigkeit der Eltern	Komorbide Persönlichkeitsstörung (insb. dissoziale PS)
Obdachlosigkeit	Frühere Inhaftierungen		Viktimisierung
Schlechte wirtschaftliche Situation	Frühere nicht gewalttätige Delinquenz		Frühere Hospitalisation aufgrund psychischer Erkrankung
Instabile Partnerbeziehung	Verfügbarkeit von Opfern		Selbstschädigung/Suizidalität
Fehlende Tagesstruktur/instabile Arbeitsverhältnisse	Delinquenzfördernde/-legitimierende Einstellungen		Feindseligkeit
	Waffenaffinität		Impulsivität
			Geringe Behandlungscompliance
			Geringe Krankheitseinsicht

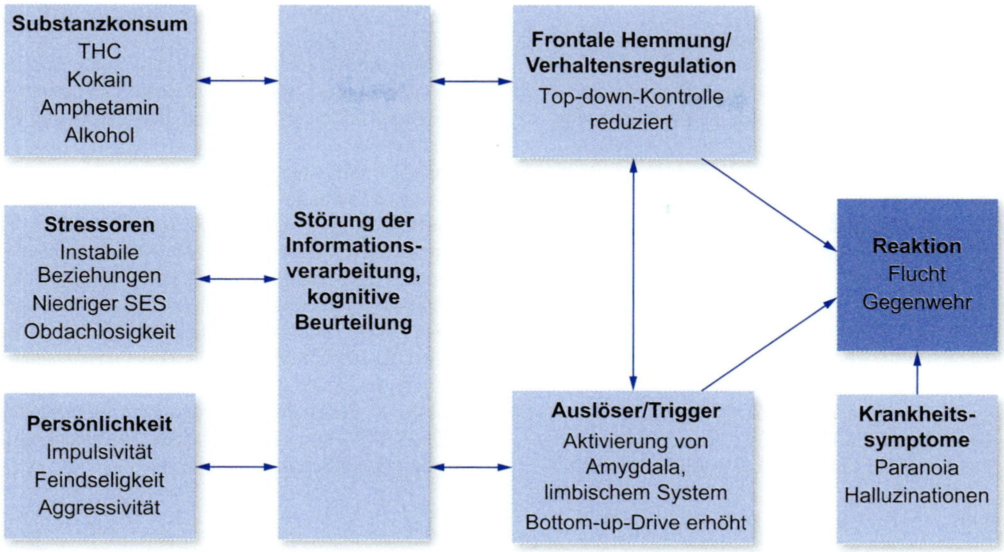

Abb. 13.1 Multikausales Zusammenspiel bei der Entstehung von Aggression bei Schizophrenie (mod. nach Boudriot et al. 2014) [L231]

wiegende Teil der psychisch kranken Personen begeht keine Delikte, und der Großteil der Delikte wird von „gesunden" Personen begangen. Zwischen psychischer Störung und Delinquenz liegt in den seltensten Fällen ein monokausaler Zusammenhang vor. Daher ist neben der störungsspezifischen Psychopathologie eine differenzierte und individuelle Betrachtung und Einordung sozialer und konstellativer Faktoren erforderlich, um die zugrunde liegende **Deliktdynamik** verstehen und im Rahmen einer Behandlung differenziert adressieren zu können. Dieses multikausale Zusammenspiel wird in ➤ Abb. 13.1 anhand der Entstehung von Aggression bei Schizophrenie verdeutlicht. Die forensisch-psychiatrische Behandlung beinhaltet daher nicht nur die Behandlung der psychischen Störung, sondern es sind vielfältige, u. a. auch **sozialpsychiatrische Aspekte,** zu adressieren.

LITERATUR

Alden A, Brennan P, Hodgins S, Mednick S. Psychotic disorders and sex offending in a Danish birth cohort. Arch Gen Psychiatry 2007; 64(11): 1251–1258.

Boden JM, Fergusson DM, Horwood LJ. Alcohol misuse and violent behavior: Findings from a 30-year longitudinal study. Drug Alcohol Depend 2012; 122: 135–141.

Böker W, Häfner H. Gewalttaten Geistesgestörter. Berlin: Springer 1973.

Boles SM, Miotto K. Substance abuse and violence: A review of the literature. Aggress Violent Behav 2003; 8(2):155–174.

Boudriot F, Guldimann A, Habermeyer E. Schizophrenie und Gewalt. Praxis 2014; 103(1): 27–32.

Brennan PA, Mednick SA, Hodgins S. Major mental disorders and criminal violence in a Danish birth cohort. Arch Gen Psychiatry 2000; 57(5): 494–500.

Busch MA, Maske UE, Ryl L, et al. Prävalenz von depressiver Symptomatik und diagnostizierter Depression bei Erwachsenen in Deutschland. Bundesgesundheitsbl – Gesundheitsforsch – Gesundheitsschutz 2013; 56(5–6): 733–739.

Douglas KS, Hart SD, Webster CD, Belfrage H. HCR-20 V3 – Assessing risk for violence. User guide. Burnaby, Canada: Mental Health, Law and Policy Institute, Simon Fraser University 2013.

Elbogen EB, Johnson SC. The intricate link between violence and mental disorder: Results from the National Epidemiologic Survey on Alcohol and Related Conditions. Arch Gen Psychiatry 2009; 66(2): 152–161.

Fazel S, Lichtenstein P, Frisell T, et al. Bipolar disorder and violent crime: Time at risk reanalysis. Arch Gen Psychiatry 2010; 67: 1325–1326.

Fazel S, Wolf A, Palm C, Lichtenstein P. Violent crime, suicide, and premature mortality in patients with schizophrenia and related disorders: A 38-year total population study in Sweden. Lancet Psychiatry 2014; 1: 44–54.

Fazel S, Wolf A, Chang Z, et al. Depression and violence: A Swedish population study. Lancet Psychiatry 2015; 2(3): 224–232.

Habermeyer E, Herpertz S. Dissoziale Persönlichkeitsstörung Nervenarzt 2006; 77: 605–617.
Habermeyer E, Herpertz S. Emotionalität und Schuldfähigkeit. Psychiatrie 2008; 5: 172–181.
Krumm S, Checchia C, Kilian R, Becker T. Viktimisierung im Erwachsenenalter von Personen mit Psychiatrieerfahrung. Psychiatr Prax 2018; 45(2): 66–77.
Pollock HM. Is the paroled patient a menace to the community? Psychiatr Q 1938; 12: 236–244.
Ressing M, Blettner M, Klug SJ. Auswertung epidemiologischer Studien. Dtsch Arztebl Int 2010; 107(11): 187–192.
Rice ME, Harris GT, Lang C. Validation of and revision to the VRAG and SORAG: The Violence Risk Appraisal Guide – Revised (VRAG-R). Psychol Assess 2013; 25: 951–965.
RKI – Robert Koch-Institut. Alkoholkonsum und alkoholbezogene Störungen. Heft 40. Berlin: RKI 2009.
Sariaslan A, Larsson H, Fazel S. Genetic and environmental determinants of violence risk in psychotic disorders: A multivariate quantitative genetic study of 1.8 million Swedish twins and siblings. Mol Psychiatry 2016; 21: 1251–1256.
Sariaslan A, Arseneault L, Larsson H, et al. Risk of subjection to violence and perpetration of violence in persons with psychiatric disorders in Sweden. JAMA Psychiatry 2020; 77: 359–367.
Schanda H. Untersuchungen zur Frage des Zusammenhangs zwischen Psychosen und Kriminalität/Gewalttätigkeit. Fortschr Neurol Psychiatr 2006; 74(2): 85–100.
Whiting D, Fazel S. Epidemiology and risk factors for violence in people with mental disorders. In: Carpiniello B, Vita A, Mencacci C (eds.). Violence and Mental Disorders. Springer International Publishing 2020, pp. 49–62.
Wittchen HU, Jacobi F, Mack S, et al. Was sind die häufigsten psychischen Störungen in Deutschland? Erste Ergebnisse der „Zusatzuntersuchung psychische Gesundheit" (DEGS-MHS). Bundesgesundheitsbl – Gesundheitsforsch – Gesundheitsschutz 2012; 6(7): 1–11.

KAPITEL

14

Ulrich Rottbeck und Dieter Seifert

Behandlung von Patienten mit einer organischen Störung

Faktenbox

- Der Anteil der forensisch untergebrachten Patienten mit organisch bedingten psychischen Erkrankungen ist gering. 1994 waren in Deutschland 5 % der Maßregelpatienten (§ 63 StGB) aufgrund einer hirnorganischen Störung untergebracht (Seifert 1994), nach dem aktuellen Kerndatensatz (CEUS 2020) sind es 12,1 %. Die Weiterentwicklung der diagnostischen Möglichkeiten, insbesondere in der Bildgebung, haben zu einer differenzierten Diagnostik geführt.
- Für die forensische Beurteilung und eine erfolgreiche Behandlung braucht es neben der operationalisierten Diagnosestellung umfassende Informationen zur individuellen Biografie sowie Ergebnisse aus der klinischen Verhaltensbeobachtung mit dem Fokus auf speziellen Funktionseinschränkungen und Ressourcen des Erkrankten.
- Die frühere Auffassung, dass diese Patientengruppe durch psychiatrische und psychotherapeutische Verfahren nicht bzw. kaum erreichbar ist, muss aufgrund klinischer Erfahrungen revidiert werden.
- Zunächst ist sicherzustellen, dass die organische Grunderkrankung, sofern durch medikamentöse Therapie adressierbar, suffizient behandelt wird. Bei Patienten mit einer organischen psychischen Störung sollte die Pharmakotherapie besonders vorsichtig eingesetzt und nur unter engmaschiger Beobachtung durch in der Behandlung erfahrene Psychiater erfolgen.
- Die therapeutischen Konzepte der stationären Behandlung im Maßregelvollzug sind multimodal und umfassen medikamentöse Therapie, Psychotherapie, milieutherapeutische Ansätze, heilpädagogische Konzepte, Arbeitstherapie, Ergotherapie, Freizeit, tiergestützte Therapie, Gruppentherapien und eine Vielzahl an weiteren individualisierten Behandlungsangeboten sowohl im stationären Bereich als auch im Übergang in das extramurale Umfeld der Rehabilitation sowie in der Nachsorge.

14.1 Einleitung

Die organischen psychischen Störungen sind definiert als pathologische Veränderungen des psychischen Zustands aufgrund einer organischen Ursache, die auf einer nachweisbaren, pathophysiologisch definierten zerebralen oder systemischen Krankheit beruht und mit Leiden oder persönlichen, familiären, sozialen, ausbildungs- und berufsbezogenen oder anderen wichtigen Funktionsbeeinträchtigungen einhergeht. Sie werden gemäß ICD-10 nach ihrer Symptomatik eingeteilt und entstehen infolge einer zerebralen Verletzung, einer Hirnerkrankung oder einer anderen zu einer Funktionsstörung führenden Schädigung des Gehirns (ICD-10-GM 2021). Demenzen und die verschiedenen Formen des Delirs werden nach dieser Systematik den organischen psychischen Störungen zugeordnet und entsprechend klassifiziert. Das neuere US-amerikanische Klassifikationssystem DSM-5 kategorisiert die organischen psychischen Störungen hingegen als neurokognitive Störungen, gibt den Begriff Demenz auf und unterscheidet neben dem Delir leichte und schwere kognitive Störungen (Oedekoven und Dode 2019). Dementsprechend wird auch die Klassifikation in der neuen ICD-11 der WHO unter dem im Unterschied zu den bisherigen konkreten Krankheitskonzepten diffuseren Störungsbegriff im Kapitel 06 vorläufig wie folgt abgebildet: Unter den Begriff „neurocognitive disorders" fallen dann „delirium", „mild neurocognitive disorders", „amnestic disorders", „dementia" sowie andere und unspezifische Störungen (WHO 2019).

Hinsichtlich der Ätiologie werden die Störungen mit einer primär zerebralen Ursache von extrazerebralen, systemischen Prozessen unterschieden, die sekundär die Hirnfunktion beeinträchtigen. Zu den hirneigenen Ursachen zählen demnach neurodegenerative Erkrankungen (z. B. Demenz, Morbus Parkinson, multiple Sklerose), andere hirnorganische Prozesse (z. B. Epilepsie, Traumata, Hirntumoren) und systemische Erkrankungen (z. B. Autoimmunerkrankungen, Vaskulitiden). Körperliche Störungen können durch Exsikkose, Elektrolytverschiebungen (z. B. Hyponatriämie), Stoffwechselstörungen (z. B. Diabetes mellitus, Urämie), Infektionskrankheiten

(z. B. Pneumonie, Sepsis), endokrinologische Krankheiten (z. B. Hyper- oder Hypothyreose), Drogen oder Medikamente verursacht sein.

14.1.1 Epidemiologie und Bedeutung für den Maßregelvollzug nach § 63 StGB

Der Anteil der forensisch untergebrachten Patienten mit organisch bedingten psychischen Erkrankungen ist gering. In der bislang einzigen bundesweiten Untersuchung (Leygraf 1988) betrug er 6,6 %. Zehn Jahre später wurde bei einer Erhebung im Bundesland Nordrhein-Westfalen (NRW) mit identischer Methodik ein Anteil von 5 % berichtet (Seifert 1994). Nach dem aktuellen Kerndatensatz (CEUS 2020) sind in Deutschland 12,1 % der Maßregelpatienten (§ 63 StGB) aufgrund einer hirnorganischen Störung untergebracht. Dieser Zuwachs ist möglicherweise auf die verbesserten diagnostischen Möglichkeiten, insbesondere in der Bildgebung, zurückzuführen. Bei gem. § 64 StGB untergebrachten Patienten liegt der Anteil konstant niedrig, zuletzt bei 1,1 % (CEUS 2020). Zudem bleibt zu bedenken, dass bei den in den letzten Jahren stetig ansteigenden Verweildauern (2018 im Mittel 10,1 Jahre; 2010: 7,4 Jahre) der Anteil der während der Unterbringung erworbenen organisch bedingten Störungen wie z. B. demenziellen Entwicklungen oder Hirninfarkten ansteigen wird.

14.1.2 Grundlagen der Diagnostik

Ein wesentlicher Bestandteil der diagnostischen Einordnung der Erkrankung ist die genaue Beschreibung des Krankheitsverlaufs. Akute sind von chronischen Verlaufsformen zu unterscheiden. Neben der diagnostischen Relevanz entfaltet der Verlauf häufig therapeutische Konsequenz. Akute organische Psychosyndrome wie z. B. das Delir können sich innerhalb von Stunden mit einem fulminanten Verlauf entwickeln und über Tage oder Wochen andauern. Die Bewusstseinsstörung ist hier i. d. R. das Leitsymptom. Chronische organische Psychosyndrome nehmen ihren Verlauf häufig über Monate oder Jahre. Wesensänderungen und zunehmende kognitive Defizite sind bei den chronischen Störungen die wesentlichen Leitsymptome.

Je nach pathologischer Entität sind entweder höhere Hirnfunktionen, die Psychomotorik oder vegetative Hirnfunktionen betroffen. Die höheren Hirnfunktionen umfassen das logische Denken, Planen, moralisches Empfinden sowie soziale Fähigkeiten und Verhalten. Die Folge einer Schädigung können demnach Veränderungen des Denkens, Fühlens und Handelns sein. Organische Störungen imponieren letztendlich klinisch wie eine psychische Erkrankung oder imitieren Persönlichkeitsstörungen mit entsprechenden Verhaltensauffälligkeiten. Die reine Betrachtung der Symptome hilft bei der Diagnosestellung nicht unbedingt weiter, da das Gehirn relativ gleichförmig auf schädigende Einflüsse reagiert und kein psychopathologisches Symptom für eine Grundkrankheit spezifisch und demnach nicht ursachenspezifisch ist (Lieb 2016).

MERKE

Bei Unterschätzung und einer daraus resultierenden, möglicherweise unzureichenden Abklärung einer organischen Ursache einer Störung können für betroffene Patienten langjährige Behandlungsverläufe ohne erkennbare Besserungstendenz und Hospitalisierung entstehen.

Psychiatrische Patienten mit organischer Störung stellen eine besondere diagnostische und therapeutische Herausforderung dar. Neben dem Vorliegen psychopathologischer Leitsymptome von organischen psychischen Störungen können relevante pathologische somatische Befunde, Zusammenhänge bei zeitgleich auftretenden organischen Erkrankungen oder eine Besserung psychischer Befunde bei Behandlung einer organischen Grunderkrankung auf eine organische Ursache einer psychischen Störung hinweisen (Lieb 2016). Diese Leitsymptome können Bewusstseinsstörungen, Orientierungsstörungen, optische Halluzinationen und auffällige körperliche Untersuchungsbefunde sein. Sowohl in der Akutpsychiatrie als auch in der Forensischen Psychiatrie besteht Konsens, dass allein die operationalisierte Diagnostik hinsichtlich der Ätiologie der gegebenen Störung, der Behandlung und insbesondere der rechtlichen Konsequenzen nur eingeschränkt aussagekräftig ist (Hoff 2015). Insbesondere in der Forensischen Psychiatrie können durch die grundsätzlich zu anderen Zwecken entwickelten Klassifikationssysteme Missverständnisse begünstigt werden, bei denen aus der

Zahl der Diagnosen fälschlicherweise auf die Schwere und Erheblichkeit der festgestellten Auffälligkeiten geschlossen wird (Saß und Cording 2021).

Für die forensische Beurteilung und eine erfolgreiche Behandlung braucht es neben der operationalisierten Diagnosestellung umfassende Informationen zur individuellen Biografie sowie Ergebnisse aus der klinischen Verhaltensbeobachtung mit dem Fokus auf speziellen Funktionseinschränkungen und Ressourcen des Erkrankten.

MERKE

Eine ausführliche neurologisch-internistische Eingangsuntersuchung, ein Basisaufnahmelabor sowie eine zerebrale Bildgebung mittels MRT sollten daher Minimalstandard bei der Abklärung einer psychiatrischen Erkrankung sein. Gegebenenfalls sind weitere Untersuchungen wie EEG oder Liquoruntersuchung erforderlich.

14.2 Demenzen

Das demenzielle Syndrom, das alle Demenzformen charakterisiert, wird nach ICD-10 durch eine Gedächtnisstörung, eine Beeinträchtigung zumindest eines weiteren neuropsychologischen Teilbereichs, z. B. des Denkvermögens, des Sprachverständnisses oder der Orientierung, und einer daraus resultierenden Einschränkung der Bewältigung der Anforderungen des alltäglichen Lebens definiert. Die Symptome müssen mindestens 6 Monate bestehen. Alle neurodegenerativen Demenzformen verlaufen grundsätzlich progredient, wobei sich die Verläufe hinsichtlich der Dauer deutlich unterscheiden können. Die frontotemporale Demenz gilt als die Form, die bereits in jüngerem Alter mit höherer Häufigkeit einsetzt. Grundsätzlich können die Demenzformen in **kortikale, subkortikale und frontale Formen** eingeteilt werden. Es ergeben sich je nach betroffener Hirnstruktur unterschiedliche klinische Ausprägungen:

- Die kortikalen Demenzformen (Alzheimer-Demenz) sind eher durch Gedächtnisstörungen, Apraxie, Sprachbildungs- und Orientierungsstörungen charakterisiert.
- Die subkortikalen Formen (nichtkortikale vaskuläre Demenzen, Demenz bei Morbus Parkinson oder Chorea Huntington) weisen häufig eine generelle Verlangsamung, eine Störung des Gedächtnisses und Stimmungsänderungen auf.
- Die frontalen Demenzen sind durch Störung der Handlungsplanung und durch Wesensveränderungen gekennzeichnet.

Klinisch und in den Klassifikationssystemen werden **leichte, mittlere und schwere Formen** der Demenz unterschieden:

- Bei den leichten Formen gelingt die Bewältigung des Alltags meist weitgehend eigenständig.
- Mittlere und schwere Formen sind dadurch gekennzeichnet, dass eine intensive Betreuung und Pflege zunehmend notwendig wird und die selbstständige Lebensführung letztlich nicht mehr aufrechterhalten werden kann.

In Abgrenzung zur Intelligenzminderung (➤ Kap. 20) sind die Demenzen durch den Verlust von bereits erreichten kognitiven Fähigkeiten charakterisiert.

14.2.1 Diagnostik und Differenzialdiagnosen

Die Demenzkriterien nach ICD-10 bilden die Grundlage der Diagnosestellung. Die kognitiven Defizite werden durch eine umfassende klinische Untersuchung mit Eigen- und Fremdanamnese (Beginn, Verlaufsform, aktueller Beeinträchtigungsgrad), einen detaillierten psychopathologischen Befund und die Anwendung standardisierter Testverfahren festgestellt. Einige Demenz-Screeningverfahren haben sich als zuverlässige, einfach anzuwendende und reproduzierbare Tests in der klinischen Praxis bewährt:

- Der international bekannteste, häufig eingesetzte Test ist der **Mini-Mental-Status-Test (MMST).** Er kann isoliert oder als Teil des Münchener SIDAM-Interviews eingesetzt werden und prüft vorrangig Orientierungswissen, Gedächtnis, Arbeitsgedächtnis und Sprache.
- Der **DemTect**© ist speziell für die Früherkennung ausgelegt und ermöglicht die Prüfung der intellektuellen Flexibilität und des Arbeitsgedächtnisses mit Betonung der Gedächtnis- und Merkfähigkeitsleistungsprüfung.
- Ein neueres Testverfahren ist der **MoCa**© (Montreal Cognitive Assessment Test). Das Verfahren deckt kognitive Funktionen breit ab und ist für verschiedene Demenzformen geeignet.

- Die **CERAD-Testbatterie** diente ursprünglich der Früherkennung und Verlaufsbeobachtung. Es sind MMST, Boston Naming Test und Praxisaufgaben zu bearbeiten. Mit dem CERAD plus wurden psychomotorische und phonologische Teilaufgaben ergänzt. Die CERAD-Testbatterie ist der Standard der erweiterten neuropsychologischen Demenztestung in Deutschland.
- Der **Uhren-Zeichen-Test** ist ein sehr weit verbreitetes Instrument zur Überprüfung der Exekutivfunktionen und der räumlich-zeichnerischen Leistungen, die typischerweise bei Demenzpatienten massiv beeinträchtigt sind.

Des Weiteren gibt es standardisierte Methoden zur Erfassung der Beeinträchtigungen der alltagspraktischen Fähig- und Fertigkeiten („activities of daily living", ADL). Außerdem treten im Verlauf einer Demenzerkrankung typischerweise Verhaltensänderungen und andere psychische Symptome auf. Neben Depressionen und Angst werden häufig akustische oder visuelle Halluzinationen und Wahnentwicklung beobachtet. Im Rahmen der Diagnostik können gerade für Berufsanfänger standardisierte Verfahren wie das Neuropsychiatrische Inventar (NPI) oder geriatrische Depressionsskalen hilfreich sein.

Zur vollständigen Diagnostik im Rahmen differenzialdiagnostischer Überlegungen zählen neben der ausführlichen Eigen- bzw. Fremdanamnese, dem psychopathologischen Befund mit besonderem Fokus auf Gedächtnisfunktionen, der körperlichen und neurologischen Untersuchung mit besonderer Betrachtung motorischer Auffälligkeiten und den laborchemischen Untersuchungen auch die Liquordiagnostik, Computertomografie (CT), Magnetresonanztomografie (MRT), Amyloid-PET, Dopamintransporter-SPECT (DaTSCAN), EKG und EEG (Lieb 2016). Bei entsprechender Familienanamnese kann eine humangenetische Untersuchung auf bestimmte monokausale Genmutationen (z. B. Apolipoprotein E) hilfreich sein.

Demenz bei Alzheimer-Krankheit

Die Alzheimer-Demenz verläuft chronisch und beginnt zumeist mit episodischen Gedächtnisstörungen, die den Betroffenen selbst oder dem Umfeld meist nicht unmittelbar als eindeutige Symptomatik auffallen. Erst im Verlauf kommt es auch zu Einschränkungen der höheren Hirnfunktionen wie Orientierung, Wortfindungsstörungen, Sprachverständnisprobleme und Störung der alltagspraktischen Fertigkeiten. Im weiteren Verlauf kann es zum Verlust der situativen Orientierung, zu Apraxie, Verstimmungszuständen sowie Wahn und Halluzinationen kommen. Verhaltensstörungen wie gesteigerter Antrieb, Aggressivität, Störung des Schlaf-Wach-Rhythmus und Essstörungen sind häufig.

Die Diagnose wird immer klinisch gestellt; neuropsychologische Testverfahren und apparative Diagnostik sichern sie ab: Im CT/MRT zeigt sich eine Hirnatrophie im Hippokampus und in den umgebenden Arealen des Temporallappens, im PET kann ein Hypometabolismus im temporoparietalen Bereich und in frontalen Assoziationsarealen des zerebralen Kortex nachgewiesen werden, im Liquor sind die Biomarker erniedrigt (Amyloid-β) oder erhöht (Phospho-τ), und in der Gendiagnostik sind familiäre Mutationen nachweisbar.

Vaskuläre Demenzformen

Durchblutungsstörungen des Gehirns können zur vaskulären Demenz führen. Diagnostisch wird ein kausaler Zusammenhang zwischen zerebraler Durchblutungsstörung und Demenz gefordert. Je nach Lokalisation der aus der Durchblutungsstörung resultierenden Läsion unterscheiden sich die führenden Symptome. Grundsätzlich entsprechen Symptomatik und Verlauf der variabel ausgeprägten Pathophysiologie bei vaskulären Demenzformen den demenztypischen Symptomkomplexen. Differenzialdiagnostisch fallen häufig früher einsetzende neurologische Störungen sowie Kopfschmerzen, Schwindel und transitorische ischämische Attacken, Müdigkeit und Affektinkontinenz auf.

Gemischte (neurodegenerativ-vaskuläre) Demenzen

Bei Patienten in hohem Lebensalter ist diese Form vermutlich die häufigste Demenzform. Die Symptomatik entspricht der typischen Verlaufsform der Alzheimer-Demenz mit grundsätzlich langsamerem Verlauf. Zerebrale Ischämien treten begleitend auf.

Frontotemporale lobäre Degenerationen (FTLD): Morbus-Pick-Komplex

Hierunter wird eine Gruppe von Demenzen zusammengefasst, die nicht einer Alzheimer-, einer Lewy-Körper- oder einer vaskulären Demenz zuzuordnen sind. Diese Demenzformen beginnen im mittleren Lebensalter und verlaufen progredient. Charakteristisch sind eine frühe, langsam fortschreitende Persönlichkeitsveränderung und der Verlust sozialer Fertigkeiten. Im weiteren Verlauf treten die demenztypischen Gedächtnis- und Sprachstörungen auf. Klinisch fallen Verhaltensveränderung wie Enthemmung, Empathieverlust, Apathie, stereotype Verhaltensmuster und Störungen der Exekutivfunktion auf. Klinisch werden die behavioralen Varianten von den Aphasien unterschieden, die im Verlauf auch ineinander übergehen können. Diagnostisch sind insbesondere die Befunde aus den bildgebenden Verfahren wegweisend.

Demenz bei Morbus Parkinson und Lewy-Körper-Demenz

Etwa 30–40 % aller Patienten mit Morbus Parkinson entwickeln im Verlauf eine Demenz (Lieb 2016). Kennzeichen der Demenz sind hier neben der erst später auftretenden Abnahme der Gedächtnisleistung Störungen der Aufmerksamkeit und exekutiver Funktionen sowie visuelle Erkennungsstörungen. Apathie, visuelle Halluzinationen und Tagesmüdigkeit sind verstärkt zu beobachten. Die typischen Parkinson-Symptome, insbesondere Akinese und generelle Verlangsamung, können die Differenzialdiagnose der Demenz erschweren und erfordern vor der Diagnosestellung eine suffiziente Therapie der Grunderkrankung.

Auch die Lewy-Körper-Demenz ist mit dem Morbus Parkinson assoziiert. Treten die typischen Demenzsymptome innerhalb eines Jahres nach Beginn der Parkinson-Symptome auf, liegt häufig eine Lewy-Körper-Demenz vor. Führende Symptome sind neben der fortschreitenden Abnahme der Gedächtnisleistung Fluktuationen und komplexe optische Halluzinationen, Sturzneigung und eine eindrucksvolle Überempfindlichkeit gegen Antipsychotika, die (mehr oder weniger unmittelbar) zum Auftreten von starken extrapyramidalmotorischen Symptomen führen.

Andere Demenzursachen

Neben den genannten Formen gibt es seltenere, jedoch differenzialdiagnostisch zu berücksichtigende Demenzen, die jedem Behandler bekannt sein sollten. Bei der Creutzfeldt-Jakob-Erkrankung, der Huntington-Krankheit sowie Demenzen bei infektiös-entzündlichen Erkrankungen (Neurosyphilis, multiple Sklerose, systemischer Lupus erythematodes, paraneoplastische limbische Enzephalitis), bei metabolisch-endokrinologischen Erkrankungen (Schilddrüsenerkrankungen), bei nutritiv-toxischen Erkrankungen (Vitaminmangel, Intoxikationen), bei Traumata (Schädel-Hirn-Trauma), bei neoplastischen Erkrankungen und bei genetischen Erkrankungen können in verschiedenen Verlaufsstadien demenzielle Symptome auftreten.

14.2.2 Therapie demenzieller Syndrome

Aufgrund der in den letzten Jahren steigenden Verweildauern im Maßregelvollzug (§ 63 StGB) gewinnt die Therapie demenzieller Syndrome auch in den forensischen Kliniken zunehmend an Bedeutung. Sie ist unabhängig von der Ätiologie multimodal angelegt. Neben der medikamentösen Behandlung kognitiver Störungen und der Therapie von Verhaltensstörungen müssen somatische Grund- und Begleiterkrankungen behandelt werden. Darüber hinaus ist die Psychoedukation des Patienten selbst sowie der Angehörigen von enormer Bedeutung.

Zur **medikamentösen Therapie** stehen Substanzen zur Verfügung, die ihre Wirkung über die Modulation des cholinergen und glutamatergen Neurotransmittersystems entfalten. Das Behandlungsziel ist die Verlangsamung der kognitiven Degeneration. Eine Heilung ist nicht möglich. Es werden drei **Acetylcholinesterasehemmer** (AChE-I) der 2. Generation sowie **Memantin,** ein nichtkompetitiver N-Methyl-D-Aspartat(NMDA)-Antagonist, eingesetzt. Die Wirksamkeit ist durch Evidenz belegt: Die AChE-I sind für die leichte bis mittelschwere Alzheimer-Demenz zugelassen, können jedoch auch off-label für schwere Formen eingesetzt werden. Memantin ist für die moderate bis schwere Alzheimer-Demenz zugelassen (AWMF 2016). Ein früher Therapiebeginn ist zu empfehlen. Die Nebenwirkungen umfassen gastrointestinale Beschwerden, Schwindel und Kopfschmerzen, selten Synkopen und Bradykardien. Rivastigmin steht als Pflasterform zur Verfügung und zeigt vermutlich aufgrund der gleichmäßigeren Freigabe des Wirkstoffs über den Tagesverlauf eine geringere Nebenwirkungsrate. Möglicherweise gibt es durch die Kombinationsbehandlung von Memantin mit Donepezil bei mäßiger und schwerer Alzheimer-Demenz einen Wirkungsvorteil, der jedoch bisher nicht durch Studien belegt werden konnte. AChE-I und Memantin sind auch bei Lewy-Körper-Demenz, Parkinson-Krankheit (off-label) sowie möglicherweise in Einzelfällen bei vaskulären Demenzen (off-label) indiziert (Jessen et al. 2021).

Nichtmedikamentöse Therapieansätze umfassen neben einer umfassenden Hilfestellung durch Aufklärung und Beratung des familiären Umfelds insbesondere Gedächtnistrainings, supportive Psychotherapie, Musik-, Tanz- und Ergotherapie sowie Physiotherapie. Prophylaktisch sind insbesondere für die vaskuläre Demenz und die gemischte Demenz möglichst frühe sekundärpräventive Maßnahmen zu empfehlen. Hierzu zählen eine gesunde Lebensführung, Vermeidung von Rauchen, Alkohol und Überernährung sowie die Behandlung von internistischen Begleiterkrankungen wie arterielle Hypertonie und Diabetes mellitus. Eine Lebensstiländerung ist jedoch bei aufgrund ihrer Grunderkrankung auf Bedürfnisbefriedigung fixierten forensischen Patienten häufig schwierig zu erreichen.

Verhaltensauffälligkeiten treten im Verlauf einer demenziellen Erkrankung regelhaft auf und sind unbedingt zu behandeln. Psychotische Symptome wie Wahn oder Halluzinationen lassen sich i. d. R. mit atypischen Antipsychotika therapieren. Ein zeitlich begrenzter (wenige Wochen bis Monate dauernder) Einsatz von z. B. Risperidon kann diese Symptomatik durchbrechen. Auf zusätzlich vorliegende vaskuläre Risikofaktoren ist bei der Verordnung zu achten.

MERKE
Bei Agitiertheit können auch niedrig- oder mittelpotente Antipsychotika wie z. B. Melperon/Pipamperon oder Quetiapin in niedrigen Dosierungen eine gute Wirkung zeigen. Die durch das gestörte Transmittersystem vulnerablen Patienten stehen unter einem erhöhten Risiko für das Auftreten von extrapyramidalmotorischen Nebenwirkungen (EPMS).

Die häufig begleitend mit einer Demenzerkrankung auftretenden Depressionen sind leitliniengerecht medikamentös und durch psychotherapeutische Verfahren zu behandeln. SSRIs wie z. B. Citalopram/Sertralin eignen sich auch bei älteren Patienten, jedoch unter besonderer Beachtung der kardialen Risikoprofile. Außerdem scheint die Elektrokonvulsionstherapie (EKT) bei Patienten mit Alzheimer-Demenz und Depression effektiv und gut verträglich zu sein (Jessen et al. 2021).

14.3 Organisches amnestisches Syndrom (nicht durch Alkohol und psychotrope Substanzen bedingt)

Gemäß den ICD-Kriterien handelt es sich beim amnestischen Syndrom um eine Gedächtnisstörung, die sowohl das Kurzzeit- als auch das Langzeitgedächtnis bei erhaltenem Immediatgedächtnis betrifft. Kennzeichnend sind eine ausgeprägte antero- und retrograde Amnesie und zeitliche Desorientierung. Konfabulationen können auftreten. Lernen neuen Materials ist den betroffenen Patienten nicht möglich; außerdem sind sie nicht in der Lage, in der Vergangenheit Erlebtes in eine chronologische Reihenfolge zu bringen. Aufmerksamkeit, Bewusstsein und intellektuelle Fähigkeiten sind im Allgemeinen erhalten. Der Nachweis einer Hirnerkrankung (z. B. Schädel-Hirn-Trauma, Enzephalitis, Hirninfarkte) oder einer systemischen Erkrankung (z. B. Thiaminmangel mit Wernicke-Korsakow-Enzephalopathie, Kohlenmonoxidvergiftungen, Z. n. Strangulation, Stoffwechselstörungen) ist durch entsprechende bildgebende oder labordiagnostische Verfahren zu erbringen. Die Therapie erfolgt durch Behandlung der ursächlichen Erkrankung.

14.4 Delir

Delire sind ätiologisch uneinheitliche Verwirrtheitszustände mit akutem Beginn einer Störung von Bewusstsein, Aufmerksamkeit und logischem Denken. Kennzeichnend sind Fluktuationen des klinischen

Bildes. Außerdem können auch Gedächtnis, Affektivität, Antrieb und Wahrnehmung betroffen sein. Rund ein Drittel der Bevölkerung erkrankt einmal im Leben an einem Delir. Adrenerg-sympathikotone Übererregbarkeit (Tremor, Hyperhidrosis, Tachykardie) kann auftreten. Der Verlauf ist wechselhaft, und die Symptomatik kann über mehrere Monate anhalten. Neben Intoxikationen durch psychotrope Substanzen, Alkohol und Medikamentennebenwirkungen bzw. -wechselwirkungen können Elektrolytstörungen, Vitaminmangel, Infektionen, kardiovaskuläre Störungen und neurologische Erkrankungen ein Delir auslösen. Jede körperliche Erkrankung kann sekundär und jede Gehirnerkrankung primär zu einem Delir führen. Ein Delir ist grundsätzlich eine klinische Diagnose, ist aber differenzialdiagnostisch durch entsprechende Laboruntersuchungen, Drogen- und Medikamentenscreenings sowie bildgebende Verfahren von demenziellen Entwicklungen und anderen psychiatrischen Krankheitsbildern (z. B. Schizophrenie, Manie, schizoaffektive Störung) abzugrenzen.

Erforderlich sind der Ausschluss eines somatischen Notfalls, die daran anschließende gezielte Behandlung der Ursache sowie stationäre Aufnahme (ggf. auf einer geschützten Station), Verhinderung von Fremd- und Eigengefährdung und medikamentöse Therapie. Niedrig dosiertes Haloperidol ist derzeit der Standard zur Behandlung eines nicht entzugsbedingten Delirs. Andere, neuere Antipsychotika bieten keine Vorteile und haben in Deutschland keine Zulassung zur Behandlung des Delirs (Hewer et al. 2016). Sofern das Ziel einer Sedierung zunächst vorrangig erscheint, kommen zur Behandlung auch Pipamperon oder Melperon in Betracht.

14.5 Andere psychische Störungen aufgrund einer Schädigung oder Funktionsstörung des Gehirns

Diese unter ICD-10: F06 klassifizierten Formen der organischen psychischen Störungen entstehen infolge einer zerebralen oder systemischen Erkrankung und imitieren das psychopathologische Erscheinungsbild der primären psychischen Erkrankungen. Somit erschwert der klinische Eindruck die Identifizierung einer möglichen organischen Ursache. Zur Diagnosestellung muss eine primäre Hirnerkrankung, eine Verletzung oder Funktionsstörung oder eine systemische Erkrankung in einem zeitlichen Zusammenhang mit dem Auftreten der Symptomatik nachweislich vorliegen. Dementsprechend kann die Diagnose gesichert werden, wenn bei Behandlung der Grunderkrankung – sofern möglich – eine Rückbildung der psychischen Symptome erkennbar wird.

Zu den organisch bedingten Störungsbildern zählen organische Halluzinosen, organische katatone Störungen, organische wahnhafte (schizophreniforme) Störungen, organische affektive Störungen und organische Angststörungen, organische dissoziative Störungen und die leichten kognitiven Störungen.

Forensisch besonders relevant sind die **Persönlichkeits- oder Verhaltensstörungen bei zerebraler Schädigung.** Letztere zeichnen sich durch eine auffällige Veränderung der Betroffenen in der Äußerung von Affekten, Bedürfnissen und Impulsen aus. Diagnostische Voraussetzung sind Abweichungen in mindestens zwei Bereichen über mehrere Monate, die vor der Hirnschädigung nicht bestanden haben: Störung des zielgerichteten Handelns, Affektveränderungen, Impulskontrollstörung, paranoide Denkstrukturen, formale Denkstörung oder Auffälligkeiten des Sexualverhaltens. Die organischen Persönlichkeitsstörungen sind häufig Folge von langjährigem Alkoholmissbrauch, einer Frontalhirnschädigung (sog. Frontalhirnsyndrom) oder einer Temporallappenepilepsie mit epileptischer Wesensänderung. Die Therapie erfolgt über die Behandlung der zugrunde liegenden Erkrankung.

14.6 Epilepsie

Epilepsien zählen mit einer Prävalenz von bis zu 1 % zu den häufigen neurologischen Krankheiten. Ein epileptischer Anfall ist eine durch eine pathologische neuronale Aktivität hervorgerufene, anfallsartig auftretende und vorübergehende Funktionsstörung des Gehirns, die mit motorischen, sensiblen, sensorischen und vegetativen Symptomen einhergehen kann. Je nach betroffener Hirnregion und Schwere der pathologischen Erregungsvorgänge unterscheidet man grob generalisierte (tonische, klonische oder tonisch-klonische) Anfälle von fokalen (z. B. motorischen oder visuellen) Anfällen. Der iktale Zustand endet meist nach 2 min; ihm folgt eine postiktale Phase mit Vigilanz- und Sprachstörungen, Lähmungen, Gedächtnisstörungen und psychischen Auffälligkeiten. Häufig kommt es während des Anfalls zu Bewusstseinsstörungen. In der postiktalen Phase, die über mehrere Stunden andauern kann, können auch psychotische Episoden oder aggressive Verhaltensänderungen auftreten.

Differenzialdiagnostisch abzugrenzen sind epileptische Anfälle von psychogenen (dissoziativen) Anfällen (meist ohne Bewusstseinsverlust und postiktale Umdämmerung), Synkopen, transienten globalen Amnesien (TGA) und transienten ischämischen Attacken (TIA).

Neben der umfassenden klinisch-neurologischen Untersuchung ist eine Bildgebung mittels MRT notwendig. Eindeutige epilepsietypische EEG-Veränderungen sind wegweisend, jedoch nicht immer nachweisbar. Laboruntersuchungen dienen spezialisierten Behandlungszentren zum Nachweis einer möglichen Grunderkrankung. Eine symptomatische Therapie mit Antikonvulsiva kann entsprechend der S1-Leitline „Epilepsie“ nach dem ersten Anfall, sollte jedoch spätestens nach dem Auftreten mehrerer Anfälle begonnen werden (AWMF 2017); ggf. sind auch operative Eingriffe indiziert.

MERKE

Eine insuffizient behandelte Epilepsie mit rezidivierenden Anfällen kann zu einer Wesensänderung mit klinisch sehr typischen Ausprägungen führen, die sich in massiven Verhaltensstörungen (mangelnde Umstellungsfähigkeit, Affektlabilität und Impulsivität) und kognitivem Abbau manifestieren kann. (Frühere Bezeichnung *enechetische Persönlichkeitsveränderung:* Die Patienten zeichnen sich durch ein haftendes, plump vertrauliches Kontaktverhalten aus; ihr Denken ist weitschweifig, umständlich und zähflüssig sowie pedantisch und egozentrisch.)

14.7 Forensische Relevanz der unterschiedlichen organischen psychischen Störungen

14

Der Anteil der Patienten mit organisch bedingten psychischen Störungen, die strafrechtlich gem. § 63 StGB untergebracht sind, ist zwar innerhalb der forensischen Klientel gering, allerdings in den letzten Jahrzehnten – bedingt durch eine differenzierte Diagnostik – leicht gestiegen (CEUS 2020). Dadurch und ebenso aufgrund der zunehmenden Verweildauern der Maßregelpatienten kommt der spezifischen Behandlung dieser Störungsbilder eine wachsende Relevanz zu. Ergänzend sei angemerkt, dass bzgl. der Bedeutung enzephalitischer Erkrankungen kaum wissenschaftliche wie auch klinische Erkenntnisse vorliegen. **Postenzephalitisch bedingte Charakterveränderungen** dürften jedoch in der Forensischen Psychiatrie einen nicht zu vernachlässigenden Stellenwert haben (Rösler und Retz 2021). Nach klinischer Erfahrung gilt dies ebenfalls für Patienten, die an den Folgen traumatischer Hirnverletzungen leiden. Auch aufgrund der daraus resultierenden kognitiven Einschränkungen und einer Komorbidität mit Suchterkrankungen steigt das Risiko für kriminelles Verhalten.

MERKE

Die in der Folge postenzephalitischer Charakterveränderungen zu beobachtende ungebremste Triebhaftigkeit kann sich in Form von Diebstählen, Gewalttätigkeiten und Sexualdelikten bzw. in einer insgesamt kriminellen Lebensführung äußern.

Bezüglich der **Demenzerkrankungen** ist festzustellen, dass die forensische Bedeutung zumindest ab einem mittleren Krankheitsstadium gering ist. Die mit der Progression der Erkrankung einhergehenden alltagspraktischen Einschränkungen führen dazu, dass die Patienten i. d. R. strafrechtlich nicht mehr in Erscheinung treten. Im Anfangsstadium kann delinquentes Verhalten insbesondere bei Patienten beobachtet werden, bei denen die kognitive Leistungsfähigkeit stark abnimmt, sodass die berufliche und soziale Integration gefährdet ist. So fallen in der klinischen Praxis häufiger beruflich erfolgreiche Patienten mit abweichendem Verhalten auf, die unter Einsatz erheblicher

Ressourcen um die Erhaltung des Status quo kämpfen und die Einschränkungen nicht zu akzeptieren bereit sind. Diese Patientengruppe fällt dann z. B. mit Betrug, Diebstählen oder Delikten im Straßenverkehr auf, weniger jedoch mit Körperverletzungen oder offen aggressiven Verhaltensmustern. Bei Affektlabilität, Impulsivität oder rascher Erregbarkeit und zusätzlich paranoider Symptomatik können Wutanfälle oder Wahnvorstellungen allerdings auch zu erheblichem fremdaggressivem Verhalten führen. Solche ggf. auch strafrechtlich relevanten Übergriffe sind meist – z. B. bei über Jahre andauernden Partnerschaftskonflikten – gegen das unmittelbare familiäre Umfeld oder Pflegekräfte gerichtet. Die frühzeitige Einleitung sozialmedizinischer Maßnahmen einerseits und die zu vermutende Bereitschaft allgemeinpsychiatrisch tätiger Ärzte, Aggressivität bei alten Menschen mit Hirnabbauprozessen zu tolerieren andererseits führen vermutlich dazu, dass in diesen Fällen selten ein Anlass zur Schuldfähigkeitsbegutachtung entsteht (Lau und Kröber 2010).

Sexuell enthemmtes Verhalten im Alter oder hypersexuelle Störungen, die durch dopaminerge Medikation, z. B. bei Parkinson-Patienten, entstehen, werden immer wieder von Angehörigen berichtet. Im gerontopsychiatrischen Stationsalltag auf den Demenzstationen sind Beratungsgespräche für Partnerinnen oder Pflegekräfte, die sich mit sexuell verändertem Verhalten konfrontiert sehen und häufig damit überfordert sind, fester Bestandteil des therapeutischen Programms. Auch Patienten mit einer Frontalhirndemenz neigen gelegentlich unter entsprechender Enthemmung zu übermäßigen Geldausgaben, Diebstählen oder Auseinandersetzungen mit dem sozialen Umfeld. Strafrechtliche Relevanz entfaltet allerdings nur ein geringer Anteil der Fälle. Belastbare statistische Daten sind für diese Fragestellungen nicht zu finden.

Grundsätzlich treten Demenzerkrankungen in fortgeschrittenem Lebensalter auf. In der Kriminalstatistik machen die über 65-Jährigen nur einen Anteil von 5,9 % der Verurteilten bei einem Anteil an der Gesamtbevölkerung von 25 % aus (Rösler und Retz 2021). Der überwiegende Teil der Delikte betrifft Straftaten im Zusammenhang mit dem Straßenverkehr. Darüber hinaus fällt diese Patientengruppe mit Diebstählen, Betrug, Brandstiftung, Straftaten gegen die Umwelt und sexuellen Missbrauchshandlungen (zumeist an Kindern) auf. Die Frage nach der Einsichtsfähigkeit und dem Steuerungsvermögen hängt von dem Ausmaß der durch die Grunderkrankung verursachten kognitiven Einschränkungen ab. Die grundsätzlich progrediente Verlaufsform der Demenz ohne Aussicht auf Heilung kann auch gem. § 67b StGB eine Unterbringung auf Bewährung bedingen, wenn zum Beispiel durch die Aufnahme in einen entsprechend gesicherten Wohnbereich der Zweck der Maßregel erfüllt würde (Rösler und Retz 2021). Sofern Patienten mit Demenz in den Maßregelvollzug eingewiesen werden, sollte nach diagnostischer Abklärung zeitnah mit einer gezielten Behandlung begonnen werden, damit – wenn möglich – frühzeitig die Suche nach einer geeigneten komplementären Einrichtung und somit eine Langzeitbeurlaubung erfolgen kann.

Das **organische amnestische Syndrom** und das **Delir,** die eher zu Einweisungen in die Allgemeinpsychiatrie auf Grundlage des PsychKG führen, spielen als Krankheitsentität in der Gesamtkriminalitätsstatistik keine Rolle, da auffälliges Verhalten i. d. R. keine strafrechtliche Konsequenz entfaltet. Selbiges gilt für die Gruppe der anderen psychischen Störungen sowie der Persönlichkeits- und Verhaltensstörungen, die ebenfalls aufgrund seltener Delinquenz nicht ins Gewicht fallen.

Obwohl die **Epilepsie** zu den häufigen neurologischen Erkrankungen zählt und die Folgestörungen eine hohe Varianz aufweisen, besteht bei den Betroffenen keine besondere kriminelle Auffälligkeit. Die Erkrankung erhöht entgegen früherer Einschätzung nicht automatisch das Delinquenzrisiko. Die Zahl der im Maßregelvollzug untergebrachten Epilepsiepatienten ist nicht erfasst. Die klinisch-forensische Erfahrung zeigt, dass bei einer nicht unerheblichen Zahl der Untergebrachten zwar eine Epilepsie in früheren Jahren diagnostiziert und über lange Zeit antikonvulsiv behandelt wurde bzw. wird. Nach Absetzen der Medikation zeigt sich jedoch häufig im Verlauf, dass die Epilepsie, sofern sie überhaupt vorlag, überwunden ist. Ein vermuteter Zusammenhang zu den Einweisungsdelikten besteht häufig nur über Auffälligkeiten, die mit weiteren Komorbiditäten wie Intelligenzminderung und Suchterkrankungen auftreten und somit einen Rückschluss auf die Epilepsie als Risikofaktor für Delinquenz unzulässig erscheinen lassen. Die Fragen der Schuldunfähigkeit und Unrechtseinsicht während der iktalen Bewusstseinsstörung sowie bei durch die Epilepsie verursachten Psychosen orientieren sich an den üblichen Einschätzungen. Analog sind auch die im klinischen Alltag bei Betroffenen häufig zu beobachtenden aggressiven Verhaltensweisen vor oder nach einem epileptischen Anfall zu werten. Bei Intensivtätern, die zusätzlich zur Epilepsie an organischen Persönlichkeitsveränderungen, Alkoholismus, Intelligenzmangel oder unter auffälligen psychosozialen Faktoren leiden, sind möglicherweise die Unterbringungsvoraussetzungen für den Maßregelvollzug gem. § 63 StGB erfüllt (Rösler und Retz 2021).

14.8 Therapeutische Besonderheiten und klinischer Alltag im Maßregelvollzug

14.8.1 Multimodale Therapie

Für die häufig aufgrund ihrer organischen psychischen Störung eingeschränkten Patienten benötigt man spezielle, auf das jeweilige Krankheitsbild und die Komorbiditäten zugeschnittene Behandlungskonzepte. Nach früherer Auffassung galt diese Patientengruppe ähnlich den Patienten mit einer Intelligenzminderung sowohl in den allgemeinpsychiatrischen Abteilungen als auch im Maßregelvollzug als durch psychiatrische und psychotherapeutische Verfahren nicht bzw. kaum erreichbar. Die klinische Praxis und die durch entsprechende Konzepte erzielten therapeutischen Erfolge zeigen jedoch, dass diese Auffassung mittlerweile obsolet ist. Der Anteil an Patienten, die aufgrund des komplexen Störungsbildes tatsächlich nicht durch therapeutische Maßnahmen zu bessern sind, ist gering. In solchen Fällen liegt der Schwerpunkt der Behandlung darin, mittels medikamentöser Behandlung sowie zumeist kognitiv-behavioraler Strategien die Impulsivität so weit in den Griff zu bekommen, dass mittel- oder langfristig eine Verlegung in entsprechend gesicherte, also fakultativ geschlossene komplementäre Einrichtungen verantwortet werden kann.

Die therapeutischen Konzepte der stationären Behandlung im Maßregelvollzug sind **multimodal** und umfassen medikamentöse Therapie, Psychotherapie, milieutherapeutische Ansätze, heilpädagogische Konzepte, Arbeitstherapie, Ergotherapie, Freizeit, tiergestützte Therapie, Gruppentherapien und eine Vielzahl an weiteren individualisierten Behandlungsangeboten sowohl im stationären Bereich als auch im Übergang in das extramurale Umfeld der Rehabilitation sowie in der Nachsorge. Die Basis der Versorgung im Maßregelvollzug bilden die einem stetigen Wandel unterliegenden rechtlichen Vorgaben, aus denen entsprechende institutionelle Rahmenbedingungen entwickelt oder denen bestehende Konzepte angepasst werden müssen. Das gesetzlich verankerte Ziel ist eine alsbaldige Wiedereingliederung der Patienten in die Gesellschaft, wenngleich die Entwicklung in den letzten zwei Jahrzehnten verdeutlicht, dass der psychiatrische Maßregelvollzug *„bevorzugtes Instrument der Sicherheit"* (Seifert und Leygraf 2016) geworden ist.

Die Behandlung lässt sich sinnvoll in drei Phasen gliedern: Aufnahme, stationäre Behandlung und Rehabilitation. Jede dieser Phasen ist durch eigene Konzepte gegliedert. Bereits im Rahmen der **Aufnahme** sollte die zumeist im Vorfeld durch entsprechende Gutachten erhobene Diagnose evaluiert und durch weiterführende Diagnostik gesichert oder ergänzt werden. Idealerweise werden zu diesem Zeitpunkt die vorhandenen Befunde und Berichte gebündelt und bereits im multiprofessionellen Team in entsprechenden Fallkonzepten zusammengeführt. Angehörige sind umgehend in die Behandlung einzubinden, da fremdanamnestische Angaben bzgl. der Entwicklung der Patienten häufig fundamentale Informationen bieten. Familiengespräche geben häufig Aufschluss über die Primärpersönlichkeit (etwa bei hirnorganischer Wesensänderung) und sind wertvoll für den Behandlungsprozess. Arztberichte, aus denen Erfahrungen mit Psychopharmaka hervorgehen, sind die Basis für weitere medikamentöse Behandlungsstrategien. Befunde bereits durchgeführter apparativer Diagnostik (wie CT oder MRT) dienen zur Verlaufskontrolle.

Pharmakotherapie

Zunächst ist sicherzustellen, dass die organische Grunderkrankung, sofern durch **medikamentöse Therapie** adressierbar, suffizient behandelt wird.

CAVE

Bei Patienten mit einer organischen psychischen Störung sollte die Pharmakotherapie besonders vorsichtig und nur unter engmaschiger Beobachtung durch in der Behandlung erfahrene Psychiater erfolgen.

Die Medikamentenaufklärung in einfacher Sprache und die Einwilligung im persönlichen Gespräch mit dem behandelnden Arzt ist Grundlage jeder Pharmakotherapie. Es ist explizit auf die Risiken der Behandlung, Wirkungen und Nebenwirkungen, mögliche Alternativen und die Freiwilligkeit der Medikamenteneinnahme hinzuweisen. Die Gebrauchsinformationen sind dem Patienten zur Verfügung zu stellen. Die Aufklärung muss schriftlich dokumentiert werden. Von besonderer Bedeutung ist, dass die medikamentöse Therapie im Maßregelvollzug analog der allgemeinpsychiatrischen Behandlung grundsätzlich freiwillig ist. Eine stabile Adhärenz bzgl. der Pharmakotherapie lässt sich jedoch nicht mit allen Patienten erreichen. Eine ggf. in Betracht zu ziehende Zwangsmedikation bei Vorliegen der entsprechenden rechtlichen Voraussetzungen (→ Fallbeispiel) gefährdet möglicherweise die therapeutische Beziehung und ist unter ethischen Gesichtspunkten besonders sorgfältig abzuwägen.

Bei Vorliegen einer psychotischen oder affektiven Symptomatik sowie bei Impulskontrollstörungen stehen suffiziente Psychopharmaka zur Verfügung, die sich grundsätzlich nicht von der Behandlung allgemeinpsychiatrischer Patienten unterscheiden. Bei Patienten mit einer Intelligenzminderung und bei Patienten mit hirnorganischen Veränderungen sind vielfältige Verhaltensstörungen zu beobachten. Bei **aggressiv-impulsdurchbrüchigen Patienten** besteht in der klinischen Praxis Konsens über eine hohe Wirksamkeit von atypischen Neuroleptika wie Risperidon, Aripiprazol, Quetiapin und Clozapin. Eine Polypharmakotherapie sollte, wenn möglich, vermieden werden. In hochakuten psychotischen Phasen ist der Einsatz von Benzodiazepinen angezeigt. Bei Patienten im Maßregelvollzug sind häufig depressive Verstimmungen zu beobachten. Zur Stimmungsstabilisierung können Antidepressiva und Lithium dienen, sofern die antriebssteigernde Wirkung die ohnehin häufig bestehende Unruhe der Patienten nicht weiter steigert. Besonders zu beachten ist, dass Trizyklika und Lithium bei kognitiv eingeschränkten Personen ein besonderes delirogenes Potenzial aufweisen.

Psychotherapie

Neben der Pharmakotherapie ist die **Psychotherapie** zentraler Bestandteil der Behandlung, die unmittelbar nach der Aufnahme beginnen sollte. In der Einzel- und Gruppentherapie sind die Entwicklung und die Anpassung der entsprechenden aus der Allgemeinpsychiatrie bzw. aus der Behandlung von forensischen Patienten mit Persönlichkeitsstörungen im Maßregelvollzug etablierten kriminalpräventiven Behandlungsmethoden notwendig. Analog der Therapie von intelligenzgeminderten Straftätern sollte auch das Therapieangebot für die Patienten mit organischen psychischen Störungen individuell angepasst werden. Hier ist auf die jeweiligen kognitiven Einschränkungen und besonderen Verhaltensstörungen einzugehen. Einfache Sprache, Visualisierungen und stetige Wiederholungen senken die Eintrittsschwelle in das therapeutische Angebot ebenso wie Einzelfördermaßnahmen für besonders eingeschränkte Patienten.

Die Erfahrungen diagnosespezifischer Fachabteilungen oder -kliniken zeigen gute Erfolge und damit einhergehende Verweildauerverkürzungen gerade durch eine spezialisierte, an die besonderen Anforderungen der Patienten angepasste psychiatrisch-psychotherapeutische Behandlung. In diesem Zusammenhang werden die Dialektisch-Behaviorale Therapie (DBT), die Gruppenschematherapie und das Behandlungsprogramm für Sexualstraftäter in der revidierten Form (BPS-R) erfolgreich eingesetzt. Die Einzel- und Gruppentherapieangebote folgen dem Anspruch einer nachweislich präventiv wirkenden Bearbeitung der begangenen Straftaten. Die Analyse von Rückfalldaten zeigt, dass die Behandlung der Patienten im Maßregelvollzug hinsichtlich der Deliktfreiheit durchaus effektiv ist (Seifert et al. 2018).

Milieutherapie

Im Rahmen eines multimodalen Behandlungsansatzes profitieren hirnorganisch veränderte Patienten zudem sicherlich von gezielten pädagogischen Maßnahmen, die Heil- und Erziehungspflegende sowie Sonderpädagogen dank ihrer speziellen Ausbildung anbieten können (Müller et al. 2017). **Alltags- und Sozialkompetenzen** werden durch ein entsprechendes milieutherapeutisches Angebot des Pflegedienstes stetig geschult und weiterentwickelt:

- Eine Tagesstruktur wird durch ein entsprechendes therapeutisches Angebot mit Gesprächstherapie, Arbeits- und Ergotherapie, Schule und Sportangebot erreicht. Aufgrund der häufig langjährigen Unterbringung im Maßregelvollzug ist die Gestaltung forensischer Abteilungen hinsichtlich der Wirksamkeit des therapeutischen Milieus nicht zu unterschätzen. Weitläufige Klinikgelände mit ausreichenden Möglichkeiten zur Betätigung im Freien, Möglichkeiten für sportliche Aktivitäten (z. B. Laufstrecken, Fußballplatz etc.), tiergestützte Therapieangebote und Möglichkeiten zur gemeinsamen Freizeitgestaltung wirken sich positiv auf das Klima in einer hoch gesicherten Einrichtung aus.
- Soziale Kompetenzen werden in den Stationsdiensten, im hauswirtschaftlichen Angebot und im lebenspraktischen (Einzel-)Training geübt. Unterstützt wird dies durch entsprechende Behandlungskonzepte, die auf einer patientenorientierten, wertschätzenden und gewaltfreien Haltung basieren.
- Auch besondere Gruppenangebote, wie z. B. Fahrradführerschein oder Gruppen zum Erlernen des verantwortungsvollen Umgangs mit Medien, sind etablierte Bestandteile des Kompetenztrainings.

Das im akutpsychiatrischen Bereich bereits in verschiedenen Kliniken eingeführte **Safewards-Modell** basiert auf einer Veränderung der Grundhaltung bei den Mitarbeitenden und dient der Gestaltung eines beziehungsorientierten und gewaltfreien Stationsmilieus. Die konstruktive Auseinandersetzung mit den Patienten bietet verschiedene Kommunikationsmethoden und Interventionen zur Prävention von Konflikten (Löhr et al. 2019).

Nicht zuletzt ist die Umsetzung von **Lockerungsmaßnahmen** fester Bestandteil der stationären Therapie im Maßregelvollzug. Die Ausgangsstufen sollen hinsichtlich der langfristigen Perspektive dazu dienen, die Belastbarkeit kleinschrittig zu erproben und zu fördern, die Lebensqualität zu steigern und zugleich auf das für den Patienten geeignete extramurale Umfeld vorzubereiten (s. auch ➤ Kap. 34 und ➤ Kap. 35).

14.8.2 Kasuistik

Fallbeispiel

Das LG Bochum verurteilte Herrn T. im Jahr 2009 wegen versuchten Totschlags in Tateinheit mit gefährlicher Körperverletzung zu einer Freiheitsstrafe von 3 Jahren und 6 Monaten. Gleichzeitig wurde die Unterbringung in einem psychiatrischen Krankenhaus gem. §§ 21, 63 StGB angeordnet. Zuvor war er sechsmal strafrechtlich mit Diebstahl in einem besonders schweren Fall, Erschleichen von Leistungen, Sachbeschädigung, Körperverletzung in zwei Fällen sowie gefährlicher Körperverletzung in Erscheinung getreten.

Diagnostisch besteht eine leichte Intelligenzminderung (ICD-10: F70.1); zudem liegt eine organische Persönlichkeitsstörung (Neurofibromatose mit sowohl peripher-kutaner als auch ZNS-Beteiligung – ICD-10: Q85.0) vor. Inwieweit die leichte Intelligenzminderung kausal oder als Trigger für Überforderungserleben und Symptombildung zu sehen ist, ist ungeklärt. Psychopathologisch dominieren eine erhebliche Verstimmbarkeit, Reiz- und Kränkbarkeit bei allgemein geringer Belastbarkeit bzw. ausgeprägter Vulnerabilität. Diese Symptomatik in Kombination mit einer hohen Impulsivität und aggressiven Reaktionsbereitschaft bildet den biografisch weit zurückzuverfolgenden Hintergrund einer massiven Neigung zu paranoiden Erlebens- und aggressiven Reaktionsmustern bis hin zu manifester und handlungsleitender Wahnbildung. Das Anlassdelikt ist verstehbar als Resultat einer krisenhaften Zuspitzung der komplexen Symptomatik in einer Situation, die durch das Erleben verdichteter emotionaler Belastung sowie durch die feste Überzeugung geprägt war, dass Rache und Selbstjustiz für erlittenes Unrecht (Vorwurf des innerfamiliären Missbrauchs) begründet und gerechtfertigt waren.

Im Unterbringungsverlauf stand über viele Jahre im Zentrum des komplexen psychischen Störungsbildes eine ausgeprägte Neigung zu wahnhafter Verzerrung der Wahrnehmung mit der Folge, dass eine Einsicht weder in die

Erkrankung und deren Behandlungsbedürftigkeit noch in das Unrecht von Problemverhalten und insbesondere auch der Anlasstat gegeben war. So konnte auch eine Übereinkunft über Behandlungsziele ebenso wenig erreicht werden wie die für eine erfolgreiche Behandlung notwendige Adhärenz. Erschwerend wirkte ein erheblicher Mangel an sozialen Kompetenzen und Frustrationstoleranz bei geringer Impulskontrolle mit der Folge eines ebenso problematischen wie deliktrelevanten Konfliktverhaltens.

Mehrere Auseinandersetzungen mit Mitpatienten sowie eine situative Verkennung in Bezug auf Mitarbeitende machten in der Folgezeit erhebliche Sicherungsmaßnahmen notwendig. In den letzten Jahren kam es schließlich zu einer Zuspitzung der Situation. Der Patient verliebte sich in eine weibliche Pflegekraft und auch in die behandelnde Ärztin und verkannte in ihr die Ergotherapeutin aus der vorbehandelnden Klinik. Es kam wiederholt zu massiver Gewaltandrohung sowie zu einem Übergriff auf eine weibliche Pflegekraft, der nur dank sofortiger Intervention mehrerer Mitpatienten deeskaliert werden konnte. Im Verlauf eines Konflikts mit einem Mitarbeiter drohte Herr T. mit einem tätlichen Angriff, bekräftigte dies mehrfach gegenüber Pflegekräften und dem zuständigen Therapeuten. Trotz der expliziten Gewaltandrohungen wurde er nicht in den Krisenraum abgesondert. Erst als er nach Eskalation eines zur Klärung mit dem Patienten, der betroffenen Pflegekraft und dem Therapeuten einberufenen Gesprächs in den Zimmereinschluss verbracht wurde und an der Gewaltandrohung festhielt, wurde eine Schutzmaßnahme dringend erforderlich. Er selbst konnte bzw. wollte die eingesetzten Sicherungsmaßnahmen zum Schutz des Mitarbeiters nicht verstehen. Bei regelmäßigen Kontaktaufnahmen des behandelnden Therapeuten und der Bezugspflegekräfte distanzierte sich Herr T. auch in den folgenden Tagen nicht von den Gewaltandrohungen. Schließlich lenkte er ein, distanzierte sich von seinen Gewaltandrohungen und konnte schließlich stufenweise in die Stationsgemeinschaft reintegriert werden.

Angesichts der komplexen, aus legalprognostischer Sicht höchst kritischen Situation war das Behandlungsteam seit der Übernahme des Patienten aus einer anderen MRV-Klinik bemüht, alternative Therapiemodelle zu entwickeln. So konnte Herr T. stundenweise ein auf dem Gelände befindliches gesichertes Appartement als entlastende Rückzugsmöglichkeit nutzen. Regelmäßig wurden ihm Therapie- und Gesprächsangebote unterbreitet, um den Wiedereinstieg in den therapeutischen Kontakt möglichst niederschwellig zu gestalten. Vor dem Hintergrund wahnhafter Realitätsverzerrung sowie bei ausgeprägter Vulnerabilität zu dysphorischer Verstimmung mit Reiz- und Kränkbarkeit und damit einhergehenden aggressiv bedrohlichen Reaktionen blieb das Risiko tätlicher Übergriffe auf Personal und Mitpatienten hoch und erforderte zum Schutz des Personals und der Mitpatienten einen entsprechenden Umgang mit dem Patienten.

Resümierend ließ sich nach einer insgesamt gut 5-jährigen Unterbringung in unserer Klinik festhalten, dass sich an Herrn T.s ausgeprägter Psychopathologie bei Langzeitbetrachtung nichts geändert hatte. Die Behandlungserfahrungen waren bereits von der vorbehandelnden Klinik nahezu deckungsgleich epikritisch formuliert worden: *„Nach mehrfachen Stationswechseln und einer zunehmenden Anzahl an KIR-Absonderungen und wahnhaft getöntem, mittlerweile auch auf eine hohe Anzahl von Mitarbeitern ausgeweitetem Misstrauen und immer wieder einschießender Eigen- und Fremdgefährdung bedarf Herr T. einer Unterbringung mit der Möglichkeit, jederzeit einen Zimmereinschluss durchführen zu können im Sinne einer Intensivbehandlung."*

Zunächst verharrte Herr T. in der ausführlich beschriebenen abweisenden Haltung und lehnte jegliche ärztlich-therapeutischen Gespräche bzw. Kontakte strikt ab. Nachdem er im Januar 2020 über die geplante Umsetzung einer im Rahmen des erforderlichen Verfahrens genehmigten Zwangsmaßnahme – der ersten Maßnahme dieser Art seit Bestehen der Klinik – informiert worden war, stimmte er einer medikamentösen Behandlung zu. Er erhielt das Neuroleptikum Abilify 10 mg/d. Unter dieser Medikation war er zunächst im alltäglichen Umgang weniger angespannt und insgesamt etwas angemessener im Kontakt; u. a. wurden kurze ärztliche Kontakte zur Beurteilung der Wirkungen und Nebenwirkungen der Psychopharmakotherapie, zur notwendigen medizinischen Diagnostik und schließlich unter stetiger Fortführung der Kontakte auch weitere therapeutische Interventionen möglich.

Nachdem er über einen längeren Zeitraum depressive Symptome wie Niedergeschlagenheit, Antriebslosigkeit, Gereiztheit und Schlafstörungen beklagt hatte, erhielt Herr T. nach Aufklärung über ergänzende medikamentöse Therapieoptionen zusätzlich zum Neuroleptikum das Antidepressivum Mirtazapin, das trotz Symptombesserung auf Wunsch des Patienten wieder abgesetzt werden musste. Aufgrund der Besserungstendenzen wurden in Abstimmung mit dem gesamten Behandlungsteam kleinschrittige Lockerungen vereinbart, um die Belastbarkeit unter der verordneten Medikation vorsichtig zu erproben und zu fördern und zugleich auch die Lebensqualität zu steigern. Hinsichtlich der bisher eingesetzten Lockerungsschritte, insbesondere der Reintegration in die Stationsgemeinschaft, der begleiteten Ausführungen (auch außerhalb der gesicherten Klinik) und der Erweiterung der Beschäftigungsmöglichkeiten im Rahmen kleinerer Aufgaben auf der Station sowie in der Arbeitstherapie, zeigte Herr T. eine gewisse Motivations- und Kompromissbereitschaft. Er legte indes auch im weiteren Verlauf großen Wert darauf, die Kontaktaufnahme zu den Therapeuten selbstbestimmt zu gestalten.

Die Tatsache, dass er nun gegenüber den Bezugspflegenden auch ihn sehr belastende Themen offen anspricht, ist bei aller gebotenen Vorsicht grundsätzlich als positiver Entwicklungsschritt zu werten und macht eine entsprechend kleinschrittige Lockerungserweiterung verantwortbar.

14.9 Zusammenfassung

Etwa 12 % der gem. § 63 StGB im Maßregelvollzug untergebrachten Patienten leiden an einer organisch bedingten psychischen Erkrankung. Der Anteil, der aufgrund eines komplexen hirnorganisch bedingten Störungsbildes nicht durch therapeutische Maßnahmen zu erreichen ist, ist aufgrund der Weiterentwicklung diagnostischer Möglichkeiten und der daraus resultierenden differenzierten Diagnosestellung gering. Durch entsprechende Konzepte lassen sich durchaus zufriedenstellende bis gute therapeutische Erfolge erzielen.

Vergleichbar mit der Behandlung anderer Störungsbilder im Maßregelvollzug ist das therapeutische Konzept multimodal und umfasst medikamentöse Therapie, Psychotherapie, milieutherapeutische und heilpädagogische Ansätze, Arbeitstherapie, Ergotherapie, Freizeit, tiergestützte Therapie, Gruppentherapien und eine Vielzahl an weiteren individualisierten Behandlungsangeboten sowohl im stationären Bereich als auch im Übergang in das extramurale Umfeld der Rehabilitation und Nachsorge, die zumeist mit einer Verlegung in entsprechende komplementäre Einrichtungen verbunden ist.

LITERATUR

AWMF-S1-Leitlinie „Erster epileptischer Anfall und Epilepsien im Erwachsenenalter". AWMF-Registernummer 030-041. Stand: 2017; www.awmf.org/uploads/tx_szleitlinien/030-041l_S1_Erster-epileptischer-Anfall_Epilespien_2018-05.pdf (letzter Zugriff: 15.6.2021).

AWMF-S3-Leitlinie Demenz; AWMF-Registernummer 038-013. Stand: 2016; www.awmf.org/uploads/tx_szleitlinien/038-013l_S3-Demenzen-2016-07.pdf (letzter Zugriff: 15.6.2021).

CEUS – Consulting GmbH. Kerndatensatz im Maßregelvollzug 2018 (Version: 2020).

DIMDI – Deutsches Institut für Medizinische Dokumentation und Information im Auftrag des Bundesministeriums für Gesundheit (BMG) unter Beteiligung der Arbeitsgruppe ICD des Kuratoriums für Fragen der Klassifikation im Gesundheitswesen (KKG) (2020) ICD-10-GM 2021. Systematisches Verzeichnis Internationale statistische Klassifikation der Krankheiten und verwandter Gesundheitsprobleme (10. Revision, German Modification); www.dimdi.de/static/de/klassifikationen/icd/icd-10-gm/kode-suche/htmlgm2021/index.htm (letzter Zugriff: 15.6.2021).

Hewer W, Thomas C, Drach L. Delir beim alten Menschen. Grundlagen – Diagnostik – Therapie – Prävention. Stuttgart: Kohlhammer 2016.

Hoff P. Psychopathologie und operationalisierte Diagnostik in der forensischen Psychiatrie. Forens Psychiatr Psychol Kriminol 2015; 9: 258–268.

Jessen F, Frölich L, Hausner L. Demenzielle Syndrome und andere organisch psychische Störungen (ICD-10 F0). In: Voderholzer U, Hohagen F (Hrsg.). Therapie psychischer Erkrankungen. State of the Art. München: Elsevier Urban & Fischer 2021, S.2–43.

Lau S, Kröber HL. Das Schuldfähigkeitsgutachten. Schuldfähigkeit bei krankhaften seelischen Störungen. In: Kröber HL, Dölling D, Leygraf N, Saß H (Hrsg.). Handbuch der Forensischen Psychiatrie. Teil 2. Psychopathologische Grundlagen und Praxis der Forensischen Psychiatrie im Strafrecht. Berlin, Heidelberg: Springer 2010, S. 213–226.

Leygraf N. Psychisch kranke Straftäter. Epidemiologie und aktuelle Praxis des psychiatrischen Maßregelvollzugs. Berlin: Springer 1988.

Leygraf N. Behandlung im Maßregelvollzug. Forens Psychiatr Psychol Kriminol 2018; 12: 91–92.

Lieb K. Organische psychische Störungen. In: Lieb K, Frauenknecht S, Brunnhuber S. Intensivkurs Psychiatrie und Psychotherapie. 8. A. München: Elsevier Urban & Fischer 2016, S. 121–145.

Löhr M, Schulz M, Nienaber A. Safewards: Sicherheit durch Beziehung und Milieu. Köln: Psychiatrie Verlag.

Müller JL, Saimeh N, Briken P, et al. Standards für die Behandlung im Maßregelvollzug nach §§ 63 und 64 StGB. Nervenarzt 2017; 88(3): 1–29.

Oedekoven C, Dode R. Neurodegenerative Erkrankungen. Neurologie up2date 2019; 1(19): 91–105.

Rösler M, Retz W. Organische psychische Störungen (einschließlich Anfallsleiden). In: Dreßing H, Habermeyer E (Hrsg.). Venzlaff-Foerster Psychiatrische Begutachtung. München: Elsevier Urban & Fischer 2021, S. 163–181.

Saß H, Cording C. Psychiatrische Diagnosesysteme, Konzepte psychischer Störungen, der zivilrechtliche Krankheitsbegriff und das Problem der neurokognitiven Störungen im ICD-11. Forens Psychiatr Psychol Kriminol 2021; 15: 4–12.

Seifert D. Maßregelvollzug gemäß § 63 StGB in Nordrhein-Westfalen. Forschungsprojekt im Auftrag des Ministers für Arbeit, Gesundheit und Soziales des Landes Nordrhein-Westfalen. Essen 1994.

Seifert D. Intelligenzgeminderte Rechtsbrecher im Maßregelvollzug. Forens Psychiatr Psychol Kriminol 2014; 8: 183–190.

Seifert D, Leygraf N. Entwicklung und Stand des psychiatrischen Maßregelvollzugs (§ 63 StGB). Forens Psychiatr Psychol Kriminol 2016; 10: 233–242.

Seifert D, Klink M, Landwehr S. Rückfalldaten behandelter Patienten im Maßregelvollzug nach § 63 StGB. Forens Psychiatr Psychol Kriminol 2018; 12: 136–148.

WHO – World Health Organization. Internationale statistische Klassifikationen der Krankheiten und verwandter Gesundheitsprobleme 11. Version, ICD-11. Geneva: WHO 2019; http://id.who.int/icd/entity/334423054 (letzter Zugriff: 15.6.2021).

KAPITEL

15 Substanzbezogene Störungen

Birgit Völlm und Anne Wettermann

Faktenbox

- Legale psychotrope Substanzen, vor allem Tabak und Alkohol, haben gesamtgesellschaftlich, z. B. durch erhöhte Morbidität und Mortalität sowie wirtschaftliche Folgekosten, deutlich ausgeprägtere negative Folgen als illegale Drogen.
- Mindestens ein Viertel alle Gewaltstraftaten wird unter dem Einfluss von Alkohol verübt.
- Substanzbezogene Störungen gehen mit einem 4- bis 10-fach erhöhten Risiko einer Gewaltstraftat einher.
- Der Risikokonzeptualisierung (hypothetischer Zusammenhang zwischen Delinquenz, Sucht- und Persönlichkeitsentwicklung) kommt bei der Behandlungsplanung eine zentrale Rolle zu.
- Zur Behandlung der Entzugssymptomatik bei Alkoholentzugssyndrom wird eine symptomgesteuerte Behandlung mit Clomethiazol oder Benzodiazepinen empfohlen.
- Auch in der forensischen Psychiatrie sollte bei entsprechender Indikation eine opiatgestützte Substitutionstherapie bei Opioidabhängigkeit angeboten werden.
- Psychotherapeutische Interventionen mit der besten Evidenz bei Suchterkrankungen in der forensischen Psychiatrie sind therapeutische Gemeinschaften und die kognitive Verhaltenstherapie.
- Auch in der Behandlung von Suchterkrankungen in der Forensik sollten die allgemeinen Grundlagen der Kriminaltherapie berücksichtigt werden. Dem Milieu und der Vorbildfunktion der Mitarbeiter kommen besondere Bedeutung vor.
- Eine schaminduzierende Kommunikation ist zu vermeiden.
- Ambivalenz und Suchtmittelrückfälle gehören zum Erkrankungsbild und bieten durch entsprechende Aufarbeitung die Chance einer Weiterentwicklung der Pläne zur Rückfallprophylaxe.

15.1 Einführung

Der Konsum von psychoaktiven Substanzen ist weitverbreitet. Die am häufigsten konsumierten Substanzen Alkohol, Tabak und Medikamente sind legal und unterliegen trotz ihrer schädlichen Wirkungen auf die Gesundheit des Einzelnen sowie negativer gesamtgesellschaftlicher Folgen nur geringfügigen Einschränkungen. Illegale Drogen spielen zahlenmäßig eine geringere Rolle, können aber durch die teilweise rapide Abhängigkeitsentwicklung für den Einzelnen ausgeprägt negative Folgen haben. Aufgrund ihrer besonderen Bedeutung im Hinblick auf den Zusammenhang zwischen Konsum bzw. substanzbezogenen Störungen und Delinquenz konzentriert sich dieses Kapitel auf Alkohol und illegale Drogen.

Laut Epidemiologischem Suchtsurvey (ESA, z. B. Atzendorf et al. 2019) hatten 71,6 % der Befragten in Deutschland in den letzten 4 Wochen Alkohol konsumiert, über ein Drittel gab mindestens eine Rauschepisode an; die Prävalenz des Konsums riskanter Alkoholmengen lag bei 18,1 %. In den letzten 12 Monaten vor der Befragung hatten 8,3 % der Befragten mindestens eine illegale Droge konsumiert: 7,1 % Cannabis, 1,2 % Amphetamine und je 1,1 % Kokain/Crack und Ecstasy. Mit 0,4 % spielte der Konsum von Heroin/Opiaten nur eine untergeordnete Rolle, wohingegen neue psychoaktive Substanzen mit 0,9 % angegeben wurden. Die 12-Monats-Prävalenz von (jedweden) Abhängigkeitsstörungen lag bei 13,5 %, ohne Tabakabhängigkeit bei 6,7 %; das entspricht 3,5 Mio. Menschen.

Neben Tabak stellt Alkohol laut der *Global Burden of Disease Study* den Hauptrisikofaktor für vorzeitige Sterblichkeit dar: Weltweit gehen 5,3 % aller Todesfälle, 5,0 % aller „disability-adjusted life years" (DALYs, also der verlorenen gesunden Lebensjahre) sowie 18,2 % aller Todesfälle durch interpersonelle Gewalt auf Alkohol zurück (z. B. Shield et al. 2020). Im Jahr 2019 waren laut Polizeikriminalstatistik 11 % aller Tatverdächtigen zum Tatzeitpunkt alkoholisiert; bei einzelnen Delikten war dieser Anteil noch wesentlich höher (z. B. 25,2 % bei Gewaltkriminalität, 24,6 % bei Sexualdelikten; BKA 2019a). Die Intoxikation mit anderen Drogen ist in der Polizeikriminalstatistik nicht aufgeführt, jedoch nehmen die sog. „Rauschgiftdelikte" seit Jahren zu, 2019 betrugen sie 6,5 % aller registrierten Delikte

(BKA 2019b). Eine besondere Bedeutung haben in letzter Zeit die „neuen psychoaktiven Substanzen" (NPS, auch „Designerdrogen" genannt) erlangt. Darunter werden künstlich hergestellte psychoaktive Stoffe wie synthetische Cannabinoide (z. B. „Spice") oder synthetische Amphetamine verstanden, die in ihrer Wirkung die jeweiligen verwandten Substanzen nachahmen. Seit 2016 ist deren Verbot durch das Neue-psychoaktive-Substanzen-Gesetz (NpSG; www.gesetze-im-internet.de/npsg/) geregelt.

15.2 Diagnostische Aspekte

Für substanzbezogene Störungen werden verschiedene Begriffe verwendet, im allgemeinen Sprachgebrauch z. B. oft der Begriff „Sucht". Die großen diagnostischen Systeme unterscheiden zwischen „schädlichem Gebrauch" und „Abhängigkeit" (ICD-10; BfArM 2020) bzw. verschiedenen Schweregraden einer „Substanzkonsumstörung" (DSM-5; im DSM-IV wurde noch, ähnlich wie in der ICD-10, zwischen „Missbrauch" und „Abhängigkeit" unterschieden). Die ab 2022 gültige ICD-11 wird in diesem Bereich die Begrifflichkeiten der ICD-10 beibehalten.

Die ICD-10 unterscheidet in F10–F19 verschiedene Störungen durch psychotrope Substanzen. Dabei wird in der 3. Stelle die Substanz kodiert (z. B. F10 für Alkohol), in der 4. Stelle die klinische Störung (z. B. F10.1 für Intoxikation mit Alkohol; ➤ Tab. 15.1). Für jede der Substanzgruppen kann theoretisch jede der klinischen Störungen vergeben werden, wobei aber nicht alle Kombinationen tatsächlich vorkommen. Kriterien der klinisch besonders relevanten Störungen „schädlicher Gebrauch" und „Abhängigkeit" sind in ➤ Tab. 15.2 dargestellt.

15.3 Substanzbezogene Störungen und Delinquenz

Zahlreiche Studien sowie Kriminalstatistiken belegen einen Zusammenhang zwischen Alkohol- bzw. Drogenkonsum und Kriminalität, insbesondere auch für

Tab. 15.1 ICD-10-Klassifikation Psychische und Verhaltensstörungen durch psychotrope Substanzen (F10–F19)

3. Stelle: Substanz: Psychische und Verhaltensstörungen durch …	4. Stelle: Klinisches Bild:
F10.- Alkohol	.0 Akute Intoxikation
F11.- Opioide	.1 Schädlicher Gebrauch
F12.- Cannabinoide	.2 Abhängigkeitssyndrom
F13.- Sedativa oder Hypnotika	.3 Entzugssyndrom
F14.- Kokain	.4 Entzugssyndrom mit Delir
F15.- Andere Stimulanzien, einschließlich Koffein	.5 Psychotische Störung
F16.- Halluzinogene	.6 Amnestisches Syndrom
F17.- Tabak	.7 Restzustand und verzögert auftretende psychotische Störung
F18.- Flüchtige Lösungsmittel	.8 Sonstige psychische und Verhaltensstörungen
F19.- Multipler Substanzgebrauch und Konsum anderer psychotroper Substanzen	.9 Nicht näher bezeichnete psychische und Verhaltensstörung

Tab. 15.2 ICD-10-Kriterien Schädlicher Gebrauch und Abhängigkeit

Schädlicher Gebrauch	Abhängigkeit
Konsum psychotroper Substanzen, der zu einer Gesundheitsschädigung führt	Starker Wunsch, die Substanz einzunehmen
Dies kann eine körperliche Störung (z. B. Hepatitis durch Selbstinjektion von Substanzen) oder eine psychische Störung (z. B. depressive Episode durch massiven Alkoholkonsum) sein.	Schwierigkeiten, den Konsum zu kontrollieren
	Anhaltender Substanzgebrauch trotz schädlicher Folgen
	Dem Substanzgebrauch wird Vorrang vor anderen Aktivitäten und Verpflichtungen gegeben.
	Toleranzentwicklung und manchmal körperliches Entzugssyndrom

15

Gewaltdelikte. Zhong et al. (2020) z. B. fanden in einer Metaanalyse, dass Personen mit substanzbezogenen Störungen im Vergleich zu solchen ohne eine solche Diagnose eine 4- bis 10-fach erhöhte Rate von Gewaltdelikten hatten. Es ist daher nicht verwunderlich, dass auch die Prävalenz von substanzbezogenen Störungen in Strafvollzugsanstalten hoch ist. Fazel et al. (2017) z. B. fanden in einer Metaanalyse von 24 Studien aus 10 Ländern eine Prävalenz von 24 % für alkoholbezogene Störungen; für Drogen lag die Prävalenz bei 30 % für Männer und bei 51 % für Frauen. Auch für Strafrückfälligkeit spielt der Konsum von Alkohol und Drogen eine wichtige Rolle.

Die Ursachen dieses Zusammenhangs sind komplex. Die Europäische Beobachtungsstelle für Drogen und Drogensucht unterscheidet vier Kategorien der Drogenkriminalität:

1. Psychopharmakologisch bedingte Straftaten: Die Straftat steht in Zusammenhang mit der akuten (Intoxikation) oder langfristigen Wirkung der Droge (z. B. Enthemmung, psychotische Symptome).
2. Wirtschaftlicher Zwang: Begehung von Straftaten zur Beschaffung von Geld für Drogen, insbesondere bei illegalen Substanzen.
3. Systembedingte Straftaten: Straftaten im Rahmen von illegalen Drogenmärkten, Drogenhandel und dem Konsum von Drogen.
4. Verstöße gegen Drogengesetze: Straftaten, die gegen die Drogengesetzgebung verstoßen.

Zu beachten sind des Weiteren die Komorbidität (z. B. mit Persönlichkeitsstörungen) sowie auch die Assoziation zwischen substanzbezogenen Störungen und anderen psychosozialen Risikofaktoren, die ihrerseits das Risiko kriminellen Verhaltens erhöhen.

15.4 Aufnahmeuntersuchung, Anamnese und Behandlungsplanung

15.4.1 Medizinische Aufnahme

Die medizinische Aufnahmeuntersuchung sollte, wie bei allen Patienten im Maßregelvollzug, zeitnah (am selben Tag) nach der Aufnahme erfolgen. Neben der standardmäßigen psychiatrischen Aufnahme (hierbei ist vor allem auf eine depressive Symptomatik, Suizidalität sowie kognitive Einschränkungen zu achten) ist insbesondere auf medizinische Begleit- bzw. Folgeerkrankungen des Substanzkonsums zu fokussieren. Hierzu zählen Hauterkrankungen, Bluthochdruck, Magen-Darm-Beschwerden, Leberfunktionsstörungen und Pankreatitis, aber auch Vitaminmangelerscheinungen und Krampfanfälle. Auch die Prävalenz von Schädel-Hirn-Traumata sowie anderen Verletzungen in der Vorgeschichte ist bei dieser Patientengruppe erhöht. Bei i. v. Drogenkonsum ist auf (möglicherweise entzündete) Einstichstellen zu achten.

Zum Aufnahmelabor gehören neben den üblichen Parametern insbesondere die HIV- und die Hepatitisserologie sowie ein Urin-Drogenscreening und ein Atemalkoholtest.

Ein zentraler Punkt der medizinischen Aufnahme ist die Diagnose etwaiger Entzugssyndrome, der damit verbundenen Risiken sowie ggf. die Initiation eines medikamentengestützten Entzugs. Risikofaktoren für epileptische Anfälle und Delirium tremens sind ➤ Box 15.1 zu entnehmen.

BOX 15.1

Risikofaktoren für epileptische Anfälle und Delirium tremens

- Schwere Alkoholabhängigkeit
- Vorgeschichte eines Delirium tremens
- Lange bestehende Alkoholabhängigkeit mit zahlreichen stationären Aufenthalten
- Höheres Alter
- Medizinische Begleiterkrankungen
- Schwere Entzugssymptomatik

15.4.2 Suchtanamnese

Neben den bekannten Anamnesearten ist die Suchtanamnese ein wesentlicher Bestandteil der Anamneseerhebung. Die Suchtanamnese sollte möglichst ausführlich, erschöpfend und detailliert sein. Dabei empfiehlt sich ein strukturiertes Vorgehen. Eine Empfehlung für einen Leitfaden findet sich in ➤ Box 15.2.

BOX 15.2

Leitfaden für die Exploration der Suchtanamnese

1. Hauptsuchtmittel
2. Welche Substanzen wurden zuletzt (d. h. vor der Aufnahmesituation) konsumiert?

3. Detaillierte Exploration der einzelnen Substanzen:
   a) Erstkonsum (Menge, Konsumform, Umstände, Wirkung und Folgen)
   b) Konsumverlauf bis heute (Dosierung, Konsumform, Konsummotiv, Umstände, Frequenz, Mischkonsum, Wirkweise, Folgen, Beschaffung)
   c) Mögliche zeitliche Zusammenhänge des Konsums (Zeitpunkt des Erstkonsums, höherfrequenter Konsum, abstinente Phasen) mit psychischen, sozialen und/oder körperlichen Belastungen (z. B. kritische Lebensereignisse, Beziehungskonflikte, Wohnortwechsel)
4. Entzugssymptomatik (aktuell und in der Vergangenheit)
5. Psychische und körperliche Folgen (z. B. Klinikaufenthalte, körperliche Folgeerscheinungen)
6. Psychosoziale/sozioökonomische Folgen (z. B. Arbeitslosigkeit, Kriminalität, Partnerschaftsprobleme)
7. Eigene Versuche der Bewältigung (z. B. Aufsuchen von Suchtberatungsstellen)
8. Entgiftungs- und Entwöhnungsbehandlungen (Anlass, Verlauf, Art der Entlassung: regulär, vorzeitig auf eigenen Wunsch, gegen ärztlichen Rat oder aus disziplinarischen Gründen)
9. Substitutionsbehandlungen
10. Konsum in Institutionen (z. B. JVAs, Entwöhnungsbehandlungen, Nachsorgeeinrichtungen), inkl. Beschaffung, Frequenz und Menge
11. Subjektives Erklärungsmodell für Konsum
12. Offene Frage nach weiteren Substanzen
13. Abstinenzmotivation
14. Frage nach weiteren Anmerkungen, Ergänzungen etc.

In der Regel wird die Biografie des Patienten (inkl. Suchtverlauf und delinquenter Entwicklung) kurz nach der Aufnahme zunächst kurz exploriert. Nach einigen Tagen können dann die fehlenden Informationen nachexploriert und durch zusätzliche Informationen aus Vorbehandlungen oder Aufenthalten in anderen Institutionen ergänzt werden.

Praxishinweis

Grundsätzlich sollten keine Substanzen (z. B. Medikamente aus dem Veterinärbereich wie Ketamin oder synthetische Cannabinoide) oder bestimmte Konsumarten von vornherein ausgeschlossen werden. So gibt es in seltenen Fällen z. B. Personen, die sich Alkohol injizieren. Wichtig ist auch, genau nachzufragen und zu verstehen, was der Patient meint. Es gibt szenetypische Begriffe (z. B. „Cocktail" für eine Mischung aus Kokain und Heroin, die injiziert wird) oder Abkürzungen (z. B. „Flunis" für Flunitrazepam), die vom Kliniker leicht missverstanden werden können. Aus praktischer Sicht empfiehlt es sich, sich mit den szenetypischen Begriffen zu befassen und diese ggf. zu verwenden.

15.4.3 Psychodiagnostik

Zum Begriff der Psychodiagnostik/Psychologischen Diagnostik existiert eine Vielzahl von Definitionen (Überblick z. B. in Schmidt-Atzert und Amelang 2012). Im klinischen Kontext sollen Erscheinungsform, Verursachung und Auslösung der klinisch relevanten Charakteristika eingehend erhoben werden. Daraus werden dann die Indikation für eine Behandlung, die Behandlungsplanung und prognostische Aspekte abgeleitet. Die Psychodiagnostik ermöglicht außerdem die Evaluation der Behandlung durch therapiebegleitende Messwiederholungen (Amelang und Schmidt-Atzert 2006).

Dabei stützt sich die Psychodiagnostik nicht allein auf psychodiagnostische Testverfahren, Fragebögen und Interviews (➤ Box 15.3), sondern auch auf die Eigen- und Fremdanamnese sowie auf Informationen aus Akten, von Vorbehandlungen und Verhaltensbeobachtungen. Grundsätzlich empfiehlt sich, jeweils mindestens ein Verfahren aus der Leistungsdiagnostik (Intelligenz, Konzentration etc.), aus der Persönlichkeitsdiagnostik (Persönlichkeitsprofile, Persönlichkeitsstile etc.) und aus dem klinisch-symptomatischen Bereich anzuwenden.

BOX 15.3

Beispiel für eine psychodiagnostische Testbatterie

1. **Leistungsdiagnostik:**
   d) **Intelligenztest,** z. B. *Wechsler Adult Intelligence Scale – Fourth Edition* (WAIS-IV, Petermann 2012), *Raven's Progressive Matrices 2* (Raven's 2; Pearson Deutschland GmbH 2019)
   e) **Testung der Konzentration, Aufmerksamkeit etc.,** z. B. *d2-Revision* (d2-R; Brickenkamp et al. 2010), *Frankfurter Aufmerksamkeits-Inventar 2* (FAIR-2; Moosbrugger et al. 2011)

2. **Persönlichkeitsdiagnostik:**
   f) **Persönlichkeitsaspekte,** z. B. *Persönlichkeits-Stil- und Störungs-Inventar* (PSSI; Kuhl und Kazén 2009), *Freiburger Persönlichkeitsinventar* (FPI-R; Fahrenberg et al. 2020)
   g) **Psychopathy:** *Hare Psychopathy Checklist-Revised* (PCL-R; Hare 2003, dt. Version Mokros et al. 2017)
3. **Klinische Diagnostik:**
   h) **Symptomcheckliste,** z. B. *Symptom-Checkliste* (SCL-90-R – dt. Version; Kliem und Brähler 2016/2017)
   i) **Diagnostisches Interview,** z. B. *Strukturiertes Klinisches Interview für DSM-5®-Störungen* – Klinische Version und für Persönlichkeitsstörungen (SCID-5-CV und SCID-5-PD; Beesdo-Baum et al. 2019a, b), *ICD 10 Checklisten* (IDCL; Hiller et al. 1995) und *Internationale Diagnosen Checkliste für Persönlichkeitsstörungen* (IDCL-P; Bronisch 1995)
   j) **Verfahren zur Diagnostik von schädlichem Gebrauch/Abhängigkeit,** z. B. *Skala zur Erfassung der Schwere der Alkoholabhängigkeit* (SESA; John et al. 2001)
   k) **Spezielle Verfahren,** z. B. zu Persönlichkeitsstörungen, ADHS, posttraumatischer Symptomatik, Angst, Depression, somatoformen Störungen
4. Straftatrelevante Diagnostik und Prognostik:
   l) **Aggressivität,** z. B. *Kurzfragebogen zur Erfassung von Aggressivitätsfaktoren* (K-FAF; Heubrock und Petermann 2008)
   m) **Risiko erneuter Gewaltstraftaten,** z. B. *Historical-Clinical-Risk Management 20 Item-Schema – Version 3* (HCR-20-V3; Douglas et al. 2013, dt. Version Müller-Isberner et al. 2014)
   n) **Risiko erneuter Sexualstraftaten,** z. B. *STABLE-2007* (Hanson und Harris 2007; Hanson et al. 2007, dt. Version Matthes und Rettenberger 2008), *Sexual Violence Risk Scheme – 20* (SVR-20; Boer et al. 1997, dt. Version Müller-Isberner et al. 2000)

15.4.4 Behandlungsplanung

Die Behandlungsplanung leitet sich aus der Diagnostik ab, wobei nicht nur die rein psychologisch-psychiatrischen und somatischen Diagnosen, sondern auch Umgebungsbedingungen, Ressourcen und prognostische Aspekte eine Rolle spielen (➤ Kap. 9).

Die Behandlungsplanung sollte in regelmäßigen Abständen (im Maßregelvollzug nach § 64 StGB bietet sich eine ½-jährliche Behandlungsplanung im Zusammenhang mit der Anhörung an) gemeinsam mit allen an der Behandlung Beteiligten und dem betreffenden Patienten besprochen werden.

Wesentliche Aspekte der Behandlungsplanung sind:

- Derzeitiger Status des Patienten
  - Soziodemografische Basisdaten
  - Juristische Basisdaten (inkl. Schilderung des Einweisungsdelikts)
  - Psychiatrische und somatische Diagnosen
- Delikthypothese/Risikokonzeptualisierung
- Bilanzierung des letzten Behandlungszeitraums in den einzelnen Therapiebereichen
  - Selbsteinschätzung des Patienten
- Behandlungsplanung
  - Selbsteinschätzung des Patienten
  - Angestrebte Behandlungsziele (kurz- und langfristig)
  - Ressourcen
  - Sozio-Milieutherapie
  - Angestrebte Lockerungen
  - Medizinische Maßnahmen
  - Psychologische Gespräche/Psychotherapie (Einzel- und Gruppensetting)
  - Komplementärtherapien
  - Sozialtherapie
  - Pädagogische Maßnahmen
  - Einbeziehung von Angehörigen in die Behandlungsmaßnahmen
- Wiedereingliederungs- und Rehabilitationsperspektive

15.5 Medikamentöse Therapie

Wir unterscheiden hier zwischen der initialen Behandlung des Entzugssyndroms, der opioidgestützten Substitutionstherapie sowie der unterstützenden Behandlung der Abstinenz mit „Anticraving"-Medikamenten. Komorbide Störungen, z. B. eine depressive Erkrankung, müssen selbstverständlich ebenfalls leitliniengerecht behandelt werden.

15.5.1 Körperlicher Entzug

Die körperliche Entgiftung umfasst die Behandlung der Intoxikation sowie von Entzugssymptomen mit dem Ziel der Vermeidung von Komplikationen (z. B. eines Delirium tremens) sowie einer Linderung von Entzugserscheinungen.

CAVE

Ein Delirium tremens mit den Hauptsymptomen Verwirrtheit, Halluzinationen (meist optisch und taktil) und Tremor ist eine potenziell lebensbedrohliche Komplikation.

Bei Alkoholentzug führt die medikamentengestützte, symptomgesteuerte Entzugsbehandlung im Vergleich zu einem festen Dosierschema zu einem signifikant niedrigeren Medikationsverbrauch sowie einer kürzeren Behandlungsdauer, ohne dass es dabei zu einer Zunahme der Entzugssymptomatik oder von Entzugskomplikationen kommt. Für eine zuverlässige Beurteilung der Entzugssymptomatik empfiehlt sich der Einsatz von evaluierten Beurteilungsinstrumenten wie z. B. der *Alkohol-Entzugssyndrom-Skala* (AES; Wetterling und Vetrup 1997). Die Einschätzung kann vom Pflegepersonal vorgenommen werden, das hierzu speziell geschult werden muss. Die AES bildet vegetative und psychische Symptome (➤ Tab. 15.3) ab und ermöglicht die Berechnung eines Scores, anhand dessen die Medikamentengabe bestimmt wird.

In Deutschland wird zum Alkoholentzug meist **Clomethiazol** gegeben; in vielen anderen Ländern ist das Medikament, u. a. aufgrund der hohen Letalität bei Überdosierung, nicht zugelassen bzw. wird nicht als Medikation der ersten Wahl empfohlen; entsprechend ist die Datenlage eingeschränkt. Alternativ (aber nicht zusätzlich!) kommen **Benzodiazepine** infrage; hier ist die Evidenz deutlich besser. Am häufigsten werden Chlordiazepoxid, Diazepam, Lorazepam und Oxazepam eingesetzt; Substanzen mit kürzerer Halbwertszeit sind bei schweren Leberschäden vorzuziehen, solche mit längerer Halbwertszeit bieten aber einen besseren Schutz gegen Krampfanfälle. Der Einsatz von Antikonvulsiva bietet nach aktueller Datenlage keine relevanten Vorteile im Hinblick auf Entzugssymptome oder Krampfanfälle. Alle Substanzen sollten erst ab einem Wert von < 1,0 ‰ Atemalkoholkonzentration verabreicht werden. Bei hypertensiven Blutdruckkrisen werden außerdem Clonidin oder Propranolol eingesetzt, bei Delirium tremens Haloperidol.

Tab. 15.3 Vegetative und psychische Symptome des Alkoholentzugs

Vegetative Symptome	Psychische Symptome
Pulsfrequenz	Psychomotorische Unruhe
Blutdruck	Kontakt
Kerntemperatur	Orientierung (Zeit, Ort, Person)
Atemfrequenz	Halluzinationen (optisch, akustisch, taktil)
Schwitzen	Nervosität/Ängstlichkeit
Tremor	

Zudem sollte zur Prophylaxe einer Wernicke-Enzephalopathie im Alkoholentzug Thiamin gegeben werden, bei Vorliegen oder Verdacht immer parenteral.

Für die medikamentöse Therapie des Entzugssyndroms von anderen Drogen ist die Evidenzlage eingeschränkt. Evidenzbasierte Empfehlungen können daher nicht gemacht werden, die Therapie erfolgt symptomatisch.

15.5.2 Substitutionstherapie

Die substitutionsgestützte Behandlung ist wissenschaftlich gut evaluiert und stellt in allen einschlägigen Leitlinien die Therapie der Wahl mit hohem Empfehlungsgrad bei Opioidabhängigkeit dar. Die substitutionsgestützte Therapie führt nicht nur zu einer besseren Compliance mit dem Behandlungsprogramm, niedrigeren Mortalitätsraten und einer verbesserten psychosozialen Einbindung, sondern auch zu einer geringeren Rückfallhäufigkeit bzgl. Straftaten (z. B. Saulle et al. 2017). Sie sollte auch im Maßregelvollzug angeboten werden.

Als Substitutionsmittel werden vor allem **Levomethadon** (Polamidon®) und **Buprenorphin** (Subutex®) verwendet, Letzteres liegt auch als Depotmedikation vor. Wenn Patienten bei Aufnahme bereits substituiert sind, sollte die Substitution i. d. R. mit demselben Stoff weitergeführt werden. In jedem Fall sollte die Therapie ausführlich mit dem Patienten besprochen werden. Beide Substitute haben Vor- und Nachteile. Buprenorphin hat weniger sedierende Eigenschaften und ist von daher mit einer aktiven Alltagsgestaltung (Arbeit, Ausbildung) oft besser kompatibel. Außerdem hat Buprenorphin eine größere therapeutische Breite. Patienten berichten über einen „klareren Kopf" im Vergleich zu Methadon, wobei dies aber nicht von allen Patienten als Vorteil empfunden wird. In jedem Fall ist ein Therapievertrag zu vereinbaren, der auch Konsequenzen bei Beikonsum beinhaltet.

15.5.3 Anticraving und sonstige Medikamente

Bei der medikamentösen Unterstützung einer längerfristigen Abstinenz von Alkohol liegt relativ gute Evidenz für die Substanzen Acamprosat, Naltrexon und Nalmefen vor. Als Teil eines Gesamtbehandlungsplans können sie die Wahrscheinlichkeit bzw. die Schwere von Rückfällen vermindern:

- Der Wirkmechanismus von **Acamprosat** ist noch nicht eindeutig geklärt, wahrscheinlich dämpft es die Effekte des Botenstoffs Glutamat und trägt so zu einem verringerten Craving bei. Acamprosat soll bei mittel- bis schwerer Alkoholabhängigkeit eingesetzt werden und zeigt einen mittelgradigen Effekt im Hinblick auf Rückfälligkeit bis zu 12 Monate nach Beginn der Behandlung.
- Der Opioidrezeptorantagonist **Naltrexon** wird bei derselben Indikation eingesetzt, eine klare Überlegenheit der einen oder anderen Substanz konnte bislang nicht gezeigt werden. Beide Substanzen können auch kombiniert werden.
- **Nalmefen** ist ein weiterer Opioidrezeptorantagonist mit zunehmender, verbesserter Evidenzlage; hier erfolgt die Einnahme bei Bedarf mit dem Ziel einer Trinkmengenreduktion, nicht notwendigerweise von Abstinenz.

Anders als die bisher beschriebenen Substanzen führt **Disulfiram** (Antabus®) nicht zu einer Verringerung des Verlangens nach Alkohol, sondern zu aversiven Effekten wie z. B. bei gleichzeitigem Konsum. Die Evidenz ist weniger umfangreich als bei den Anticraving-Medikamenten, und eine Behandlung mit Disulfiram kommt nur bei stark abstinenzmotivierten Patienten infrage, wenn andere Behandlungsansätze nicht erfolgreich waren. Die Behandlung ist off-label, das Medikament wird in Deutschland inzwischen nicht mehr hergestellt.

15.6 Psychotherapeutische Behandlung

15.6.1 Evidenz

Systematische Reviews, welche die Ergebnisse randomisierter Studien zu Therapien für Straffällige mit substanzbedingten Störungen zusammenfassen, zeigen eine begrenzte Evidenzlage. McMurran (2007) fand die beste Evidenz sowohl im Hinblick auf Drogenrückfälle als auch bzgl. erneuter Straftaten für therapeutische Gemeinschaften und kognitive Verhaltenstherapie. Nicht wirksam waren reine Verhaltenstherapie, „Boot Camps" und Gruppenberatung. In einem Cochrane-Review (Perry et al. 2019a) wurden Interventionen für Straffällige mit substanzbedingten Störungen und zusätzlichen anderen psychischen Störungen untersucht. Auch hier fanden sich eine Wirksamkeit therapeutischer Gemeinschaften sowie schwache Effekte für interpersonelle Therapie, kognitive Verhaltenstherapie und Motivational Interviewing im Hinblick auf erneute Straffälligkeit und Inhaftierung. In einem ähnlichen Cochrane-Review zu Interventionen für straffällige Frauen mit substanzbezogenen Störungen (Perry et al. 2019b) fand sich nur für die kognitive Verhaltenstherapie ein positiver Effekt.

Diese etwas ernüchternden Ergebnisse bedeuten jedoch nicht, dass alle anderen Interventionsformen unwirksam sind; vielmehr fehlt es oft an methodisch hochwertigen Studien in der relevanten Patientengruppe. Bei der Konzeptualisierung eines Behandlungsprogramms sollten Verfahren mit guter Evidenzlage auf jeden Fall aufgenommen werden, jedoch können durchaus auch andere Therapieformen einbezogen werden.

15.6.2 Motivational Interviewing

Das Motivational Interviewing (Miller und Rollnick 2015) ist eine spezielle Form der Gesprächsführung, die der Überwindung von Veränderungsambivalenz und der Erarbeitung konkreter Veränderungsziele dient. Sie spielt vermehrt zu Beginn der Behandlung eine Rolle. Dabei ist die Veränderungsmotivation als dimensionales, nicht als Entweder-oder-Konstrukt zu betrachten. Dies kann man

sich im nichtklinischen Bereich verdeutlichen: Auch die Motivation, Sport zu treiben oder sich gesund zu ernähren, unterliegt Schwankungen.
Die Grundhaltung des MI umfasst:

- Partnerschaftlichkeit zwischen Patient und Therapeut (kooperative, patientenzentrierte Beziehungsgestaltung)
- Evokation der Ressourcen und der Veränderungsmotivation (durch den Therapeuten), die der Patient mitbringt
- Autonomie des Patienten hervorheben und achten

Ziel ist es, die intrinsische Motivation zu stärken und extrinsische Motive immer weiter in den Hintergrund treten zu lassen. Um die Veränderungsmotivation zu fördern und konkrete Veränderungsziele zu planen, werden die folgenden Prinzipien (nach Arkowitz et al. 2010) angewandt:

- Empathie (Perspektive des Patienten einnehmen und verstehen – auch die Veränderungsambivalenz)
- Diskrepanzen zwischen dem Istzustand und den Zielen des Patienten entwickeln (durch Herausarbeitung und Bewusstmachung)
- Mit dem Widerstand gehen (Verständnis des Therapeuten für die Vorteile des Istzustands)
- Förderung der Selbstwirksamkeit (um beim Patienten Zuversicht bzgl. seiner angestrebten Veränderung zu fördern)

15.6.3 Sozio-Milieutherapie

Unter Sozio-Milieutherapie versteht man die gezielte Auseinandersetzung mit dem „Normalen im Hier und Jetzt" (Psychiatrie Dienste Süd 2021). Dazu gehört die Beschäftigung mit alltäglichen Bedürfnissen, Regeln und Notwendigkeiten, Möglichkeiten und Einschränkungen in verschiedenen Bereichen, im Wahrnehmen von Rechten und im Erfüllen von Pflichten, in der Beziehungsgestaltung u. v. m. (Psychiatrie Dienste Süd 2021). Die Umsetzung erfolgt zumeist von Pflegekräften im Stationsalltag. Wesentliches Ziel ist ein stabiles Zusammenleben in der Patientengruppe, das durch respektvollen Umgang geprägt ist. Weitere sozio-milieutherapeutische Behandlungsziele sind individuell sehr unterschiedlich. Sie können von regelmäßiger Körperhygiene bis zu angemessener zwischenmenschlicher Kommunikation reichen. Wesentlich sind außerdem Alltagsaktivitäten wie das Zubereiten von Mahlzeiten, das Einhalten der Tagesstruktur sowie Ausführungen und Ausgänge im Rahmen der Lockerungserprobung. Dabei sind die Fokussierung auf problematisches Verhalten, das eingedämmt werden soll, und die Orientierung auf die Ressourcen des Patienten gleichrangig.

Die Sozio-Milieutherapie bildet die Basis und den Rahmen für alle weiteren Therapieformen. So sollte man sich immer wieder verdeutlichen, dass die Station das vorübergehende „Zuhause" der Patienten ist. Hier leben sie mit anderen Patienten lange Zeit zusammen, hierhin kommen sie nach einem aufwühlenden Einzelgespräch zurück, erfahren dort, dass ihr Besuch nicht erscheint etc. Hier finden die meisten Krisen statt.

15.6.4 Einzeltherapie

Psychologische Einzelgespräche bilden in den meisten Fällen die Basis der Kriminaltherapie. Hier sollen Ideen und Anregungen für konkrete Interventionen gegeben werden.

Herausarbeitung des hypothetischen Zusammenhangs zwischen Delinquenz, Sucht- und Persönlichkeitsentwicklung

Die Herausarbeitung dieses Zusammenhangs ist die Basis für die Risikokonzeptualisierung und damit die Grundlage für die Entwicklung des Behandlungsfokus i. S. der Rückfallprävention. Eine Möglichkeit besteht darin, diesen Zusammenhang mit einer Timeline zu visualisieren (➤ Box 15.4).

BOX 15.4

Timeline

- Setting: Einzel, zu Beginn des psychotherapeutischen Prozesses
- Dauer: mehrere Sitzungen
- Materialien: Flipchart-Marker und Flipchart-Papier
- Zusätzliche Unterlagen: aktueller Bundeszentralregisterauszug, ausführliche Anamnese, Epikrisen/Informationen von Vorbehandlungen und Unterbringungen, ggf. Gutachten

- Ziel: Erarbeitung des Zusammenhangs von biografischen Aspekten, Delinquenz und Abhängigkeitsentwicklung zur Klarifizierung, Problemaktualisierung und als Grundlage für die Risikokonzeptualisierung
- Zu vermeiden: Vorwürfe, reines „Gegenüberstellen", Evozieren von Scham
- Durchführung:
  – *Phase 1 (Einführung):* Dem Patienten werden Ziel, Grundlagen (Offenheit, Kooperativität, konstruktives Arbeiten) und der zeitliche Umfang erklärt.
  – *Phase 2 (Durchführung):* Zu den drei Themen „Sucht", „Delinquenz" und „biografische Aspekte" werden nach und nach Informationen gesammelt und wesentliche Punkte chronologisch geordnet und gemeinsam visualisiert. Dabei sollte die Timeline die gesamte bisherige Lebenszeit abbilden. Häufig gelingt es nicht, nur aus den Erinnerungen des Patienten eine Timeline zu erstellen. Hier ist die Hinzunahme der o. g. Akten hilfreich.
  – *Phase 3 (Auswertung):* Die visualisierte Darstellung wird gemeinsam reflektiert (mögliche Auffälligkeiten, Zusammenhänge, kritische Phasen etc.).
  – *Phase 4 (Konsensbildung):* Ein Konsens über den hypothetischen Zusammenhang wird erreicht.

Klarifizierung des Ausmaßes und der Auswirkungen der Substanzproblematik

Gerade zu Beginn der Maßregelbehandlung ist oft nicht ganz deutlich, welches Ausmaß und welche konkreten Auswirkungen die Substanzproblematik des Patienten hat. Einen ersten Eindruck erhält man i. d. R. bei der Sichtung der Vorbefunde und Gutachten sowie bei der Exploration zur Aufnahme. Um den Patienten zu verstehen, seine Ambivalenz bzgl. lebenslanger Abstinenz nachvollziehen zu können und das Problem des Substanzkonsums zu aktualisieren, kann man die folgenden Interventionen anwenden (➤ Box 15.5).

BOX 15.5

Visualisierung des süchtigen Alltags

- Setting: Einzel, in jeder Phase des psychotherapeutischen Prozesses möglich
- Dauer: mehrere Sitzungen
- Materialien: DIN-A3-Papier und Stift, Flipchart-Marker und Flipchart-Papier
- Ziel: Klarifizierung der Auswirkungen der Substanzproblematik auf den Alltag, Problemaktualisierung, Stärkung der Abstinenzbereitschaft
- Zu vermeiden: Vorwürfe, Evozieren von Scham, Evozieren von Rechtfertigungen
- Durchführung:
  – *Phase 1 (Einführung):* Dem Patienten werden Ziel, Grundlagen (Offenheit, Kooperativität, konstruktives Arbeiten) und der zeitliche Umfang erklärt.
  – *Phase 2 (Visualisierung typischer Tagesablauf):* Anhand einer Timeline (24 Stunden) wird ein typischer Tag (extramural) detailliert visualisiert.
  – *Phase 3 (Übertragung der Erkenntnisse in ein Tortenmodell):* Die Zeitabschnitte aus der Timeline, die etwas mit der Substanzproblematik zu tun haben, werden in eine 24-Stunden-Tortengrafik übertragen. Dabei empfiehlt sich, zunächst nur Konsumzeiten einzutragen, danach Zeiträume der Beschaffung und dann Zeiträume, die gebraucht wurden, um sich von den Folgen des Konsums zu erholen. Zum Schluss sollen auch Zeiträume eingetragen werden, in denen der Patient nüchtern war.
  – *Phase 4 (Auswertung):* Reflexion des Zeitaufwands für den Substanzkonsum und der Folgen, Abgleich des damaligen Alltags mit den aktuellen Zielen; Herausarbeitung der Diskrepanz

Stärkung der Achtsamkeit bezüglich Rückfälligkeit

Wenn Patienten kurz vor der Entlassung stehen, kommt es mitunter vor, dass sie ihr individuelles Rückfallrisiko unterschätzen. Gerade zu diesem Zeitpunkt sollten das Wissen und die Fertigkeiten rund um das Thema **Rückfallprophylaxe** wiederholt und ins Bewusstsein zurückgeholt werden. Nach unserer Erfahrung passiert es immer wieder, dass diese Themen dann nicht mehr ernst genommen werden, weil der psychotherapeutische Prozess im engeren Sinne abgeschlossen ist und Praktikum, Wohnungssuche etc. im Vordergrund stehen.

Zur Erhöhung der Achtsamkeit und Stärkung des Problembewusstseins kann man die Wiederholung der Rückfallprophylaxe mit der Intervention „Abschiedsbrief" einleiten. Sie kann auch der aktiven Distanzierung von Konsum und damit der Festigung der Abstinenzabsicht dienen. Des Weiteren können die auf den Patienten zukommenden Motivationsschwankungen bzgl. der Abstinenz thematisiert und Bewältigungsmöglichkeiten wiederholt und gefestigt werden.

Bei dieser Intervention bekommt der Patient die therapeutische Hausaufgabe, einen persönlichen Abschiedsbrief an seine Haupt- bzw. Lieblingsdroge zu schreiben (➤ Box 15.6). Im nächsten Einzelgespräch werden der Entstehungsprozess des Briefes und der Inhalt reflektiert. Daraufhin schreibt der Therapeut (handschriftlich) einen Antwortbrief aus Sicht der Substanz, der im darauffolgenden Einzelgespräch ausgehändigt und reflektiert wird.

BOX 15.6

Beispiel für einen Abschiedsbrief

Hallo Heroin,
ich schreibe dir, weil ich nichts mehr mit dir zu tun haben will. Ich musste jetzt 2 Jahre in die Forensik und vorher noch in den Knast. Das reicht mir jetzt.
Wegen dir habe ich auch Hepatitis. Mir ist auch jetzt erst klar geworden, wie viel Zeit ich mit dir verbracht habe und dass sich mein ganzes Leben nur um dich gedreht hat. Den ganzen Tag klauen, das Zeug verkaufen und dann zum Dealer. Und am nächsten Tag ging's so weiter. Ich will so nicht mehr leben. Ich bin jetzt schon lange Zeit clean und will es auch bleiben. Mir geht es so gut wie schon lange nicht mehr.
Also tschüss,
Micha

Rückantwort
Lieber Micha,
ich habe vor Kurzem deinen Brief bekommen. Soll das ein Abschiedsbrief sein? Nach so langer gemeinsamer Zeit? Vor allem die letzten Jahre waren wir doch jeden Tag zusammen. Ich glaube nicht, dass es dir so gut geht, wie du schreibst. Denk doch mal an die schönen Momente, die wir zusammen hatten. Klar, du hast jetzt Hepatitis, aber müssen wir nicht alle mal sterben?
Wir haben uns jetzt lange nicht gesehen, aber bald kommst du ja raus. Wir können uns ja erstmal heimlich treffen. Was hältst du davon?
Ich lass mich nicht so einfach abservieren. So leicht wird das nicht, mein Lieber. Ich werde warten und meine Chance bekommen. Im Moment vermisst du mich vielleicht nicht, aber glaub' mir, irgendwann wirst du mich herbeisehnen, weil mit mir alles viel leichter war.
Bis hoffentlich bald!
Dein Heroin

15.6.5 Gruppentherapie

Gruppeninterventionen zur Rückfallprophylaxe

Wesentlicher Bestandteil der Behandlung von Patienten mit substanzbezogenen Störungen (auch in der Forensischen Psychiatrie) sind spezielle Gruppen, die sich mit der Abhängigkeitserkrankung, deren Verlauf und dem möglichen Rückfallgeschehen auseinandersetzen.

Für die Durchführung empfehlen sich manualisierte Programme wie z. B. das *RÜCKFALLPROPHYLAXE-TRAINING* (RPT; Klos und Görgen 2020). Die Ziele solcher Gruppeninterventionen sind (s. Wittmann und Milin 2017):

- Patienten mit substanzbezogenen Störungen zu Experten der eigenen Erkrankung zu machen,
- Rückfällen vorzubeugen und
- einen angemessenen Umgang mit möglichen Rückfällen zu entwickeln.

Methodisch bedienen sich die Programme unterschiedlicher Vorgehensweisen. Hauptbestandteile sind die Wissensvermittlung, eine verbesserte Selbsteinschätzung und die Erarbeitung und Einübung von Bewältigungsstrategien (im Umgang mit Suchtdruck, mit einem Rückfall etc.).

Praxishinweis

Nach unserer Erfahrung werden diese Gruppen sehr gut von den Patienten angenommen. Eine Herausforderung stellt die Übertragung in den Alltag dar. Von daher ist es wichtig, dort vermitteltes Wissen auch im Stationsalltag immer wieder aufzugreifen (z. B. bei Suchtdruck an die erarbeiteten Strategien erinnern und den Patienten anhalten, diese Strategien anzuwenden und nachzubesprechen). Eine Schulung aller an der Behandlung beteiligten Mitarbeiter in den vermittelten Modellen ist daher ratsam.

Training sozialer Kompetenzen

Um Rückfälligkeit in Substanzkonsum und Kriminalität zu verhindern bzw. zu minimieren, ist es erforderlich, Schutzfaktoren aufzubauen. Zu diesen Schutzfaktoren gehören soziale Kompetenzen. Für das Gruppensetting können auch hier manualisierte Trainings wie z. B. das *Gruppentraining sozialer Kompetenzen* (GSK, Hinsch und Pfingsten 2015) hilfreich sein. Mittlerweile wird auch verstärkt auf die emotionalen Kompetenzen z. B. mit dem *Sozialen und emotionalen Kompetenztraining* (SEKT; Friedenstab 2013) abgehoben.

15

Hauptziel dieser Trainings ist es, unsicheres und aggressives Verhalten abzubauen und selbstsicheres Verhalten aufzubauen. Um dies zu erreichen, werden häufig drei Bereiche behandelt: Beziehungen auf Augenhöhe (z. B. problematische Situationen in der Partnerschaft), eigene Bedürfnisse/Wünsche an andere heranzutragen, die auch ablehnen können (z. B. Situationen mit Vorgesetzten), und Recht durchzusetzen (z. B. bei einer Reklamation). Hierzu werden Selbstsicherheit, der Umgang mit Gefühlen und Problemlösefertigkeiten adressiert. Im SEKT wird außerdem der Problemtyp *Versuchungen widerstehen* (speziell für Patienten mit Substanzproblematik) behandelt.

Praxishinweis

Wie bei vielen anderen Trainings werden Handlungsalternativen insbesondere von dissozial strukturierten Patienten häufig schlecht angenommen. Deshalb ist es umso wichtiger, die vermittelten sozialen Kompetenzen auch in den anderen Therapieformen und im Stationsalltag „abzufordern" und sich gleichzeitig als Mitarbeitende der eigenen Vorbildfunktion bewusst zu sein.

Stationsgruppen

Da die meisten forensischen Patienten über lange Zeit im Maßregelvollzug untergebracht sind und außerdem reine Trainings nicht ausreichen, um einen Behandlungserfolg herbeizuführen, ist es ratsam, in den jeweiligen Wohngruppen interne Gruppen anzubieten, die z. B. auch aktuelle Probleme im Zusammenleben thematisieren.

Psychotherapeutische Gruppen

Zusätzlich zu anderen Interventionen ist eine mindestens wöchentliche stationsinterne Gruppentherapie ratsam. Bei der Umsetzung im Maßregelvollzug stellt die mitunter sehr heterogene Klientel eine besondere Herausforderung dar. Je nach Behandlungsdauer und Störungsspezifität müssen Struktur und Inhalt angepasst werden.

Auf **Aufnahmestationen** ist ein strukturiertes, eher edukatives und gleichzeitig niedrigschwelliges Angebot zu empfehlen. Inhalte könnten z. B. die Einführung in und Erklärungen zur Maßregelunterbringung, die Auseinandersetzung mit der eigenen substanzbezogenen Störung und das Gruppenleben im Allgemeinen sein. Im Rahmen der Gruppentherapie müssen viele Patienten zunächst erst einmal lernen, mit anderen ins Gespräch zu kommen und angemessen zu kommunizieren.

Auf den **Therapiestationen** spielt vermehrt die Störungsspezifität eine Rolle. Unabhängig davon, ob die Gruppen themenspezifisch oder zieloffen geführt werden, sollte immer genügend Raum für Probleme im Hier und Jetzt sein: „Störungen gehen vor". Dadurch lernen die Patienten, Probleme anzusprechen. Außerdem können so ungünstige Entwicklungen in der Gruppendynamik aufgefangen werden. Nach unserer Erfahrung eignet sich dieses Setting (neben dem Einzelsetting) auch, um problematisches Verhalten, Vorkommnisse und Krisen aufzuarbeiten. Sind mehrere Patienten in die genannten Problematiken involviert, kann eine Erhöhung der Sitzungsfrequenz zielführend sein.

Möchte ein Patient ein spezielles Thema in der Gruppe bearbeiten, ist Vorbereitung darauf gefragt. Wenn er z. B. seinen Suchtverlauf oder einen Rückfall in der Gruppe vorstellen und bearbeiten möchte, sollte dies ausführlich im Einzelsetting vorbereitet werden. Geklärt werden sollte, was und in welchem Umfang thematisiert wird, welche Unterstützung er sich vom fallführenden Therapeuten wünscht und ob diese Wünsche erfüllt werden können, wie er mit kritischen Äußerungen von Mitpatienten umgehen kann, welche Subthemen ihn verletzen, frustrieren oder andere negative Affekte auslösen könnten etc.

Praxishinweis

Die Gruppendynamik kann (vor allem bei Spezialisierung der Stationen) sehr unterschiedlich sein. So ist es bei Gruppen, deren Teilnehmer vor allem emotional-instabil und/oder impulsiv strukturiert sind, wichtig, die Sitzung zu strukturieren, den Themenfokus und die Uhr nicht aus den Augen zu verlieren und darauf zu achten, dass alle zu Wort kommen können. Bei Gruppen, deren Teilnehmer eher dissozial strukturiert sind und viel Hafterfahrung haben, trifft man mitunter auf eine „dissoziale Wand". Hier ist eher die Arbeit an diesem Widerstand gefragt.

Pflegerische Gruppen

Neben Trainings (z. B. Skills-Gruppe und Achtsamkeits-Gruppe aus der DBT) und sozio-milieutherapeutischen Gruppen (z. B. Kochgruppen) können psychotherapiebegleitende pflegerisch angeleitete Gruppen angeboten werden. So hat sich in unserer Klinik z. B. die sog. *Reflexionsgruppe* etabliert, die einmal wöchentlich stattfindet. Ziele sind der Aufbau und die Steigerung der Selbstreflexion mit Vorlieben und Abneigungen, die Übernahme von Eigenverantwortung und das Setzen selbstgewählter kurzfristiger Behandlungsziele. Dazu werden die Patienten angehalten, ihre Erlebnisse, den Inhalt der Therapieangebote und ihr eigenes Befinden in der vergangenen Woche zu reflektieren. Individuelle Wochenziele werden benannt und schriftlich festgehalten, um sie in der nächsten Reflexionsgruppe zu evaluieren.

15.6.6 Spezielle Therapieformen

Reasoning & Rehabilitation Program (R&R)

Das R&R-Training eignet sich auch sehr gut für den Einsatz im Maßregelvollzug nach § 64 StGB. So helfen z. B. die Problemlösefertigkeiten, die Verhaltensmöglichkeit, Konsum genauer zu betrachten, die positiven und negativen Konsequenzen abzuwägen und diese wiederum mit dem individuellen übergeordneten Ziel, z. B. der Abstinenz, abzugleichen. Die vermittelten sozialen Fertigkeiten und die Schulung des Urteilsvermögens können z. B. die Ablehnung von Konsumangeboten erleichtern, der verbesserte Umgang mit Emotionen kann Suchtdruck vorbeugen.

Fallbeispiel

Ein Patient, der mehrfach abhängig und u. a. wegen schwerer Gewaltdelikte mehrfach inhaftiert war, berichtete nach der Wiederaufnahme aus der 6-monatigen Zwischenvollstreckung (er hatte vor seiner Verlegung in die JVA in unserer Klinik das R&R-Training absolviert):

„Ich habe keine Angst vor der Haft gehabt, weil ich abstinent bleiben wollte. Für einige Wochen war ich zusammen mit einem alten Bekannten in einem Haftraum untergebracht. Das war ein Kiffer. Dem habe ich gleich gesagt, dass ich nicht im gemeinsamen Haftraum kiffen kann, weil ich clean bleiben will." Auf Verhandlungsversuche des Mitinhaftierten sei er nicht eingegangen, sodass dieser tatsächlich nicht im Haftraum konsumiert habe. „Ich habe dann von mir aus Tagesstruktur gesucht, um nicht den ganzen Tag auf der Zelle zu sitzen. Dreimal wöchentlich habe ich z. B. Tischtennis gespielt und auch gleich ein Arbeitsangebot angenommen." Bei der internen Verlegung habe der Patient beim Aufnahmegespräch mit der JVA-Beamtin gleich geäußert, dass er „clean bleiben" und nicht in einen Bereich verlegt werden wolle, der für Substanzkonsum von Inhaftierten bekannt war. Er schilderte, dass es „immer wieder ein Kampf gewesen" sei. „Aber ich habe mir immer wieder gesagt: Das wird schon."

Der Patient habe sich vor der Zwischenvollstreckung wochenlang auf die kommende Situation vorbereitet, einen Plan gemacht und darüber nachgedacht, was in dieser JVA möglich ist. „Mein Ziel ist es gewesen, mich nicht wieder an Haftverhalten zu gewöhnen, sondern zu bleiben, wie ich bin. Wenn ich mich beschissen fühlte, habe ich mich selbst wieder aufgebaut und mir vor Augen gehalten, dass ich mich aufgeben würde, wenn ich wieder anfange zu konsumieren."

DBT-Sucht

Eine Sonderform der DBT stellt die DBT-Sucht (DBT-S; Linehan et al. 1999, 2002, 2006; Dimeff und Linehan 2008; Kienast 2013) dar. Sie ist für Patienten mit einer Borderline-Störung und komorbider Substanzgebrauchsstörung konzipiert. Dabei wurde die DBT um suchttherapeutische Verfahren, das Konzept der „dialektischen Abstinenz" und spezielle „Attachmentstrategien" erweitert. Inzwischen ist auch die erste deutschsprachige Version in Buchform speziell zur DBT-S erschienen (Zimmermann et al. 2021). Das bisherige Modul *Umgang mit Sucht* (Kienast 2013) betont die dialektische Grundhaltung *Arbeit am Commitment zur Abstinenz vs. Arbeit mit Rückfällen.* Die

Methoden der Standard-DBT werden an das zusätzliche Ziel der Abstinenz angepasst. So umfasst die Therapiezielhierarchie nun als übergeordnetes Ziel, ein drogenfreies, lebenswertes Leben aufzubauen. Die Teilziele umfassen entsprechendes hierarchisch geordnetes Verhalten. Die Attachmentstrategien (Bindung an die Therapie) wurden angepasst, bei der Anwendung der suchtspezifischen Skills wird betont, dass verstärkt Skills ausgewählt werden müssen, die frühzeitig bei beginnendem Craving angewendet werden können. Achtsamkeit (um frühzeitig Suchtdruck zu bemerken) steht im Vordergrund.

Expositionstraining

Die Exposition als verhaltenstherapeutische Methode der Stimuluskontrolle wird mitunter bei Patienten mit substanzbezogenen Störungen eingesetzt und ist somit auch für den Bereich der Maßregel nach § 64 StGB geeignet. Ziel ist es, eine belastende Situation zu erzeugen, die Suchtdruck auslöst, sich mit diesem Suchtdruck auseinanderzusetzen und erlernte Bewältigungsstrategien anzuwenden (Kandale und Rugenstein 2017). Je nach Indikation kann die Exposition in sensu oder in vivo, graduiert oder massiert erfolgen.

Um diese Technik anzuwenden, sollte der Patient schon länger in Therapie sein, eine stabile und belastbare Arbeitsbeziehung zum Einzeltherapeuten aufgebaut haben und motiviert sein, die Exposition durchzuführen. Grundlage für die Durchführung ist eine umfangreiche Vor- und Nachbereitung.

Vor einiger Zeit hat eine psychologische Kollegin eine graduierte Exposition in sensu angewandt, deren Planung hier vorgestellt werden soll. Für die genaue Durchführung einer Exposition wird auf entsprechende Lehrbücher (z. B. Zarbock 2019) verwiesen.

Fallbeispiel

Patient Z. mit den Diagnosen Mehrfachabhängigkeit mit den führenden Drogen Benzodiazepine, Opioide und Cannabis (F19.2) und einer dissozialen Persönlichkeitsstörung (F61.0); seit über 2 Jahren im Maßregelvollzug, wird substituiert; stabil abstinent bzgl. Beikonsum.

Ablauf

Einführung des Themas Exposition

Phase 1: Exposition im Rahmen des Einzelsettings

Eine Packung Diazepam wird für die Dauer von sieben Einzelgesprächen visuell präsentiert. Dann nimmt der Patient die Packung und die Blister in die Hand. Einführung und Überleitung in die nächste Phase.

Phase 2: Exposition im Stationsbereich

Nach Einführung des Plans bei den Pflegekräften und entsprechenden Sicherheitsvorkehrungen (z. B. gesicherte Möglichkeit, die Benzodiazepine im Patientenzimmer zu verwahren) beginnt die nächste Phase. Jede Stufe wird für eine Woche durchgeführt.

- **Stufe 1:** Dem Patienten wird eine Packung mit zwei Blistern à 10 Tbl. Diazepam (5 mg) zum Einschluss ausgehändigt und verbleibt bis zum Aufschluss beim Patienten. Morgens erfolgt die selbstständige Abgabe der Packung an das Pflegepersonal. Im Anschluss wird das Suchtdruck-Protokoll ausgefüllt und zeitnah nachbesprochen.
- **Stufe 2:** Der Patient erhält nun eine Packung mit zwei Blistern à 10 Tbl. Diazepam (5 mg). Ansonsten Vorgehen wie in Stufe 1.
- **Stufe 3:** Der Patient erhält eine Packung mit zwei Blistern à 10 Tbl. Diazepam (5 mg), die er eine Woche lang, sowohl am Tag als auch über Nacht, bei sich behält. Die Packung (inkl. Blister) muss er den Pflegekräften zweimal am Tag zeigen. Die Sichtung des Medikaments durch die Pflegekräfte wird jeweils in einer entsprechenden Tabelle abgezeichnet. Jeden Abend wird das Suchtdruck-Protokoll ausgefüllt und zeitnah nachbesprochen.

15.6.7 Besonderheiten im klinischen Alltag

Identifikation und Dokumentation von akuten Intoxikationen

Spätestens mit dem Aufkommen der sog. Neuen psychoaktiven Substanzen (NPS) stehen alle Institutionen, die Patienten mit substanzbezogenen Störungen behandeln oder betreuen, vor der Herausforderung, auch eine akute Intoxikation mit diesen Substanzen festzustellen. Die Substanzen kommen in zahlreichen chemischen Strukturen und physischen Formen vor (z. B. als Kräutermischung oder als geschmacks- und geruchsneutrale Flüssigkeit), was sowohl die Detektion als auch die Nachweisbarkeit erschwert.

Aufgrund der sich ständig ändernden chemischen Struktur können nur wenige Labore in Deutschland ein breites Spektrum dieser Substanzen nachweisen. Im klinischen Alltag hat dies zur Folge, dass Intoxikationen häufig nicht zeitnah durch toxikologische Befunde objektivierbar sind. Hinzu kommen ständig wechselnde Trägerstoffe (aufgrund der möglichen flüssigen Form dieser Substanzen), deren Identifikation bei Zimmerkontrollen fast unmöglich ist.

Um akute Intoxikationen zu identifizieren und weitere Maßnahmen einzuleiten, bleiben also häufig nur die Verhaltensbeobachtung und die Erhebung einiger Marker des neurologischen Status. Um die Verhaltensbeobachtung strukturiert durchzuführen und zu dokumentieren, gibt es Schulungen zu speziellen Beurteilungsbögen (z. B. *Beurteilungsbogen zum Erstkontakt Psychoaktive Beeinflussung* der Gesellschaft für betriebliche Suchtprävention und Gesundheitsförderung, www.aumprevention.com).

Praxishinweis

Aus unserer klinischen Praxis heraus empfehlen wir die strukturierte Dokumentation des Kontaktverhaltens, von körperlichen Auffälligkeiten, Auffälligkeiten der Augen und der Pupillen, im Gesicht, in der Mimik und in der Sprache, aber auch Beobachtungen zu Bewusstsein und Aufnahmefähigkeit, Gang, Bewegung und Koordination.

Kontrollen

Um der Aufgabe der Sicherung zu entsprechen, ein geordnetes Zusammenleben und die Sicherheit von Personal und Patienten zu gewährleisten, sind Kontrollen notwendig. Hierzu zählen z. B. Kontrollen auf gefährliche Gegenstände vor dem Hofgang oder nach der Ergotherapie und vor und nach Ausgängen. Diese Routinekontrollen werden bei individuellen Anlässen intensiviert.

Zimmerkontrollen und Screenings auf Substanzkonsum sollten (auch ohne Verdachtsmoment) regelmäßig durchgeführt werden. Dabei sollte darauf geachtet werden, dass der Zeitpunkt nicht berechenbar ist. Zu Zimmerkontrollen gehören neben der Durchsuchung der Patientenzimmer auch die Durchsuchung von Räumen, die allen Patienten zugänglich sind (z. B. Küche, Tagesraum, Waschmaschinenraum). Daneben ist die regelmäßige Kontrolle von Therapiebereichen und der dazugehörigen Räume (z. B. frei zugängliche Toiletten) ratsam.

Unserer Erfahrung nach haben sich bei den Kontrollen von akuter Substanzintoxikation die Atemalkoholkontrolle und die Urinkontrolle (bei illegalen Substanzen) bewährt. Zur Darstellung chronischen Konsums empfiehlt die S3-Leitlinie die Bestimmung von Ethylglucuronid (EtG) bzw. Phosphatidylethanol (PEth) im Urin bzw. in Haaren (Nachweisbarkeit von Tagen bzw. Wochen bis zu Monaten) (AWMF 2021). Diese Methoden sind vor allem in der ambulanten Nachbetreuung im Rahmen der Führungsaufsicht von Bedeutung.

Umgang mit Suchtdruck

Für Patienten mit substanzbezogenen Störungen ist es sehr schwierig, Suchtdruck zu widerstehen. Bei Suchtdruck (Craving) handelt es ich um das starke Verlangen, die Substanz zu konsumieren.

Je nach therapeutischem Ansatz (z. B. RPT, DBT-S) unterscheiden sich die Erklärungsmodelle, Techniken und Bewältigungsfertigkeiten. Generell empfiehlt sich aber folgendes Vorgehen (ob im Einzel- oder Gruppensetting), das hier sehr verkürzt dargestellt ist:

1. Einführung des Themas Suchtdruck
2. Reflexion der Erfahrungen des Patienten und des Wissens zu diesem Thema

3. Vorbereitung des Patienten darauf, dass dieses Phänomen zu erwarten ist
4. Erklärung (und damit auch Stärkung der Selbstwirksamkeitserwartung), dass Suchtdruck unterschiedlich stark auftreten kann und zeitlich begrenzt ist
5. Vermittlung von Bewältigungsstrategien (z. B. aus dem RPT: die Situation verändern oder verlassen; Ablenkung suchen; Kontakt mit anderen Menschen suchen, um den Suchtdruck anzusprechen und auszuhalten)
6. Auswahl und Erarbeitung der für den Patienten passenden Bewältigungsstrategien
7. Einüben der Bewältigungsstrategien in relevanten Situationen (häufig kombiniert mit entsprechenden Protokollen zu Gedanken, Gefühlen, körperlichen Reaktionen und Verhalten)
8. Fortlaufende Thematisierung des Suchtdrucks in den Einzelkontakten

Aufarbeitung eines intramuralen Vorfalls/Rückfalls

In der Maßregelbehandlung nach § 64 StGB gehört der Umgang mit intramuralem Substanzkonsum zur Routine. Das Spektrum des Patientenverhaltens reicht von stabiler Abstinenz über eigeninitiativ angesprochenen Konsum bis hin zum wiederkehrenden Verdacht des Konsums ohne objektivierbare Nachweise, zum Abstreiten positiver Drogenscreenings und massiertem Konsum.

Bei Nachweis einer Intoxikation durch einen toxikologischen Befund empfiehlt sich aus unserer Sicht folgende Vorgehensweise. Wenn der Patient nach Konfrontation mit dem positiven Befund einräumt, die betreffende Substanz konsumiert zu haben, sollte dies verbal positiv verstärkt werden. Im Einzelsetting sollte dieses Problemverhalten zeitnah thematisiert und bearbeitet werden. Für eine erfolgreiche Bearbeitung sind die Kooperation und Offenheit des Patienten gefragt. Zunächst sollte geklärt werden, ob der Patient noch an seinem Ziel, abstinent zu sein, festhält. Falls er dies bejaht, geht es im nächsten Schritt darum, zeitnahen erneuten Konsum zu verhindern. Neben verstärkten Kontrollen und anderen Maßnahmen (z. B. Rückstufung des Lockerungsstatus) können therapeutische Mittel eingesetzt werden, die ihm z. B. mehr Eigenverantwortung abverlangen. So kann man einen Abstinenzvertrag mit dem Patienten schließen und mit ihm absprechen, welche Mitpatienten oder Situationen er meiden sollte etc.

Zur Aufarbeitung hat sich ein Vorgehen nach dem verhaltenstherapeutischen SORKC-Schema bewährt. Je nach therapeutischem Ansatz kann dies klassisch über die Mikroanalyse (klassische Verhaltenstherapie) oder z. B. mithilfe einer Verhaltensanalyse aus der DBT erfolgen. Ist das situative Konsumverhalten (auch vor dem Hintergrund der Lebensgeschichte) analysiert, sollte die individuelle Rückfallprophylaxe erarbeitet (oder wiederholt) werden. Oft bietet sich auch eine abschließende Aufarbeitung in der Gruppentherapie an, die der Patient gemeinsam mit seinem Therapeuten gut vorbereiten sollte (➤ Kap. 15.6.5, *Psychotherapeutische Gruppen*).

Sonderfall: Dealer

Wir haben vielfach die Erfahrung gemacht (Ausnahmen bestätigen natürlich die Regel), dass Patienten, die wegen Handels mit Betäubungsmitteln eingewiesen werden, bezüglich der therapeutischen Ansprechbarkeit eine besondere Herausforderung darstellen.

Häufig sind diese Patienten nicht schwer abhängig, und auch komorbid gibt es oftmals kaum Auffälligkeiten. An den Stationsalltag passen sie sich zumeist rasch an, nehmen alle Therapieeinheiten wahr und verhalten sich gegenüber Mitarbeitern und Mitpatienten freundlich und respektvoll. Vor diesem Hintergrund bringen sie oft kaum Leidensdruck mit. Somit ist der Aufbau einer Veränderungsmotivation recht schwierig, insbesondere die Abschwächung extrinsischer Motive hin zu intrinsischer Motivation. Dieses Phänomen ist nachvollziehbar: Nicht selten hatten die Patienten ein gutes psychosoziales Funktionsniveau, ein soziales Netzwerk auch jenseits einer süchtigen Subkultur, viel Geld und Anerkennung in der Szene, eine Wohnung, ein Auto etc.

Das Festhalten an dieser Lebensform bringt also oberflächlich betrachtet „nur Vorteile". Die Herausarbeitung des Behandlungsfokus ist demzufolge schwierig. Offensichtliche Verhaltensrückfälle (z. B. aggressives Verhalten bei impulsiven Patienten), die bearbeitet werden können, sind zumeist nicht zu beobachten. Eine Ausnahme bildet der intramurale

Handel mit Betäubungsmitteln, der jedoch eher die Erledigung der Maßregel zur Folge haben sollte.

Behandlungsziele bei dieser speziellen Klientel könnten sein:

- Senkung der eigenen Ansprüche (vor allem finanziell)
- Erreichen von Anerkennung im prosozialen Bereich
- Ein prosoziales, lebenswertes Leben ohne anhaltende Furcht vor Entdeckung durch die Polizei
- Ein prosoziales, lebenswertes Leben ohne anhaltende Furcht, selbst Opfer von Straftaten (z. B. Rivalität mit anderen Dealern, Raub von Geld oder Drogen) zu werden
- Leben in Freiheit (keine erneute Inhaftierung)

LITERATUR

Amelang M, Schmidt-Atzert L. Psychologische Diagnostik und Intervention. 4. A. Berlin, Heidelberg: Springer 2006.

Arkowitz H, Westra HA, Miller WR, Rollnick S. Motivierende Gesprächsführung bei der Behandlung psychischer Störungen. Weinheim: Beltz 2010.

Atzendorf J, Rauschert C, Seitz NN, et al. The use of alcohol, tobacco, illegal drugs and medicines – an estimate of consumption and substance-related disorders in Germany. Dtsch Arztebl Int 2019; 116: 577–584.

AWMF – Arbeitsgemeinschaft der Wissenschaftlichen Medizinischen Fachgesellschaften, Deutsche Gesellschaft für Psychiatrie und Psychotherapie, Psychosomatik und Nervenheilkunde (DGPPN), Deutsche Gesellschaft für Suchtforschung und Suchttherapie e.V. (DG-SUCHT) (Hrsg.). S3-Leitlinie „Screening, Diagnose und Behandlung alkoholbezogener Störungen", 2021; www.awmf.org/leitlinien/detail/ll/076-001.html (letzter Zugriff: 15.6.2021).

Beesdo-Baum K, Zaudig M, Wittchen H-U. Strukturiertes Klinisches Interview für DSM-5® – Klinische Version: SCID-5-CV. Deutsche Bearbeitung des Structured Clinical Interview for DSM-5® Disorders – Clinician Version von First MB, Williams JBW, Karg RS, Spitzer RL. 1. A. Göttingen: Hogrefe 2019a.

Beesdo-Baum K, Zaudig M, Wittchen H-U. Strukturiertes Klinisches Interview für DSM-5® – Persönlichkeitsstörungen: SCID-5-PD. Deutsche Bearbeitung des Structured Clinical Interview for DSM-5® – Personality Disorders von First MB, Williams JBW, Smith Benjamin L, Spitzer RL. 1. A. Göttingen: Hogrefe 2019b.

BfArM – Bundesinstitut für Arzneimittel und Medizinprodukte im Auftrag des Bundesministeriums für Gesundheit (BMG) unter Beteiligung der Arbeitsgruppe ICD des Kuratoriums für Fragen der Klassifikation im Gesundheitswesen (KKG). ICD-10-GM Version 2021, Systematisches Verzeichnis, Internationale statistische Klassifikation der Krankheiten und verwandter Gesundheitsprobleme, 10. Revision. Köln: BfArM 2020.

Bischof G, Bischof A, Rumpf HJ. Motivierende Gesprächsführung: Ein evidenzbasierter Ansatz für die ärztliche Praxis. Dtsch Arztebl Int 2021; 118: 109–115.

BKA – Bundeskriminalamt (Hrsg.). Polizeikriminalstatistik Jahrbuch Bundesrepublik Deutschland, Jahrbuch 2019, Band 3 – Tatverdächtige. 2019a; www.bka.de/DE/AktuelleInformationen/StatistikenLagebilder/PolizeilicheKriminalstatistik/PKS2019/PKSJahrbuch/pksJahrbuch_node.html (letzter Zugriff: 15.6.2021).

BKA – Bundeskriminalamt;1; (Hrsg.). Polizeikriminalstatistik Jahrbuch Bundesrepublik Deutschland, Jahrbuch 2019, Band 4 – Einzelne Straftaten/-gruppen. 2019b; www.bka.de/DE/AktuelleInformationen/StatistikenLagebilder/PolizeilicheKriminalstatistik/PKS2019/PKSJahrbuch/pksJahrbuch_node.html (letzter Zugriff: 15.6.2021).

Boer DP, Hart SD, Kropp PR, Webster CD. Manual for the Sexual Violence Risk-20: Professional Guidelines for Assessing Risk of Sexual Violence. Vancouver: The Mental Health, Law & Policy Institute 1997.

Brickenkamp R, Schmidt-Atzert L, Liepmann D. d2-Revision: d2-R. Göttingen: Hogrefe 2010.

Bronisch T, Hiller W, Mombour W, Zaudig M. Internationale Diagnosen Checkliste für Persönlichkeitsstörungen: IDCL-P. Bern: Huber 1995.

Dimeff LA, Linehan MM. Dialectical behavior therapy for substance abusers. Addict Sci Clin Pract 2008; 4: 39–47.

Douglas KS, Hart SD, Webster CD, et al. HCR-20 V3 Historical. Clinical, Risk Management (Version 3): Professional guidelines for evaluating risk of violence. Vancouver: Mental Health, Law, and Policy Institute, Simon Fraser University 2013.

Fahrenberg J, Hampel R, Selg H. Freiburger Persönlichkeitsinventar: FPI-R. 9. A. Göttingen: Hogrefe 2020.

Fazel S, Yoon IA, Hayes AJ. Substance use disorders in prisoners: An updated systematic review and meta-regression analysis in recently incarcerated men and women. Addiction 2017; 112(10): 1725–1739.

Friedenstab T. Soziales und emotionales Kompetenztraining (SEKT) für psychisch kranke Straftäter mit Erkrankungen aus dem schizophrenen Formenkreis und komorbiden Störungen wie Substanzmissbrauch und Persönlichkeitsstörungen. Lengerich: Pabst 2013.

Hanson RK, Harris AJR. STABLE-2007 Master Coding Guide. Ottawa: Public Safety and Emergency Preparedness 2007.

Hanson RK, Harris AJR, Scott TL, Helmus L. Assessing the Risk of Sexual Offenders on Community Supervision: The Dynamic Supervision Project (Vol. 5, No. 6). Ottawa: Public Safety Canada 2007.

Hare RD. Hare Psychopathy Checklist-Revised (PCL-R). 2. A. Toronto: Multi Health Systems 2003.

Heubrock D, Petermann F. Kurzfragebogen zur Erfassung von Aggressivitätsfaktoren: K-FAF. Göttingen: Hogrefe 2008.

Hiller W, Zaudig M, Mombour W. ICD-10 Checklisten für psychische Störungen: IDCL. Bern: Huber 1995.

Hinsch R, Pfingsten U. Gruppentraining sozialer Kompetenzen: GSK; Grundlagen, Durchführung, Anwendungsbeispiele. Weinheim: Beltz 2015.

John U, Hapke U, Rumpf HJ. Skala zur Erfassung der Schwere der Alkoholabhängigkeit: SESA. Göttingen: Hogrefe 2001.

Kandale M, Rugenstein K. Das Repetitorium: Lehr- und Lernbuch für die schriftlichen Abschlussprüfungen zum Psychologischen Psychotherapeuten und zum Kinder- und Jugendlichenpsychotherapeuten. Berlin: Deutscher Psychologen Verlag 2017.

Kienast T. Modul Umgang mit Sucht. In: Bohus M, Wolf-Arehult M (Hrsg.). Interaktives Skillstraining für Borderline-Patienten: Das Therapiemanual. 2. A. Stuttgart: Schattauer 2013, S. 347–383.

Kliem S, Brähler E. Symptom-Checkliste: SCL-90-R – deutsche Version. Frankfurt/M.: Pearson Deutschland 2016/2017.

Klos H, Görgen W. Rückfallprophylaxe bei Drogenabhängigkeit: Ein Trainingsprogramm. Vol. 50. Göttingen: Hogrefe 2020.

Kuhl J, Kazén M. Persönlichkeits-Stil- und Störungs-Inventar: PSSI. 2. A. Göttingen: Hogrefe 2009.

Linehan MM, Schmidt H, Dimeff LA, et al. Dialectical behavior therapy for patients with borderline personality disorder and drug-dependence. Am J Addict 1999; 8(4): 279–292.

Linehan MM, Dimeff LA, Reynolds SK, et al. Dialectical behavior therapy versus comprehensive validation therapy plus 12-step for the treatment of opioid dependent women meeting criteria for borderline personality disorder. Drug Alcohol Depend 2002; 67: 13–26.

Linehan MM, Comtois KA, Murray AM, et al. Two-year randomized controlled trial and follow-up of dialectical behavior therapy vs. therapy by experts for suicidal behaviors and borderline personality disorder. Arch Gen Psychiatry 2006; 63: 757–766.

Matthes A, Rettenberger M. Die deutsche Version des Stable-2007. Wien: Institut für Gewaltforschung und Prävention (IGF) 2008.

McMurran M. What works in substance misuse treatment in offenders? Crim Behav Ment Health 2007; 17(4): 225–233.

Miller WR, Rollnick S. Motivierende Gesprächsführung. 3. A. Freiburg: Lambertus 2015.

Mokros A, Hollerbach P, Nitschke J, Habermeyer E. Deutsche Version der Hare Psychopathy Checklist – Revised (PCL-R) von R.D. Hare. Göttingen: Hogrefe 2017.

Moosbrugger H, Oehlschlägel J, Steinwascher M. Frankfurter Aufmerksamkeits-Inventar 2: FAIR-2. 2. A. Göttingen: Hogrefe 2011.

Müller-Isberner R, Gonzalez Cabeza S, Eucker S. Die Vorhersage sexueller Gewalttaten mit dem SVR-20. Haina: Institut für forensische Psychiatrie Haina e.V. (IFPH) 2000.

Müller-Isberner R, Schmidbauer WM, Born P. Die Vorhersage von Gewalttaten mit dem HCR-20 V3: Benutzerhandbuch Deutsche Version. Haina: Institut für Forensische Psychiatrie Haina e.V. (IFPH) 2014.

Perry AE, Martyn-St James M, Burns L, et al. Interventions for drug-using offenders with co-occurring mental health problems. Cochrane Database Syst Rev 2019a; 10: CD010901.

Perry AE, Martyn-St James M, Burns L, et al. Interventions for female drug-using offenders. Cochrane Database Syst Rev 2019b; 12: CD010910.

Petermann F. Wechsler adult intelligence scale: WAIS-IV. Frankfurt/M.: Pearson Assessment and Information GmbH 2012.

Psychiatrie Dienste Süd. Handlungsorientierte Therapien. 2021; https://psych.ch/grund-und-spezialversorgung/umfassende-behandlung-erklaert/ergaenzende-therapien-erklaert-2 (letzter Zugriff: 15.6.2021).

Pearson Deutschland GmbH. Deutsche Fassung der Raven's Progressive Matrices 2 – Clinical Edition. Frankfurt a. M.: Pearson Deutschland GmBH 2019.

Saulle R, Vecchi S, Gowing L. Supervised dosing with a long-acting opioid medication in the management of opioid dependence. Cochrane Database Syst Rev 2017; 4: CD011983.

Schmidt-Atzert L, Amelang M. Definition. In: Schmidt-Atzert L, Amelang M. Psychologische Diagnostik. 5. A. Berlin, Heidelberg: Springer 2012, S. 2–5.

Shield K, Manthey J, Rylett M, et al. National, regional and global burdens of disease from 2000 to 2016 attributable to alcohol use: A comparative risk assessment study. Lancet Public Health 2020; 5(1): e51–e61.

Wetterling T, Vetrup C. Alkohol-Entzugssyndrom-Skala (AES). 1997; http://cms.lvt.ch/Upload/viagampel/downloads/aesundlars-skala.pdf (letzter Zugriff: 15.6.2021).

Wittmann N, Milin S. Rückfallprophylaxe. In: S3-Leitlinie Methamphetamin-bezogene Störungen. Berlin, Heidelberg: Springer 2017.

Zarbock G. Praxisbuch Verhaltenstherapie. 6. A. Lengerich: Pabst 2019.

Zhong S, Yu R, Fazel S. Drug use disorders and violence: Associations with individual drug categories. Epid Rev 2020; 42(1): 103–116.

Zimmermann P, Förster J, Reiske S (Hrsg.). DBT-Sucht Dialektisch-Behaviorale Therapie bei Borderline- und Substanzgebrauchsstörungen. Göttingen: Hogrefe 2021.

KAPITEL

16 Schizophrenie

Carolin Opgen-Rhein, James Weiss und Steffen Lau

Faktenbox

- Man kann mittlerweile davon ausgehen, dass mit der Diagnose einer Schizophrenie oder Schizophrenie-Spektrum-Störung ein erhöhtes Risiko für die Begehung von Straftaten einhergeht.
- Obwohl der Zusammenhang mit anderen Allgemeinfaktoren für Straffälligkeit deutlich ist, erhöht die Diagnose das Risiko für die Begehung von (Gewalt-)Delikten.
- Der Zusammenhang von Diagnose und Straffälligkeit ist sehr komplex. Letztlich ist immer noch unklar, wie dieses erhöhte Risiko für Gewalttaten bzw. Straffälligkeit bei Menschen mit schizophrenen Psychosen begründet ist.
- Folgende Risikofaktoren werden in der Forschungsliteratur genannt: demografische Faktoren, soziale Faktoren, Auswirkungen der akuten Psychopathologie, komorbide antisoziale Persönlichkeitspathologie, Substanzkonsum, „Einsicht", unzureichende Behandlung (Non-Adhärenz), bestimmte biologisch-physiologische Faktoren.
- Patienten mit einer Psychose aus dem schizophrenen Formenkreis stellen im Maßregelvollzug gem. § 63 StGB eine sehr große diagnostische Gruppe dar.
- Die Behandlung stützt sich auf die drei Säulen: Psychopharmakologie, Psychotherapie, Soziotherapie.
- Angesichts der oft chronisch und teils therapieresistent erkrankten Patientenklientel ist die Polypharmazie in der forensischen Pharmakotherapie keine Seltenheit.
- Clozapin ist mit seinem überlegenen Wirkprofil aus der forensischen Pharmakotherapie schizophrener Patienten nicht wegzudenken.
- Forensische Psychotherapie sollte in der Behandlung von Tätern mit Schizophrenie auf evidenzbasierte Interventionen und Rahmenbedingungen zurückgreifen.

16.1 Schizophrene Psychosen als Risikofaktor für Straffälligkeit

Die Forensische Psychiatrie kann mittlerweile davon ausgehen, dass mit der Diagnose „Schizophrenie" oder „Schizophrenie-Spektrum-Störung" ein erhöhtes Risiko für die Begehung von Straftaten einhergeht. Die Forschung zu diesem Zusammenhang begegnet allerdings einer besonderen Schwierigkeit. In nicht wenigen Studien, in denen die Frage zu beantworten versucht wurde, wird nicht immer klar allein auf die schizophrenen Psychosen fokussiert. Teilweise wurden Personen untersucht, die von „Psychosen" in einem weiteren Sinne („severe mental illness", SMI) betroffen waren. Tatsächlich sind Studien, die den Untersuchungen sehr eng allein eine Diagnose gemäß ICD-10 F20.0 zugrunde gelegt haben, selten. Trotzdem kann man heutzutage davon ausgehen, dass das Risiko für die Begehung von Straftaten im Zusammenhang mit der Diagnose einer schizophrenen Psychose (bzw. eng verwandt damit) erhöht ist.

Was ist bekannt? Die von einer schizophrenen Störung Betroffenen erkranken häufig in einer entwicklungspsychologisch besonders bedeutsamen Reifephase. Möglicherweise beeinträchtigt daher die psychotische Störung in deutlichem Maße die zu dieser Zeit sich entwickelnde Fähigkeit, Anforderungen des täglichen Lebens zu bewältigen. Die Betroffenen leben oftmals isoliert, sie erleben häufig den Verlust ihres Arbeitsplatzes und sind einem erhöhten Risiko ausgesetzt, entweder durch Suizid aus dem Leben zu scheiden oder aber auch eines anderen unnatürlichen Todes zu sterben (Fazel et al. 2014). Bei der erhöhten Rate eines unnatürlichen Todes spielt wahrscheinlich auch eine Rolle, dass die von Schizophrenie Betroffenen auch häufiger somatische Erkrankungen aufweisen und auch häufiger als psychisch Gesunde Opfererfahrungen machen. Straftäter mit Schizophrenie haben eine meist längere Vorgeschichte von emotionalen und Verhaltensproblemen mit motorischen Auffälligkeiten, eine oftmals tendenziell niedrigere Intelligenz und Schwierigkeiten in der sozialen Kompetenz (Hodgins 2020). Diese Auffälligkeiten sind häufig mit schulischen Problemen und einem niedrigeren Niveau der psychosozialen Funktionsfähigkeit verknüpft. Zusammen mit den oben beschriebenen Viktimisierungserfahrungen begünstigen all diese Einflussgrößen eine Entwicklung hin zur Schizophrenie, jedoch ebenso auch zur Straffälligkeit (Kinoshita et al. 2011).

Obwohl der Zusammenhang mit anderen Allgemeinfaktoren für Straffälligkeit deutlich ist, erhöht die Diagnose das Risiko für die Begehung von (Gewalt-)Delikten (Witt et al. 2013). Im Vergleich zur Allgemeinbevölkerung haben sowohl Männer als auch Frauen mit Störungen aus dem schizophrenen Formenkreis ein erhöhtes Risiko, für mindere Delikte verurteilt zu werden, jedoch auch ebenso für Gewalt- und hier insbesondere Tötungsdelikte (Fazel et al. 2009; Wallace et al. 2004). Entgegen der früher häufig vertretenen Auffassung, dass Personen mit Schizophrenie eher selten mit sexuell grenzverletzendem Verhalten auffallen, ist auch hier ein Zusammenhang mit der Diagnose nachgewiesen (Fazel et al. 2007). Metaanalysen konnten zeigen, dass die Diagnose „Schizophrenie" bei Männern die Odds Ratio für Gewaltdelikte um das 4-Fache, bei Frauen sogar um das knapp 8-Fache erhöhte (Douglas et al. 2009).

Allerdings ist der Zusammenhang von Diagnose und Straffälligkeit sehr komplex. Die Straftäter, bei denen eine schizophrene Psychose diagnostiziert wird, bilden eine sehr heterogene Gruppe. Es hat daher Bestrebungen gegeben, diese individuellen Unterschiede zu strukturieren. Man erhofft sich dabei, unterschiedliche Pfade hin zur Straffälligkeit von Personen mit Schizophrenie zu identifizieren. Daraus könnten sich unterschiedliche Konzepte für die Prävention und Therapie ergeben. Die Kenntnisse der Einflussgrößen auf die Straffälligkeit schizophrener Patienten sollte auch in der Behandlungsplanung Berücksichtigung finden (➤ Kap. 9).

Ein wichtiger Versuch, die unterschiedlichen Verläufe von Straftätern mit Schizophrenie zu ordnen, bildet die Typologie von Hodgins (Hodgins 2008; Lau et al. 2019). Diese Typologie unterscheidet „Early Starters", „Late Starters" und „Late Late Starters":

- **Early Starters (ES):** Hiermit wird ein Verlaufstyp bei Betroffenen beschrieben, die schon früh mit einer (gelegentlich schon im Kindesalter beginnenden) Störung des Sozialverhaltens auffallen und bei denen die Diagnose einer schizophrenen Psychose erst lange nach diesen Auffälligkeiten gestellt wird.
- **Late Starters (LS):** Dieser Typ beschreibt Betroffene ohne Vorgeschichte von Verhaltensproblemen, bei denen im engen zeitlichen Zusammenhang mit der Entwicklung psychopathologisch auffälliger Symptome straffälliges Verhalten auftritt.
- **Late Late Starters (LLS):** Bei diesem dritten Typ findet sich eine Gruppe von Patienten, bei denen Gewalthandlungen erst sehr spät nach langem und bekanntem Krankheitsprozess zutage treten.

Letztlich ist immer noch unklar, wie dieses erhöhte Risiko für Gewalttaten bzw. Straffälligkeit bei Menschen mit schizophrenen Psychosen begründet ist. Immer noch ist nicht sicher der Nachweis erbracht, dass die psychotische Störung und die Gewalttätigkeit kausal miteinander verbunden sind. Möglicherweise sind die bekannten Koinzidenzen auch Ausdruck von konfundierenden Faktoren, deren Zusammenspiel weiterhin noch nicht gänzlich durchdrungen ist.

Folgende Risikofaktoren für gewalttätiges Verhalten im Zusammenhang mit der Diagnose Schizophrenie werden in der Forschungsliteratur genannt (Übersicht bei: Lamsma und Harte 2015): demografische Faktoren, soziale Faktoren, Auswirkungen der akuten Psychopathologie (imperative Halluzinationen, Threat-Control-Override [TCO]), komorbide antisoziale Persönlichkeitspathologie, Substanzkonsum, fehlende „Einsicht", unzureichende Behandlung (Non-Adhärenz) und bestimmte biologisch-physiologische Faktoren (➤ Box 16.1).

BOX 16.1

Risikofaktoren für gewalttätiges Verhalten bei Schizophrenie

- **Demografische Faktoren:** Auch bei Menschen mit Schizophrenie ist Gewalttätigkeit assoziiert mit männlichem Geschlecht, jüngerem Alter, dem Status unverheiratet, Obdachlosigkeit, Arbeitslosigkeit, niedrigem Bildungsabschluss, niedrigem sozioökonomischem Status, Zugehörigkeit zu einer ethnischen Minderheit, früherer Behandlung wegen einer Psychose, früheren Verurteilungen im Zusammenhang mit einer Psychose und früheren Verurteilungen wegen eines (gewalttätigen) Delikts.
- **Soziale Faktoren:** Herkunft aus einer Familie mit Mitgliedern, bei denen Straffälligkeit und Substanzkonsumstörungen nachgewiesen wurden, eine Vorgeschichte von körperlicher und sexueller Misshandlung und Vernachlässigung.
- Relativ pauschal lässt sich sagen, dass die **Belastung mit Stressfaktoren** in der Entwicklung bei Psycho-

tikern einerseits den Erkrankungsverlauf ungünstig beeinflusst, andererseits aber auch für eine Entwicklung zur Straffälligkeit prädisponiert (Kirchebner et al. 2020).
- **Psychopathologische Symptome:** In diesem Zusammenhang muss zunächst darauf hingewiesen werden, dass Untersuchungen dazu sich nicht auf direkte Beobachtungen in der Straftatsituation stützen können. Vielmehr erschließt man sich die psychopathologische Verfassung eines Täters durch retrospektive Untersuchung und Exploration. Unter Berücksichtigung dieser methodischen Schwierigkeiten wurde jedoch immer wieder ein Zusammenhang mit der Ausprägung psychotischer Symptome (Akuität) sowie Verfolgungsideen und imperativen Phonemen gefunden. In jüngeren Untersuchungen wurde darauf hingewiesen, dass wahnhaft bedingte Gewalttätigkeit wahrscheinlich durch zusätzlich relevante negative Emotionen wie Ärger und Wut begünstigt wird.
- Eine **vorbestehende antisoziale Persönlichkeitspathologie** ist immer wieder bei Menschen mit psychotischen Erkrankungen gefunden worden, die später zu Gewalttätigkeiten neigten. Es besteht eine erhöhte Belastung mit der vorlaufenden Diagnose einer Störung des Sozialverhaltens, der antisozialen Persönlichkeitsstörung und der Psychopathie i. S. von Hare.
- Sehr früh ist ein Zusammenhang zwischen der erhöhten Straffälligkeitsbelastung bei Psychotikern mit **zusätzlichem Substanzkonsum** beschrieben worden. Der Typ der Substanz spielt dabei wahrscheinlich keine Rolle (Witt et al. 2013). Wahrscheinlich spielt nicht nur der direkt enthemmende Einfluss der Substanzen eine Rolle, sondern relevant sind auch komorbide bzw. konfundierende Faktoren wie Impulsivität, störungsbedingte Veränderungen des sozialunterstützenden Systems und Assoziation an ein kriminogenes Milieu.
- Das **Fehlen von „Einsicht"** wurde ebenfalls als Risikofaktor für gewalttätiges Verhalten bei Personen mit schizophrenen Psychosen identifiziert. Möglicherweise hängt eine defizitäre Einsicht auch mit einer Non-Adhärenz zusammen, sodass sich hier zwei eigenständige Faktoren gegenseitig verstärken.
- Wie zuvor ausgeführt, spielt die **Non-Adhärenz** bei der Entwicklung zu Gewalttätigkeit von Menschen mit Psychosen eine bedeutende Rolle. Hier ist möglicherweise erneut eine Assoziation mit anderen Faktoren wie komorbidem Substanzkonsum oder antisozialen Auffälligkeiten bedeutsam.

Die Fülle von Einflussfaktoren macht es notwendig, die Behandlung der von Schizophrenie Betroffenen in der Forensischen Psychiatrie individuell zu planen. Grundsätzlich gilt, dass drei Strategien verfolgt werden sollten: Psychopharmakotherapie, Psychotherapie und Soziotherapie.

16.2 Pharmakotherapie

Die pharmakologische Therapie straffällig gewordener psychotisch erkrankter Menschen orientiert sich an modernen und leitliniengerechten Therapieprinzipien und unterscheidet sich somit nicht prinzipiell von den Behandlungsstrategien der Allgemeinpsychiatrie. Neben den Therapiezielen der initialen Symptomreduktion bis hin zur Wiederherstellung psychosozialer Funktionsfähigkeit/Recovery fokussiert die forensische Behandlung auftragsgemäß jedoch spezifisch auf die nachhaltige Risikoreduktion hinsichtlich erneuten delinquenten bzw. gewalttätigen Verhaltens. Es kann in diesem Zusammenhang von einem notwendigen besonderen Risikobewusstsein gesprochen werden, das auf die pharmakologischen Behandlungsstrategien – auf deren Dauer, die Dosisfindung und auf Überlegungen zu Reduktions- und Absetzversuchen – zu jedem Behandlungszeitpunkt Einfluss nimmt.

Der Forensische Psychiater muss zudem auf der Klaviatur der verfügbaren antipsychotischen Substanzen besonders versiert spielen können, da in der stationären Forensik meist chronisch oder therapieresistent psychotisch erkrankte Menschen mit einem gleichzeitig hohen Delinquenzrisiko behandelt werden. Im Folgenden soll ein Überblick über diese spezifisch forensischen Aspekte der Pharmakotherapie schizophrener Psychosen gegeben werden, weniger über konkrete Substanzauswahlverfahren, die in entsprechenden nationalen Behandlungsleitlinien sowie in gängigen psychiatrischen Lehrbüchern und pharmakologischen Kompendien ausführlich behandelt werden (z. B. S3-Behandlungsleitlinien DGPPN 2019; Benkert und Hippius 2019; Falkai und Hasan 2020; Stahl 2018).

16.2.1 Polypharmazie und Pharmakovigilanz

Angesichts der oft chronisch und teils therapieresistent erkrankten Patientenklientel ist die Polypharmazie in der forensischen Pharmakotherapie keine Seltenheit. Neben den Vorteilen einer potenziellen Wirksamkeitssteigerung durch rational angewandte Komedikationsstrategien liegen jedoch auch erhebliche Nachteile bei meist fehlender Evidenzbasierung und der Zunahme pharmakokinetischer und -dynamischer Interaktionsrisiken und somit unerwünschter Arzneimittelwirkungen (UAW) auf der Hand. Aufgrund der anhand forensischer Risikoerwägungen in vielen Fällen zudem oft lebenslänglich notwendigen Pharmakotherapie kommt der sorgfältigen Überwachung der UAW gemäß dem hippokratischen Prinzip „Primum non nocere" daher eine besondere Bedeutung zu. Für die stetige **Einschätzung von Interaktionsrisiken** stehen inzwischen vielzählige onlinebasierte Tools mit kostenpflichtig zu erwerbenden Kliniklizenzen zur Verfügung (www.psiac.de, http://pharmazie.de, http://mediQ.ch). Ergänzend hierzu empfiehlt sich ein rigoros geführtes **Therapeutisches Drug-Monitoring,** das sowohl eine Überwachung der pharmakokinetischen Interaktionseffekte erlaubt als auch der von den einweisenden Behörden vorgeschriebenen Adhärenzkontrolle Rechnung trägt.

Komplettiert wird die sichere Anwendung von Polypharmazie durch die Anwendung **standardisierter Routinekontrollen,** welche die Entwicklung potenziell schwerwiegender Nebenwirkungen aufzeigen können (➤ Kap. 11.2), und durch **individualisierte Eindosierungsstrategien,** z. B. bei der Clozapin-Eindosierung bei Rauchern und bei der Crosstitration anticholinerger Substanzen durch Berechnung entsprechender Äquivalenzdosen (Stahl 2020). Um die stetige Nutzen-Risiko-Bewertung von Substanzen auch nach Zulassung zu unterstützen, sollten online verfügbare Meldeplattformen nationaler Arzneimittelinstitute (z. B. www.bfarm.de/DE/Arzneimittel/Pharmakovigilanz) oder klinikinterne Pharmakovigilanzsysteme genutzt werden.

MERKE

Sicherstellung der Medikamentensicherheit unter Polypharmazie

- Überprüfung von Interaktionsrisiken mithilfe onlinebasierter Programme
- Entwicklung hausinterner Routinekontrollschemata
- Individualisierte Eindosierungsstrategien mit Berechnung z. B. anticholinerger Äquivalenzdosen
- Therapeutisches Drug-Monitoring

Der beste Weg, potenziell schwerwiegende UAW zu vermeiden, liegt jedoch in der weitestmöglichen Reduktion von Polypharmazie und der Vermeidung irrationaler Kombinationsstrategien.

Fallbeispiel

Polypharmaziereduktion bei hohem Gewaltrisiko

Bei Übernahme bestand die Medikation des bereits langjährig wechselnd vormedizierten 26-jährigen Patienten aus Haloperidol 40 mg/d, Quetiapin 1.550 mg/d, Levomepromazin 450 mg/d sowie Biperiden 6 mg/d, zusätzlich eine bedarfsweise verabreichte spannungslösende Medikation mit Diazepam bis 30 mg/d und Levomepromazin bis 100 mg/d. Aufgrund wiederholter Gewaltanwendung des Patienten gegenüber Mitpatienten sowie medizinischem und pflegerischem Personal (unvermittelte Faustschläge ins Gesicht, Fußtritte, Würgen) unter psychotisch verzerrter Erlebnisverarbeitung sowohl im Strafvollzug als auch in der aktuellen Behandlung hatten sich Lockerungsschritte erheblich verzögert. Eine tragfähige Versetzung in ein ambulantes Setting schien auch längerfristig trotz der hoch dosierten Polypharmazie kaum denkbar. Ein Eindosierungsversuch von Clozapin war nach einem Krampfereignis als gescheitert und weitere Umstellungsversuche waren als risikoreich bewertet worden.

Die detaillierte Analyse der Verordnungshistorie ergab Hinweise darauf, dass dieses jedoch nicht auf die nach „Standardschema" erfolgte Eindosierung des Clozapin allein, sondern auf die zeitgleiche rasche Abdosierung von Valproinsäure zurückzuführen war. Mit dem Patienten gemeinsam fiel die Entscheidung zu einem erneuten Clozapin-Versuch. Über einen Zeitraum von insgesamt 12 Wochen wurde anhand eines schriftlichen Umdosierungsschemas Clozapin bis zur Zieldosis von 400 mg/d eindosiert, parallel das ebenfalls trizyklische Dibenzodiazepin Quetiapin sowie das ausgeprägt anticholinerg und antihistaminerg sedierend, jedoch nicht spezifisch aggressionsreduzierend wirkende Levomepromazin ausgeschlichen. Mit Erreichen eines therapeutischen Plasmaspiegels von Clozapin wurde Haloperidol schrittweise auf 15 mg/d reduziert, jedoch bei persistierenden sporadischen Phonemen als gezielte ergänzende D_2-antagonistische Komedikation zunächst noch nicht ganz abgesetzt. Biperiden konnte hierunter auf 2 mg/d reduziert werden. Schließlich gelang

16

die schrittweise Umstellung von Haloperidol auf ein Antipsychotikum der zweiten Generation. Zweimalig kam es zu Situationen mit erhöhtem Anspannungslevel, denen mit gestuften gewaltpräventiven Interventionen begegnet werden konnte. Bis zur Versetzung in ein ambulantes, forensisch mitbetreutes Setting ca. 18 Monate später kam es zu keinem Zeitpunkt zu erneuten Gewalthandlungen des Patienten.

16.2.2 Nebenwirkungsmanagement

Nebenwirkungen reduzieren die Medikamentenadhärenz und müssen adressiert werden, da das Ziel der Deliktfreiheit eng mit der effektiven Symptomkontrolle verknüpft und somit maßgeblich von der Medikamentenadhärenz abhängig ist. Um Nebenwirkungen frühzeitig und wirksam begegnen zu können, sind die sorgfältige klinische Beobachtung, Befragung und **standardisierte Routinekontrollen** hinsichtlich kardialer, zerebraler, metabolischer oder hämatologischer UAW (Labor, EKG, Vitalzeichenkontrollen, Körpergewicht) von großem Wert. Diesbezügliche Empfehlungen gehen in der einschlägigen Literatur derweil auseinander: Die S3-Behandlungsleitlinien (DGPPN 2019) und andere Autoren (Falkai und Hasan 2020; Berger 2019) sehen z. B. im Gegensatz zum Kompendium der Psychiatrischen Pharmakotherapie (Müller und Benkert 2019) bei leerer Familien-/Eigenanamnese für Krampfereignisse keine regelmäßigen EEG-Kontrollen unter Clozapin mehr vor. Gängige Routinekontrollempfehlungen sind also nicht gänzlich einheitlich oder gar verpflichtend. Die Durchführung eines EEG kann zudem vor allem unter Hochsicherheitsbedingungen vor logistische Herausforderungen stellen und ist aufgrund der oft notwendigen polizeilichen Begleitungen auch kostenintensiv. Es gilt also, entsprechend den zur Verfügung stehenden Ressourcen und klinischen Gegebenheiten (Labordienst, internistischer Konsiliardienst, geografische Nähe zu somatischen Versorgungseinheiten etc.) mehr oder weniger rigorose, sowohl wachsame als auch praktikable, **klinikinterne Standards** verbindlich festzulegen.

Als beeinträchtigende und stigmatisierende Nebenwirkungen reduzieren auch extrapyramidalmotorische Störungen, Sedierung, Hypersalivation und Gewichtszunahme die Medikamentenadhärenz und müssen vor allem bei fehlenden oder schwindenden Behandlungsalternativen konsequent behandelt werden. Auch möglicherweise noch ungewohnte Behandlungsmaßnahmen sollten dabei in Betracht gezogen werden: So wird die ca. 4 Monate lang wirksame Injektion von Botulinumtoxin in die Glandula parotis bei der unter Clozapin sehr häufig auftretenden Hypersalivation als Second-Line-Strategie bei Unwirksamkeit von lokalem Atropin oder Ipratropiumbromid empfohlen (Meyer und Stahl 2020). Von den gleichen Autoren werden weitere Optionen des UAW-Managements wie die Gabe von Modafinil zur Reduktion von Sedierungseffekten – auch mit Fokus auf eher selten berichtete Symptomverschlechterungstendenzen – ausführlich praxisorientiert diskutiert.

MERKE

Ein Medikationsabbruch und die dauerhafte Ablehnung einer wirksamen Substanz durch den Patienten aufgrund behandelbarer Nebenwirkungen ist auf jeden Fall zu vermeiden.

In erster Linie sollte jedoch das Risiko des **Auftretens von UAW** durch behutsame und individualisierte Aufdosierungsstrategien **von vornherein reduziert** werden. In Übertragung des von Stephen Stahl formulierten „Mythos der standardisierten Clozapin-Aufdosierung" (Meyer und Stahl 2020, S. 67) sind empfohlene Auf- und Abdosierungsschemata aller eingesetzten Substanzen dringend an individuelle Patientenvariablen wie Alter, Vorerkrankungen, Komedikation, Raucherstatus und Nebenwirkungsanamnese anzupassen, und entsprechend den Rezeptorprofilen und -affinitäten ist die passende Strategie (Crosstitration, Start-/Stopp oder Overlap) auszuwählen. So werden Negativerfahrungen mit einzelnen Substanzen von vornherein weitgehend vermieden, und die Akzeptanz und Bereitschaft des Patienten, sich zukünftig trotz bestehender Vorbehalte auf ärztliche Empfehlungen einzulassen, steigt.

16.2.3 Umstellung, Dosisreduktion, Absetzversuche

Das Nutzen-Risiko-Verhältnis einer (lebens-)langen Antipsychotikatherapie wird aufgrund der noch nicht vollständig geklärten Volumenreduktion der grauen Hirnsubstanz, der Erhöhung des Mortalitätsrisikos durch kardiometabolische UAW und der (dosisabhängigen) Dopaminrezeptor-Hypersensibilisierung seit Längerem kontrovers diskutiert; u. a. geringere Gesamtmortalitätsraten unter langfristiger Antipsychotikagabe stützen jedoch diese Strategie (Firth et al. 2019; Papola et al. 2019; Taipale et al. 2020). Diese Datenlage prägt im Wesentlichen auch die forensischen pharmakologischen Behandlungsstrategien.

Ungeachtet dessen sind die behandelnden Ärzte in der Forensik wie in der Allgemeinpsychiatrie häufig mit Patientenwünschen nach Dosisreduktionen oder einem Absetzen der Medikation aufgrund von UAW oder auch aufgrund einer generellen Ablehnung der Therapie konfrontiert. Diese Wünsche sollten – sofern sie nicht aus Risikoerwägungen oder negativen Erfahrungen mit früheren Dosisreduktionen heraus als unvertretbar zu bewerten sind, ernst genommen werden und die Therapieentscheidungen mit beeinflussen. **Absetzversuche,** wie sie einem kleinen Teil der gesichert schizophren erkrankten Patienten mit erstmaliger bzw. einmaliger Episode in Zukunft nach entsprechenden Forschungsbemühungen auch evidenzbasiert angeboten werden können (Corell et al. 2018), werden jedoch bei Patienten mit einer Anamnese wiederholter oder schwerer Gewalttaten in psychotischer Verfassung kaum je zu empfehlen sein. Eine Alternative stellt die **Umstellung oder Dosisreduktion** dar, womit auch gemeinsam der leitliniengerechte Weg zur Identifizierung der **minimal effektiven Dosis** beschritten wird. Dosisanpassungen und Umstellungen sind bei entsprechender Nebenwirkungsbelastung angesichts der hohen Bedeutung der Medikamentenadhärenz nicht nur *auch,* sondern *gerade bei* Patienten mit hohem Delinquenzrisiko notwendig und sinnvoll. Sie können zwar im Zweifelsfall zeitweilig zu höherer Symptombelastung führen. Andererseits sind im meist langjährigen Therapieprozess in der Psychosentherapie kaum klinische Behandlungssettings denkbar, in denen psychotische Dekompensationen frühzeitiger zu erkennen und gezielter und besser zu kompensieren sind als im stationären forensischen Maßregelvollzug. Zudem können sie in wertvoller Art Aufschluss geben über vom Patienten im Laufe der Therapie neu erlernte Bewältigungsmechanismen und seine Bereitschaft, sich bei Symptombelastung hilfesuchend und transparent an sein Behandlungsteam zu wenden. Zu berücksichtigen ist in diesem Kontext auch, dass in der stationären forensischen Behandlung oft die Weichen für die weiteren langfristigen Therapiestrategien gestellt werden. Spätere medikamentöse Anpassungen werden im ambulanten Rahmen, ggf. auch durch nichtforensische Weiterbehandler, aus nachvollziehbaren Gründen (meist um Erreichtes nicht zu gefährden) kaum je vollzogen. Der Substanz- und Dosisfindungsprozess hin zu einer langfristig sowohl verträglichen als auch wirksamen Medikation kann und soll somit im stationären Rahmen durchgeführt werden.

Jeder Umstellungsprozess erfordert dabei ein vertieftes Fallverständnis mit detaillierter Kenntnis des Krankheitsverlaufs und eine gut ausgearbeitete Delinquenzhypothese einschließlich der Identifizierung spezifisch aggressionsfördernder Aspekte der individuellen Symptomatik (z. B. wahnhaftes Bedrohungserleben mit hoher Affektaufladung und Wuterleben; Coid et al. 2013) und Vorlaufzeiten zu delinquentem Verhalten.

Die Umstellung erfolgt anhand eines mit dem Patienten besprochenen und an das gesamte Behandlungsteam kommunizierten **schriftlich festgelegten Umstellungsschemas,** das eine engmaschige psychopathologische Evaluation und eine intensivierte pflegerische Kontaktaufnahme beinhaltet (➤ Box 16.2).

BOX 16.2

Voraussetzungen für und Durchführung von psychopharmakologischen Umstellungen

- Vertieftes Fallverständnis mit Identifizierung spezifisch aggressionsfördernder Aspekte der individuellen Symptomatik
- Kenntnis bisheriger Exazerbationsgeschwindigkeit und Vorlaufzeiten zu delinquentem Verhalten
- Reduktion von Stressoren
- Kommunikation des schriftlich festgelegten zeitlichen Umstellungsschemas an das gesamte Behandlungsteam
- Regelmäßige gezielte Evaluationen der Psychopathologie und intensivierte pflegerische Kontaktaufnahme

Der Patient sollte vor der Umstellung darauf hingewiesen werden, dass in der Phase der medikamentösen Umstellung (bis zum Erreichen eines neuen Steady State im therapeutischen Wirkspiegel) **keine Lockerungserweiterungen** oder Belastungserprobungen durchgeführt werden. Psychosoziale Stressoren werden in dieser Zeit weitgehend vermieden bzw. gezielt reduziert.

CAVE
In medikamentösen Umstellungsphasen sollten keine Lockerungserweiterungen erfolgen.

16.2.4 Clozapin

Clozapin ist mit seinem einzigartigen und überlegenen Wirkprofil sowohl bei Therapieresistenz (Kane et al. 1988; Leucht et al. 2013) als auch bei Suizidalität und bei persistierendem aggressivem Verhalten (Meltzer et al. 2003; Krakowski et al. 2006; Buchanan et al. 2010) aus der forensischen Pharmakotherapie schizophrener Patienten nicht wegzudenken. Die trotzdem weithin bestehende deutliche Unterutilisation auch bei Therapieresistenz (diskutiert in Kelly et al. 2018) und Verschreibungshemmung dieser hochwirksamen Substanz in psychiatrischen Settings, die nicht nur auf das Nebenwirkungsprofil zurückzuführen sind (Farooq et al. 2019), hat dazu geführt, dass in den USA im Jahr 2016 Empfehlungen zur Clozapin-Anwendung veröffentlicht wurden (Love et al. 2016), die auch die Einführung standardisierter Clozapin-Protokolle in forensischen Einrichtungen umfassten. Den Vorwurf der Unterutilisation muss sich der hiesige forensische Maßregelvollzug jedoch eher nicht machen. Zwar sind Daten zum Einsatz von Clozapin in der Forensik spärlich. Publikationen aus England, Australien und Schottland beschreiben jedoch, wenn auch in teils kleinen Stichproben, einen Anteil von 30 % Clozapin-Behandlung bei hochaggressiven Patienten in einem Krankenhaus mit Hochsicherheitsbedingungen bzw. bei 19 von 32 Patienten in einem ambulanten Setting (Stone-Brown et al. 2016; Smith and White 2004). Dies verwundert aus den o. g. Gründen nicht. Patienten unter Clozapin wiesen dabei in einer kleinen forensischen Stichprobe eine vergleichsweise höhere subjektive Zufriedenheit und Lebensqualität auf (Qurashi et al. 2015). In der Klinik der Autoren wird Clozapin – trotz ausstehender wissenschaftlicher Risiko-Nutzen-Analyse – in besonderen Fällen auch als **Second-Line-Therapie** in Betracht gezogen (Review in Okhuijsen-Pfeifer et al. 2018). Im Einzelfall kann Clozapin aufgrund seines Wirksamkeitsprofils für einen Patienten den Unterschied zwischen einem erfolgreichen und schließlich zunehmend außen- und resozialisierungsorientierten Maßregelvollzug oder der (weiteren) Anordnung einer Sicherungsverwahrung machen.

Auf diese Substanz kann somit bei einigen Patienten auch bei erheblicher Nebenwirkungsbelastung schlichtweg nicht verzichtet werden. Es empfiehlt sich daher, sich mit den Spezifika der Eindosierung, der Dosisfindung sowie des Nebenwirkungsmonitorings und -managements der Substanz intensiv auseinanderzusetzen und ein **standardisiertes Protokoll bzgl. Routinekontrollen und Nebenwirkungsmanagement** durchzuführen, das die bekannten Risiken (Myokarditis, Krampfanfälle, Agranulozytose, Ileus, Hypersalivation, Orthostase) berücksichtigt. Empfehlungen hierzu wurden in der bereits genannten einschlägigen Literatur publiziert; neuerdings ist ein detailliertes englischsprachiges Handbuch zum Einsatz von Clozapin verfügbar (Meyer und Stahl 2020). Die darin dargestellten, in den USA und in Großbritannien seit 2015 gültigen neuen Verschreibungs- und Monitoringrichtlinien bzgl. des Neutropenie- und Agranulozytoserisikos bei Vorliegen einer benignen ethnischen Neutropenie, wie sie bei Menschen afrikanischer oder mittel-/nahöstlicher Herkunft zu 10–30 % auftritt, sind zu beachten (s. auch Sultan et al. 2017; u. a. wurden die Absetzschwellenwerte der neutrophilen Granulozyten von 1.500/mm^3 auf 1.000/mm^3 herabgesetzt). In der Klinik der Autoren wurde die Orientierung an diesen neuen Werten unter hämatologischer Beratung bereits vereinzelt erfolgreich umgesetzt. Unter Umständen vorenthält man ansonsten einer Patientengruppe, die von dieser Substanz erheblich profitieren könnte, die Chance auf ein Leben unter erweiterten Freiheitsbedingungen, wenn krankheitsassoziierte Risikofaktoren für delinquentes und gewalttätiges Verhalten durch andere Antipsychotika nicht dauerhaft effektiv reduziert werden können.

MERKE
Seit 2015 gelten in den USA neue Schwellenwerte für das Monitoring der Leukozyten- und Granulozytenzahlen vor und unter Clozapin-Therapie, die unter hämatologischer Mitbeurteilung in entsprechende Therapieentscheidungen einfließen sollten.

16.2.5 Shared Decision-Making in der Forensik

Das wichtige Prinzip der gemeinsamen Entscheidungsfindung stellt in der forensischen Behandlung schizophren Erkrankter eine besondere Herausforderung dar. In der Regel trifft der Forensische Psychiater in der stationären Tätigkeit auf Patienten mit einer Vorgeschichte von vielzähligen Behandlungsabbrüchen, die in der Vergangenheit aufgrund ausbleibender oder unzureichend langer Remissionsphasen noch wenig Gelegenheit hatten, eine Krankheitseinsicht oder gar ein individuelles Krankheitskonzept für sich zu entwickeln. Oft zeigen sie bzgl. des mit Reexazerbationen einhergehenden eigenen Delinquenz- und Gewaltrisikos nur wenig Problembewusstsein. Zusätzlich erschwerend für die partizipative Entscheidungsfindung wirkt der Umstand, dass bei fehlendem oder unzureichendem medikamentösem Behandlungserfolg sowie mangelnder Kooperationsbereitschaft aus Risikoaspekten heraus (Flucht- und Redelinquenzgefahr) meist weitergehende Lockerungsstufen nicht befürwortet werden können. Dies führt zu einer oft erheblichen psychischen Belastung beim Patienten, der seinen eigenen Therapierfolg nicht selten ausschließlich anhand der zu einem bestimmten Zeitpunkt erreichten Vollzugslockerungen bewertet.

Die hierdurch entstehenden, meist kontrovers geführten Diskussionen können die **therapeutische Beziehung** erheblich beeinträchtigen. Es bedarf oftmals vieler Interventionen, bis bzgl. der Medikationsstrategie eine gemeinsame Entscheidung getroffen werden kann, die einerseits die Notwendigkeit einer effektiven Symptomreduktion und andererseits in kooperationssteigernder, aber auch vertretbarer Weise das Freiheitsbegehren des Patienten berücksichtigt. Langfristig ist es jedoch von enormem Wert, dem Patienten eine Mitsprache bei Medikationsentscheidungen zu gewähren, die ihm auch im Zwangskontext Räume für Autonomieerleben, Selbstwirksamkeit und Verantwortungsübernahme eröffnen. Auch das Vertrauen in den Arzt, bei berichteten Nebenwirkungen von diesem ernst genommen zu werden und mit entsprechenden Therapieanpassungen und allenfalls Dosisreduktionen rechnen zu können, kann nicht hoch genug für den Erhalt der Medikamentenadhärenz geschätzt werden.

Medikationsspezifische Erörterungen unterliegen in der Forensik zudem nicht zuletzt externen Einflüssen. So spielen z. B. beim Entscheid für eine Depotmedikation nicht nur die offensichtlichen klinischen Vorteile wie die Nebenwirkungsreduktion durch die Reduktion von Spiegelspitzen oder Daten bzgl. reduzierter Hospitalisierungs- und Mortalitätsraten (Correll et al. 2016) eine Rolle. Insbesondere der Aspekt der **Adhärenzsicherung** durch eine Depotverabreichung ist nicht selten untrennbar mit Weisungen der behördlichen Auftraggeber zur rigorosen Adhärenzkontrolle verknüpft und entwickelt bei Entscheidungen über Schwellenlockerungen, vor allem wenn darin externe fachgutachterliche Beurteilungen mit einfließen, nicht selten einen obligaten Charakter.

16.2.6 Chancen der Forensik

So anspruchsvoll die Ausführung des forensisch-psychiatrischen Doppelauftrags im ständigen Ringen um eine tragfähige und vertrauensvolle therapeutische Beziehung einerseits und der Beachtung von krankheitsassoziierten Risikofaktoren und deren konsequenter Reduktion andererseits ist, so hält sie für den forensisch Tätigen auch besondere Momente von Therapieerfolgen bereit. Die Zeit, die für den Aufbau der therapeutischen Beziehung zu diesen doppelt stigmatisierten Menschen mit einer oft jahrelangen Vorgeschichte von Behandlungsabbrüchen zur Verfügung steht, und die Unausweichlichkeit, mit der sich der Patient mit den therapeutischen Bemühungen und wiederkehrenden Medikationsangeboten des Behandlungsteams auseinandersetzen muss, bilden den Nährboden für therapeutische Prozesse und öffnen langfristig Entscheidungsräume für die Therapie, die vorher nicht zugänglich waren. Für Patienten bietet der forensische Maßregelvollzug somit – bei aller Unfreiheit, die er mit sich bringt – eine echte Chance auf eine **Rückkehr zu eigenen,** nicht durch wahnhaftes Erleben oder desorganisierte Denkprozesse alterierten **Entscheidungsprozessen** und somit zum **(Wieder-)Erleben von Autonomie.** Die Möglichkeit der Behandler, Ein- und Ausdosierungsphasen dabei behutsam zu gestalten, die Wirksamkeit und Verträglichkeit der Pharmakotherapie eingehend zu beobachten und diese entsprechend anzupassen, birgt zudem unschätzbare Vorteile bzgl. deren langfristiger Verträglichkeit und somit Akzeptanz. Die versiert durchgeführte forensische Psychopharmakotherapie bereitet somit – im Rahmen der unverzichtbar multiprofessionellen Gesamtbehandlungsstrategie – den Boden für die erfolgreiche Reintegration in ein bestmögliches und deliktfreies soziales Leben der Betroffenen.

MERKE

Wie kein anderes psychiatrisches Behandlungssetting ermöglicht die stationäre forensische Therapie, das individuelle Ansprechen eines Patienten auf die gewählte Pharmakotherapie und deren Verträglichkeit eingehend zu beobachten, sie behutsam anzupassen und somit langfristig eine sowohl effektive als auch nebenwirkungsarme pharmakologische Therapiestrategie zu etablieren.

16.3 Psychotherapeutische Ansätze

Lange galten psychotherapeutische Interventionen bei Schizophrenie in der gängigen klinischen Praxis als sehr begrenzt und die Behandlung von Positiv- und Negativsymptomatik als rein psychopharmakologisches Feld. Seit den 1990er-Jahren konnten vor allem **kognitiv-verhaltenstherapeutische Ansätze** für das Einzel- und Gruppensetting sowie für den Einbezug der Familien und Angehörigen konzipiert und validiert werden (Klingberg und Hesse 2017). Aufgrund zunehmender Evidenz sind kognitiv-verhaltenstherapeutische Interventionen heute aus der Behandlung von Schizophrenie nicht mehr wegzudenken. Die Forensische Psychiatrie sollte in der Behandlung von Tätern mit Schizophrenie auf diese evidenzbasierten Interventionen und Rahmenbedingungen zurückgreifen: Verfahren, welche die psychotische Symptomatik verbessern, können bei psychotischen Tätern auch zur Senkung des Gewaltrisikos beitragen. Es wäre aber in einer forensischen State-of-the-Art-Behandlung falsch und ungenügend, ein monokausales, einzig auf psychotisches Erleben abzielendes Erklärungsmodell für Gewalt zu bedienen. Denn wenn Schizophrenie und Gewalt gepaart auftreten, sollte sich der Behandler, wie eingangs dargestellt, erarbeiten, welche Faktoren im Zusammenspiel mit Symptomen aus dem schizophrenen Formenkreis frühere Gewalthandlungen ermöglichten, sie aufrechterhalten und auslösen, aber eben auch, welche Faktoren diese Symptome moderieren.

Bei der Behandlung von Schizophrenie geht man von einer ganzheitlichen Betrachtungsweise des Patienten aus und hat mit dem **Recovery-Konzept** zugleich eine gesundheitspolitische Vorgabe, die trotz der Diagnose und der krankheitsbedingten Beeinträchtigungen ein für die Patienten selbstbestimmtes und sinnerfülltes Leben zum Ziel hat (Amering und Schmolke 2009). Man unterscheidet hierbei zwischen funktionaler und subjektiver Recovery:

- Die *funktionale* Recovery meint eine Symptomremission (Positiv- und Negativsymptomatik) und die Regeneration des prämorbiden kognitiven Funktionsniveaus (neuro- und soziokognitive Defizite).
- Die *subjektive* Recovery beschreibt subjektive Erfahrungen und Normen wie Selbstwirksamkeit, Eigenverantwortung und den Glauben an die eigenen Ressourcen und Stärken (Nasrallah et al. 2005).

Auch die behandlungsorientierte Forensische Psychiatrie kann sich des Recovery-Ansatzes bedienen: So steht aus der unmittelbaren deliktpräventiven Perspektive die funktionale Recovery im Fokus, während zweifelsohne aus ressourcenorientierter Betrachtungsweise für den langfristigen rückfallfreien Verlauf moderierend die subjektive Recovery ebenfalls bedeutend sein kann (Falkai 2008).

Neben Pharmakotherapie und Psychotherapie als erwiesenermaßen effektiven Interventionen bei Schizophrenie beinhalten Behandlungskonzepte in den meisten Institutionen auch co-therapeutische Angebote und Soziotherapie (➤ Box 16.3). Mit **Soziotherapie** sind gemeinhin Formen von Arbeiten und Wohnen und letztlich Strukturgebung und Aktivierung gemeint. Heutzutage wird hier auch häufig von **milieutherapeutischen Elementen** oder gar Milieutherapie gesprochen. Deren Validierung gestaltet sich aufgrund der unklaren Eingrenzung in der Forschung aber schwierig.

BOX 16.3

„Grundpfeiler" der Behandlung schizophrener Psychosen jenseits von Psychopharmakologie (S3-Leitlinie, DGPPN 2019)

In Klammern ist der Empfehlungsgrad angegeben.

- Skills Training, u. a. soziale Fertigkeiten, kognitives Training (A)
- KVT bei Wahn, Halluzinationen und Negativsymptomatik (A)
- Kognitive Remediation, neuro- und soziokognitive Verfahren (IPT) (A)
- Metakognitive Verfahren (MKT) (B)
- Psychoedukation unter Einbindung der Angehörigen (A)
- Kunst-, Musik-, Tanz- und körperorientierte Psychotherapie (B)
- Ergotherapie (0)
- Sport-/Bewegungstherapie (B)

MERKE

Psychotherapie mit schizophrenen Tätern ist in das Drei-Säulen-Prinzip Pharmakotherapie, Psychotherapie und Soziotherapie eingebettet und sollte „deliktpräventiv" verstanden werden.

16.3.1 Bearbeitung des chronischen Wahns und Stimmenhörens

In der Forensik stellt die Remission der delikthandlungsleitenden Positivsymptomatik, allen voran des Wahns und der imperativen Stimmen, eine der Hauptherausforderungen der Behandlung dar:

- Zum einen trifft man auf Patienten, die gut auf die neuroleptische Medikation ansprechen und aufgrund des mitunter massiven Leidensdrucks durch die Schwere der Tat intrinsisch motiviert sind, zukünftig ohne Krankheitssymptome und Gewalt zu leben.
- Zum anderen trifft man aber auch auf Non-Responder, die nur unzureichend unter psychopharmakologischer Behandlung remittieren und häufig weder Krankheitseinsicht noch Problembewusstsein in Bezug auf die vergangene Gewalt zeigen.

Trotz großer Heterogenität der schizophrenen Klienten innerhalb der Forensik lohnt es sich zur praktischen Verdeutlichung, diese zwei Typen exemplarisch anhand der Persistenz des Wahns für die forensischen Behandlungsindikationen genauer zu skizzieren.

Fallbeispiel

Herr M.

Delinquenzanamnese Herr M., ein 55-jähriger Handwerker, sieht sich über Jahre einem langsam fortschreitenden, zunehmenden Beeinträchtigungs- und Verfolgungserleben ausgesetzt. Er glaubt, man trachte ihm nach dem Leben. Durch imperative Stimmen wird er aufgefordert, sich mit einer Axt zur Wehr zu setzen. Dabei tötet er den vermeintlichen Übeltäter, seinen Vermieter, und verletzt dessen Frau schwer. Der Mann ist zuvor nie strafrechtlich in Erscheinung getreten. Arbeitskollegen und Nachbarn schildern Herrn M. nach der Trennung seiner Frau als zunehmend zurückgezogen, einzelgängerisch und eigenartig. Mehrere Versuche von Angehörigen, ihn in psychiatrische Behandlung zu vermitteln, scheiterten. Durch die leitliniengerechte medikamentöse Behandlung hatte sich lediglich eine Teilremission der paranoid-halluzinatorischen Symptomatik erreichen lassen.

Psychotherapeutischer Fokus Imperative Stimmen, Wahnproblematik (Threat/Control-Override-Symptom), Stressresilienz.

Während Herr M. im Rahmen der Begutachtung noch rechthaberisch mit übersteigertem Selbstwertgefühl imponierte, präsentiert er sich im Maßregelvollzug im medizierten und (teil-)remittierten Zustand bescheiden, in der therapeutischen Behandlung kooperativ, schambehaftet, mit großem Leidensdruck und letztlich behandlungsadhärent. In Anlehnung an die eingangs vorgestellte Typologie von Hodgins (2008) würde Herr M. dem Typ III: Late Late Starter (➤ Kap. 16.1) entsprechen. Bezüglich der eigentlichen Bearbeitung des Wahnerlebens und der imperativen Stimmen empfehlen sich in Anlehnung an Rector und Beck (2002) im Rahmen der forensischen Behandlungsindikation die **Förderung des Problemverständnisses** (auch in Bezug zur möglichen Gewalt), die **Reduktion negativer Auswirkungen** der Symptome **auf das Selbstkonzept** und die **Erarbeitung einer Rückfallprophylaxe:** Der eigentliche Wahn und die imperativen Stimmen werden aufseiten des Patienten in Bezug auf Häufigkeit, damit verbundene Situationen und Affekte protokolliert. Das Hinterfragen dieser Stimmen in Bezug auf Herkunft und Sinnhaftigkeit i. S. eines „evidence for and against" mittels sokratischen Dialogs soll die Ich-Dystonie zu den Symptomen fördern und letztlich die Erarbeitung von Ablenkungsstrategien wie z. B. Gespräche, Spaziergang, Pausen etc. ermöglichen (Klingberg et al. 2003; Vauth und Stieglitz 2007; Mehl und Lincoln 2014). Es ist entscheidend, ob Stimmen und Wahn dabei vom Klienten ausschließlich emotional negativ bewertet werden oder allenfalls auch positiv (z. B. Stimmen, die dem Klienten Komplimente machen). Idealerweise überwiegt im Hinblick auf die Behandlungsmotivation die Aversivität dieser Positivsymptome, da es ansonsten gilt, den möglichen Verlust und einen möglichen damit einhergehenden Gewinn der Abnahme dieser Positivsymptomatik zu erörtern und zu bearbeiten. Da bei diesem Patienten bei vorhandener Medikamentenadhärenz eine relevante Teilremission der Symptomatik zu beobachten war, konnte die fragile Resilienz mit der Erarbeitung eines individuellen Stress-Diathese-Modells zum rückfallpräventiven Behandlungsgegenstand (Nuechterlein und Dawson 1984) gemacht werden. Dies konnte sowohl im Einzelsetting (z. B. Bäuml 2008) als auch in einer Psychoedukationsgruppe (z. B. Berendt et al. 2003) erfolgen. Das Wissen um mögliche Frühwarnzeichen einer erneuten Exazerbation stellt einen Grundpfeiler der Rückfallprophylaxe dar. Wenn das Vorliegen dieser Ich-Dystonie die Verarbeitung auf der affektiven Ebene für den Betroffenen nicht einfacher macht, ist aus forensischer Sicht und vor dem Hintergrund eines **Risk-Need-Responsivity-Prinzips** (RNR-Prinzip; Bonta und Andrews 2007) die Ansprechbarkeit bzgl. der pharmakologischen wie auch therapeutischen Behandlung erfreulicherweise gegeben, was sich wiederum günstig auf die deliktische Rückfallprognose auswirkt.

In der Forensischen Psychiatrie begegnen wir jedoch auch Patienten, bei denen zumindest zu Beginn der Behandlung sowohl das Krankheitsbewusstsein als auch das Problembewusstsein in Bezug auf die begangene Tat fehlen. Bleibt eine erschwerte Ansprechbarkeit auf die neuroleptische Medikation als auch auf die psychotherapeutischen Behandlungselemente während der Behandlung aufrechterhalten, gestalten sich Behandlungsprozess bzw. deren Ziele ungleich anders, wie am folgenden Beispiel illustriert wird:

Fallbeispiel

Herr F.

Delinquenzanamnese Der in der Vergangenheit von Gelegenheitsjobs lebende Herr G. (62) glaubt, dass im Rahmen eines chirurgischen Eingriffs im Krankenhaus Organraub an ihm betrieben wurde. Anhand von Bildgebungsbefunden, darunter Röntgenaufnahmen, meint er genügend Beweise hierfür zu haben. Sein Hausarzt stellt dies in Abrede, was Herrn G. wiederum dazu veranlasst zu glauben, dass es sich dabei um eine Machenschaft handelt, bei der sein Hausarzt mitwirke. Im Unrechtsempfinden und Verschwörungswahn lauert er seinem Arzt auf, streckt ihn mit einem Hammer nieder und verletzt ihn dabei schwer. Der eher als ruhig, musisch und an Kunst interessiert beschriebene Herr G. ist bis zum Tatzeitpunkt nie strafrechtlich in Erscheinung getreten.

Psychotherapeutischer Fokus Persistierender Wahn, Risikomanagement.

Der Wahn von Herrn G. zeigt sich im Maßregelvollzug in der Folge auch unter leitliniengerechter Medikation unverändert bzw. im Verlauf der Behandlung als „unverrückbar". Trotz Krankheitsuneinsichtigkeit und Zwangskontext können diese Non-Responder auf der Station sowohl mit Behandlern wie auch mit den Patienten adäquat oder gar freundlich im Kontakt imponieren. Affektive Dynamik mit Gereiztheit entsteht im Behandlungsprozess häufig in Situationen, in denen mittels kognitiver Umstrukturierung versucht wird, an der Logik und Sinnhaftigkeit des Wahninhalts zu arbeiten, bzw. in denen die Existenz der vermeintlichen Tatsachen infrage gestellt wird. Daher empfiehlt es sich in Fällen wie diesem *nicht*, i. S. eines „evidence for and against" (Vauth und Stieglitz 2007) oder eines geleiteten Entdeckens (Hesse und Klingenberg 2017) den dysfunktionalen Inhalt des Gedankens zu verändern, „irrationale" durch „rationale" Kognitionen zu ersetzen. Solche Versuche führen unweigerlich zu einer Stärkung des zugrunde liegenden wahnhaften „Bezugsrahmens", gerade wenn der Wahn eine starke Funktionalität in der Weltanschauung des Betroffenen aufweist und der Verlust einer solchen Weltanschauung die Werte des Klienten auf den Kopf stellen würde (Vauth und Stieglitz 2007; Lincoln 2020). In einer umfassenden Metaanalyse postulieren Jauhar et al. (2014) denn auch, dass kognitiv-verhaltenstherapeutische Interventionen bei persistierendem Wahn einen kleinen Behandlungseffekt aufweisen. Vor dem Hintergrund des hypothetischen Konstrukts, der vermeintlichen Ungerechtigkeit, die dem Patienten widerfahren ist, darf diese vom Therapeuten belassen werden, die Gewalt als Antwort darauf jedoch nicht. Es gilt, dem Patienten alternative Handlungsoptionen zur Gewalt, auch vor dem Hintergrund möglicher weiterer strafrechtlicher Konsequenzen, zu unterbreiten und zu prüfen. Der Blick soll letztlich auf eine **positive und gewaltfreie Zukunft** gerichtet sein und der Behandlungsfokus in der Behandlung zum gegebenen Zeitpunkt auf einer möglichen **Ressourcenaktivierung** liegen. In Anlehnung an das **Good Lives Model** (GLM; Ward et al. 2007, ➤ Kap. 7.2) gilt es, in einem protektiven Sinne Stärken und Interessen für die Zeit nach dem Maßregelvollzug zu fördern oder allenfalls zu finden. Die eigentliche psychotherapeutische Arbeit kann sich hier mitunter niederschwellig gestalten und gleichzeitig sehr bedeutsam für das Wohlbefinden und den weiteren Behandlungs- oder gar Lebenslauf des Patienten sein. Bei Klienten wie Herrn G. müssen sich forensische Behandler umso mehr ihr Doppelmandat vor Augen halten, indem sie zum einen bemüht sind, die Krankheitssymptome des Patienten zu lindern, zum anderen das Risiko für eine erneute Gewalttat zu reduzieren:

- Ist der Wahn letztlich derart definiert, dass sich potenzielle Opfer oder Risikoszenarien eruieren lassen?
- Ist der Wahn entdynamisiert bzw. noch handlungsleitend?
- Welche Personen oder Einrichtungen sind potenziell gefährdet?
- Kann man möglichen Szenarien mit adäquaten Risikomanagement-Strategien begegnen (Kontrolle, Schutzmaßnahmen gem. Gewaltschutzgesetz etc.), um künftig Gewaltrückfälle zu verhindern?

MERKE

Falls Positivsymptome wie Wahn in der Behandlung nicht (vollständig) remittieren, stellt sich dem forensischen Behandler im Rahmen eines Risikomanagements die Frage, inwiefern diese anhaltend deliktisch handlungsleitend sind.

16.3.2 Bearbeitung von Neuro- und Soziokognitionen

Unter kognitiven Funktionsdefiziten sind zum einen **Störungen der neurokognitiven Funktionen** wie Geschwindigkeit der Informationsverarbeitung, Aufmerksamkeit und Vigilanz, verbales und visuelles Lernen und Gedächtnis, Arbeitsgedächtnis, Denken und Problemlösen, zum anderen **soziokognitive Störungen** in der Emotionsverarbeitung, bei der sozialen Wahrnehmung und bei der Theory of Mind (ToM) zusammengefasst (Übersicht bei Müller und Roder 2017; Lincoln 2020). Auf der Grundlage von Langzeitstudien, die funktionale Recovery-Raten zwischen 25 und 65 % ergaben (Rabinowitz et al. 2007; Davidson et al. 2008), ist bekannt, dass gerade neuro- und soziokognitive Verfahren, häufig auch kognitive Remediationstherapien genannt, in der gängigen klinischen Praxis einen nachweislichen Wirkungsgrad bzgl. des Funktionsniveaus aufweisen (s. DGPPN-Empfehlung).

Ein Einsatz in der Forensischen Psychiatrie soll anhand der geläufigsten Verfahren im deutschsprachigen Raum des **Metakognitiven Trainings** (MKT; Moritz et al. 2010), des **Integrierten Psychologischen Therapieprogramms** (IPT, Roder und Brenner 1988) und der nachfolgenden **Integrierten Neurokognitiven Therapie** (INT; Roder und Müller 2013) erläutert werden. Zudem wird ein Einsatz des aus der Straftäterbehandlung stammenden Programms *Reasoning and Rehabilitation – short version* (**R&R2;** Ross et al. 2007) diskutiert werden, das mittlerweile auch an die Verhältnisse der Arbeit mit Patienten mit schweren psychischen Störungen („major mental disorders") adaptiert wurde (Young et al. 2014).

Fallbeispiel

Herr I.

Delinquenzanamnese Herr I. (36) ist aufgrund einer langjährigen schizophrenen Erkrankung mit zahlreichen Hospitalisationen berentet und zudem methadonsubstituiert. Nach einer Medikamentenabsetzung imponierte er in der Öffentlichkeit zunehmend bizarr und gereizt. Schließlich griff er unvermittelt eine junge Passantin an und traktierte sie mit Fäusten und seinem Skateboard. Am selben Tag folgte ein weiterer Zwischenfall unweit des ersten Tatorts, bei dem er unvermittelt auf einen männlichen Passanten mittleren Alters einschlug und diesen verletzte. Seine Handlungen sah er bei der Vernehmung als Reaktionen auf Provokationen, die sich als Fehlinterpretationen herausstellten. Herr I. hat mit seinem Krankheitsbeginn in der späten Adoleszenz begonnen, renitent zu imponieren, und wurde danach häufig wegen kleiner Vergehen wie Ladendiebstählen und Verstößen gegen das Betäubungsmittelgesetz angezeigt.

Psychotherapeutischer Fokus Brüchige Medikamentenadhärenz, Wahrnehmungsstörungen (vor allem Situationsverkennung), Beikonsum.

16

Die Störung von Herr I. ist unvollständig remittiert und weist einen beträchtlichen Chronifizierungsgrad auf. Aufgrund der sichtbaren Negativsymptomatik ist der Patient im Antrieb gemindert und bzgl. des kognitiven Funktionsniveaus eingeschränkt. Ein Patient mit dieser Art von Symptomatik und Vorgeschichte wird voraussichtlich von der dritten der drei Säulen Pharmakotherapie, Psychotherapie und Soziotherapie gut profitieren, indem über Unterstützung zur Arbeit und beim Wohnen letztlich Strukturgebung und Aktivierung in der Behandlung wirksam werden: Eine geregelte Lebensform und Alltagsgestaltung in Form von Ergotherapie oder geschützter Arbeitsstelle sowie Freizeitgestaltung mit dem richtigen Maß an Förderung ohne Überforderung bilden bei Patienten dieser Gruppe den Rahmen der Behandlung. Während in den eigentlichen psychotherapeutischen Sitzungen aufgrund der brüchigen Medikamentenadhärenz eine Adhärenztherapie zur Motivationsförderung (vgl. Gray und Robson 2012) sinnhaft scheint, ist diese Tätergruppe psychotischer Straftäter zudem dadurch charakterisiert, dass sie hinsichtlich ihrer Wahrnehmungsstörungen/Situationsverkennungen von einem realistischen Grad an funktionaler Recovery profitieren soll. Wenn man von den Schwierigkeiten von Menschen mit Schizophrenie bei der Erkennung und Interpretation von Gesichtsausdrücken des Gegenübers weiß (Fusar-Poli et al. 2012), so besteht bei Hochrisikopatienten bzgl. psychotischer Exazerbation eine Verbindung zwischen der ursprünglichen konzeptionell getrennten Neuro- und Soziokognition (Yong et al. 2014).

Für forensische Patienten wie Herrn I. erscheinen sowohl das **MKT,** das vorwiegend Übungen zu Wahrnehmung, Attributionstheorien und letztlich die Bearbeitung von Urteilsverzerrungen beinhaltet, als auch die **INT,** die verstärkt Übungen zu Vigilanz und Arbeitsgedächtnis, aber auch Rollenspiele zur sozialen Kompetenz beinhaltet, als sinnvoll einsetzbar. Alle genannten Trainings oder Therapien haben gemeinsam, dass sie in modularer Form Attributionen, voreiliges Schlussfolgern, Diskriminationslernen, Perspektivenwechsel (ToM) und Defizite der Exekutivfunktionen aufgreifen. Das acht Trainingseinheiten umfassende MKT kann gerade bei Patienten, die Schwierigkeiten bei der Exposition der eigenen Person in der Gruppe haben, in Einzelsitzungen angewandt werden. Die 30 Sitzungen umfassende INT beinhaltet des Weiteren computergestützte Übungen, die allein durchgeführt werden, ist ansonsten jedoch für die Anwendung in Gruppen konzipiert.

In jüngerer Zeit ist vor dem Hintergrund der Bewusstwerdung des schizophrenen Tätertypus I: Early Starter nach Hodgins (2008) zudem das R&R2 in den Fokus der meta- und soziokognitiven Behandlungsmöglichkeiten gerückt: Das **R&R2** ist eine manualisierte soziokognitive Gruppenintervention, die ursprünglich für Gewalt- und Sexualstraftäter aus dem ICD-10:F6-Erkrankungskreis entwickelt und empirisch validiert wurde. In einer breit angelegten Metaanalyse (Tong und Farrington 2006) konnte eine Verbesserung der Rückfallrate um 14 % sowohl in Institutionen als auch in der Gesellschaft aufgezeigt werden, dies bei Unabhängigkeit des Täterrisikos. Zunehmend wurde es für die Behandlung von schizophrenen Tätern adaptiert und hat sich auch hier als effektiv erwiesen (Young et al. 2016).

Fallbeispiel

Herr H.

Delinquenzanamnese Herr H. (25) wird der versuchten Vergewaltigung einer Kollegin bei verminderter Schuldfähigkeit schuldig gesprochen. Er behauptet, dass sich das Ganze so nicht zugetragen, sondern die Geschädigte den Sexualkontakt ursprünglich auch gewünscht habe. Beide seien zudem aufgrund von Alkohol- und THC-Konsum intoxikiert gewesen. Der aus einem *broken home* stammende Herr H. hatte zuvor, nachdem er mit seiner Peergroup zahlreiche Delikte, Ladendiebstähle, einfache Körperverletzungen und Verstöße gegen das Betäubungsmittelgesetz begangen hatte, eine Jugendmaßnahme gemäß Schweizer Strafrecht mit Berufslehre absolviert.

Psychotherapeutischer Fokus Impulsivität, Desaktualisierungsschwäche, defizitäre Emotions- und Impulskontrolle, dissoziale Kognitionen

Herr H. weist bei Eintritt in den Maßregelvollzug bereits einen längeren Krankheitsverlauf auf. Unter Medikation wirkt er allseits orientiert und schwingungsfähig, und ohne Vorwissen ließe sich kaum eine Einschränkung im globalen Funktionsniveau, geschweige denn eine Chronifizierung der Erkrankung feststellen. In der Behandlung zeigen sich jedoch allmählich schnelle Ermüdung und Konzentrationsschwächen, aber auch Impulsivität, Desaktualisierungsschwäche und egoistische, mitunter dissoziale Züge innerhalb der Patientengruppe. Während bei Patienten wie Herrn H. Behandlungsinterventionen wie Medikamentenadhärenz und Psychoedukation vor dem Hintergrund der psychiatrischen Diagnose selbstredend auch hier zwingend erscheinen, gilt es aus forensischer Sicht, sowohl vor dem Hintergrund des unklaren psychopathologischen Befundes zum Deliktzeitpunkt als auch vor dem Hintergrund einer dissozialen Prägung, prämorbide deliktbegünstigende Anteile dieser Klientel zu fokussieren.

Die Bearbeitung dieser **dissozialen Kognitionen** kann sowohl im eigentlichen klärungsorientierten, deliktorientierten Sinne im Einzelsetting oder in einem prospektiven, deliktpräventiven Ansatz innerhalb einer Gruppe anhand des Einsatzes des erwähnten **R&R2-Trainings** erfolgen: Als manualisierte Gruppenintervention zielt das Programm auf eine Reduktion antisozialen Verhaltens und antisozialer Einstellungen sowie auf eine Verbesserung prosozialer Denkweisen, kognitiver Skills sowie Problemlösestrategien. Teilnehmer trainieren direkt oder indirekt missverständliche und risikobehaftete Situationen, um künftig impulsiv-gewalttätiges Verhalten zu verhindern. In dieser prospektiven Ausrichtung ohne Klärungsbedarf bzgl. vergangenen Fehlverhaltens werden die Teilnehmer in den Sitzungen nicht angehalten, über ihre Delikte zu sprechen. In einem revidierten **R2&R2 Mental Health Program** sind fünf Module enthalten:

1. Aufmerksamkeits- und Impulskontrolle
2. Problemlösetechniken
3. Emotionskontrolle zu Angst, Ärger und Konflikten
4. Übungen zu Theory of Mind
5. Schlussfolgern

In der Form neuartig ist der Einsatz eines Coaches zwischen den einzelnen Sitzungen, um den Transfer zu vereinfachen. Von Vorteil ist das R&R2 gegenüber einem MKT oder einer INT inhaltlich, weil es dissoziale Lernmodelle und erkrankungsbedingte defizitäre Informations- und Affektverarbeitung, aber auch soziale Kognitionen im Hinblick auf Ärger, Wut und mögliche Gewaltdisposition bei Patienten wie Herrn H. kombiniert.

MERKE

Bei Tätern mit chronifizierter Schizophrenie stellen ein defizitäres Arbeitsgedächtnis und eine defizitäre ToM Prädiktoren für Gewalt dar: Neuro- und soziokognitive Verfahren sind demnach immer Übungen zur Deliktprävention.

Während das MKT, das IPT und die INT in der gängigen Schizophreniebehandlung und das R&R2 in der Behandlung von Gewalt- und Sexualstraftätern gut beforscht sind, ist die Datenlage bzgl. der Anwendung der genannten meta- und soziokognitiven Verfahren bei schizophrenen Tätern noch spärlich:

- In einer Metanalyse konnten Darmedru et al. (2017) die Bedeutung von sozio- und neurokognitiven Trainings für die Senkung des Gewaltrisikos unter Vorbehalt aufzeigen. In der 11 Studien umfassenden Metaanalyse, in denen u. a. das MKT und das R&R2 in verschiedenen Studiendesigns untersucht wurden, ließ sich bzgl. der Kontrolle und Abnahme von gewalttätigen Einstellungen und physischen Übergriffen eine signifikante Besserung aufzeigen. Die alleinige In-domo-Erhebung und damit eine fehlende Katamnese für die Zeit nach Entlassung relativieren diese Befunde jedoch.
- Dumont et al. (2020) weisen bzgl. der Implementierung einer hochfrequenten neuro- und soziokognitiven Gruppe, im vorliegenden Fall des IPT, zu Recht darauf hin, dass aufgrund der Klientel, der Ressourcen und nicht zuletzt der Anerkennung im Maßregelvollzug als nichtspezifisch forensisch konzipiertes Gruppenangebot sich eine solche in der Praxis schwierig gestaltet.

Dieser Befund deckt sich mit den Erfahrungen der Autoren im stationären Bereich aufgrund des Erfordernisses der Hochfrequenz (2×/Woche) und der verfügbaren Ressourcen. Dieser Umstand sollte vor dem Hintergrund der nachweislichen Wirksamkeit dieser Trainings hinsichtlich Symptomreduktion in der gängigen Praxis und den ersten Befunden hinsichtlich Gewaltreduktion in forensischen Studien dringlich angegangen werden.

16

LITERATUR

Amering M, Schmolke M. Recovery in Mental Health. Reshaping scientific and clinical responsibilities. Oxford: Wiley-Blackwell 2009.

Bäuml J. Psychosen aus dem schizophrenen Formenkreis. 2. A. Heidelberg: Springer 2008.

Benkert O, Hippius H. Kompendium der Psychiatrischen Pharmakotherapie. 12. A. Berlin, Heidelberg: Springer 2019.

Berendt B. Meine persönlichen Warnsignale: Ein psychoedukatives Therapieprogramm zur Krankheitsbewältigung für Menschen mit Psychoseerfahrung. Tübingen: dgvt 2003.

Berger M. Psychische Erkrankungen. 6. A. München: Elsevier Urban & Fischer 2019.

Bonta J, Andrews DA. Risk-Need-Responsivity Model for Offender Assessment and Rehabilitation. Government of Canada 2007; www.publicsafety.gc.ca/cnt/rsrcs/pblctns/rsk-nd-rspnsvty/index-en.aspx (letzter Zugriff: 15.6.2021).

Buchanan RW, Kreyenbuhl J, Kelly DL, et al. Schizophrenia Patient Outcomes Research Team (PORT). The 2009 schizophrenia PORT psychopharmacological treatment recommendations and summary statements. Schizophr Bull 2010; 36(1): 71–93.

Coid JW, Ullrich S, Kallis C, et al. The relationship between delusions and violence: Findings from the East London first episode psychosis study. JAMA Psychiatry 2013; 70(5): 465–471.

Correll CU, Citrome L, Haddad PM, et al. The use of long-acting injectable antipsychotics in schizophrenia: Evaluating the evidence. J Clin Psychiatry 2016; 77(suppl 3): 1–24.

Correll CU, Rubio JM, Kane JM. What is the risk-benefit ratio of long-term antipsychotic treatment in people with schizophrenia? World Psychiatry 2018; 17(2): 149–160.

Darmedru C, Demily C, Franck N. Cognitive remediation and social cognitive training for violence in schizophrenia: A systematic review. Psychiatry Res 2017; 5: 266–274.

Davidson L, Schmutte T, Dinzeo T, Andres-Hyman R. Remission and recovery in schizophrenia: Practitioner and patient perspectives. Schizophr Bull 2008; 34: 3–8.

DGPPN – Deutsche Gesellschaft für Psychiatrie, Psychotherapie und Psychosomatik. S3-Leitlinie Schizophrenie. Langfassung. Version 1.0, zuletzt geändert am 15. März 2019; www.awmf.org/leitlinien/detail/ll/038-009.html (letzter Zugriff: 15.6.2021).

Douglas KS, Guy LS, Hart SD. Psychosis as a risk factor for violence to others: A meta-analysis. Psychol Bull 2009; 135(5): 679.

Dumont M, Briand C, Leblanc Y, et al. The integrated psychological treatment for individuals with schizophrenia in correctional and forensic psychiatric settings: An implementation study. Int J Offender Ther Comp Criminol 2020; 64(9): 977–993.

Falkai P. Diagnose, Ätiologie und Neuropathophysiologie der Schizophrenie. Berlin, Heidelberg: Springer 2008.

Falkai P, Hasan A (Hrsg.). Praxishandbuch Schizophrenie. München: Elsevier Urban & Fischer 2020.

Farooq S, Choudry A, Cohen D, Naeem F, Ayub M. Barriers to using clozapine in treatment-resistant schizophrenia: Systematic review. BJ Psych Bull 2019; 43(1): 8–16.

Fazel S, Gulati G, Linsell L, et al. Schizophrenia and violence: Systematic review and meta-analysis. PLoS Med 2009; 6(8): e1000120.

Fazel S, Wolf A, Palm C, Lichtenstein P. Violent crime, suicide, and premature mortality in patients with schizophrenia and related disorders: A 38-year total population study in Sweden. Lancet Psychiatry 2014; 1(1): 44–54.

Firth J, Siddiqi N, Koyanagi A, et al. The Lancet Psychiatry Commission: A blueprint for protecting physical health in people with mental illness. Lancet Psychiatry 2019; 6(8): 675–712.

Fusar-Poli P, Deste G, Smieskova R, et al. Cognitive functioning in prodromal psychosis: A meta-analysis. Arch Gen Psychiatry 2012; 69(6): 562–571.

Gray R, Robson D. Adherence-Therapie. Manual Version 1.22. Hrsg. v. M. Schulz und M. Löhr. Bielefeld/Gütersloh 2012.

Hasan A, Falkai P. Somatische Therapieverfahren. In: Falkai P, Hasan A (Hrsg). Praxishandbuch Schizophrenie. 2. A. München: Elsevier Urban & Fischer 2020. S. 131–164.

Hesse K, Klingberg S. Psychotherapie bei Psychosen: kognitive Verhaltenstherapie. PSYCH up2date 2017; 6: 477–490.

Hodgins S. Violent behaviour among people with schizophrenia: A framework for investigations of causes, and effective treatment, and prevention. Philos Trans R Soc Lond B Biol Sci 2008; 363(1503): 2505–2518.

Hodgins S. Antisocial and aggressive behaviour amongst persons with schizophrenia: Evidence and propositions for prevention. In: Wormith JS, Craig LA, Hogue TE (eds.). The Wiley Handbook of What Works in Violence Risk Management: Theory, Research and Practice. Chichester: Wiley Blackwell 2020, pp. 419–436.

Hodgins S, Klein S. New clinically relevant findings about violence by people with schizophrenia. Can J Psychiatry 2017; 62(2): 86–93.

Jauhar S, McKenna PJ, Radua J, et al. Cognitive-behavioural therapy for the symptoms of schizophrenia: Systematic review and meta-analysis with examination of potential bias. Br J Psychiatry 2014; 204(1): 20–29.

Kane J, Honigfeld G, Singer J, Meltzer H. Clozapine for the treatment-resistant schizophrenic. A double-blind comparison with chlorpromazine. Arch Gen Psychiatry 1988; 45(9): 789–996.

Kay SR, Fiszbein A, Opler LA. The Positive and Negative Syndrome Scale (PANSS) for Schizophrenia. Schizophr Bull 1967; 13(2): 261–276.

Kelly DL, Freudenreich O, Sayer MA, Love RC. Addressing barriers to clozapine underutilization: A national effort. Psychiatr Serv 2018; 69(2): 224–227.

Kinoshita Y, Shimodera S, Nishida A, et al. Psychotic-like experiences are associated with violent behavior in adolescents. Schizophr Res 2011; 126(1–3): 245–251.

Klingberg S, Schaub A, Conradt B. Rezidivprophylaxe bei schizophrenen Störungen: Ein kognitiv-verhaltenstherapeutisches Behandlungsmanual. Weinheim: Beltz 2003.

Krakowski MI, Czobor P, Citrome L, et al. Atypical antipsychotic agents in the treatment of violent patients with schizophrenia and schizoaffective disorder. Arch Gen Psychiatry 2006; 63(6): 622–629.

Lamsma J, Harte JM. Violence in psychosis: Conceptualizing its causal relationship with risk factors. Aggress Violent Behav 2015; 24: 75–82.

Långström N, Grann M. Severe mental illness and risk of sexual offending in men: A case-control study based on Swedish national registers. J Clin Psychiatry 2007; 68(4): 588–596.

Lau S, Günther MP, Kling S, Kirchebner J. Latent class analysis identified phenotypes in individuals with schizophrenia spectrum disorder who engage in aggressive behaviour towards others. Eur Psychiatry 2019; 60:, 86–96.

Leucht S, Cipriani A, Spineli L, et al. Comparative efficacy and tolerability of 15 antipsychotic drugs in schizophrenia: A multiple-treatments meta-analysis. Lancet 2013; 382(9896): 951–962.

Lincoln T. Psychotherapie. In: Falkai P, Hasan A (Hrsg.) (2020), S. 165–196.

Love RC, Kelly DL, Freudenreich O, et al. Clozapine underutilization: Addressing the barriers. National Association of State Mental Health Program Directors. Alexandria, VA, 2016; www.nasmhpd.org/content/tac-assessment-working-paper-clozapine-underutilization-addressing-barriers (letzter Zugriff: 15.6.2021).

Mehl S, Lincoln T. Therapie-Tools: Psychosen. Weinheim: Beltz 2014.

Meltzer HY, Alphs L, Green AI, et al. International Suicide Prevention Trial Study Group. Clozapine treatment for suicidality in schizophrenia: International Suicide Prevention Trial (InterSePT). Arch Gen Psychiatry 2003; 60(1): 82–91.

Meyer JM, Stahl SM. The Clozapine Handbook. 1st edn. Cambridge, New York: Cambridge University Press 2020.

Moritz S, Veckenstedt R, Randjbar S, Vitzthum F. MKT+: Individualisiertes metakognitives Therapieprogramm für Menschen mit Psychose. Berlin, Heidelberg: Springer 2010.

Moritz S, Krieger E, Bohn F, Veckenstedt R. MKT+: Individualisiertes metakognitives Therapieprogramm für Menschen mit Psychose. Heidelberg: Springer 2017.

Müller MJ, Benkert O. Antipsychotika: Routineuntersuchungen und -hinweise. In: Benkert O, Hippius H (Hrsg.). Kompendium der Psychiatrischen Pharmakotherapie. 12. A. Berlin, Heidelberg: Springer 2019. S. 364–367.

Müller DR, Roder V. Vom kognitiven Training zur Kognitiven Remediationstherapie: Nutzen und Grenzen. Verhaltenstherapie 2017; 27: 170–179.

Nasrallah H, Targum S, Tandon R, et al. Defining and measuring clinical effectiveness in the treatment of schizophrenia. Psychiatr Serv 2005; 56: 273–282.

Nuechterlein KH, Dawson ME. A heuristic vulnerability/stress model of schizophrenic episodes. Schizophr Bull 1984; 10(2); 300–312.

Okhuijsen-Pfeifer C, Huijsman EAH, Hasan A, et al. Clozapine as a first- or second-line treatment in schizophrenia: A systematic review and meta-analysis. Acta Psychiatr Scand 2018; 138(4): 281–288.

Papola D, Ostuzzi G, Gastaldon C, et al. Antipsychotic use and risk of life-threatening medical events: Umbrella review of observational studies. Acta Psychiatr Scand 2019; 140(3): 227–243.

Qurashi I, Stephenson P, Chu S, et al. An evaluation of subjective experiences, effects and overall satisfaction with clozapine treatment in a UK forensic service. Ther Adv Psychopharmacol 2015; 5(3): 146–150.

Rabinowitz J, Levine S, Haim R, Häfner H. The course of schizophrenia: Progressive deterioration, amelioration or both? Schizophr Res 2007; 91: 254–258.

Rector NA, Beck AT. Cognitive therapy for schizophrenia: From conceptualization to intervention. Can J Psychiatry 2002; 47(1): 39–48.

Roder V, Müller DR. INT – Integrierte neurokognitive Therapie bei schizophren Erkrankten. Berlin, Heidelberg: Springer 2013.

Roder V, Brenner H, Kienzle N. Integriertes Psychologisches Therapieprogramm bei schizophren Erkrankten IPT. Bern: Julius Beltz 2008.

Ross RR, Fabiano E, Ross RD. Reasoning and Rehabilitation: a Handbook for TEACHING Cognitive Skills. Ottawa: Cognitive Centre of Canada 1988.

Ross R, Hilborn J, Liddle P. Reasoning and Rehabilitation 2: Short version for adults. Ottawa: Cognitive Centre of Canada 2007.

Smith H, White T. The effect of clozapine on the social behaviour schedule in patients attending a forensic psychiatry day hospital. Med Sci Law 2004; 44(3): 213–216.

Stahl SM. Presciber's Guide Antipsychotics. 6th edn. Cambridge, New York: Cambridge University Press 2018.

Stone-Brown K, Naji M, Francioni A, et al. Psychotropic prescribing in seriously violent men with schizophrenia or personality disorder in a UK high security hospital. CNS Spectr 2016; 21(1): 60–69.

Sultan RS, Olfson M, Correll CU, Duncan EJ. Evaluating the effect of the changes in FDA Guidelines for clozapine monitoring. J Clin Psychiatry 2017; 78(8): e933–e939.

Taipale H, Tanskanen A, Mehtälä J, et al. 20-year follow-up study of physical morbidity and mortality in relationship to antipsychotic treatment in a nationwide cohort of 62,250 patients with schizophrenia (FIN20). World Psychiatry 2020; 19(1): 61–68.

Tong JLS, Farrington DP. How effective is the "Reasoning and Rehabilitation" programme in reducing reoffending? A meta-analysis of evaluations in four countries. Psychol Crime Law 2006; 12(1): 3–24.

Vauth R, Stieglitz R-D. Chronisches Stimmenhören und persistierender Wahn. Göttingen: Hogrefe 2007.

Ward T, Mann RE, Gannon TA. The Good Lives Model of offender rehabilitation: Clinical implications. Aggress Violent Behav 2007; 12(1): 87–107.

Witt K, van Dorn R, Fazel S. Risk factors for violence in psychosis: Systematic review and meta-regression analysis of 110 studies. PloS One 2013; 8(2): e55942.
Yong E, Barbato M, Penn DL, et al. Exploratory analysis of social cognition and neurocognition in individuals at clinical high risk für psychosis. Psychiatry Res 2014; 218(1–2): 39–43.
Young S, Das M, Gudjonsson GH. Reasoning and Rehabilitation cognitive skills programme for mentally disordered offenders: Predictors of outcome. World J Psychiatry 2016; 6(4): 410–418.

KAPITEL

17 Affektive Störungen

Jutta Muysers

17

Faktenbox

- Affektive Störungen sind seltene Krankheitsbilder im Maßregelvollzug; nach aktueller Erhebung machen sie knapp 1 % aus (CEUS 2018). In der LVR-Klinik Langenfeld befinden sich derzeit bei insgesamt 180 gem. § 63 StGB untergebrachten Männern nur zwei mit der Diagnose einer bipolaren Störung.
- Am häufigsten sind bipolare affektive Störungen mit einem chronischen bzw. komplizierten Verlauf.
- Oft finden sich komorbid z. B. Suchtmittelkonsum sowie narzisstische oder dissoziale Persönlichkeitsstörungen.
- Die Behandlungsoptionen inkl. der Legalprognose sind gut, wenn eine ausreichende Krankheitsremission gelingt.
- Straftaten von Patienten mit affektiven Störungen geschehen zumeist im Zusammenhang mit Substanzkonsum und im Rahmen von Lebenskrisen.

17.1 Einführung

17.1.1 Klassifikation

17

Zum Verständnis der Besonderheiten im Maßregelvollzug ist es erforderlich, die Klassifikation und Epidemiologie der affektiven Störungen grundsätzlich zu verstehen. Die aktuelle Einteilung der affektiven Störungen nach ICD-10 ist ➤ Tab. 17.1 zu entnehmen.

In der ICD-11 hingegen wird – analog dem DSM-5 – je nach Ausprägungsgrad der Erkrankung unterschieden (➤ Tab. 17.2).

Tab. 17.1 Einteilung der affektiven Störungen nach ICD-10 (WHO 2004)

ICD-10	Affektive Störung
F30	Manische Episode
F31	Bipolare affektive Störung
F32	Depressive Störung
F33	Rezidivierende depressive Störung
F34	Anhaltende affektive Störung

Tab. 17.2 Einteilung der affektiven Störungen nach ICD-11 (WHO 2019)

ICD-11	Affektive Störung
6a 60	Bipolar I
6a 61	Bipolar II
6a 62	Zyklothyme Störung
6a 64	Andere bipolare Störungen
6a 67	Unspezifische bipolare Störung

17.1.2 Epidemiologie depressiver und bipolarer Störungen

Depressive Störungen haben eine Lebenszeitprävalenz von 16–20 %, beginnen häufig im 3. Lebensjahrzehnt und haben einen zweiten Häufigkeitsgipfel im 6. Lebensjahrzehnt. Frauen sind doppelt so häufig betroffen wie Männer.

Bipolare affektive Störungen haben eine Lebenszeitprävalenz von 1 % und beginnen um das 18. Lebensjahr. Männer und Frauen sind gleich häufig betroffen (Jacobi et al. 2014).

MERKE

Der Verlauf sowohl depressiver als auch bipolarer Erkrankungen ist üblicherweise phasenhaft mit zum Teil jahrelangen Remissionen ohne akute Krankheitssymptome. Allerdings existieren auch ungünstige Verläufe mit langwierigen Episoden sowie einer Residualsymptomatik, die jedoch wesentlich seltener zu beobachten sind als bei Psychosen aus dem schizophrenen Formenkreis.

17.1.3 Disposition für Delikte

Depressive Störungen

Bei depressiven Störungen – insbesondere mit typisch depressiver Wahnthematik wie nihilistischem, Schuld- oder Krankheitswahn – steht bzgl. zu erwartender Delinquenz der erweiterte Suizid im Vordergrund (Lammel 1987; Friedman et al. 2005), also die Tötung von Kindern, sonstigen Familienangehörigen oder engen Bezugspersonen in schweren Konfliktsituationen oder persistierenden Krisen, wobei der eigene Suizid als finaler Aktion dann oft misslingt. Eine Unterbringung im Maßregelvollzug erfolgt hier i. d. R. nicht, da es sich bei solchen Straftaten um ein relativ spezifisches Delikt mit geringer Wiederholungsgefahr handelt.

Bipolare Störungen

Straftaten geschehen bei bipolaren Störungen insbesondere im Zusammenhang mit Komorbiditäten. So erhöht Substanzkonsum (Fazel et al. 2010) die Delinquenzgefahr, ebenso zusätzlich vorhandene narzisstische oder antisoziale Persönlichkeitsstörungen (➤ Kap. 18). Typische Straftaten sind hier Eigentumsdelikte, gefährliches Verhalten im Straßenverkehr, Beleidigungen und sexuelle Grenzverletzungen (Webb et al. 2014).

Rechtliche Besonderheiten

Depressive und bipolare Erkrankungen werden dem ersten Eingangsmerkmal des § 20 StGB, den krankhaften seelischen Störungen, zugeordnet. Bei der strafrechtlichen Beurteilung ist i. d. R. von einer erheblich verminderten Steuerungsfähigkeit zum Tatzeitpunkt auszugehen. Bei zusätzlicher massiver Intoxikation mit Drogen und/oder Alkohol kann eine aufgehobene Steuerungsfähigkeit angenommen werden. Zu Einschränkungen der Einsichtsfähigkeit kommt es nur selten, z. B. bei schweren wahnhaften Depressionen oder erheblichen manischen Auslenkungen (Boetticher et al. 2007).

Hinsichtlich einer Unterbringung im Maßregelvollzug gem. § 63 StGB müssen neben der Feststellung der Diagnose weitere Prüfungen erfolgen, nämlich zum postdeliktischen Krankheitsverlauf und insbesondere zur weiteren Gefährlichkeit (Habermeyer 2021). Folglich werden sich die psychiatrischen Voraussetzungen für eine strafrechtliche Unterbringung allenfalls bei Probanden mit therapierefraktären Störungen bzw. reduzierter Compliance und ggf. zusätzlicher Suchtproblematik begründen lassen.

Falls die Erkrankung längere Phasen vollständiger Remission der affektiven Symptome aufweist, ist eine Unterbringung in einer forensischen Klinik kaum zu rechtfertigen.

17.1.4 Diagnose und Differenzialdiagnose

Die Diagnosestellung einer affektiven Störung kann unproblematisch den Psychiatrie-Lehrbüchern oder den Leitlinien einer allgemeinpsychiatrischen Erhebung der Krankengeschichte mit Anamnese, Fremdanamnese und Sichtung vorheriger Krankenblattunterlagen (S3-Leitlinie 2019) entnommen werden. Zusätzlich sollten – falls vorhanden – Unterlagen über vorherige Urteile, Haftaufenthalte oder vergleichbare Berichte einschließlich früherer psychiatrischer Behandlungsunterlagen hinzugezogen werden.

Da affektive Störungen und insbesondere bipolare Erkrankungen phasenhaft verlaufen, ist stets eine differenzialdiagnostische Einschätzung erforderlich. So muss zunächst geprüft werden, ob hier ein unipolarer oder bipolarer Verlauf vorliegt. Eine weitere Abgrenzung ist bei depressiver Symptomatik erforderlich; so kann eine reaktive depressive Symptomatik bei Patienten des Maßregelvollzugs unabhängig von der Hauptdiagnose infolge der Realisierung der Unterbringung auftreten, z. B. bei paraphilen Störungen, wenn die Möglichkeiten zur Deliktbegehung reduziert werden, bei intelligenzgeminderten Patienten, wenn sie aus ihrer gewohnten Umgebung herausgerissen werden, bei schizophrenen Erkrankungen in Phasen der Remission oder bei Residualsyndromen und schließlich bei Suchterkrankungen, wenn die Möglichkeit zum Substanzkonsum entfällt.

Insbesondere bei Männern kann die Diagnose einer depressiven Erkrankung oder Episode in einigen Fällen schwieriger zu stellen sein (Modestin et al. 1997), da eine vordergründige Aggressivität mit Reizbarkeit und vermehrtem Alkoholkonsum die eigentliche depressive Symptomatik verdeckt (Möller-Leimkühler 2009). Sie ziehen sich in den Krankheitsphasen eher zurück, suchen nicht aktiv nach professioneller Hilfe („male depression").

Ebenso sind Abgrenzungen zur schizoaffektiven Psychose (mehr Realitätsverlust) erforderlich. Dies kann vor allem in solchen Fällen schwierig sein, wenn es bei einer zusätzlichen Drogenintoxikation zu psychotischen Symptomen kommt. Des Weiteren können auch (hirn-)organische Veränderungen das klinische Bild einer depressiven, manischen oder auch bipolaren Störung hervorrufen, sodass eine entsprechend umfangreiche Diagnostik zu empfehlen ist.

In Remissionsphasen ohne akute schwere depressive oder manische Symptome wird zumeist die Grundpersönlichkeit der betroffenen Patienten deutlich, die durchaus Elemente einer Persönlichkeitsstörung aufweisen können. In diesen Phasen sind Abgrenzungen insbesondere zur narzisstischen und dissozialen Persönlichkeitsstörung erforderlich.

Manische Symptome treten auch bei anderen Erkrankungen auf. Dies kann nicht nur bei schizoaffektiven Störungen der Fall sein, sondern ist beispielsweise beim Größenwahn im Rahmen einer Schizophrenie zu beobachten; differenzialdiagnostisch relevant ist hier der Realitätsverlust bzw. eine zusätzlich vorhandene Wahnsymptomatik. Des Weiteren kann auch die Selbstüberhöhung z. B. bei narzisstischen und dissozialen Persönlichkeitsstörungen zu einer sehr gehobenen Stimmungslage am Übergang zu echter manischer Symptomatik führen (Cooper und Ronningstam 1992).

MERKE

Die Differenzialdiagnose kann im Einzelfall schwierig sein. Es besteht sowohl bzgl. depressiver als auch bzgl. manischer Symptome eine hohe Überschneidung mit anderen schweren psychischen Erkrankungen. Insofern muss die Diagnose stets sehr sorgfältig gestellt bzw. überprüft werden.

17.2 Behandlungsstandards bipolarer Störungen

Faktenbox

- Medikamentöse Einstellung
- Einzeltherapie
- Gruppentherapie
- Ergotherapie (Beschäftigungstherapie und Arbeitstherapie)
- Sport
- Angehörigenarbeit (➤ Kap. 30)
- Rehabilitation

17.2.1 Medikamentöse Einstellung

Auch die Behandlung folgt, was zunächst die medikamentöse Einstellung anbelangt, den allgemeinen Leitlinien der Behandlung affektiver Störungen (S3-Leitlinie 2019):

- Demgemäß sollten zur Monotherapie der akuten Manie Lithium und Valproat eingesetzt werden, ggf. atypische Neuroleptika, die auch bei Nichterfolg mit Lithium und Valproat kombiniert werden können (Grunze et al. 2002). Nebenwirkungen und Dosierungsempfehlungen müssen beachtet werden; vorab muss eine umfangreiche somatische Diagnostik erfolgen, darüber hinaus sind entsprechende Verlaufskontrollen von Laborwerten und insbesondere auch potenzieller Gewichtszunahmen erforderlich.
- Benzodiazepine empfehlen sich lediglich bei massiver Agitiertheit, bei manischen Syndromen sollten diese jedoch wegen des Abhängigkeitsrisikos nur zeitlich begrenzt eingesetzt werden.
- Zur Behandlung von Depressionen liegen positive Erfahrungen mit unterschiedlichen Antidepressiva vor. In den letzten Jahren werden schon aufgrund des geringeren Nebenwirkungspotenzials bevorzugt selektive Serotonin-Wiederaufnahmehemmer (SSRIs) eingesetzt. Bei der bisweilen übersehenen Wahnthematik sind zusätzlich Neuroleptika – zumeist in niedriger Dosierung – indiziert.
- Bei rezidivierenden affektiven Störungen sollte frühzeitig eine Phasenprophylaxe, bevorzugt mit Lithium und bei Unverträglichkeit mit Carbamazepin oder Valproinsäure, begonnen werden.

17.2.2 Einzel- und Gruppentherapie

In den **einzeltherapeutischen Sitzungen** erfolgen die Aufarbeitung der Lebensgeschichte, die Deliktanamnese, die Erarbeitung von Krankheitseinsicht und Behandlungscompliance, alltagsbegleitende supportive Psychotherapie und erste Vorbereitungen zur Erarbeitung einer Rückfallprophylaxe. Des Weiteren müssen in der einzeltherapeutischen Arbeit Themen bearbeitet werden, für die kein gruppentherapeutisches Programm vorhanden ist. Eine besondere Rolle nimmt hier im Laufe der Behandlung u. a. die Bearbeitung der Schuld ein, wenn ein schweres Delikt begangen wurde, das der Patient in rekompensiertem Zustand realisiert. Spätestens an dieser Stelle wird die Einbeziehung von Angehörigen in die Behandlung wichtig, insbesondere, wenn sie Opfer der Delikte geworden sind (➤ Kap. 30).

Wenn genügend geeignete Patienten vorhanden sind, empfiehlt sich im Rahmen einer **gruppentherapeutischen Behandlung** die Durchführung einer Psychoedukation zu den Themen Krankheitsverständnis, Behandlungscompliance, medikamentöse Behandlung und Erkennung von Frühsymptomen (Colom et al. 2003). Zusätzlich sind Programme zur Verbesserung sozialer Kompetenzen sowie zur Bearbeitung von Suchtmittelkonsum, sofern problematisch, mit dem Ziel der Erarbeitung dauerhafter Suchtmittelabstinenz möglich.

17.2.3 Weitere Verfahren

Weitere Maßnahmen wie Elektrokonvulsionstherapie (EKT) und hirnstimulierende Verfahren sind vor allem bei therapieresistenten Depressionen angezeigt, können aber ggf. bei Nichtansprechen auf die Therapie oder bei nicht ausreichendem Behandlungserfolg auch bei bipolaren Erkrankungen geprüft werden (Tölle und Windgassen 2014). Des Weiteren empfiehlt sich bei depressiven Störungen eine Wachtherapie (Schlafentzug), was neben der direkten antidepressiven Wirkung den Effekt der Psychopharmaka verstärkt.

17.2.4 Ergo- und Sporttherapie

Beschäftigungstherapie und **Arbeitstherapie** erfolgen mit dem Ziel der Verbesserung von Durchhaltevermögen und Konzentrationsfähigkeit (Madsack 2017), der Ermittlung von Arbeitsfähigkeit und der dauerhaften Reintegration in einen Arbeitsprozess (Schmidt-Quernheim und Seifert 2014).

Ebenso wie die Ergotherapie dient die **Sporttherapie** einer Verbesserung der Tagesstruktur. Insbesondere bei depressiven Störungen sind auch förderliche Prozesse auf den Krankheitsverlauf bekannt. Hinzu kommt – neben der körperlichen Betätigung und Verbesserung der Fitness – die Möglichkeit der Spannungsabfuhr (Henkel et al. 2016).

17.2.5 Rehabilitation

Zum Ende der Behandlung besteht die Notwendigkeit der Entwicklung oder Reaktivierung eines sozialen Empfangsraums mit Vorbereitung der Rückkehr in den eigenen Haushalt oder eine neue eigene Wohnung. Bipolar erkrankte Patienten müssen selten in einem Wohnheim untergebracht werden, ggf. erfolgt betreutes Wohnen. Dabei sollte eine Sicherung der Tagesstruktur und der forensischen Nachsorge gewährleistet bzw. eine dauerhafte psychiatrische ambulante Behandlung sichergestellt sein. Weitere notwendige Hilfestellungen müssen identifiziert sowie für den Patienten und zusammen mit ihm organisiert werden.

Eine Rehabilitation erfolgt i. d. R. über eine Dauerbeurlaubung aus dem Maßregelvollzug. Der Patient wohnt und arbeitet schon außerhalb der Klinik, nimmt aber bestimmte eng getaktete Termine noch in der Klinik wahr. Erst wenn sich das Setting außerhalb der Klinik und der soziale Empfangsraum als stabil erwiesen haben, kann eine Entlassung aus dem Maßregelvollzug unter Erteilung entsprechender Auflagen zur Fortführung der Behandlung vorgeschlagen werden (Seifert et al. 2003).

Fallbeispiel

Herr R. (geb. 1965) wurde 2018 gem. § 63 StGB in einem psychiatrischen Krankenhaus untergebracht. Die Unterbringung erfolgte wegen gefährlicher Körperverletzung und Sachbeschädigung, begangen im Zustand der Schuldunfähigkeit, bei gleichzeitig bestehender weiterer Gefährlichkeit.

Zum Tatzeitpunkt befand sich Herr R. in einem massiv drogenintoxikierten Zustand, gleichzeitig lag eine schwere depressive Episode im Rahmen einer bipolaren Störung vor. Er befand sich in einer schwierigen Lebenssituation; so drohte ihm die Wohnungskündigung. Mithilfe der Straftat wollte er seine Freundin aus der stationär-psychiatrischen Behandlung „befreien". Er schlug ein Fenster der Klinik ein und bedrohte mehrere Mitarbeitende mit gefährlichen Gegenständen.

Die affektive Störung besteht bei Herrn R. seit dem 18. Lebensjahr, etwa zeitgleich entwickelte er die Suchterkrankung. Seine Mutter war alkoholkrank, der Vater Türsteher. Herr R. erlangte die Mittlere Reife auf dem zweiten Bildungsweg, brach eine Ausbildung zum Chemielaboranten ab, war dann als Paketauslieferer und Möbelpacker tätig.

Ab 1989 erfolgten mehrere stationär-psychiatrische Aufenthalte; insgesamt wurde er sechzigmal nach PsychKG oder Betreuungsrecht untergebracht, jeweils aufgrund von suizidalen oder fremdaggressiven Krisen. Herr R. war zweimal verheiratet; aus der zweiten Ehe stammt ein Sohn. Zuletzt lebte er mit seiner Lebensgefährtin zusammen. Seit der stationären Aufnahme in der Forensik stand ein nahezu durchgehend depressives Zustandsbild im Vordergrund seiner Beschwerdesymptomatik. Die Behandlung entsprach dem in der Faktenbox (➤ Kap. 17.2) beschriebenen Ablauf: Medikamentös wurde er auf Lithium und Valproat eingestellt. In den psychotherapeutischen Einzelgesprächen erfolgten die Bearbeitung des Delikts, die Aufarbeitung seiner Lebensgeschichte und schließlich die intensive Beschäftigung mit den dysfunktionalen Anteilen seiner Persönlichkeit sowie den Motiven zum Suchtmittelkonsum inkl. entsprechender Rückfallprophylaxe.

Er nahm an der allgemeinen Psychotherapie sowie der interaktionell-soziotherapeutischen Gruppe teil. Des Weiteren erfolgten tagesstrukturierende Maßnahmen in der Arbeitstherapie (Metallverarbeitung). Hier zeigte er recht gute Leistungen; lediglich bei komplexen Fragestellungen wurden gewisse Verständnisprobleme offenkundig. Weitere Angebote waren Sporttherapie und pflegerische Sozio- und Milieutherapie auf der Station. Im klinischen Alltag zeigte sich Herr R. durchgehend angemessen und freundlich; problematisch blieb seine Somatisierungstendenz in subjektiv erlebten Überforderungssituationen. Er erhielt regelmäßige Besuche der Ex-Ehefrau, des Sohnes und der aktuellen Lebenspartnerin. Erste Lockerungen i. S. alleiniger Geländeausgänge konnten unproblematisch gewährt werden.

Die Behandlung befindet sich derzeit in einem mittleren Stadium und muss aufgrund seiner vielschichtigen Persönlichkeitsproblematik fortgesetzt werden. Mittelfristig ist eine Beurlaubung zur Lebensgefährtin denkbar, wobei vorab zukünftige Arbeitsmöglichkeiten zur Integration in eine geeignete Tagesstruktur noch geprüft werden müssen. Darüber hinaus ist deutlich geworden, dass Herr R. eine langfristige forensische Nachsorge inkl. einer engmaschigen psychiatrischen Weiterbehandlung (u. a. zur Überwachung einer konstanten Medikation) benötigen wird.

17.3 Zusammenfassung

Affektive Störungsbilder sind im Maßregelvollzug sehr selten. Die Behandlung wird durch Komorbiditäten und komplexe Krankheitsverläufe kompliziert, ist aber grundsätzlich gut möglich. Die Einbeziehung von Angehörigen kann ein wichtiges unterstützendes Element sein. Eine Rehabilitation erfordert die Sicherstellung einer individuell angepassten Tagesstruktur und einer forensisch-psychiatrischen Nachsorge inkl. der Kontrolle der Pharmakotherapie.

LITERATUR

Boetticher A, Nedopil N, Bosinski HAG, Saß H. Mindestanforderungen für Schuldfähigkeitsgutachten. Forens Psychiatr Psychol Kriminol 2007; 1: 3–9.

CEUS Consulting. Kerndatensatz im Maßregelvollzug 2018. Version: 15.04.2020/V1.

Cheng P, Jaffe P. Examining depression among perpetrators of intimate partner homicide. J Interpers Violence 2019 Aug 2; 886260519867151.

Colom F, Vieta E, Martinez-Aran A, et al. A randomized trial on the efficacy of group psychoeducation in the prophylaxis of recurrences in bipolar patients whose disease is in remission. Arch Gen Psychiatry 2003; 60: 402–407.

Cooper AM, Ronningstam E. Narcissistic personality disorder. Review of Psychiatry 1992; 11: 80–97.

Fazel S, Lichtenstein P, Grann M, et al. Bipolar disorder and violent crime. Arch Gen Psychiatry 2010; 67: 931–938.

Friedman S, Hrouda D, Holden C, et al. Child murder committed by severely mentally ill mothers: An examination of mothers found not guilty by reason of insanity. J Forens Sci 2005; 50: 1466–1471.

Graz C, Etschel E, Schöch H, Soyka M. Criminal behaviour and violent crimes in former inpatients with affective disorder. J Affect Disord 2009; 117: 98–103.

Grunze H, Walden S, Dittmann S, et al. Psychopharmakotherapie bipolarer affektiver Erkrankungen. Nervenarzt 2002; 73: 4–19.

Habermeyer E. Affektive Störungen (und Anpassungsstörungen). In: Venzlaff U, Foerster K, Dreßing H, Habermeyer E (Hrsg.). Psychiatrische Begutachtung. 7. A. München: Elsevier Urban & Fischer 2021, S. 269–283.

Henkel K, Schweinoch A, Schmidt F. Sport- und Bewegungstherapie bei Depression. Psych up2date 2016; 10(4): 287–301.

Jacobi F, Höfler M, Strehle J, et al. Psychische Störungen in der Allgemeinbevölkerung. Studie zur Gesundheit Erwachsener in Deutschland und ihr Zusatzmodul Psychische Gesundheit (DEGS1-MH). Nervenarzt 2014; 85: 77–87.

Lammel M. Zur forensischen Bedeutung des depressiven Syndroms. Psychiatr Neurol Med Psychol 1987; 39: 625–630.

Madsack T. Forensische Psychiatrie. In: Kubny-Lüke B (Hrsg.). Ergotherapie im Arbeitsfeld Psychiatrie. 3. A. Stuttgart: Thieme 2017, S. 388.

Modestin J, Hug A, Ammann R. Criminal behavior in males with affective disorders. J Affect Disord 1997; 42: 9–38.

Möller-Leimkühler AM. Männer, Depression und „männliche Depression". Fortschr Neurol Psychiatr 2009; 77: 412–422.

S3-Leitlinie „Diagnostik und Therapie Bipolarer Störungen". AWMF-Registernummer 038-019. Stand: 11/2019; www.awmf.org/uploads/tx_szleitlinien/038-019l_S3_Bipolare-Stoerungen-Diagnostik-Therapie_2020-05.pdf (letzter Zugriff: 15.6.2021).

Schmidt-Quernheim F, Seifert D. Evaluation der ambulanten Nachsorge (§ 63 StGB) in NRW. Nervenarzt 2014; 14: 1133–1143.

Seifert D, Schiffer B, Leygraf N. Plädoyer für die forensische Nachsorge/Ergebnisse einer Evaluation forensischer Ambulanzen im Rheinland. Psychiatr Prax 2003; 30(5): 235–241.

Tölle R, Windgassen K. Psychiatrie. 17. A. Berlin, Heidelberg: Springer 2014.

Webb RT, Lichtenstein P, Larsson H, et al. Suicide, hospital-presenting suicide attempts and criminality in bipolar disorder: Examination of risk for multiple adverse outcomes. J Clin Psychiatry 2014; 75(8): 809–816.

WHO – World Health Organization. Internationale Klassifikation psychiatrischer Störungen: ICD-10 Kapitel V (F). 2. A. Bern, Göttingen: Huber 2004.

WHO – World Health Organization. ICD-11 – Version 2018; Geneva: WHO 2019; https://icd.who.int/browse11/l-m/en (letzter Zugriff: 15.6.2021).

KAPITEL

18 Persönlichkeitsstörungen

Dieter Seifert, Ansgar Osewold, Nicole Hauser und Elmar Habermeyer

Faktenbox

- Bei etwa 30 % der im Maßregelvollzug untergebrachten Personen liegt eine Persönlichkeitsstörung vor, überwiegend aus dem dramatischen, emotionalen, launischen Cluster B des DSM-5.
- Die für die Behandlung forensischer Patienten mit Persönlichkeitsstörungen jahrelang propagierte „Nothing-works"-Einschätzung ist einer differenzierteren Sichtweise mit Orientierung an den Risiken, aber auch an den Bedürfnissen und Kompetenzen der Betroffenen gewichen.
- Therapeutisches Ziel ist nicht allein eine Linderung der Beschwerden, sondern eine Reduzierung der Rückfälligkeit. Daher muss die Therapie auf der Grundlage einer genauen Fallanalyse, d. h. der Identifikation deliktrelevanter Faktoren, erfolgen.
- Am Beginn der Behandlung stehen die Psychoedukation und die Förderung der Motivation, adäquate Verhaltensmaßnahmen zur Verhinderung weiterer Straffälligkeit erlernen und dauerhaft umsetzen zu wollen.
- Das milieutherapeutische Setting öffnet ein geschütztes Übungsfeld, das den Erwerb psychosozialer Kompetenzen fördert.

18.1 Persönlichkeitsstörungen im Maßregelvollzug

Jahrzehntelang stellten Patienten mit einer Persönlichkeitsstörung (ICD-10: F6) die größte diagnostische Gruppe in forensischen Kliniken (§ 63 StGB) dar. Zählt man diejenigen mit einer komorbiden Intelligenzminderung hinzu, war vor 30 Jahren etwa jeder Zweite dieser Störungsgruppe zuzuordnen (Leygraf 1988). Seit Mitte der 1990er-Jahre hat sich ihr Anteil jedoch deutlich reduziert und liegt nun je nach Bundesland zwischen 20 und 30 % (bundesweit ca. 1.600–2.400 Patienten; Jaschke et al. 2015).

Die Diskussionen über den Maßregelvollzug und die Veränderbarkeit kriminellen Verhaltens haben sich insbesondere an straffälligen Personen mit Persönlichkeitsstörungen entfacht. Ob diese Gruppe besser im Straf- oder im Maßregelvollzug aufgehoben ist, wird bis heute kontrovers diskutiert (Leygraf 2004) und im deutschsprachigen Raum auch unterschiedlich gehandhabt. In der Schweiz z. B. werden persönlichkeitsgestörte Straftäter vorwiegend vollzugsbegleitend behandelt.

Forensische Patienten mit Persönlichkeitsstörungen unterscheiden sich in vielerlei Hinsicht von denen, die in der Allgemeinpsychiatrie oder von niedergelassenen Psychotherapeuten behandelt werden. Die wesentlichen Unterschiede betreffen vier Bereiche:

- **Schwere des Störungsbildes:** Nicht jede persönlichkeitsgestörte straffällige Person gelangt in den Maßregelvollzug. Die alleinige Feststellung einer behandlungsbedürftigen Persönlichkeitsstörung nach den gängigen psychiatrischen Klassifikationssystemen ICD und DSM führt keinesfalls automatisch zu einer erheblich verminderten Schuldfähigkeit als basaler Voraussetzung einer strafrechtlichen Unterbringung im Maßregelvollzug (§ 63 StGB). Gemäß Gesetzestext (§§ 20, 21 StGB) wird nur bei solchen Personen der geforderte Schweregrad (juristischer Terminus: „schwere andere seelische Störung") angenommen, deren Lebensführung durch das Störungsbild erheblich eingeschränkt wird (Boetticher et al. 2005).
- **Art und Häufigkeit von Persönlichkeitsstörungen:** Während in der allgemeinpsychiatrischen Versorgung häufig selbstunsicher-dependente Personen behandelt werden, finden sich in den forensischen Kliniken überwiegend Patienten mit Persönlichkeitsstörungen aus dem Cluster B (dramatisch, emotional, launisch; vgl. ➤ Tab. 18.1) mit i. d. R. auch dissozialen Merkmalen. Außerdem sind knapp 40 % der Betroffenen aufgrund von Sexualstraftaten untergebracht.
- **Soziobiografische Unterschiede:** Forensische Patienten allgemein, im Besonderen aber die Gruppe der persönlichkeitsgestörten Insassen, weisen eine Vielzahl biografischer Belastungen auf: Jeder Zweite verfügt nicht über eine abgeschlossene Schulbildung, und mehr als 70 % haben keine Berufsausbildung; über 80 % stammen aus problematischen sozialen Verhältnissen, wobei sich bis zum Zeitpunkt des Unterbringungsdelikts überwiegend ein weiterer sozialer Abstieg (im Vergleich zur Herkunftsfamilie) abzeichnet (Leygraf 1988). Der Anteil der Personen mit straf-

Tab. 18.1 Verteilung der verschiedenen Persönlichkeitsstörungen nach ICD-10 in der unbehandelten Allgemeinbevölkerung (Fiedler 2007) und bei entlassenen forensischen Populationen (§ 63 StGB; Seifert et al. 2018)

ICD-10-Klassifikation		Forensische Population [%]	Allgemeinbevölkerung [%]
F6	Persönlichkeitsstörungen (PS)	31,8	5–15
F60.0	Paranoide PS	0,6	0,4–1,8
F60.1	Schizoide PS	0,6	0,4–0,9
F60.2	Dissoziale PS	6,2	0,2–3,0
F60.3	Emotional instabile PS	9,7	1,1–4,6
	davon: • F60.30 Impulsiver Typ • F60.31 Borderline-Typ	 3,8 5,9	
F60.4	Histrionische PS	0,3	1,3–3,0
F60.5	Anankastische (zwanghafte) PS	0	1,7–6,4
F60.6	Ängstliche (vermeidende) PS	0,3	0–1,3
F60.7	Abhängige PS	0,3	1,5–6,7
F60.8	Andere spezifische (narzisstische) PS	11,5	0–0,4
F60.9	Nicht näher bezeichnete PS	2,1	–

fälligen Eltern ist im Vergleich zu schizophrenen Psychosen etwa dreimal so hoch.

- **Therapeutische Rahmenbedingungen:** Während sich die stationäre Behandlungsdauer allgemeinpsychiatrisch behandelter Personen derzeit im Mittel auf ca. 29 Tage beläuft (Statistisches Bundesamt 2021), wird für forensisch untergebrachte Patienten eine Unterbringungsdauer von ca. 8 Jahren verzeichnet.

Aufgrund dieser Unterschiede wird nachvollziehbar, dass die in der Allgemeinpsychiatrie entwickelten und etablierten Therapieverfahren nicht eins zu eins auf forensisch untergebrachte Personen mit einer Persönlichkeitsstörung übertragen werden können. Vielmehr sind sie an die Besonderheiten dieser Patienten und an die Rahmenbedingungen und Erfordernisse des Maßregelvollzugs zu adaptieren.

18.2 Spezifische Persönlichkeitsstörungen im Maßregelvollzug

Eine Differenzierung in spezifische Störungsbilder, die sich nur in wenigen aktuellen Veröffentlichungen über den Maßregelvollzug findet (➤ Tab. 18.1), ist mit einer gewissen Zurückhaltung zu betrachten, da überwiegend mehrere komorbid bestehende Störungsbilder bzw. pathologische Verhaltensmuster deutlich werden. Nebst überschneidender Symptomatik unterschiedlicher Persönlichkeitsstörungen (Hauser et al. 2021) spiegeln weitere Problemfelder wie eine sexuell deviante Entwicklung (20–40 %), intellektuelle Defizite (40–60 %) und/oder eine Suchtproblematik (über 50 %) die hohen Komorbiditätsraten der Persönlichkeitsstörungen wider.

Im DSM-5 (APA 2015) werden Persönlichkeitsstörungen in Cluster eingeteilt. Es werden sonderbar-exzentrische Persönlichkeitsstörungen (Cluster A) von einer dramatisch-emotional-launischen Gruppe (Cluster B) und einer ängstlich-furchtsamen Ausprägung (Cluster C) unterschieden. Im forensischen Kontext besonders bedeutsam sind Persönlichkeitsstörungen aus dem Cluster B, d. h. die antisoziale, die Borderline-, die histrionische und die narzisstische Persönlichkeitsstörung (Dreßing et al. 2020).

18.3 Persönlichkeitsstörungen nach ICD-11

Die Einführung der ICD-11 (World Health Organization [WHO] 2020) beinhaltet konzeptuelle Neuerungen mit weitreichenden therapeutischen Implikationen (Hauser et al. 2021). Für die Veränderungen war von besonderer Relevanz, dass Langzeitstudien eine deutliche Verbesserung im Verlauf auf symptomatischer Ebene berichten (Zanarini et al. 2010; Gunderson et al. 2011). Daher erfolgt eine Abkehr vom Stabilitätskriterium der ICD-10, wonach sich Persönlichkeitsstörungen im Kindes- oder Jugendalter manifestieren und über die Lebensdauer zeitstabil bleiben. Die Diagnosestellung setzt nun voraus, dass Symptome über einen Zeitraum von mindestens 2 Jahren zu beobachten waren.

Außerdem fokussiert die ICD-11 zur Diagnose auf die allgemeinen Kriterien der Persönlichkeitsstörung und unterscheidet nicht mehr zwischen spezifischen Persönlichkeitsstörungen. Stattdessen werden die Funktionsbeeinträchtigungen der Wahrnehmung der eigenen Person oder anderer Personen, der Impulskontrolle und der Beziehungsgestaltung dimensional in Hinblick auf eine leichte, mittelgradige oder schwere Ausprägung einer Persönlichkeitsstörung geprüft. Anschließend können diese Beeinträchtigungen fünf Persönlichkeitsmerkmalen zugeordnet werden, nämlich negativer Affektivität, Bindungslosigkeit/Distanziertheit, Dissozialität, Enthemmtheit und Zwanghaftigkeit. Optional kann zusätzlich eine Borderline-Persönlichkeit definiert werden, die weitgehend mit der emotional instabilen Persönlichkeitsstörung vom Borderline-Typ der ICD-10 übereinstimmt. Die übrigen Störungsbegriffe wurden im überarbeiteten Konzept der Persönlichkeitsstörungen nach ICD-11 aufgegeben.

MERKE

Die Neuerungen der ICD-11 dürften zu einer Häufung von Diagnosen beitragen. Da die Unterbringung im deutschen Maßregelvollzug nach § 63 StGB jedoch an eine zumindest verminderte Schuldfähigkeit gebunden ist, die nur bei wenigen Betroffenen festzustellen sein wird, muss dies nicht zwingend zu einer Erhöhung der Behandlungszahlen führen.

Sinnvoll und therapeutisch hilfreich am Konzept der ICD-11 ist, dass es variable und durchaus auch günstige Verläufe berücksichtigt. Therapeutisch bedeutsam ist darüber hinaus, dass sich Besonderheiten des Einzelfalls entlang der Funktionsdefizite und Persönlichkeitsbereiche, wie sie in der ICD-11 eingeführt werden, differenzierter abbilden lassen. Die Neuerungen erleichtern die Ausrichtung der Behandlung an Funktionseinbußen, die zu einem unmittelbaren Leidensdruck sowohl für die betroffene Person als auch für das soziale Umfeld führen. Die Behandlung richtet sich insofern weniger an Veränderungen von Persönlichkeitsmerkmalen als an den konkreten Beeinträchtigungen aus, was sich gut mit den forensisch-psychiatrischen Behandlungszielen deckt. Schließlich geht es hier entscheidend um die Reduzierung des Risikopotenzials der Patienten und damit um die Verminderung dysfunktionaler Verhaltensweisen, d. h. der kriminellen Denk- und Verhaltensmuster. Zugleich soll durch Stärkung von Resilienzfaktoren unter Nutzung und Ausbau prosozialer Fertigkeiten bzw. Ressourcen eine Nachreifung erreicht werden.

18.4 Therapieverfahren im Maßregelvollzug

18.4.1 Vorbemerkungen

Die Therapie von Persönlichkeitsstörungen gilt als herausfordernd, und der Maßregelvollzug bringt diesbezüglich erschwerende Faktoren mit sich: Die Behandlung basiert nicht auf intrinsischer Motivation und Freiwilligkeit und ist zudem unter den Voraussetzungen des § 63 StGB nicht zeitlich befristet, sodass ein Ende meist über Jahre nicht absehbar erscheint und ein Behandlungsabbruch zumindest erschwert, wenn nicht gar unmöglich ist. Bei Ablehnung der Mitarbeit laufen Patienten Gefahr, als Systemsprenger Hilflosigkeit, Ärger und schließlich Ablehnung auszulösen. So birgt widerständiges Verhalten je nach Ausprägung der Persönlichkeitsstörung das Risiko sich festfahrender Situationen, vergleichbar mit destruktiv gefärbten Machtkämpfen, die mitunter zunehmende Frustration und schließlich Stillstand auf beiden Seiten nach sich ziehen. Das gesamte Behandlungsteam sollte sich dieser komplexen Dynamik bewusst sein, was eine hohe fachliche Kompetenz erfordert. Andererseits ist diese Ausgangslage auch nicht gänzlich anders als bei allgemeinpsychiatrischen Interventionen bei Betroffenen, die i. d. R. zumeist wegen Epiphänomenen der Störung bzw. resultierenden Komplikationen (z. B. verstärkter Alkoholkonsum, Beziehungskonflikte) und auf Initiative ihres

Umfelds in die Behandlung kommen und dabei ihre Persönlichkeit als wenig problematisch erleben. Dies ergibt sich aus dem ich-syntonen Charakter dieser Störungsbilder und unterstreicht die Bedeutung einer adäquaten Psychoedukation, um die Betroffenen überhaupt für ihr Störungsbild zu sensibilisieren.

Die Arbeit im Maßregelvollzug lässt sich als Spagat zwischen therapeutischer Zuwendung und kontrollierenden Interventionen beschreiben. Trotz dieses komplexen Spannungsfeldes ist in den Teams häufig eine hohe Arbeitszufriedenheit zu beobachten (Hartl und Schepp 2013). Integraler Bestandteil therapeutischer Arbeit muss hierbei die regelmäßige Supervision des Behandlungsteams sein, wobei der Abgleich von Beobachtungen und kontinuierliche Fallbesprechungen Grundlagen der Behandlung von persönlichkeitsgestörten straffälligen Personen sind.

Hilfreich ist es, die vielgestaltige Phänomenologie der Persönlichkeitsstörungen als Ausdruck einer basalen **Beziehungsstörung** zu verstehen und die daraus resultierenden Herausforderungen für die therapeutische Beziehung von Beginn an zu berücksichtigen. Gerade der therapeutischen Beziehungskonstanz fällt im forensischen Kontext eine besondere Rolle zu. Aufgrund der im Mittel 8-jährigen Unterbringungen sind Betroffene zwar mit wiederholten Beziehungsabbrüchen durch Wechsel im Behandlungsteam konfrontiert. Dieser Herausforderung steht jedoch die Chance entgegen, eine tragfähige und korrigierende therapeutische Beziehung aufzubauen, die in allgemeinpsychiatrischen stationären Settings durch die kurzen, meist in Wochen zu zählenden Aufenthaltsdauern kaum zu erreichen sind. Der zentrale **Wirkfaktor Therapiebeziehung** kann demgemäß im forensischen Kontext für einen erfolgreichen Therapieverlauf genutzt werden (Horvath et al. 2011).

Während eine vertrauensvolle therapeutische Beziehung unabhängig vom Behandlungsmodell und von spezifischen therapeutischen Techniken in Wirksamkeitsstudien hohe Effektstärken aufweist (Pecher und Stark 2013), herrscht Uneinigkeit darüber, wie bei straffälligen Personen Verhaltensänderungen erzielt werden können: Einerseits gibt es therapeutische Ansätze mit dem Ziel der Einsichtsentwicklung und nachfolgender Erkenntnis der Notwendigkeit von Verhaltensveränderungen als Konsequenz; andererseits existieren strukturierte Therapieprogramme, die auf den positiv verstärkenden Effekt neu erlernter funktionaler Verhaltensweisen abzielen, was dann Einsichten ermöglicht, die wiederum das Verhalten günstig beeinflussen (Oermann 2013). Unabhängig davon stehen **deliktrelevante dysfunktionale Denk- und Handlungsstrategien** im Vordergrund der Behandlung. Diese sollen den Betroffenen bewusster werden und sich im Verlauf abschwächen. Parallel dazu geht es um die Stärkung der Fähigkeit zur Verantwortungsübernahme sowie die Entwicklung von konstruktiven Bewältigungsstrategien im Umgang mit den eigenen Funktionsbeeinträchtigungen.

Somit sind die sachgerechte **Psychoedukation** und **Motivationsarbeit** darauf anzulegen, dass Betroffene nach einer Verhaltensanalyse die für ihre Delikte relevanten Denk- und Verhaltensstile (z. B. nach Erarbeitung eines Deliktkreises) nachvollziehen können. Ein Beispiel für solche Zusammenhänge ist der Deliktkreis in ➤ Abb. 18.1.

Ein Grundverständnis für solche Zusammenhänge ist eine gute Basis für weitere und dann auch problematische Persönlichkeitseigenschaften adressierende Behandlungsschritte. Dabei können z. B. in Bezug auf die in ➤ Abb. 18.1 skizzierten Abläufe Aspekte wie Risikobereitschaft, mangelnde Bereitschaft zur Modifikation eigener Verhaltensweisen oder eine erhöhte Kränkbarkeit als Treiber solcher ungünstigen Kreisläufe identifiziert und bearbeitet werden. Ferner muss es darum gehen, möglichst konkrete Auswege zu erarbeiten und einzuüben. Auf diese Weise kann schon im Rahmen initialer Verhaltensanalyse psychoedukativ sowie therapeutisch daran gearbeitet werden, dass nicht nur deliktrelevantes, sondern auch potenziell therapieschädigendes Verhalten bewusster und damit auch bearbeitbar wird.

Dies bedeutet nicht, dass ein forensisches Fallkonzept in dieser initialen Therapiephase von den Betroffenen bereits nachvollzogen bzw. gar inhaltlich mitgetragen wird. Vielmehr ist entscheidend, dass das therapeutische Personal diese Faktoren stets vor Augen hat und bei der Arbeit mit den Betroffenen berücksichtigt. Dabei kann es zu Beginn durchaus hilfreich sein, die als deliktrelevant erachteten Problembereiche zunächst anhand von biografischen Aspekten oder Alltagssituationen darzulegen und auf diese Weise ein Grundverständnis für bedeutsame Konfliktfelder und stereotype Reaktionsweisen zu entwickeln. Dieses kann nachfolgend auf die Delikte angewandt werden, während eine initiale Konfronta-

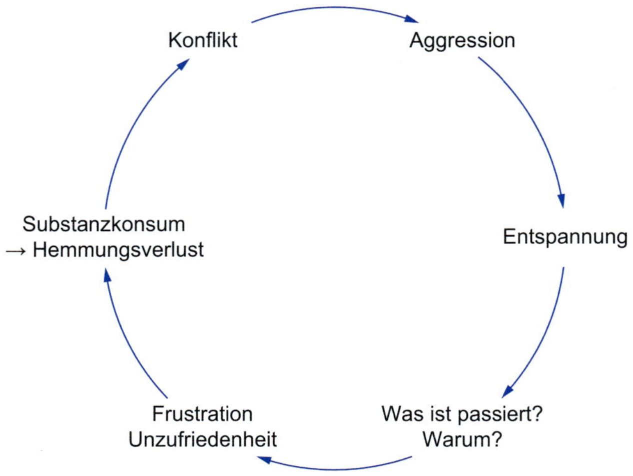

Abb. 18.1 Deliktkreis [L231]

tion mit dem deliktischen Verhalten nicht selten auf erhebliche Widerstände stoßen und im Fall narzisstischer Störungsbilder zu Machtkämpfen führen kann.

18.4.2 Milieutherapie

Angesichts der über Jahre angelegten freiheitsentziehenden Behandlung ist ein **soziotherapeutisches Milieu** von besonderer Bedeutung und Wirksamkeit, das von zuverlässigen, durchschaubaren und vertrauensvollen Strukturen gekennzeichnet ist, in dem vermittelte und gelebte Wertesysteme übereinstimmen und das im Kontext einer verbindlichen Tagesstrukturierung und anregenden Freizeitgestaltung verlässliche Gewohnheiten, Rituale und Verhaltensregeln vorgibt. Die gelebten Einstellungen und Gefühle des Personals bedürfen besonderer Beachtung. Alle Mitglieder des Behandlungsteams sollten sich darüber im Klaren sein, dass sie als Rollenmodelle dienen; und dies bedeutet, dass ihrer Verlässlichkeit und Fähigkeit, mit Konflikten und Schwierigkeiten konstruktiv umzugehen, eine therapeutische Bedeutung zukommt. Diesem Erfordernis hat eine engmaschige supervisorische Begleitung aller im therapeutischen Kontakt stehenden Berufsgruppen Rechnung zu tragen.

Die Beziehungen der Patienten untereinander und zum Team mit der sich entwickelnden Dynamik sind Teil des Milieus, das zur Förderung sozialer Fertigkeiten therapeutisch nutzbar gemacht wird. Zur Milieugestaltung gehört darüber hinaus eine ansprechende und klar strukturierte Umgebung. Die Begleitung und Unterstützung im stationären Milieu und später auch bei Lockerungen ermöglichen den Patienten Lernerfahrungen.

Eine zentrale Rolle kommt den therapeutischen Mitarbeitenden – i. d. R. Ärzten oder Psychologen – zu, die den Patienten, soweit möglich, langfristig zugeordnet werden und in regelmäßigen Einzelgesprächen eine vertrauensbasierte, tragfähige Beziehung aufbauen. Zusätzlich hat sich ein System der **Bezugspflege** bewährt: Ausgewählte Mitarbeitende werden den Patienten zur Seite gestellt mit dem Angebot, sich über alle Belange des täglichen Lebens mit ihnen auszutauschen und sowohl in alltäglichen als auch in belastenden und herausfordernden Situationen lebenspraktische Unterstützung zu erfahren. Allein schon die Fähigkeit und Bereitschaft zur Inanspruchnahme dieser Hilfe ist für viele Patienten ein vorrangiges therapeutisches Ziel, dessen Erreichen Monate und oder gar Jahre in Anspruch nehmen kann. Nach langfristiger Erfahrung eines wohlwollend unterstützenden, struktur- und haltgebenden Beziehungsangebots (gemeinsam mit den zuständigen Ärzten, Psychologen und anderen Vertretern therapeutisch arbeitender Berufsgruppen wie Ergo-, Bewegungstherapeuten, Pädagogen) soll regelmäßig, mindestens halbjährlich, ein Therapie- und Behandlungsplan aufgestellt bzw. revidiert werden. Dieser sollte jeweils aktuelle Problemstellungen adressieren. Die Behandlungsplanung ermöglicht es auch, mittlerweile erworbene bzw. erkannte Ressourcen gezielt zu nutzen, um sich formulierten Behandlungszielen schrittweise anzunähern. Auf diese Weise können auch im Kontext der Unterbringung und unabhängig von Lockerungen Erfolgserlebnisse konstelliert werden, was für die Behandlungsmotivation günstig ist.

18.4.3 Behandlungsverfahren

Behandlungsprinzipien

Wirksamkeitsstudien zur Untersuchung der Behandlung von straffälligen Personen berichten von Vorteilen multimodaler, strukturierter und kognitiv-behavioral ausgerichteter Programme. Zum Nachweis der differenziellen Wirksamkeit forensischer Behandlungen gegenüber allgemeinpsychiatrischen Behandlungsansätzen formulierten Andrews und Bonta (2010) das **Risk-Need-Responsivity-Prinzip** (RNR-Prinzip; vgl. detailliert ➤ Kap. 7), wonach eine erfolgreiche Behandlung von Straftätern auf drei Grundprinzipien aufbaut:

1. **Risikoprinzip („risk"):** Interventionen sollten am individuell erhobenen Rückfallrisiko ausgerichtet werden, wobei ein höheres Risiko mit intensiveren Behandlungsmaßnahmen einhergeht.
2. **Bedürfnisprinzip („need"):** Therapieziele sollten auf deliktrelevante bzw. kriminogene Faktoren abgestimmt sein. Dabei wird zwischen allgemeinen und spezifischen kriminogenen Bedürfnissen unterschieden, die sich auf grundsätzliche Straffälligkeit oder spezifische Diagnose-/Deliktgruppen (z. B. Sexualstraftäter) beziehen. Das RNR-Prinzip definiert dazu acht zentrale Risikofaktoren für allgemeine Straffälligkeit:
   - Kriminelle Vorgeschichte
   - Antisoziale Persönlichkeitsmuster
   - Prokriminelle Einstellungen
   - Unterstützung kriminellen Verhaltens durch das soziale Umfeld
   - Alkohol- und Drogenmissbrauch
   - Dysfunktionale familiäre/eheliche Beziehungen
   - Scheitern in Schule/Beruf
   - Antisoziale Freizeitaktivitäten

   Wirksame Behandlungsziele adressieren beispielsweise im Zusammenhang mit dem Risikofaktor **prokriminelle Einstellungen,** der die Rechtfertigung von Kriminalität begünstigt, die Erarbeitung einer prosozialen Identität mit entsprechenden Einstellungen. Falls dies nicht vollumfänglich möglich ist, kommt z. B. in Betracht, die Vor- und Nachteile dieser Einstellungen zu analysieren und auf der Basis der langfristigen Nachteile eine Distanzierung von diesen Einstellungen zu ermöglichen.
3. **Ansprechbarkeitsprinzip („responsivity"):** Den individuellen Fähigkeiten der Behandelten sollte bei der Auswahl von Therapiemethoden allgemein gemäß dem therapeutischen Beziehungsprinzip und spezifisch durch die Berücksichtigung kognitiver (z. B. Lernstil), biosozialer (z. B. Geschlecht) und motivationaler Faktoren begegnet werden. Dabei sollte man sich stets darüber im Klaren sein, dass die Patienten einer Maßregelklinik häufig eher unmittelbar-handlungsorientiert und weniger planerisch-reflektierend agieren. Daher gilt es, sie auf der Handlungsebene anzusprechen und sozial konstruktives Verhalten unmittelbar positiv zu verstärken.

Dem **Good Lives Model** (GLM; Laws und Ward 2011) liegt die Annahme zugrunde, dass Menschen unabhängig von der Straffälligkeit zur Erreichung ihrer Lebensziele nach einem „guten Leben" streben, den straffällig werdenden Personen es dafür jedoch an Ressourcen mangelt. Dem Risiko zukünftiger Straffälligkeit wird daher mittels einer zufriedenstellenden Lebensführung, d. h. einer funktionalen und prosozialen Befriedigung von Grundbedürfnissen und Lebenszielen, vorgebeugt (detailliertere Informationen ➤ Kap. 7).

Das Konzept des **Recovery-Prinzips** (Amering und Schmolke 2012) betont die aktive Einbeziehung von Patienten in die Behandlung auf der Grundlage der drei Prinzipien Hoffnung, Selbstbestimmung und Partizipation i. S. der **Hilfe zur Selbsthilfe.** Sinnentwicklung und die Erarbeitung von Bewältigungsstrategien sind im Recovery-Ansatz zentral für Wohlbefinden, das eher als persönlicher Prozess denn als symptomfreie Genesung zu interpretieren ist. Das Recovery-Prinzip setzt dabei auf den funktionalen Umgang mit individuellen Herausforderungen.

Für eine erfolgreiche Behandlung müssen komorbid auftretende Störungen (z. B. Sucht, Paraphilie) mitbehandelt werden (➤ Abb. 18.2).

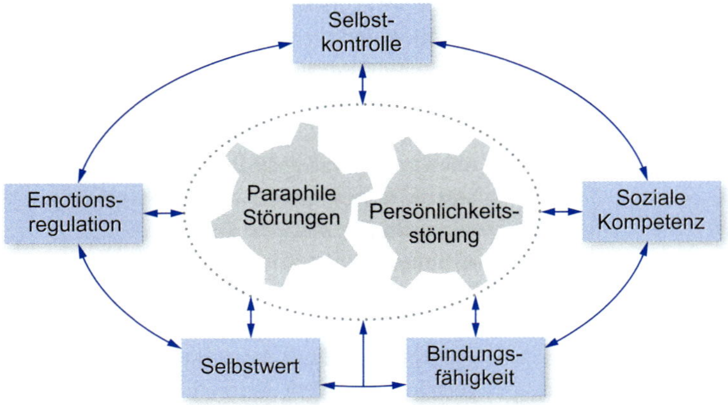

Abb. 18.2 Zusammenspiel von Persönlichkeits- und paraphilen Störungen und psychosozialen Funktionsbereichen in der Behandlungskonzeption (nach Hörburger und Habermeyer 2020) [H202-001/L231]

Psychotherapeutische Verfahren

MERKE

Deliktpräventive Therapien arbeiten am Deliktablauf, an der Persönlichkeit und an den sozialen Bezügen. Sie sind prognostisch, handlungsnah und multimodal, d.h., es werden Behandlungssequenzen mit spezifischen Zielsetzungen und Interventionsformen im Einzel- und Gruppensetting unterschieden.

Auswahl und Einsatz psychotherapeutischer Verfahren folgen im forensischen Kontext nicht grundsätzlich anderen Kriterien als im allgemeinpsychiatrischen (Bohus et al. 2019). Verhaltenstherapeutische, psychodynamische und systemische Herangehensweisen sollten hier wie dort in ein individuell den Fähigkeiten und dem Lernstil des Patienten angepasstes Konzept integriert werden. In Anbetracht der ausgedehnten stationären Behandlungszeiten können die Schwerpunkte phasen- und verlaufsabhängig variiert werden.

In diesem Zusammenhang bietet das überarbeitete ICD-11-System eine nuancierte Konzeption von Persönlichkeitsstörungen, anhand der Persönlichkeitsbereiche individuell erfasst und in die Therapieplanung einbezogen werden können (Hauser et al. 2021). Beispielsweise zeigt sich eine Kombination von negativer Affektivität mit einem dissozialen, enthemmten Lebensstil in feindseligen, impulsiven und gewalttätigen Verhaltensweisen. Dahingegen ist bei Dissozialität kombiniert mit zwanghaften und distanzierten Persönlichkeitsmerkmalen ein unempathisch-manipulatives und planerisches Verhalten mit anderen therapeutischen Implikationen zu erwarten. Bei gegebener Dissozialität weist die negative Emotionalität auf die therapeutische Bedeutung der Behandlung von depressiven und Angstsymptomen hin (Hodgins und De Brito 2009).

Behandlungsprogramme für Persönlichkeitsstörungen können sowohl einzel- als auch gruppentherapeutisch zum Einsatz kommen. Gruppentherapeutische Interventionen können insbesondere die Bearbeitung dysfunktionaler Konfliktmuster fördern. Dies ist jedoch erst dann möglich, wenn die Betroffenen gruppenfähig (geworden) sind, d. h. grundsätzlich bereit und vor allem in der Lage sind, mit kritischen Rückmeldungen umzugehen. Es gibt Störungsbilder, bei denen die Fähigkeit, in der Gruppe zu arbeiten, erst erworben werden muss (z. B. bei paranoiden Persönlichkeitsstörungen) oder bei denen die Gruppentherapie einzeltherapeutisch begleitet werden muss, um Betroffene beim Umgang mit Kränkungen zu unterstützen (z. B. bei narzisstischer Problematik).

Sofern extramural ein familiäres oder anderes soziales Netz besteht, das eine nutzbare Ressource darstellt, wird Wert auf dessen Einbeziehung sowohl zu diagnostischen als auch zu therapeutischen Zwecken gelegt, nicht zuletzt auch im Rahmen von gezielten Bemühungen um Resozialisierung in einen geeigneten sozialen Empfangsraum.

Reasoning and Rehabilitation Program (R&R-Programm) Das gruppentherapeutische störungs- und deliktorientierte R&R-Programm (Ross et al. 2007) fokussiert kognitive und emotionale Fertigkeiten wie Werte, Erwartungen, die Fähigkeit zur Selbstkritik und Selbstkontrolle, Problemlösestrategien, Konfliktbewältigung und Perspektivenübernahme. In 14 (R&R2) vorstrukturierten Sitzungen werden soziale Fertigkeiten, Umgang mit Emotionen, Vermittlung von Werten und kritisches Urteilen anhand von praktischen Übungen, Rollenspielen und Gruppendiskussionen bearbeitet. In einer Metaanalyse von 19 Studien, in denen mit R&R-Programmen behandelte Experimentalgruppen mit Kontrollgruppen verglichen wurden, konnte bei den am R&R-Programm Teilnehmenden eine signifikante Rückfallreduktion um 14 % nachgewiesen werden (Tong und Farrington 2008).

Dialektisch-Behaviorale Therapie Forensik (DBT-F) Die DBT-F (Ivanoff und Marotta 2018, dt. Version Oermann 2013) zielt in erster Linie auf die Behandlung von forensisch untergebrachten Personen mit einer diagnostizierten Borderline-Persönlichkeitsstörung und/oder antisozialen Persönlichkeitsstörung. Die erste und wichtigste Aufgabe liegt wie bei der DBT nach Marsha Linehan (1993) darin, den Patienten Kontrolle über ihre schwerwiegenden problematischen Verhaltensmuster zu vermitteln. Dazu werden Therapieziele zur Reduktion von therapiegefährdendem, delinquenzverursachendem sowie die Lebensqualität einschränkendem Verhalten formuliert und Fertigkeiten zu deren Regulation erarbeitet (➤ Tab. 18.2).

Die forensische Anpassung der DBT-Behandlungsaufgaben umfasst die Strukturierung der Umgebung, die Verbesserung der Fähigkeiten der Patienten, die Generalisierung von Skills und die Erhöhung der Motivation von Behandelten und Behandelnden. Das therapeutische Milieu wird durch Regeln, Pflichten und Rechte klar strukturiert: So machen verbindliche Haus- und Stationsordnungen, Wochenpläne und klar sichtbare Arbeitsabläufe von Mitarbeitenden Verlässlichkeit und Verantwortlichkeiten berechenbar, nachvollziehbar und transparent.

Zur Verbesserung der Fähigkeiten von Teilnehmenden am DBT-F werden im Skills-Gruppentraining anhand von multimedialen Übungen (z. B. Comics, Videos, Gesellschaftsspiele) spezifisch für eine antisoziale Klientel kurzweilig und abwechslungsreich neue Fertigkeiten erarbeitet und bestehende gefestigt, um Veränderungen von konfliktbegünstigenden Gedanken, Gefühlen und Verhaltensweisen erlebbar zu machen. Der Inhalt des Skillstrainings baut auf den Bausteinen *Achtsamkeit, Stresstoleranz und zwischenmenschliche Fertigkeiten* auf, wobei formal

Tab. 18.2 Behandlungsphasen der DBT-F (Oermann 2013)

Vorbereitungsphase	• Diagnosestellung • Abklärung der Indikation mit Aufklärung des Patienten • Aufbau von Therapiemotivation (Wecken von Neugier, Verhaltensänderung vor Einsichtsänderung) • Freie Wahlmöglichkeit für Commitment
Erste Behandlungsstufe: Einführungssitzungen durch Einzeltherapeuten und Bezugspflege	• Vorstellen inhaltlicher und zeitlicher Strukturen des Behandlungsprogramms • Klären der Anforderungen und Verbindlichkeiten (regelmäßige Teilnahme als Voraussetzung) • Aktivieren von Neugier und Interesse für Behandlung • Behandlungsvertrag mit Regularien und Zielen
Zweite Behandlungsstufe: Umsetzung der Therapieziele	• Vorläufige Deliktanalyse • Verbesserung von Verhaltenskontrolle und Compliance • Primäre Therapieziele: Verringerung von Selbst-/Fremdgefährdung, stationsschädigendem Verhalten, therapiegefährdendem Verhalten, kriminogenen Faktoren, die Lebensqualität einschränkenden Verhaltensmustern und Verbesserung von Skills • Sekundäre Therapieziele/dialektische Dilemmata bei Antisozialität (McCann et al. 2007): scheinbare Kompetenz vs. aktive Passivität, einsamer Wolf vs. Fraternisierung, Identifikation als kriminelle Persönlichkeit vs. als Staatsbürger
Dritte Behandlungsstufe	• Wiederholung und Zusammenfassung des Gelernten • Rituale zur Anerkennung des Abschlusses (z. B. Zertifikat oder gemeinsames Abendessen) • Evtl. zweiter Durchlauf oder weiterführendes Skills-Coaching im Alltag

eine sprachliche Vereinfachung und Anpassung an die überwiegend männliche Klientel im forensischen Kontext erarbeitet wurde. Sichtbar wird dies beispielsweise an den Skills-Bausteinen *Umgang mit Gefühlen* und *Moralische Urteilsfähigkeit,* bei der die Überprüfung innerer Prinzipien und damit in Einklang stehende Handlungen thematisiert werden. Dabei werden anhand von **Dilemmadiskussionen** kognitive Widersprüche zur Förderung kritischen Denkens provoziert, mit dem sowohl eigene moralische Ansprüche als auch die Perspektivenübernahme in Zusammenhang mit Werten und Handlungen anderer Menschen angestoßen werden sollen. Milieutherapeutische Aspekte werden insofern beachtet, als dass das forensische Umfeld eine Vielzahl an Dilemmata zur Übung liefert, die als lebensnahe Konflikte direkt genutzt werden können. Dieser Aspekt wird zudem bei der Generalisierung von Skills aufgegriffen und mit dem Fokus auf Aktivierung von Ressourcen und protektiver Faktoren der Patienten zum Anstoß individueller Lernprozesse vertieft. Die Behandlungsmotivation wird mit Validierungs- und Dialektikstrategien verändert und mit Commitment-Strategien ergänzt, die wechselwirkend zum Therapieziel werden. Im therapeutischen Kontakt spielt dabei die persönliche Relevanz von Verhaltensveränderungen für die straffällige Person eine zentrale Rolle.

18

Mentalisierungsbasierte Therapie (MBT) Bei der MBT (Bateman und Fonagy 2008) steht das Verstehen von situativen Einflüssen und individuellen Mustern im Vordergrund, denen das Erleben und Verhalten folgen. Die angestrebte **Mentalisierungsfähigkeit** fördert einen vorausschauenden Umgang mit als Automatismen erlebten Verhaltensweisen. Übungssituationen adressieren das Wechselspiel von kognitiven und emotionalen Elementen von Erlebnissen oder spezifischen Situationen. Solche Übungen wirken sich positiv auf Personen mit hoher Dissozialität aus, da mentale Zustände anderer besser erlebbar und in eigenes Alltagserleben integrierbar werden (Bateman et al. 2016).

Schemaorientierte Psychotherapie Des Weiteren existieren vielversprechende Erfahrungen mit dem Einsatz der schemaorientierten Psychotherapie im forensischen Kontext (Elsner und König 2016). Hintergrund des Einsatzes dieser Methode ist unter anderem, dass sich durch kognitiv-verhaltenstherapeutische Methoden erreichte Fortschritte in konfliktbehafteten Situationen häufig nicht mehr als handlungsleitend erwiesen haben. Stattdessen gerieten die Patienten in emotional-labile Zustände, die sich aus ihrer Lebensgeschichte ableiten ließen, weshalb sie in altbewährte Reaktionsmuster wie aggressive Übergriffe oder delinquente Handlungen zurückfielen. Persönlichkeitsstörungen werden in der forensischen Adaptation der Schematherapie (ST_F; Bernstein et al. 2007) als **Coping-Modi** und überkompensatorische Modi verstanden: Einerseits werden andere Menschen durch aggressives und feindseliges Verhalten zum Selbstschutz auf Distanz gehalten. Anderseits dienen Aggressionen einer Umkehr des Gefühls von Unterlegenheit in Überlegenheit. Im therapeutischen Umgang sind das Bewusstmachen von Schemata mit den entsprechenden selbst- und fremdzerstörerischen Konsequenzen sowie freundliche und klare Grenzsetzungen zur Deeskalation von zentraler Bedeutung. Anhand von Erfahrungsaktivierung mit Imaginationstechniken werden dabei Veränderungen auf sowohl kognitiver als auch emotionaler Ebene herbeigeführt. Im therapeutischen Kontakt werden Methoden des **Reparentings und empathischen Konfrontierens** genutzt, mit deren Hilfe die schwankende Therapiemotivation von Betroffenen aufgegriffen und zum therapeutischen Inhalt gemacht wird. Auf diese Weise lassen sich substanzielle Verbesserungen auf Symptom- und Funktionsebene erreichen (Bamelis et al. 2014).

Spezifisch für das Vorliegen des **Borderline-Merkmals** sind im therapeutischen Vorgehen die DBT-F (Ivanoff und Marotta 2018) und die forensische Adaptation der Schematherapie (Bernstein et al. 2007) sowie die MBT indiziert (Jeung-Maarse und Herpertz 2020). Diese Therapieformen eignen sich besonders zur Förderung der Emotionsregulation und für das Erlernen des Umgangs mit Impulsivität.

Die dargelegten Therapieansätze können kombiniert und sequenziell genutzt werden. Dabei ist weniger die gewählte Therapiemethode bzw. der im Vordergrund stehende Behandlungsansatz entscheidend als vielmehr die stete Orientierung an den deliktrelevanten Problembereichen, d. h. die Berücksichtigung des Risk-Need-Prinzips. Für die Responsivity wiederum ist die Berücksichtigung der Ansprechbarkeit von Betroffenen im Rahmen einer tragfähigen therapeutischen Beziehung und in einem adäquaten milieutherapeutischen Setting relevant. Auf diese Weise lässt sich das RNR-Prinzip mit unterschiedlichen therapeutischen Verfahren/Ansätzen umsetzen.

Wenngleich dank der modularen Programme mehr Struktur für den Behandlungsprozess entwickelt wurde, sollte der Stellenwert der Basisbereiche (psychotherapeutische Grundhaltung, Milieutherapie etc.) keineswegs unterschätzt werden. Die Behandlung muss individuell am Symptombild der behandelten Person ausgerichtet werden und zugleich umfassend (multidimensional) erfolgen. Dies kann auch innerhalb eines Störungsbildes zu unterschiedlichen Therapiestrategien führen, was ➤ Abb. 18.3 anhand der Behandlungsoptionen bei antisozialer Persönlichkeitsstörung adressiert.

Trotz des im Maßregelvollzug immanenten Zwangskontextes gelingt es in der Mehrzahl der Fälle, Patienten zu einer konstruktiven Mitarbeit zu gewinnen. Dies ist deswegen bemerkenswert, weil die Vorgeschichte der meisten straffälligen Personen von höchst problematischen sozialen Startbedingungen mit mangelnder Stabilität geprägt ist. Aus Sicht der Betroffenen geht eine langjährige strafrechtliche Unterbringung mit erheblichen Freiheitseinschränkungen einher. Sie bietet jedoch zugleich die Chance auf eine stabile Reduzierung dissozialer Denk- und Verhaltensmuster i. S. einer Nachreifung.

Begleittherapien

Der **Ergo- und Arbeitstherapie** kommt in Hinblick auf das Ziel der Rehabilitation und Wiedereingliederung eine essenzielle therapeutische Funktion zu (Benz 2009). Dabei geht es zunächst um die Förderung von Durchhaltevermögen, aber auch von Gruppenfähigkeit. Langfristig geht es um die Stärkung der Belastbarkeit und des Konzentrations- und Durchhaltevermögens als wesentliche Kompetenzen für die Alltagsbewältigung sowie um die Anpassung an soziale Regeln am Arbeitsplatz.

Nonverbale Verfahren wie **Kreativ- und Musiktherapie** und **tiergestützte Angebote** erschließen Möglichkeiten zur Wahrnehmung und zum Ausdruck emotionalen Erlebens, wo verbale Kommunikationsversuche an Grenzen stoßen und die Erweiterung von Erlebnis- und Ausdrucksräumen hilfreich ist. Neben der zusätzlichen Tagesstrukturierung wird die Möglichkeit geboten, die Chance auf soziale Reintegration durch den Erwerb oder die Erweiterung von Kulturtechniken und Fertigkeiten zu steigern, die zudem mit einer Förderung des Selbstwerterlebens verbunden sind.

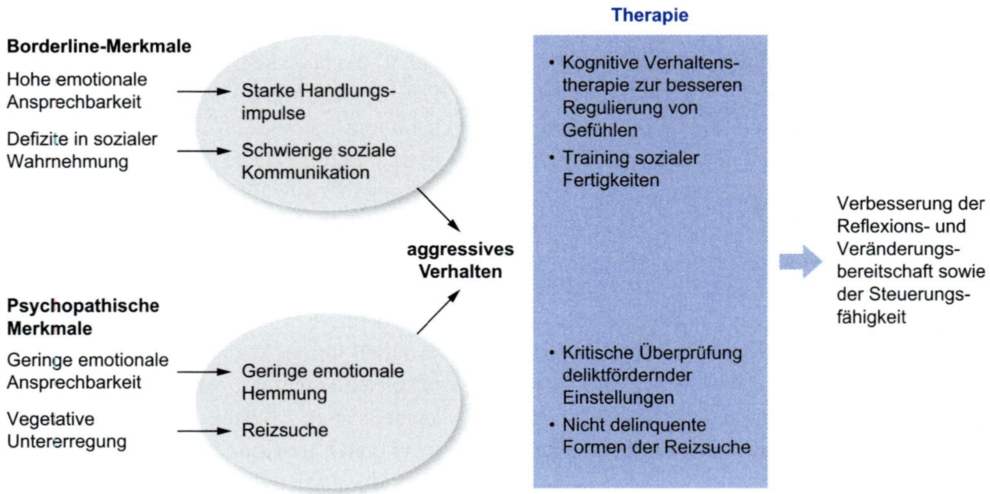

Abb. 18.3 Unterschiedliche deliktrelevante Aspekte und Therapieansätze bei antisozialer Persönlichkeitsstörung [P985/P984/P983/L231]

18.5 Medikamentöse Behandlung

MERKE

Der Einsatz von Medikamenten setzt grundsätzlich das Einverständnis des Patienten voraus. Er ergänzt die Psychotherapie, kann diese aber nicht ersetzen.

Die Pharmakotherapie zur Behandlung von Persönlichkeitsstörungen ist ein symptombezogener Baustein in einem umfassenden Therapiekonzept. Sie kann sinnvoll oder gar erforderlich sein, um den Zugang für eine psychotherapeutische Behandlung zu bahnen und den Behandlungsverlauf positiv zu beeinflussen. So sind krisenbedingte psychosenahe und/oder paranoid gefärbte Syndrome wie auch Anspannungszustände oft durch den Einsatz von Neuroleptika beherrschbar, während depressiven Symptomen oder Impulsivität mit Antidepressiva begegnet werden kann. Zur medikamentösen Therapie ausgeprägter Stimmungs- und Affektschwankungen und Störungen der Impulskontrolle werden auch langfristig Phasenprophylaktika eingesetzt. Bei ausgeprägter Enthemmung im Zusammenhang mit einer Borderline-Persönlichkeitsstörung wird nach der aktuellen Leitlinie die Gabe von Lamotrigin und Topiramat vorgeschlagen (Jeung-Maarse und Herpertz 2020).

Zur medikamentösen Behandlung von Aggressivität, die im Rahmen einer Persönlichkeitsstörung auftritt, empfiehlt sich eine Unterscheidung zwischen impulsiver und instrumenteller Aggression (Felthous et al. 2018). Der Top-down/Bottom-up-Hypothese zufolge entsteht impulsive Aggression durch ein Ungleichgewicht zwischen Aggressionsimpulsen der hyperaktiven Amygdala und insuffizienten präfrontalen Kontrollmechanismen (Siever 2008). Hier finden sich positive Effekte durch den Einsatz von „anti-impulsive, anti-aggressive agents“ (AIAA) wie Fluoxetin, Valproat/Divaloprex, Carbamazepin/Oxcarbazepin, Phenytoin und Lithium. Phenytoin hat sich insbesondere bei schwerer impulsiver Aggression und/oder psychopathischen Persönlichkeitsmerkmalen als geeignet erwiesen. Falls AIAA ineffektiv oder kontraindiziert sind, kommt die Behandlung mit Neuroleptika in Betracht.

Die Bedingungen der stationär-forensischen Behandlung sind zur Bahnung, Unterstützung und Überwachung der Compliance und zur Beobachtung und Validierung der Wirksamkeit medikamentöser Maßnahmen über längere Zeiträume hilfreich.

CAVE

Zu warnen ist vor polypharmazeutischen Ansätzen, die sich in der Behandlung von persönlichkeitsgestörten Straftätern leicht einschleichen können: Wenn die Symptomatik medikamentös nicht effektiv angegangen werden kann, sollte dies keinesfalls zwingend zur Gabe eines weiteren Präparats oder zur Dosiserhöhung führen. Vielmehr sollte in solchen Situationen auch darüber nachgedacht werden, eine alternative psychotherapeutische Strategie zu wählen.

18.6 Fallstricke der Behandlung

18.6.1 Psychopathische Persönlichkeitsmerkmale

Mit der *Psychopathy Checklist Revised* (PCL-R; Hare 2003, dt. Version von Mokros et al. 2017) werden affektiv-interpersonelle Auffälligkeiten wie Kaltherzigkeit, manipulativ-betrügerisches Geschick und ein Mangel an Reueempfinden als **psychopathische Persönlichkeitsmerkmale** in einem Faktor und **soziale Devianz** wie Verantwortungslosigkeit, Rücksichtslosigkeit und schwache Verhaltenskontrolle in einem zweiten Faktor erfasst. Personen mit hoher psychopathischer Ausprägung stellen eine therapeutische Herausforderung dar, da sie durch erhöhte Abbrecherquoten und niedrige Therapiemotivation gekennzeichnet sind (Hobson et al. 2000). Dennoch spricht gemäß dem Risikoprinzip von Andrews und Bonta (2010) das hohe Risiko, das von Personen mit hohen Psychopathie-Werten ausgeht, für eine intensive Behandlung dieser spezifischen Subgruppe von Straffälligen, anstatt sie vorschnell als schwer oder gar nicht therapierbar einzuordnen (Skeem et al. 2009).

Als Hochrisikofaktor für Gewalttätigkeit und Delinquenz sollte Psychopathie sowohl für den diagnostischen und prognostischen als auch für den therapeutischen Prozess von Antisozialität und Dissozialität unterschieden werden. Dass die Konzepte oft gleichbedeutend verwendet und Personen mit ausgeprägten psychopathischen Persönlichkeitsmerkmalen traditionell ähnlich wie Personen mit einer dissozialen oder antisozialen Persönlichkeitsstörung behandelt werden (z. B. Fiedler 2018), wird den unterschiedlichen Ausgangsbedingungen nicht gerecht (Brazil et al. 2018):

- Während die meisten Straftäter mit hohen PCL-R-Werten die Kriterien der antisozialen Persönlichkeitsstörung nach DSM-5 erfüllen, weisen die meisten, bei denen eine antisoziale Persönlichkeitsstörung diagnostiziert wird, keine hohen PCL-R-Werte auf (Hare et al. 2018; Mokros et al. 2017).
- Außerdem zeigen antisoziale Persönlichkeitsstörungen nicht selten ein hohes Maß an ängstlich-depressiven Symptomen (Hodgins und De Brito 2009), während hohe PCL-R-Werte wiederholt mit reduzierter Ängstlichkeit bis hin zu Furchtlosigkeit in Verbindung gebracht wurden (z. B. Birbaumer et al. 2005).

In Bezug auf die Behandlung straffälliger Personen spielen diese Unterscheidungen eine bedeutende Rolle, denn Studien zu Bestrafung und Belohnung verweisen auf unterschiedliche Reaktionen der Teilnehmenden je nach Ausprägung von Psychopathie: Während Straftäter mit einer antisozialen Persönlichkeitsstörung und niedrigen Psychopathie-Werten eine gute Ansprechbarkeit auf Therapieprogramme mit Kontingenzmanagement aufgrund erhöhter Sensibilität für Belohnung zeigen (Stuppy-Sullivan und Baskin-Sommers 2019), erzielten diese Programme bei hoch psychopathischen Straftätern mit einer antisozialen Persönlichkeitsstörung keine Wirkung (Brazil et al. 2018).

In der Behandlungsplanung gilt daher: Je differenzierter diagnostisch vorgegangen wird, desto spezifischer können therapeutische Maßnahmen geplant werden. Dazu ist die **Unterscheidung zwischen psychopathischen Kernpersönlichkeitsmerkmalen** (PCL-R-Faktor 1) **und sozialer Devianz** (PCL-R-Faktor 2) bedeutsam, denn Personen, die hohe Werte auf dem ersten PCL-R-Faktor und somit ausgeprägte Defizite im affektiv-interpersonellen Bereich aufweisen, haben i. d. R. Schwierigkeiten, eine therapeutische Allianz einzugehen, Opferempathie aufzubauen und die Verantwortung für Straftaten zu übernehmen, was häufig zum Abbruch von Behandlungsprogrammen führt (DeSorcy et al. 2020). Da starke Ausprägungen im interpersonell-affektiven Bereich von Psychopathie negativ mit internalisierender Symptomatik wie Angst oder depressiven Störungen assoziiert sind, ist bei straffälligen Personen mit hohen PCL-R-Faktor-1-Werten mit einem geringen Leidensdruck zu rechnen (Mokros et al. 2015; Willemsen und Verhaeghe 2012). Hier ist das therapeutische Vorgehen auf extrinsische Anreize auszurichten, um die Behandlungsmotivation zu erhöhen (Mokros und Habermeyer 2012). In der therapeutischen Beziehung sollte der Fokus entsprechend auf die Strukturierung gemeinsamer Ziele und Abmachungen statt auf den Aufbau einer emotionalen Bindung gelegt werden.

Besonderes Augenmerk ist bei Personen mit hohem PCL-R-Faktor 1 auf deren Tendenz zu betrügerisch-manipulativen Verhaltensweisen zu richten. Diese können sich beispielsweise in Versuchen, die Therapie zu untergraben, persönliche Grenzen zu überschreiten oder das Personal gegeneinander auszuspielen, bemerkbar machen. Therapeutisches Personal ist angehalten, sich solche Verhaltensweisen bewusst zu machen und in regelmäßiger Supervision zu besprechen.

18.6.2 Fehlende Therapiemotivation

Der Erfolg jeglicher medizinischer, psychiatrischer und psychologischer Behandlung ist wesentlich von der Motivationslage der behandelten Person abhängig. Die Ausgangssituation einer richterlich beschlossenen Unterbringung in einem psychiatrischen Krankenhaus ist insofern nicht unproblematisch. Vom Gelingen der ersten Behandlungsphase, in der neben dem Aufbau einer tragfähigen therapeutischen Beziehung besonders die Förderung der Motivationsentwicklung im Vordergrund steht, werden sowohl die Behandlungsdauer als auch das Behandlungsergebnis erheblich beeinflusst. Dabei ist zu bemerken, dass sich auch bei fehlender Therapiemotivation der Abschluss eines Therapieprogramms positiv auf das Rückfallrisiko straffälliger Personen mit Persönlichkeitsstörungen auswirkt, unmotivierte Teilnehmende also nicht aus der Therapie ausgeschlossen werden sollten (Fiedler 2018).

Von einer Persönlichkeitsstörung Betroffene (insbesondere narzisstischer, dissozialer und/oder emotional instabiler Ausprägung) neigen dazu, sich in manipulative Inszenierungen zu verstricken oder insistierend die Auseinandersetzung über die Machtverhältnisse zu suchen. Projektive Abspaltungstendenzen von Schuld und Verantwortung sowie resultierende Verweigerungshaltungen können dazu beitragen, dass Behandlungsverläufe stagnieren. Wenn sich straffällige Personen in der Behandlung widerständig oder querulatorisch zeigen, sind klärende Einzelgespräche zur Verdeutlichung der Verpflichtung gegenüber dem Gericht und der sozialen Gemeinschaft indiziert (Fiedler 2018). Bei verweigernder Haltung von Patienten kann es hilfreich sein, an ihre Eigenverantwortung zu appellieren. Einerseits kann dies die Motivation für einen Therapiebeginn zu einem späteren Zeitpunkt ermöglichen, anderseits wird so vermittelt, dass Konsequenzen von der behandelten Person eigenverantwortlich getragen werden.

Auch im Zusammenhang mit der therapeutisch grundsätzlich indizierten Einbeziehung des familiären oder eines anderen sozialen Bezugssystems können sich Dynamiken mit ähnlich negativem Einflusspotenzial auf die Behandlung darstellen oder entwickeln (→ Fallbeispiel). Eine engmaschige Einzelfall- und Teamsupervision ist auch angesichts derartiger Fallstricke der Therapie unverzichtbar.

Fallbeispiel

Der zum Tatzeitpunkt 35-jährige Herr W. wurde vom Landgericht wegen versuchter sexueller Nötigung eines 13-jährigen Jungen sowie einer Körperverletzung mit sexuellem Hintergrund an einem 10-jährigen Jungen zu einer 4-jährigen Freiheitsstrafe verurteilt. Wegen einer kombinierten Persönlichkeitsstörung mit dissozialen und dependenten Zügen in Verbindung mit schädlichem Gebrauch von Alkohol wurde eine erheblich verminderte Schuldfähigkeit (§ 21 StGB) attestiert und die Unterbringung im Maßregelvollzug nach § 63 StGB angeordnet.

Massiv unterstützt von den Eltern, nutzte Herr W. die ersten Jahre der Unterbringung nahezu ausschließlich für eine Auseinandersetzung auf juristischer Ebene mit dem Ziel, die Erkenntnisgrundlage des Urteils zu widerlegen, sodass sich für die forensisch zielführende Analyse der tatbegünstigenden Faktoren sowie deren therapeutische Bearbeitung kein Raum eröffnete. Erst eine Anpassung des Behandlungssettings sowie eine beharrliche und validierende Einbeziehung der Angehörigen hatten einen kleinschrittigen, jedoch schließlich richtungweisenden therapeutischen Prozess zur Folge. In dessen Verlauf konnte der Patient unter Aufweichung der rigiden und dependenten Beziehungsstrukturen und Reduktion der Vermeidungs- und Leugnungstendenzen einen realitätsbezogenen Zugang zum Tatgeschehen und dessen Auslösebedingungen entwickeln. Als therapeutisch hilfreich erwies sich eine Übertragung der Vaterbeziehung, auf deren Vertrauensbasis eine biografisch herzuleitende psychosexuelle Problematik versteh- und greifbar und so für Ansätze der Veränderung und Bewältigung zugänglich wurde.

18.6.3 Angepasste Patienten

Im Kontext der Behandlung von Sexualstraftätern mit pädophilen Missbrauchsdelikten, die häufig Persönlichkeitsstörungen aus dem ängstlich-furchtsamen Cluster C nach DSM-5 aufweisen (Hörburger und Habermeyer 2020), ergibt sich die therapeutisch herausfordernde Situation, dass aus der damit verbundenen Pathologie heraus oftmals eine Haltung zu beobachten ist, die Konflikte vermeidet, andererseits aber auch therapeutische Fortschritte verhindert. Mit den Betroffenen ist darauf hinzuwirken, dass sie diese Ausweichstrategien auch hinsichtlich ihrer Deliktrelevanz als solche erkennen und dann (ggf. mit initialer therapeutischer Unterstützung) auch verändern. In solchen Fällen wäre z. B. das Formulieren eigener Positionen ein Behandlungsfortschritt.

Gelegentlich werden aber auch Behandlungsfortschritte von Patienten mit narzisstischer oder antisozialer Persönlichkeitsstörung als reine Anpassungsleistungen qualifiziert. Dies ist nicht unproblematisch, denn letztlich geht es bei der Behandlung darum, eine solche verbesserte Anpassung zu ermöglichen. Problematisch sind allerdings Anpassungsleistungen i. S. einer Verdeckung des Fortbestehens problematischer Denk- und Verhaltensstile. Diese werden dann unerkannt bzw. problematisch bleiben, wenn das milieutherapeutische Setting Lücken hat oder Patienten wenig gefordert werden. Insofern liegt es auch in der Hand der Behandlungsinstitutionen, solche Fehlentwicklungen durch Ausgestaltung eines herausfordernden Behandlungssettings zu verhindern.

18.6.4 Leugnende Patienten

Im Umgang mit leugnenden Straffälligen (➤ Kap. 29) sollte man die unterschiedlichen Ausgangsbedingungen dieser Verhaltensweise berücksichtigen. Bei einem Psychopathen mit hohem Faktor-1-Wert verweist das Abstreiten der Tat auf eine mangelnde Bereitschaft, sich mit dem eigenen Fehlverhalten selbstkritisch auseinanderzusetzen, während es bei einem narzisstischen Menschen Ausdruck einer noch fehlenden Fähigkeit dazu sein kann oder auf ein Bedürfnis nach Kontrolle bzw. auf Schamgefühle zurückgeht. Bei den letztgenannten Konstellationen kann die Anerkennung der Täterschaft eines der Behandlungsziele sein und als Ausdruck einer verbesserten Fähigkeit zur selbstkritischen Auseinandersetzung bzw. eines Zugewinns an Selbstbewusstsein verstanden werden.

Dennoch steht die Tendenz, eine Behandlung als nicht abgeschlossen bzw. hinsichtlich der Prognose nicht erfolgreich zu bewerten, solange keine Bearbeitung des Delikts stattgefunden hat, nicht im Einklang mit den Ergebnissen einer prospektiven Prognosestudie über im Maßregelvollzug untergebrachte Personen nach § 63 StGB (Seifert 2007), wonach der Deliktbearbeitung keine statistisch signifikante Bedeutung zukommt. Als hinreichende Voraussetzung für eine Besserung der Legalprognose erwies sich, dass straffällig gewordene Personen eine selbstkritischere Haltung eingenommen hatten und besser in der Lage waren, soziale Beziehungen einzugehen.

An diesen Punkten kann im milieutherapeutischen Kontext gearbeitet werden, wenn das Delikt (noch) abgestritten wird. Voraussetzung ist jedoch eine genaue Fallanalyse mit Ausarbeitung einer Delikthypothese, die im therapeutischen Prozess zu beeinflussende deliktrelevante Faktoren identifiziert (z. B. Kränkbarkeit, Intransparenz), um auf dieser Basis Behandlungsmodalitäten für die spezifischen Bedingungen des Einzelfalls zu entwickeln und anzupassen. Wenn solche Faktoren im Stationskontext effektiv verändert werden können, spricht allein das Leugnen nicht gegen Behandlungserfolge. Diese fehlen, wenn das Leugnen oder Bagatellisieren eigener Schwierigkeiten und Fehlverhaltensweisen eine überdauernde Strategie ist, denn dies schließt sowohl Selbstkritik als auch langfristig stabile soziale Beziehungen aus.

18.7 Behandlungseffekte

Die Wirksamkeit (psycho-)therapeutischer Interventionen (weitere Informationen ➤ Kap. 12) bei persönlichkeitsgestörten straffälligen Personen im Maßregelvollzug nach § 63 StGB ist höchst schwierig zu validieren. Schließlich richtet sich die Dauer einer Behandlung im Maßregelvollzug nicht (nur) nach dem Grad der Besserung der psychischen Störung. Entscheidend für die Entlassung, über die im Übrigen die Gerichte entscheiden, ist eine als hinreichend eingestufte Reduktion der Gefährlichkeit. Nicht allein die Art und der Schweregrad der Persönlichkeitsstörung entscheiden über die Dauer des Freiheitsentzugs im Maßregelvollzug; vielmehr führen vor allem eine hohe Ausprägung des „delinquenten Potenzials" und die Deliktart, hier insbesondere Sexualstraftaten, zu einer negativen Entlassperspektive (Schalast et al. 2007).

Zieht man primär die Deliktrückfallrate nach erfolgter Unterbringung als Hauptkriterium heran, scheint sich die bereits kurz nach Einführung des Maßregelvollzugs geäußerte Skepsis gegenüber dieser Patientengruppe zu bestätigen: Nahezu drei von fünf persönlichkeitsgestörten Patienten werden innerhalb von 16,5 Jahren nach der Entlassung erneut straffällig, wobei etwa jeder Fünfte (22,5 %) wegen schwerer Delinquenz (Gewalt- und/oder Sexualstraftaten) verurteilt wurde (Gesamtgruppe: 12,8 %; Seifert et al. 2018). Bei der Interpretation solcher Daten bleibt jedoch zu bedenken, dass bei forensischen Patienten im Gegensatz zu Strafgefangenen eine hohe Rückfallgefahr Grundvoraussetzung für eine Unterbringung gemäß § 63 StGB ist. Kehrt die straffällige Person hingegen in das alte, vertraute subkulturelle Milieu zurück, haben die während der stationären Unterbringung erzielten positiven Veränderungen kaum längerfristig Bestand.

Hinsichtlich klinisch-therapeutischer Variablen im eigentlichen Sinne besitzen eine selbstkritischere Haltung zur Biografie und speziell zu den Straftaten bzw. zum kriminellen Selbstbild, ein verbesserter Umgang mit Aggressionen, eine gestiegene Fähigkeit, prosoziale Kontakte aufzubauen bzw. zu halten und eine verbesserte Kontrolle beim Umgang mit Alkohol und Drogen eine protektive Wirkung (Seifert und Knarren 2013).

Die Behandlung von Maßregelpatienten endet nicht an der Klinikmauer. Die Eingliederung in die

Gesellschaft erfolgt schrittweise in Form gestufter Lockerungsmaßnahmen bis hin zur Langzeitbeurlaubung, an deren Ende die bedingte Entlassung steht. Gesetzlich vorgeschrieben ist eine ambulante Nachsorge (sog. Führungsaufsicht gemäß § 68 StGB). Diese dauert i. d. R. zwischen 3 und 5 Jahren. Die entlassenen Patienten haben sich in der Zeit gemäß den richterlichen Weisungen an bestimmte Auflagen wie eine ambulante Fortführung der Psychotherapie, konsequenter Verzicht auf Alkohol und Drogen oder das Leben in einem Wohnheim für psychisch gestörte Personen zu halten. Zudem wird ihnen ein Bewährungshelfer beratend zur Seite gestellt, der zugleich die Aufgabe übernimmt, die Einhaltung dieser Weisungen zu kontrollieren. Eine hohe therapeutische Kontaktdichte sowie ein regelmäßiger Austausch aller am Nachsorgeprozess Beteiligten („Helferrunde") mit wiederholter Überprüfung der Gefährlichkeit und ein individuelles Risikomanagement stellen unverzichtbare Eckpfeiler der ambulanten Nachsorge dar. Gelingt diese interdisziplinäre Zusammenarbeit, erhöht sich die Wahrscheinlichkeit für eine erfolgreiche Wiedereingliederung in die Gesellschaft (Seifert 2020; Butz et al. 2013).

LITERATUR

Amering M, Schmolke M. Recovery – das Ende der Unheilbarkeit. 5. A. Bonn: Psychiatrie Verlag 2012.

Andrews DA, Bonta J. The Psychology of Criminal Conduct. 5th edn. New York: Routledge 2010.

APA – American Psychiatric Association. Diagnostisches und Statistisches Manual Psychischer Störungen DSM-5®. 1. A. Göttingen, Bern, Wien: Hogrefe 2015.

Bamelis L, Evers S, Spinhoven P, Arntz A. Results of a multicenter randomized controlled trial of the clinical effectiveness of schema therapy for personality disorders. Am J Psychiatry 2014; 171(3): 305–322.

Bateman AW, Fonagy P. Comorbid antisocial and borderline personality disorders: Mentalization-based treatment. J Clin Psychol 2008; 64(2): 181–194.

Bateman AW, O'Connell J, Lorenzini N, et al. A randomised controlled trial of mentalization-based treatment versus structured clinical management for patients with comorbid borderline personality disorder and antisocial personality disorder. BMC Psychiatry 2016; 16(1): 304.

Benz B. Welchen Beitrag kann die Ergotherapie zum Auftrag der Forensischen Psychiatrie leisten? Ergoscience 2009; 4(03): 107–116.

Bernstein DP, Arntz AR, de Vos M. Schema focused therapy in forensic settings: Theoretical Model and recommendations for best clinical practice. Int J Forensic Ment Health 2007; 6(2): 169–183.

Birbaumer N, Veit R, Lotze M, et al. Deficient fear conditioning in psychopathy. Arch Gen Psychiatry 2005; 62(7): 799.

Bohus M, Stieglitz RD, Fiedler P, et al. Persönlichkeitsstörungen. In: Berger M (Hrsg). Psychische Erkrankungen. 6. A. München:;1; Elsevier Urban & Fischer 2019, S. 615–680.

Boetticher A, Nedopil N, Bosinski HAG, Saß H. Mindestanforderungen für Schuldfähigkeitsgutachten. NStZ 2005; 25: 57–62.

Brazil IA, van Dongen JDM, Maes JHR, et al. Classification and treatment of antisocial individuals: From behavior to biocognition. Neurosc Biobehav Rev 2018; 91: 259–277.

Butz M, Mokros, A, Osterheider M. Ambulante Sicherungsnachsorge für Maßregelvollzugspatienten: Ergebnisse des zweiten bayerischen Modellprojekts. Psychiatr Prax 2013; 40: 36–42.

DeSorcy DR, Olver ME, Wormith JS. Working alliance and psychopathy: Linkages to treatment outcome in a sample of treated sexual offenders. J Interpers Violence 2020; 35(7–8): 1739–1760.

Dreßing H, Mokros A, Habermeyer E. Persönlichkeitsstörungen. In: Dreßing H, Habermeyer E (Hrsg.). Psychiatrische Begutachtung – Ein praktisches Handbuch für Ärzte und Juristen. 7. A. München: Elsevier Urban & Fischer 2020, S. 319–335.

Elsner K, König A. Schemaorientierte Psychotherapie mit forensischen Patienten. Forens Psychiatr Psychol Kriminol 2016; 10: 4–13.

Felthous AR, Stanford MS, Saß H. Zur Pharmakotherapie impulsiver Aggression bei antisozialen und psychopathischen Störungen. Forens Psychiatr Psychol Kriminol 2018; 12(3): 266–278.

Fiedler P. Persönlichkeitsstörungen. 6. A. Weinheim, Basel: Beltz 2007.

Fiedler P. Multimodale Psychotherapie der Dissozialen Persönlichkeitsstörung: Aktuelle Konzepte in der Straftäterbehandlung. Forens Psychiatr Psychol Kriminol 2018; 12(3): 229–237.

Gunderson JG, Stout RL, McGlashan TH, et al. Ten-year course of borderline personality disorder: Psychopathology and function from the collaborative longitudinal personality disorders study. Arch Gen Psychiatry 2011; 68(8): 827–837.

Hare RD. The Psychopathy Checklist – Revised. Toronto: Multi-Health Systems 2003.

Hare RD, Neumann CS, Mokros A. The PCL-R assessment of psychopathy: Development, properties, debates, and new directions. In: Patrick CJ (ed.). Handbook of Psychopathy. 2nd edn. New York: Guilford Press 2018, pp. 39–79.

Hartl C, Schepp W. Wie kann man nur da arbeiten? Psychologische Psychotherapeutinnen und -therapeuten im Maßregelvollzug. Psychotherapeutenjournal 2013; 3: 230–238.

Hauser NC, Herpertz SC, Habermeyer E. Das überarbeitete Konzept der Persönlichkeitsstörungen nach ICD-11: Neuerungen und mögliche Konsequenzen für die forensisch-psychiatrische Tätigkeit. Forens Psychiatr Psychol Kriminol 2021; 15: 30–38.

Hobson J, Shine J, Roberts R. How do psychopaths behave in a prison therapeutic community? Psychol Crime Law 2000; 6(2): 139–154.
Hodgins S, De Brito SA. Die Antisoziale Persönlichkeitsstörung des DSM-IV-TR – Befunde, Untergruppen und Unterschiede zu Psychopathy. Forens Psychiatr Psychol Kriminol 2009; 3: 116–128.
Hörburger T, Habermeyer E. Zu den Zusammenhängen zwischen paraphilen Störungen, Persönlichkeitsstörungen und Sexualdelinquenz. Forens Psychiatr Psychol Kriminol 2020; 14: 149–157.
Horvath AO, Del Re AC, Flückiger 2020C, Symonds D. Alliance in individual psychotherapy. Psychotherapy 2011; 48: 9–16.
Ivanoff A, Marotta PL. DBT in Forensic Settings. In: Swaes MA (ed.). The Oxford Handbook of Dialectical Behaviour Therapy. Oxford: Oxford University Press 2018, pp. 614–644.
Jaschke H, Oliva H, Schlanstedt G. Kerndatensatz im Maßregelvollzug – Auswertungen 2013. Alfter: CEUS-Consulting 2015.
Jeung-Maarse H, Herpertz SC. Neues zur Diagnostik und Therapie von Persönlichkeitsstörungen – Änderungen in ICD-11. Nervenarzt 2020; 91: 863–871.
Laws DR, Ward T. Desistance from Sexual Offending: Alternatives to Throwing away the Keys. New York: Guilford Press 2011.
Leygraf N. Psychisch kranke Straftäter. Epidemiologie und aktuelle Praxis des psychiatrischen Maßregelvollzuges. Berlin: Springer 1988.
Leygraf N. Persönlichkeitsauffällige Täter im Straf- und Maßregelvollzug – wer gehört wohin? Persönlichkeitsstörungen 2004; 8: 93–103.
Linehan M. Cognitive Behavioral Treatment of Borderline Personality Disorder. New York: Guilford Press 1993.
McCann R, Ivanoff A, Schmidt H, Bradley B. Dialectical behavior therapy in residential forensic settings with adults and juveniles. In: Dimeff L, Koerner K (eds.). Dialectical Behavior Therapy in Clinical Practice. New York: Guilford Press 2007, pp. 112–144.
Mokros A, Habermeyer E. Behandlung von Straftätern mit ausgeprägten psychopathischen Eigenschaften. In: Endrass J, Rossegger A, Urbaniok F, Borchard B (Hrsg.). Interventionen bei Gewalt- und Sexualstraftätern: Risk-Management, Methoden und Konzepte der forensischen Therapie. Berlin: Medizinisch Wissenschaftliche Verlagsgesellschaft 2012:, S. 291–301.
Mokros A, Hare RD, Neumann CS, et al. Variants of psychopathy in adult male offenders: A latent profile analysis. J Abnorm Psychol 2015; 124(2): 372–386.
Mokros A, Hollerbach P, Nitschke J, Habermeyer E. Deutsche Version der Hare Psychopathy Checklist-Revised (PCL-R) von R. D. Hare. Göttingen: Hogrefe 2017.
Oermann A. Dialektisch-Behaviorale Therapie im forensischen Setting. Psychotherapie 2013; 18(1): 115–131.
Pecher W, Stark A. Die therapeutische Beziehung bei der Behandlung von Straftätern. In: Wischka B, Pecher W, van den Boogaart H (Hrsg.). Behandlung von Straftätern. Studien und Materialien zum Straf- und Maßregelvollzug. Vol. 26. Herbolzheim: Centaurus 2013, S. 377–397.
Ross R, Hilborn J, Liddle P. Reasoning & Rehabilitation 2: Short version for adults. Ottawa: Cognitive Centre of Canada 2007.
Schalast N, Seifert D, Leygraf N. Patienten des Maßregelvollzugs gemäß § 63 StGB mit geringen Entlassungsaussichten. Forens Psychiatr Psychol Kriminol 2007; 1: 34–42.
Seifert D. Gefährlichkeitsprognosen. Eine empirische Untersuchung über Patienten des psychiatrischen Maßregelvollzugs. Monographien aus dem Gesamtgebiete der Psychiatrie (Bd. 113). Darmstadt: Steinkopff 2007.
Seifert D, Knarren A. Therapeutische Aspekte zur Vorhersage von Gefährlichkeit behandelter forensischer Patienten (§ 63 StGB). Forensische Psychiatrie und Psychotherapie – Werkstattschriften 2013; 20(3): 261–280.
Seifert D. Lebensweg und Wiedereingliederungsprozess forensischer Patienten (§ 63 StGB) – Ergebnisse der Essener prospektiven Prognosestudie. Bewährungshilfe 2020; 67(3): 244–252.
Seifert D, Klink M, Landwehr S. Rückfalldaten behandelter Patienten im Maßregelvollzug nach § 63 StGB. Forens Psychiatr Psychol Kriminol 2018; 12(2): 136–148.
Siever LJ. Neurobiology of aggression and violence. Am J Psychiatry 2008; 165(4): 429–442.
Skeem JL, Polaschek DLL, Manchak S. Appropriate treatment works, but how? Rehabilitating general, psychopathic, and high-risk offenders. In: Skeem J, Douglas KS, Lilienfeld SO (eds.). Psychological Science in the Courtroom: Consensus and controversy. New York: Guilford Press 2009, pp. 358–384.
Statistisches Bundesamt. Krankenhäuser 2021; www.destatis.de/DE/Themen/Gesellschaft-Umwelt/Gesundheit/Krankenhaeuser/krankenhaeuser.html (letzter Zugriff: 15.6.2021).
Stuppy-Sullivan A, Baskin-Sommers AR. Evaluating dysfunction in cognition and reward among offenders with antisocial personality disorder. Pers Disord: Theory Res Treat 2019; 10(5): 416–426.
Tong LSJ, Farrington DP. Effectiveness of reasoning and rehabilitation in reducing reoffending. Psicothema 2008; 20: 20–28.
Willemsen J, Verhaeghe P. Psychopathy and internalizing psychopathology. Int J Law Psychiatry 2012; 35(4): 269–275.
WHO – World Health Organization. International Statistical Classification of Diseases and Related Health Problems. 11th edn. 2020; https://icd.who.int/ (letzter Zugriff: 15.6.2021).
Zanarini MC, Frankenburg FR, Reich DB, Fitzmaurice G. Time to attainment of recovery from borderline personality disorder and stability of recovery: A 10-year prospective follow-up study. Am J Psychiatry 2010; 167(6): 663–667.

KAPITEL

19 Paraphile Störungen

Marc Graf

Faktenbox

- Während abweichende Sexualpräferenzen unterhalb der diagnostischen Schwelle einer psychischen Störung oft vorkommen, sind die paraphilen Störungen, z. B. mit einer geschätzten Lebenszeitprävalenz der Pädophilie von ca. 0,5 %, selten.
- Man nimmt an, dass die Mehrzahl der an einer Störung der Sexualpräferenz leidenden Personen nicht straffällig wird. Die meisten Erkenntnisse zu diesen Störungen stammen aber aus Untersuchungen von Sexualstraftätern, was zu schwerwiegenden wissenschaftlichen Fehlschlüssen führen kann.
- Mit Einführung der ICD-11 erfolgen einige, insbesondere für die forensische Anwendung, wichtige und sinnvolle Änderungen.
- Die Fallkonzeption und Risikobeurteilung bei Straftätern mit einer Störung der Sexualpräferenz bedarf eines methodisch mehrstufigen Vorgehens: Ausgehend von der Basisrate erfolgt eine integrierte Anwendung epidemiologischer Risikomodelle sowie der Methode der *Structured Professional Judgements* (SPJ).
- (Psychotherapeutische, medikamentöse und soziotherapeutische) Behandlungen für Sexualstraftäter sind, auch bezüglich der Verhinderung von Straftaten, effektiv und effizient.
- Präventionsangebote erscheinen geeignet, den Leidensdruck bei Betroffenen zu reduzieren und Sexualstraftaten zu verhindern.

19.1 Einleitung

Die paraphilen Störungen sind ein buntes Spektrum an Diagnosen, deren Gemeinsamkeit in einem sexuellen Verlangen nach einem unüblichen Sexualobjekt (z. B. Kind) oder nach einer unüblichen Art der sexuellen Erregung (z. B. Gegenstände) besteht. So breit wie das Spektrum an Persönlichkeitszügen und individueller Lebensgestaltung ist, so breit aufgefächert sind die verschiedenen individuellen sexuellen Präferenzen.

Unkonventionelle sexuelle Erregungsmuster können zu Leidensdruck bei der betroffenen Person oder bei Dritten führen, und zwar z. B. dann, wenn die Präferenzen wegen sozialer Unsicherheiten oder Schamgefühlen oder weil sie nicht einwilligungsfähige Personen wie Kinder, nicht einwilligungsfähige Handlungen wie schwerwiegende Verletzungen oder Übergriffe anderer Art beinhalten nicht umsetzbar und damit nicht lebbar sind.

In diesen Fällen erfüllen sie, wenn sie zeitlich mindestens 6 Monate überdauern und ihre Ursache nicht in einer anderen tiefgreifenden Störung begründet ist, die Kriterien einer Störung der Sexualpräferenz oder auch Paraphilie genannt („para“: daneben, „philie“: die Liebe, somit eben etwas außerhalb des wie auch immer als normal definierten Spektrums liebend oder begehrend).

In dem Wissen, dass die paraphilen Störungen einen weiten Bogen spannen, konzentriert sich dieses Kapitel zum einen wegen der forensischen Relevanz und zum anderen wegen der für gewisse Störungen kaum vorhandenen wissenschaftlichen Evidenz (Marshall und Marshall 2015) primär auf die Pädophilie. Außerdem geht es bewusst um männliche übergriffige Sexualität, wohl wissend, dass ein kleiner Teil der Sexualstraftaten von Frauen begangen wird. Berücksichtigt man sowohl Urteilsstatistiken als auch Studien zur Viktimisierung aus verschiedenen Ländern, so liegt der Anteil der durch Frauen begangenen Sexualstraftaten bei 4–5 % (Cortoni et al. 2010). Mit ca. 7 % ist er bei durch jugendliche Täterinnen begangenen Sexualstraftaten etwas höher (Finkelhor et al. 2009), und nach einer Metaanalyse mit internationalen Daten werden geschätzt 1,4 % aller kindlichen Opfer von Sexualstraftaten durch Frauen missbraucht (Pereda et al. 2009).

19.2 Diagnostik

19.2.1 Abgrenzungen und Prävalenz

Ausgesprochen anspruchsvoll ist die diagnostische Abgrenzung von wie auch immer definierten „normalen“ sexuellen Präferenzen, „abweichenden“ oder

„akzentuierten" Präferenzen und schließlich den „paraphilen Störungen". Eine gute Übersicht dazu findet sich bei Flöter et al. (2021). Es gibt nach Wissen des Autors nur relativ wenige Studien zu der wichtigen Frage, wie gut Fachleute bei der Vergabe dieser Diagnosekategorien übereinstimmen, und diese Studien zeigen schlechte bis moderate *kappa*-Werte von .23 bis .70 (Perillo et al. 2014). Diese Abgrenzung ist aber aus forensischer Sicht entscheidend: In Deutschland muss eine paraphile Störung diagnostisch gegeben sein und darüber hinaus noch Merkmale für einen gewissen Schweregrad erfüllen, damit rechtlich eine „schwere andere seelische Abartigkeit" vorliegt, die Voraussetzung ist für die Annahme einer allfälligen Verminderung der Schuldfähigkeit (Dobbrunz und Briken 2020) und damit dann auch für die Anordnung einer allfälligen Maßregel statt einer Haftstrafe. In der Schweiz hat das Bundesgericht die Schwelle für die Annahme einer „schweren psychischen Störung" als Voraussetzung für die Anordnung einer Maßnahme insofern in zwei Urteilen etwas gesenkt, als es von einem „funktionalen Störungsbegriff" ausgeht und damit eine Diagnose nach einem anerkannten diagnostischen Manual nicht mehr unabdingbare Voraussetzung sein muss (Habermeyer et al. 2020). Das heißt, in der Schweiz kann theoretisch auch eine „abweichende" oder „akzentuierte Sexualpräferenz" für eine Maßnahme qualifizieren, wenn zusätzlich andere Merkmale erfüllt sind.

Akzentuierte Sexualpräferenzen sind nach der Berliner Männerstudie recht häufig: So gaben fast 40 % der befragten Männer voyeuristische Bedürfnisse an, 34 % fetischistische, 33 % weiblich hebephile, 24 % sadistische, 19 % masochistische, 15 % frotteuristische, 9 % weiblich pädophile, 8 % transvestitisch-fetischistische, 8 % männlich hebephile, 4 % exhibitionistische und 3 % männlich pädophile Bedürfnisse (Ahlers 2010). Diese Größenordnungen werden auch in anderen Studien in etwa bestätigt (Joyal und Carpentier 2017).

Als diagnostische Schwelle zwischen paraphilen Neigungen und der Diagnose einer paraphilen Störung haben Berner et al. (2007) früh das diagnostische Kriterium vorgeschlagen, ob die betroffene Person noch in der Lage ist, Interessen von Sexualpartnern zu wahren und selbstschädigendes Verhalten zu vermeiden. Dies ist in zweierlei Hinsicht eine wichtige Schwelle:

- Erstens wird die psychische Disposition mit dem Nicht-mehr-wahren-Können der Interessen von Sexualpartnern, d. h. konkret übergriffigem und damit gesetzlich verbotenem Verhalten, strafrechtlich relevant. Es darf damit nicht mehr offen ausgelebt werden, Strafverfolgung kann bei Aufdeckung die Konsequenz sein.
- Zweitens ist damit gut nachvollziehbar, dass betroffene Personen, im Gegensatz zu den akzentuierten Sexualpräferenzen, bei Vorliegen einer Störung dann eben noch bestenfalls über den subjektiven Leidensdruck offen Auskunft geben mögen, nicht aber über Bedürfnisse oder gar tatsächliche Handlungen, welche die Interessen von Sexualpartnern missachten. Sie werden damit in die Klandestinität gedrängt, und zwar nicht nur aus strafrechtlichen, sondern auch aus moralisch-ethischen Gründen, da zu Recht übergriffiges Verhalten gesellschaftlich nicht akzeptiert ist. Damit erschließt sich diese Gruppe von betroffenen Personen der epidemiologischen Forschung kaum mehr direkt. Indirekte Schlüsse werden somit in Bezug auf die paraphilen Störungen zumeist aus Straftäterpopulationen gezogen, was erhebliche Verzerrungen (Bias) zur Folge hat.

EVIDENZ

Alle genannten und weiter unten zitierten (klinischen, neurobiologischen oder experimentellen) Studien wurden aus nachvollziehbaren methodischen Gründen an meist kleinen Gruppen durchgeführt. Dies hat wegen der geringen Stichprobengröße und oft auch wegen Selektionseffekten große Auswirkungen auf die Belastbarkeit und Replizierbarkeit der Resultate, weshalb diese mit Vorsicht zu interpretieren sind; und schon gar nicht sollten die Resultate und Erkenntnisse aus diesen Studien unkritisch in gerichtlichen Verfahren verwendet werden.

Würde man sich bei der Behandlung auf einen bezüglich wissenschaftlicher Evidenz puristischen Standpunkt zurückziehen und sich ausschließlich auf Cochrane- oder Campbell-Reviews berufen wollen, so müsste man schlichtweg konstatieren, dass es für kaum eine forensisch-psychiatrische oder forensisch-psychologische Intervention belastbare wissenschaftliche Wirksamkeitsbelege gibt. Umgekehrt darf diese noch deutlich ungenügende, sich aber laufend verbessernde Evidenzbasis nicht dazu führen, dass man sich lediglich auf eigene Erfahrung beruft.

Randomisierte, kontrollierte und doppelt verblindete Studien lassen sich in der Forensischen Psychiatrie aus gesetzlichen oder praktischen Gründen allerdings kaum durchführen (Briken et al. 2017). Eine erste solche Studie publizierten Landgren et al. (2020), in der sie die kurzfristige Wirksamkeit einer antiandrogenen Behandlung an Männern, die eine Präventionsstelle in Schweden aufgesucht hatten, auf proximale Risikofaktoren für Kindsmissbrauch (in dieser Studie u. a. konkret das dauernde Beschäftigtsein mit sexuellen Themen) nachweisen konnten. Studiendesigns zur Wirksamkeit von Interventionen auf proximale Faktoren sind wahrscheinlich aus zwei Gründen zielführend: Erstens konnte, wenngleich nicht durchgängig, in Untersuchungen der Zusammenhang zwischen den proximalen Risikofaktoren und folgender Straffälligkeit aufgezeigt werden (Wössner 2014). Und zweitens sind die Rückfallraten für Sexualstraftaten im deutschsprachigen Raum – glücklicherweise – relativ niedrig (Jehle et al. 2016). Zusätzlich tendieren sie in Richtung einer weiteren Abnahme, möglicherweise aufgrund differenzierterer Beurteilungen durch die Strafvollzugsbehörden und wirksamerer Interventionen (Gonçalves et al. 2021). Bei Rückfallstudien mit somit niedrigen Basisraten, kleinen Fallzahlen und mehrere Jahre dauerndem Beobachtungszeitraum sind größere statistische Effekte schlicht nicht zu erwarten. Deshalb sind auch Fallstudien und klinische Studien mit kleinen Gruppen umso wichtiger zu publizieren, um die Evidenz für forensische Beurteilungen und Entscheide möglichst zu verbessern – also, bitte publizieren, und sei es (nur) eine Kasuistik.

Ein weiterer wichtiger Grund für die Schwierigkeit, verlässliche Daten sowohl zur Prävalenz als auch zu qualitativen Faktoren dieser Störungsgruppe gewinnen zu können, sind die bei betroffenen Personen häufig vorhandenen und oft gut nachvollziehbaren Abwehrmechanismen, die automatisiert-unbewusst oder bewusst dazu führen, dass ihre Angaben für die Forschung kaum verfügbar sind und, wenn doch, mit großer Unsicherheit behaftet sind.

Objektive Untersuchungsmethoden versuchen hier in Diagnostik und Therapieverlaufsbeurteilung etwas Klarheit zu bringen. In den deutschsprachigen Ländern bestehen, wahrscheinlich zu Recht, große wissenschaftliche und ethische Vorbehalte gegenüber Verfahren wie der Polygrafie („Lügendetektor") (Meijer et al. 2008) und der Penisplethysmografie (Babchishin et al. 2017), bei der die Erektion des Penis durch eine Messschlaufe bei Exposition mit z. B. Nacktbildern von weiblichen und männlichen Personen unterschiedlicher Alterskategorien gemessen wird. Vielversprechender, wenngleich wegen unzureichender Replikationsstudien und meist noch fehlender klinischer Anwendung mit noch großen Fragezeichen versehen erscheinen Verfahren wie *Impliziter Assoziationstest* (IAT), *Viewing Time*, Inhibitionsparadigmata und Neurophysiologie (EEG) (Rosburg et al. 2018). Eine sich in der klinischen Evaluation befindende Anwendung ist das von Schmidt et al. (2014) entwickelte *Explicit and Implicit Sexual Interest Profile* (EISIP).

Mokros et al. (2012) folgerten aus verschiedenen Daten auf eine geschätzte Lebenszeitprävalenz für die Pädophilie von etwa 0,5 %. Für andere Paraphilien liegen nach Wissen des Autors keine belastbaren Prävalenzraten vor.

19.2.2 ICD-11

Allgemeine Diagnosekriterien

Vieles bleibt unter der ICD-11, die am 1.1.2022 in Kraft tritt, für die Diagnosekategorie der paraphilen Störungen („paraphilic disorders") gleich, weniges ändert sich aber wesentlich. Einen guten Überblick gibt Krueger et al. (2017), und daraus werden im Folgenden zuerst die **allgemeinen diagnostischen Kriterien** zitiert:

„Paraphilic Disorders, General Definition:

Paraphilic disorders are characterized by persistent and intense patterns of atypical sexual arousal, manifested by sexual thoughts, fantasies, urges, or behaviours, the focus of which involves others whose age or status renders them unwilling or unable to consent and on which the person has acted or by which he or she is markedly distressed."

Das deviante sexuelle Erregungsmuster bleibt als zentrales diagnostisches Kriterium bestehen; die Verknüpfung mit entsprechendem Verhalten i. S. des „or" (oder) bleibt, d. h., weiterhin ist eine entsprechende Diagnose mit dem Erregungsmuster *oder* dem Verhalten allein möglich; unverändert bleibt auch der Leidensdruck als Kriterium, ebenfalls mit „or" (oder) verknüpft; neu ist hingegen das Kriterium der fehlenden Einwilligung. Damit greift die ICD-11 das oben genannte und von Berner et al. vorgeschlagene Kriterium der Einwilligung von Sexualpartnern auf und entstigmatisiert damit sexuelle Handlungen von einwilligungsfähigen Personen, die nicht zu schwerer

Selbstverletzung führen. Letzteres Kriterium lässt Spielraum für die Diagnose bei schweren sadistischen oder masochistischen Handlungen bis hin zur Tötung oder zum Kannibalismus (Mitsch 2007).

„Paraphilic disorders may include arousal patterns involving solitary behaviours or consenting individuals only when these are associated with marked distress that is not simply a result of rejection or feared rejection of the arousal pattern by others or with significant risk of injury or death."

Dies ist ein neuer Ansatz mit drei wichtigen Aspekten:

1. Auch deviante sexuelle Erregungsmuster, die Handlungen allein oder mit einwilligenden (und einwilligungsfähigen) Personen beinhalten, qualifizieren zur Diagnose.
2. Dies trifft allerdings nur bei subjektivem Leidensdruck zu. Dieser Leidensdruck darf nicht allein im subjektiven Erleben der Zurückweisung begründet sein.
3. Bei signifikantem Risiko für eine Selbstschädigung i. S. von Verletzung oder Tod kann die Diagnose ebenfalls vergeben werden.

Spezifische Diagnosekriterien

Bei den **spezifischen diagnostischen Kriterien** fällt zuerst einmal auf, dass die neu in dieser Form definierten Abgrenzungen, was die Störung eben nicht ist, ausführlicher und länger sind als die positiven Kriterien selbst. Kategorial können weiterhin der Exhibitionismus (6D30), der Voyeurismus (6D31), die Pädophilie (6D32), der Frotteurismus (6D34) und der Sadismus (6D33) diagnostiziert werden. Bei Letzterem aber wird neu schon im Begriff das Kriterium der fehlenden Einwilligung eingefügt: „coercive sexual sadism disorder". Neu sind die Kategorien „Andere paraphile Störung", nicht einwilligende Personen beinhaltend (6D35) (worunter z. B. die lange diskutierte und schließlich für Diagnosemanuale verworfene „Biastophilie", die Präferenz für Vergewaltigung, fallen könnte; Knecht 2014) und die paraphile Störung mit Verhalten ohne andere Personen bzw. mit einwilligenden Personen (6D36). Es bleibt die Auffangkategorie der „unspezifischen" paraphilen Störung (6D3Z).

Die **Pädophilie** (6D32) ist charakterisiert durch ein anhaltendes, fokussiertes und intensives sexuelles Erregungsmuster – i. S. von andauernden sexuellen Gedanken, Fantasien, Drang nach oder Verhalten –, das präpubertäre Kinder beinhaltet. Damit diese Diagnose gestellt werden kann, muss die Person entsprechend diesen Gedanken, diesen Fantasien oder diesem Drängen gehandelt haben oder darunter erheblich leiden. Diese Diagnose soll nicht gestellt werden bei sexuellen Verhaltensweisen unter prä- oder postpubertären Kindern mit ungefähr Gleichaltrigen. Zu forensischen und wissenschaftlichen Zwecken hat sich die *Revised Screening Scale for Pedophilic Interests* (SSPI-2) (Seto et al. 2017) als Screeninginstrument bewährt.

Der **Sadismus** (6D33) ist charakterisiert durch ein anhaltendes, fokussiertes und intensives sexuelles Erregungsmuster – i. S. von andauernden sexuellen Gedanken, Fantasien, Drang nach oder Verhalten –, welches das Zufügen von physischem oder psychischem Leiden an einer nicht einwilligenden oder nicht einwilligungsfähigen Person beinhaltet. Damit diese Diagnose gestellt werden kann, muss die Person entsprechend diesen Gedanken, diesen Fantasien oder diesem Drängen gehandelt haben oder darunter erheblich leiden. Diese Diagnose schließt einvernehmlichen Sadismus und Masochismus explizit aus.

Für die Beurteilung zu forensischen Zwecken bei Straftätern, nicht zur Diagnostik, hat sich die *Severe Sexual Sadism Scale* (Nitschke et al. 2009) bewährt: Anhand von 11 Kriterien kann recht trennscharf zwischen Tätern mit einzelnen sadistischen Tatelementen und durchgängigen sadistischen Handlungsmustern unterschieden werden. Sadistische Störungen sind i. d. R. sehr tiefgreifende strukturelle Störungen mit konzeptioneller Nähe zum malignen Narzissmus und deshalb in der Beurteilung und Therapie sehr anspruchsvoll (Briken et al. 2014).

Eine für forensische Themen heikle neue diagnostische Kategorie außerhalb der paraphilen Störungen ist die **Störung mit zwanghaftem Sexualverhalten** („compulsive sexual behaviour disorder", 6C72), die mit ihrem Kriterium des Kontrollverlusts nahe am Begriff der „Sexsucht" liegt und damit eben explizit „schuldhaftes" Verhalten (mindestens teilweise) verneint. Die Praxis wird zeigen, wie damit in Gutachten und vor Gericht umgegangen wird.

Diese möglichst klar definierten diagnostischen Kategorien sind für wissenschaftliche Zwecke wie epidemiologische Studien oder Studien zur Wirksamkeit von Therapien unverzichtbar. Für forensische Zwecke sind möglicherweise dimensionale Ansätze besser geeignet, wie Seto (2017) dies mit seinem Vorschlag für einen *Multidimensional Sexual Orientation Space* publiziert hat: Danach können sexuelle Präferenzen auf den Dimensionen „Geschlecht", „Alter", „bezogen auf sich selbst oder andere", „lebende vs. gegenständliche Sexualobjekte", „Spezies" (Menschen vs. Tiere) und „Art der Handlungen" dargestellt werden. Eine Erweiterung ist denkbar. Dieser Ansatz entspricht auch den frühen Erkenntnissen von Abel et al. (1988), wonach verschiedene Paraphilien (bei Sexualstraftätern) häufiger kombiniert als isoliert diagnostiziert werden, was als **Crossing** bezeichnet wird.

Eine sorgfältige Diagnostik bei Personen mit paraphilen Störungen muss immer auch eine somatische Untersuchung inkl. des Genitales sowie natürlich eine ausführliche Sexualanamnese beinhalten, da deutliche Hinweise, wiederum aus Straftäterpopulationen, bestehen, dass insbesondere Kindesmisshandler häufiger an **sexuellen Funktionsstörungen** leiden (Boillat et al. 2017). Labormedizinisch sollten auch Testosteronwerte erhoben und bei entsprechend auffälligen Werten sowie morphologischen Anhaltspunkten ein Karyogramm (chromosomale Untersuchung) zum Ausschluss einer chromosomalen Anomalie wie dem Klinefelter-Syndrom (XXY) erstellt werden.

Bei aller diagnostischen Fokussierung auf die jeweilige Störung der Sexualpräferenz darf nicht vergessen werden, dass bei (straffälligen) paraphilen Personen **komorbide psychiatrische Störungen** deutlich häufiger sind als in der Allgemeinbevölkerung. Die entsprechenden Lebenszeitprävalenzen sind (Tozdan und Briken 2021): schwere depressive Episode 30–56 %, bipolare Störung 45–42 %, soziale Phobie 13–53 %, generalisierte Angststörung 12 %, Panikstörung 24 %, ADHS 7–77 % und Alkoholmissbrauch 10–55 %.

Schließlich wäre dieses Kapitel ohne Erwähnung der **„paraphilia-related disorders"** inkomplett: Kafka schlug diesen Begriff schon früh vor und bezeichnete damit eine Gruppe von psychischen Auffälligkeiten, die mit den Paraphilien assoziiert seien (Kafka und Hennen 1999). Diese umfassen nach Kafka zwanghaftes Masturbieren, fortgesetzte Promiskuität, exzessiven Pornografiekonsum, exzessiven Telefonsex und „sexuelle Inkompatibilität" i. S. der unerfüllten sexuellen Reziprozität. Trotz der Nähe dieses Konstrukts zu den von Kafka vehement geforderten, aber im wissenschaftlichen Diskurs abgelehnten diagnostischen Kategorien der Hypersexualität und Sexsucht wurden die „paraphilieverwandten Störungen" auch in neueren westeuropäischen sexualmedizinischen Arbeiten aufgenommen (Briken et al. 2006) und auch als Kriterium für den Schweregrad einer paraphilen Störung herangezogen (Berner et al. 2007).

19.3 Zusammenhang zwischen paraphilen Störungen und Sexualdelinquenz

In Bezug auf Pädophilie betont Seto (2004), dass Pädophilie und Sexualdelikte gegen Kinder nicht gleichgesetzt werden können. So sei weder jeder Missbrauchstäter pädophil, noch missbrauche jede pädophile Person Kinder.

Dunkelfeldstudien wie an der Charité in Berlin legen nahe, dass sich Personen mit paraphilen Störungen, die nicht straffällig wurden, von solchen unterscheiden, die Straftaten begangen haben, z. B. in der Verhaltenssteuerung (Kargel et al. 2017). Aber auch innerhalb der Tätergruppe gibt es Unterschiede zwischen denjenigen, die verurteilt wurden, und denjenigen, die sich einer Strafverfolgung entziehen konnten (Gibbels et al. 2019). Tendenziell zeigten Kindesmissbraucher eine stärkere pränatale Testosteronexposition, eine stärkere Methylierung und damit Inaktivierung des Testosteronrezeptor-Gens und konsekutiv niedrigere periphere Testosteronspiel als nicht straffällige pädophile Männer (Kneer et al. 2019; Kruger et al. 2019).

Dennoch stammt das meiste Wissen über pädophile Störungen aus forensischen Populationen (Seto 2004). Dies liegt u. a. daran, dass Straffälligkeit den diagnostischen Prozess erleichtern kann:

- Erstens ist gerichtlich festgestelltes Verhalten manchmal ein belastbarerer Fakt als subjektive Angaben einer Person im Rahmen von freiwilligen Befragungen.
- Zweitens erlaubt die konstruktive Konfrontation mit gerichtlich festgestellten Straftaten eine offenere diagnostische und therapeutische Auseinandersetzung mit sexuellen Präferenzen.

- Drittens schließlich wurde immer wieder diskutiert, ob Straffälligkeit bei abweichenden sexuellen Präferenzen Ausdruck einer sozialen Dekompensation i. S. eines diagnostischen Kriteriums sei. Berner et al. (2007) hatten dies bereits eindeutig bejaht: Solange bei einer betroffenen Person die qualitativen und zeitlichen diagnostischen Merkmale einer paraphilen Störung vorliegen, die Person aber noch in der Lage ist, die Interessen des Sexualpartners zu berücksichtigen und Selbstschädigung zu vermeiden, liegt allenfalls eine leichte Ausprägung der paraphilen Störung vor, mit der Konsequenz, dass diese nur bei subjektivem Leidensdruck zu behandeln ist. Schließlich wird, wie weiter unten dargestellt, dieses Kriterium neu auch konsequent in der ICD-11 aufgenommen.

Untersuchungen an erwachsenen Männern, die Kinder missbraucht haben, weisen darauf hin, dass etwa 40–50 % der Missbrauchstäter die Kriterien einer Pädophilie erfüllen, wobei sich die Diagnose häufig primär auf phallometrische Untersuchungsergebnisse stützt (Seto 2004). Das bedeutet auch, dass in mindestens der Hälfte der Übergriffe auf Kinder die Tat auf andere Ursachen als eine paraphile Störung zurückzuführen ist. Dazu gehören Alkohol- und Drogenabhängigkeit oder -missbrauch, Intelligenzminderung, Persönlichkeitsstörungen oder generell dissoziale Persönlichkeitszüge. Gerade Vergewaltigungen werden in den weitaus meisten Fällen von psychisch nicht beeinträchtigten Tätern und oft im Zusammenhang mit anderen Formen von häuslicher Gewalt begangen (Toohey 2008).

Umgekehrt haben die Kindesmissbraucher, die in forensischen Stichproben untersucht wurden, häufig eine kriminelle Vorgeschichte mit nichtsexuellen Delikten, und es besteht häufig gleichermaßen ein Rückfallrisiko für Sexualdelikte und nichtsexuelle Delikte (Seto 2004).

19.4 Risikobeurteilung und Fallkonzeption

Für die Methodik der Risikobeurteilung wird auf ➤ Kap. 11 verwiesen. An dieser Stelle sollen die Besonderheiten in Bezug auf die paraphilen Störungen und Sexualstraftäter herausgestellt werden.

Gegenwärtig erscheint bei der Risikobeurteilung ein dreistufiges Vorgehen zielführend:

- **Basisrate als Anker:** In einem ersten Schritt gilt es, eine länder- und deliktspezifische Basisrate zu identifizieren und als Ausgangspunkt für die Risikoeinschätzung zu definieren. Eine Übersicht über deliktspezifische Basisraten findet sich z. B. in Nedopil et al. (2021).
- **Epidemiologische Risikomodelle zur Beurteilung der Ungewöhnlichkeit des Risikoprofils:** In einem zweiten Schritt wird die Anwendung eines aktuarischen Risk-Assessment-Instruments empfohlen (Nedopil et al. 2021). Bei der Interpretation des Ergebnisses sollte dabei auf den Prozentrang abgestützt werden, der eine relative Einordnung eines Straftäters in eine vergleichbare Population von Tätern erlaubt. Gestützt auf den Prozentrang ist eine Aussage möglich, ob das Rückfallrisiko durchschnittlich (Prozentrang 50), unterdurchschnittlich (Prozentrang < 50) oder überdurchschnittlich (Prozentrang > 50) ist. Von einer Bezugnahme auf die Normwerte für Rückfälligkeit, die den Risikokategorien hinterlegt sind, sollte wegen einer unzureichenden Kalibrierung der Instrumente abgesehen werden (Nedopil et al. 2021).
- **Fallkonzeption und Herleiten für eine Intervention wichtiger dynamischer Risikofaktoren mittels Structured Professional Judgement (SPJ):** In einem dritten Schritt gilt es, eine Individualprognose zu formulieren. Es sind spezifische Risikofaktoren des Einzelfalls zu benennen und in ihrer Ausprägung sowie Relevanz für das Rückfallrisiko zu quantifizieren. Auch für diesen Schritt stehen verschiedene Instrumente zur Verfügung. Beispielhaft seien der *HCR-20 V3* (Douglas und Belfrage 2014) oder der *Basler Kriterienkatalog* (Hachtel et al. 2018) genannt, anhand derer ein individuelles Fallkonzept hergeleitet werden kann, idealerweise mit distalen (mittelbar) sowie proximalen (unmittelbar wirkenden) Schutz- und Risikofaktoren.

Für die Fallkonzeption hilfreich können zudem psychometrisch entwickelte Instrumente wie z. B. die *Psychopathy Checklist Revised* (Mokros et al. 2017), die *Severe Sexual Sadism Scale* (Nitschke et al. 2009) oder die *Barratt Impulsiveness Scale* (Patton et al. 1995)[1] sein. Psychometrische Skalen sollten nach Indikation eingesetzt werden – vom Einsatz einer Testbatterie wird abgeraten.

Anhand der Basisrate, des Prozentranges im aktuarischen Instrument sowie der Darstellung der individuellen Risikofaktoren kann ein Risikomodell für einen 3-Jahres-Zeitraum angegeben werden. Von der Verwendung längerer Prognosezeiträume wird abgeraten (Nedopil et al. 2021). Basierend auf dem Risikomodell ist eine Interventionsplanung zu skizzieren, die sich an den individuellen Risikofaktoren bzw. den Bedürfnissen des Straftäters orientiert, welche die Basisrate und auch die grundsätzliche sowie spezifische Behandelbarkeit des Betroffenen berücksichtigt.

19.5 Therapie

19.5.1 Einleitung und Grundsätze

Im Kontext dieses Buches soll auf die forensischen Therapien und damit Therapien mit dem Ziel der Deliktprävention fokussiert werden – in dem Wissen, dass die Behandlung von Menschen mit paraphilen Störungen, bevor sie allenfalls straffällig werden, die beste Prävention ist.

Für die Straftäterbehandlung wird hier bewusst der Begriff der deliktpräventiven Behandlung verwendet, da er umfassender ist als der Begriff „deliktorientiert", wie im Folgenden beschrieben wird. Auch wird der Begriff „Therapie" hier bewusst sehr weit verstanden und umfasst auch im engeren Sinne sozialtherapeutische Interventionen.

Erfreulicherweise, weil auf wissenschaftliche Evidenz hinweisend und dogmatisches Schuldenken langsam überwindend, scheint eine Konvergenz der Behandlungsansätze für Sexualstraftäter stattzufinden. Diese etablierten Behandlungsansätze sind *Motivational Interviewing* (MI; Austin 2012), das aus der Behandlung von Patienten mit Abhängigkeitserkrankungen abgeleitet wurde, die daraus weiter entwickelte *Relapse Prevention* (RP; Laws et al. 2000), das *Risk-Need-Responsivity-Prinzip* (RNR; Andrews et al. 2011; Bonta et al. 2017) und das *Good Lives Model* (GLM; Marshall und Marshall 2015), auf deren Basis regional verschiedenste, mehr oder weniger gut manualisierte Therapieprogramme (*Sex Offender Treatment Programme,* SOTP) entwickelt und teilweise evaluiert wurden.

Interessant, aber leider wenig integrativ erscheint, dass diese Therapieprinzipien zwar psycho- und soziotherapeutische Ansätze detailliert auflisten, biologische Therapien (medikamentös, Bewegung, Licht etc.) aber kaum erwähnt werden.

Aus der klinischen Erfahrung kann gefolgert werden, dass die Kombination von Gruppen- und Einzeltherapie gute Wirksamkeiten zeigt, idealerweise durch dieselben Psychotherapeuten vermittelt, da sonst der Verlust von wichtigen Informationen droht. Bei Gruppengrößen von sechs bis acht Teilnehmenden kommen individuelle Bedürfnisse oft etwas zu kurz oder sind noch nicht „reif", um in der Gruppe thematisiert zu werden. In der Gruppe umgekehrt entsteht, vor allem wenn diese mit Übungen und Rollenspielen, am besten mit Videodokumentation und Videofeedback, im engeren Sinne verhaltenstherapeutisch und nicht ausschließlich kognitiv durchgeführt wird, in einem therapeutisch geschützten Rahmen eine gewisse soziale Realität. Diese bietet dann wieder Material auch für die Einzeltherapie.

Wichtig und oft zu wenig berücksichtigt sind die im zeitlichen Verlauf einer Therapie sich oft stark ändernden Ziele und damit die geeigneten Methoden: Forensische Therapien beginnen oft in einer durch Verhaftung, ein Strafverfahren, damit sozialer Isolation, Paarkonflikten oder finanziellen Schwierigkeiten geprägten Krise mit Verzweiflung und Depression bis hin zur Suizidalität. In dieser Phase ist Sicherheit die oberste Prämisse: Erhalt der körperlichen und psychischen Integrität und Lösen sozialer und finanzieller Probleme, Sicherheit, aber auch für potenzielle Opfer. Hier werden wichtige Weichen gestellt, und die Therapeuten können ihr Engagement und ihre Kompetenzen beweisen. Mittel der Wahl sind nach Meinung des Autors verhaltenstherapeutische und kognitive Methoden zur Krisenbewältigung, oft auch systemische Ansätze mit Partnern und Angehörigen, ergänzt mit einer medikamentösen Behandlung.

In den nächsten Phasen, der Begleitung durch das strafrechtliche Verfahren und dann dem Beginn der gerichtlich angeordneten Therapie, ist das Vertrauen des Patienten in die persönliche Integrität und

1 www.impulsivity.org/pdf/BIS11English.pdf

fachliche Kompetenz des Therapeuten entscheidend. Denn der Patient steht vor der für ihn unmöglich und riesig erscheinenden Aufgabe, zentrale Aspekte seiner Persönlichkeit und Sexualität, teilweise radikal, zu ändern. Diese Phasen sind die Domäne von *Motivational Interviewing*, kognitiver Restrukturierung und Verhaltenstherapie. Irgendwann stellen sich dann oft die Fragen „Wie weiter?" und „Warum gerade ich?" (Weshalb leide gerade ich unter dieser paraphilen Störung?): Hier erweisen sich oft psychodynamische Ansätze als hilfreich.

Schließlich geht es um die konkrete Gestaltung eines Lebens mit möglichst viel Freiheitsgraden und gutem Schutz vor Rückfällen. **Relapse Prevention** und vor allem auch über viele Jahre hinweg, nach Beendigung der gerichtlich angeordneten Therapie auf freiwilliger Basis, wiederholte „Booster"-Sitzungen erscheinen geeignet, um sich wieder einschleifendes Risikoverhalten rechtzeitig zu entdecken und die therapeutische Beziehung so weiter zu festigen und aufrechtzuerhalten, dass sich Patienten bei Risikoverhalten selbstständig auch notfallmäßig zur Intervention melden, anstatt aus Scham- und Schuldgefühlen dysfunktionale Bewältigungsstrategien anzuwenden, die oft wieder in der Straftat enden.

Interessant wird auch zu beobachten sein, wie neuere Therapieansätze wie z. B. die **Akzeptanz- und Commitment-Therapie (ACT)** in forensische Behandlungsprogramme integriert werden (McHugh 2011). Die ACT wurde und wird in einigen forensischen Settings bereits angewendet und scheint wegen ihrer zentralen Elemente gut geeignet, forensische Themen zu adressieren: Im Sinne von „Achtsamkeit" und eben „Akzeptanz" geht es darum, problematische Gedanken und Gefühle nicht sthenisch abzuwehren, sondern diese wahrzunehmen, aber sich ihnen nicht ausgeliefert zu fühlen und unmittelbar danach handeln zu müssen, also um die Erhöhung von inneren Freiheitsgraden. Das Auflösen von kognitiven Verzerrungen steht im Zentrum des Ansatzes. Damit sollen dysfunktionale Bewältigungsstrategien verhindert und vor dem Hintergrund der in der ACT wichtigen Festlegung von Werten und Haltungen für die betroffene Person sowie das soziale Umfeld nachhaltige Strategien entwickelt, erprobt und angewendet werden.

Ansatzpunkte einer Behandlung bei Sexualstraftätern

Das integrierte theoretische Modell der sexuellen Straffälligkeit nach Ward und Beech (2006) gibt nach Meinung des Autors einen sehr guten und in der Praxis hilfreichen Überblick, wo und mit welchem Rationale im Entstehungsgefüge hin zur Straftat therapeutisch eingegriffen werden kann (➤ Abb. 19.1).

19

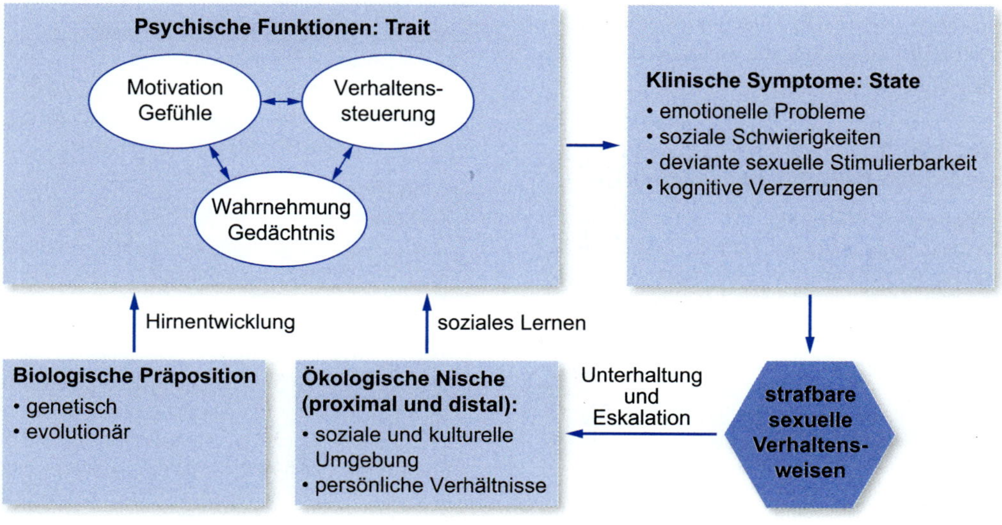

Abb. 19.1 Die integrative Theorie sexueller Straffälligkeit nach Ward und Beech (2006) [H203-001/L231]

Ward und Beech haben dabei versucht, die Unmenge an fragmentierten Theorien zu einem Modell zu integrieren und dieses bewusst als vorläufig, also mit der Notwendigkeit zur Revision bei neuen wissenschaftlichen Erkenntnissen, bezeichnet. Im Folgenden soll deshalb anhand dieses Modells das jeweilige Rationale der Sexualstraftäterbehandlung dargestellt werden.

19.5.2 Psychotherapie

Auf einer übergeordneten Ebene ist das Risk-Need-Responsivity-Prinzip (RNR), das eben explizit ein übergeordnetes Prinzip und nicht ein Psychotherapieverfahren ist, mittlerweile generell in der Straftäterbehandlung etabliert (Andrews et al. 2011; vgl. auch ➤ Kap. 7.1). Zu dessen Verständnis scheint es wichtig, sich vor Augen zu halten, dass es eher aus der Perspektive der Bewährungshilfe, also mit einem Fokus auf Nachsorge in einem ambulanten Rahmen nach Gefängnis- oder Klinikaufenthalt entwickelt wurde und damit eher durch Sozialarbeiter als durch Psychotherapeuten durchgeführt wird. Die Psychotherapeuten identifizieren sich denn auch eher mit dem von Marshall und Marshall entwickelten Good Lives Model (GLM Marshall et al. 2005)[2], das etwas stärker ressourcenorientiert ist als das RNR in seiner ursprünglichen Form und sich auch mehr über die therapeutische Beziehung definiert (vgl. auch ➤ Kap. 7.2). Das weiterentwickelte *Expanded Risk-Need-Responsivity (RNR) Model* indes integriert, wie in ➤ Box 19.1 dargestellt, die wichtigsten Dimensionen des GLM (➤ Box 19.2)[3]:

BOX 19.1

Expanded Risk-Need-Responsivity Model

Übergeordnete Prinzipien

1. **Respekt gegenüber der Person:** Behandlung und Nachsorge folgen ethischen, gesetzlichen, gerechten, moralischen und menschlichen Prinzipien auf anständige Art und Weise.
2. **Theorie:** Anwendung einer generellen Theorie zur Persönlichkeit und einer kognitiv-sozialen Lerntheorie, die auch kriminelles Verhalten berücksichtigt. Das Täterverhalten basiert auf genetischer Prädisposition in Kombination mit einer Abwägung zwischen Kosten und Nutzen für kriminelle und alternative, nichtkriminelle, Handlungen. Analyse der in der Tat unmittelbar wirkenden verstärkenden Faktoren.
3. Eine **humane Art der Unterstützung** ist besser, als auf abschreckende Faktoren wie Haft abzustellen.

RNR

1. **Risk:** Die Interventionsbemühungen auf Täter mit hohem Risiko fokussieren.
2. **Need:** Kriminogene Bedingungsfaktoren, d. h. dynamische Risikofaktoren, adressieren.
3. **Responsivity:** Die Bereitschaft und Fähigkeit des Täters, von der rehabilitativen Intervention zu profitieren, durch kognitiv-verhaltenstherapeutische Ansätze maximieren, die auf seine spezifischen Kompetenzen zugeschnitten sind.

Strukturierte Beurteilung

1. **Laufende Beurteilung von RNR:** Strukturierte Instrumente verwenden, um die Bereiche *Risk, Need* und *Responsivity* zu beurteilen.
2. **Kompetenzen, Ressourcen:** Persönliche Kompetenzen und Ressourcen erheben und in die Intervention integrieren.
3. **Bandbreite:** In der Intervention auch auf spezifisch-individuelle RNR-Faktoren wie auch auf nichtkriminogene Bedürfnisse achten, die eine prosoziale Entwicklung beeinträchtigen können. Dabei nie die eigentlichen RNR-Faktoren aus dem Fokus verlieren.
4. **Professioneller Ermessensspielraum:** Bei guten Gründen von den RNR-Prinzipien abweichen.

Durchführung der Intervention

1. **Dosierung:** Sich auf Hochrisikofälle konzentrieren und Dropouts minimieren.
2. **Therapeutische Beziehung:** menschlich-warme, respektvolle und behilfliche Haltung.
3. **Strukturieren:** Modelllernen, Verstärkung, Skillstraining, Problemlösung, kognitive Restrukturierung und andere validierte Interventionsmethoden.

Organisation

1. **Ambulante Nachsorge:** Wenn immer möglich im ambulanten Setting, wenngleich die RNR-Prinzipien auch in Institutionen wirksam sind.
2. **Kontinuität:** Weiterführen der Intervention und Monitoring der Fortschritte.
3. **Management:** Die Institution stellt sicher, dass die Mitarbeitenden für die Anwendung der oben genannten Prinzipien korrekt ausgewählt und ausgebildet sind. Klinische Supervision wird gewährleistet, und die Prozesse von Monitoring, Evaluation und Integrität der Interventionen sind definiert und werden kontrolliert.
4. **Sozial-gemeinschaftliche Netzwerke:** Verbindung mit anderen Dienstleistern wie Sozialhilfe, Arbeitgebern etc.

---

2 www.goodlivesmodel.com/

3 Vom Autor ins Deutsche übersetzt und zusammengefasst: ausführlich in Andrews et al. (2011)

BOX 19.2

Good Lives Model (GLM)

Das GLM fokussiert in einer am ehesten als „humanistisch" zu bezeichnenden Grundhaltung, da auf den positiven eigenen Veränderungsmöglichkeiten einer Person basierend, auf folgende Dimensionen:

- Primärbedürfnisse/Werte:
  - körperliche
  - persönliche
  - soziale
- Hoffnung wecken
- Selbstachtung fördern
- Erreichbare Ziele setzen
- Zusammenarbeit zwischen Therapeut und Patient

19.5.3 Medikamentöse Behandlung

Über die medikamentöse Behandlung von Sexualstraftätern wurde in den letzten Jahren wohl mehr geschrieben als wissenschaftlich geforscht. Dies liegt sicherlich nicht zuletzt an den hohen ethischen Hürden für solche Untersuchungen (Briken et al. 2017), die wiederum wahrscheinlich auch eine Folge früherer missbräuchlicher Anwendungen sind.

Das folgende Kapitel soll deshalb einerseits auf neue Erkenntnisse auf diesem Gebiet fokussieren (➤ Box 19.3) und andererseits aus der Sicht des Praktikers sowie auf der Basis von wissenschaftlicher Evidenz, fachlichem Konsens und eigener Erfahrung Behandlungsempfehlungen geben.

BOX 19.3

Was ist neu?

- 2020 sind die nach 10 Jahren aktualisierten Behandlungsleitlinien der *World Federation of Societies of Biological Psychiatry* (WFSBP) erschienen.
- Landgren et al. (2020) publizierten die erste randomisierte Doppelblindstudie zur Behandlung von Männern, die an einer Pädophilie leiden, mit einem GnRH-Antagonisten und Risikoreduktion als primärem Studienziel.
- Die wissenschaftliche Datenlage zur Frage des Absetzens oder der Anpassung einer antiandrogenen medikamentösen Behandlung hat sich durch einige wenige Publikationen verbessert: So führten Briken et al. (2019) eine Delphi-Studie zum Thema mit einer Validierung einer Art Checkliste (*Change or Stop Testosterone-Lowering Medication Scale*, COSTLow) durch, und Sauter et al. (2018) beschrieben die Resultate von Absetzversuchen an 20 Patienten, die in einer forensischen Ambulanz behandelt wurden.
- Ebenso hat sich die wissenschaftliche Evidenz zur Wirksamkeit der antiandrogenen Therapie bei Sexualstraftätern etwas stabilisiert, u. a. durch einen systematischen Review von Turner et al. (2017).

Ansatzpunkte einer medikamentösen Behandlung bei Sexualstraftätern

Biologische Prädisposition

Zunächst einmal ist trivial festzuhalten, dass, wie oben dargestellt, der weitaus größte Teil der Sexualstraftaten von Männern begangen wird, d. h., dass ein genetischer Zusammenhang mit dem **Geschlechtschromosom Y** und der Produktion von **Testosteron** auf der Hand liegt.

Nach heutigem Wissensstand spielt die *sex-determining region on the gene Y* (SRY) eine wichtige Rolle in der Aktivierung der männlichen Gonaden, der Hoden, via den Transkriptionsfaktor SOX9, und dies in einer sehr kurzen, diesbezüglich kritischen Phase der Embryonalentwicklung ungefähr in der 6. oder 7. Schwangerschaftswoche (Hiramatsu et al. 2009). Erfolgt diese Aktivierung nicht oder nicht hinreichend, entsteht aus dem Feten erstaunlicherweise trotz klar männlicher Geschlechtschromosomen (XY) ein weiblicher Organismus bzw. eine Zwischenform. Dies ist u. a. deswegen für das Thema Sexualstraftäter wichtig, weil mit erheblicher Wahrscheinlichkeit ein gewisser Zusammenhang zwischen der vorgeburtlichen Exposition mit Testosteron und damit der neuroendokrinen Prägung des Gehirns besteht (Kruger et al. 2019): Nach einer deutschen Multicenterstudie weisen Sexualstraftäter, in diesem Fall Kindesmissbraucher, Zeichen einer **erhöhten pränatalen Androgenexposition** im Vergleich zu nicht straffällig gewordenen pädophilen Probanden auf. Der Methylierungsstatus des Androgenrezeptor-Gens war bei den Kindesmissbrauchern höher, was auf eine niedrigere Funktionalität des Testosteronsystems mit konsekutiv niedrigeren peripheren Testosteronwerten schließen lässt. Als Nebenbefund korrelierte der Methylierungsstatus mit der Anzahl begangener Sexualstraftaten.

Nach wie vor sind die Befunde zum Zusammenhang von Testosteron zwar bezüglich sexueller Funktionen wie Erektion und Ejakulation einigermaßen klar, bezüglich Aggression aber nicht eindeutig: Die meisten klaren Befunde hinsichtlich körperlicher und psychischer sexueller Funktionen stammen aus Studien mit testosteronsenkender medikamentöser Behandlung, hauptsächlich wegen Prostatakrebs, wonach diese rasch zu einer Abnahme der Sexualfunktionen wie auch der sexuellen Fantasien und Bedürfnisse führt. Interessant ist dabei, dass die durch eine solche testosteronsenkende Medikation hervorgerufenen sexuellen Funktionsbeeinträchtigungen durch potenzstimulierende Präparate wie PDE-5-Hemmer wie Sildenafil (z. B. Viagra®) gar nicht oder nur schlecht kompensiert werden können (Corona et al. 2021). Wird dagegen exogenes Testosteron substituiert, kann wieder eine normale Erektion erreicht werden.

Der Zusammenhang zwischen **Testosteron und Aggression** ist weniger eindeutig, aber schon 2001 mit einer Metaanalyse mit einer eher geringen Korrelation von 0,14 (+1 oder −1 wären ideale Korrelationen, null gar keine) belegt (Book et al. 2001). Ein endokrinologischer Übersichtsartikel von Batrinos (2012) zeigt folgende Tendenzen: Feldstudien legen einen Anstieg von Testosteron in aggressiven Phasen sportlicher Wettbewerbe nahe. Experimente unter Laborbedingungen zeigen einen Anstieg von Testosteron bei Gewinnern von Wettbewerben, Versuchen zu dominantem Verhalten und Konfrontation mit vermeintlichen Opponenten. Funktionelle bildgebende Verfahren zeigen eine Aktivierung der Amygdala mit Erhöhung der affektiven Aktivität und Resistenz gegenüber präfrontaler Verhaltenskontrolle. Dieser Effekt kann durch Kortisol antagonisiert werden. Interessant ist in diesem Zusammenhang auch, dass das freie Testosteron unter sportlicher Aktivität durch die Freisetzung von Kortisol abnimmt – also ist möglicherweise die landläufige Annahme „Aggressionsabbau durch körperliche Betätigung" („austoben") nicht ganz falsch (Brownlee et al. 2005). Und natürlich, wenn auch kaum in diesem Kontext geäußert, weiß jeder Reiter um den Unterschied zwischen einem Hengst und einem Wallach, so wie Hundebesitzer und Spaziergänger den Unterschied im Verhalten von kastrierten und nichtkastrierten Rüden kennen. Eine aktuelle experimentelle Studie an 186 männlichen Studierenden hingegen zeigte weder einen direkten Einfluss des Testosteronspiegels auf proaktive Aggression noch in Interaktion mit Kortisol (Armstrong et al. 2021).

Nach Beech und Ward äußert sich die evolutionär unterschiedliche Gehirnentwicklung von Frau und Mann in einer Interaktion von Genetik, individuellem Lernen und kulturellen Prozessen, auch in einer höheren Bereitschaft von Männern zu unpersönlichen sexuellen Kontakten und Vergewaltigung, wenn es ihnen nicht gelingt, eine Partnerin für sich zu gewinnen (Thornhill und Palmer 2000).

Schließlich subsumieren die Autoren auch **dysfunktionale neurobiologische Regulationsmechanismen** unter den biologischen Faktoren wie z. B. der Monoamine Serotonin, Dopamin und Norepinephrin, die sich dann aber nach Meinung des Autors expliziter auf der Ebene der *Traits* (Persönlichkeitszüge) und *States* (psychische Verfassung) manifestieren – dies vielleicht mit der expliziten Ausnahme der Dissozialität und der Psychopathie, die ihrerseits mit einer Dysfunktion des serotonergen Systems korrelieren, insbesondere dem Serotonin-Transportergen-Polymorphismus (Lesch et al. 1996): Homozygote für das kurze Allel des Serotonin-Transportergens sind tendenziell impulsiver als Homozygote für die lange Allelversion, während für die oberflächlichen, unempathischen Gefühle, zumindest bei Jugendlichen mit psychopathischen Zügen, eine Gen-Umwelt-Interaktion (mit niedrigem sozioökonomischem Status) zu bestehen scheint (Sadeh et al. 2010).

Algorithmus zur medikamentösen Behandlung der Paraphilien

Nach wie vor gültig und von den Leitlinien der WFSBP für die pharmakologische Behandlung von Paraphilien (Thibaut et al. 2019) im Wesentlichen übernommen ist der von Berner et al. (2007) vorgeschlagene Algorithmus zur medikamentösen Behandlung (➤ Abb. 19.2).

Selektive Serotonin-Wiederaufnahmehemmer (SSRIs) Ein Mangel an Serotonin-(5-Hydroxytryptamin, 5-HT) wird mit einem gesteigerten sexuellen Bedürfnis, Impulsivität, Ängstlichkeit, Depression und Hypersexualität assoziiert (Beech und Mitchell 2005). In einigen Studien wurde eine gute Wirksamkeit bei gleichzeitig guter Verträglichkeit für Fluoxetin (20–60 mg/d), Sertralin (50–100 mg/d), Fluvoxamin (100–300 mg/d), Paroxetin (40–60 mg/d)

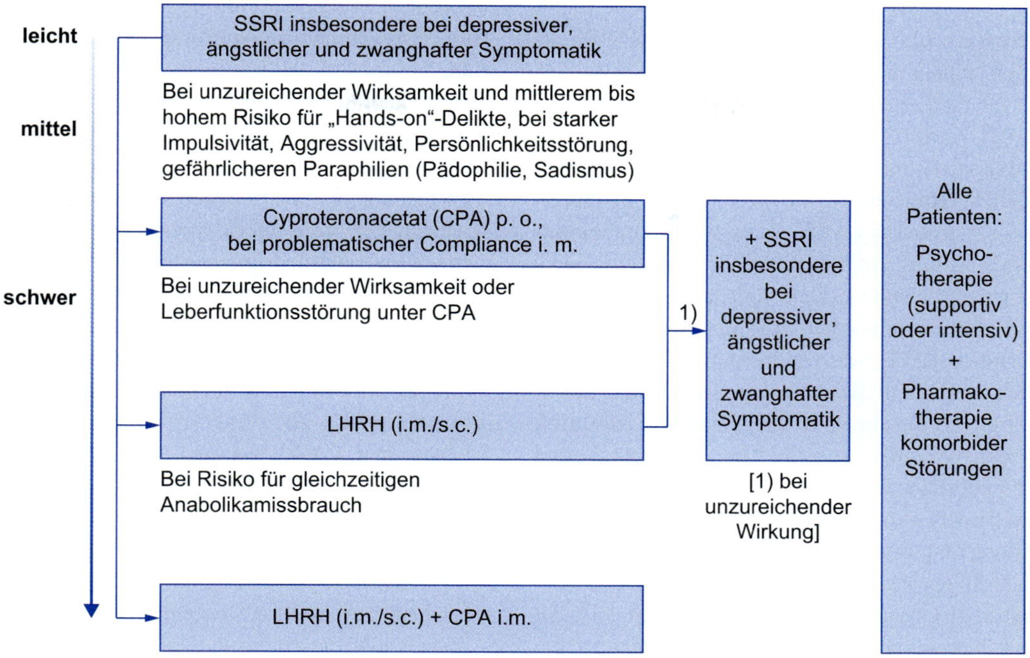

Abb. 19.2 Algorithmus zur medikamentösen Behandlung der Paraphilien nach Berner et al. (2007) [G691-001/L231]

und Citalopram (20–60 mg/d) nachgewiesen. Die WFSBP-Leitlinien empfehlen SSRIs, insbesondere Sertralin und Fluoxetin (Grad C, siehe dazu ➤ Box 19.4).

BOX 19.4

Grundlage der von der WFSBP verwendeten Evidenz-Levels (verkürzt, ausführlich S. 23 der Leitlinien)

A) Mindestens drei eher große, positive, randomisierte, kontrollierte Doppelblindstudien
B) Mindestens zwei eher große, positive, randomisierte Doppelblindstudien oder eine solche Studie plus eine prospektive naturalistische Studie mit 50 oder mehr Probanden, Open-Label (d. h. nicht verblindet)
C) Mindestens eine randomisierte Doppelblindstudie mit Vergleichsgruppe und eine prospektive, Open-Label-Studie mit mindestens 10 Probanden oder mindestens zwei prospektive Open-Label-Studien mit mindestens 10 Probanden
D) Evidenz aus Expertenmeinungen, unterstützt durch mindestens eine prospektive Open-Label-Studie mit mindestens 10 Probanden
E) *Good Clinical Practice* oder keine Evidenz: Expertenmeinung

Cyproteronacetat (CPA) Das synthetische Steroid CPA blockiert kompetitiv die Testosteronrezeptoren im gesamten Körper und Gehirn. Gleichzeitig hemmt es die Testosteronproduktion in Hoden und Nebennierenrinde durch die Freisetzung von Gonadotropin-Releasing-Hormon (GnRH) und luteinisierendem Hormon (LH) auf hypothalamischer Ebene. CPA wird primär in der Behandlung von Prostatakrebs eingesetzt. Obwohl CPA im deutschsprachigen Raum für die Behandlung von paraphilen Störungen zugelassen (Androcur®) und die Anwendung weitverbreitet ist, sollte davon wegen teilweise schwerwiegender unerwünschter Arzneimittelwirkungen (UAW) eher Abstand genommen werden: Diese beinhalten neben den durch den gewollten Hypogonadismus begründeten Nebenwirkungen (Depression, Schlafstörungen, Antriebsstörungen, Osteoporose, Haarausfall) auch direkte Effekte wie Gynäkomastie, Thrombembolien, Hypertension, Herzinsuffizienz, eine reduzierte Glukosetoleranz und selten Hypophysenadenome und Leberzellschäden bis hin zu maligner Entartung.

CPA wird p. o. (100–300 mg/d) oder i. m. (300–600 mg alle 10–14 Tage) verabreicht. Die WFSBP-Leitlinien empfehlen CPA auf Level C.

GnRH-Agonisten Die früher auch als Luteinisierendes-Hormon-Releasing-Hormon-Agonisten (LHRH-Agonisten) bezeichneten GnRH-Agonisten sind synthetische GnRH-Analoga. Durch die nach Verabreichung einer Depotspritze kontinuierliche statt der physiologischen pulsatilen Freisetzung im Hypothalamus entsteht in der Hypophyse eine Überstimulation (was zu einem initialen „flare-up" führt, weshalb in dieser Zeit für ca. 1 Monat gleichzeitig CPA verabreicht werden muss). Dadurch werden die GnRH-Rezeptoren herunterreguliert und die hypothalamisch-hypophysär-gonadale Achse unterbrochen. Innerhalb weniger Wochen sinkt die Testosteronproduktion in Hoden und Nebennierenrinde auf ein Niveau, das unter dem bei chirurgischer Kastration erreichten Niveau liegt. Rund 80–95 % der (auch hier primär wegen eines Prostatakarzinoms) behandelten Personen schildern nach wenigen Monaten der Behandlung eine fast vollständige Abnahme von Erektions-, Orgasmus- und Ejakulationsfähigkeit sowie, etwas weniger eindeutig, von sexuellen Fantasien.

Das im deutschsprachigen Raum für die Behandlung von Paraphilien zugelassene Triptorelin (Salvacyl®) kann als Depotpräparat (11,25 mg alle 12 Wochen) i. m. appliziert werden.

Die problematischste UAW ist die Osteoporose, der durch regelmäßige Knochendichtemessungen (Osteodensitometrie) und (endokrinologisches Konsil) bei Bedarf mit Calcium und Vitamin D_3 vorgebeugt werden kann.

Die WFSBP-Leitlinien empfehlen GnRH-Agonisten auf Level B/C.

GnRH-Antagonisten Nach Wissen des Autors existiert erst eine (laufende) Studie mit einem GnRH-Antagonisten (Degarelix als Acetat; Landgren et al. 2020), der ebenfalls für die Behandlung des Prostatakarzinoms zugelassen ist und im Gegensatz zu den GnRH-Agonisten die Testosteronwerte innerhalb weniger Tage und ohne Flare-up-Effekt senkt. Die WFSBP-Leitlinien berücksichtigen diese Substanzgruppe noch nicht.

Aus der klinischen Erfahrung seien die folgenden **Anmerkungen zum Behandlungsalgorithmus** erlaubt:

- Die Behandlung mit CPA sollte, außer bei vorbestehender Behandlung mit guter Verträglichkeit, wegen schwerwiegender UAW und – verglichen mit den GnRH-Agonisten – tendenziell schlechterer Wirksamkeit übersprungen werden.
- Hingegen kann niedrig dosiertes CPA (25–50 mg/d p. o.) bei vorübergehender, als ich-dyston erlebter Zunahme der paraphilen Symptome, insbesondere sich stark aufdrängender Fantasien und sexueller Erregung mit Drang zum Masturbieren, von den Betroffenen als sehr hilfreich erlebt werden, ähnlich wie Anticraving-Substanzen bei drogen- oder alkoholabhängigen Personen.
- Die gleichzeitige Verabreichung von GnRH-Agonisten und CPA bei Verdacht auf Malcompliance mit dem Risiko einer exogenen Testosteronzufuhr erscheint aus zweierlei Gründen wenig sinnvoll: Erstens sollte bei einem solchen Risiko keine Behandlung im ambulanten Setting erfolgen, und zweitens kann durch die ohnehin regelmäßige und bei einem solchen Verdacht höherfrequente Messung von Testosteron eine substanzielle exogene Zufuhr rasch aufgedeckt werden.

Aus Autorensicht erscheint die Praxis, inhaftierte oder sich in einer geschlossenen therapeutischen Institution befindliche Personen ohne wesentlichen subjektiven Leidensdruck und ohne konkrete Entlassperspektive antiandrogen zu behandeln, medizinisch falsch und ethisch problematisch. Das Risiko für schwerwiegende UAW steigt mit jedem Jahr der Behandlung, insbesondere das der Osteoporose. Eine antiandrogene Behandlung ca. 2 Jahre vor möglicherweise anstehender Entlassperspektive erscheint zur Überprüfung des Ansprechens und der Compliance völlig ausreichend.

Eingangs- und Verlaufsuntersuchungen

Bei einer medikamentösen Behandlung sind neben der sorgfältigen und dokumentierten Aufklärung und Einwilligung wegen der teilweise schwerwiegenden UAW Eingangs- und Verlaufsuntersuchungen notwendig. Dafür wird auf die Leitlinien der WFSBP verwiesen (Thibaut et al. 2019).

Absetzen der medikamentösen Behandlung

Zur Frage, wie lange eine antiandrogene Behandlung andauern und unter welchen Voraussetzungen und wie sie dann sistiert werden kann (Absetzversuche), existieren nur wenige Daten (Sauter et al. 2018): Die Berliner Forensische Ambulanz hat bei 20 Patienten therapeutisch begleitete Auslassversuche im ambulanten Setting beschrieben, wobei es bei zwei Patienten zu einschlägigen Rückfällen kam. Retrospektiv habe man erfahren, dass bei diesen Patienten schon im dritten Monat nach Absetzen der Medikation das sexuelle Interesse und die Erregbarkeit wieder aufgeflammt seien, ohne dass sie dies in der Therapie offengelegt hätten.

Hilfreich für Überlegungen zum Absetzen ist die von Briken et al. (2019) entwickelte *COSTLow Scale.*

19.5.4 Wirksamkeit

In der Gesamtschau verdichtet sich die Evidenz, dass Behandlungen bei Sexualstraftätern durchaus wirksam sind, auch gemessen an einer Reduktion der Rückfallraten. Die 2015 aktualisierte Metaanalyse von Schmucker und Lösel (2015) zur Wirksamkeit einer psychotherapeutischen Behandlung von Sexualstraftätern zeigte einen Gesamteffekt, abgebildet als Odds Ratio, von 1,41: Von den unbehandelten Tätern wurden 13,7 % rückfällig, von den behandelten 10,1 %. Das mag als geringer Effekt erscheinen. Semiquantitativ interpretiert heißt das aber, dass selbst unter der Annahme, dass jeder rückfällige Täter „nur“ ein Opfer verursacht, bei den rund 5.000 behandelten Tätern die Anzahl der Opfer um ca. 200 abnähme. Anders ausgedrückt: Die *Number needed to treat* (NNT), d. h. die Anzahl der Täter, die behandelt werden müssen, um ein Opfer zu verhindern, liegt bei etwa 25 – und das, wie gesagt, unter der konservativen Annahme, dass jeder Täter „nur“ ein Rückfallopfer verursacht. Berechnet man die direkten und indirekten Kosten von Rückfällen bei Gewalt- und Sexualstraftätern, so erweisen sich die entsprechenden Behandlungen nicht nur als wirksam, sondern auch als ökonomisch effizient (Endrass et al. 2012).

Unter der Annahme, dass die Behandlung von Sexualstraftätern laufend neuen Erkenntnissen angepasst und damit verbessert wird und die bestehenden Daten wegen der langen Beobachtungsdauern und dem Poolen von Daten auf 10–20 Jahre alten Daten beruhen, dürften die tatsächlichen heutigen Effekte noch besser sein.

Für die medikamentöse Behandlung existieren noch zu wenige Daten, um eine abschließende Beurteilung zu gestatten (Sauter et al. 2021), in erster Linie weil die methodischen Schwierigkeiten in Bezug auf randomisierte, verblindete Studien für diese Therapie teilweise unüberwindbar erscheinen. Überschaut man aber die Daten, so kann man semiquantitativ zu dem Schluss kommen, dass es unter antiandrogener Medikation kaum je zu Rückfällen kommt. Nach Wissen des Autors ist ein einziger Fall dokumentiert (Briken et al. 2004).

19.6 Präventionsangebote

Das Kapitel wäre unvollständig, würden Präventionsangebote nicht erwähnt: Weltweit existieren oder entstehen solche, und sie reichen von telefonischen Hilfsangeboten (z. B. www.disno.ch/) über Online-Beratungsangebote (z. B. www.stopitnow.org.uk/) bis hin zu umfassenden, kostenlosen und anonymen Abklärungen und Therapien. Sicherlich am weitesten fortgeschritten ist das Netzwerk *Kein Täter werden* (www.kein-taeter-werden.de/) mit Ursprung am Institut für Sexualwissenschaft und Sexualmedizin der Charité Berlin.

Aus verschiedenen methodischen Gründen erscheint es derzeit noch kaum möglich, positive Effekte solcher Angebote auf die Verhinderung von Sexualstraftaten nachzuweisen. Da aber proximale Effekte durchaus feststellbar sind (Beier et al. 2015), kann auf Wirksamkeit geschlossen werden. Wissenschaftlich sind solche Projekte äußerst wertvoll, denn so ist es möglich, zwischen Personen mit paraphilen Störungen und Straftätern (mit und ohne paraphile Störungen) zu unterscheiden, damit perspektivisch auf unterschiedliche (neurobiologische) Mechanismen (Kneer et al. 2019; Kruger et al. 2019) zu schließen und, daraus abgeleitet, therapeutische Interventionen zu entwickeln.

LITERATUR

Abel GG, Becker JV, Cunningham-Rathner J, et al. Multiple paraphilic diagnoses among sex offenders. Bull Am Acad Psychiatry Law 1988; 16(2): 153–168.

Ahlers CJ. Paraphilie und Persönlichkeit – Eine empirische Untersuchung zur Prävalenz von Akzentuierungen der Sexualpräferenz und ihrem Zusammenhang mit dem Fünf-Faktoren-Modell der Persönlichkeit. Dissertation, vorgelegt der Medizinischen Fakultät Charité – Universitätsmedizin Berlin 2010.

Andrews DA, Bonta J, Wormith JS. The Risk-Need-Responsivity (RNR) model: Does adding the Good Lives Model contribute to effective crime prevention. Crim Justice Behav 2011; 38(7): 735–755.

Armstrong T, Wells J, Boisvert DL, et al. An exploratory analysis of testosterone, cortisol, and aggressive behavior type in men and women. Biol Psychol 2021; 161: 108073.

Austin KP. The Process of Motivational Interviewing with Offenders. Doctoral Thesis. Massey University of Albany, New Zealand 2012.

Babchishin KM, Curry SD, Fedoroff JP, et al. Inhibiting sexual arousal to children: Correlates and its influence on the validity of penile plethysmography. Arch Sex Behav 2017; 46(3): 671–684.

Batrinos ML. Testosterone and aggressive behavior in man. Int J Endocrinol Metab 2012; 10(3): 563–568.

Beech AR, Mitchell IJ. A neurobiological perspective on attachment problems in sexual offenders and the role of selective serotonin re-uptake inhibitors in the treatment of such problems. Clin Psychol Rev 2005; 25(2): 153–182.

Beier KM, Grundmann D, Kuhle LF, et al. The German Dunkelfeld project: A pilot study to prevent child sexual abuse and the use of child abusive images. J Sex Med 2015; 12(2): 529–542.

Berner W, Hill A, Briken P, et al. Behandlungsleitlinie Störungen der Sexualpräferenz. In: Gaebel W, Falkai P (Hrsg.). Praxisleitlinien in Psychiatrie und Psychotherapie. Bd. 8. Darmstadt: Deutsche Gesellschaft für Psychiatrie, Psychotherapie und Nervenheilkunde (DGPPN) und Deutsche Gesellschaft für Sexualforschung (DGfS) 2007.

Boillat C, Schwab N, Stutz M, et al. Neuroticism as a risk factor for child abuse in victims of childhood sexual abuse. Child Abuse Negl 2017; 68: 44–54.

Bonta J, Andrews DA, Andrews DA. The Psychology of Criminal Conduct. 6th edn. London, New York: Routledge 2017.

Book AS, Starzyk KB, Quinsey VL. The relationship between testosterone and aggression: A meta-analysis. Aggress Violent Behav 2001; 6: 579–599.

Briken P, Hill A, Berner W. A relapse in pedophilic sex offending and subsequent suicide attempt during luteinizing hormone-releasing hormone treatment. J Clin Psychiatry 2004; 65(10): 1429.

Briken P, Habermann N, Kafka MP, et al. The paraphilia-related disorders: An investigation of the relevance of the concept in sexual murderers. J Forensic Sci 2006; 51(3): 683–688.

Briken P, Bourget D, Dufour M. Sexual sadism in sexual offenders and sexually motivated homicide. Psychiatr Clin North Am 2014; 37(2): 215–230.

Briken P, Müller JL, Berner W, et al. Vom Scheitern einer Studie in Maßregelvollzugskrankenhäusern: klinische Prüfung zum additiven Effekt von Triptorelin auf die Wirksamkeit von Psychotherapie. Nervenarzt 2017; 88(5): 480–485.

Briken P, Turner D, Thibaut F, et al. Validation of the Change or Stop Testosterone-Lowering Medication (COSTLow) scale using the Delphi method among clinical experts. J Sex Marital Ther 2019; 45(2): 148–158.

Brownlee KK, Moore AW, Hackney AC. Relationship between circulating cortisol and testosterone: Influence of physical exercise. J Sports Sci Med 2005; 4(1): 76–83.

Corona G, Filippi S, Comelio P, et al. Sexual function in men undergoing androgen deprivation therapy. Int J Impot Res 2021; doi:10.1038/s41443-021-00418-7.

Cortoni F, Hanson RK, Coache ME. The recidivism rates of female sexual offenders are low: A meta-analysis. Sex Abuse 2010; 22(4): 387–401.

Dobbrunz S, Briken P. Operationalisierte, kriteriengeleitete Beurteilung der Schuldfähigkeit bei paraphilen Störungen – Stand und Ausblick. Forens Psychiatr Psychol Kriminol 2020; 14: 430–436.

Douglas KS, Belfrage H. Interrater reliability and concurrent validity of the HCR-20 version 3. Int J Forensic Ment Health 2014; 13(2): 130–139.

Endrass J, Rossegger A, Kuhn B. Kosten-Nutzen-Effizienz von Therapien. In: Endrass J, Rossegger A, Urbaniok F, Borchard V (Hrsg.). Interventionen bei Gewalt- und Sexualstraftätern. Berlin: Medizinisch Wissenschaftliche Verlagsgesellschaft 2012, S. 77–88.

Finkelhor D, Ormrod R, Chaffin M. Juveniles who commit sex offenses against minors. Juvenile Justice Bulletin 2009; www.ojp.gov/pdffiles1/ojjdp/227763.pdf (letzter Zugriff: 15.6.2021).

Flöter A, Jückstock V, Briken P. Zur differenziellen Verwendung von Begriffen. In: Saimeh N, Briken P, Müller JL (Hrsg.). Sexualstraftäter. Berlin: Medizinisch Wissenschaftliche Verlagsgesellschaft 2021, S. 27–35.

Gibbels C, Sinke C, Kneer J, et al. Two sides of one coin: A comparison of clinical and neurobiological characteristics of convicted and non-convicted pedophilic child sexual offenders. J Clin Med 2019; 8(7): 947.

Gonçalves LC, Baggio S, Weber M, et al. Recidivism in Switzerland: the influence of custodial sanctions. Swiss Med Wkly 2021; 151: w20462.

Habermeyer E, Lau S, Hachtel H, Graf M. Kritische Anmerkungen aus psychiatrisch-psychotherapeutischer Sicht zu den Bundesgerichtsurteilen 6B_933/2018 vom 3.10.2019 und 6B_828/2019 vom 5.11.2019. recht 2020; 38: 32–36.

Hachtel H, Vogel T, Graf M. Überarbeitung des Basler Kriterienkatalogs zur Beurteilung der Legalprognose („Dittmann-Liste"). Forens Psychiatr Psychol Kriminol 2018; 13(3): 73–80.

Hiramatsu R, Matoba S, Kanai-Azuma M, et al. A critical time window of SRY action in gonadal sex determination in mice. Development 2009; 136(1): 129–138.
Jehle J-M, Albrecht H-J, Hohmann-Fricke S, Tetal C. Legalbewährung nach strafrechtlichen Sanktionen. Berlin: Bundesministerium der Justiz 2016.
Joyal CC, Carpentier J. The prevalence of paraphilic interests and behaviors in the general population: A provincial survey. J Sex Res 2017; 54(2): 161–171.
Kafka MP, Hennen J. The paraphilia-related disorders: An empirical investigation of nonparaphilic hypersexuality disorders in outpatient males. J Sex Marital Ther 1999; 25(4): 305–319.
Kargel C, Massau C, Weiss S, et al. Evidence for superior neurobiological and behavioral inhibitory control abilities in non-offending as compared to offending pedophiles. Hum Brain Mapp 2017; 38(2): 1092–1104.
Knecht T. „Biastophilie" – Vergewaltigung als Paraphilie? Arch Kriminol 2014; 233(3–4): 130–135.
Kneer J, Borchardt V, Kargel C, et al. Diminished fronto-limbic functional connectivity in child sexual offenders. J Psychiatr Res 2019; 108, 48–56.
Krueger RB, Reed GM, First MB, et al. Proposals for paraphilic disorders in the International Classification of Diseases and Related Health Problems, Eleventh Revision (ICD-11). Arch Sex Behav 2017; 46(5): 1529–1545.
Kruger THC, Sinke C, Kneer J, et al. Child sexual offenders show prenatal and epigenetic alterations of the androgen system. Transl Psychiatry 2019; 9(1): 28–36.
Landgren V, Malki K, Bottai M, et al. Effect of gonadotropin-releasing hormone antagonist on risk of committing child sexual abuse in men with pedophilic disorder: A randomized clinical trial. JAMA Psychiatry 2020; 77(9): 897–905.
Laws DR, Hudson SM, Ward T. Remaking Relapse Prevention with Sex Offenders. Thousand Oaks, London, New Delhi: Sage 2000.
Lesch KP, Bengel D, Heils A, et al. Association of anxiety-related traits with a polymorphism in the serotonin transporter gene regulatory region. Science 1996; 274(5292): 1527–1531.
Marshall WL, Marshall LE. Psychological treatment of the paraphilias: A review and an appraisal of effectiveness. Curr Psychiatry Rep 2015; 17(6): 47.
Marshall WL, Ward T, Mann RE, et al. Working positively with sexual offenders: Maximizing the effectiveness of treatment. J Interpers Violence 2005; 20(9): 1096–1114.
McHugh L. A new approach in psychotherapy: ACT (acceptance and commitment therapy). World J Biol Psychiatry 2011; 12 (Suppl 1): 76–79.
Meijer EH, Verschuere B, Merckelbach HL, Crombez G. Sex offender management using the polygraph: A critical review. Int J Law Psychiatry 2008; 31(5): 423–429.
Mitsch W. Der „Kannibalen-Fall". Zeitschrift für internationale Strafrechtsdogmatik 2007; 5: 7.
Mokros A, Osterheider M, Nitschke J. Pädophilie. Prävalenz, Ätiologie und Diagnostik. Nervenarzt 2012; 83(3): 355–358.
Mokros A, Hollerbach P, Nitschke J, Habermeyer E. PCL-R. Hare Psychopathy Checklist-Revised. Deutsche Version der Hare Psychopathy Checklist-Revised (PCL-R) von R.D. Hare. Göttingen: Hogrefe 2017.
Nedopil N, Endrass J, Rossegger A, Wolf T. Prognose: Risikoeinschätzung in forensischer Psychiatrie und Psychologie. Ein Handbuch für die Praxis. Lengerich: Pabst 2021.
Nitschke J, Osterheider M, Mokros A. A cumulative scale of severe sexual sadism. Sex Abuse 2009; 21(3): 262–278.
Patton JH, Stanford MS, Barratt ES. Factor structure of the Barratt impulsiveness scale. J Clin Psychol 1995; 51(6): 768–774.
Pereda N, Guilera G, Forns M, Gomez-Benito J. The prevalence of child sexual abuse in community and student samples: a meta-analysis. Clin Psychol Rev 2009; 29(4): 328–338.
Perillo AD, Spada AH, Calkins C, Jeglic EL. Examining the scope of questionable diagnostic reliability in Sexually Violent Predator (SVP) evaluations. Int J Law Psychiatry 2014; 37(2): 190–197.
Rosburg T, Deuring G, Boillat C, et al. Inhibition and attentional control in pedophilic child sexual offenders – An event-related potential study. Clin Neurophysiol 2018; 129(9): 1990–1998.
Sadeh N, Javdani S, Jackson JJ, et al. Serotonin transporter gene associations with psychopathic traits in youth vary as a function of socioeconomic resources. J Abnorm Psychol 2010; 119(3): 604–609.
Sauter J, Stasch J, Klemke K, et al. Das Absetzen antiandrogener Medikation im ambulanten Setting. Forens Psychiatr Psychol Kriminol 2018; 12(4): 352–359.
Sauter J, Turner D, Briken P, Rettenberger M. Testosterone-lowering medication and its association with recidivism risk in individuals convicted of sexual offenses. Sex Abuse 2021; 33(4): 475–500.
Schmidt AF, Gykiere K, Vanhoeck K, et al. Direct and indirect measures of sexual maturity preferences differentiate subtypes of child sexual abusers. Sex Abuse 2014; 26(2): 107–128.
Schmucker M, Lösel F. The effects of sexual offender treatment on recidivism: an international meta-analysis of sound quality evaluations. J Exp Criminol 2015; 11: 597–630.
Seto MC. Pedophilia and sexual offenses against children. Annu Rev Sex Res 2004; 15: 321–361.
Seto MC. The puzzle of male chronophilias. Arch Sex Behav 2017; 46(1): 3–22.
Seto MC, Sandler JC, Freeman NJ. The revised screening scale for pedophilic interests: Predictive and concurrent validity. Sex Abuse 2017; 29(7): 636–657.
Thibaut F, Cosyns P, Fedoroff JP, et al. The World Federation of Societies of Biological Psychiatry (WFSBP) 2019 guidelines for the pharmacological treatment of paraphilic disorders. World J Biol Psychiatry 2019; 21(6): 412–490.
Thornhill R, Palmer CT. A Natural History of Rape: Biological bases of sexual coercion. Boston: MIT Press 2000.

Toohey JS. Domestic violence and rape. Med Clin North Am 2008; 92(5): 1239–1252.

Tozdan S, Briken P. Paraphilias: Diagnostics, comorbidities, and treatment. In: Lew-Starowicz M, Giraldi A, Krüger THC (eds.). Psychiatry and Sexual Medicine. Cham: Springer Nature 2021, p. 411.

Turner D, Petermann J, Harrison K, et al. Pharmacological treatment of patients with paraphilic disorders and risk of sexual offending: An international perspective. World J Biol Psychiatry 2019; 20(8): 616–625.

Ward T, Beech A. An integrated theory of sexual offending. Aggress Violent Behav 2006; 11(1): 44–63.

Wössner G. Wie kann man in der Sozialtherapie Therapieerfolge feststellen oder messen? Forens Psychiatr Psychol Kriminol 2014; 8: 49–58.

KAPITEL

20

Tina Neuschmelting und Dieter Seifert

Behandlung von Patienten mit einer Intelligenzminderung

Faktenbox

- Intelligenzgeminderte Patienten stellen im Maßregelvollzug gem. § 63 StGB mit ca. 5–12 % die kleinste diagnostische Gruppe dar.
- Bei etwa 80 % liegt eine leichtgradige (IQ: 50–69) und bei 20 % eine mittelgradige Intelligenzminderung (IQ: 35–49) vor.
- Bei drei Viertel der Patienten bestehen weitere psychische Störungen wie eine Suchtproblematik, eine sexuelle Deviation oder erhebliche Verhaltensstörungen, die zumeist jedoch nicht einfach zu diagnostizieren sind.
- Mehr als die Hälfte der Patienten ist aufgrund von Sexualstraftaten (überwiegend an Kindern) untergebracht; die Delikte der übrigen Patienten weisen im Vergleich zu anderen Diagnosegruppen einen geringeren Schweregrad auf.
- Eine psychiatrisch-psychotherapeutische Behandlung ist grundsätzlich machbar und effektiv. Aufgrund der ausgeprägten Heterogenität dieser Patientengruppe muss sie den individuellen Fertigkeiten bzw. Defiziten angepasst werden.
- Die vorsichtige Gabe von Psychopharmaka kann insbesondere impulsive Verhaltensstörungen positiv beeinflussen. Bei Sexualstraftätern lässt sich durch eine antiandrogene Medikation in vielen Fällen eine Minderung des Sexualtriebs bei gleichzeitig verbessertem Zugang zur psychotherapeutischen Bearbeitung der sexuellen Problematik erzielen.
- Die Wiedereingliederung erfolgt in über 90 % der Fälle in stationäre Wohneinrichtungen, wobei die ambulante Nachsorge vergleichsweise engmaschiger und intensiver durchzuführen ist.

20.1 Intelligenzgeminderte Patienten im Maßregelvollzug

Menschen mit einer **Intelligenzminderung** bzw. einer **intellektuellen Entwicklungsstörung** (neuer Terminus gemäß ICD-11) zeichnen sich durch eine **hohe Heterogenität** aus. Daher bedarf es einer individuellen Betrachtungsweise einerseits der Persönlichkeit und andererseits des Ausprägungsgrades der Intelligenzminderung. Beide Aspekte sind von grundlegender Bedeutung für die Implementierung therapeutischer Maßnahmen. Bei der überwiegenden Mehrheit der intelligenzgeminderten Patienten im Maßregelvollzug (MRV) findet sich ein leichter Ausprägungsgrad (etwa 80 %); Patienten mit einer mittelgradigen Intelligenzminderung sind mit knapp 20 % vertreten. Schwere Intelligenzminderungen sind im MRV hingegen nur höchst selten anzutreffen, was u. a. auf das Ausmaß an Fürsorge zurückzuführen ist, das mit dem Schweregrad der Intelligenzminderung steigt (Lammel 2010). Die Mehrzahl dieser forensischen Patienten lebte bereits vor der Unterbringung in betreuten Wohneinrichtungen; etwa ein Drittel wurde seit dem Kindesalter infolge desolater Aufwachsbedingungen in Heimen sozialisiert (Neuschmelting 2020). Viele Patienten verfügen weder über einen schulischen noch einen beruflichen Abschluss. Insbesondere bei Patienten mit einer mittelgradigen Intelligenzminderung liegt ein **Analphabetismus** vor. Eher eine Minderheit war vor der Unterbringung in entsprechenden Werkstätten integriert, sodass der überwiegende Teil zumeist strukturlos in den Tag hineinlebte.

MERKE

Die **deprivierenden Sozialisationsbedingungen** dieser Patientengruppe sind bei der diagnostischen Einordnung, bei der Behandlungsplanung und vor allem beim Aufbau einer tragfähigen therapeutischen Beziehung zu berücksichtigen.

Die Einweisungsdelikte bestehen **überwiegend aus Sexualdelikten,** vorrangig zum Nachteil von Kindern. Jeder zweite Patient beging Delikte ohne massive Gewalteinwirkung (z. B. Streicheln über den Rücken bzw. über die Geschlechtsorgane). Darüber hinaus sind häufig Körperverletzungsdelikte und Brandstiftungen zu finden, Tötungsdelikte hingegen nur in seltenen Fällen (➤ Abb. 20.1).

Ein Großteil der Patienten zeichnet sich durch strafrechtlich relevante Handlungen in der Vorgeschichte aus, überwiegend Patienten mit einer leichten Intelligenzminderung betreffend. Wenngleich bei etwa

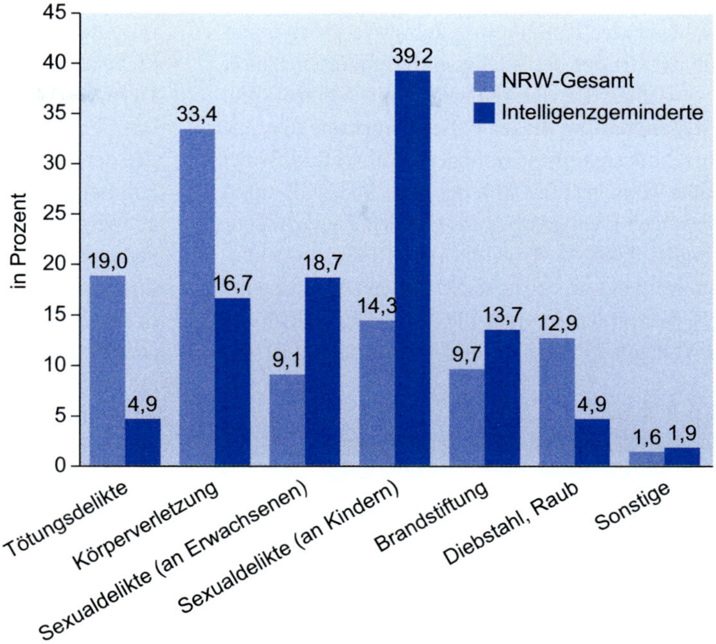

Abb. 20.1 Unterbringungsdelikte der gem. § 63 StGB untergebrachten intelligenzgeminderten Patienten in NRW im Vergleich zur Gesamtgruppe forensisch Untergebrachter in NRW [P985/P984/L231]

einem Fünftel zusätzlich eine klinisch relevante Alkohol- und/oder Drogenproblematik besteht, werden die Betroffenen nur selten in einer Entziehungsanstalt untergebracht (§ 64 StGB). Nach den Erkenntnissen einer aktuellen Studie über intelligenzgeminderte Patienten im MRV (Neuschmelting 2020) lag die durchschnittliche Stichtagsverweildauer bei gut 9 Jahren und somit im Vergleich zu anderen Diagnosegruppen in der Forensik nur unwesentlich höher. Hier ist im Laufe der Jahrzehnte eine Angleichung an andere Diagnosegruppen zu beobachten; Mitte der 1980er-Jahre befanden sich intelligenzgeminderte Patienten im Vergleich beinahe doppelt so lange in der Unterbringung (Leygraf 1988). Die Begleithaftstrafe der Patienten, denen eine verminderte Schuldfähigkeit gem. § 21 StGB attestiert worden war, betrug etwa 2,5 Jahre, also weniger als ein Drittel der tatsächlichen Dauer des Freiheitsentzugs, was die juristische Frage der Verhältnismäßigkeit (§ 62 StGB) aufwirft. Bei kritischer Würdigung ist jedoch mit Verweis auf die diagnostischen sowie therapeutischen Spezifika dieser Patientengruppe die längere Behandlungsdauer durchaus wirksam und sinnvoll.

20.2 Rechtliche Besonderheiten

Eine Intelligenzminderung unklarer Genese ist strafrechtlich dem **dritten Eingangsmerkmal des § 20 StGB** zugeordnet, das im Gesetzestext bislang **Schwachsinn** hieß und erst mit der Umformulierung zum 1.1.2021 den medizinisch korrekten Terminus **Intelligenzminderung** erhielt. Das erste Eingangsmerkmal des § 20 StGB findet Anwendung, wenn sich sichere Hinweise verifizieren lassen, dass die Intelligenzminderung auf eine organische Ursache zurückzuführen ist (z. B. hirnorganische Schädigungen, Chromosomenanomalien, prä-/perinatale Schädigungen wie eine Hypoxie). Mit Verweis auf konkrete Ausführungen zur forensischen Würdigung (Seifert 2020; Seifert und Neuschmelting 2021) bleibt allenfalls anzuführen, dass die bloße Feststellung einer Intelligenzminderung nicht automatisch dem Rechtsbegriff des dritten Eingangsmerkmals gleichgestellt werden darf. Vielmehr bleibt die „Schwere“ der Störung zu prüfen, vorrangig durch eine umfassende Beschreibung der konkreten, individuellen Verhaltensstörungen des Betroffenen (nach ICD-10: F70.1 bzw. 71.1), die für die Delinquenz letztlich handlungsleitend waren. Darüber hinaus ist es sinnvoll, Beeinträchtigungen des allgemeinen und psychosozialen Funktionsniveaus im Vergleich innerhalb der Gruppe der Intelligenzgeminderten stärker zu gewichten. Im Übrigen hat sich die **Schuldfähigkeitsbeurteilung dieser Patientengruppe** über die Jahrzehnte signifikant verändert: Während Mitte der 1980er-Jahre bei über 90 % der gem. § 63 StGB untergebrachten Intelligenzgeminderten eine aufgehobene Schuldfähigkeit (§ 20 StGB; Leygraf 1988) angenommen worden war, betrug dieser Anteil 10 Jahre später 72 % (Seifert und Leygraf 1997) und liegt aktuell nur noch bei gut 30 % (Seifert und Neuschmelting 2021).

MERKE

Forensisch-psychiatrische Beurteilung

- Nicht jeder Straftäter mit einer Intelligenzminderung ist automatisch dem 3. Eingangsmerkmal des § 20 StGB zuzuordnen.
- Auch wenn das Störungsbild den Schweregrad des 3. Eingangsmerkmals erreicht hat, liegen nicht zwangsläufig die Voraussetzungen der § 20 bzw. § 21 StGB vor.
- Für die Beurteilung von Einsichts- und Steuerungsfähigkeit sind neben der Ausprägung der Intelligenzminderung vor allem die Art und das Ausmaß der Verhaltensstörungen bedeutsam.
- Folglich sollten zur Beantwortung dieser Fragen der zum Tatzeitpunkt vorliegende psychopathologische Befund sowie die konkreten tatbezogenen Handlungen analysiert werden.

20.3 Diagnostische Besonderheiten

20.3.1 Diagnostische Einschätzung

Die Diagnostik der Intelligenzminderung bzw. bei intelligenzgeminderten Patienten stellt den Untersucher vor manche Herausforderung:

- Eine der Schwierigkeiten besteht in der mangelnden **Genauigkeit der Patientenangaben,** deren Informationsgehalt in vielen Fällen weniger detailreich und zudem lückenhaft ist. Die Erhebung beispielsweise einer Anamnese ist infolge der Oberflächlichkeit von Auskünften und aufgrund eingeschränkter Gedächtnisleistungen häufig erheblich erschwert.
- Darüber hinaus sind besonders diese Patienten **empfänglich für suggestive Einflüsse,** die sich auf den Informationsgehalt auswirken und ihn mitunter sogar verfälschen können.
- Zu berücksichtigen sind zudem **sprachliche Defizite,** die nicht nur offenkundige Ausdrucksschwierigkeiten, sondern auch Beeinträchtigungen der Sinn- und Inhaltserfassung betreffen können. Gerade Letztere können jedoch bei unauffälligen sprachlichen Ausdrucksfertigkeiten vorschnell „übersehen" werden; umgekehrt kann die Sinnerfassung bei offensichtlich geringen Ausdrucksfertigkeiten fälschlicherweise als deutlich reduzierter eingeschätzt werden.

Diese „Fehleinschätzungen" können zu einer Unter- oder auch Überschätzung der Fertigkeiten des Patienten führen, was wiederum Auswirkungen auf die diagnostische Festlegung des Ausprägungsgrades der Intelligenzminderung hat, aber auch die Behandlung erschweren kann.

Erfahrungsgemäß unterscheiden sich bei ca. 10–20 % der intelligenzgeminderten Straftäter die diagnostischen Einschätzungen der Gutachter im Erkenntnisverfahren von denen der Therapeuten in forensischen Kliniken, was sich einerseits durch den spezifischen Gutachtenkontext und andererseits durch die längeren und intensiveren Beobachtungsmöglichkeiten der Behandler erklärt. Die Verschiebungen von leichter zu mittelgradiger Intelligenzminderung und umgekehrt halten sich in etwa die Waage. Ein wesentlich größerer Unterschied hingegen ist bei der Dokumentation der „deutlichen Verhaltensstörungen" zu beobachten. Die Einweisungsgutachter neigen – vor allem bei Personen mit einer leichten Intelligenzminderung – dazu, verschiedene zusätzliche Diagnosen zu kodieren, während die Behandler die Symptome eher auf die Intelligenzminderung an sich zurückführen i. S. einer Intelligenzminderung mit deutlichen Verhaltensstörungen (ICD-10: F70.1 bzw. F71.1)

Praxishinweis

Grundsätzlich gilt: Je schwerer der Ausprägungsgrad der Intelligenzminderung, desto geringer ist der verlässliche Gehalt an Informationen („diagnostic underreporting"; Schmidt und Meir 2014; Hennicke et al. 2009). Folglich sollten für die Befunderhebung und die biografische Anamnese nach Möglichkeit fremdanamnestische Angaben (Angehörige, Betreuer etc.) und Vorbefunde (frühere Arztberichte) herangezogen werden.

20.3.2 Testdiagnostik

Eine weitere Schwierigkeit umfasst die Auswahl und die Anwendung einer **geeigneten Testdiagnostik.** Es steht zwar ein großes Repertoire an leistungsbezogenen Testverfahren zur Verfügung, jedoch liegen vor allem in den unteren Intelligenzbereichen (< 55) oft keine validen Normierungen vor. Darüber hinaus nehmen umfassende und mehrdimensionale Testverfahren wie z. B. der WAIS-IV (Wechsler 2012) eine recht lange Testdauer in Anspruch, die einem Patienten mit einer Intelligenzminderung aufgrund des Aufmerksamkeits- und Konzentrationsverlustes kaum abzuverlangen ist. Allerdings ist auch von der Anwendung eines eindimensionalen Intelligenztests (z. B. Standard Progressive Matrices, SPM) abzuraten (Häßler 2014). Entsprechend werden – trotz aller Kritik – Testverfahren wie der WAIS-IV, der SON-R oder der CFT-20 R grundsätzlich für geeignet erachtet; ggf. sind mehrere „Testphasen" anzuraten. Im Übrigen sollte man sich in der Klinik nicht auf die im Erkenntnisverfahren durchgeführte Testpsychologie beschränken, zumal diese in einem völlig anderen Kontext durchgeführt wurde. Eine Wiederholung und ggf. Erweiterung der zuvor angewandten Untersuchungsmethoden sind zweifelsohne indiziert und haben in so manchen Fällen zu erstaunlichen Erkenntnissen geführt.

MERKE

Nicht allein von den sprachlichen Fertigkeiten auf das Handlungs- und allgemeine kognitive Niveau und umgekehrt schließen! Eine **ausführliche testdiagnostische Befunderhebung gehört zur Standarddiagnostik** und ist mit dem klinischen Eindruck abzugleichen. Die im Erkenntnisverfahren ermittelten Testergebnisse können mitunter deutlich von denen abweichen, die später in der forensischen Klinik erhoben werden.

Ein speziell für die Gruppe der Intelligenzgeminderten entwickeltes Testverfahren ist die **Werdenfelser Testbatterie** (Peterander et al. 2009). Hierbei handelt es sich um das einzige valide (deutschsprachige) Verfahren, durch das Aussagen über die zugrunde liegenden Fertigkeiten (i. S. von Stärken und Schwächen) dieser Patientengruppe gewonnen werden, um Fördermaßnahmen optimal anpassen zu können. Dieses Testverfahren eignet sich vor allem zur Einschätzung der zugrunde liegenden Fertigkeiten im (Klinik-)Alltag und für die Behandlung sowie nachfolgend auch für etwaige Besonderheiten, auf die in der Beurlaubung bzw. im Beurlaubungssetting zu achten ist (z. B. bei der Integration in einen Werkstattbereich, Implementierung von Lockerungen).

Bei der grundsätzlich durchzuführenden **allgemein-körperlichen** sowie **klinisch-neurologischen Untersuchung** sollte speziell auf eine genaue Prüfung des Seh-, Sprach- und Hörvermögens geachtet werden, was bei ausgeprägten kognitiven Defiziten der Patienten zuweilen Schwierigkeiten bereitet. Zur Abklärung oder zum Ausschluss einer organischen Ursache sollte bei jedem forensischen Patienten mit einer Intelligenzminderung, sofern nicht bereits im Erkenntnisverfahren geschehen, eine **bildgebende Untersuchung** des Schädels (Schädel-MRT oder -CT) erfolgen. Ein Elektroenzephalogramm (EEG) ist nur noch bei Verdacht auf ein epileptisches Anfallsleiden zu empfehlen, wobei diese neurologische Erkrankung tendenziell zu häufig diagnostiziert wird. Darüber hinaus sind im Verdachtsfall genetische (z. B. Chromosomenanalysen) oder spezifische laborchemische Untersuchungen (u. a. Geschlechts- und Schilddrüsenhormone) oder eine Liquordiagnostik indiziert.

20.3.3 Verhaltens- und Beziehungsstörungen

Eine zusätzliche Schwierigkeit stellt die Definition der zu kodierenden „Verhaltensstörung, F7x.1" dar (Schmidt 2007). So gibt es nach der ICD-10 dafür keine klare Richtlinie. Emerson definiert Verhaltensstörungen („challenging behaviour") als ein unangemessenes Verhalten von solcher Intensität, Häufigkeit und Dauer, dass die Person selbst gefährdet ist oder die Person durch ihr Verhalten andere ernsthaft gefährdet oder das Verhalten gravierend die Nutzung von Einrichtungen der Gemeinschaft begrenzt oder aber dazu führt, dass der Zugang zu diesen verweigert wird (Emerson und Bromley 1995; Emerson und Einfeld 2011). Schanze (2007) weist darauf hin, dass sozial störende und expansive Verhaltensstörungen zu unterscheiden sind: Unter sozial störendem Verhalten sind Auffälligkeiten definiert wie *„Einnässen, Entkleiden und/oder Onanieren in der Öffentlichkeit sowie Kotschmieren"* (S. 146). Expansive Verhaltensstörungen zeichnen sich vor allem durch sach-, auto-, fremd- und verbal-aggressives Verhalten aus. In der Forensischen Psychiatrie nehmen zudem sexuelle Verhaltensauffälligkeiten einen hohen Stellenwert ein (Hauser et al. 2014).

Diese Verhaltens- und ggf. auch Beziehungsstörungen bedingen letztlich als **„Primärsymptomatik"** die Schwierigkeiten im Umgang mit dem Umfeld und in der überwiegenden Mehrheit der intelligenzgeminderten Patienten im MRV auch die strafrechtlich relevanten Handlungen und nicht die reduzierte Intelligenzleistung an sich (Kröber 2014). Folglich sollten sie in den Fokus der Behandlung rücken, zumal es gemäß dem gesetzlichen Auftrag im Maßregelvollzug primär auf die Reduzierung des kriminogenen Verhaltens ankommt. Schwierigkeiten können sich bei der Trennschärfe zu Komorbiditäten wie den **Persönlichkeitsstörungen** ergeben. Dabei ist festzuhalten, dass eine Persönlichkeitsstörung allenfalls bei Patienten mit einer leichten Intelligenzminderung diskutiert werden sollte; bei Patienten mit einer mittelgradigen Intelligenzminderung kann darauf verzichtet werden. Die Diagnostik einer Persönlichkeitsstörung basiert vor allem auf verbal vermittelten Informationen (z. B. Denkschemata); eine derartig differenzierte Diagnostik wird bei einem Patienten mit einer mittelgradigen Intelligenzminderung nicht möglich sein. Seidel (2000, zit. von Schmidt 2007) weist allerdings auch darauf hin, dass infolge der „erhöhten Basisrate auffälligen Verhaltens" bei Intelligenzgeminderten andere psychopathologische Merkmale i. S. des „diagnostic overshadowing" leicht übersehen werden und das Verhalten stattdessen (vorschnell) auf das aus der Intelligenzminderung resultierende zurückgeführt wird (Reiss et al. 1982; Sturmey 1999). Grundsätzlich ist es wichtig, während des diagnostischen Prozesses ein **umfassendes psychopathologisches Bild** zu gewinnen, um darauf basierend möglichst umfassend zu verstehen, welche psychischen und situativen Faktoren die Straftat begünstigt haben. Erst die Entschlüsselung der individuellen Delikthypothese ermöglicht es, im Rahmen der Behandlung auf solche Verhaltensauffälligkeiten (oder -störungen) zu achten, die eine erneute Delinquenz begünstigen würden. Hierbei ist die **individuelle Persönlichkeitsstruktur** stets zu berücksichtigen. Relevante Akzentuierungen der Persönlichkeitsstruktur können bei unsicherer Befunderhebung im Übrigen beschreibend erfasst werden.

Der überwiegende Anteil intelligenzgeminderter Patienten im MRV wurde mit **Sexualdelikten (vorrangig an Kindern)** straffällig. Ähnlich wie für die Diagnose einer Persönlichkeitsstörung sind im diagnostischen Prozess einer Störung der Sexualpräferenz konkrete Hinweise auf zugrunde liegende sexuelle Neigungen und Fantasien zu erheben. Diesen Anforderungen ist ein mittelgradig Intelligenzgeminderter i. d. R. nicht gewachsen. Entsprechend sollte bei diesen Patienten auf die **komorbide Diagnosestellung** einer Störung der Sexualpräferenz verzichtet werden. Hier sind Verhaltensauffälligkeiten stets gemäß ICD-10: F71.1 festzuhalten und mögliche sexuelle Neigungen beschreibend zu erfassen. Allerdings sind auch Ausnahmen zu benennen. So lässt sich die anzunehmende Diagnose auch durch intensive Beobachtung oder, wie bei Patienten mit einer hirnorganischen Genese und mittelgradigen kognitiven Einschränkungen festgestellt werden kann, durch eine beharrliche Fixierung auf Kinder verifizieren.

Allerdings sollte die Diagnose einer sexuellen Präferenzstörung auch bei Patienten mit einer leichten Intelligenzminderung unter Berücksichtigung der Schwierigkeit, Bedürfnisse aufschieben zu können, unzureichender Fertigkeiten zur Kontaktaufnahme und der defizitären Beziehungskompetenzen kritisch abgewogen werden. Insbesondere ausgeprägte **Mängel der Beziehungsgestaltung** wirken sich negativ auf das Eingehen und die Aufrechterhaltung von Bindungen aus. Entsprechend bleibt zu prüfen, ob die sexuell devianten Handlungen möglicherweise auch auf generelles Unvermögen in der Beziehungsgestaltung zurückgeführt werden können. Folglich wäre dann vorrangig an der Modifikation der Kontaktaufnahme und an den Beziehungskompetenzen zu arbeiten und nicht in erster Linie die Störung der Sexualpräferenz zu behandeln oder diese prognostisch zu gewichten. Allerdings sollte beachtet werden, dass nach Feststellung einer (fixierten) sexuellen Präferenzstörung für die Bewertung der Prognose vorrangig diese Störung und das daraus resultierende handlungsleitende Potenzial als prognostisch ungünstig zu bewerten ist und nicht in erster Linie zusätzlich offenkundig gewordene Verhaltensstörungen oder anderweitige Persönlichkeitsauffälligkeiten. Die Klärung der Frage, ob neben der Intelligenzminderung zusätzlich eine sexualpathologische Störung (z. B. eine Pädophilie) besteht, gelingt auch im klinischen Alltag häufig erst nach längerer Beobachtungsdauer.

MERKE

Diagnostik der Intelligenzminderung

- Die Diagnostik der Intelligenzminderung inkl. etwaiger Komorbiditäten sollte nach Möglichkeit von einem mit diesem Störungsbild **klinisch erfahrenen Arzt oder Psychologen** durchgeführt werden.
- Hilfreich sind **fremdanamnestische Informationen** (frühere Arztberichte sowie Angaben von Angehörigen etc.).
- Bei denjenigen Patienten, die aufgrund von Sexualstraftaten in den Maßregelvollzug eingewiesen werden, besteht **lediglich zum Teil eine fixierte paraphile Störung.** Eine sichere Feststellung sexualpathologischer Entwicklungen gelingt häufig erst im Laufe mehrjähriger Behandlung.

20.4 Therapie

20.4.1 Vorbemerkungen

Die vielfach verbreitete Haltung, Patienten mit einer Intelligenzminderung seien für psychotherapeutische Maßnahmen nicht erreichbar oder die therapeutische Effizienz, insbesondere der Psychotherapie, sei bei Intelligenzgeminderten allenfalls gering oder kaum merkbar, gilt mittlerweile nicht nur als überholt, sondern als falsch. Im Allgemeinen sind die Vorurteile ausgeprägt, und die **Stigmatisierung dieser Patientengruppe** ist **besonders hoch** (Kremitzl et al. 2018). Die Erfahrungen der nunmehr über 10-jährigen Arbeit in unserer Fachklinik für Forensische Psychiatrie mit ausschließlich intelligenzgeminderten Patienten (untergebracht gem. § 63 StGB) widerlegt die nihilistischen Annahmen und zeigt, dass (psycho-)therapeutische Arbeit sowohl möglich als auch effizient ist. Allerdings wurde ebenso evident, dass ein Teil dieser Patientengruppe therapeutisch nicht bzw. kaum erreicht werden kann. Dieser Anteil ist in etwa gleich hoch wie bei anderen Störungsbildern im forensischen Bereich (z. B. bei chronischen Schizophrenien oder schweren Persönlichkeitsstörungen). Die **Grenzen der Behandelbarkeit** sind zu akzeptieren. In diesen Fällen bleibt zu prüfen, ob bzw. inwieweit ein geeignetes individuelles Entlasssetting konzipiert werden kann, sodass eine (bedingte) Entlassung aus dem Maßregelvollzug aus legalprognostischer Sicht verantwortbar ist.

Im Vordergrund der Therapie stehen das Erreichen von **Verhaltensmodifikationen** und eine **Reduktion der Verhaltensdevianzen.** Die Basis der Therapie bildet die Zusammenarbeit eines multiprofessionellen Teams und das Angebot eines festen Bezugssystems (Bezugspflege und -therapeut). Dabei profitieren intelligenzgeminderte Patienten vor allem von einer längerfristigen (Beziehungs-)Konstanz. Sie zeichnen sich häufig durch eine hohe Bedürftigkeit und vielschichtige Bedürfnisse aus, die möglichst umgehend erfüllt werden sollen. Durch feste Beziehungspersonen werden ihnen Orientierungshilfe und Sicherheit geboten.

Bedeutsam für den Therapieverlauf ist zudem die **Arbeit mit den Angehörigen.** Ein Großteil der Patienten hat – abgesehen von gesetzlichen Betreuern – kaum noch Kontakt zu Personen außerhalb der Klinik. Die Bindungen der Patienten, die mit ihren Angehörigen (zumeist Eltern) in Kontakt stehen, sind überwiegend besonders eng und das Verhalten der Angehörigen ihrem „Kind" gegenüber häufig überprotektiv ausgestaltet. Diese wechselseitige Dependenz und das die Entwicklung von Eigenverantwortung und Verselbstständigung eher behindernde Verhalten sind durch das wiederkehrende Angebot einer Zusammenarbeit aufzufangen oder zumindest so zu beeinflussen, dass die therapeutische Arbeit nicht beeinträchtigt wird. Entsprechend verfolgt die Behandlung in solchen Fällen zunächst das Ziel, eine konstruktive Kooperation mit den Angehörigen zu erreichen.

CAVE

Nicht nur zur sicheren Feststellung der Diagnose, sondern auch zur Planung der Behandlung ist eine **(langfristige) Einbindung der Angehörigen sehr hilfreich.** Falls dies nicht gelingt, besteht die Gefahr, dass die Therapie aufgrund eines (nicht erkannten) Loyalitätskonflikts des Patienten stagniert (s. a. folgendes Fallbeispiel).

Fallbeispiel

Das Landgericht sprach den zur Tatzeit 25-jährigen Herrn H. im Jahr 2010 vom Vorwurf wiederholter Körperverletzungen in seinem Heimatdorf wegen einer mittelgradigen Intelligenzminderung (Folge eines ausgeprägten Schädel-Hirn-Traumas und nachfolgenden mehrmonatigen Komas im Alter von 8 Jahren) frei und ordnete zugleich die Unterbringung im Maßregelvollzug gem. § 63 StGB an. Die Mutter kämpfte „wie eine Löwin" gegen das Urteil an, da sie ihren Sohn als Opfer einer Intrige wähnte. Er sei von einer Jugendgang des Dorfes zu den Taten angestiftet worden, sodass nicht er, sondern die anderen hätten verurteilt werden müssen. Tatsächlich hatte sich der sehr kräftig gebaute Herr H. mehr oder minder freiwillig als „Schläger" angeboten, weil er – als ansonsten sozial vereinsamt und vom Habitus unverkennbar behindert – zu dieser Gruppe gehören wollte, die Folgen seiner Taten aber kaum überblicken konnte. Die Mutter schrieb eine Vielzahl an Beschwerdebriefen (an Politiker, Klinikleitung, Gesundheitsamt etc.), um auf diese „Ungerechtigkeit" aufmerksam zu machen. Zugleich signalisierte sie ihrem Sohn, dass er weder Täter noch krank sei und daher auch nicht an der Therapie teilnehmen müsse. Daran orientierte sich der symbiotisch an die Mutter gebundene Patient konsequent, sodass der Aufbau einer vertrauensvollen Patient-Therapeuten-Beziehung stark erschwert war und eine Therapiebereitschaft sich kaum entwickeln konnte.

Erst nachdem der zuständige Therapeut gemeinsam mit Herrn H. mehrere Ausführungen auf den elterlichen Hof (der Vater hatte sich mittlerweile nach den auch aus seiner Sicht „unsinnigen" Kämpfen der Mutter getrennt) unternommen hatte, „weichte" die Mutter ein Stück weit auf. Die weiteren therapeutischen Maßnahmen wurden mit ihr in der Klinik, telefonisch oder beim Besuch auf ihrem Hof besprochen und erst umgesetzt, nachdem sie den Widerstand dagegen hatte aufgeben können. Nun war auch eine neuroleptische Medikation zur Reduzierung seiner Impulskontrollstörung durchsetzbar, wovon Herr H. sichtlich profitierte. Zwei Jahre später gelang die Beurlaubung in ein nahe der Klinik gelegenes Wohnheim, verbunden mit der Integration in die assoziierten Werkstätten (WfbM). Sowohl während der knapp 2-jährigen Langzeitbeurlaubung als auch der 5-jährigen Führungsaufsicht verlief der Wiedereingliederungsprozess weitgehend unproblematisch. Der anfänglich unbedingte Wunsch des Patienten nach Rückkehr zur Mutter in das Heimatdorf relativierte sich im weiteren Verlauf zunehmend.

Patienten mit einer Intelligenzminderung werden überwiegend als recht **therapiemotiviert** und „dankbar" für jegliches Unterstützungsangebot erlebt. Klare Strukturvorgaben und ein einfaches (leicht verständliches) Regelwerk sind im Alltag ebenso hilfreich wie eine freundliche Klinikatmosphäre (freundliche und einladende Gestaltung der Stationen, ein weitläufiges Gelände, tiergestützte Therapieangebote etc.) und konstruktive Freizeitangebote (Fahrradfahren, Bau- und Konstruktionsspiele wie „KAPLA", sonstige Gesellschaftsspiele, allgemeine Bewegungsangebote).

Die Patienten sollten grundsätzlich an eine regelmäßige Tagesstruktur herangeführt werden. Diese umfasst vor allem Arbeits- und Beschäftigungsangebote, Schule und Sport, aber auch ein aktives Freizeitangebot. Dabei sollte auf eine möglichst **homogene Gruppenkonstellation** – abhängig vom Grad der Intelligenzminderung – geachtet werden. Darüber hinaus ist der Bedarf an Einzelfördermaßnahmen, z. B. aufgrund schwerer und vielseitiger Verhaltensstörungen, ausgeprägter kognitiver Ablenkbarkeit oder geringer Konzentrations- und Aufmerksamkeitsspanne hoch. Diese Beeinträchtigungen sind auch bei der Festlegung der Therapiedauer zu berücksichtigen; zudem sollte auf hinreichende Pausen geachtet werden.

Im Allgemeinen gilt für die Arbeit mit intelligenzgeminderten Patienten, die therapeutischen Angebote individuell an die kognitive Leistungsfähigkeit sowie persönliche Fertigkeiten anzupassen. Eine **individualisierte Haltung** ist auch in der Psychotherapie notwendig: So ist das Wortverständnis oder der Wortschatz eines leicht intelligenzgeminderten Patienten nicht zwangsläufig mit dem eines anderen Patienten dieser Diagnosegruppe (möglicherweise sogar mit identischem IQ) gleichzusetzen. Auch die weiteren Therapieangebote sollten sich nach den individuellen Fertigkeiten richten. Beispielsweise kann bei Schwächen der zeitlichen Orientierung nicht erwartet werden, dass Patienten immer pünktlich und zu den vereinbarten Terminen erscheinen. Entsprechend hilft es etwa, sie persönlich zu Terminen abzuholen. Grundsätzlich sind alle „Therapieschulen“ anwendbar, wobei **vorrangig verhaltenstherapeutische Methoden** angewandt werden, angepasst an die kognitiven Möglichkeiten des Patienten; ggf. kann auf Module aus dem Bereich der Kinder- und Jugendpsychotherapie zurückgegriffen werden.

Im direkten Kontakt bleibt zu bedenken, dass auf eine **einfache Sprache** zu achten ist, nicht nur aufgrund der Defizite in der rezeptiven und expressiven Sprache, sondern auch wegen des reduzierten Wortschatzes, der zum Teil schon dadurch (mit-)begründet ist, dass der Großteil der Betroffenen unteren sozialen Schichten entstammt. Therapeutische Inhalte sollten möglichst visualisiert und so anschaulich (praxisnah) wie möglich vermittelt werden. Abstraktionen, Darstellungen von Beispielsituationen zum Transfer auf die zu bearbeitende Situation oder eine Einbeziehung der Metaebene sollten allein aufgrund der eingeschränkten Übertragungsleistungen der Patienten vermieden werden. Neben der Visualisierung therapeutischer Inhalte sind praxisnahe Rollenspiele und „In vivo“-Übungen anzuraten. Bei Patienten mit unzureichenden Lese- und Schreibfertigkeiten sind **Piktogramme** (➤ Abb. 20.2) hilfreich (auch bei der Erstellung eines „Tagesstrukturplans“). Darüber hinaus ist es wichtig, Mitteilungen oder Fragen des Patienten stets zu paraphrasieren, um sicherzugehen, dass er richtig verstanden wurde und umgekehrt, den Patienten den Inhalt des Gesagten wiederholen zu lassen, um sicherzugehen, dass er wesentliche Inhalte erfasst hat. Dies gilt im Übrigen auch für den **Humor,** dem bekanntlich ein nicht zu unterschätzender Wirkfaktor in der Psychotherapie zukommt. Aufgrund erhöhter Suggestibilität neigen Patienten in Gesprächen dazu, Mitteilungen oder Fragen nickend „wegzulächeln“, ohne deren Sinn erfasst zu haben. Therapeutische Inhalte sollten daher zudem stets kleinschrittig und repetitiv angeboten werden. Eine Wiederholung der Therapieinhalte ist schon aufgrund

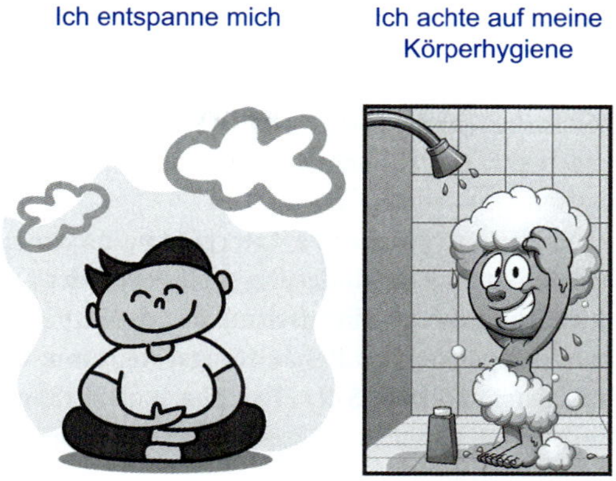

Abb. 20.2 Beispiele für Piktogramme [J787]

der reduzierten Gedächtnis- und Aufmerksamkeitsleistung vieler Patienten notwendig. Das wiederum kann einen langen Prozess zur Folge haben und die vergleichsweise längere Unterbringungsdauer dieser Patientengruppe (mit) erklären.

MERKE
Sämtliche Behandlungsmaßnahmen sind **individuell an die sprachlichen und kognitiven Fertigkeiten des Patienten anzupassen.** In den psychotherapeutischen Gesprächen sollte **durch Wiederholung der Inhalte** die Sinnerfassung beim Patienten so weit wie möglich sichergestellt werden.

20.4.2 Konkrete Interventionen

Ein wichtiges Modul der forensisch-psychiatrischen Therapie stellt die **Deliktbearbeitung** dar. Einer möglichst kritischen Auseinandersetzung mit den begangenen Straftaten kommt nachweislich eine legalprognostische Bedeutung i. S. eines protektiven Faktors zu. So konnte gezeigt werden, dass diejenigen Patienten, die zum Ende der Unterbringung eine selbstkritischere Haltung zu ihrer Straftat bzw. zu früheren dissozialen Einstellungen entwickelt haben, signifikant seltener erneut Gewaltdelikte begehen (Seifert und Knarren 2013). Angaben von Patienten mit einer Intelligenzminderung sind jedoch i. d. R. weniger detailliert sowie chronologisch geordnet. Zudem zeichnet sich diese Patientengruppe durch eine erhöhte Anfälligkeit gegenüber suggestiven Einflüssen aus (Dettenborn et al. 1989). Vor diesem Hintergrund sollte nicht erwartet werden, dass einzelne Tathandlungen im Detail erinnert werden. Mögliche Hilfestellungen sind das gemeinsame, kleinschrittige Durcharbeiten des Urteiltextes bzw. des Einweisungsgutachtens; ggf. können auch die Ermittlungsakten angefordert werden.

Für die entsprechende Tätergruppe mit einer *leichten* Intelligenzminderung stellt neben der Deliktbearbeitung im Einzelsetting das deliktspezifische Gruppenkonzept **Behandlungsprogramm für Sexualstraftäter (BPS-R)** (Wischka et al. 2013) ein hilfreiches Angebot dar. Dieses Manual wurde primär für Sexualstraftäter mit einer Lernbehinderung entwickelt und basiert auf einer kognitiv-behavioralen Vorgehensweise. Jedoch bedarf es bei der Arbeit mit intelligenzgeminderten Sexualstraftätern in der praktischen Umsetzung zur Anpassung an das intellektuelle Niveau der Teilnehmer der Modifizierung einzelner Module. Grundsätzlich profitieren die Patienten besonders von der Übertragung potenzieller Risikofaktoren auf ein anschauliches „**Ampelsystem**".

Des Weiteren ist ein für Intelligenzgeminderte adaptiertes Manual der **Dialektisch-Behavioralen Gruppentherapie** zu erwähnen (Elstner et al. 2012), das sich an den Grundlagen des klassischen DBT-Konzepts nach M. Linehan orientiert. In den einzelnen Modulen werden u. a. die Einschränkungen bzgl. Sprachverständnis und -gebrauch, Ausdrucksfähigkeit, Vorstellungs- und Abstraktionsfähigkeit, Aufmerksamkeits-/Konzentrationsspanne sowie Aufnahmefähigkeit und Lerngeschwindigkeit berücksichtigt. So wird auf geschriebene Sprache verzichtet und stattdessen auf Piktogramme und andere Visualisierungen zurückgegriffen. Die einzelnen Therapieeinheiten sind auf Wiederholungen ausgelegt, dafür zeitlich verkürzt. Zudem wird auf den Einsatz von Rollenspielen Wert gelegt.

CAVE

Manualisierte Therapieprogramme wie DBT oder BPS-R, die bereits für die Gruppe der Intelligenzgeminderten modifiziert wurden, lassen sich für diese forensische Patientengruppe nicht ohne Weiteres nutzen. Sie müssen auf das jeweilige **intellektuelle Niveau der Patientengruppe heruntergebrochen** werden. Zudem sind die einzelnen Module u. a. aufgrund der erforderlichen Wiederholungen sehr zeitintensiv.

Themenspezifische Rollenspielgruppen sind generell sinnvoll. Der Kreativität der Behandler sind hier keine Grenzen gesetzt: So können Patienten, die über weitergehende Lockerungen und insbesondere den Einzelausgang verfügen, in einer „Ausgängergruppe" mittels praxisnaher Rollenspiele den Umgang mit kritischen Situationen während der Ausgänge erlernen. In einer „Mediengruppe" können Patienten einen realitätsnahen und angemessenen Umgang mit (sozialen) Medien einüben. Besonders für Patienten, die therapeutisch schwer erreichbar sind und/oder bei denen ausgeprägte kognitive Beeinträchtigungen im Vordergrund stehen, eignen sich die **tiergestützte Therapie** sowie die **Musiktherapie.** Im Übrigen profitierten vorrangig entsprechend vorgeprägte Patienten vom Angebot der Seelsorge einschließlich regelmäßiger Andachten und Gottesdienste (➤ Kap. 32).

20.4.3 Medikation

Bei komorbider psychischer Erkrankung wie einer **schizophren-psychotischen oder depressiven Störung** unterscheidet sich die medikamentöse Behandlung nicht wesentlich von der normalintelligenter Patienten. Allenfalls sollte man sowohl bei der Anfangs- als auch der Aufdosierung **tendenziell etwas vorsichtiger** sein. Dies gilt im Besonderen bei einem hirnorganischen Hintergrund der Erkrankung; eine Orientierung an den Leitlinien psychopharmakologischer Behandlung für Menschen mit Intelligenzminderung (s. auch AWMF 2014; Schützwohl und Sappok 2020) ist zu empfehlen. Die medikamentöse Behandlung sollte **psychoedukativ und psychotherapeutisch begleitet** werden.

Von hoher klinischer Relevanz im Maßregelvollzug ist die medikamentöse Behandlung dauerhafter und ausgeprägter **Verhaltensstörungen.** Hier heißt es unter strengem Monitoring eine entsprechend wirksame Dosis mit einem möglichst geringen Nebenwirkungsprofil zu finden. Bei aggressivem Verhalten sind atypische Neuroleptika wie vor allem Risperidon, Olanzapin, Aripiprazol, Quetiapin sowie Clozapin zu empfehlen, wobei eine Monotherapie anzustreben ist. Wie auch im sonstigen forensischen Kontext ist eine **Depotgabe von Vorteil,** steht von den obigen Substanzen derzeit aber lediglich für Risperidon sowie Aripiprazol zur Verfügung. Allerdings ist eine Monotherapie nicht immer ausreichend; insbesondere bei ausgeprägten Impulskontrollstörungen können zusätzlich – soweit möglich nur phasenweise – primär dämpfende Neuroleptika (z. B. Levomepromazin) oder in hochakuten Phasen Benzodiazepine (z. B. Lorazepam) verabreicht werden. Mehr als zwei verschiedene Neuroleptika forcieren erfahrungsgemäß lediglich Neben- und Wechselwirkungen und reduzieren zugleich die Bereitschaft, sich auf eine (längerfristige) medikamentöse Behandlung einzulassen. Positive Erfahrungen bei anhaltend aggressiven Krisenzuständen wurden mit der Kombination eines sedierend wirkenden Antidepressivums (z. B. Mirtazapin) gemacht (Aggression als unspezifische Reaktion auf das Leiden unter Depressivität?, „male depression"). Neben der affektstabilisierenden wird auch die antiaggressive Wirkung von Lithium genutzt. Allerdings werden vergleichsweise oft die Nebenwirkungen nicht toleriert, und zudem ist die verzögerte Wirkungsentfaltung den Patienten schwierig zu vermitteln. Insbesondere bei Patienten mit hirnorganisch bedingten Störungen, die sich klinisch primär in wiederholten Impulsdurchbrüchen äußern, kann die Gabe von Betablockern wie Propranolol probiert werden.

EVIDENZ

Die medikamentöse Behandlung psychopathologischer Symptome bei Intelligenzgeminderten sollte sich an entsprechenden Leitlinien (z. B. AWMF 2014) orientieren und – auch angesichts des forensischen Kontextes – unbedingt ethische Grundprinzipien wie das der Freiwilligkeit beachten. Insbesondere atypische Neuroleptika haben häufig einen positiven Effekt auf Verhaltensstörungen. Auf eine vorsichtige Dosierung sollte geachtet werden („**Start low, go slow"-Strategie**). Zudem ist eine umfassende, dem kognitiven Niveau des Patienten angepasste Aufklärung durchzuführen.

Im Übrigen ist auf die recht **hohe Somatisierungsneigung** intelligenzgeminderter Menschen hinzuweisen. Diese beruht u. a. darauf, dass sie innerpsychische Zustände wie Verstimmungen und Ängste oft nur eingeschränkt verbalisieren können. Folglich ist die genaue Diagnosestellung erschwert. Zumindest in der Anfangsphase der Behandlung benötigt man längere Zeit, um die vorgetragenen Beschwerden richtig deuten zu können. Bei ausgeprägter Vielgestaltigkeit unspezifischer körperlicher Symptome (vergleichbar einer larvierten Depression) ist auch hier der Behandlungsversuch mit einem Antidepressivum indiziert.

Die Mehrheit dieser forensischen Patientengruppe zeichnet sich durch eine im weiteren Sinne sexuelle Devianz aus. Erhärtet sich im diagnostischen Prozess und therapeutischen Verlauf die Diagnose einer **Störung der Sexualpräferenz** bei zugleich hoher sexueller Triebhaftigkeit sowie geringer Fähigkeit zum Bedürfnisaufschub, so ist die Indikation einer **antihormonellen Behandlung** zu diskutieren. Von den in den letzten Jahren allgemein empfohlenen Medikamenten finden im klinischen Kontext vor allem Cyproteronacetat (CPA, Androcur®) und das GnRH-Analogon Triptorelin (Salvazyl®) Anwendung. Antidepressiva der SSRI-Gruppe wie Fluoxetin haben erfahrungsgemäß (auch bei denjenigen mit „Hands-off"-Delikten) keinen erkennbaren Effekt. In Einzelfällen lässt sich die triebdämpfende Wirkung des Neuroleptikums Thioridazin (Melleril®) nutzen. Zielführende Wirksamkeit ist nach klinischer Erfahrung vorrangig dem GnRH-Analogon Triptorelin zu attestieren. Zusätzlich zu dem Vorteil einer quartalsweisen Depotinjektion ist nahezu regelhaft eine signifikante Abnahme der sexuellen Triebhaftigkeit zu beobachten. Hinzuweisen ist auf die anfängliche Steigerung des Serum-Testosteronspiegels nach erstmaliger Applikation („Flare-up"-Effekt) zumeist bis etwa zum 10. Tag. Daher wird für etwa 1 Monat eine gleichzeitige Gabe von Cyproteronacetat empfohlen, auf die man aufgrund der forensischen Unterbringungssituation in Einzelfällen durchaus verzichten kann. Nach ca. 3 Wochen wird ein Absinken des Serum-Testosteronspiegels auf Kastrationsniveau erreicht, was sich jedoch nicht unmittelbar im klinischen Alltag widerspiegelt. Die Wirkung auf Fantasietätigkeit und Verhalten lässt sich zumeist erst nach einer deutlichen Latenz von mindestens 3 bis ca. 10 Monaten feststellen. So werden Patienten dann häufig als konzentrierter und weniger ablenkbar erlebt; sie erscheinen „erreichbarer" für kritische Themen einschließlich der Besprechung der Anlasstaten als auch der sexualpathologischen Auffälligkeiten. Die Fokussierung auf die Befriedigung sexueller Bedürfnisse nimmt ab, und es entsteht Raum für zuvor nicht nutzbare Ressourcen. Vereinzelt gelingt erst zu diesem Zeitpunkt die abschließende diagnostische Einordnung einer u. U. fixierten Störung der Sexualpräferenz. Hält trotz antihormoneller Medikation die sexuelle Triebhaftigkeit mit drängenden paraphilen Fantasien unverändert an, kann in Einzelfällen eine

Kombination von GnRH-Analoga und Cyproteronacetat versucht werden.

MERKE

Die antihormonelle Therapie kann damit einen wichtigen protektiven Baustein darstellen. Es bleibt jedoch zu betonen, dass die Wirksamkeit einer antihormonellen Therapie nur im Zusammenspiel mit der Psychotherapie und den dort zu beobachtenden Entwicklungen zu bewerten ist. Eine antiandrogene Behandlung sollte nie allein als Prädiktor für eine günstige Legalprognose oder gar als Indiz für ein geringes Rückfallrisiko betrachtet werden.

20.5 Beurlaubung, Nachsorge und Legalprognose

Das übergeordnete Ziel der Behandlung im Maßregelvollzug ist die **Wiedereingliederung in die Gesellschaft und zukünftige Straffreiheit** (➤ Box 20.1). Patienten mit einer Intelligenzminderung lebten bereits vor der Unterbringung in den Maßregelvollzug mehrheitlich in institutionellen Kontexten, sodass seit jeher ein gewisser Förder- und Unterstützungsbedarf bestand. Auch nach langer und intensiver Behandlung im Maßregelvollzug ist im Regelfall nicht zu erwarten, dass der Hilfe- und Betreuungsbedarf erheblich abnimmt. Demzufolge kommt als sozialer Empfangsraum in 90 % der Fälle eine stationäre Wohneinrichtung in Betracht. Dort wird die forensische Behandlung unter geänderten Rahmenbedingungen fortgesetzt.

Besonders der Übergang in ein geeignetes Beurlaubungs- bzw. Entlasssetting stellt hohe Anforderungen sowohl an die Patienten als auch an das weiterbehandelnde Ambulanzteam. Die Patienten reagieren i. d. R. vulnerabel auf Beziehungsabbrüche und strukturelle Veränderungen. Zumeist sind eine längere Vorbereitung auf die Beurlaubung (u. a. mit Besuchen in den Einrichtungen) und eine enge Zusammenarbeit zwischen dem stationären Team und den künftig fallverantwortlichen Sozialarbeitern notwendig. Dazu zählt ebenso, dass die zuständige forensische Fachklinik nach einer Beurlaubung/Entlassung dem Patienten signalisiert, in Krisen als Ansprechperson zur Verfügung zu stehen und ihn ggf. sofort und unbürokratisch wieder stationär aufzunehmen. Eine sehr engmaschige Begleitung der Patienten bleibt folglich über einen längeren Zeitraum notwendig. Diese beinhaltet vor allem in den ersten Monaten ein Aufsuchen vor Ort und ebenso einen regelmäßigen, engen Austausch mit den Mitarbeitern der Einrichtung. Für Patienten, die wegen Brandstiftungen oder Sexualdelinquenz untergebracht sind, gestaltet sich die Suche nach einer geeigneten stationären Wohneinrichtung tendenziell schwieriger; dies gilt vor allem für solche Patienten, die ihre Straftaten in einem Wohnheim begangen haben.

BOX 20.1

Wiedereingliederungsprozess

- Das Ausmaß an Hilfebedarf forensisch untergebrachter Patienten mit einer Intelligenzminderung besteht zum Zeitpunkt der Beurlaubung bzw. der bedingten Entlassung unverändert fort, sodass der Weg aus der Maßregel nahezu ausnahmslos über eine stationäre Wohneinrichtung als sozialem Empfangsraum zu verantworten ist.
- Tagesstrukturierende Maßnahmen (wie die Beschäftigung in einer WfbM) haben eine nachweislich protektive Wirkung.
- Aufgrund einer längeren Eingewöhnungszeit erscheint eine Erprobungsdauer der Langzeitbeurlaubung von im Mittel etwa 2 Jahren sinnvoll.
- Die Übergangsphase stellt eine sensible Phase dar, die eine engmaschige Anbindung an die forensische Ambulanz mit regelmäßigen Helferrunden und erneuter legalprognostischer Überprüfung erforderlich macht.
- Im Fall absehbarer oder eingetretener krisenhafter Zuspitzungen sollte die Option einer stationären Krisenintervention diskutiert und ggf. frühzeitig umgesetzt werden.

Nach positiver Erprobung der Langzeitbeurlaubung wird die **(bedingte) Entlassung** gem. § 67d Abs. 2 StGB und Anbindung an eine Forensische Nachsorgeambulanz (FNA) angeregt. Auch dieser Übergang stellt eine Herausforderung dar. Insbesondere die mit einer (bedingten) Entlassung verbundene Erwartung neuer Freiheitsgrade ist häufig korrekturbedürftig und führt zu Frustration. Wenngleich solche Erwartungen nach jahrelanger kustodialer Unterbringung nachvollziehbar sind, bergen sie doch einige Risiken. In mehreren Studien konnte gezeigt werden, dass insbesondere in den ersten 2 Jahren nach der bedingten Entlassung die Wahrscheinlichkeit eines Deliktrückfalls vergleichsweise hoch ist (u. a. Leygraf und Windgassen 1988; Freese 2003; Seifert 2007). Gerade in dieser Übergangsphase kommt insofern der **forensischen Nachsorge** eine hohe Bedeutung zu. Entscheidend für einen deliktfreien Verlauf nach Entlassung ist u. a. die interdisziplinäre Zusammenarbeit aller am Nachsorgeprozess Beteiligten (Seifert et al. 2005). Mithilfe von sog. Helferrunden sollte der Wiedereingliederungsprozess multidisziplinär und engmaschig begleitet werden, sodass typische Warnsignale wie erneuter Alkoholkonsum, Unregelmäßigkeiten der Medikation, emotionale Verstrickung in partnerschaftlichen Beziehungen etc. frühzeitig wahrgenommen, hinsichtlich ihrer legalprognostischen Bedeutung eingeschätzt und ggf. entsprechende Interventionen rechtzeitig durchgeführt werden. Zur Unterbrechung einer legalprognostisch ungünstigen Entwicklung kann gemeinsam mit dem Bewährungshelfer und ggf. der Strafvollstreckungskammer eine **befristete Wiederinvollzugsetzung der Maßregel** (gem. § 67h StGB) eingesetzt werden. Eine solche Rückkehr in die Klinik wird nicht selten als „therapeutische Niederlage" erlebt werden, kann jedoch die entscheidende Maßnahme sein, um eine erneute Straftat erfolgreich zu verhindern.

Schwierig gestaltet sich weiterhin die Anbindung von Patienten mit einer Intelligenzminderung an externe Psychotherapeuten. Für diese Patientengruppe besteht generell eine deutliche Unterversorgung (Kremitzl et al. 2018; Metaxas et al. 2014), für intelligenzgeminderten Patienten mit forensischem Hintergrund ist eine flächendeckende Versorgung nahezu unmöglich. Entsprechend sollte sich die zuletzt behandelnde Klinik zumindest offen für etwaige Anliegen des beurlaubten bzw. entlassenen Patienten zeigen.

Fallbeispiel

Herr S. (geb. 1968) wurde im Alter von 22 Jahren vom Landgericht B. wegen sexuellen Missbrauchs eines Kindes zu einer Freiheitsstrafe von 1 Jahr verurteilt. Darüber hinaus wurde die Unterbringung in einem psychiatrischen Krankenhaus gem. §§ 63, 21 StGB angeordnet, jedoch primär zur Bewährung ausgesetzt. Diagnostisch besteht eine leichte Intelligenzminderung mit deutlichen Verhaltensauffälligkeiten (ICD-10: F70.1), verbunden mit einer Akzentuierung der Persönlichkeit mit dissozialen sowie emotional instabilen Zügen. Der Sachverständige im Erkenntnisverfahren hatte zudem eine fixierte Pädophilie (F65.4) diagnostiziert.

Dem Urteil lag folgende Tat zugrunde: Herr S. hielt sich 1989 – wie schon Tage zuvor – auf einem Kinderspielplatz auf. Dort traf er auf eine 5-Jährige, die ihn bereits von vorherigen Begegnungen kannte. Er fragte das Mädchen, ob es mit ihm Doktor spielen wolle, woraufhin es einwilligte. Er ging mit dem Kind zu einem Gebüsch, öffnete dessen Hose, zog den Slip herunter, forderte es auf, sich auf den Rücken zu legen und fasste an die Scheide des Mädchens. Als der Vater nach seiner Tochter rief, ließ Herr S. von dem Kind ab. Bereits zuvor war Herr S. mehrfach strafrechtlich in Erscheinung getreten, u. a. zweimal wegen Diebstahls geringwertiger Sachen, weswegen er zu einer Geldstrafe verurteilt worden war. Als er 1993 in ähnlicher Weise ein 5-jähriges Mädchen und nun auch einen 6-jährigen Jungen sexuell missbrauchte (keine Penetration), wurde die Bewährung widerrufen.

Biografisch ist erwähnenswert, dass Herr S. aus einem sehr einfachen Sozialisationsmilieu mit desolaten Familienstrukturen stammt. Der Vater war alkoholabhängig und pflegte einen gewalttätigen Erziehungsstil. Beide Eltern waren wie auch der Patient Analphabeten. Kontakt zu ihnen bestand seit langer Zeit nicht mehr; mit Ausnahme eines Bruders hat er auch keinen Kontakt zu den Geschwistern oder anderen Personen seines früheren Lebensumfeldes. Herr S. besuchte eine Sonderschule, erreichte jedoch keinen Abschluss. Verhaltensauffälligkeiten sind seit der Schulzeit bekannt. Mit 18 Jahren führte er eine kurze Beziehung zu einer gleichaltrigen Freundin. 1982 und 1988 erfolgten stationär-psychiatrische Behandlungen in der Kinder- und Jugendpsychiatrie („Aufsässigkeit mit aggressiven Durchbrüchen"). Ansonsten bestand keine psychiatrisch relevante Alkohol- oder Drogenproblematik.

In der Therapie arbeitete Herr S. zunächst recht stringent mit und erreichte bald weitgehende Lockerungen (bis hin zu Wochenendbeurlaubungen bei seinem Bruder). Als wegen eines schwerwiegenden Vorfalls in der behandelnden forensischen Klinik die Lockerungen für sämtliche Sexualstraftäter zurückgestuft wurden, entwickelte er ein anhaltendes oppositionelles Verhalten und lehnte die weitere Teilnahme an der Therapie ab. Wiederholte Motivierungsversuche scheiterten, sodass er schließlich in eine Longstay-Abteilung verlegt wurde. Auf Anraten eines externen Prognosegutachters erfolgte 2012 die Verlegung in unsere Fachklinik für forensische Patienten mit einer Intelligenzminderung.

Bei der nun durchgeführten erweiterten Diagnostik mit der Werdenfelser Testbatterie erreichte Herr S. im Vergleich mit der Gesamtpopulation der Klinik in mehreren Untertests überdurchschnittliche Ergebnisse (auditive Merkfähigkeit, rechnerisches Denken, Mengenerfassung, expressive und rezeptive Sprache, Lesen und Verstehen, optische Differenzierung, folgerichtiges Denken und feinmotorische Fertigkeit sowie Leistungsfähigkeit). Das Ergebnis der erneuten Intelligenzdiagnostik lag nunmehr im Grenzbereich zur Lernbehinderung (IQ = 70). Der Aufbau tragfähiger therapeutischer und bezugspflegerischer Beziehungen war anfänglich äußerst erschwert. So erlebte Herr S. bereits Ansätze von Kritik oder die Begrenzung impulsiven Verhaltens als Eingriff in seine Autonomie und fühlte sich ungerecht behandelt. In Konfliktsituationen oder auf Bedürfnisaufschub reagierte er zumeist mit Starrsinnigkeit und verharrte bei sehr geringer Kompromissbereitschaft in einer generellen Verweigerungshaltung. So benötigte die Förderung der Veränderungsbereitschaft regelmäßig motivierende Interventionen. Die vorrangige Arbeit an rigiden Denk- und Verhaltensmustern, deren kleinschrittige „Aufweichung" und ein Zuwachs an Vertrauen führten schließlich zu einer positiven Entwicklung. Auch wenn Herr S. auf Frustration unverändert rigide und impulsiv reagierte, konnte er zunehmend auf alternative und angemessenere Konfliktbewältigungsstrategien zurückgreifen.

Der Zuwachs an Vertrauen wirkte sich auch auf die Bearbeitung deliktspezifischer Themen aus: Protektive, das Rückfallrisiko senkende Faktoren konnten erarbeitet werden (neuroleptisch unterstützte Anhebung der Reiz-Reaktions-Schwelle und Reduktion der Impulsivität, Senkung des Sexualtriebs durch antiandrogene Medikation mit einem GnRH-Analogon ab Oktober 2014). Im gesamten Therapieverlauf waren keine sexuell gefärbten Auffälligkeiten i. S. sexualisierten Verhaltens gegenüber Mitpatienten oder Mitarbeitern zu beobachten. Herr S. berichtete allerdings persistierend von pädosexuellen Fantasien, die er als Motiv für die Anlasstat angegeben hatte, die sich jedoch auch bei Ausgängen nicht auf die Verhaltensebene auswirkten. Im Verlauf der Behandlung äußerte er Beziehungswünsche, bezogen auf Frauen seines Alters, woraus Zweifel an der Diagnose einer fixierten Pädophilie resultierten.

Die antihormonelle Medikation wurde somatisch gut vertragen. Ab Anfang 2015 wirkte Herr S. ruhiger und entspannter, sodass eine Abnahme impulsiver Verhaltensweisen im Rahmen alltäglicher Konflikte zu beobachten war. Etwa zeitgleich beschrieb er seine pädophilen Fantasien bzw. die damit verbundene sexuelle Erregung sowie den Triebdruck als deutlich rückläufig. Lockerungserprobungen verliefen komplikationslos: Er verhielt sich in Ausgängen stets absprachefähig und angemessen. Besondere Vorkommnisse waren im gesamten Behandlungsverlauf nicht zu verzeichnen.

Aufgrund der stetigen Therapiefortschritte und nach nunmehr 26-jähriger Unterbringung im Maßregelvollzug wurde Herr S. im Februar 2016 in eine stationäre Wohneinrichtung beurlaubt. In der Eingewöhnungszeit verhielt er sich zunächst überangepasst. Vereinzelte Differenzen und Konfliktsituationen konnten nach Aufbau vertrauensvoller Beziehungen zum Bezugsmitarbeiter und zum Einrichtungsleiter reflektiert und bewältigt werden. In der Bewohnergemeinschaft entwickelte und pflegte Herr S. freundschaftliche Kontakte, im März 2017 auch eine zunächst harmonische partnerschaftliche Beziehung zu einer Mitbewohnerin, die er wenig später beendete, um eine Beziehung mit Frau K. einzugehen, die sich gerade von ihrem Freund getrennt hatte. Er integrierte sich zunehmend in deren soziales Umfeld und hält seit nunmehr gut 3 Jahren an dieser partnerschaftlichen Beziehung fest. Im Oktober 2017 beschrieb er innere Konflikte, aufgrund seiner kriminellen Vorgeschichte gegenüber der Freundin und ihren Eltern nicht ehrlich sein zu können. Schließlich teilte er der Freundin mit, in der Vergangenheit „schlimme Fehler" begangen zu haben und deswegen eingesperrt gewesen zu sein. Sie gab diese Informationen nicht an die Eltern weiter, was Herrn S. vorerst entlastete.

Ab März 2016 wurde Herr S. zunächst mit tagesstrukturierenden Maßnahmen beschäftigt und übernahm Hausmeistertätigkeiten. Im Mai wurde er in den Berufsbildungsbereich aufgenommen (Werkstatt) und arbeitet seitdem in der Küche. Hier ist er sowohl bei den Mitarbeitern als auch bei den Mitbeschäftigten anerkannt und beliebt. Ausgänge wurden sukzessiv erprobt und erweitert: Herr S. war stets absprachefähig und verlässlich. Er meidet Orte, an denen Kinder zu erwarten sind, und fordert in subjektiv überfordernden Situationen Unterstützung ein. Bei mittlerweile unbegleiteten Ausgängen meldet er sich zuverlässig ab und an, unternimmt viel mit seiner Freundin. Zu Beginn der Beurlaubung hatte er regelmäßigen Kontakt zu seinem Bruder R., auch wenn er sich von ihm bevormundet fühlte. Die Behandlungs- und Medikamentencompliance insbesondere hinsichtlich der antiandrogenen Medikation blieb trotz des zwischenzeitlich geäußerten Wunsches nach Geschlechtsverkehr mit der Partnerin stabil. Im Rahmen der regelmäßigen Gesprächstermine mit dem Sozialarbeiter der Forensischen Ambulanz sprach er offen über seine Partnerschaft einschließlich sexueller Wünsche und Bedürfnisse.

Fazit Die Kasuistik verdeutlicht, dass nach jahrzehntelanger Unterbringung mit einer ausgedehnten Phase der Therapieverweigerung über einen „Neustart" der Behandlung, etwa durch Verlegung in eine andere forensische Klinik, nachgedacht werden sollte. Erst mit neuroleptischer Unterstützung gelang bei Herrn S. der Aufbau einer vertrauensvollen Patient-Therapeuten-Beziehung, in der auch deliktspezifische Themen psychotherapeutisch bearbeitet und die Akzeptanz einer antihormonellen Medikation erreicht werden konnten. Aus legalprognostischer Sicht waren dies notwendige Voraussetzungen für eine Langzeitbeurlaubung, die weiterhin einer engmaschigen Begleitung durch das forensische Ambulanzteam bedarf.

20.6 Zusammenfassung

Patienten mit der Hauptdiagnose einer Intelligenzminderung stellen mit etwa 5–12 % (je nach Bundesland) eine Minderheit der gem. § 63 StGB untergebrachten Patienten im deutschen Maßregelvollzug dar. Sie gehören zu der Gruppe von Patienten mit weiterhin (über-)langer Verweildauer. Das hat vielfältige Gründe: Ihre Heterogenität und diagnostischen Besonderheiten können sowohl Behandlungsplanung und -verlauf als auch prognostische Einschätzungen ebenso erschweren wie ein Mangel an Therapiekonzepten und hartnäckige nihilistische Haltungen bzgl. der therapeutischen Erreichbarkeit.

Die Entwicklung im letzten Jahrzehnt hingegen hat verdeutlicht, dass dank therapeutisch ausgerichteter Milieugestaltung, strukturierter, mehrdimensionaler Behandlungskonzepte unter Einbezug der Angehörigen sowie einer intensiven ambulanten Nachsorge bei einem Großteil der Patienten erfreuliche Behandlungserfolge zu erzielen sind, die eine Wiedereingliederung in die Gesellschaft verantwortbar und möglich machen.

LITERATUR

AWMF – Arbeitsgemeinschaft der Wissenschaftlich Medizinischen Fachgesellschaften. S2k: Praxisleitlinie Intelligenzminderung. AWMF-Register Nr. 028-042. Stand: 12/2014; www.awmf.org/uploads/tx_szleitlinien/028-042l_S2k_Intelligenzminderung_2014-12.pdf (letzter Zugriff: 15.6.2021).

Dettenborn H, Fröhlich HH, Szewczyk H. Forensische Psychologie. 2. A. Berlin: Deutscher Verlag der Wissenschaften 1989.

Elstner S, Schade C, Diefenbacher A. DBToP-gB-Manual für die Gruppenarbeit an der Dialektisch Behavioralen Therapie orientiertes Programm zur Behandlung Emotionaler Instabilität bei Menschen mit geistiger Behinderung. Bielefeld: Bethel Verlag 2012.

Emerson E, Bromley J. The form and function of challenging behaviours. J Intellect Disabil Res 1995; 39: 388–398.

Emerson E, Einfeld S. Challenging Behaviour. Cambridge: Cambridge University Press 2011.

Freese R. Ambulante Versorgung psychisch kranker Straftäter. Psychiatrische Kriminaltherapie Bd. 2. Lengerich: Pabst 2003.

Hauser M, Olson E, Drogin E. Psychiatric disorders in people with intellectual disability (intellectual developmental disorder). Forensic aspects. Curr Opin Psychiatry 2014; 27: 117–121.

Häßler F. Diagnose von Intelligenzminderung. Forens Psychiatr Psychol Kriminol 2014; 8: 159–163.

Hennicke K, Buscher M, Häßler F, Roosen-Runge G. Psychische Störungen und Verhaltensauffälligkeiten bei Kindern und Jugendlichen mit Intelligenzminderung. Empfehlungen zur Diagnostik und Therapie. Berlin: Medizinisch Wissenschaftliche Verlagsgesellschaft 2009.

Kremitzl K, Engenhorst A, Simon T, et al. Zur psychotherapeutischen Versorgung erwachsener Menschen mit Intelligenzminderung in Baden-Württemberg. Psychotherapeutenjournal 2018; 2: 135–143.

Kröber H-L. Intelligenzminderung. Forens Psychiatr Psychol Kriminol 2014 (8): 157–158.

Lammel M. Schuldfähigkeit bei Intelligenzminderung („Schwachsinn"). In: Kröber H-L, Dölling D, Leygraf N, Saß H (Hrsg.). Handbuch der Forensischen Psychiatrie. Bd. 2. Heidelberg: Springer 2010, S. 372–442.

Leygraf N. Psychisch kranke Straftäter. Epidemiologie und aktuelle Praxis des psychiatrischen Maßregelvollzuges. Berlin: Springer 1988.

Leygraf N, Windgassen K. Betreuung oder Überwachung: Was benötigen entlassene Patienten des psychiatrischen Maßregelvollzugs? Bewährungshilfe 1988; 35(3): 341–351.

Metaxas C, Wünsch A, Simon T, Nübling R. Ambulante Psychotherapie für Kinder und Jugendliche mit Intelligenzminderung. Psychotherapeutenjournal 2/2014: 122–130.

Neuschmelting T. Intelligenzgeminderte Patienten im Maßregelvollzug (gemäß § 63 StGB). Inaugural-Dissertation. Medizinische Fakultät der Universität Duisburg-Essen 2020.

Peterander F, Strasser E, Städler T, Kahabka T. Werdenfelser Testbatterie zur Messung kognitiv-intellektueller Fähigkeiten bei Menschen mit Behinderungen (WTB). Göttingen: Hogrefe 2009.

Reiss S, Levitan GW, Szyszko J. Emotional disturbance and mental retardation: Diagnostic overshadowing. Am J Ment Defic 1982; 86: 567–574.

Schanze C. Diagnostik und Einschätzung von Verhaltensauffälligkeiten (F7). In: Schanze C (Hrsg.). Psychiatrische Diagnostik und Therapie bei Menschen mit Intelligenzminderung. 2. A. Stuttgart: Schattauer 2007, S. 145–157.

Schmidt H. Strukturelle und methodologische Besonderheiten in der Diagnostik bei geistig Behinderten. In: Schanze C (Hrsg.) (2007). Psychiatrische Diagnostik und Therapie bei Menschen mit Intelligenzminderung. 2. A. Stuttgart: Schattauer 2007, S. 25–27.

Schmidt H, Meir S. Strukturelle und methodologische Besonderheiten in der Diagnostik bei geistig Behinderten. In: Schanze C (Hrsg.). Psychiatrische Diagnostik und Therapie bei Menschen mit Intelligenzminderung. 2. A. Stuttgart: Schattauer 2007, S. 30–33.

Schützwohl M, Sappok T. Psychische Gesundheit bei Personen mit Intelligenzminderung. Nervenarzt 2020; 91: 271–281.

Seifert D. Gefährlichkeitsprognosen. Eine empirische Untersuchung über Patienten des psychiatrischen Maßregelvollzugs. Darmstadt: Steinkopff 2007.

Seifert D. Begutachtung und Behandlung von Personen mit Intelligenzminderung. In: Dreßing H, Habermeyer E (Hrsg.). Psychiatrische Begutachtung – Ein praktisches Handbuch für Ärzte und Juristen. 7. A. München: Elsevier Urban & Fischer 2019, S. 297–317.

Seifert D, Knarren A. Therapeutische Aspekte zur Vorhersage von Gefährlichkeit behandelter forensischer Patienten (§ 63 StGB). Forensische Psychiatrie und Psychotherapie – Werkstattschriften 2013; 20(3): 261–280.

Seifert D, Leygraf N. Die Entwicklung des psychiatrischen Maßregelvollzugs (§ 63 StGB) in Nordrhein-Westfalen. Psychiatr Prax 1997; 24: 237–244.

Seifert D, Neuschmelting T. Die Problematik der Schuldfähigkeitsbeurteilung von intelligenzgeminderten Rechtsbrechern. Ein Abriss zum 3. Eingangsmerkmal anhand einer aktuellen Studie. MschrKrim 2021; DOI: https://doi.org/10.1515/mks-2021-0103.

Seifert D, Schiffer B, Bode G, Schmidt-Quernheim F. Forensische Nachsorge – unverzichtbar, wenn es um die Entlassung eines psychisch kranken Rechtsbrechers geht. NStZ 2005; 25: 125–128.

Sturmey P. Classification: Concepts, progress and future. In: Bouras N (ed.). Psychiatric and Behavioural Disorders in Developmental Disabilities and Mental Retardation. Cambridge: Cambridge University Press 1999, pp. 3–17.

Wechsler D. Wechsler Adult Intelligence Scale. Hallbergmoos: Pearson 2012.

Wischka B, Rehder U, Foppe E (Hrsg.). BPS-R Behandlungsprogramm für Sexualstraftäter, revidiertes Manual. Lingen: Kriminalpädagogischer Verlag 2013.

KAPITEL

21 Sonstige Störungsbilder: ADHS, ASS und PTBS

Wolfgang Retz und Steffen Barra

Faktenbox

- Entwicklungsstörungen (ADHS/ASS) und traumatisierende Erlebnisse beeinflussen den Sozialisationsprozess und können sich ungünstig auf die soziale und strafrechtliche Entwicklung auswirken.
- Die Aufmerksamkeitsdefizit-/Hyperaktivitätsstörung (ADHS) ist eine Entwicklungsstörung, die in Straftäterpopulationen häufig anzutreffen ist, aber selten erkannt und behandelt wird.
- Autismus-Spektrum-Störungen (ASS) sind im strafrechtlichen Kontext noch wenig untersucht.
- Belastungserfahrungen bzw. Traumafolgestörungen (inkl. PTBS) sind in forensischen Stichproben häufig und werden als relevante Einflussfaktoren delinquenten Verhaltens angesehen.
- Komorbide Störungen (z. B. Persönlichkeitsstörungen, affektive Störungen oder Suchterkrankungen) sind bei Straftätern mit ADHS, aber auch bei Menschen mit ASS und PTBS häufig.
- Für die Behandlung der ADHS stehen effektive pharmakologische und psychotherapeutische Behandlungsoptionen zur Verfügung.
- Bei ASS und PTBS sind psychotherapeutische Interventionen der pharmakologischen Behandlung vorzuziehen; allerdings sind diesbezügliche Wirksamkeitsstudien im forensischen Kontext noch selten.

21.1 Aufmerksamkeitsdefizit-/Hyperaktivitätsstörung (ADHS)

21.1.1 Forensische Relevanz der ADHS

Die Aufmerksamkeitsdefizit-/Hyperaktivitätsstörung (ADHS; ICD-11: 6A05) ist eine Entwicklungsstörung mit starker genetischer Verankerung (Faraone et al. 2005), die durch ein anhaltendes Muster von Unaufmerksamkeit, motorischer Überaktivität und Impulsivität gekennzeichnet ist. Auf neuropsychologischer Ebene ist die ADHS mit Störungen der exekutiven Funktionen (Organisation und Aktivierung von Verhalten, Fokussierung und Aufrechterhaltung von Aufmerksamkeit, Arbeitsgedächtnis, Motivation, Impulskontrolle und Emotionsregulation) assoziiert. Mit Einführung der ICD-11 kommt es in Bezug auf die diagnostische Würdigung der ADHS zu einer weitgehenden Angleichung zwischen den Klassifikationssystemen ICD und DSM.

Die ADHS manifestiert sich bereits im Kindesalter und bildet sich nur bei einem Teil der betroffenen Kinder vollständig zurück. Die Prävalenz bei den bis zu 18-Jährigen wurde mit 5,29 % bestimmt (Polanczyk et al. 2007). Im Erwachsenenalter liegt die Prävalenz bei 4,7 % (de Zwaan et al. 2011). Auch im Erwachsenenalter sind Männer im Verhältnis 1,5–2 : 1 häufiger betroffen als Frauen. Die ADHS wird in allen sozialen Schichten und auf allen Begabungsniveaus gefunden (Barkley und Murphy 1998).

Die bei Kindern oft ausgeprägte motorische Überaktivität nimmt im Erwachsenenalter ab, besteht aber in Form von innerer Unruhe und Getriebenheit fort. Erwachsene mit ADHS versuchen Situationen zu entgehen, in denen es zur Symptomprovokation kommen kann (Tätigkeiten mit langem Sitzen, Warten, Langeweile). Neben den Kernsymptomen treten bei Erwachsenen mit ADHS noch Desorganisation im Alltag, Störungen der Affektkontrolle, emotionale Hyperreagibilität und spezielle Temperamentseigenschaften als typische assoziierte Psychopathologie auf (Retz et al. 2012a; ➤ Tab. 21.1).

Für die **Diagnose** der ADHS ist nicht nur der Nachweis der Kernsymptome in einer dem Entwicklungsstand der betreffenden Person abnormen Ausprägung notwendig. Es ist auch erforderlich, dass sich die Symptomatik in mehreren Lebensbereichen (Schule, Beruf, Familie, Freizeit) bemerkbar macht und zu fassbaren Beeinträchtigungen der akademischen, beruflichen und sozialen Funktionen führt.

EVIDENZ

Für eine leitliniengemäße Diagnostik bei Erwachsenen kann ein mehrstufiges Vorgehen (im Erwachsenenalter) empfohlen werden (AWMF 2018):

- Retrospektive Erfassung kindlicher ADHS-Symptome
- Überprüfung der Diagnosekriterien nach ICD oder DSM
- Beurteilung psychopathologischer Merkmale für Erwachsene
- Erfassung der Komorbidität

21

Tab. 21.1 Utah-Kriterien der adulten ADHS (nach Wender 1995)

Aufmerksamkeitsschwierigkeiten	Unvermögen, Gesprächen aufmerksam zu folgen; erhöhte Ablenkbarkeit, Vergesslichkeit
Persistierende Hyperaktivität	Innere Unruhe; Unfähigkeit, sich zu entspannen; Vermeidung sitzender Tätigkeiten
Instabilität der Stimmung	Neigung zu depressiven Verstimmungszuständen, Dysphorie bei Inaktivität
Desorganisiertes Verhalten	Unzureichende Planung und Organisation von Aktivitäten, Prokrastination; Aufgaben werden nicht zu Ende gebracht
Hitziges Gemüt	Reizbarkeit, kurze Wutausbrüche, verminderte Frustrationstoleranz
Emotionale Überreagibilität	Probleme, mit alltäglichen Stressoren umzugehen; Stressintoleranz, übertriebene emotionale Reaktionen unter Belastung
Impulsivität	Unterbrechen anderer im Gespräch, Ungeduld, unbedachte Entscheidungen; Unvermögen, Handlungen zu protrahieren

Die Diagnostik kann durch **standardisierte Untersuchungsinstrumente** erleichtert und systematisiert werden. Zur retrospektiven Erfassung kindlicher Symptome eignet sich die in deutscher Validierung vorliegende *Wender Utah Rating Scale* (WURS-k). Die diagnostischen Kriterien nach ICD und DSM sowie ADHS-assoziierte Symptome der Desorganisation und der emotionalen Dysregulation lassen sich mit verschiedenen Selbst- und Fremdbeurteilungsskalen erfassen (z. B. HASE, Rösler et al. 2021; CAARS, Christiansen et al. 2014) und können mit standardisierten Interviews überprüft werden (z. B. DIVA, IDA-R; Retz et al. 2013a).

CAVE

ADHS ist eine klinische Diagnose. Sie kann nicht allein auf der Grundlage von standardisierten Instrumenten gestellt werden. Diese können den diagnostischen Prozess aber sinnvoll unterstützen. Testpsychologische oder labormedizinische Verfahren zur Sicherung der Diagnose existieren nicht.

Die **forensische Relevanz der ADHS** ergibt sich nicht nur aus der impulsiv-hyperaktiven Symptomatik und den assoziierten Störungen der Emotionsregulation, sondern auch aus der bereits in der Kindheit der Betroffenen hohen Komorbidität mit Störungen des Sozialverhaltens (SSV), die oft die Grundlage für die Entwicklung einer dissozialen Persönlichkeitsstörung bildet (Retz et al. 2021; ➤ Tab. 21.2). Dabei ist zu bedenken, dass die diagnostischen Kriterien der SSV fast ausschließlich auf illegale Verhaltensstile abzielen. Dies bedeutet, dass bei vielen Kindern mit ADHS bereits sehr früh auch Verhaltensprobleme sichtbar werden, die nach Erreichen der Strafmündigkeit zu strafrechtlichen Konsequenzen führen können. Allerdings werden letztlich nur die wenigsten Personen mit ADHS straffällig, da bei vielen mit der ADHS auch die SSV im Laufe der Entwicklung wieder in den Hintergrund treten. Da ADHS auch ein Risikofaktor für späteren Suchtmittelgebrauch darstellt, kann eine prognostisch besonders ungünstige Konstellation aus ADHS, SSV und Suchtmittelkonsum entstehen.

In Verlaufsstudien hat sich überdies gezeigt, dass Kinder mit ADHS im Vergleich mit Kindern ohne ADHS ein signifikant erhöhtes Risiko aufweisen, im Laufe ihres Lebens wegen einer Straftat **verurteilt und inhaftiert** zu werden (Mohr-Jensen und Stein-

21

Tab. 21.2 Prävalenz von psychischen Begleitstörungen bei Straftätern mit ADHS, Metaanalyse von 9 Studien (Young et al. 2015a)

Psychiatrische Komorbidität	Prävalenzen (95 %-KI)	Risikoerhöhung durch ADHS: Odds Ratio (95 %-KI)
Suchterkrankungen	74 % (52–96 %)	2,41 (1,22–4,79)
Affektive Störungen	66 % (50–81 %)	4,50 (2,69–7,51)
Depressive Störungen	55 % (35–76 %)	4,66 (2,92–7,45)
Angststörungen	68 % (48–88 %)	3,58 (2,32–5,53)
Persönlichkeitsstörungen	60 % (41–78 %)	3,22 (2,07–5,01)

hausen 2016). Sie treten nicht nur früher strafrechtlich in Erscheinung als Straftäter ohne ADHS, sondern es finden sich auch eine höhere Rückfallneigung und Rückfallgeschwindigkeit (Philipp-Wiegmann et al. 2017). Demzufolge ist auch die Prävalenz von ADHS in Straftäterpopulationen erhöht. Nach einer Metaanalyse von 42 weltweit durchgeführten Untersuchungen durch Young et al. (2015b) liegt die ADHS-Prävalenz in forensischen Populationen bei 25,5 % und damit deutlich über der Prävalenz von ca. 4 % in der Allgemeinbevölkerung. Es wurde kein signifikanter Unterschied der Prävalenzen bei inhaftierten erwachsenen Frauen und Männern gefunden. Auch in einer Untersuchung in einer deutschen Haftanstalt für Frauen war die ADHS-Prävalenz mit ca. 10 % erheblich höher, als nach den epidemiologischen Referenzwerten zu erwarten war, andererseits aber sichtlich geringer als bei jugendlichen und heranwachsenden männlichen Straftätern (Rösler et al. 2009).

MERKE

Bei Straftätern mit ADHS findet man einen frühen Beginn delinquenten Verhaltens und eine erhöhte Rate an Rezidivkriminalität.

Vereinzelt wurden auch Untersuchungen zur Prävalenz von ADHS in forensisch-psychiatrischen Kliniken durchgeführt. In einer Untersuchung der Klinik für Forensische Psychiatrie Rostock wurde bei zwei Drittel der nach § 64 StGB untergebrachten Patienten eine ADHS-Symptomatik festgestellt (Engel et al. 2008). In einer Untersuchung in der Saarländischen Klinik für Forensische Psychiatrie fand sich in einer Stichprobe nach §§ 63 und 64 StGB Untergebrachter eine Lebenszeitprävalenz von 27 % (Annen 2013).

21

Die höchsten ADHS-Prävalenzen werden bei Gewaltdelikten (inkl. sexuell motivierter Taten) gefunden (Ziegler et al. 2003; Blocher et al. 2001; Kafka 2012). Vergleicht man proaktive Gewalttaten, die geplant, zielgerichtet und aus einer klaren Motivlage heraus verübt wurden, mit reaktiven Gewalttaten, die als Folge einer Provokation, von Konflikten oder aus affektiver Erregung hervorgegangen sind, dann findet man unter den Tätern reaktiver Gewalttaten signifikant häufiger ADHS vor (Retz und Rösler 2010).

Außerdem wurde bei männlichen Straftätern wiederholt eine positive Korrelation zwischen ADHS und Merkmalen der „Psychopathy" beschrieben (Eisenbarth et al. 2008; Retz et al. 2013b). Diese bezieht sich jedoch vor allem auf den Merkmalsbereich des „Psychopathy"-Konzepts, der einen **dissozialen Lebensstil** beschreibt und nicht auf den Merkmalsbereich, der die egozentrisch-aggressiven Persönlichkeitseigenschaften betrifft. Zudem ließ sich in der faktorenanalytischen Untersuchung von psychopathischer Wesensmerkmalen und ADHS-Symptomen bei Straftätern keine ins Gewicht fallende psychopathologische Überschneidung finden (Retz et al. 2013b). Es zeichnet sich ab, dass innerhalb der Gesamtheit dissozialer Persönlichkeitsstörungen die Straftätergruppe mit einer ADHS eine Subpopulation darstellt, die sich von Straftätern mit psychopathischer Wesensstruktur abgrenzen lässt und sich im Langzeitverlauf vor allem durch eine günstigere Prognose unterscheidet.

Die bereits erwähnten neurobiologischen Befunde zur Ätiologie und Pathogenese der ADHS als einer Entwicklungsstörung legen es nahe, die ADHS im Rahmen der **Schuldfähigkeitsbeurteilung** als krankhafte seelische Störung i. S. v. § 20 StGB einzuordnen. Dies ist allerdings nur in den Fällen legitim, die eine erhebliche Ausprägung der Störung erkennen lassen und mit relevanten funktionellen Einschränkungen einhergehen. Die Schnittlinie, welche die leichten Fälle von einer erheblichen Störung trennen kann, kann man etwa dort festlegen, wo eine Behandlungsnotwendigkeit besteht. Dies betrifft in klinischen ADHS-Populationen etwa 30–40 % der diagnostizierten ADHS-Fälle.

Obwohl ADHS mit kognitiven Einschränkungen einhergeht, ist eine Aufhebung der Einsichtsfähigkeit bei ADHS nicht ernsthaft in Betracht zu ziehen. Vielmehr ist ADHS eine Störung, die aufgrund der psychopathologischen Gegebenheiten auf Beeinträchtigungen des Steuerungsvermögens hinweist. Bei ADHS Betroffenen ist die Fähigkeit beeinträchtigt, verschiedene u. U. einander entgegenstehende Vorstellungen abzuwägen, über Konsequenzen des Handelns nachzudenken, dessen Folgen in die Überlegungen einzubeziehen, bestimmte Handlungsanreize zu kontrollieren und eine Problemlage mit Distanz zu betrachten, um danach vernünftig zu handeln. Aus der Psychopathologie der ADHS resultieren typischerweise Mängel, das Leben systematisch zu organisieren und auch in Belastungssituationen den Überblick zu bewahren. Personen mit ADHS tendieren dazu, in Konflikten leicht in Erregung zu geraten und sich von aufkommenden Affekten mitreißen zu lassen. Sie sind weniger stressfest und neigen in Konfliktlagen schneller zu emotionalen Auslenkungen. Unter Anspannung geraten sie schnell unter Handlungsdruck, der dem Ziel dient, die vorhandene Erregung zu reduzieren. Während Steuerungsunfähigkeit aufgrund einer ADHS nur theoretisch in Betracht kommen mag, sind erhebliche Einschränkungen des Steuerungsvermögens dann zu erörtern, wenn die Deliktstruktur in symptomatischer Weise mit der Psychopathologie der ADHS konvergiert.

Bei der Beurteilung der Schuldfähigkeit bei ADHS sind aufgrund der häufigen Komorbiditäten meist recht komplexe psychopathologische Konstellationen einzuschätzen. Dies führt dazu, dass in der forensischen Gutachtenpraxis bei den weitaus meisten Fällen von ADHS Einschränkungen der Schuldfähigkeit nicht allein aufgrund der habituellen diagnostischen Gegebenheiten, sondern wegen zusätzlicher konstellativer Aspekte wie akute Substanzeinflüsse und erhebliche Affekte infrage kommen. Nur in seltenen Einzelfällen liegen die Voraussetzungen nach § 20 StGB vor, wenn etwa massive Intoxikationen und weitere komorbide Leiden neben der ADHS in Rechnung zu stellen sind.

Unter **prognostischen Gesichtspunkten** ergibt sich aus den Überlegungen zur Schuldfähigkeit, dass die Anordnung einer Maßregel nach § 63 StGB wegen einer isolierten ADHS höchstens in einer extremen Fallkonstellation denkbar erscheint. Vor allem in Verbindung mit häufig vorliegenden Persönlichkeits- oder affektiven Störungen wird man aber eine Maßregelanordnung nach § 63 StGB zu diskutieren haben.

Aufgrund der hohen Komorbidität von ADHS mit Suchterkrankungen ist bei zahlreichen nach § 64 StGB Untergebrachten auch eine ADHS-Diagnose zu erwarten. Bei ADHS und Suchterkrankungen handelt es sich um eine typische diagnostische Kombination, die zur Anordnung einer Maßregel nach § 64 StGB führen kann.

21.1.2 Pharmakologische Strategien

Es existieren ausgesprochen effiziente pharmakologische und verhaltenstherapeutische Behandlungsprogramme, die sich nicht nur günstig auf die isolierte ADHS-Symptomatik auswirken, sondern teilweise auch die Symptome komorbider Leiden positiv beeinflussen (Retz et al. 2020). Im Rahmen einer leitliniengerechten Behandlung gilt sie in Kombination mit Psychoedukation als erste therapeutische Option (AWMF 2018).

EVIDENZ

Die Effektivität einer pharmakologischen Therapie der ADHS ist durch Metaanalysen zahlreicher randomisierter, kontrollierter Behandlungsstudien gut gesichert. Es finden sich mittlere Effektstärken hinsichtlich der Symptomreduktion, aber auch günstige Effekte auf emotionale Regulationsstörungen, Desorganisation und funktionelle Beeinträchtigungen.

Inzwischen stehen **verzögert freisetzende Methylphenidat**-(MPH-)Präparate für die primäre Behandlung der ADHS bei Erwachsenen zur Verfügung. Keine Zulassung für Erwachsene besitzen schnell freisetzende MPH-Formulierungen. Seit 2019 ist auch mit **Lisdexamphetamin** erstmals ein Amphetamin-Präparat mit verzögerter Wirkstofffreisetzung als primäre Behandlungsoption verfügbar. Darüber hinaus können das für Kinder und Jugendliche als Fertigarzneimittel zugelassene Dexamfetaminhemisulfat sowie ein weiteres MPH-Präparat mit verzögerter Wirkung (OROS-MPH) verordnet werden, wenn es sich um eine kontinuierliche Weiterbehandlung über das 18. Lebensjahr hinaus handelt. Eine Alternative zu den Stimulanzien ist der Noradrenalin-Wiederaufnahmehemmer **Atomoxetin.** Atomoxetin fällt im Gegensatz zu den Psychostimulanzien nicht unter die Bestimmungen des Betäubungsmittelgesetzes.

Etwa 75 % der behandelten Patienten profitieren von einer medikamentösen Behandlung mit einer Symptomreduktion von mindestens 30 % (Retz und Rösler 2009). Auf der Grundlage mehrerer Metaanalysen von Behandlungsstudien kann man festhalten, dass Stimulanzien und Atomoxetin eine signifikante Wirksamkeit auf die ADHS-Kernsymptomatik mit Aufmerksamkeitsstörungen, Hyperaktivität und Impulsivität erkennen lassen. Die Effektstärken bei Erwachsenen liegen insgesamt niedriger als bei Kindern und Jugendlichen und variieren in den Metaanalysen im mittleren bis hohen Bereich (Faraone et al. 2004; Koesters et al. 2009). In Bezug auf Amphetamine finden sich in der Literatur etwas höhere Effektstärken als bei der Verwendung von MPH und Atomoxetin (Castells et al. 2011; Stuhec et al. 2018,

Cortese et al. 2018). Es wurden bislang erst wenige kontrollierte Behandlungsstudien in Straftäterpopulationen durchgeführt. Diese zeigen jedoch, dass die pharmakologische Behandlung der ADHS auch in dieser Behandlungsgruppe gut umsetzbar ist und zu einer sehr guten Symptomreduktion führt (Ginsberg et al. 2012).

Praxishinweis

Als problematisch wird oftmals gerade bei der Behandlung von Straftätern und bei Suchtkranken das Missbrauchspotenzial von Psychostimulanzien und die Gefahr der Weitergabe von Medikation angesehen. In derartigen Fällen mit unzureichender Compliance und fehlenden Kontrollmöglichkeiten bietet sich die alternative Behandlung mit Atomoxetin an.

Neben der Wirksamkeit von Stimulanzien auf die ADHS-Kernsymptome ist in verschiedenen kontrollierten Studien auch eine Reduktion emotionaler Regulationsstörungen nachgewiesen und metaanalytisch gesichert worden (Retz et al. 2012b; Rösler et al. 2010). Von besonderer Bedeutung ist außerdem, dass die pharmakologische Behandlung auch zu Verbesserungen der Alltagsfunktionen und der Lebensqualität führt (Rösler et al. 2011; Retz et al. 2012b; Adler et al. 2013; Huss et al. 2014). Aus forensischer Sicht ist bemerkenswert, dass auch ein signifikanter Rückgang delinquenten Verhaltens durch eine spezifische Pharmakotherapie der ADHS gezeigt werden konnte – allerdings nur dann, wenn konsequent über längere Zeit behandelt wurde (Lichtenstein et al. 2012).

21.1.3 Psychotherapeutische Strategien

Psychotherapeutische Interventionen bei Erwachsenen mit ADHS basieren vor allem **auf kognitiv-behavioralen und dialektisch-behavioralen Konzepten,** deren Wirksamkeit am besten belegt ist (AWMF 2018). Sie zielen auf das Erlernen von Copingstrategien (z. B. Methoden zur Strukturierung, Emotionsregulation und Impulskontrolle) und auf die Modifizierung verzerrter Grundannahmen ab. Verhaltenstherapeutische Methoden zur Behandlung der ADHS bei Erwachsenen haben sich sowohl im Einzel- als auch im Gruppensetting als wirksam erwiesen. Im deutschen Sprachraum ist ein ADHS-Behandlungsmanual verbreitet, das sich an der Dialektisch-Behavioralen Therapie (DBT) nach M. Linehan orientiert. Hierbei lernen die Patienten u. a. Fähigkeiten im Umgang mit Anspannung und Stress, Strategien zur Emotionsregulation und achtsamkeitsbasierte Fertigkeiten. Es finden sich viele Übereinstimmungen mit dem in der Forensischen Psychiatrie bereits eingeführten **DBT-F**-Programm (Oermann 2017). Darüber hinaus steht auch ein kognitiv-behaviorales Behandlungsprogramm zur Verfügung, das auf das für die Straftäterbehandlung entwickelte Reasoning and Rehabilitation (R&R) Program von Ross und Ross (1995) zurückgeht und mit der Bezeichnung **R&R2** für die Anwendung bei Erwachsenen mit ADHS angepasst wurde (Young et al. 2013).

Mehr noch als bei der pharmakologischen Behandlung von ADHS bei Straftätern reicht die Studienlage für eine evidenzbasierte Beurteilung der Effektivität psychotherapeutischer Maßnahmen, insbesondere im Hinblick auf die Verbesserung der Legalprognose, derzeit noch nicht aus.

21.1.4 Besonderheiten für die Praxis

ADHS ist eine weitverbreitete Entwicklungsstörung, die großen Einfluss auf die Sozialisation betroffener Personen besitzt. Obwohl gerade auch ihre Bedeutung für die Legalentwicklung gut belegt ist, wird ADHS im forensischen Kontext noch immer wenig beachtet. In der Praxis wird der individuellen Lebensgeschichte von Straftätern und deren Entwicklung im Kindes- und Jugendalter im Zusammenhang mit gutachterlichen Fragen der Schuldfähigkeit und der Prognose, aber auch in Hinsicht auf Überlegungen zu geeigneten therapeutischen Interventionen zwar viel Aufmerksamkeit geschenkt, dennoch wird eine seit der Kindheit bestehende ADHS oft übersehen. Ein Grund hierfür mag darin zu sehen sein, dass mit zunehmendem Lebensalter komorbide psychische Störungen die Sicht auf die zugrunde liegende ADHS verdecken.

Praxistipp

Nach der vorhandenen Datenlage ist es aber lohnenswert, den Blick für diese Störung bei Straftätern zu schärfen, da sich hieraus auch Behandlungsansätze ergeben, die zu einer Verbesserung der sozialen Anpassungsfähigkeit von Straftätern mit ADHS und einer Senkung des Kriminalitätsrisikos beitragen können.

21.2 Autismus-Spektrum-Störungen (ASS)

21.2.1 Forensische Relevanz der ASS

Autismus-Spektrum-Störungen (ASS) stellen *„polygenetisch verursachte, neurobiologisch verankerte Entwicklungsstörungen"* dar (Kamp-Becker et al. 2020: 459). Unabhängig von der klassifikatorischen Verschlüsselung nach DSM und ICD beschreiben z. B. Freitag et al. (2020) die Kernsymptomatik von ASS u. a. anhand von eingeschränkten sozial-interaktiven Kompetenzen, Problemen der Anpassung bei Veränderungen, Defiziten in der Handlungsplanung und in exekutiven Funktionen sowie eingeschränkten Alltagsfertigkeiten. Häufig liegt bei ASS eine Intelligenzminderungvor. ASS-Betroffene sind oftmals nicht in der Lage, eine altersentsprechende Selbstständigkeit zu entwickeln, was mit reduzierten Möglichkeiten der sozialen und beruflichen Integration einhergehen kann. Aktuelle Schätzungen gehen von einer ASS-Prävalenzrate von ca. 1 % in der Bevölkerung aus, wobei eine bis zu 90-prozentige Persistenz klinisch relevanter Symptomausprägungen vom Kindes- und Jugendalter bis ins Erwachsenenalter festgehalten wurde (Freitag et al. 2020). Kamp-Becker et al. (2020) verweisen auf hohe Komorbiditätsraten und Überlappungen anderer Störungsbilder mit ASS, was eine valide Prävalenzschätzung zusätzlich erschwert. Eine deutschsprachige S3-Leitlinie zur Diagnostik von ASS liegt vor (AWMF 2016).

Die Angaben zur Häufigkeit von **ASS in forensischen Stichproben** schwanken u. a. in Abhängigkeit der Studiendesigns, der untersuchten Altersgruppen sowie der berücksichtigten Komorbiditäten und Straftatbestände zwischen 0 und 27 % (z. B. Railey et al. 2021).

CAVE

Insgesamt war es bisher nicht möglich, anhand der vorliegenden Daten Schlussfolgerungen zu einem abweichenden Delinquenzrisiko bei ASS im Vergleich zur Allgemeinbevölkerung abzuleiten.

Dennoch sind bestimmte Aspekte, die mit ASS in Verbindung stehen, im Hinblick auf forensische Fragestellungen besonders hervorzuheben, z. B. bzgl. **Empathiefähigkeit** und **Theory of Mind (ToM):**

- Kamp-Becker et al. (2020) verweisen auf Defizite bei Menschen mit ASS in Form von Schwierigkeiten, kognitive und emotionale Prozesse anderer Menschen nachvollziehen und diese bei sich selbst erkennen zu können, was mit Einschränkungen der sozialen Kohärenz und der exekutiven Funktionen einhergeht.
- Riedel et al. (2020) heben jedoch hervor, dass Menschen mit ASS kein Empathiedefizit per se aufweisen, sondern dass ihre Fähigkeit der sachlichen Erfassung innerer Zustände eingeschränkt ist, nicht jedoch die Fähigkeit, mit anderen auf emotionaler Basis mitzufühlen. Trotz einer defizitären ToM sind demzufolge Menschen mit ASS dazu in der Lage, kognitiv zu mentalisieren, wobei dies weniger automatisch abläuft und einer wiederholten Erinnerung bedarf. Sie betonen, dass Menschen mit ASS nicht empathielos sind und ASS nicht mit **Psychopathie** verwechselt werden solle (S. 30).
- Auch Boka und Leibman (2015) heben hervor, dass kriminelles Verhalten von Menschen mit ASS u. a. aufgrund der defizitären Wahrnehmung normativen Verhaltens in sozialen Situationen nicht mit einer derartigen Absicht begangen wird, wie dies bei psychopathischen Tätern geschieht.
- Lerner et al. (2012) leiten aus ihrer Übersichtsarbeit ab, dass bei Menschen mit ASS aufgrund einer defizitären ToM besonders in Kombination mit einer dysfunktionalen Emotionsregulationsfähigkeit (Impulsivität) und eines eingeschränkten moralischen Urteilsvermögens eine erhöhte Wahrscheinlichkeit gewalthaltiger Reaktionen in emotional geladenen Situationen bestehen könnte.

MERKE
Es bestehen forensisch-relevante Unterschiede zwischen ASS und Psychopathie hinsichtlich emotionaler Empathiefähigkeit und kognitiver Perspektivenübernahme.

Turner et al. (2021) führen an, dass bisher keine belastbaren wissenschaftlichen Befunde für eine erhöhte ASS-Prävalenz bei Sexualstraftätern vorliegen. Menschen mit ASS, die **Sexualstraftaten** begangen haben, sind jedoch häufiger kognitiv beeinträchtigt und nur selten adäquat sexuell aufgeklärt. Ihre Sexualdelikte haben oft einen impulsiven Charakter. Die von den Autoren angeführten Erklärungsansätze für das Begehen von Sexualdelikten bei Menschen mit ASS beinhalten u. a. die Fixierung auf bestimmte Interessen, die ein Risikofaktor für eine hypersexuelle Störung und folglich für Sexualdelikte sein können, das erschwerte Initiieren einvernehmlicher Sexualkontakte aufgrund defizitärer sozialer Kompetenzen, Einschränkungen der ToM, das mangelnde Verständnis sozialer Normen sowie das Fehlen von Wissen um Sexualität.

In Hinblick auf die forensische Begutachtung von Menschen mit ASS kann (je nach Schweregrad) die ASS als Eingangsmerkmal i. S. einer schweren anderen seelischen Störung nach § 20 StGB in Erwägung gezogen werden, ggf. ist auch eine mögliche Intelligenzminderung in diesem Zusammenhang zu diskutieren (z. B. Turner et al. 2021). Ebenso sollte eine potenzielle Einschränkung der Steuerungsfähigkeit gem. § 21 StGB untersucht werden; hierzu lassen sich einige der oben beschriebenen mit ASS in Verbindung stehenden Einschränkungen (z. B. Defizite in Bezug auf ToM, Emotionsregulation, moralisches Urteilsvermögen, Handlungsplanung, Exekutivfunktionen) heranziehen.

21.2.2 Pharmakologische Strategien

Die deutschsprachige S3-Leitlinie (AWMF 2016) zur Behandlung von ASS ist derzeit in Überarbeitung. Übersichtsarbeiten verweisen darauf, dass eine medikamentöse Behandlung der Kernsymptomatik von ASS derzeit nicht möglich ist, aber als Begleitbehandlung zu psychotherapeutischen Ansätzen gewinnbringend sein kann. Unter individueller Anpassung und Kontrolle könnten gemäß Hofer und Fellinger (2021) z. B. Stimulanzien zur Behandlung von Hyperaktivität, Impulsivität, Unaufmerksamkeit und Ablenkbarkeit herangezogen werden, atypische Neuroleptika bei Irritabilität und Aggressivität, SSRIs bei Ängstlichkeit, Depression und Zwängen sowie Melatonin, niedrigpotente Neuroleptika und Antihistaminika bei Schlafstörungen.

Im (2021) leitet aus 70 internationalen Studien zur Behandlung von Aggression bei Menschen mit ASS ab, dass die beste wissenschaftliche Evidenz derzeit für Risperidon, Propranolol, Fluvoxamin und Dextromethorphan/Chinidin besteht, während die Befunde zu Clomipramin, Sertralin, Clozapin, Aripiprazol und dem asiatischen Yokukansan weniger stark wissenschaftlich fundiert sind. Bei Menschen mit ASS, die Sexualdelikte begangen haben und ein suchtartiges Sexualverhalten und/oder eine starke kognitive Beeinträchtigung aufweisen, könnte gemäß Turner et al. (2021) auch eine triebdämpfende Medikation erwogen werden. Studien aus dem nordamerikanischen Raum verweisen zudem auf die Chance, das soziale Verhalten von Menschen mit ASS durch die Gabe von Oxytocin zu verbessern (z. B. LeClerc et al. 2015).

21.2.3 Psychotherapeutische Strategien

Laut Freitag et al. (2020) haben sich **verhaltenstherapeutische Ansätze** als effektiv bzgl. des Lernens sozialer Interaktionen, der Verbesserung von Alltagskompetenzen und der Behandlung komorbider Störungen erwiesen. Kamp-Becker et al. (2020) verweisen auf die metaanalytische Evidenz zur Wirksamkeit verhaltenstherapeutischer Ansätze zur Verringerung der Kernsymptomatik bei ASS, wobei die Wichtigkeit früher und individualisierter Therapien hervorgehoben wird, die u. a. Verhaltensanalysen, Alltagsstrukturierung, den Aufbau alternativer Verhaltensweisen und Expositionsverfahren beinhalten sollten. Manualisierte Verfahren liegen vor (z. B. Therapiemanual der Freiburger Autismus-Studiengruppe; Ebert et al. 2013).

Im forensischen Kontext ist die Evidenzlage zur Effektivität psychotherapeutischer Strategien bisher nicht ausreichend. Melvin et al. (2017) verweisen in ihrem Review zur Behandlungseffektivität bei Straftätern mit ASS auf die geringe Qualität empirischer Studien, die eine so hohe Variabilität bzgl. Behandlungsformen und Zielvariablen abbilden, dass keine Generalisierbarkeit möglich ist. Im (2021) hebt in Bezug auf die Behandlung von aggressivem Verhalten bei Menschen mit ASS die gut belegte Wirksamkeit von intensivem aerobem Training hervor, während in Bezug auf verhaltenstherapeutische Ansätze bisher nur wenige kontrollierte Studien vorliegen; dennoch wurde Verhaltenstherapie aufgrund der geringen Nebenwirkungen bzw. Langzeitrisiken empfohlen. Turner et al. (2021) regen an, bei Sexualstraftätern mit ASS vor allem einzeltherapeutisch zu arbeiten, um die Klienten u. a. im Aufbau von Wissen über Sexualität und adäquates sexuelles Verhalten, in Bezug auf soziale Kompetenzen und eine verbesserte Impulskontrolle zu unterstützen.

21.2.4 Besonderheiten für die Praxis

Trotz der bisher mangelnden Evidenz zu wirksamen Therapien sollte nicht darauf verzichtet werden, mit straffällig gewordenen Menschen mit ASS zu arbeiten. Im therapeutischen Kontext sind dabei die gleichen Aspekte wichtig, wie sie z. B. von Riedel et al. (2020) in der generellen psychotherapeutischen Behandlung von Menschen mit ASS empfohlen werden (➤ Box 21.1).

BOX 21.1

Empfehlungen zum therapeutischen Umgang mit Menschen mit ASS (nach Riedel et al. 2020)

- Hohe Wichtigkeit von Psychoedukation
- Auf Gestaltung der Fragen achten (eher geschlossene als offene Fragen)
- Direkte Kommunikation (Du/Sie- anstelle der Ich-Form, klare und deutliche Formulierungen, Vermeiden von Andeutungen, Klärung und entsprechende Anwendung oder Vermeidung von Metaphern)
- Missverständnisse frühzeitig möglichst sachlich klären
- Therapeutische Haltung wiederholt reflektieren
- Eigene ToM kritisch hinterfragen
- Vorschnelle Interpretationen von Äußerungen der Klienten vermeiden
- Nicht auf therapeutischer Deutungshoheit bestehen
- Vorsicht bei Expositionen (ASS ≠ Angststörungen)

21.3 Posttraumatische Belastungsstörung (PTBS)

21.3.1 Forensische Relevanz der PTBS

Die posttraumatische Belastungsstörung ist gemäß ICD-10 *„eine verzögerte oder protrahierte Reaktion auf ein belastendes Ereignis oder eine Situation kürzerer oder längerer Dauer, mit außergewöhnlicher Bedrohung oder katastrophenartigem Ausmaß, die bei fast jedem eine tiefe Verzweiflung hervorrufen würde"*. Die Störung ist u. a. verbunden mit einem wiederholten Erleben des bedrohlichen Ereignisses in Form von intrusiven Erinnerungen (Flashbacks) oder Träumen, emotionaler Abflachung, erhöhter Vigilanz, Desinteresse oder Vermeidung von Reizen, die an das bedrohliche Ereignis erinnern könnten. Eine weitere Differenzierung in **Typ-1-Traumata** (einmalige traumatische Erfahrungen) und **Typ-2-Traumata** (andauernde oder sich wiederholende traumatische Erfahrungen, häufig von Mitmenschen ausgehend) ist möglich. Letztere gehen zumeist mit schweren und vielschichtigen psychischen Belastungen einher, die laut aktuellen Leitlinien in der ICD-11 als **komplexe PTBS** kategorisiert werden sollen (Schäfer et al. 2019).

Bachmann et al. (2021) leiteten aus Krankenkassendaten eine deutschlandweite administrative **PTBS-Prävalenz** von 0,7 % im Jahr 2017 ab, die geringer ausfiel als die Raten vorheriger Repräsentativerhebungen (ca. 2 %). In forensischen Stichproben sind PTBS-Diagnosen (inkl. komorbider Störungen) bzw. sonstige Traumafolgestörungen von erheblicher Relevanz. Sie treten deutlich häufiger auf als in der Allgemeinbevölkerung (z. B. Dudeck et al. 2011; Facer-Irwin et al. 2019), und darüber hinaus weisen Studien auf erhöhte Raten von **Missbrauchs- und Vernachlässigungserfahrungen** (potenzielle Risikofaktoren für eine komplexe PTBS) in Straftäterpopulationen im Vergleich zu nicht straffällig gewordenen Menschen hin, die auch im Hinblick auf eine zukünftige Delinquenz prädiktiven Charakter hatten (z. B. Barra et al. 2018, 2020).

In der Literatur wird wiederholt von **robusten Zusammenhängen zwischen selbsterlebter Gewalt und Gewaltausübung/Delinquenz** berichtet. Zur Erklärung der Zusammenhänge von belastenden/traumatischen Erfahrungen, PTBS und Delinquenz sind verschiedene theoretische Modelle entwickelt und wissenschaftlich überprüft worden, die z. B. einen während des traumatischen Ereignisses erlittenen Macht- und Kontrollverlust in Zusammenhang mit einem in der eigenen Delinquenz erfahrenen Macht- und Kontrollerleben bringen (Übersicht bei z. B. Widom 2017). Darüber hinaus wurden spezifische Zusammenhänge und vermittelnde Effekte zwischen Belastungserlebnissen, PTBS-Symptomatik und Delinquenz überprüft (z. B. Aebi et al. 2017). Einige Forscher verweisen darauf, dass das deliktische Handeln an sich auch ein potenziell traumatisierendes Ereignis darstellen kann (z. B. MacNair 2002). Angesichts der Häufigkeit und hohen **Relevanz von Traumaerleben in forensischen Stichproben** kommt einer entsprechenden Erfassung und Behandlung eine besondere Wichtigkeit zu.

MERKE

Belastungserfahrungen bzw. Traumafolgestörungen sind häufig in forensischen Stichproben und werden als relevante Einflussfaktoren delinquenten Verhaltens betrachtet, was die Wichtigkeit einer adäquaten Behandlung i. S. der Rückfallprophylaxe unterstreicht.

Dementgegen fällt eine PTBS in der Beurteilung der **Schuldfähigkeit** gemäß Leygraf (2011) nur selten ins Gewicht und ist z. B. bei schwerwiegenden dissoziativen Symptomen/Intrusionen zu diskutieren.

21.3.2 Pharmakologische Strategien

21

Gemäß der aktuellen **S3-Leitlinie** (Schäfer et al. 2019) soll bei einer PTBS aufgrund geringer Wirkungseffekte eine medikamentöse Therapie weder ausschließlich noch als primäre Behandlungsform erfolgen. In Ausnahmefällen könnte jedoch am ehesten Sertralin, Paroxetin oder Venlafaxin (off-label) angeboten werden, wobei von Benzodiazepinen abgeraten wird. Bei Kindern und Jugendlichen sollte ausdrücklich *keine* psychopharmakologische Behandlung erfolgen. Wie die o. g. Analyse von Bachmann et al. (2021) zeigt, haben dennoch ca. 44 % aller Versicherten mit PTBS-Diagnose Antidepressiva (überwiegend Venlafaxin) und knapp 14 % Antipsychotika (überwiegend Quetiapin) erhalten.

21.3.3 Psychotherapeutische Strategien

Laut S3-Leitlinie (Schäfer et al. 2019) sollte der psychotherapeutischen gegenüber der pharmakologischen Behandlung **Vorrang** gegeben werden. Allerdings fanden Bachmann et al. (2021), dass lediglich 4,4 % aller Versicherten mit PTBS eine ambulante Psychotherapie erhalten haben. Nach der S3-Leitlinie sollte jeder Traumabehandlung eine ausführliche Diagnostik vorausgehen, welche die Anwendung spezifischer, strukturierter Interviews und psychometrischer Testverfahren beinhaltet. Die psychotherapeutischen Strategien können auf verschiedene Schwerpunkte ausgerichtet sein:

1. **Traumafokussierte Interventionen** zielen auf die Verarbeitung der Erinnerung an das traumatische Erlebnis bzw. dessen Bedeutung ab; hier gelten die traumafokussierte kognitive Verhaltenstherapie sowie das EMDR (Eye Movement Desensitization and Reprocessing) als am besten untersucht.
2. **Nicht traumafokussierte Interventionen** basieren auf der Vermittlung von Fertigkeiten der Emotionsregulation, dem Umgang mit Belastungssymptomen und Problemlösestrategien, z. B. mittels Gedankenstopp, Entspannungsverfahren oder kognitiver Umstrukturierung.
3. **Phasenbasierte Ansätze** stellen eine Kombination aus traumafokussierten und nicht traumafokussierten Techniken dar, z. B. Skillstraining oder DBT-PTBS (Dialektisch-Behaviorale Therapie für PTBS).

Zusätzlich haben sich gemäß Leitlinie **adjuvante Verfahren** (z. B. Ergo-, Kunst-, Musik-, Körper- und Bewegungstherapie) in multimodalen traumaspezifischen Behandlungsplänen klinisch bewährt. Bei komplexer PTBS sollte eine psychotherapeutische Behandlung eine Kombination aus traumafokussierten und nicht traumafokussierten Techniken beinhalten, bei denen die Verarbeitung der Erinnerung an die traumatischen Erlebnisse bzw. deren Bedeutung thematisiert wird und Strategien zur Emotionsregulation und zur Bearbeitung dysfunktionaler interpersoneller Verhaltensweisen erarbeitet werden.

Die Leitlinienempfehlungen erscheinen auch in forensischen Stichproben umsetzbar. Darüber hinaus sind auch spezifische traumaorientierte Behandlungsprogramme für straffällige Personen entwickelt worden, z. B. *TARGET* (Trauma Adaptive Recovery Group Education and Therapy; Ford 2015) und *FORNET* (Narrative Expositionstherapie für gewaltbereite Täter; Elbert et al. 2012).

EVIDENZ

Gemäß S3-Leitlinie (Schäfer et al. 2019) sollte der psychotherapeutischen gegenüber der pharmakologischen Behandlung von PTBS Vorrang gegeben werden.

21.3.4 Besonderheiten für die Praxis

Bei der Behandlung von PTBS und sonstigen Traumafolgestörungen sind sowohl im forensischen als auch im nichtforensischen Setting bestimmte Aspekte besonders zu beachten:

- Generell sollte der Behandler eine vertiefte **Aus-/Weiterbildung** im Bereich der Traumatherapie aufweisen, und er muss sicher im Umgang mit traumarelevanten Inhalten und Vorgehensweisen (z. B. Exposition) sowie damit assoziierten Verhaltens- und Erlebensmuster seitens des Klienten (z. B. Dissoziation) sein.
- Zudem sollte eine ausführliche **Vorbereitung** des therapeutischen Prozesses erfolgen, die neben der vorausschauenden Gestaltung des Behandlungsraums (z. B. ausreichende Helligkeit, Ausschluss potenzieller Störfaktoren, Vermeidung traumassoziierter Reize) auch die eigene kritische Auseinandersetzung mit etwaigen Vorbehalten oder Erwartungsängsten einschließt. Sollte eine dolmetschende dritte Person hinzugezogen werden, ist diese im Voraus ebenfalls entsprechend zu schulen.
- Zu Beginn sollte eine ausführliche **Psychoedukation** stattfinden, in deren Rahmen zum einen das Störungsbild der PTBS erläutert wird, zum anderen aber auch über eine mögliche vorübergehende Verschlechterung der Symptomatik aufgeklärt wird.
- In der Diagnostikphase sollte die behandelnde Person den Klienten **aktiv** nach potenziell traumatischen Erlebnissen und entsprechenden Auswirkungen fragen. Dabei sind auch individuelle **Risiko- und Schutzfaktoren** zu erfassen.

MERKE

Wichtig ist hier vor allem im forensischen Kontext die Berücksichtigung weiterhin bestehender traumaassoziierter Bedingungen (z. B. in Haft; Piper und Berle 2019) sowie potenziell gefährlicher Verhaltensweisen (z. B. Suizidalität, psychotische Symptome, Substanzkonsum, Selbstverletzung, Fremdaggression; Facer-Irwin et al. 2019), die eine **Kontraindikation** für eine Traumabehandlung darstellen können.

LITERATUR

Aebi M, Mohler-Kuo M, Barra S, et al. Posttraumatic stress and youth violence perpetration: A population-based cross-sectional study. Eur Psychiatry 2017; 40: 88–95.

Adler LA, Dirks B, Deas P, et al. Self-reported quality of life in adults with attention-deficit/hyperactivity disorder and executive function impairment treated with lisdexamfetamine dimesylate: A randomized, double-blind, multicenter, placebo-controlled, parallel-group study. BMC Psychiatry 2013; 13: 253.

Annen A. Die Aufmerksamkeitsdefizit-/Hyperaktivitätsstörung (ADHS) bei Patienten einer forensisch-psychiatrischen Klinik und ihre möglichen Folgen. Dissertation: Universität des Saarlandes 2013.

AWMF – Arbeitsgemeinschaft der Wissenschaftlichen Medizinischen Fachgesellschaften. Autismus-Spektrum-Störungen im Kindes-, Jugend- und Erwachsenenalter, Teil 1: Diagnostik. Interdisziplinäre S3-Leitlinie der DGKJP und der DGPPN sowie der beteiligten Fachgesellschaften, Berufsverbände und Patientenorganisationen AWMF-Registernummer 028-018. Stand: 2016; www.awmf.org/leitlinien/detail/ll/028-018.html (letzter Zugriff: 15.6.2021)

AWMF – Arbeitsgemeinschaft der Wissenschaftlichen Medizinischen Fachgesellschaften. ADHS bei Kindern, Jugendlichen und Erwachsenen. AWMF-Registernummer 028-045. Stand: 2018; www.awmf.org/leitlinien/detail/ll/028-045.html.

Bachmann C J, Czwikla J, Jacobs H et al. Prävalenz und Versorgung der Posttraumatischen Belastungsstörung in Deutschland: Eine bundesweite Auswertung von Krankenkassendaten aus den Jahren 2008 und 2017. Psychiatr Prax 2021; DOI 10.1055/a-1347-5410.

Barkley RA, Murphy KR. Attention-Deficit Hyperactivity Disorder. A clinical workbook. New York: Guilford Press 1998.

Barra S, Bessler C, Landolt MA, Aebi M. Testing the validity of criminal risk assessment tools in sexually abusive youth. Psychol Assess 2018; 30(11): 1430–1443.

Barra S, Turner D, Müller M et al. ADHD symptom profiles, intermittent explosive disorder, adverse childhood experiences, and internalizing/externalizing problems in young offenders. Eur Arch Psychiatry Clin Neurosci 2020; 1–13.

Blocher D, Henkel K, Retz W et al. Symptome aus dem Spektrum des hyperkinetischen Syndroms bei Sexualdelinquenten. Fortschr Neurol Psychiatr 2001; 69: 453–459.

Boka Z, Leibman FH. Autism spectrum disorders and psychopathy. J Cogn Sci 2015; 16(1): 16–39.
Castells X, Ramos-Quiroga JA, Rigau D, et al. Efficacy of methylphenidate for adults with attention-deficit hyperactivity disorder: A meta-regression analysis. CNS Drugs 2011; 25: 157–169.
Christiansen H, Hirsch O, Abdel-Hamid M, Kis B. Conners Skalen zu Aufmerksamkeit und Verhalten für Erwachsene. Göttingen: Hogrefe 2014.
Cortese S, Adamo N, Del Giovane C, et al. Comparative efficacy and tolerability of medications for attention-deficit hyperactivity disorder in children, adolescents, and adults: a systematic review and network meta-analysis. Lancet Psychiatry 2018; 5: 727–738.
Cortese S, Castellanos FX. Neuroimaging of attention-deficit/hyperactivity disorder: Current neuroscience-informed perspectives for clinicians. Curr Psychiatry Rep 2012; 14: 568–578.
de Zwaan M, Gruß B, Müller A, et al. The estimated prevalence and correlates of adult ADHD in a German community sample. Eur Arch Psychiatry Clin Neurosci 2011; 262: 79–86.
Dudeck M, Drenkhahn K, Spitzer C, et al. Traumatization and mental distress in long-term prisoners in Europe. Punishment & Society 2011; 13(4): 403–423.
Ebert D, Fangmeier T, Lichtblau A et al. Asperger-Autismus und hochfunktionaler Autismus bei Erwachsenen: Ein Therapiemanual der Freiburger Autismus-Studiengruppe. Göttingen: Hogrefe 2013.
Eisenbarth H, Alpers GW, Conzelmann A, et al. Psychopathic traits in adult ADHD patients. Personality and Individual Differences 2008; 45: 468–472.
Elbert T, Hermenau K, Hecker T et al. FORNET: Behandlung von traumatisierten und nicht-traumatisierten Gewalttätern mittels Narrativer Expositionstherapie. In: Jérôme E (Hrsg.). Interventionen bei Gewalt- und Sexualstraftätern: Risk-Management, Methoden und Konzepte der forensischen Therapie. Berlin: Medizinisch Wissenschaftliche Verlagsgesellschaft 2012, S. 255–276.
Engel J, Neumeyer M, Habermeyer E, Schläfke D. ADHS im forensisch-psychiatrischen Kontext. In: Häßler F (Hrsg.). Das ADHS Kaleidoskop. Berlin: Medizinisch Wissenschaftliche Verlagsgesellschaft 2008, S. 125–146.
Facer-Irwin E, Blackwood NJ, Bird A, et al. PTSD in prison settings: A systematic review and meta-analysis of comorbid mental disorders and problematic behaviours. PLoS One 2019; 14(9): e0222407.
Faraone SV, Perlis RH, Doyle AE, et al. Molecular genetics of attention deficit/hyperactivity disorder. Biol Psychiatry 2005; 57: 1313–1323.
Faraone SV, Spencer T, Aleardi M, et al. Meta-analysis of the efficacy of methylphenidate for treating adult attention-deficit/hyperactivity disorder. J Clin Psychopharmacol 2004; 24: 24–29.
Ford J. An affective cognitive neuroscience-based approach to PTSD psychotherapy: The TARGET model. J Cogn Psychother 2015; 29(1): 68–91.
Freitag CM, Poustka L, Kamp-Becker I et al. Transition bei Autismus-Spektrum-Störungen. Z Kinder Jugendpsychiatr Psychother 2020; 48: 440–442.
Ginsberg Y, Hirvikoski T, Grann M, Lindefors N. Long-term functional outcome in adult prison inmates with ADHD receiving OROS-methylphenidate. Eur Arch Psychiatry Clin Neurosci 2012; 262: 705–724.
Hofer J, Fellinger J. Autismus-Spektrum-Störungen: von der Früherfassung zu Intervention und Begleitung. Monatsschr Kinderheilkd 2021; https://doi.org/10.1007/s00112-020-01116-2.
Huss M, Ginsberg Y, Tvedten T, et al. Methylphenidate hydrochloride modified-release in adults with attention deficit hyperactivity disorder: a randomized double-blind placebo-controlled trial. Adv Ther 2014; 31: 44–65.
Im DS. Treatment of aggression in adults with autism spectrum disorder: A review. Harvard Rev Psychiatry 2021; 29(1): 35–80.
Kafka M. Axis I psychiatric disorders, paraphilic sexual offending and implications for pharmacological treatment. Isr J Psychiatry Relat Sci 2012; 49: 255–261.
Kamp-Becker I, Stroth S, Stehr T. Autismus-Spektrum-Störungen im Kindes- und Erwachsenenalter: Diagnose und Differenzialdiagnosen. Nervenarzt 2020; 91(5): 457–470.
Koesters M, Becker T, Kilian R, et al. Limits of meta-analysis: Methylphenidate in the treatment of adult attention-deficit hyperactivity disorder. J Psychopharmacol 2009; 23: 733–744.
LeClerc S, Easley D. Pharmacological therapies for autism spectrum disorder: A review. Pharmacy and Therapeutics 2015; 40(6): 389–397.
Lerner MD, Haque OS, Northrup EC, et al. Emerging perspectives on adolescents and young adults with high-functioning autism spectrum disorders, violence, and criminal law. J Am Acad Psychiatry Law Online 2012; 40(2): 177–190.
Leygraf N. Belastungsreaktionen und Anpassungsstörungen. In: Kröber HL, Dölling D, Leygraf N, Saß H (Hrsg.). Handbuch der forensischen Psychiatrie. Band 2: Psychopathologische Grundlagen und Praxis der forensischen Psychiatrie im Strafrecht. Berlin, Heidelberg: Springer 2011, S. 507–513.
Lichtenstein P, Halldner L, Zetterqvist, et al. Medication for attention deficit-hyperactivity disorder and criminality. N Engl J Med 2012; 367: 2006–2014.
MacNair R. Perpetration-induced Traumatic Stress: The psychological consequences of killing. Westport: Greenwood Publishing Group 2002.
Melvin CL, Langdon PE, Murphy GH. Treatment effectiveness for offenders with autism spectrum conditions: a systematic review. Psychol Crime Law 2017; 23(8): 748–776.
Mohr-Jensen C, Steinhausen HC. A meta-analysis and systematic review of the risks associated with childhood attention-deficit hyperactivity disorder on long-term outcome of arrests, convictions, and incarcerations. Clin Psychol Rev 2016; 48: 32–42.

Oermann A. Dialektisch-Behaviorale Therapie-Forensik. In: Dulz B, Briken P, Kernberg OF, Rauchfleisch U (Hrsg.) Handbuch der Antisozialen Persönlichkeitsstörung. Stuttgart: Schattauer 2017, S. 452–460.

Palladino VS, McNeill R, Reif A, Kittel-Schneider S. Genetic risk factors and gene-environment interactions in adult and childhood attention-deficit/hyperactivity disorder. Psychiatr Genet 2019; 29: 63–78.

Philipp-Wiegmann F, Rösler M, Clasen O, et al. ADHD modulates the course of delinquency: A 15-year follow-up study of young incarcerated man. Eur Arch Psychiatry Clin Neurosci 2018; 268: 391–399.

Piper A, Berle D. The association between trauma experienced during incarceration and PTSD outcomes: A systematic review and meta-analysis. J Forens Psychiatry Psychol 2019; 30(5): 854–875.

Polanczyk G, Silva de Lima M, Horta BL, et al. The worldwide prevalence of ADHD: A systematic review and metaregression analysis. Am J Psychiatry 2007; 164: 942–948.

Railey KS, Love AM, Campbell JM. A scoping review of autism spectrum disorder and the criminal justice system. Rev J Autism Dev Disord 2021; 8: 118–144.

Retz W, Rösler M. The relation of ADHD and violent aggression: What can we learn from epidemiological and genetic studies? Int J Law Psychiatry 2009; 32: 235–243.

Retz W, Rösler M. Association of ADHD with reactive and proactive violent behavior in a forensic population. Atten Defic Hyperact Disord 2010; 2: 195–202.

Retz W, Stieglitz RD, Corbisiero S, et al. Emotional dysregulation in adult ADHD: What is the empirical evidence? Expert Rev Neurother 2012a; 12: 1241–1251.

Retz W, Rösler M, Ose C, et al. Study Group. Multiscale assessment of treatment efficacy in adults with ADHD: A randomized placebo-controlled, multi-centre study with extended-release methylphenidate. World J Biol Psychiatry 2012b; 13: 48–59.

Retz W, Retz-Junginger P, Römer K, Rösler M. Standardisierte Skalen zur strukturierten Diagnostik der ADHS im Erwachsenenalter. Fortschr Neurol Psychiatr 2013a; 81: 381–389.

Retz W, Boureghda SS, Retz-Junginger P, et al. Clinical symptoms of ADHD and psychopathy in perpetrators. Atten Defic Hyperact Disord 2013b; 5: 47–57.

Retz W, Retz-Junginger P, Davydenko S, et al. Medikamentöse Therapie der Aufmerksamkeitsdefizit-/Hyperaktivitätsstörung im Erwachsenenalter. Nervenarzt 2020; 91: 583–590.

Retz W, Ginsberg Y, Turner D, et al. Attention-Deficit/Hyperactivity Disorder (ADHD), antisociality and delinquent behavior over the lifespan. Neurosci Biobehav Rev 2021; 120: 236–248.

Riedel A, Tebartz van Elst L, Clausen JJ. Autismus-Spektrum-Störungen und ihre Bedeutung in der Psychotherapie Erwachsener. Psychotherapie im Dialog 2020; 21(3): 28–35.

Rösler M, Retz W, Burg E, Retz-Junginger P. The prevalence of ADHD in incarcerated females is increased and declines with age. Eur Arch Psychiatry Clin Neurosci 2009; 259(2): 98–105.

Rösler M, Retz W, Fischer R, et al. Twenty-four-week treatment with extended release methylphenidate improves emotional symptoms in adult ADHD. World J Biol Psychiatry 2010; 11: 709–718.

Rösler M, Ginsberg Y, Arngrim T, et al. Correlation of symptomatic improvements with functional improvements and patient-reported outcomes in adults with attention-deficit/hyperactivity disorder treated with OROS methylphenidate. World J Biol Psychiatry 2013; 14: 282–290.

Rösler M, Ginsberg Y, Arngrim T, et al. Correlation of symptomatic improvements with functional improvements and patient-reported outcomes in adults with attention-deficit/hyperactivity disorder treated with OROS methylphenidate. World J Biol Psychiatry 2013; 14: 282–290.

Rösler M, Retz-Junginger P, Retz W, Stieglitz R-D. Homburger ADHS-Skalen für Erwachsene. Göttingen: Hogrefe 2021.

Ross RR, Ross RD. Thinking Straight: The Reasoning & Rehabilitation Program for Delinquency Prevention & Offender Rehabilitation. Ottawa: Air Training & Publications 1995.

Schäfer I, Gast U, Hofmann A et al. (Hrsg.). S3-Leitlinie Posttraumatische Belastungsstörung. Berlin, Heidelberg: Springer 2019.

Stuhec M, Lukić P, Locatelli I. Efficacy, acceptability, and tolerability of lisdexamfetamine, mixed amphetamine salts, methylphenidate, and modafinil in the treatment of attention-deficit hyperactivity disorder in adults: A systematic review and meta-analysis. Ann Pharmacother 2019; 53: 121–133.

Turner D, Schöttle D, Briken P. Sexualität bei Menschen mit Autismus-Spektrum-Störung und ihre Bedeutung für die forensische Psychiatrie und Psychotherapie. Forens Psychiatr Psychol Kriminol 2021; 15: 54–61.

Wender PH. Attention-Deficit Hyperactivity Disorder in Adults. New York, Oxford: Oxford University Press 1995.

Wender PH, Wolf LE, Wasserstein J. Adults with ADHD. An overview. Ann N Y Acad Sci 2001; 931: 1–16.

Widom CS. Long-term impact of childhood abuse and neglect on crime and violence. Clin Psychol (New York) 2017; 24(2): 186–202.

Young S, Hopkin G, Perkins D, et al. A controlled trial of a cognitive skills program for personality-disordered offenders. J Atten Disord 2013; 17: 598–607.

Young S, Sedgwick O, Fridman M, et al. Co-morbid psychiatric disorders among incarcerated ADHD populations: A meta-analysis. Psychol Med 2015a; 45: 2499–2510.

Young S, Moss D, Sedgwick O, et al. A meta-analysis of the prevalence of attention deficit hyperactivity disorder in incarcerated populations. Psychol Med 2015b; 45: 247–258.

Ziegler E, Blocher D, Groß J, Rösler M. Erfassung von Symptomen aus dem Spektrum des Hyperkinetischen Syndroms bei Häftlingen einer Justizvollzugsanstalt. Recht und Psychiatrie 2003; 21: 17–21.

V

Spezifische Vollzugssettings

KAPITEL

22 Patientinnen in der forensischen Therapie

Susanne Stübner

Faktenbox

- Frauen werden lediglich für einen kleinen Teil der schweren Gewalt- und Sexualstraftaten verantwortlich gemacht. Dementsprechend ist auch ihr Anteil an der Gefängnis- und Maßregelvollzugsklientel gering.
- Auch die wissenschaftliche Datenlage ist spärlich. Die verfügbare Literatur ist großenteils narrativ.
- Bei schweren Gewaltdelikten von Frauen sind zumeist Personen aus dem Nahbereich betroffen, darunter hauptsächlich Kinder, Partner oder Eltern.
- Frauen und Männer weisen nicht nur Unterschiede in den durchschnittlichen Deliktraten auf, sondern auch hinsichtlich der Prävalenzen psychischer Erkrankungen.
- Bei Frauen gilt die Steigerung des Risikos für Gewaltkriminalität durch psychische Störungen im Vergleich zu Männern als ausgeprägter wirksam.
- Im Gegensatz zum extramuralen unterscheidet sich das intramurale Gewaltrisiko zwischen Frauen und Männern nicht wesentlich.
- Soziokulturelle und gesellschaftliche Ungleichbehandlungen von Frauen und Männern beeinflussen Umgang, Rezeption und Therapie.
- Auf die Aspekte einer etwaigen Elternschaft wird in der Behandlung von Frauen vergleichsweise stärker eingegangen als bei männlichen Patienten.
- Es gibt zahlreiche genderspezifische Besonderheiten, z. B. hinsichtlich Stoffwechselraten und Arzneimittelunverträglichkeiten, die in der angewandten Pharmakotherapie Berücksichtigung finden sollten.
- Bei Maßregelvollzugspatientinnen erscheinen insbesondere zwei diagnostische Gruppen bedeutsam: die der Schizophrenien und die der Persönlichkeitsstörungen (emotional instabil).
- Während den Schizophrenien hierbei ein eher günstiger Krankheits- und Behandlungsverlauf zugeschrieben wird, gelten Persönlichkeitsstörungen als frühe, tiefe und schwere Störungen, was entsprechend vielfältige therapeutische Bemühungen notwendig macht.
- Allgemeine durchschnittliche Rezidivraten liegen bei Frauen etwas niedriger als bei Männern.
- Spezifisch forensische Prognoseinstrumente und standarisierte Behandlungsprogramme wurden an Patientinnen bislang kaum validiert.

22.1 Stand der Wissenschaft

Die wissenschaftliche Literatur zur Thematik ist spärlich. Die intensivere Beschäftigung offenbart weiße Flecken erheblichen Ausmaßes in den allgemein verfügbaren Erkenntnissen. Die in der Forensik allgemeine **methodische Problematik** der seltenen Ereignisse und kleinen Fallzahlen stellt sich hinsichtlich genderspezifischer Aspekte noch zugespitzter dar. Es scheint bisher auch kein besonderes wissenschaftliches Interesse an der Thematik zu geben, oder die Aussicht auf wissenschaftliche Meriten erscheint als zu gering. Ein 540 Seiten starkes forensisches Standardwerk beinhaltet eine knappe halbe Seite zur Thematik von Frauen in der Forensischen Psychiatrie (Müller und Nedopil 2017). Es fällt auf, dass die wenigen verfügbaren Beiträge zumeist von Autorinnen verfasst bzw. diese zur Übernahme veranlasst wurden. Vergleichsweise mehr wissenschaftliche Aufmerksamkeit wurde entwickelt, je „frauenuntypischer" die Taten waren, z. B. bezüglich Tötungsdelikten (Leuschner 2020), bzw. je spektakulärer und tabubrechender sie waren. Entsprechend besteht die verfügbare wissenschaftliche Literatur großenteils in der Darstellung eindrücklicher Fallberichte (z. B. Soyka 2004; Saimeh 2020) oder in panoptischen Zusammenstellungen (z. B. Kobbé 2019). An epidemiologischen Kenntnissen sind vor allem **allgemeine kriminologische Daten** verfügbar.

22.2 Delinquenz bei Frauen

Die polizeiliche **Tatverdächtigenstatistik** von Deutschland erscheint eindeutig männlich dominiert (BKA 2021), obwohl die Geschlechter in der Gesamtbevölkerung in etwa gleich verteilt sind und eine Tendenz zum Überwiegen des weiblichen Geschlechts aufweisen (42,1 vs. 41,0 Mio.; Statistisches Bundesamt 2021). 2020 waren von den in der gesamten Bundesrepublik aufgeführten 1.187.761 Tatverdächtigungen gegenüber Erwachsenen (Personen > 21 Jahre) lediglich 390.191 (etwa 25 %) Frauen zugeschrieben worden; eine ähnliche Relation zeigte sich auch bei den unter 21-Jährigen.

Noch deutlicher zeigt sich eine Geschlechterdifferenz bei besonders schwerer Delinquenz: Im Hinblick auf Straftaten gegen das Leben waren von insgesamt 3.181 Tatverdächtigungen gegenüber Erwachsenen 571 (ca. 18 %) Frauen betroffen; bei den unter 21-Jährigen richteten sich 41 (ca. 9 %) von insgesamt 468 Tatverdächtigungen gegen weibliche Personen.

Bezüglich Straftaten gegen die sexuelle Selbstbestimmung waren von 39.528 Tatverdächtigungen 2.537 (ca. 6 %) Frauen zugeschrieben worden und von 21.464 Tatverdächtigungen 2.685 (ca. 12 %) weiblichen Personen unter 21 Jahre (BKA 2021).

Leuschner (2020) wies auf weitere **qualitative Unterschiede** hinsichtlich der Delinquenz zwischen den Geschlechtern hin. Aus den Daten der Polizeilichen Kriminalstatistik (PKS) für 2019 (BKA 2021) wurden diejenigen Delikte herausgesucht, bei denen weibliche Tatverdächtige mehr als 40 % ausmachten (Leuschner 2020; Details siehe dort): Hierbei fand sich mit über 90 % an erster Stelle die Ausübung der verbotenen Prostitution, gefolgt vom Vortäuschen einer Straftat gegen die sexuelle Selbstbestimmung (88,4 %). Ferner fielen Straftaten auf, die Frauen in ihrer Rolle als Mutter oder Versorgende betreffen: An dritter Stelle fand sich die Verletzung der Fürsorge- und Erziehungspflicht (67 %); auch die Misshandlung von Schutzbefohlenen war mit 44,3 % enthalten. Die dritte Gruppe relativ häufig durch Täterinnen begangener Straftaten stellten Betrugsdelikte, speziell Abrechnungs-, Warenkredit- und Sozialleistungsbetrug dar.

Bei der Interpretation all dieser Zahlen ist zu berücksichtigen, dass es sich um Erhebungen vor der strafrechtlichen Prüfung handelt. Die **Strafverfolgungsstatistik** Deutschlands zeigt allerdings hinsichtlich der Geschlechterverteilung ein ähnliches Bild (Statistisches Bundesamt 2020; ➤ Kap. 22.3).

Zu den **Ursachen der Geschlechterdifferenz** wurden im Lauf der Zeit verschiedene Theorien aufgestellt (zur Übersicht s. Leuschner 2020 und die dort aufgeführten Referenzen): So wurden seit dem 19. Jahrhundert u. a. immer wieder biologische und genetische Unterschiede verantwortlich gemacht, wobei dem weiblichen Geschlecht hierbei zunächst eine besondere Anfälligkeit für Verfehlungen beigemessen wurde; später erfolgte eine Zuschreibung bestimmter kriminalitätshemmender Charakterzüge wie Introvertiertheit, Passivität und Abhängigkeit; sodann die Geschlechterrollen, die für die weibliche im Gegensatz zur männlichen Rolle keine Vereinbarkeit mit kriminellen Verhaltensweisen vorsähen, oder die Annahme, dass Frauen vor der Zuspitzung von Krisen eher Hilfe suchten.

Insgesamt lassen sich keine vollständig klärenden Begründungen der Geschlechterunterschiede bezüglich Delinquenz finden; zudem wurde bereits die Frage aufgeworfen, inwieweit diesbezügliche Mutmaßungen weiterführend sein können (Leuschner 2020).

Über das **Dunkelfeld** ist – naturgemäß – wenig bekannt. Hohe Dunkelziffern sind jedoch bezüglich einiger Delikte vermutlich anzunehmen, insbesondere hinsichtlich sexueller oder gewalttätiger Übergriffe gegenüber Kindern. In der in erster Linie Müttern, aber in Ausweitung insgesamt allen Frauen attribuierten Haltung und Funktion gegenüber Kindern, die von vielfältigsten (u. a. nährenden, pflegenden und sonstigen körperlichen) Versorgungsvorgängen geprägt sind entsteht ein großer Bereich, in dem Grenzen zerfließen und überschritten werden können. Der Umgang von erwachsenen Frauen mit Kindern steht unter einer wesentlich geringeren sozialen Überwachung als derjenige von Männern. Dunkelfeldbefragungen legen eine Gleichverteilung zwischen den Geschlechtern im Hinblick auf Misshandlungen von Kindern nahe (Häuser et al. 2011).

Nicht nur das Dunkelfeld der Delinquenz ist scheinbar zu beachten, sondern auch dasjenige der Viktimisierungserfahrungen. Es ist anzunehmen, dass Übergriffe durch Frauen auf Männer von den Opfern selten berichtet werden. Eine Dunkelfeldbefragung (Jungnitz et al. 2004) ermittelte bei Männern eine ähnliche Prävalenzrate von Gewalterfahrungen in der Partnerschaft wie bei Frauen.

Es wird beschrieben, dass **Gewaltdelikte durch Frauen** großenteils den Familienkreis (Partner, Kinder und Eltern) und nur etwa ein Viertel der Ereignisse Fremde betreffen (Döge 2011).

- **Gewalt gegenüber Kindern:** Bei Tötungsdelikten gegenüber Kindern weisen Studien auf ungefähr gleiche Anteile von weiblichen und männlichen Tätern hin (Laubacher et al. 2011). Kindstötungen stellen den Großteil der *Tötungsdelikte* durch Frauen dar (Schöpfer et al. 2016). Als Risikofaktoren für *Kindesmisshandlung* gelten (Übersicht und Referenzen bei Leuschner 2020) junges Alter der Mutter, Status als Alleinerziehende und das Vorliegen einer Suchtproblematik, Gewalterfahrungen in der eigenen Kindheit und psychische Auffälligkeiten. Reine *Vernachlässigungen* werden überwiegend von Frauen begangen, auch Tötungsdelikte, die durch Vernachlässigung entstehen. Eine seltene und nahezu ausschließlich durch Frauen begangene Sonderform der Kindesmisshandlung stellt das *Münchhausen-by-proxy-Syndrom* dar, eine artifizielle Störung, bei der Mütter Krankheitssymptome bei ihren Kindern herbeiführen, was immer wieder zu Behandlungen führt; hierbei liegen schwere Persönlichkeitsstörungen zugrunde. Auch die Sonderform der *Neonatizide* wird nahezu ausschließlich durch Frauen begangen. Die Schwangerschaften sind hierbei i. d. R. ungewollt, und es liegen schwere psychische Auffälligkeiten vor. Misshandlungen durch mittelschwere Gewalt werden etwa zu gleichen Teilen durch Männer und Frauen begangen, dabei in vielen Fällen in Trennungssituationen. Tötungsdelikte an Kindern aufgrund psychischer Störungen werden überwiegend durch weibliche Täter begangen, etwa zur Hälfte im Rahmen (versuchter) erweiterter Suizide. Zielgerichtete Tötungen im Rahmen von Trennungskonflikten (analog der Medea-Thematik der griechischen Mythologie) sind selten.
- Von Frauen ausgehende **Gewalt in Paarbeziehungen** wird weniger bekannt, Dunkelfelduntersuchungen legen jedoch in etwa gleich hohe Häufigkeiten wie bei Männern nahe. Unterschieden wird zwischen spontanem Konfliktverhalten und systematischem Kontrollverhalten. Frauen zeigen eher Ersteres, Letzteres kommt vorwiegend bei Männern vor (Johnson 2005). Frauen, die in Partnerschaften gewalttätig werden, sind zum größten Teil gleichzeitig auch Opfer von Gewalt in Paarbeziehungen (Swan et al. 2008).

22

22.3 Genderaspekte im Umgang mit Delinquenz

Bestimmte Delikte sind im Gesetzestext **ausschließlich für männliche Personen definiert,** etwa die exhibitionistische Handlung (§ 183 StGB).

Es wurde immer wieder angenommen, dass Frauen bei Gericht anders, nämlich milder, behandelt werden als Männer. Epidemiologische Studien deuteten in diese Richtung; eine amerikanische Fall-Kontrollstudie ergab geringere Haftstrafen. Die Autorin kam jedoch zu dem Schluss, dass bei genauer Analyse der individuellen Details Geschlechterdifferenzen vernachlässigbar erschienen (Daly 1994).

Die **Strafverfolgungsstatistik** Deutschlands zeigt hinsichtlich der Geschlechterverteilung folgendes Bild (Statistisches Bundesamt 2020):

- Von den insgesamt 891.795 im Jahr 2019 abgeurteilten Personen waren 723.974 männlich (ca. 81 %) und 168.721 weiblich (ca. 19 %). Zu Verurteilungen kam es dabei insgesamt in 728.868 Fällen (ca. 82 % aller Aburteilungen): Männer ca. 82 %, Frauen ca. 81 %. Es zeigte sich also ein **annähernd gleiches Verhältnis von Verurteilungen zu Aburteilungen** unter den Geschlechtern.
- § 20 StGB kam in insgesamt 1.227 Fällen zur Anwendung (ca. 0,14 % aller Aburteilungen), davon waren 1.080 Personen männlich (ca. 88 %). Bei 793 Personen erfolgte die Unterbringung in einem psychiatrischen Krankenhaus, bei 91 in einer Entziehungsanstalt. 698 (ca. 88 %) bzw. 84 (ca. 92 %) davon waren männlich, entsprechend 95 (ca. 12 %) bzw. 7 (ca. 8 %) weiblich.
- § 21 StGB kam in insgesamt 16.795 Fällen zur Anwendung (ca. 1,88 % aller Aburteilungen), davon waren 14.692 Personen männlich (ca. 88 %). Bei 161 Personen erfolgte die Unterbringung in einem psychiatrischen Krankenhaus, bei 847 in einer Entziehungsanstalt. 153 (ca. 95 %) bzw. 788 (ca. 93 %) davon waren männlich, 8 (5 %) bzw. 59 (7 %) weiblich.

Diesen Zahlen ist zu entnehmen, dass 2019 insgesamt 103 (95 unter Anwendung von § 20 und 8 unter § 21 StGB) Frauen in einem psychiatrischen Krankenhaus und 66 (7 unter Anwendung von § 20 und 59 unter

§ 21StGB) in einer Entziehungsanstalt untergebracht wurden.

Insgesamt waren Anordnungen von Unterbringungen in einer Entziehungsanstalt in 3.317 Fällen ergangen, demnach in 2.379 Fällen (ca.72 %) ohne Anwendung der §§ 20, 21 StGB. Für Frauen traf dies in 174 Fällen zu, davon in 108 Fällen (ca. 62 %) ohne Anwendung der §§ 20, 21 StGB.

Der **Anteil an Frauen im Maßregelvollzug** fällt sehr gering aus. Zum 1.1.2016 befanden sich insgesamt 10.464 Patienten in Deutschland im Maßregelvollzug, 873 davon waren weiblich (entsprechend 8,34 %; Deutscher Bundestag 2020). Als überwiegende **Indexdelinquenz** bei den Patientinnen im Maßregelvollzug werden Tötungsdelikte und Brandstiftungen genannt (Müller et al. 2018).

Der **Anteil von Frauen in Haft** ist ebenfalls gering; 2015 waren von insgesamt 52.410 Inhaftierten 3.105 weiblich (entsprechend 5,92 %; Statistisches Bundesamt 2016).

MERKE

Genderaspekte der Delinquenz

- Das Geschlechterverhältnis der Allgemeinbevölkerung in Deutschland ist in etwa ausgewogen.
- Etwa 25 % aller Tatverdächtigungen gegenüber Erwachsenen werden Frauen zugeschrieben. Bei schwerer Delinquenz (gegen das Leben oder die sexuelle Selbstbestimmung) sind die Anteile noch geringer (18 bzw. 6 %).
- Sehr grob lässt sich Delinquenz, bei der ein relativ hoher Frauenanteil vorliegt, in drei Gruppen unterteilen: Prostitution, Vernachlässigung und Misshandlung von Kindern sowie Betrugsdelinquenz.
- Die Raten von Verurteilungen zu Aburteilungen sind für Männer und Frauen in etwa gleich.
- Der Anteil von Frauen in Haft liegt bei ca. 6 % und im Maßregelvollzug bei ca. 8 %.

22.4 Genderaspekte bei Diagnoseverteilung und Krankheitsverlauf

Epidemiologie und Verlauf vieler Erkrankungen unterscheiden sich zwischen Männern und Frauen.

Für viele psychische Störungsbilder wurden unterschiedliche Häufigkeiten bei Frauen und Männern beschrieben (Übersicht z. B. bei Jacobi et al. 2017): Die durchschnittlichen **12-Monats-Prävalenzen** (DSM-IV-TR) lagen bei Störungen durch Substanzgebrauch (ohne Nikotin) für Frauen mit 3,5 niedriger als für Männer mit 8,0. Anders verhielt es sich bei den psychischen „Kernerkrankungen“: Bei Störungen aus dem schizophrenen Formenkreis betrug die 12-Monats-Prävalenz für Frauen 3,1 gegenüber 2,1 für Männer und bei affektiven Störungen für Frauen 13,1 (11,3 unipolare Depression) gegenüber 6,4 für Männer (5,1 unipolare Depression).

Schizophrene Psychosen zeigen bei Frauen einen durchschnittlich späteren Beginn und einen günstigeren Verlauf als bei Männern, mit weniger Negativsymptomatik und besserer Medikamentenresponse (Grossman et al. 2006). Östrogen wird eine natürliche antipsychotische Wirkung zugeschrieben (z. B. Akhondzadeh et al. 2003).

Es gibt auch Hinweise auf Unterschiede hinsichtlich des Verlaufs von **Abhängigkeitserkrankungen** (Riley et al. 2018). Der Entzug von THC scheint für Frauen schwieriger zu sein (Sherman et al. 2017) wie auch der Entzug von Stimulanzien (Justice und de Wit 1999), wohingegen Alkoholentzug durchschnittlich offenbar etwas weniger heftig verläuft (z. B. Mann et al. 2005).

Auch andere Erkrankungen kommen bei Frauen häufiger vor, z. B. Essstörungen, Angststörungen und Somatisierungsstörungen (z. B. Jacobi et al. 2017). Auch wenn diese Störungen i. d. R. nicht mit einer erhöhten Delinquenz einhergehen und/oder als medizinische Voraussetzungen für forensische Eingangsmerkmale eine Rolle spielen, sind sie u. U. als komorbide Erkrankungen bei Patientinnen im Maßregelvollzug zu erkennen, zu berücksichtigen und zu behandeln.

Es gibt Hinweise, dass **paraphile Störungen** bei Frauen zumeist übersehen und wesentlich weniger oft diagnostiziert werden, als sie tatsächlich vorkommen (z. B. Joyal und Carpentier 2017; Jckstock et al. 2021).

Auch **Suizidversuche** werden häufiger von Frauen begangen, im Gegensatz zu vollendeten Suiziden, die mehr bei Männern auftreten.

22.5 Diagnosen und Delinquenz

Wie bei Männern weisen auch bei Frauen bestimmte Krankheitsbilder ein erhöhtes Risiko für gewalttätiges Verhalten auf. Hierbei wird postuliert, dass **bei Frauen die Risikosteigerung in Bezug auf Gewaltkriminalität durch psychische Störungen insgesamt ausgeprägter wirksam** wird als bei Männern (Bauer und Knörnschild 2017; Müller et al. 2017).

In einer Auswertung des schwedischen Gesundheitsregisters ließen sich bei 0,5 % der Frauen, die im Alter von etwa 30 Jahren wegen **Depressionen** behandelt worden waren, in einem Zeitraum von 3 Jahren Gewaltdelikte ermitteln. Ihre Rate war signifikant höher als bei nichtdepressiven Schwedinnen gleichen Alters (0,2 %); autodestruktives Verhalten wurde bei 4,3 % der depressiven Frauen beobachtet (Furukawa 2015). In klinischer und gutachterlicher Praxis finden sich häufig Koinzidenzen von autodestruktivem und fremdaggressivem Verhalten.

Eine Untersuchung ergab, dass wegen gewalttätiger Delikte inhaftierte Frauen im Vergleich zu Frauen, die wegen nicht gewalttätiger Straftaten inhaftiert worden waren, eine vierfach erhöhte Prävalenz von **Borderline-Persönlichkeitsstörungen** aufwiesen (Logan und Blackburn 2009).

Für **Schizophrenie** wurde eine Steigerung des relativen Risikos für Gewalttaten um den Faktor 23,3 gefunden, für organische Störungen von 16,6 (Brennan et al. 2000).

Auch für Frauen wurden einige Untersuchungen zur **Psychopathie** und zur PCL-R durchgeführt (Übersicht bei Verona und Vitale 2007). Beschrieben wurden unterschiedliche Manifestationen psychopathischen Verhaltens bei Frauen im Gegensatz zu Männern, z. B. weniger Hinweise auf frühe Verhaltensstörungen oder offen aggressives Verhalten oder Somatisierungstendenzen, aber mehr Hinweise auf Auffälligkeiten im Sexualverhalten wie Prostitution. Untersuchungen mittels PCL-R ergaben eine adäquate Reliabilität und Validität, aber keine so gute prognostische Aussagekraft im Hinblick auf Gewaltdelinquenz. Insofern gibt es Überlegungen, andere Ausdrucksformen psychopathischen Verhaltens für Frauen in das Psychopathiekonzept aufzunehmen, z. B. Prostitution oder auch Missbrauch und Vernachlässigung von Kindern und beziehungsbezogene Formen der Aggression wie Untreue, Verrat und Verleumdung.

In forensischen Kliniken werden Hauptdiagnosen untergebrachter Frauen hauptsächlich in den beiden diagnostischen Gruppen der Schizophrenien oder der Persönlichkeitsstörungen benannt, bei Letzteren i. S. von emotional instabilen (Borderline-Typ) und weniger ausgeprägten dissozialen oder psychopathischen Zügen, als sie oftmals bei männlichen Maßregelvollzugspatienten vorkommen (Bauer und Knörnschild 2017).

MERKE

Diagnosen und Delinquenz bei Frauen

- Viele psychiatrische Diagnosen weisen unterschiedliche Prävalenzen bei Männern und Frauen auf.
- Einzelne Krankheitsbilder zeigen bei Frauen und Männern unterschiedliche Verlaufsformen.
- Es wird postuliert, dass bei Frauen die Risikosteigerung in Bezug auf Gewaltkriminalität durch psychische Störungen ausgeprägter wirksam wird.
- Bei Patientinnen in Maßregelvollzugskliniken erscheinen hauptsächlich zwei diagnostische Gruppen als relevant: Störungen aus dem schizophrenen Formenkreis und (überwiegend emotional instabile) Persönlichkeitsstörungen.

22.6 Aspekte der Behandlung

In allgemeinpsychiatrischen Krankenhäusern werden i. d. R. deutlich mehr Patientinnen als Patienten behandelt, im Verhältnis von etwa 60–70 zu 30–40 %. Im Maßregelvollzug sind dagegen nur etwa 8 % Patientinnen untergebracht (➤ Kap. 22.3).

Das Konzept, Stationen ausschließlich mit Patienten eines Geschlechts zu belegen, das bis etwa in die 1980er-Jahre noch überwiegend in der Allgemeinpsychiatrie Anwendung fand, wurde ganz überwiegend verlassen. Patientinnen und Patienten in **gemischten Unterbringungen** werden als weniger aggressiv, aber auch als weniger regressiv erlebt. Reine Frauenstationen galten klinisch gemeinhin als unruhig, dramatisch, zwischenfallsreich und therapeutisch herausfordernd. Im Maßregelvollzug besteht die Geschlechtertrennung überwiegend fort; zumeist kommt es allenfalls ab höheren Lockerungsgraden zu gemischten Unterbringungen.

Ist die extramurale Situation für das Risiko von Gewalt eindeutig männlich dominiert, so stellt sich die **intramurale Situation** wesentlich weniger eindeutig dar. Gewalttätige Zwischenfälle in Institutionen werden in einigen Studien als häufiger von Männern, in anderen als häufiger von Frauen ausgehend berichtet (Übersicht bei Stübner und Nedopil 2005).

In der Behandlung von Frauen wird sowohl in der Allgemeinpsychiatrie als auch in der Forensischen Psychiatrie ein größeres Augenmerk auf die Berücksichtigung der **Elternschaft** gelegt als in der Behandlung von Männern; einige allgemeinpsychiatrische Institutionen bieten Mutter-Kind-Einheiten an. Auch die gesetzlichen Grundlagen für Haft und Maßregelvollzug nehmen explizit zu „Müttern mit Kindern" Stellung (z. B. Art. 42 und 43 Bay MRVG unter Bezugnahme auf Art. 82, 85 und 86 BayStVollzG). Erst in den letzten Jahren wird etwas systematischer auf **Kinder psychisch kranker Eltern** eingegangen (z. B. Bundesarbeitsgemeinschaft Kinder psychisch kranker Eltern: www.bag-kipe.de). An einigen Kliniken wurden beispielsweise Sprechstunden für Kinder und Eltern mit Angeboten weiterer Vermittlungen etabliert (z. B. Kindersprechstunde im BKH Augsburg, DGPPN-Preisträger für Versorgungsforschung 2010).

Ebenfalls erst in letzter Zeit erfuhren auch **Genderaspekte der Pharmakotherapie und Arzneimittelsicherheit** Beachtung. Klinische Studien wurden oft ausschließlich mit überwiegend gesunden, jungen Männern durchgeführt. Diese Daten haben die Grundlagen für Behandlungsempfehlungen gebildet oder sie zumindest stark beeinflusst. Die Bemühungen um eine genderdifferenzierte Betrachtung waren überfällig, und es ergeben sich immer mehr Hinweise auf vielfältige und erhebliche physiologische Unterschiede. Hierbei können alle *pharmakokinetischen* Prozesse, also diejenigen, denen ein Medikament im Körper unterworfen ist, nämlich Liberation (Freisetzung), Absorption (Aufnahme), Distribution (Verteilung), Metabolisierung (Verstoffwechselung) und Elimination bzw. Exkretion (Ausscheidung) betroffen sein und zu höheren, aber auch niedrigeren Wirkspiegeln führen. Stoffwechselenzyme der Cytochrom-P-Familie sind bei Frauen im Durchschnitt weniger hoch ausgeprägt, die hepatische Stoffwechselleistung ist demnach schwächer. Einige Medikamente werden bereits explizit in niedriger Dosierung bei Frauen empfohlen (z. B. Zolpidem). Aber auch die renale Elimination ist i. d. R. geringer. Im Durchschnitt sind Frauen auch häufiger von UAW betroffen. Viele pharmakokinetische Prozesse sind stark zyklusabhängig. Psychopharmaka können mit Kontrazeptiva interagieren und zu Wirkungsabschwächungen führen. Auch *pharmakogenetische Besonderheiten* sind bei Männern und Frauen unterschiedlich häufig zu finden. Für Schwangerschaft und Stillzeit gelten besondere Regeln wegen der potenziellen Gefahr für das ungeborene bzw. das neugeborene Kind.

Praxishinweis

Im speziellen Kontext von forensischen Behandlungen ist bei der Auswahl einer Medikation, die auch stabil weitergeführt werden sollte, insofern von Beginn an auch ein ggf. bestehender Kinderwunsch zu beachten.

Eine differenzierte Übersicht genderspezifischer Aspekte der Pharmakotherapie findet sich z. B. bei Singer und Eckermann (2019).

Speziell für die **Behandlung schizophrener Maßregelvollzugspatientinnen** wird postuliert, dass diese gegenüber Männern in erster Linie einer Störungsbehandlung und weniger einer Kriminaltherapie bedürfen und dass sich die insgesamt bessere Krankheitsprognose auch im durchschnittlichen Lockerungsprozedere und in der Verweildauer niederschlagen sollte (Bauer und Knörnschild 2017).

Für die Gruppe der Patientinnen im Maßregelvollzug, die an einer **Persönlichkeitsstörung** leiden, wird erklärt, dass zumeist sehr frühe und tiefe Störungen vorliegen, die ein sehr niedriges soziales Funktionsniveau bedingen, weshalb besonders viel Unterstützung nötig wird. Für diese Gruppe wird ein hohes forensisches Risiko postuliert, auf das in der Behandlung eingegangen werden muss (Bauer und Knörnschild 2017). Für den überwiegenden Teil der Maßregelvollzugspatientinnen mit Persönlichkeitsstörungen werden schwerwiegende Traumata in der Vorgeschichte angegeben und ein Eingehen auf meist relevante traumaspezifische Aspekte empfohlen (Bauer und Knörnschild 2017), z. B. die Dialektisch-Behaviorale Therapie (DBT) nach Linehan (1996) oder die Schematherapie nach Young et al. (2005) in der Modifikation für das forensische Setting (Bernstein et al. 2007).

MERKE

Behandlung von Frauen im Maßregelvollzug

- Für schizophrene Patientinnen im Maßregelvollzug werden bessere Krankheitsverläufe postuliert, was zu entsprechenden Empfehlungen hinsichtlich des Lockerungsprozederes führt.
- Persönlichkeitsstörungen, die sich bei Patientinnen im Maßregelvollzug finden, werden als frühe, tiefe und schwere Störungen beschrieben. Hier wird ein erheblicher Unterstützungsbedarf gesehen, der oftmals auch ein Eingehen auf traumatische Belastungen erfordert.
- Ist die extramurale Situation für das Risiko von Gewalt eindeutig männlich dominiert, so stellt sich die intramurale Situation wesentlich weniger eindeutig dar.

22.7 Aspekte der Prognose

Bei den Rezidivraten ist der Unterschied zwischen Männern und Frauen nicht mehr so ausgeprägt wie bei den allgemeinen Kriminalitätsraten, Frauen zeigen aber etwas geringere durchschnittliche Rückfallraten als Männer (Groß 2004; Jehle et al. 2016).

Kenntnisse zu prognoserelevanten Risikofaktoren, die aus der Beobachtung männlicher Straftäter gewonnen wurden, können nicht einfach auf Frauen übertragen werden. Die meisten Prognoseinstrumente sind nicht für Frauen validiert. In der gutachterlichen Praxis muss das gesamte jeweils verfügbare Wissen eingesetzt werden, auf die fragliche Übertragbarkeit ist aber hinzuweisen (s. a. Kröber et al. 2019).

Untersuchungen mittels PCL-R bei Frauen zeigten eine adäquate Reliabilität und Validität, aber keine so gute prognostische Aussagekraft im Hinblick auf Gewaltdelinquenz (Übersicht bei Verona und Vitale 2007).

MERKE

Prognostische Einschätzungen bei Frauen

- Die Unterschiede in den Rezidivraten zwischen Männern und Frauen sind nicht so ausgeprägt wie bei den allgemeinen Kriminalitätsraten. Sie sind bei Frauen etwas niedriger als bei Männern.
- Die meisten Prognoseinstrumente sind nicht für Frauen validiert.
- In der gutachterlichen Praxis muss das gesamte jeweils verfügbare Wissen eingesetzt werden; auf die fragliche Übertragbarkeit zwischen verschiedenen Gruppen ist aber hinzuweisen.

22.8 Fazit

Einige epidemiologische, kriminologische und allgemeinpsychiatrische Daten liegen vor, spezifisch forensische, empirische, erfahrungswissenschaftliche Untersuchungen sind aufgrund der methodischen Probleme kleiner Fallzahlen und seltener Ereignisse jedoch erschwert. Verfügbar sind großenteils kasuistische Berichte aus der ihrer Natur nach genauen Einzelfallbetrachtung der gutachterlichen Tätigkeit. Nahezu alle genderspezifischen forensischen Aspekte wie Delinquenz, forensisch relevante Störungsbilder, Therapie- und Prognosespezifika werden noch systematischer untersucht werden müssen. Die Zusammenschau der punktuell vorliegenden Informationen lässt auf große genderspezifische Unterschiede schließen. Es wurde hierzu bereits postuliert, dass der Ruf nach mehr Forschung hierbei unzureichend erscheint; was benötigt wird, ist die Entwicklung, Prüfung und Verfeinerung von Theorien, die das Wissen über geschlechtsspezifische Unterschiede in Entwicklungsprozessen, Temperament, Biologie und Sozialisation in Einklang bringen (Verona und Vitale 2007). Die Handhabung mit der spezifischen Thematik ist eingebettet in den allgemeinen gesellschaftlichen Umgang; soziokulturelle und gesellschaftliche Ungleichbehandlungen beeinflussen auch Umgang, Rezeption und Therapie von Erkrankungen.

Aus der Beschäftigung mit forensischen Prognosestellungen ist bekannt, dass Kenntnisse über das durchschnittliche Verhalten in Gruppen nur den epidemiologischen Erfahrungsraum umschreiben, in dem die individuelle Konstellation verortet werden kann (s. auch Kröber et al. 2019). Auch wenn die Gruppenunterschiede zwischen Männern und Frauen in forensischen Kontexten erheblich ausfallen und über Gruppen diversen Geschlechts hierzu noch nahezu keine epidemiologischen Daten verfügbar sind, so ist doch die einzelne Person, ob männlichen, weiblichen oder diversen Geschlechts, in ihrer Individualität zu verstehen und zu behandeln. Insofern sind alle Menschen gleich.

LITERATUR

Akhondzadeh S, Nejatisafa A, Amini H, et al. Adjunctive estrogen treatment in women with chronic schizophrenia: A double-blind, randomized and placebo-controlled trial. Prog Neuro-Psychopharmacol Biol Psychiatry 2003; 27: 1007–1012.

Bauer O, Knörnschild C. Frauen im Maßregelvollzug. In: Müller-Isberner R, Born P, Eucker S et al. (Hrsg.). Praxishandbuch Maßregelvollzug. Berlin: Medizinisch Wissenschaftliche Verlagsgesellschaft 2017, S. 335–342.

Bernstein DP, Arntz A, de Vos M. Schema focused therapy in forensic settings: Theoretical model and recommendations for best clinical practice. Int J For Ment Health 2007; 6: 173–187.

BKA – Bundeskriminalamt 2021. Polizeiliche Kriminalstatistik (PKS) 2019 und 2020; www.bka.de/DE/AktuelleInformationen/StatistikenLagebilder/PolizeilicheKriminalstatistik/pks_node.html (letzter Zugriff: 15.6.2021).

Brennan PA, Mednick SA, Hodgins S. Major mental disorders and criminal violence in a Danish birth cohort. Arch Gen Psychiatry 2000; 57: 494–500.

Daly K. Gender, Crime and Punishment. Yale: University Press Podcast 1994.

Deutscher Bundestag Drucksache 19/22422. Umgang und Bewertung des Maßregelvollzugs seit der Novellierung 2016. Antwort der Bundesregierung vom 15.9.2020 auf die Kleine Anfrage Drucksache 19/21110; https://dip21.bundestag.de/dip21/btd/19/224/1922422.pdf (letzter Zugriff: 15.6.2021).

Döge P. Männer – die ewigen Gewalttäter? 2. A. Wiesbaden: Springer 2011.

Furukawa TA. The relationship between depression and violent crime. Lancet Psychiatry 2015; 2(3): 193–194.

Groß G. Deliktbezogene Rezidivraten von Straftätern im internationalen Vergleich. Dissertation, Klinik für Psychiatrie und Psychotherapie der Ludwig-Maximilians-Universität München; https://edoc.ub.uni-muenchen.de/1834/1/Gross_Gregor.pdf (letzter Zugriff: 15.6.2021).

Grossman LS, Harrow M, Rosen C, et al. Sex differences in outcome and recovery for schizophrenia and other psychotic and nonpsychotic disorders. Psych Serv 2006; 57(6): 844–850.

Häuser W, Schmuter G, Bräher E et al. Misshandlungen in Kindheit und Jugend. Dtsch Arztebl 2011; 108: 287–294.

Jacobi F, Becker M, Müllender et al. Epidemiologie psychischer Störungen. In: Möller H-J, Laux G, Kapfhammer H-P (Hrsg.). Psychiatrie, Psychotherapie, Psychosomatik. 5. A. Berlin, Heidelberg: Springer 2017, S. 123.

Jckstock V, Tozdan S, Briken P. Paraphile Störungen bei Frauen/Sexualstraftäterinnen. In: Saimeh N, Briken P, Müller JL (Hrsg.). Sexualstraftäter, Diagnostik, Begutachtung, Risk Assessment, Therapie. Berlin: Medizinisch Wissenschaftliche Verlagsgesellschaft 2021, S. 169–186.

Jehle JM, Albrecht H-J, Hohmann-Fricke S et al. Legalbewährung nach strafrechtlichen Sanktionen. Eine bundesweite Rückfalluntersuchung 2010 bis 2013 und 2004 bis 2013. Berlin: Bundesministerium der Justiz und für Verbraucherschutz 2016; www.bmjv.de/SharedDocs/Downloads/DE/Service/StudienUntersuchungenFachbuecher/Legalbewaehrung_nach_strafrechtlichen_Sanktionen_2010_2013.pdf?__blob=publicationFile&v=1 (letzter Zugriff: 15.6.2021).

Johnson MP. Domestic violence: It's not about gender – or is it? Marriage Fam 2005; 67: 1126–1130.

Joyal CC, Carpentier J. The prevalence of paraphilic interests and behaviors in the general population: A provincial survey. J Sex Res 2017; 54(2): 161–171.

Jungnitz L, Lenz H-P, Puchert R et al. Gewalt gegen Männer. Berlin: BMFSFJ 2004; www.bmfsfj.de/resource/blob/84590/a3184b9f324b6ccc05bdfc83ac03951e/studie-gewalt-maenner-langfassung-data.pdf (letzter Zugriff: 15.6.2021).

Justice AJH, de Wit H. Acute effects of d-amphetamine during the follicular and luteal phases of the menstrual cycle in women. Psychopharmacol 1999; 145(1): 67–75.

Kobbé U (Hrsg.). Lilith im Maßregelvollzug. Lengerich: Pabst 2019.

Kröber H-L, Brettel H, Rettenberger M, Stübner S. Empfehlungen für Prognosegutachten. Erfahrungswissenschaftliche Empfehlungen für kriminalprognostische Gutachten. Forens Psychiatr Psychol Kriminol 2019; 13: 334–342.

Laubacher A, Lau S, Stutz S et al. Mütter, die ihre Kinder töten. Kriminalstatistik 2011; 10: 648–652.

Leuschner F. Täterinnen. Forens Psychiatr Psychol Kriminol 2020; 14: 130–140.

Linehan M. Dialektisch- behaviorale Therapie der Borderline Persönlichkeitsstörung München: CIP-Medien 1996.

Logan C, Blackburn R. Mental disorder in violent women in secure settings. Int J Law Psychiatry 2009; 32: 31–38.

Mann K, Ackermann K, Croissant B, et al. Neuroimaging of gender differences in alcohol dependence. Alcohol Clin Exp Res 2005; 29: 896–901.

Müller JL, Nedopil N. Forensische Psychiatrie. 5. A. Stuttgart: Thieme 2017.

Müller JL, Saimeh N, Briken P et al. Standards für die Behandlung im Maßregelvollzug nach §§ 63 und 64 StGB. Forens Psychiatr Psychol Kriminol 2018; 12: 93–125.

Riley AL, Hempel BJ, Clasen MM. Sex as a biological variable: Drug use and abuse. Physiol Behav 2018; 187: 79–96.

Saimeh N. Grausame Frauen. München: Piper 2020.

Schöpfer J, Kortas A, Norman C et al. Vorsätzliche Tötungsdelikte von Frauen im Einzugsgebiet des Instituts für Rechtsmedizin München (1990–2010). Arch Kriminol 2016; 237: 116–129.

Sherman BJ, McRae-Clark AL, Baker NL, et al. Gender differences among treatment-seeking adults with cannabis use disorder. Am J Addict 2017; 26: 136–144.

Singer M, Eckermann G. Spezielle Aspekte der pharmakotherapeutischen Behandlung von Frauen. In: Kobbé U (Hrsg.). Lilith im Maßregelvollzug. Lengerich: Pabst 2019, S. 419–447.

Soyka M. Wenn Frauen töten. Stuttgart: Schattauer 2004.
Statistisches Bundesamt. Bevölkerungsstand; www.destatis.de/DE/Themen/Gesellschaft-Umwelt/Bevoelkerung/Bevoelkerungsstand/_inhalt.html (letzter Zugriff: 15.6.2021).
Statistisches Bundesamt. Fachserie 10 Reihe 3. Rechtspflege. Strafverfolgung 2019. Hrsg. Oktober 2020; www.destatis.de/DE/Themen/Staat/Justiz-Rechtspflege/Publikationen/Downloads-Strafverfolgung-Strafvollzug/strafverfolgung-2100300197004.pdf?__blob=publicationFile (letzter Zugriff: 15.6.2021).
Stübner S, Nedopil N. Empirische Daten zu Zwischenfallsanalysen und Lockerungsprognosen. In: Nedopil N (Hrsg.). Prognosen in der Forensischen Psychiatrie. Lengerich: Pabst 2005, S. 163–180.
Swan SC, Gambone LJ, Caldwell JE, et al. A review of research on women's use of violence with male intimate partners. Violence Vict 2008; 23: 301–314.
Verona E, Vitale J. Psychopathy in women. In: Patrick CJ (ed.). The Handbook of Psychopathy. New York: Guilford Press 2007, pp. 415–436.
Young JE, Klosko JS, Weishaar ME. Schematherapie – ein praxisorientiertes Handbuch. Paderborn: Junfermann 2005.

KAPITEL

23

Wolfgang Weissbeck

Jugendliche und Heranwachsende mit Reifeverzögerungen im Maßregelvollzug

23

Faktenbox

- Gerade in der vulnerablen Phase des Jugendalters muss der Maßregelvollzug hohen fachlichen, personellen und materiellen Standards genügen. Er hat Entwicklungs- und (Nach-)Reifungsaufgaben sowie Schule und Berufsausbildung zu berücksichtigen.
- Die Gestaltung des Vollzugs sollte eigene Verantwortungsbereiche umfassen und das soziale Lernen im Fokus stehen; die Lebensbedingungen innerhalb der Einrichtung sollten, soweit möglich und zulässig, eine Annäherung an Lebensbedingungen außerhalb darstellen.
- Die Behandlung erfolgt unter Einbezug der unmittelbaren Bezugspersonen multimodal: Krankheitsspezifische Zielsetzungen werden neben der Verbesserung der sozialen Kompetenzen und der Problemlösefertigkeiten Berücksichtigung finden. Die Beziehungsfähigkeit, kommunikative Fertigkeiten und die Fähigkeit zur Verantwortungsübernahme werden gefördert.
- Die spezifische Auseinandersetzung mit den Straftaten sowie mit der zugrunde liegenden Dynamik und den motivationalen Zusammenhängen führt zu einem individuellen Fallkonzept und Rückfallvermeidungsplan.
- Bei Jugendlichen und Heranwachsenden ist besonders auf ungünstige Peergroup-Effekte zu achten.
- Die medikamentöse Behandlung sollte nicht auf eine wesentliche Sedierung abzielen, um die anderen Entwicklungsziele nicht negativ zu beeinflussen. Außerdem ist zu beachten, dass einige der im Erwachsenenbereich zugelassenen Präparate bei Jugendlichen nur off-label eingesetzt werden können.

Der Maßregelvollzug in Deutschland ist die juristisch einschneidendste mögliche Maßnahme und bedarf daher bei der Anwendung gerade in der vulnerablen Phase des Jugendalters eines hohen fachlichen wie auch personellen und materiellen Standards. Damit ist gemeint: Es sind sowohl die Kenntnis spezifischer jugendtypischer altersbedingter Prozesse, insbesondere die Berücksichtigung von Reifungsaspekten, erforderlich als auch ein mit unterschiedlichen Berufsgruppen ausreichend personell ausgestattetes Setting sowie altersgerechte räumliche Bedingungen in strukturell von Erwachsenen abgetrennten Bereichen.

Zahlenmäßig spielt der Maßregelvollzug bei Jugendlichen gem. § 63 StGB im Vergleich mit forensisch untergebrachten Erwachsenen nach wie vor kaum eine Rolle. Zwischen 2009 und 2019 befanden sich insgesamt 951 Personen im Jugendmaßregelvollzug (Scheu-Hachtel 2019).[1] Diese Zahl umfasst die Unterbringung sowohl nach § 126a StPO als auch nach §§ 63 und 64 StGB. Nach § 63 StGB allein waren es 30 % der Untergebrachten, 54 % nach § 64 StGB.

Das Durchschnittsalter bei Aufnahme betrug 19,3 Jahre (min. = 14,15, max. = 24,89), bei 84 % handelt es sich um deutsche Staatsangehörige, wobei im Laufe dieser Zeit der Anteil an Menschen mit Migrationshintergrund gestiegen ist (s. auch Weissbeck 2009).

Gerade der Jugendmaßregelvollzug hat aber aufgrund der massiven Folgen weitere wesentliche Zielsetzungen zu erfüllen, die sich nicht allein auf das übliche Behandlungsziel erstreckt (Deliktfreiheit), sondern hat auch Entwicklungs- und (Nach-)Reifungsaufgaben zu berücksichtigen. Die Besonderheiten im Jugendmaßregelvollzug sind weniger einschneidend im Rahmen einer Unterbringung gem. § 64 StGB, da hier eine klare zeitliche Befristung wie bei Erwachsenen dazu führt, dass die Folgen der Unterbringung für die Betroffenen weniger gravierend sind, wobei in der Behandlung hier insbesondere der besonderen dissozialen Prägung in der Peergroup Rechnung getragen werden muss.

23.1 Die Klientel: „Eine bunte Mischung"

Jugendliche und Heranwachsende weisen im Vergleich mit untergebrachten Erwachsenen in verschiedenen Bereichen eine größere Varianz auf. So findet

23

[1] Da es hierzu keine offiziellen Statistiken gibt, sind diese Daten aus Einrichtungen des Arbeitskreises Jugendmaßregelvollzug/Jugendforensik abgeleitet worden.

sich hier ein breiteres Diagnosenspektrum, ein etwas verändertes Spektrum an Straftaten sowie die bereits erwähnten altersspezifischen Unterschiede, wozu insbesondere die nicht abgeschlossene Hirnreifung und aufgrund der jugendtypischen Sozialisationsbedingungen stärker ausgeprägte Peergroup-Effekte gehören, aber auch ein erhöhtes Maß an Impulsivität sowie eine erhöhte Reizsuche („sensation seeking"), die im direkten Zusammenhang mit der nicht abgeschlossenen Reifeentwicklung stehen. Daneben steht die Suche nach Orientierung und Selbstfindung.

23.1.1 Reifeaspekte

Der augenscheinlichste Unterschied ist selbstverständlich der **Alters- und Reifeaspekt.** Das deutsche Jugendstrafrecht ist bemüht, die Reifeentwicklung im Rahmen der Gesamtwürdigung der angeklagten Person zu berücksichtigen:

- zum einen bei der Beurteilung der **Verantwortungsreife** (§ 3 JGG), was für sich genommen nur selten eine Begutachtung nach sich zieht, da sich Richter und Jugendgerichtshilfe im Allgemeinen in der Lage sehen, selbst zu beurteilen, ob ein Jugendlicher bereits die Reife besitzt, das Unrecht einer Tat reifebedingt einzusehen und danach zu handeln;
- zum anderen bei der Beurteilung der Anwendung von Jugendstrafrecht auf Heranwachsende (18- bis 20-Jährige) soll die „Gesamtwürdigung der Persönlichkeit des Täters" bei Berücksichtigung auch der Umweltbedingungen „herangezogen werden" und beurteilt werden, ob er „zur Zeit der Tat nach seiner sittlichen und geistigen Entwicklung noch einem Jugendlichen gleichstand oder es sich nach der Art des Umstandes und den Beweggründen der Tat um eine **Jugendstrafverfehlung** handelt".

Relativ konstant wird bei Heranwachsenden das Jugendstrafrecht angewandt: So fand das Jugendgerichtsgesetz (JGG) im Jahr 1990 bei 63,6 % der Heranwachsenden Anwendung, im Jahr 2017 bei 61,8 % (zit. Statistisches Bundesamt nach Diemer et al. 2020).

Häufig werden bei der **Reifebeurteilung** die **Kriterien nach Esser** (1991, 1999) herangezogen. Die Items, die hierbei Berücksichtigung finden, ähneln denjenigen, die auch als sog. Entwicklungsaufgaben beschrieben werden. Laut der sog. Bonner Delphi-Studie (Busch 2006) haben sich folgende Entscheidungsalgorithmen für die Beurteilung als signifikant erwiesen:

Personenbezogene Eingangsmerkmale:

- Soziale Autonomie und Autonomie in der Lebensführung
- Beziehung und Partnerschaft
- Qualifikation und Ziele
- Werte und Normen
- Emotionalität und Impulsivität
- Problem- und Konfliktmanagement
- Kommunikation und Reflexivität
- Umweltbedingungen

Außerdem sind **tatbezogene Eingangsmerkmale** zu berücksichtigen: Umstände und die Beweggründe der Tat (dem Charakter der Straftat nach soll es sich um eine „Jugendverfehlung" handeln).

Ein Aspekt der Reifung ist, dass Reife sich nicht nur quasi biologisch vollzieht, sondern auch als **Bewältigung von altersspezifischen Entwicklungsaufgaben** verstanden werden kann. So erscheint es insbesondere für die Adoleszenz erforderlich, dass neuere und reifere Beziehungen zu Gleichaltrigen beiderlei Geschlechts aufgenommen werden können und die (meist männliche bzw. weibliche) soziale Rolle erworben wird, was mit der Akzeptanz des eigenen körperlichen Aussehens einhergeht. Am Ende dieser Entwicklung stehen die Erlangung emotionaler Unabhängigkeit von den Eltern, aber auch von anderen Erwachsenen, die Berufswahl und Berufsvorbereitung, damit verbunden die zunehmende ökonomische Unabhängigkeit, u. U. auch die Vorbereitung auf Verantwortungsübernahme für einen Partner oder auch Kinder (Havighurst 1952, zit. nach Flammer 2009). Implizierend bedarf es auch der entsprechenden moralischen Entwicklung, der Entwicklung einer eigenen Identität und einer eigenen Persönlichkeit, insbesondere auch im Hinblick auf Selbstständigkeit, aber auch Selbstkontrolle. Die Bewältigung dieser Entwicklungsaufgaben kann auch misslingen. Zudem ist davon auszugehen, dass Entwicklungsaufgaben nicht zwangsläufig spontan verlaufen oder gar lustvoll erlebt werden, sondern manchmal eben auch mit Anstrengung und auch der Bewältigung von Ängsten oder mit der Entwicklung von Defiziten bei Nichtgelingen verbunden sind.

Praxishinweis

Um diese Entwicklungsschritte auch unter den Bedingungen einer Unterbringung berücksichtigen zu können, müssen die Mitarbeiter über ausreichende Kenntnisse der Entwicklungspsychologie und -pathologie verfügen. Im Maßregelvollzug sind diese Entwicklungsschritte bereits durch die äußeren Rahmenbedingungen erheblich erschwert. Das Behandlungsteam ist daher besonders gefordert, diese wichtige Aufgabe im Rahmen des therapeutischen Konzepts, aber auch im Rahmen von Lockerungen im Blick zu behalten.

Die erhöhte Impulsivität im Jugendalter steht in engem Zusammenhang mit der nicht abgeschlossenen **Frontalhirnentwicklung,** die in die Lebensjahre zwischen 20 und 25 hineinreicht (Konrad et al. 2013). Mit der Hirnreifung verbunden ist die unzureichende Planung, Prioritätensetzung, Abwägung von Konsequenzen, aber auch die Unterdrückung und Hemmung von Impulsen als sog. exekutive Funktionen. So wundert es nicht, dass gerade in diesem Altersbereich ein mangelndes Abwägen von Konsequenzen und, damit verbunden, letztendlich auch ein erhöhtes Maß an kriminellen Handlungen eher normal ist. So schreibt beispielsweise Remschmidt (2010), dass strafbares Verhalten im Kindesalter eher die Regel als die Ausnahme darstellt. So sieht er auch einen frühen Delinquenzbeginn nicht automatisch in chronische Kriminalität mündend. Ähnlich wie auch die Bertelsmann-Studie (Entorf und Sieger 2010) kommt er zu dem Ergebnis, dass insbesondere Lernschwierigkeiten und mangelnde Schulleistungen letztendlich wesentliche Risikofaktoren für spätere Kriminalität darstellen. Daher bedarf es insbesondere auch im Rahmen einer Unterbringung der Möglichkeit einer guten **qualifizierten schulischen und beruflichen Weiterbildung.**

Andererseits sind gerade Jugendliche einer Vielzahl an erhöhten Risiken ausgesetzt (Lampert et al. 2007). So sind sie in diesem Alter zunehmend der **Gefahr von Substanzmissbrauch** ausgesetzt und machen mitunter, sowohl als Täter als auch als Opfer, **Gewalterfahrungen** in nicht unerheblichen Ausmaß.

23.1.2 Diagnosenvielfalt

In der Zusammensetzung der Diagnosen von Unterbringungen im Maßregelvollzug bestehen signifikante Unterschiede zwischen Jugendlichen und Heranwachsenden auf der einen und Erwachsenen auf der anderen Seite:

- 60 % der Unterbringungen erfolgen bei Ersteren aufgrund einer Störung aus dem Kapitel *Psychische und Verhaltensstörungen durch psychotrope Substanzen* nach ICD-10 (BADO Daten Arbeitskreis Jugendmaßregelvollzug 2020, Auswertung durch den Verfasser[2]); aber auch bei Erwachsenen zeichnet sich hier eine Zunahme der Suchterkrankungen ab (CEUS-Daten 2019, 2.415 von 9.062 Personen, was einem prozentualen Anteil von 26,6 % entspricht).
- Auch bei getrennter Betrachtung der Daten (§§ 64, 63 StGB) findet sich in einem erheblichen Maße zumindest im Bereich der Nebendiagnosen ein Hinweis auf eine deutliche Suchtbelastung, auch bei den gem. § 63 StGB Untergebrachten. So hat auch im Jugendbereich die Unterbringung gem. § 64 StGB deutlich zugenommen, 2020 lag diese bei 54 %.
- Das Gros der Diagnosen im Erwachsenenbereich entfällt aber nach wie vor auf *Störungen aus dem schizophrenen Formenkreis* (39 %), wohingegen schizophrene Erkrankungen bei Jugendlichen und Heranwachsenden zwar auch in den letzten Jahren eine leichte Zunahme verzeichneten, jedoch lediglich 8 % der vergebenen Diagnosen ausmachen.
- Insgesamt finden sich auch weniger Unterbringungen infolge von *Störungen der sexuellen Orientierung.* Teilweise liegt dies auch an der Problematik der Diagnoseerfassung, da insbesondere für die Diagnosestellung einer Pädophilie als ein Kriterium ein Altersunterschied zwischen Täter und Opfer von 6 Jahren gefordert wird, das nicht immer erfüllt sein muss, obgleich pädophile Tendenzen möglicherweise eindeutig zu erkennen sind.
- Zudem wurden als Hauptdiagnose bei 13 % F9-Diagnosen (*Verhaltens- und emotionale Störungen mit Beginn in der Kindheit und Jugend*) erfasst, die bei der Erfassung der Diagnosen bei Erwachsenen naturgemäß keine Rolle spielen.

[2] Arbeitskreis Jugendforensik/Jugendmaßregelvollzug: Teilnehmer der jährlichen Stichtagserhebung erfassen die jugendforensischen Daten aus Bayern, Hessen, Mecklenburg-Vorpommern, Niedersachsen, Nordrhein-Westfalen, Rheinland-Pfalz, Sachsen, Thüringen.

- Bei 22 Personen wurden zudem sog. *Entwicklungsstörungen* festgestellt (F8-Diagnosen). Aber auch *Persönlichkeitsstörungen* (11 % der erfassten Daten) spielen bei der Unterbringung von Jugendlichen und Heranwachsenden eine nicht unerhebliche Rolle.
- Außerdem finden sich bei 11 % der im Jugendmaßregelvollzug untergebrachten Personen *Intelligenzminderungen.*
- Eine Diagnose, die bislang bei Erwachsenen kaum eine Rolle zu spielen scheint, im Jugendalter aber deutlich häufiger gestellt wird, betrifft die *Autismus-Spektrum-Störungen,* die differenziert nach Rechtsgrundlage bei den Unterbringungen gem. § 63 StGB einen Anteil von 6 % haben (gegenüber 1,5–2 % in der Allgemeinbevölkerung).

MERKE

Die Unterschiede in der Diagnosevergabe bzw. der psychiatrischen Unterbringungsgrundlage, die sich aus den Diagnosen ergibt, legen nahe, dass im Rahmen der Behandlung die Unterschiedlichkeit der Diagnosestellung Berücksichtigung finden muss, die sich möglicherweise auf die Setting-Gestaltung, aber auch auf die Berücksichtigung etwaiger Leitlinien (z. B. S3-Leitlinie zur Behandlung von Störungen des Sozialverhaltens oder S3-Leitlinie zu den Autismus-Spektrum-Störungen) erstreckt.

23.1.3 Unterschiede der Delikte

Während neben Gewaltdelikten erwartungsgemäß BtM-Verstöße maßgeblich zur Unterbringung gem. § 64 StGB geführt haben (bei Jugendlichen und Heranwachsenden findet sich auch ein deutlicher Peak bei Brandstiftungen), findet sich ein geringerer Anteil an Tötungsdelikten (6 % Jugendliche vs. 21,8 % Erwachsene), im Bereich Körperverletzung ein ähnlich hoher Anteil (32 vs. 33 %), auch der Anteil an Sexualdelikten ist ähnlich (20 % bei Jugendlichen und Heranwachsenden vs. 19,2 % bei Erwachsenen). Der Anteil an Brandstiftungen ist bei Jugendlichen und Heranwachsenden mit 13 % unerheblich höher als bei Erwachsenen (10,3 %). Unterschiedlich erscheint gerade bei nach § 64 StGB Untergebrachten die Rate an Brandstiftungsdelikten, die bei den CEUS-Daten lediglich 1,8 % ausmachen, bei Jugendlichen und Heranwachsenden immerhin 9 %.

23.2 Behandlung

Mittlerweile steht eine Reihe von Leitlinien zu forensisch relevanten Störungen zur Verfügung: S2-Leitlinie „Intelligenzminderung" (Stand 12/2014), S3-Leitlinie „Posttraumatische Belastungsstörungen" (2019), S3-Leitlinie „Autismus-Spektrum-Störungen" (Stand 2016), S3-Leitlinie „Alkoholbezogene Störungen" (Stand 2016), aber auch eine S3-Leitlinie zur Verhinderung von Zwang (Stand 2018), wobei diese sich auf die Prävention und Therapie aggressiven Verhaltens bei Erwachsenen bezieht. Relevant sind zudem die S3-Leitlinie „Schizophrenie" (Stand 2019) und die S3-Leitlinie „Störung des Sozialverhaltens" (Stand 2016). Die S3-Leitlinie „Borderline-Persönlichkeitsstörung" und die aktualisierte Leitlinie „Persönlichkeitsstörungen" (F60, F61) sind gegenwärtig noch in der Überprüfung.

Da Leitlinien sich i. d. R. explizit auf konkrete Störungsbilder beziehen, reicht diese Herangehensweise nicht aus. Der Zugang muss, wie in der Kinder- und Jugendpsychiatrie üblich, **multimodal** erfolgen. Dies bedeutet, dass unter Einbeziehung der unmittelbaren Bezugspersonen (Eltern, Geschwister, Partner, soweit vorhanden) krankheitsspezifische Zielsetzungen neben der allgemeinen Verbesserung von sozialen Kompetenzen und Problemlösefertigkeiten Berücksichtigung finden und allgemein die Beziehungsfähigkeit und die kommunikativen Fertigkeiten entwickelt und gefördert werden müssen. Im Rahmen der Behandlung sollten alternative Befriedigungsmöglichkeiten gesucht werden. Hierzu ist insbesondere Sport eine einfach verfügbare Möglichkeit. Allgemein sollten Offenheit und Vertrauen sowie die Fähigkeit zur Verantwortungsübernahme gefördert werden.

Im weiteren Verlauf erfolgen eine spezifische Auseinandersetzung mit den jeweiligen Straftaten und der zugrunde liegenden Dynamik sowie die Bearbeitung der motivationalen Zusammenhänge, die Entwicklung eines Erklärungsmodells und daraus folgend die Erarbeitung eines Rückfallvermeidungsplans, der die individuellen dynamischen Faktoren berücksichtigt.

Vom *Arbeitskreis Jugendmaßregelvollzug,* einem Zusammenschluss aller Häuser mit jugendforensischen Abteilungen, wurde zuletzt 2019 erfasst, welche standardisierten Therapieprogramme in ihrer ursprünglichen oder in einer adaptierten Version eingesetzt werden. Danach kommen in den jugendforensischen Einrichtungen gegenwärtig die in ➤ Box 23.1 aufgeführten Module zur Anwendung.

BOX 23.1

In jugendforensischen Einrichtungen eingesetzte Therapieprogramme

- Aggression Replacement Therapy (ART)
- Behandlungsprogramm für inhaftierte Gewalttäter (BiG) (R. Demmerling)
- AAT (Empower) (nach Weidner)
- „Fit for Life" (Hinsch und Pfingsten) (modifiziert)
- Selbstsicherheitstraining (Hinsch und Pfingsten) (modifiziert)
- BPS – Behandlungsprogramm für Sexualstraftäter (Wischka et al. 2004) (Original und modifiziert)
- Dauerhafte Veränderung – J, Rückfallvorbeugung (Hendriks und Bullens)
- Dialektisch-Behaviorale Therapie für Adoleszente (DBT-A) und Dialektisch Behaviorale Therapie für Forensik (DBT-F) (modifiziert)
- Kognitiv-verhaltenstherapeutische Rückfallprävention bei Alkoholabhängigkeit. Ein Trainingsmanual (Altmannsberger 2004) (Originalmanual)
- Rückfallprävention mit Alkoholabhängigen. Das strukturierte Trainingsprogramm S.T.A.R. (Körkel und Schindler 2003) (Originalmanual)
- Motivational Interviewing
- R & R (Reasoning & Rehabilitation Programm) (dt. Übersetzung und Bearbeitung, Institut für forensische Psychiatrie Haina e.V. 2004)
- Gruppentraining Sozialer Kompetenzen GSK (Hinsch und Pfingsten 2007) (Originalmanual)
- Kommunikationstraining (nach Krüger et al.)
- TEK – Training emotionaler Kompetenzen (nach Berking)
- Lieber schlau als blau (Lindenmeyer) (modifiziert)
- Rückfallprophylaxe bei Drogenabhängigen (nach Klos und Görgen)
- Integrated Theory (Barbaree et al.) (modifiziert)
- Forensisches Therapieprogramm für junge Straftäter (ForTIS) (Best et al. 2015)
- Friedenstab T. Soziales und emotionales Kompetenztraining (SEKT) im Maßregelvollzug: Vorstellung und Evaluation eines Gruppentrainings für psychisch kranke Straftäter mit Erkrankungen aus dem schizophrenen Formenkreis und komorbiden Störungen wie Substanzmissbrauch und Persönlichkeitsstörungen (Lengerich: Pabst 2013).

Die **Therapiemotivation** bzw. die Herstellung einer solchen erscheint vor dem Hintergrund, dass evidenzbasierte psychotherapeutische Interventionen gerade bei Jugendlichen mit komplexen Störungsmustern oft kaum Effekte zeigen (Weisz et al. 2017), von zentraler Bedeutung. Daher sollte auf alle zur Verfügung stehenden Methoden zurückgegriffen werden, welche die Therapiemotivation im Blick haben (z. B. die motivierende Gesprächsführung für Jugendliche, Naar-King und Suarez 2012). Genauso hilfreich erscheinen Commitment-Strategien aus dem DBT-A-Ansatz. Gerade aufgrund der zunächst „extrinsischen Motivation" der Unterbringung muss alles darangesetzt werden, eine intrinsische Motivation herzustellen. Dazu kann die **Milieugestaltung** einen positiven Beitrag leisten. Eine eigene Untersuchung in Kooperation mit der Universität Koblenz-Landau konnte zeigen, dass Therapiemotivation und Patientenzufriedenheit in hohen Maße korrelieren. Gerade bei Jugendlichen und Heranwachsenden sind aber **Peergroup-Effekte** zu beachten: Oft können dissozial hochwirksam erscheinende Mitpatienten einen erheblichen negativen Peergroup-Effekt haben, weshalb es von großer Bedeutung ist, diese Effekte im Blick zu haben und ihnen ggf. entgegenzuwirken.

Gerade diejenigen, die sowohl als Täter auftraten als auch als Opfer litten, hatten ein erhöhtes Risiko, im Erwachsenenalter an einer Depression zu erkranken (relatives Risiko [RR] 4,8) oder eine Panikstörung zu entwickeln (RR 14,5); bei Männern mit Täter- und Opfererfahrung betrug das RR für Suizidalität sogar 18,5 (Copeland et al. 2013). Daher setzt sich zunehmend die Erkenntnis durch, dass auch ein **traumatherapeutischer Behandlungsansatz** ergänzend zu deliktspezifischen Methoden gefragt ist.

Zunehmend zeichnen sich auch **interkulturelle Herausforderungen** ab, da sich mit der Flüchtlingswelle zunehmend Menschen sowohl mit traumatisierender Vorgeschichte als auch mit kulturellen Besonderheiten im Jugendmaßregelvollzug wiederfinden.

23.2.1 Drogenentwöhnung

Der Behandlung von Suchterkrankungen kommt aufgrund der Häufigkeit (➤ Kap. 23.1.2) eine besondere Bedeutung zu. Viele Jugendliche begreifen sich nicht als süchtig und erfüllen bei Unterbringung auch nicht immer alle Voraussetzungen einer Abhängigkeitserkrankung. Im Rahmen der Beachtung kriminogener

Faktoren zeichnet sich aber bei der Deliktbearbeitung immer wieder deutlich ab, dass Risikofaktoren i. d. R. weit über den reinen Suchtmittelkonsum hinausreichen. Sowohl die biografischen Hintergründe als auch die bereits genannten Reifeaspekte in Verbindung mit einer unzureichenden moralischen/dissozialen Entwicklung aktualisieren sich immer wieder im Stationsalltag und müssen hier bearbeitet werden und Beachtung finden.

Bei der Behandlung von suchtkranken Jugendlichen gem. § 64 StGB wäre es besonders zu empfehlen, die Behandlung zum Abschluss zu bringen. Denn es hat sich gezeigt (Maaß et al. 2016), dass bei Jugendlichen und Heranwachsenden ein deutlicherer Zusammenhang zwischen Rückfälligkeit und einer nicht abgeschlossenen Suchtbehandlung besteht als bei Erwachsenen.

Zudem handelt es sich selten um reine Suchtprobleme; vielmehr sind auch **komorbide psychische Störungen** im Kindes- und Jugendalter, insbesondere auch Teilleistungsstörungen oder Teilleistungsschwächen, in der Therapie zu beachten. Gerade **hyperkinetische Störungen,** aber auch **Bindungs- und Angststörungen** können hier den Behandlungserfolg massiv beeinträchtigen. Die Untersuchung von Scheu-Hachtel (2019) hat gerade gezeigt, dass das Vorhandensein von hyperkinetischen Störungsbildern den Behandlungsverlauf bei Entwöhnungsmaßnahmen verlängert. Hierbei ergibt sich die komplexe Problematik: Gerade bei jungen Menschen mit Suchterkrankungen besteht eine relative Kontraindikation, die Mittel der ersten Wahl bei ADHS, nämlich Stimulanzien, im Rahmen einer Suchtbehandlung einzusetzen, da diese unter das BtMG fallen. Mittlerweile gibt es aber auch andere Medikamente, die hier zum Einsatz kommen können (insb. Guanfacin und Atomoxetin).

Bei Suchterkrankungen kommt den **ergo- und arbeitstherapeutischen Maßnahmen** besondere Bedeutung zu, da es hier häufig auch um die Integration auf dem ersten Arbeitsmarkt geht. So gehören zu einer **Entwöhnungstherapie** im Jugendmaßregelvollzug neben den einzelnen Gruppenpsychotherapien insbesondere **Schule** und Ergo- oder Arbeitstherapie, aber auch **alltagspraktisches Training.**

Ein besonderes Augenmerk gebührt der **Freizeitpädagogik.** Gerade Jugendliche im Drogenmilieu haben häufig verlernt, ihre Freizeit in irgendeiner Form sinnvoll zu füllen, weshalb gerade in diesem Bereich Förderungen aller positiven, sinnhaften Freizeitbeschäftigungen zum Einsatz kommen. Hier haben sich oft sportliche Angebote bewährt, zur Selbstwertsteigerung bieten sich aber insbesondere auch handwerkliche oder musikalische Projekte an.

In der Behandlung unterstützend wirken auch tierpädagogische und auch tiertherapeutische Maßnahmen. Burger et al. (2011) fanden bei ihrer Studie mit drogenabhängigen Straftätern Belege für *„eine signifikante Verbesserung in mehreren Schlüsselqualitäten der emotionalen Kompetenz: Emotionsregulation, Zeigen von Emotionsausdrücken, Geben und Annehmen von Feedback, Selbstkontrolle und Akzeptanz eigener Emotionen"* bei einer hundegestützten Gruppentherapie. Aber auch in der Behandlung anderer schwerer seelischer Störungen etabliert sich die tiergestützte Therapie.

23.2.2 Psychopharmakotherapie

Die Psychopharmakotherapie erscheint im Jugendalter häufig ergänzend erforderlich, sie sollte aber – mit Ausnahme von spezifischen Störungen (Schizophrenie, Depression mit klarer Indikation) – als unterstützende Maßnahme in einem Ausmaß zur Anwendung kommen, das nicht auf eine wesentliche Sedierung abzielt, damit die anderen Entwicklungsziele hierdurch nicht negativ beeinflusst werden.

Das Behandlungsteam sollte die Zulassungsvoraussetzungen medikamentöser Maßnahmen kennen, da man sich sonst rasch in einer Off-Label-Anwendung befindet. Insbesondere im Jugendalter erscheint es gerade unter den Zwangsbedingungen des Maßregelvollzugs kaum möglich, z. B. eine Behandlung mit GnRH-Agonisten durchzuführen, da diese für diesen Altersbereich nicht nur nicht zugelassen sind, sondern wegen der erwartbaren erheblichen Folgen im Rahmen der Geschlechtsentwicklung auch medizinethische Fragestellungen aufwerfen (Turner und Briken 2018). Bei sexuell auffälligen Jugendlichen kann bei erheblichem Triebdruck daher allenfalls auf SSRIs (ebenfalls off-label für diese Indikation) zurückgegriffen werden.

CAVE

Bei Heranwachsenden ist insbesondere auch beim Off-Label-Use grundsätzlich an eine sorgfältige Aufklärung auch der Angehörigen bzw. Sorgeberechtigten zu denken.

23.2.3 Strukturelle Voraussetzungen

Unstrittig erscheint mittlerweile die von Erwachsenen getrennte Unterbringung von Jugendlichen und reifeverzögerten Heranwachsenden. Bezüglich der Behandlungs- und Strukturqualität – ähnlich einer Kinder- und Jugendpsychiatrie – sollte bei den **baulichen Aspekten** neben Sicherheitsaspekten insbesondere auf einen wohnlichen Charakter geachtet werden. Um den Entwicklungs- und Autonomiebedürfnissen gerecht zu werden, sollte grundsätzlich ein Einzelzimmerstandard umgesetzt werden; Doppelzimmer sind nur dann vorzusehen, wenn die gemeinsame Unterbringung ausdrücklich gewünscht wird.

Gleichzeitig besteht bei der **Gestaltung der Räumlichkeiten** ein hoher Anspruch an die Standfestigkeit der Materialien, da es angesichts der oftmals hohen zugrunde liegenden Impulsivität im Jugendalter zumindest in den Aufnahmebereichen zu konsequenten Materialtestungen kommen kann. Das bedeutet, dass Sachschäden die Wohlfühlatmosphäre in einem solchen Bereich gefährden können. Die Balance zwischen Wohncharakter und ausreichender Haltbarkeit der Materialien ist grundsätzlich ein schwieriger Abwägungsprozess. Hier empfiehlt sich der Einsatz von Holzmaterialien, da diese i. d. R. bei guter Verarbeitung stabil ausgeführt werden können und gleichzeitig eine gewisse Wohnlichkeit mit sich bringen. Auf bauliche Maßnahmen, die ständig die Inkarzerierung vor Augen führen (z. B. Gitter), sollte – soweit es die Sicherheitstechnik zulässt, verzichtet werden. Gleichzeitig sollte ausreichend Raum für Bewegung sein.

Einrichtungen des Jugendmaßregelvollzugs müssen aufgrund der besonderen Herausforderungen eine **überschaubare Größe** besitzen, d. h., sie sollten möglichst klein gehalten werden; optimal erscheint eine Gruppengröße von 8 (maximal 12) Plätzen.

Bei der inhaltlichen Ausgestaltung sollten eigene Verantwortungsbereiche berücksichtigt werden, und das soziale Lernen sollte im Fokus stehen. Die Lebensbedingungen in der Einrichtung sollten, soweit zulässig, an die Lebensbedingungen außerhalb der Einrichtung angepasst sein; insbesondere sollten auch Schule und Berufsausbildung berücksichtigt und ein verbindliches Angebot hierfür geschaffen werden (s. auch Schläfke und Häßler 2001; Schepker und Huck 2008).

Ein **multiprofessionelles Team** umfasst i. d. R. Fachkräfte der Kinder- und Jugendpsychiatrie, Kinder- und Jugendlichenpsychotherapie, Pädagogik, Sozialpädagogik, Krankenpflege und Arbeitserziehung. Daneben sollten auch Mitarbeitende der Heilpädagogik, Sport- und Bewegungstherapie, aber auch Kunst- oder Musiktherapie zum Kernteam zählen. Die Personalstärke muss deutlich höher liegen als im üblichen Standard des Maßregelvollzugs und sich eher an der Personalbemessung der Kinder- und Jugendpsychiatrie orientieren, da Jugendmaßregelvollzug immer eine besondere Herausforderung an Zuwendung und Nähe erfordert. Auch müssen psychotherapeutische Maßnahmen ausreichend hochfrequent durchgeführt werden, weshalb in diesem Bereich ein hoher personeller Standard unumgänglich ist. Erwartbar ist, dass durch eine ausreichende Personalpräsenz Zwangsmaßnahmen auf ein Minimum reduziert werden können. Auch die Nachsorge im Rahmen der Dauererprobung und darüber hinaus fordert engere und verbindlichere Kontaktangebote.

An wesentlichen Zielen der **Milieugestaltung** ist zwar einerseits auf eine Verbesserung der Akzeptanz von Regeln im Alltag hinzuwirken, es sollte aber insbesondere ein Klima geschaffen werden, das unter Voraufsicht Möglichkeiten beinhaltet, sich angemessen zu beschäftigen und insbesondere die Kooperationsfertigkeiten, letztendlich auch die Kritikfähigkeit zu verbessern. Insbesondere die Partizipation in möglichst vielen Bereichen sollte mit dazu beitragen, dass das therapeutische Milieu, aber auch das Gefühl der Selbstwirksamkeit gefördert wird. Hierzu kann beispielsweise auch ein hoher Grad an Selbstversorgungsmöglichkeiten beitragen, da hierdurch implizit auch gleichzeitig die Alltagskompetenz trainiert werden kann.

Das therapeutische Milieu muss berücksichtigen, dass Jugendliche auch universelle Ziele haben, die sie oft nicht adäquat selbst benennen können, die aber in der Milieugestaltung Berücksichtigung finden müssen. Hierzu zählen ganz allgemein und banal Gelegenheiten, Spaß zu haben, aber auch Möglichkeiten der Selbstwirksamkeit. Das Zusammentreffen mit anderen Gleichaltrigen und der Austausch untereinander dienen auch der Selbstkonstruktion im Rahmen des Individuationsprozesses. Da es sich immer auch um einen pädagogischen Rahmen handeln muss, kann jedoch nicht auf Regellernen und Regelakzeptanz verzichtet werden. Das Milieu soll die **Übernahme von Verantwortung** ermöglichen. Unter den Bedingungen einer Maßregeleinrichtung kommt der **Nähe- und Distanzregulierung** eine besondere Bedeutung zu. Gerade bei jüngeren Untergebrachten ist, mehr als in einem forensischen Milieu üblich, das Zulassen von professioneller Nähe zu den Betreuern nötig, was eine besondere Herausforderung an die Supervision darstellt, da auch hier eine adäquate Balance in der Beziehung gefunden werden muss.

Zur Verbesserung der **Selbstwirksamkeit** ist es erforderlich, die Partizipation im Alltag so umfänglich zu gestalten, wie es die Gewährleistung des ebenso vorhandenen Sicherungsauftrags zulässt.

Eine hohe Dichte an freizeit- und erlebnispädagogischen Behandlungselementen ist unersetzlich, da gerade die Neuausrichtung der Freizeitgestaltung, wie bereits ausgeführt, eine zentrale Rolle spielt. Die **Erlebnispädagogik** bietet Möglichkeiten, die Zusammenarbeit und den Zusammenhalt auch in der Gruppe zu fördern, sowie selbstwertsteigernd und zu den Erlebnisstilen passend, insbesondere die Erziehungsfähigkeit zu verbessern. Neben einem ausreichenden Sportangebot müssen altersgerechte Freizeitgestaltungsmöglichkeiten angeboten werden. Hierzu zählen auch, in einem die Behandlung nicht einschränkenden Umfang, Computerspielen oder die Beschäftigung mit anderen Internetmedien.

23.3 Fazit

Mit zunehmender Selbstverständlichkeit etabliert sich die Akzeptanz für eine spezialisierte forensische Versorgung von Jugendlichen und Heranwachsenden. Daher verwundert es nicht, dass die Besonderheiten und Eigenheiten dieses Altersbereichs, was sowohl die strukturellen als auch die therapeutischen Anforderungen anbelangt, die hier lediglich skizziert wurden, in den Fokus der Fachöffentlichkeit rücken.

Gerade bei Jugendlichen im Maßregelvollzug sollte das **Beschleunigungsgebot** Beachtung finden. Gleichzeitig lassen sich Reifungsprozesse nicht beliebig beschleunigen, weswegen Behandlungen im Jugendmaßregelvollzug auch einen nicht unerheblichen zeitlichen Umfang annehmen. Dennoch ist davon auszugehen, dass eine erfolgreiche Behandlung im Setting des Jugendmaßregelvollzugs nach § 63 StGB zu im Schnitt kürzeren Aufenthaltsdauern führt. Wenn es allerdings nicht gelingt, im Rahmen der Reifung und Nachreifung eine ausreichende Reduktion der Gefährlichkeit der Untergebrachten zu erreichen, besteht die Herausforderung darin, den Jugendmaßregelvollzug i. S. des transitionspsychiatrischen Gedankens in eine erwachsenenpsychiatrische forensische Unterbringung zu überführen.

Langfristig sollte aber das Ziel sein, aus der forensischen Kinder- und Jugendpsychiatrie heraus **präventive Ansätze** zu entwickeln, die möglichst frühzeitig delinquenzverursachende Entwicklungen erkennt und ihnen gegensteuert. Daher bedarf es langfristig eines flächendeckenden Angebots gerade sekundärpräventiver ambulanter Therapieangebote, das weit über die Möglichkeiten jugendforensischer Spezialeinrichtungen hinausgeht. Diesen Einrichtungen kommt jedoch eine besondere Aufgabe bezüglich der Schulung und Verbreitung forensischen Basiswissens zu. Als vorbildlich erweist sich hier vor allem die Schweiz durch die Schaffung von **jugendforensischen Ambulanzen** in einigen Kantonen. Gerade die aufsuchende Tätigkeit in Jugendhilfeeinrichtungen erscheint indikativpräventiv sinnvoll. Hiervon ist die Entwicklung in Deutschland noch weit entfernt.

Jugendmaßregelvollzug ist teuer. Gesamtgesellschaftlich rechnen sich die Kosten jedoch, wenn man sich die Gefahr möglicher lebenslanger Unterbringungen vor Augen führt, die aus einer unzureichenden und zu kurz gegriffenen Behandlung resultieren kann.

Bislang ist es leider nicht gelungen, diese Thesen durch eine ausreichende Begleitforschung zu verifizieren. Im Sinne einer „Best Practice" sollte daher grundsätzlich in allen Einrichtungen des Maßregelvollzugs – und dies gilt nicht nur für den Jugendmaßregelvollzug – eine **katamnestische Begleitforschung** verbindlich sein.

Trotz allgemein sinkender Kriminalitätsraten im Jugendalter sinken die Belegungszahlen in den jugendforensischen Kliniken nicht. Daher wird alleiniges Abwarten nicht genügen.

Jugendmaßregelvollzug sollte letztendlich als Chance und nicht als „letzte Wiese" der Behandlung verstanden werden. Dazu bedarf es aber insbesondere der Unterstützung der Politik, aber auch der Zivilgesellschaft. Der Jurist Tondorf forderte 2009 leidenschaftlich:

„Kämpfen Sie mit – für mehr Rechte der Jugendlichen und Heranwachsenden im Jugendmaßregelvollzug. Wir wollen sie nicht vergessen!“

LITERATUR

Burger E, Stetina BU, Turner K, et al. Dog-assisted therapy in prison: Emotional competences and emotional status of drug-addicted criminal offenders. J Vet Behav 2011; 6(1): 79–80.

Busch TP. Evidenzbasierte Entscheidungsalgorithmen zur strafrechtlichen Zuweisung gemäß § 105 JGG. Zeitschrift für Jugendkriminalrecht und Jugendhilfe (ZJJ) 2006; 17(4/06): 264–272.

Copeland WE, Wolke D, Angold A, et al. Adult psychiatric outcomes of bullying and being bullied by peers in childhood and adolescence. JAMA Psychiatry 2013; 70(4): 419–426.

Diemer H, Schatz H, Sonnen BN. Jugendgerichtsgesetz mit Jugendstrafvollzugsgesetzen. 8. A. Heidelberg: C. F. Müller 2020, S. 37–50, 870–887.

Entorf H, Sieger P. Unzureichende Bildung: Folgekosten durch Kriminalität. Im Auftrag der Bertelsmann Stiftung 2010; www.bertelsmann-stiftung.de/fileadmin/files/BSt/Publikationen/GrauePublikationen/GP_Unzureichende_Bildung.pdf (letzter Zugriff: 15.6.2021).

Esser G, Fritz A, Schmid, MH. Die Beurteilung der sittlichen Reife Heranwachsender im Sinne des § 105 JGG – Versuch einer Operationalisierung. MschrKrim 1991; 6: 356–368.

Esser G. Sind die Kriterien der sittlichen Reife des § 105 JGG tatsächlich reifungsabhängig? DVJJ-Journal 1999; 10(1): 37–40.

Flammer A. Entwicklungsaufgaben in der Adoleszenz. In: Fegert JM, Streeck-Fischer A, Freyberger HJ (Hrsg.). Adoleszenzpsychiatrie. Psychiatrie und Psychotherapie der Adoleszenz und des jungen Erwachsenenalters. Stuttgart: Schattauer 2009, S. 92–104.

Konrad K, Firk C, Uhlhaas PJ. Brain development during adolescence: Neuroscientific insights into this developmental period. Dtsch Arztebl Int 2013; 110(25): 425–31.

Lampert T, Thamm M. Tabak-, Alkohol- und Drogenkonsum von Jugendlichen in Deutschland. Ergebnisse des Kinder- und Jugendgesundheitssurveys (KiGGS). Bundesgesundheitsbl – Gesundheitsforsch – Gesundheitsschutz 2007; 50: 600–608.

Maaß Ch, Schläfke D, Fegert JM. Rückfälligkeit bei Jugendlichen und Heranwachsenden nach Entlassung aus der Entziehungsmaßregel. Nervenheilkunde 2016; 35: 131–136.

Naar-King S, Suarez M (Hrsg.). Motivierende Gesprächsführung mit Jugendlichen und jungen Erwachsenen. Weinheim: Beltz 2012.

Remschmidt H. Was wird aus delinquenten Kindern? Marburger Kinderdelinquenzstudie: Verlauf von straffälligem Verhalten. Dtsch Arztebl 2010; 107(27): 477–483.

Schepker R, Huck W. Erwartungen an den MRV aus Sicht des Gutachters/der Gutachterin. Kriterien für die Empfehlung von § 63/64 StGB. In: Brünger M, Weissbeck W (Hrsg.). Psychisch kranke Straftäter im Jugendalter. Berlin: Medizinisch Wissenschaftliche Verlagsgesellschaft 2008, S. 83–94.

Scheu-Hachtel H. Jugendliche und Heranwachsende im Maßregelvollzug – eine bundesweite Erhebung und Verlaufsmessung (BADO Daten 2009–2019). Unveröffentlichte Masterarbeit, Fachbereich Psychologie, Universität Koblenz-Landau, Campus Landau. 2019

Schläfke D, Häßler F. Maßregelvollzug bei Jugendlichen und Heranwachsenden. In: Fegert J, Späth K, Salgo L (Hrsg.). Freiheitsentziehende Maßnahmen in Jugendhilfe und Jugendpsychiatrie. Münster: Votum-Verlag 2001, S. 223.

Tondorf G, Tondorf B. Brauchen wir Gesetze zum Jugend- und Frauenmaßregelvollzug? Zeitschrift für Jugendkriminalrecht und Jugendhilfe 2009; 1: 54–57.

Turner D, Briken P. Die Behandlung paraphiler Störungen mit GnRH-Agonisten unter besonderer Berücksichtigung ethischer und rechtlicher Aspekte. Forens Psychiatr Psychol Kriminol 2018; 12: 344–351.

van der Helm GHP, Kuiper CHZ, Stams GJJM. Group climate and treatment motivation in secure residential and forensic youth care from the perspective of self determination theory. Child Youth Serv Rev 2018; 93: 339–344.

Weissbeck W. Jugendmaßregelvollzug in Deutschland. Übersicht über Maßregelvollzugseinrichtungen für Jugendliche in Deutschland-Auswertung der Basisdokumentationen 2004–2005 Jugendforensischer Einrichtungen und konzeptuelle Überlegungen. Berlin: Medizinisch Wissenschaftliche Verlagsgesellschaft 2009.

Weisz JR, Kuppens S, Ng MY, et al. What five decades of research tell us about the effects of youth psychological therapy: A multilevel meta-analysis and implications for science and practice. Am Psychol 2017; 72(2): 79–117.

KAPITEL

24 Gefängnispsychiatrie

Annette Opitz-Welke und Norbert Konrad

24

Faktenbox

- Im deutschen Justizvollzug sind 94 % der Gefangenen männlich und nur 4 % älter als 60 Jahre.
- 10–40 % der Gefangenen leiden unter depressiven Symptomen, 4–10 % unter einer psychotischen Störung, und bei 40–60 % liegen Substanzmittelkonsumstörungen vor.
- Gefangene sind 48- bis 69-mal häufiger mit dem Hepatitis-C-Virus und 7- bis 12-mal häufiger mit dem humanen Immundefizienzvirus (HIV) infiziert als die Allgemeinbevölkerung.
- Im Vergleich mit der deutschen Wohnbevölkerung ist die Suizidrate männlicher Gefangener ungefähr 6-mal höher, die der weiblichen Gefangenen 8-mal höher.
- Suizid ist die häufigste singuläre Todesursache in deutschen Gefängnissen.
- Alkohol und alle bekannten Drogen werden innerhalb der Justizvollzugsanstalten konsumiert und gehandelt.

24.1 Lebensraum Gefängnis

Aktuell befinden sich weltweit rund 10 Mio. Menschen in Gefangenschaft, 800.000 davon in Europa (WHO 2019). Im internationalen Vergleich zählt Deutschland zu den Ländern mit einer mittleren Gefangenenrate (Aebi et al. 2019). Innerhalb der Bundesrepublik Deutschland haben die Stadtstaaten Hamburg, Berlin und Bremen die höchsten, die ländlich geprägten Flächenstaaten die niedrigsten Gefangenenraten. Gefängnispopulationen unterscheiden sich i. d. R. deutlich von der Wohnbevölkerung; der Anteil junger Männer ist überproportional hoch, und Frauen sind in allen Ländern eine Minderheit (Opitz-Welke et al. 2018). Gefängnispopulationen sind nur scheinbar deutlich von der bürgerlichen Gesellschaft getrennt; es besteht ein ständiger Austausch. Epidemiologische Untersuchungen belegen dies z. B. durch den Zusammenhang zwischen den Infektionsraten an HIV im Gefängnis und in der entsprechenden Referenzbevölkerung. Intramurale Gesundheitsangebote können deshalb für effektive Präventionsmaßnahmen mit direkter Auswirkung auf die Wohnbevölkerung genutzt werden (Ndeffo-Mbah et al. 2018).

Die Gesundheitsversorgung für Gefangene wird i. d. R. direkt von den Justizvollzugsbehörden finanziert, und das Angebot sollte dem entsprechen, was außerhalb der Justizvollzugsanstalten (JVAs) durch die gesetzliche Krankenversorgung vorgehalten wird (sog. **Äquivalenzprinzip**) (Keppler et al. 2010). Betrachtet man die Kennzahlen der Gesundheitsversorgung, so fällt auf, dass trotz des großen Anteils junger Männer für Gefangene in Deutschland relativ mehr Ärzte und auch mehr stationäre Krankenhausbetten zur Verfügung stehen als außerhalb der JVAs. Dies ist zum einen damit zu erklären, dass einige Gesundheitsstörungen (z. B. Infektionskrankheiten) bei Gefangenen um ein Vielfaches häufiger auftreten als in der Allgemeinbevölkerung. Zusätzlich hat der Arztbesuch in der reizarmen und eintönigen Atmosphäre der JVAs auch eine wichtige entlastende Funktion.

Die Gesundheitsversorgung ist im Gefängnis stärker primärärztlich orientiert als außerhalb von JVAs. Hausarzt der Gefangenen ist der sog. Anstaltsarzt, meist ein Allgemeinmediziner oder ein hausärztlich tätiger Internist. Die Sprechstunden dieser Ärzte stehen grundsätzlich allen Gefangenen auf Antrag offen; die Anmeldung erfolgt i. d. R. schriftlich mit einem sog. „Vormelder" – einem Formular, auf dem der Wunsch nach Arztbesuch und manchmal auch der Grund für diesen Wunsch vermerkt wird. Die Wartezeiten für einen Termin beim Hausarzt sind i. d. R. kurz. Die Sprechstunde findet in großen JVAs wöchentlich, in kleineren Anstalten in etwas größeren Abständen statt. Während der Sprechstundenzeiten sind die Stützpunkte der Hausärzte, die in ihrer Funktion der Hausarztpraxis entsprechen, auch für die Notfallversorgung zuständig. Außerhalb der Sprechstundenzeiten halten größere JVAs i. d. R. einen pflegerischen Nachtdienst vor, kleinere Anstalten rufen bei Bedarf den ärztlichen Bereitschaftsdienst der Kassenärztlichen Vereinigung oder den Notarzt.

MERKE

Auch innerhalb des Justizvollzugs gilt die ärztliche Schweigepflicht, und die medizinische Dokumentation ist nur für Mitarbeitende des Gesundheitsdienstes zugänglich. In der täglichen Arbeit wird trotzdem immer wieder versucht, das spezielle Vertrauensverhältnis zwischen Arzt und Patient für administrative Fragestellungen „anzuzapfen". Ziel ist es dabei, Informationen zu gewinnen, die für vollzugliche Entscheidungen wie Lockerungen o. Ä. nützlich sein könnten. Aus klinischer Erfahrung ist von einem Informationstransfer in diese Richtung in den meisten Fällen abzuraten.

24.2 Inhaftierung und psychische Gesundheit

Gefangene leiden im Vergleich zur Allgemeinbevölkerung häufiger unter Depressionen, Schizophrenie und Substanzkonsumstörungen (Fazel und Seewald 2012). Insbesondere bezogen auf die Entwicklung **reaktiver depressiver Störungsbilder** sind Gefangene als Risikopopulation anzusehen, und die Suizidraten übersteigen die der entsprechenden Referenzbevölkerung um ein Vielfaches (Fazel et al. 2008; Zhong et al. 2021).

Auch **Selbstverletzungen** sind bei Gefangenen häufig. In der Gruppe der Gefangenen, die selbstverletzendes Verhalten zeigen, ist die Suizidrate besonders hoch, sodass die Selbstverletzungen teilweise als Suizidversuche zu werten sind (Hawton et al. 2014). Untersuchungen zu den Ursachen selbstverletzenden Verhaltens ergaben als weitere mögliche Motivationen die Suche nach Spannungsregulation und eine erhöhte Häufung interpersoneller Konflikte (Gardner et al. 2016). Eine Sonderform selbstverletzenden Verhaltens ist das Verschlucken von meist kleineren Gegenständen wie Rasierklingen und Büroklammern. Nach klinischer Erfahrung sind sowohl Selbstverletzungen als auch das Verschlucken von Gegenständen bei Personen ohne psychische Erkrankung häufig dann zu beobachten, wenn die Haftbedingungen als besonders belastend erlebt werden. Dabei kann die Belastung durch verschiedene Faktoren hervorgerufen werden. Ein möglicher Auslöser sind besonders schwierige Haftbedingungen, z. B. bei sehr langer Untersuchungshaft oder bei besonderen Tatvorwürfen. Die Belastung kann ihre Ursache aber auch in Auseinandersetzungen der Gefangenen untereinander haben, beispielsweise dann, wenn Gefangene ihre Schulden bei den justizvollzugsinternen Drogenhändlern nicht mehr begleichen können.

Die Abgrenzung von Handlungen, die als Ausdruck von Suizidalität zu werten sind, gegenüber Handlungen mit anderem motivationalem Hintergrund erfordert ein Verständnis der spezifischen Lebenssituation der Betroffenen und eine Klärung der Frage, ob eine psychische Erkrankung vorliegt.

MERKE

Der Umgang mit Gefangenen, die sich selbst oder andere gefährden, wird in den JVAs durch die Strafvollzugsgesetze des Bundes und der Länder geregelt. Diese fokussieren nicht primär auf Behandlung, sondern haben die Aufrechterhaltung von Sicherheit und Ordnung und die Abwendung von Selbstbeschädigung zum Ziel. Die Maßnahmen konzentrieren sich deshalb primär auf die Isolation und die Kontrolle der verursachenden Personen, nicht auf die Vermittlung von Behandlungsangeboten.

24.2.1 Psychiatrische Arbeit in den Justizvollzugsanstalten

Die ambulante Versorgung psychisch Erkrankter in den JVAs wird in den meisten Fällen von psychiatrischen Fachärzten auf Honorarbasis, seltener von fest angestellten oder verbeamteten Fachkräften angeboten. Dabei bleibt der zuständige Anstaltsarzt i. d. R. weiter für die Behandlung verantwortlich, und der Facharzt hat beratende Funktion. In der **ambulanten psychiatrischen Arbeit** werden meist medikamentöse Behandlungsangebote mit haltgebenden Einzelgesprächsangeboten kombiniert. Psychotherapeutische Behandlungen werden innerhalb der JVAs weniger von Ärzten, sondern häufiger von Psychologischen Psychotherapeuten angeboten. Psychologen, die in den JVAs als Angestellte oder Beamte arbeiten, sind aber nicht immer psychotherapeutisch ausgebildet und nehmen teilweise auch andere Aufgaben wahr. Sie verfassen z. B. Stellungnahmen zu Entscheidungen über die Gestaltung des Strafvollzugs oder darüber, ob Gefangene für spezifische Maßnahmen geeignet sind.

Eine Sonderrolle nehmen bei den vollzugsinternen Therapieangeboten die **Sozialtherapeutischen Anstalten** (SothAs; ➤ Kap. 25) ein, die für einige Gefangene eine stationär-psychotherapeutisch ausgerichtete Behandlung ermöglichen. Die Aufnahme erfolgt i. d. R.

auf Antrag, und die Auswahl legt ähnliche Kriterien zugrunde wie die Richtlinien psychotherapeutischer Angebote außerhalb des Justizvollzugs. Gefangene, denen es schwerfällt, sich zu verbalisieren oder die aufgrund geringer Deutschkenntnisse nicht von Psychotherapie profitieren können, werden deshalb oft nicht aufgenommen. Verbindliche Standards für die Behandlung in einer sozialtherapeutischen Anstalt sind bisher nicht formuliert, meist werden einzel- und gruppentherapeutische Angebote kombiniert.

Durch die psychiatrische Behandlungsoption im Rahmen der **Konsiliarpsychiatrie** werden immer wieder Personen mit einem spezifischen Behandlungsangebot erreicht, die außerhalb der JVAs keine Möglichkeit haben, Angebote der gesetzlichen Krankenversorgung zu nutzen. So wird manchmal nach jahrelangem Krankheitsverlauf im Fall von Untersuchungshaft oder während der Vollstreckung einer Freiheitsstrafe erstmalig die Behandlung einer psychischen Störung möglich. Dabei ist der Anteil an Personen ohne deutsche Staatsbürgerschaft in den JVAs teilweise sehr hoch und die Hinzuziehung eines Dolmetschers dringend zu empfehlen.

Bei der Umsetzung des Äquivalenzprinzips sind alle Angebote, die eine Öffnung zu extramuralen Angeboten notwendig machen würden, deutlich schwerer zu realisieren als Maßnahmen, die sich ohne Einschränkung auch innerhalb der Institution Strafvollzug umsetzen lassen. Schwierigkeiten bereiten Kontakte zur ambulanten Suchthilfe ebenso wie die Vorbereitung einer Integration in die gemeindenahe psychiatrische Versorgung, da viele Träger kaum Besuche in den JVAs anbieten und viele Gefangene mit psychischen Erkrankungen innerhalb der Haftzeit nicht zu Ausgängen (ggf. in Begleitung) zugelassen werden. Eine leitliniengerechte Entlassungsvorbereitung ist in diesen Fällen nicht möglich. Dies ist umso bedauerlicher, als eine stabile psychiatrische Nachsorge mit einer günstigeren Prognose in Bezug auf Rückfälligkeit in kriminelles Verhalten verbunden ist.

Die **stationär-psychiatrische Versorgung** ist innerhalb der JVAs deutlich uneinheitlicher organisiert als in den psychiatrischen Versorgungskliniken. Stationäre Behandlungsplätze werden vorgehalten, aber in den meisten Fällen handelt es sich nicht um psychiatrische Fachabteilungen in Justizvollzugskrankenhäusern, sondern um alternative Versorgungsmodelle. Häufig werden in allgemeinärztlich geführten Krankenabteilungen stationäre Behandlungsplätze für Gefangene mit psychischen Erkrankungen angeboten, oder es existieren Kooperationsvereinbarungen mit den psychiatrischen Maßregelvollzugskliniken. Außer in den wenigen Bundesländern, die über ein Justizvollzugskrankenhaus mit einer psychiatrischen Abteilung verfügen, bleiben die Möglichkeiten einer stationären psychiatrischen Arbeit im Justizvollzug deutlich hinter den Möglichkeiten der externen psychiatrischen Versorgungskliniken zurück.

MERKE

Die psychiatrische Arbeit in den JVAs ist Teil der Gesundheitsversorgung und orientiert sich ebenso wie die allgemeinmedizinische Gesundheitsversorgung am Äquivalenzprinzip. Dies bedeutet, dass versucht wird, den Umfang der Leistungen dem anzunähern, was außerhalb der JVAs für die entsprechenden Störungsbilder im Rahmen der öffentlichen Gesundheitsversorgung vorgehalten werden würde.

24.2.2 Suizidprävention im Gefängnis

Internationale Untersuchungen zur Suizidprävalenz zeigen weltweit bei Gefangenen erhöhte Suizidraten im Vergleich zur entsprechenden Wohnbevölkerung. Nach dem Ergebnis internationaler Forschungen ist das relative Risiko, durch Suizid zu versterben, bei männlichen Gefangenen im Vergleich zur Wohnbevölkerung um das 3- bis 6-Fache und bei weiblichen Gefangenen sogar um das 6- bis 9-Fache erhöht. In vielen Ländern und auch in Deutschland ist der Tod durch Suizid die häufigste singuläre Todesursache im Gefängnis, und die Suizidraten sind in der Gruppe der Untersuchungsgefangenen besonders hoch. Analysen der deutschen Suizidzahlen 2000–2011 belegen bei männlichen Gefangenen unabhängig vom Alter rückläufige Raten, bei weiblichen Gefangenen dagegen steigende Raten. Gründe für diesen ungünstigen Trend bei den weiblichen Gefangenen sind nicht bekannt (Opitz-Welke et al. 2013). In Berlin konnte in einer Untersuchung inhaftierter Frauen kein Anhaltspunkt dafür festgestellt werden, dass Frauen vor ihrer Inhaftierung mangelhaft in ambulante psychiatrische Versorgungsangebote integriert gewesen wären (Mundt et al. 2015). Es scheint sich demzufolge nicht um eine Gruppe zu handeln, die Unterstützung schlecht annehmen kann. Möglicherweise ist die Ausgestaltung von Angeboten der Gesundheitsversorgung im Justizvollzug zu stark auf die männliche Mehrheit der Gefangenen ausgerichtet, und die Bedürfnisse der weiblichen Gefangenen werden durch die vorgehaltenen Behandlungs- und Betreuungsangebote unzureichend adressiert.

Durch systematische Untersuchungen personenbezogener Einflussgrößen konnten zahlreiche **Risikofaktoren für Gefängnissuizid** identifiziert werden. So war bei Gefangenen mit einer psychischen Erkrankung, bei Personen mit der Diagnose einer Substanzkonsumstörung und/oder bei Personen mit einem Suizidversuch in der Vorgeschichte ein erhöhtes Risiko für Gefängnissuizid festzustellen. Viele weitere Risikofaktoren sind aber nicht an die Lebensgeschichte geknüpft, sondern stehen mit den aktuellen Lebensbedingungen in Zusammenhang. So ließ sich ein erhöhtes Suizidrisiko bei Untersuchungsgefangenen sowie bei Personen feststellen, die sich entweder wegen besonders schwerwiegender Straftaten oder wegen geringfügiger Delikte in Haft befanden, bei Gefangenen in überfüllten Gefängnissen oder in Gefängnissen mit häufigen Aufnahmen und Entlassungen, bei einzeln untergebrachten Gefangenen, bei Personen, die von anderen Gefangenen schikaniert wurden oder die schon vor der Inhaftierung sozial desintegriert in der Obdachlosigkeit gelebt hatten. Auf der anderen Seite konnten auch **suizidpräventive Faktoren** identifiziert werden, z. B. eine tagesstrukturierende Beschäftigung und Unterbringung in Gemeinschaft.

Letztlich sind die hohen Suizidraten im Gefängnis das Ergebnis einer Interaktion verschiedener Einflussgrößen, die sich in demografisch (u. a. Alter, Geschlecht, Ethnizität), klinisch (u. a. psychische Störungen, Substanzkonsumstörungen), psychosozial (u. a. schwerwiegender Tatvorwurf) und institutionell (u. a. Überbelegung) unterscheiden lassen (Felthous 2011; Rivlin et al. 2013; Zhong et al. 2021, 2019).

Für den forensischen Gebrauch wurde eine Reihe von **Suizid-Screeninginstrumenten** entwickelt, zwei davon in deutscher Sprache. Ein österreichisches Instrument, der VISCI *(Viennese Instrument für Suicidality in Correctional Institutions),* basiert auf der Analyse aller Gefängnissuizide in Österreich im Zeitraum von 1977 bis 1999 mit einem retrospektiven Fall-Kontroll-Design (Frottier et al. 2008). Das Berliner SIRAS-Instrument (*Scale for Initial Risk Assessment)* geht auf ein niederländisches Instrument von Blaauw et al. zurück und wurde für die Anwendung in Deutschland übersetzt und modifiziert. Beide Instrumente wurden in einem Vergleich von insgesamt acht klinisch erprobten Gefängnissuizid-Screeninginstrumenten als besonders geeignet befunden (Dahle et al. 2005; Gould et al. 2018).

Grundsätzlich hat ein Suizidscreening nur dann Wirksamkeit, wenn ein auffälliges Ergebnis ein Behandlungsangebot zur Folge hat. Sinnvolle Maßnahmen wären z. B. die rasche Vermittlung in ärztlich-psychiatrische oder psychologisch-psychotherapeutische Betreuung. Neben der dort möglichen Verordnung sedierender und antidepressiver Medikation und dem Angebot haltgebender psychotherapeutischer Gespräche kommt aber auch den zuständigen Sozialarbeitern eine wichtige Rolle bei der Vermittlung von Kontakten zu Angehörigen, Geistlichen oder Anwälten zu.

MERKE

Im Rahmen der Suizidprävention ist die Unterstützung einer aktiven Auseinandersetzung mit den Anforderungen der konkreten Lebenssituation geeignet, Gefühlen des Ausgeliefertseins und der Ausweglosigkeit entgegenzuwirken. Darüber hinaus haben sich im klinischen Alltag die Vermittlung in ein intramurales Arbeitsangebot, die Vermeidung einer Einzelunterbringung oder die Überweisung in eine stationär-psychiatrische Betreuung als wirksame Maßnahmen zur psychischen Stabilisierung erwiesen. Dabei ist auch der informelle Kontakt zu anderen Gefangenen eine wichtige stabilisierende Einflussgröße. Jede Situation, die Sozialkontakte ermöglicht, ist unter suizidpräventiven Gesichtspunkten günstiger.

24.2.3 Umgang mit aggressivem und gewalttätigem Verhalten

Ungesteuertes, aggressives und auch tätliches Verhalten ist bei einigen psychischen Störungsbildern häufig zu beobachten und kennzeichnet im Rahmen dieser Erkrankungen viele psychiatrische Notfallsituationen. Die Begriffe „Aggression" und „Gewalt" sind dabei in der psychiatrischen Fachkunde nicht eindeutig definiert und werden oft synonym verwendet (AWMF 2018; Steinert und Hirsch 2020). In der englischsprachigen Literatur beschreibt der Begriff „aggression" verschiedene Verhaltensweisen, auch solche, die nicht tätlicher Natur sind (z. B. Schreien oder bedrohliches Verhalten); i. d. R. drückt der Begriff aber das feindselige Verhalten gegen andere Personen aus. Der englische Begriff „violence" erfasst dagegen eher physische Gewalt; im Deutschen wird in ähnlichem

Kontext häufig der Begriff „gewalttätiges Verhalten" gewählt (AWMF 2018).

Der Umgang mit aggressivem und gewalttätigem Verhalten ist sowohl in JVAs als auch in psychiatrischen Versorgungskliniken für alle Mitarbeitenden eine Herausforderung. Allerdings sind im Vergleich dieser beiden Institutionen deutliche Unterschiede in der Charakteristik des aggressiv-ungesteuerten Verhaltens zu beobachten. Während aggressives Verhalten, das im Rahmen psychischer Störungsbilder auftritt, i. d. R. im Rahmen eines affektiven Erregungszustands auftritt, wird ähnliches Verhalten in Strafvollzugsanstalten häufig auch zur instrumentellen Durchsetzung eigener Interessen eingesetzt oder ist nach klinischer Erfahrung eine Reaktion auf konkrete Restriktionen wie Einschluss, Entzug von Freizügigkeiten, subkulturelle Spannungen o. Ä.

Unter Berücksichtigung der erhöhten Prävalenz psychischer Erkrankungen bei Gefangenen ist insgesamt davon auszugehen, dass bei einem Teil der aggressiven Zwischenfälle in JVAs **psychische Erregungszustände** Auslöser gewesen sind (Fazel und Seewald 2012; Gottfried und Christopher 2017; Opitz-Welke et al. 2020). Eine Untersuchung der Häufigkeit aggressiver Zwischenfälle bei stationär psychiatrisch behandelten Gefangenen einer psychiatrischen Abteilung eines Justizvollzugskrankenhauses zeigte sich in einem zwei Jahrzehnte umfassenden Beobachtungszeitraum nur eine geringfügig erhöhte Häufigkeit im Vergleich zu externen psychiatrischen Versorgungskliniken und keine Zunahme der Häufigkeit insgesamt (Seidel et al. 2019; Spießl et al. 1998).

Mit der Zielsetzung, die Teilgruppe der psychisch Erkrankten identifizieren zu können, bei denen das Risiko für gewalttätiges Verhalten erhöht ist, wurden spezifische **Screeninginstrumente** für den klinischen Gebrauch entwickelt (Fazel und Wolf 2018; Wolf et al. 2018). Ebenso wie beim Umgang mit potenziell suizidal gefährdeten Gefangenen kann eine entsprechende Untersuchung dann sinnvoll sein, wenn ein festgestelltes erhöhtes Risiko eine Modifikation der therapeutischen Angebote zur Folge hat. Um zu vermeiden, dass psychiatrische Behandlungsangebote im Justizvollzug ins Leere laufen, ist klinisch-pragmatisch zu empfehlen, bei jeder Verhaltensstörung möglichst rasch zu klären, ob das aggressive Verhalten Ausdruck einer psychischen Erkrankung ist oder ob es sich um eine dissoziale Verhaltensstörung handelt. Diese Abklärung kann im Rahmen ambulanter Behandlungsangebote wie z. B. einer Konsiliarsprechstunde oder im Rahmen einer kurzen stationär-psychiatrischen Behandlung erfolgen. Dabei ist die Diagnose nach klinischer Erfahrung dann einfacher zu stellen, wenn die Betroffenen durch ein psychiatrisch geschultes Team stationär beobachtet werden.

Die Diskussion über den Umgang mit aggressivem Verhalten bei Menschen mit psychischen Erkrankungen ist in Deutschland in eine Diskussion über die gesellschaftliche Funktion der psychiatrischen Fachdisziplin im Umgang mit gewalttätigem Verhalten eingebettet (Müller et al. 2013; Steinert und Hirsch 2020). Dabei stehen die Befürworter einer Psychiatrie ohne Zwang mit der Konsequenz der Pönalisierung krankheitsbedingter Fremdaggression denen gegenüber, die darin einen Mangel an Fürsorge gegenüber krankheitsbedingt fremdaggressiv handelnden Menschen sehen (Aderhold 2018; Konrad et al. 2019; Nyhuis und Zinkler 2019; von Peter et al. 2019).

Aus der Perspektive der Justizvollzugspsychiatrie lässt sich feststellen, dass eine Inhaftierung von Personen, die sich wegen ihrer psychischen Erkrankung gewalttätig verhalten, i. d. R. mit einer Verschlechterung der psychiatrischen Versorgung einhergeht. Dies ist im Wesentlichen darin begründet, dass JVAs nicht auf die Versorgung psychisch erkrankter Menschen ausgerichtet sind und deshalb nur deutlich weniger Ressourcen für diese Aufgabe bereitstellen. Psychisch Erkrankte werden außerdem nach Ende des Freiheitsentzugs oft ohne Nachsorge oder Vorbereitung entlassen, häufig in die Obdachlosigkeit und ohne Vermittlung spezifischer psychiatrischer Behandlungsangebote. Ohne Integration in sozialpsychiatrische Nachsorge ist wiederum die Prognose bezogen auf erneutes straffälliges Verhalten deutlich ungünstiger, sodass die Weitergabe fremdaggressiv handelnder psychisch erkrankter Menschen an den Strafvollzug letztlich nur die soziale Desintegration der Betroffenen verstärkt.

MERKE

Psychiatrische Behandlungsangebote können dann eine Verbesserung aggressiv-gewalttätiger Verhaltensweisen bewirken, wenn ihnen eine psychische Erkrankung zugrunde liegt. Personen, deren aggressives und gewalttätiges Verhalten primär das Ziel hat, innerhalb der JVA eigene Interessen durchzusetzen, werden dieses Verhalten auch bei intensiver psychiatrischer Betreuung nach klinischer Erfahrung nicht modifizieren.

24.2.4 Substanzkonsumstörungen bei Gefangenen

Eine Substanzkonsumstörung lag nach Ergebnis einer Erhebung in den deutschen JVAs im Jahr 2018 zum Zeitpunkt des Haftantritts bei 44 % aller Gefangenen vor (Stoll et al. 2019). Angesichts der Häufigkeit von Abhängigkeitserkrankungen ist es nicht verwunderlich, dass innerhalb von JVAs nach klinischer Erfahrung Alkohol und Drogen konsumiert und gehandelt werden (Fazel et al. 2017). Bezahlt wird aber nicht direkt mit Geld, sondern entweder mit Naturalien („Einkauf"), Kaffee, Zigaretten, Prostitution oder durch Personen außerhalb der JVAs.

Während Drogen wahrscheinlich zum größeren Teil von Besuchern und zum kleineren Teil von Mitarbeitern eingeschmuggelt werden, wird **Alkohol** häufig in Form vergorener Lebensmittel von den Gefangenen meist selbst hergestellt, und die Ergebnisse erreichen bis zu 10 Volumen % Alkoholgehalt. Häufig wird die Herstellung so geplant, dass der Alkohol dann zur Verfügung steht, wenn innerhalb der Anstalten weniger Aktivitäten anstehen, z. B. anlässlich der Feiertage zum Jahreswechsel. Gelegentlich konsumieren Gefangene auch medizinischen Alkohol, der in Form von Sprüh- oder Händedesinfektionsmittel in den JVAs vorhanden ist. Da medizinischer Alkohol zusätzlich zu hochkonzentriertem Ethylalkohol auch den deutlich stärker berauschend wirkenden Propylalkohol enthält, fallen die Konsumenten i. d. R. rasch auf und werden oft für einige Stunden medizinisch überwacht (Freissmuth et al. 2016). Insgesamt wird der Alkoholkonsum im Justizvollzug relativ streng geahndet, wahrscheinlich wegen des hohen Anteils von Personen, die alkoholisiert zu ungesteuertem und aggressivem Verhalten neigen.

Im Gegensatz dazu ermöglicht die Wirkung von **Cannabis** oft eine unauffällige Anpassung an die Abläufe innerhalb der JVAs, und die Neigung habitueller Cannabiskonsumenten zum Rückzug kommt dem von Monotonie und langen Einschlusszeiten geprägten Haftalltag entgegen. Lediglich Konsumenten synthetischer Cannabinoide („Spice") fallen durch die exponentiell stärkere Wirkung dieser Substanz auf und bedürfen häufig, ebenso wie alkoholintoxikierte Personen, medizinischer Beobachtung. Suchtspezifische Interventionen werden in den JVAs i. d. R. nicht systematisch angeboten. Einem pragmatischen Umgang mit dieser Problematik steht oft der Wunsch der zuständigen Justizvollzugsbehörden nach vollständiger Unterdrückung des Drogenkonsums entgegen. In der Gefängnispsychiatrie hat der fehlende Zugang zum ambulanten Suchthilfesystem i. d. R. zur Folge, dass eine leitliniengerechte Behandlung von Substanzkonsumstörungen nicht möglich ist.

MERKE

Bei Opioidabhängigkeit ist die Substitutionsbehandlung mit Methadon oder Buprenorphin auch im Justizvollzug als Therapie der ersten Wahl anzusehen. Wegen des fehlenden Zugangs zum ambulanten Suchthilfesystem lassen sich letztlich nur Maßnahmen realisieren, die im autonomen Zuständigkeitsbereich der ärztlichen Versorgung angesiedelt sind: Entgiftung, Angebot von Laboruntersuchungen auf Infektionskrankheiten, bei bestehender Indikation Angebot der Aufnahme in ein Ersatzdrogenprogramm, Mitgabe von Opoidrezeptorantagonisten bei Entlassung aus dem Justizvollzug und individualisierte Beratung.

24.3 Zusammenfassung

Die ambulante psychiatrische Arbeit im Gefängnis ist stärker medikamentös-psychiatrisch als psychotherapeutisch ausgerichtet, und die Behandlung erfolgt häufiger indirekt durch Beratung der Anstaltsärzte. Die stationäre psychiatrische Versorgung ist uneinheitlich geregelt, aber für akute psychiatrische Notfälle werden in den meisten Bundesländern stationäre Behandlungsmöglichkeiten vorgehalten. Inhaftierung ist ein Risikofaktor für Suizid, und Suizidscreening ist als Teil der Aufnahmeroutine dringend zu empfehlen. Aggressiv-gewalttätiges Verhalten ist durch psychiatrische Behandlung nur dann zu bessern, wenn als Ursache eine psychische Erkrankung vorliegt. Beim Vorliegen einer Substanzkonsumstörung ist wegen des fehlenden Zugangs zur ambulanten Suchthilfe nur ein individualisiertes Angebot möglich.

LITERATUR

Aderhold V. Wie Menschenrechte der Psychiatrie in Deutschland den Weg weisen: Besorgnisse der UN–Daten–Evidenzen–Visionen. Fortschr Neurol Psychiatr 2018; 86(8): 477–484.

Aebi M, Berger-Kolopp L, Burkhardt C, Tiago MM. Prisons in Europe 2005–2015. Vol. 1: Country profiles. Council of Europe 2019.

AWMF. S3-Leitlinie „Verhinderung von Zwang: Prävention und Therapie aggressiven Verhaltens bei Erwachsenen". AWMF-Registernummer 038-022. Stand: 9/2018; www.awmf.org/uploads/tx_szleitlinien/038-022l_S3_Verhinderung-von-Zwang-Praevention-Therapie-aggressiven-Verhaltens_2018-11.pdf (letzter Zugriff: 15.6.2021).

Dahle K-P, Lohner JC, Konrad N. Suicide prevention in penal institutions: Validation and optimization of a screening tool for early identification of high-risk inmates in pretrial detention. Int J Forensic Ment Health 2005; 4: 53–62.

Fazel S, Seewald K. Severe mental illness in 33,588 prisoners worldwide: Systematic review and meta-regression analysis. Br J Psychiatry 2012; 200(5): 364–373.

Fazel S, Wolf A. Selecting a risk assessment tool to use in practice: A 10-point guide. Evid Based Ment Health 2018; 21(2): 41–43.

Fazel S, Cartwright J, Norman-Nott A, Hawton K. Suicide in prisoners: A systematic review of risk factors. J Clin Psychiatry 2008; 69(11): 1721–1731.

Fazel S, Yoon IA, Hayes AJ. Substance use disorders in prisoners: An updated systematic review and meta-regression analysis in recently incarcerated men and women. Addiction 2017; 112(10): 1725–1739.

Felthous AR. Suicide behind bars: Trends, inconsistencies, and practical implications. J Forensic Sci 2011; 56(6): 1541–1555.

Freissmuth M, Offermann S, Böhm S. Pharmakologie und Toxikologie. Berlin, Heidelberg: Springer 2016.

Frottier P, König F, Matschnig T, et al. Das Wiener Instrument für Suizidgefahr in Haft. VISCI–Viennese Instrument for Suicidality in Correctional Institutions. Psychiatr Prax 2008; 35(1): 21–27.

Gardner KJ, Dodsworth J, Klonsky ED. Reasons for non-suicidal self-harm in adult male offenders with and without borderline personality traits. Arch Suicide Res 2016; 20(4): 614–634.

Gottfried ED, Christopher SC. Mental disorders among criminal offenders: A review of the literature. J Correct Health Care 2017; 23(3): 336–346.

Gould C, McGeorge T, Slade K. Suicide screening tools for use in incarcerated offenders: A systematic review. Arch Suicide Res 2018; 22(3): 345–364.

Hawton K, Linsell L, Adeniji T, et al. Self-harm in prisons in England and Wales: An epidemiological study of prevalence, risk factors, clustering, and subsequent suicide. Lancet 2014; 383(9923): 1147–1154.

Keppler K, Stover H, Schulte B, Reimer J. Prison health is public health! Angleichungs- und Umsetzungsprobleme in der gesundheitlichen Versorgung Gefangener im deutschen Justizvollzug. Bundesgesundheitsbl Gesundheitsforsch Gesundheitsschutz 2010; 53(2): 233–244.

Konrad N, Huchzermeier C, Rasch W. Forensische Psychiatrie und Psychotherapie. Stuttgart: Kohlhammer 2019.

Müller JL, Falkai P, Schneider F, et al. Psychiatrie im Spannungsfeld zwischen Gefahrenabwehr und Therapie: Zwangsbehandlung in der Zeit nach der Rechtsprechung des Bundesverfassungsgerichts und des Bundesgerichtshofs. Psychiatr Prax 2013; 40(7): 365–367.

Mundt AP, Kastner S, Mi, J, Priebe S. Did female prisoners with mental disorders receive psychiatric treatment before imprisonment? BMC Psychiatry 2015; 15: 5.

Ndeffo-Mbah ML, Vigliotti VS, Skrip LA, et al. Dynamic models of infectious disease transmission in prisons and the general population. Epidemiol Rev 2018; 40(1): 40–57.

Nyhuis PW, Zinkler M. Offene Psychiatrie und gemeindepsychiatrische Arbeit. Nervenarzt 2019; 90(7): 695–699.

Opitz-Welke A, Bennefeld-Kersten K, Konrad N, Welke J. Prison suicides in Germany from 2000 to 2011. Int J Law Psychiatry 2013; 36(5–6): 386–389.

Opitz-Welke A, Lehmann M, Seidel P, Konrad N. Medicine in the penal system. Dtsch Arztebl Int 2018; 115(48): 808–814.

Opitz-Welke A, Konrad N, Vollm B. Editorial: Caring for those who are neglected and forgotten: Psychiatry in prison environments. Front Psychiatry 2020; 11: 126.

Rivlin A, Hawton K, Marzano L, Fazel S. Psychosocial characteristics and social networks of suicidal prisoners: Towards a model of suicidal behaviour in detention. PLoS One 2013; 8(7): e68944.

Seidel P, Konrad N, Negatsch V, et al. Violent behavior during psychiatric inpatient treatment in a German prison hospital. Front Psychiatry 2019; 10: 762.

Spießl H, Krischker S, Cording C. Aggressive Handlungen im psychiatrischen Krankenhaus: Eine auf die psychiatrische Basisdokumentaion gestützte 6-Jahres-Studie bei 17.943 stationären Aufnahmen. Psychiatr Prax 1998; 25(5): 227–230.

Steinert T, Hirsch S. S3-Leitlinie Verhinderung von Zwang: Prävention und Therapie aggressiven Verhaltens bei Erwachsenen. Nervenarzt 2020; 91(7): 611–616.

Stoll K, Bayer M, Häßler U, Abraham K. Länderübergreifende Arbeitsgruppe Stoffgebundene Suchtproblematik Bundeseinheitliche Erhebung zur stoffgebundenen Suchtproblematik im Justizvollzug. 2019; https://webcache.googleusercontent.com/search?q=-cache:ckRCwuHbC8QJ:https://www.berlin.de/justizvollzug/_assets/senjustv/sonstiges/bericht_sucht-problematik_justizvollzug_stand_august-2019.pdf+&cd=1&hl=de&ct=clnk&gl=de (letzter Zugriff: 15.6.2021).

von Peter S, Aderhold V, Cubellis L, et al. Open dialogue as a human rights-aligned approach. Front Psychiatry 2019; 10: 387.

WHO–World Health Organization. WHO Mental Health. Prevention of Suicidal Behaviours: A Task for All. Gene-

va: WHO 2019; www.who.int/news-room/fact-sheets/detail/suicide (letzter Zugriff: 15.6.2021).
Wolf A, Fanshawe TR, Sariaslan A, et al. Prediction of violent crime on discharge from secure psychiatric hospitals: A clinical prediction rule (FoVOx). Eur Psychiatry 2018; 47: 88–93.
Zhong S, Zhu X, Mellsop G, et al. Mental health problems, history of drug use, and violent offending are associated with increased suicide risk in imprisoned females. Front Psychiatry 2019; 10: 395.
Zhong S, Senior M, Yu R, et al. Risk factors for suicide in prisons: A systematic review and meta-analysis. Lancet Public Health 2021; 6(3): e164–e174.

KAPITEL

25 Effektivität der Behandlung in der Sozialtherapie

Friedrich Lösel

Faktenbox

- Die Strafrechtsreform zu Sexualdelikten hat zu einem deutlichen Ausbau der Sozialtherapie geführt.
- Sozialtherapie wird in vielfältigen Kontexten praktiziert. In diesem Text betrifft sie die Behandlung in sozialtherapeutischen Abteilungen des Justizvollzugs. Diese umfasst einzel- und gruppentherapeutische Ansätze, schulische und berufliche Maßnahmen, Gruppentrainings zur Förderung der sozialen Kompetenz, Anti-Gewalt-Programme und eine intensive Entlassungsvorbereitung.
- Grundgedanke der Sozialtherapie ist, dass soziale Beziehungen sowohl bei der Entstehung der Delinquenz als auch bei ihrer Behandlung eine zentrale Rolle spielen. Sie zielt darauf ab, das Lernen in sozialen Beziehungen und Kontexten therapeutisch zu nutzen.
- Grundsätzlich legt die neuere Forschung eine vorsichtig optimistische Einschätzung der Effektivität der sozialtherapeutischen Einrichtungen nahe, doch ist noch mehr methodisch gut fundierte Forschung nötig.
- Die intramurale Behandlung bedarf der Ergänzung und Stabilisierung nach der Entlassung.

25.1 Konzept der Sozialtherapie

In der deutschsprachigen Forensischen Psychiatrie und Psychologie wird unter „Sozialtherapie" hauptsächlich die Behandlung von Straftätern in Sozialtherapeutischen Anstalten (SothAs)[1] oder Abteilungen des Justizvollzugs verstanden. Darauf bezieht sich auch der vorliegende Beitrag zur Effektivität. Tatsächlich ist das Konzept der Sozialtherapie breiter. Es enthält einzel- und gruppentherapeutische Ansätze, die in sich wiederum heterogen sind, aber auch schulische und berufliche Maßnahmen, Gruppentrainings zur Förderung der sozialen Kompetenz, Anti-Gewalt-Programme, intensive Entlassungsvorbereitung und vieles andere. Sozialtherapie ist auch nicht grundsätzlich auf den intramuralen Bereich beschränkt, sondern wird z. B. in ambulanten Wohngruppen und anderen Kontexten implementiert. Auch was die Zielgruppen betrifft, gehen die Konzepte der Sozialtherapie über die Population Straffälliger hinaus und sind z. B. bei substanzabhängigen und anderen Patienten verbreitet.

Grundgedanke der Sozialtherapie ist es, dass psychische Störungen und Verhaltensprobleme einer Person nicht nur individuelle Ursachen haben, die in einer klassischen Psychotherapie adressiert werden können, sondern dass die sozialen Beziehungen sowohl bei der Entstehung der Probleme als auch bei ihrer Behandlung eine zentrale Rolle spielen. Dem stimmen wahrscheinlich die meisten Psychotherapeuten zu, aber die Sozialtherapie zielt viel mehr als die Individualtherapie darauf ab, das Lernen in sozialen Beziehungen und Kontexten therapeutisch zu nutzen. Dazu gehört in den SothAs des Justizvollzugs eine detaillierte Auswahldiagnostik der Probanden, eine anfängliche Erprobungsphase, Einzel- und Gruppentherapie, Unterbringung in Wohngruppen, Lernen in der Kommunikation mit anderen Insassen, Kontakte mit Helfern von außerhalb und (soweit vorhanden) Familienangehörigen, eine mit dem Behandlungsfortschritt zunehmende Öffnung, vermehrte Selbstbestimmung und Selbstversorgung bei Arbeitstätigkeit außerhalb der Anstalt sowie eine im Vergleich zum Regelstrafvollzug besonders intensive Vorbereitung auf das soziale und berufliche Umfeld nach der Entlassung. Die SothAs zielen auf ein insgesamt therapeutisches Klima, haben einen günstigeren Personalschlüssel und einen größeren Anteil an Sozialdiensten als der Regelvollzug (zu weiteren Merkmalen s. Egg 2005; Endres und Groß 2020).

Die deutsche **SothA** nimmt international insofern eine gewisse Sonderstellung ein, als im Ausland statt eines komplexen, integrierten Behandlungsansatzes oft einzelne Programme relativ isoliert im Regelvollzug implementiert werden (vgl. Maguire et al. 2010). Sie ähnelt jedoch Ansätzen wie in den *Therapeutic Communities* (TCs) im angloamerikanischen Raum. Die angloamerikanischen TCs waren teilweise an humanistischen Konzepten orientiert und betonten Selbstverantwortung und demokratische Gruppen-

[1] Im Folgenden wird der Plural „SothAs" benutzt, weil dies verbreitet ist, obwohl eigentlich „SothAen" treffender wäre.

prozesse. Ein Beispiel dafür ist *Grendon Prison* in England (Genders und Player 2010). Heute sind TCs zumeist hierarchischer organisiert (Lipton 2010) und ähneln damit mehr der deutschen SothA. Die amerikanischen TCs zeigten u. a. Behandlungserfolge bei persönlichkeitsgestörten, gewalttätigen oder substanzabhängigen Straftätern (Aos et al. 2001; Lipton et al. 2002). Sozialtherapeutische Prinzipien enthalten auch die milieutherapeutischen Ansätze und die Multisystemische Therapie (MST) bei jungen Delinquenten und Risikoprobanden. Die MST ist zwar grundsätzlich strukturiert, legt aber den Fokus auf den sozialen Kontext, auf protektive Faktoren und die Verantwortungsübernahme aller Beteiligten. Je nach Diagnose des individuellen sozialen Systems werden die Familien, Schulen, sozialen Dienste etc. einbezogen, was Prinzipien der Sozialtherapie ähnelt. Metaanalysen haben positive Effekte der MST gezeigt (Aos et al. 2001; van der Stouwe et al. 2014), allerdings gibt es auch methodische Kritik (Littell 2006).

25.2 Rechtliche Grundlagen und Entwicklung der SothA

Im zweiten Strafrechtsreformgesetz von 1969 in § 65 StGB a. F. wurde die Unterbringung in einer Sozialtherapeutischen Anstalt (SothA) als Maßregel der Besserung und Sicherung verabschiedet. Die Gerichte sollten sie für vier Tätergruppen anordnen:

1. Rückfalltäter mit schwerer Persönlichkeitsstörung,
2. Sexualtäter i. S. gefährlicher Triebtäter,
3. jungerwachsene Straftäter mit Hangtäter-Prognose und
4. schuldunfähige oder vermindert schuldfähige Täter, wenn die Unterbringung in einer SothA zur Resozialisierung besser geeignet erscheint als die Behandlung in einem psychiatrischen Krankenhaus.

Die SothA war von Anfang an umstritten, und das Inkrafttreten des § 65 StGB wurde ausgesetzt. Aus finanzpolitischer Sicht betonte man die hohen Kosten, da die verpflichtende Maßregellösung eine große Zahl der inhaftierten Straftäter betreffen würde. Stark punitiv eingestellte Kriminalpolitiker befürchteten einen zu komfortablen „Hotelvollzug“. Strafrechtstheoretiker wandten ein, dass die Maßnahme die Täterpersönlichkeit gegenüber dem Schuldausgleich für die Schwere der Anlasstat zu stark betone und soziale Dienste zu großen Einfluss bekämen. Sogar Vertreter des *Labeling Approach* argumentierten ähnlich und meinten, dass die Therapie quasi zu einer erzwungenen Persönlichkeitsveränderung führen würde (zu diesen und anderen Argumenten s. Lösel et al. 1987). Nicht zuletzt führte die ungeklärte Frage nach der Effektivität der Behandlung statt der Maßregellösung zu einer vollzugsinternen Erprobungsphase der SothA und letztlich zur „Vollzugslösung“ von 1984. Diese besagt in § 9 StVollzG, dass ein Gefangener mit seiner Zustimmung in eine SothA verlegt werden kann, wenn deren besondere therapeutische Mittel und sozialen Hilfen zu seiner Resozialisierung angezeigt sind. Die Verlegung bedarf der Zustimmung durch die SothA-Leitung und kann bei mangelndem Erfolg auch zur Rückverlegung führen.

Die Abkehr von der Maßregellösung und einem (zu großen) Behandlungsoptimismus basierte nicht zuletzt auf internationalen Evaluationen zur Straftäterbehandlung insgesamt (nicht speziell der Sozialtherapie). Eine zentrale Rolle spielte dabei der systematische Review von Lipton et al. (1975) bzw. die Vorabveröffentlichung von Martinson (1974). Die Autoren werteten 231 Studien aus und fanden keine stichhaltigen Befunde für die Wirksamkeit der Straftäterbehandlung. International verbreitete sich das Schlagwort des „Nothing works“. Dieses war insofern irreführend, als die eigentliche Botschaft nicht die nachgewiesene Wirkungslosigkeit war, sondern ein Mangel an methodisch guten Evaluationen. Dem wurde von anderen Autoren widersprochen (z. B. Palmer 1975), und auch Martinson (1979) revidierte teilweise seine frühere Aussage. Ein Problem der Studie war, dass man keine quantitative Metaanalyse durchgeführt, sondern nur die Signifikanzen der einzelnen Studien gezählt hatte. Bei den oft kleinen Stichproben kann dies mangels statistischer „Power“ zu falschen Schlussfolgerungen führen (vgl. Lösel 1999).

In der anfänglichen Erprobung der Sozialtherapie in Deutschland gab es eine Reihe von modellhaften Evaluationen. Manche Studien befassten sich nur mit psychischen Konstrukten als Wirkungskriterien oder enthielten kaum vergleichbare Behandlungs- und Kontrollgruppen. Andere Evaluationen waren methodisch *relativ* gut kontrolliert und zeigten teilweise ermutigende Ergebnisse hinsichtlich der Rückfallraten (z. B. Dünkel 1979; Egg 1979; Rasch und Kühl 1978). Der systematische Review von Lösel et al. (1987) legte im Durchschnitt eine kleine positive Behandlungswirkung nahe, die einem Korrelationskoeffizienten von ca. $r = 0{,}10 \pm 0{,}05$ entsprach. Je nach Rückfallrate in den Kontrollgruppen kann das eine Reduktion durch die Behandlung von etwa 10 % bedeuten. Diese tendenziell positive Effektstärke sprach gegen die anfängliche Behandlungseuphorie, enthielt aber eine realistische Perspektive. Gleichwohl stagnierte der Ausbau der Sozialtherapie, und die grundsätzliche Betonung des Resozialisierungsziels in § 2 StVollzG von 1977 änderte daran wenig.

In den 1980- bis 1990er-Jahren kam es international durch mehr kontrollierte Evaluationen und systematische Metaanalysen zu einer deutlichen Renaissance in der Straftäterbehandlung. Statt „Nothing works" befassten sich Forschung und Praxis nun mit der Frage „What works?", also Unterschieden in der Effektivität verschiedener Interventionen (Lösel 1999). Überwiegend positive Behandlungseffekte wurden seitdem in zahlreichen Primärstudien und Metaanalysen bestätigt (vgl. Cullen 2013; Lösel 2012; McGuire 2002; Wilson 2016). Auf dieser Basis kam es in etlichen Ländern zur Akkreditierung von evidenzorientierten Programmen für die Praxis (Maguire et al. 2010).

Bei der Wiederbelebung des Behandlungsgedankens spielten zahlreiche Faktoren eine Rolle, z. B. die Ziele in Strafvollzugsgesetzen, der Opferschutz, humanitäre Überlegungen oder die Langzeitkosten krimineller Karrieren. Einen starken internationalen „Schub" gab es durch die gesellschaftliche Sensibilisierung für Sexualdelikte bzw. Sexualstraftäter in den 1990er-Jahren. In Deutschland führte sie in 1998 zu der ungewöhnlich raschen Verabschiedung des Gesetzes zur Bekämpfung von Sexualdelikten und anderen gefährlichen Straftaten, die neben einer verschärften Sanktionierung auch Behandlungspflichten festschrieb (für Sexual- und andere Gewalttäter mit einer Freiheitsstrafe ab 2 Jahren). Dies führte zu einem starken Ausbau der vorher stagnierenden Sozialtherapie. Während es 1997 nur 20 SothAs in Deutschland gab, ist deren Zahl bis 2020 auf 72 angestiegen (Etzler 2020). Darunter befinden sich 21 SothAs für junge Täter, da man richtig erkannt hat, dass auch viele junge Sexual- und Gewalttäter nicht nur eine Entwicklungsverzögerung haben, von der das Jugendstrafrecht ausgeht, sondern stärker therapeutische Ansätze benötigen (dazu bereits Lösel und Bliesener 1997). Sechs SothAs sind für Frauen. Die meisten SothAs sind nicht unabhängige Anstalten, sondern an den Regelvollzug angegliederte Abteilungen. Insgesamt gibt es knapp 2.400 Haftplätze, die zu ca. 50 % von Sexualtätern belegt werden. Etwa 25 % der Insassen hatten Tötungsdelikte begangen. Gegenüber den ursprünglichen vier Zielgruppen hat sich eine Verschiebung in Richtung Sexualdelinquenz ergeben.

Die Gesetzesreform von 1998 war empirisch nicht fundiert, denn im deutschen Sprachraum lagen damals nur sehr wenige einschlägige und methodisch aussagekräftige Evaluationen vor. Ein systematischer Review von Lösel (2000) legte nahe, dass die Sozialtherapie zwar die Rückfallraten für andere Delikte signifikant senkte, nicht aber jene für die Sexualdelinquenz. Dies könnte u. a. daran gelegen haben, dass die damalige Behandlung noch zu wenig spezifisch für Sexualtäter war. Aber auch die neuere internationale Forschung zeigt, dass die Effekte der Sexualtäterbehandlung im **Gefängnis** recht begrenzt und geringer sind als die der ambulanten Behandlung (vgl. Schmucker und Lösel 2015, 2017). Dabei ist wegen der unterschiedlichen Klientel natürlich kein direkter Vergleich möglich, sondern nur einer mit den jeweiligen unbehandelten Kontrollgruppen im Vollzug oder der Gemeinde.

Die frühe Forschung zur Sexualtäterbehandlung in Deutschland war sehr heterogen. Die methodisch beste Studie wurde am MPI für ausländisches und internationales Strafrecht durchgeführt. Sie war zwar bereits in den 1980er-Jahren begonnen worden und untersuchte damit die frühen SothA-Konzepte, wurde aber erst von Ortmann (2002) publiziert. Die Untersuchung hatte etliche Stärken: ein randomisiertes Kontrollgruppendesign, einen Bezug zu kriminologischen Theorien, die Erfassung von Behandlungsmerkmalen, psychologische Zwischenkriterien und Daten der Legalbewährung. Die Rückfallrate mit Sexualdelikten lag nach 4 Jahren bei den SothA-Probanden bei ca. 20 % und damit in einem Bereich, der damals auch ungefähr für Unbehandelte zutraf (Elz 2001). Beim allgemeinen Rückfall gab es einen schwach positiven Effekt von ca. 5 Prozentpunkten weniger Rückfällen in der Therapiegruppe (TG) als in der Kontrollgruppe (KG) aus dem Regelvollzug, wobei Unterschiede je nach Kriterium und Risikolevel bestanden. Insgesamt lagen die Ergebnisse von Ortmann etwa in dem Bereich der Metaevaluation von Lösel et al. (1987) mit $r = 0,10 \pm 0,05$, d. h., es handelte sich um kleine positive Behandlungseffekte. Die allgemeinen Rückfallraten von ca. 50–60 % sprachen gegen die frühere Behandlungseuphorie, wobei jene Probanden am ungünstigsten abschnitten, welche die Therapie abgebrochen hatten.

25.3 Probleme in der Evaluation der Sozialtherapie

Seit den frühen Jahren der Sozialtherapie haben sich sowohl deren Behandlungskonzepte als auch die Ergebnisse partiell verändert. Was die **Behandlungsinhalte** betrifft, so werden vermehrt spezifische strukturierte Programme für Sexualtäter eingebracht, ähnlich wie im britischen gruppenbezogenen *Sex Offender Treatment Programme* (SOTP), zu dem die Evaluation von Mews et al. (2017) aber negativ ausfiel. International legen Ergebnisse eine stärkere Individualisierung der Behandlung nahe (vgl. Schmucker und Lösel 2015, 2017), was teilweise auch in den deutschen SothAs erkennbar ist. Grundsätzlich betonen die meisten Einrichtungen das *Risk-Need-Responsivity-Modell* (Bonta und Andrews 2017), d. h., die Behandlung soll auf den jeweiligen Risikograd der Probanden, ihre spezifischen kriminogenen Bedürfnisse sowie Denk- und Lernmuster abgestimmt sein. Das RNR-Prinzip ist international empirisch gut belegt (Bonta und Andrews 2017), auch bei Sexualtätern (Hanson et al. 2009) und jungen Straftätern (Koehler et al. 2013). Die Betonung dieses Konzepts sagt allerdings wenig darüber aus, inwieweit es im Alltag einer SothA tatsächlich handlungsleitend ist. Zum Beispiel folgen manche Sozialtherapeuten inzwischen auch humanistischen Konzepten wie dem *Good Lives Model* (GLM) von Tony Ward (vgl. von Franqué und Briken 2013). Dazu liegen aber wesentlich weniger methodisch kontrollierte Evaluationen vor als beim RNR-Modell (vgl. auch Andrews et al. 2011). Eigentlich weiß man bei Evaluationen von SothAs nicht genau, was im jeweiligen „Gesamtpaket" der Behandlung enthalten ist. Diese Unschärfe des Behandlungsinhalts ist kaum vermeidbar, und sie teilt die Sozialtherapie mit anderen komplexen Interventionen in der Psychiatrie und klinischen Psychologie. In der Evaluation der Sozialtherapie muss man sich zudem über grundsätzliche methodische Probleme im Klaren sein, um unangemessene Schlussfolgerungen zu vermeiden.

In der medizinischen Behandlungsforschung gelten randomisierte Evaluationen mit zufälliger Zuordnung der Probanden zur TG vs. einer unbehandelten oder anders behandelten KG als bestes Forschungsdesign. Idealerweise sollte auch ein Doppelblindversuch vorliegen, d. h., weder Teilnehmer noch Forscher wissen, zu welcher Gruppe ein Patient gehört. Während in pharmakologischen Studien dieses Design als Goldstandard gilt und – soweit möglich – auch im Bereich der Forensik und Kriminologie anzustreben wäre, lässt es sich dort oft schwer implementieren. Zum Beispiel ist es aus rechtlichen Gründen i. d. R. nicht möglich, verurteilte Straftäter per Zufall auf eine TG und KG aufzuteilen. Das oft vorgebrachte ethische Argument ist dann weniger stichhaltig, wenn es sich – ähnlich wie in manchen medizinischen Feldern – bei der Behandlung um eine knappe Ressource handelt und die Effekte einer Therapie noch unklar sind. Dementsprechend gibt es in der forensischen Behandlungsforschung nur wenige randomisierte Experimente. Die Randomisierung ist auch nicht gegen alle Gefährdungen der Validität gefeit, z. B. im Fall von selektiven Ausfällen oder Enttäuschungen in der KG (vgl. Lösel 2007). Natürlich wissen Teilnehmer der TG und der KG über ihre „Zuordnung" Bescheid, sodass psychologische oder soziale (Zwischen-)Kriterien anfällig für Einflüsse der sozialen Erwünschtheit, Selbstpräsentation etc. sind. Selbst bei der offiziellen Rückfälligkeit können Entscheidungen von Gerichten (z. B. ein Bewährungswiderruf) durch die Kenntnis der Behandlungsteilnahme beeinflusst werden. Das oft dichotome Kriterium „Rückfall vs. kein Rückfall" erfasst auch keine Delikte im Dunkelfeld und sollte differenziert werden (Lauchs et al. 2020; ➤ Kap. 25.5.5).

Was die **Effektstärke** in den Behandlungsstudien betrifft, sind realistische Erwartungen nötig. Nach der früheren Behandlungseuphorie sollte man aber nicht in einen pauschalen Pessimismus zurückfallen, auch wenn manche Ergebnisse im Ausland negativ sind (z. B. Mews et al. 2017; dazu Lösel et al. 2020). Die durchschnittlichen Effekte selbst erfolgreicher Straftäterbehandlung sind grundsätzlich geringer, als sie in Metaanalysen in anderen psychotherapeutischen Feldern berichtet werden, z. B. in der Behandlung von Ängsten oder depressiven Störungen. Hierbei muss man aber Folgendes berücksichtigen:

1. Die Teilnahme an der Straftäterbehandlung beruht oft nicht auf einem ähnlichen Leidensdruck wie ansonsten in der Psychotherapie, sondern ist z. B. durch extrinsische Motive wie Gewährung von Lockerungen oder vorzeitige Entlassung beeinflusst.
2. Die institutionellen Rahmenbedingungen in Gefängnissen sind wesentlich ungünstiger als z. B. in der stationären oder ambulanten Psychotherapie bei Patienten mit internalisierenden Problemen.
3. Die Straftäterbehandlung umfasst sehr heterogene Maßnahmen und nicht nur Psychotherapie im engeren Sinne.
4. Viele intensiv delinquente Probanden haben multiple Probleme wie Substanzmissbrauch oder Persönlichkeitsstörungen, die auch außerhalb des Justizsystems schwierig zu behandeln sind.
5. Die offizielle Straffälligkeit ist ein distales (entferntes) Erfolgskriterium und nicht sehr sensitiv für Veränderungen, wie sie oft in der Psychotherapieforschung gemessen werden (z. B. Patienten- oder Therapeutenangaben).
6. Beim Kriterium des Rückfalls werden zumeist langjährige Bewährungszeiträume überprüft, während in der sonstigen Psychotherapieforschung die Katamnesen oft kürzer sind.
7. Behandlungsevaluationen in anderen Feldern der Psychotherapie basieren teilweise auf Modellprojekten mit besonderer Qualitätssicherung, wobei sich entsprechend der Unterscheidung von „efficacy" in Modellen vs. „effectiveness" in der Alltagspraxis bei Ersterer eher positivere Effekte ergeben.
8. Der praktische Nutzen kleiner Effekte sollte nicht unterschätzt werden, denn bei erfolgreicher Behandlung können nicht nur Leiden von Opfern vermieden werden, sondern auch die hohen ökonomischen Kosten einer langdauernden kriminellen „Karriere" (Piquero et al. 2013).

25.4 Neuere Ergebnisse zur Sozialtherapie-Evaluation

Insgesamt sind beim Strafvollzug (auch ohne Behandlung) die offiziellen Rückfallraten in der letzten Zeit mit etwa 45 % (Jehle et al. 2016) niedriger als früher. Ein Rückgang besteht insbesondere bei den Rückfällen mit Sexualdelikten, die für die Sozialtherapie besonders relevant sind. Im Vergleich zu den 1970er- bis 1980er-Jahren haben sich die Zahlen mehr als halbiert und liegen „nur" noch zwischen 5 und 8 % (Bussmann und Richter 2013; Endres 2014; Lösel et al. 2020). Es kann nicht gesagt werden, ob das auf bessere Erfolge in der Behandlung, eine vermehrte gesellschaftliche Ächtung und Abschreckung, mehr präventive Angebote (z. B. Präventionsprojekt „Kein Täter werden"), einen teilweise kathartischen (vs. anregenden) Effekt des Internetzugangs zur Pornografie oder andere Faktoren zurückzuführen ist. Die an sich positive Entwicklung führt aber dazu, dass statistisch signifikante Behandlungseffekte mit offiziellen Rückfalldaten schwerer nachzuweisen sind, da durch die niedrige Prävalenz „Bodeneffekte" bestehen, die selbst bei erfolgreichen Maßnahmen kaum mehr Spielraum „nach unten" lassen. Die relativ niedrigen einschlägigen Rückfallraten von Sexualtätern liegen auch im Ausland mit etwa 10 % deutlich unter denjenigen mit anderen Delikten (vgl. Hanson und Morton-Bourgon 2009; Jennings 2015). Im Gegensatz zu weit verbreiteten Stereotypen zeigen selbst in jungen Jahren mit Sexualdelikten auffällig gewordene Straftäter im Lebenslauf wenig spezifische Persistenz im Verhalten, auch wenn bei Fällen mit Paraphilien die psychosexuelle Disposition stabil bleiben mag.

Was die methodisch kontrollierte Evaluation der Sozialtherapie betrifft, gibt es seit den frühen Forschungen zur deutschen Sozialtherapie inzwischen eine Reihe neuerer Studien. Zum Beispiel haben Bussmann und Richter (2013) eine Studie an der *SothA Halle* durchgeführt. Einzel- und Gruppentherapie waren Kernbestandteile der Behandlung. Bei 83 % der Probanden waren Sexualtaten das Anlassdelikt. Nach einem über 5-jährigen Rückfallzeitraum wurden in der TG 42,4 % erneut sanktioniert. In der parallelisierten KG aus dem Regelvollzug waren es 46,5 %, d. h., es bestand ein (nicht signifikanter) kleiner Behandlungseffekt von 4,1 Prozentpunkten bzw. ca. 10 % zugunsten der SothA. Beim Rückfall mit einem Sexualdelikt gab es den o. g. „Bodeneffekt" mit nur 6,7 % einschlägigen Rückfällen.

Am Max-Planck-Institut in Freiburg i. Br. läuft seit Längerem eine kontrollierte Evaluation mit Kontrollgruppendesign in den *SothAs in Sachsen* (vgl. Wößner 2014). Bisherige Veröffentlichungen zeigen u. a. positive, aber differenzierte Veränderungen in kriminologisch und therapeutisch relevanten psychologischen Kriterien. Während sich in Merkmalen wie Selbstkontrolle, Aggressivität und Neurotizismus Gewaltstraftäter in der SothA im Vergleich zu den Probanden aus dem Regelvollzug in eine prosoziale Richtung veränderten, gab es bei Sexualstraftätern eine entgegengesetzte Tendenz (Schwedler und Wössner 2012). Andere Studien zeigen allerdings, dass mit Fragebögen erhobene Persönlichkeitsmerkmale kaum mit der späteren Rückfälligkeit zusammenhängen (Schwedler und Schmucker 2012).

Seit Längerem läuft auch in der *SothA in Berlin-Tegel* eine breit angelegte Evaluationsstudie mit Kontrollgruppen-Design und verschiedenen Untergruppen. Daraus sind inzwischen etliche Publikationen hervorgegangen. Zum Beispiel fanden Dahle et al. (2018) bei behandelten Sexualstraftätern eine Zunahme der Selbstwahrnehmung kriminogen relevanter Probleme im sexuellen Bereich. Je mehr es zu internalen Problemzuschreibungen kam, desto mehr nahmen auch die Vollzugsbeamten positive Veränderungen wahr. Trotz des wichtigen Befunds, dass sich während der Behandlung erwartungsgemäß positive Veränderungen ergaben, betonen aber die Autoren, dass Ergebnisse zur Legalbewährung erforderlich sind, an denen gearbeitet wird.

Daten zur Rückfälligkeit haben Lösel et al. (2020) aus einer kontrollierten Evaluation der sieben *SothAs in Bayern* vorgelegt. Auch im Hinblick auf die britische Studie von Mews et al. (2018) zum britischen SOTP und Ergebnisse von Endres (2014) zur bayerischen Sozialtherapie haben wir zwei verschiedene Auswertungsmethoden verglichen. Zum einen erfolgte eine Parallelisierung zwischen TG und KG nach statischen Merkmalen des Rückfallrisikos (Static99-Instrument). Zum anderen führten wir ein international weithin praktiziertes *Propensity Score Matching (PSM)* durch, in dem die TG und KG nach zahlreichen Merkmalen äquivalent werden (was in unserer Studie auch zutraf). Der durchschnittliche Follow-up-Zeitraum betrug 5,7 Jahre. Einen Auszug der Ergebnisse zeigt ➤ Tab. 25.1.

Beim *Static-99-Matching* gab es einen signifikanten Effekt ($p < 0{,}05$) zugunsten der TG beim allgemeinen Rückfall, beim PSM einen fast signifikanten Effekt ($p = 0{,}06$) beim schweren Rückfall. Bis auf eine Analyse gingen alle Unterschiede zwischen den behandelten und unbehandelten Probanden in die erwünschte Richtung (weniger Rückfälle in der TG). Eine Ausnahme war der sexuelle Rückfall bei Parallelisierung mit dem statischen Risiko. Hier zeigten die beiden Auswertungsmethoden tendenziell unterschiedliche Ergebnisse, wozu angesichts der sehr niedrigen Rückfallraten Einzelfälle beigetragen haben.

Inzwischen hat sich unsere Kohorte erweitert, da wir weitere Auszüge aus dem Bundeszentralregister eingeholt haben. Es liegen nun Daten von über 1.200 haftentlassenen Sexualstraftätern vor, und der mittlere Zeitraum der Legalbewährung beträgt über 9 Jahre. In den noch unveröffentlichten Analysen mittels PSM zeigen sich bei allen vier Kriterien niedrigere Rück-

Tab. 25.1 Rückfallraten (%) der behandelten (TG) und unbehandelten (KG) Sexualstraftäter im Static99 Matching und Propensity Score Matching (aus Lösel 2020)

	Allgemeiner Rückfall		Rückfall mit Sexualdelikt		Rückfall mit Gewaltdelikt		Schwerer Rückfall	
	KG	TG	KG	TG	KG	TG	KG	TG
Static-99 Matching	45,0	37,1	5,9	7,1	14,5	12,5	8,8	6,8
Propensity Score Matching	45,3	39,3	8,7	7,3	14,2	12,0	12,0	7,6

Anmerkung: Stichprobengrößen im Static-99 Matching: $n_{KG} = 353$, $n_{TG} = 353$; Stichprobengrößen im Propensity Score Matching: $n_{KG} = 298$, $n_{TG} = 352$

fallraten in der TG, die teilweise auch signifikant sind. Die Differenz der Rückfälligkeit variiert zwischen 0,5 und 5,5 Prozentpunkten zugunsten der TG. Dies mag auf den ersten Blick wenig erscheinen, aber beim allgemeinen Rückfall bedeutet es 13 % weniger, beim schweren Rückfall 17 % weniger und beim sexuellen Rückfall 25 % weniger als in der KG. Dies sind erste praktisch relevante Ergebnisse in einer großen Evaluationsstudie. Derzeit arbeiten wir an Differenzierungen im Hinblick auf den Schweregrad der Rückfalldelikte, das jeweilige Anstaltsklima sowie Unterschiede zwischen der überwiegenden Sozialtherapie in unserer Studie und kleineren Gruppen, die im Regelvollzug mittels Einzel- oder Gruppentherapie behandelt wurden. Wie allgemein in der Prävention und Behandlung von Dissozialität sind sowohl vermehrte Replikationen als auch Differenzierungen notwendig (vgl. Lösel 2018).

25.5 Differenzierungen und Erweiterungen

25.5.1 Benchmarking

Da methodisch gut kontrollierte Studien mit äquivalenten Behandlungs- und Kontrollgruppen sehr schwierig sind, befasst sich neuerdings die Forschung mit Konzepten wie „Best Practice" bzw. Benchmarking zwischen verschiedenen sozialtherapeutischen Einrichtungen (vgl. Suhling und Guéridon 2016). Dabei geht es nicht darum, gleichsam von außen zu beurteilen, welche Anstalten bzw. Abteilungen besser oder schlechter abschneiden, sondern um die Aufklärung von Unterschieden, die als Feedback für die Praxis hilfreich sein können. In einer eigenen Untersuchung fanden wir erhebliche Unterschiede in den Rückfallraten zwischen den bayerischen SothAs. Die genauere Analyse zeigte aber, dass diese weitestgehend auf Unterschiede im durchschnittlichen Risikograd der Insassen zurückzuführen waren (Carl et al. 2019a).

25.5.2 Behandlungsinhalte

Wie oben erwähnt, ist bislang unzureichend erforscht, wie sich die konkrete Gestaltung der Behandlung in den SothAs auf das Ergebnis auswirkt. Vor allem dann, wenn kein Erfolg besteht, weiß man nicht, welche Behandlungselemente verbessert werden sollten. Die Beschreibungen von Behandlungsinhalten sind meistens eher konzeptueller Art (z. B. Einzeltherapie, Gruppentherapie, kognitive Verhaltenstherapie, SOTP, soziales Training, psychodynamische Therapie usw.), doch sind die Teile des „Gesamtpakets" zwischen verschiedenen Einrichtungen verschieden, sodass detaillierte Evaluationen sehr erschwert sind (Lösel et al. 1987; vgl. auch Guéridon 2016). Hier besteht systematischer Dokumentationsbedarf, wobei aktuelle Behandlungsmerkmale nicht unbedingt mit jenen identisch sein müssen, die etliche Jahre vor einer Rückfallanalyse praktiziert wurden. Die detailliertere Betrachtung des Behandlungsgeschehens erfordert auch einen Bezug zum Anstaltsklima. Wer im Laufe seiner Praktiker- oder Wissenschaftlerlaufbahn die Möglichkeit hatte, etliche Einrichtungen kennenzulernen, wird nicht selten Unterschiede im Organisationsklima bemerken oder „erspüren". Solche Unterschiede haben bereits Lösel und Bliesener (1989) durch Befragungen von Personal- und Gefangenengruppen aufgezeigt. Neuere Studien legen nahe, dass sie einen relevanten Kontext darstellen (Guéridon 2020), der auch für die Sozialtherapie wichtig ist.

25.5.3 Merkmale der Behandelten

Der Sozialtherapie wurde zuweilen vorgehalten, dass sie eher erfolgversprechende Kandidaten auswähle und z. B. besonders schwierige Probanden mit psychopathischer Persönlichkeitsstörung vermeide. Dies wäre plausibel, um Probleme in der SothA zu reduzieren, ist aber nicht klar belegt. Teilweise wird auch keine explizite Psychopathie-Diagnose mittels PCL-R vorgenommen. Die neuere Forschung zur „Psychopathy" sieht diese Probanden auch nicht mehr generell als nicht behandelbar an (Lösel und Schmucker 2014). Dem entspricht die verstärkte dimensionale statt taxonomische Auffassung von Persönlichkeitsstörungen in den jüngsten Versionen von ICD und DSM (vgl. Habermeyer et al. 2020). Psychopathie gilt auch als ein Risikofaktor für Sexualtäter, die sowohl Kinder als auch Erwachsene als Opfer attackiert haben. Dies ist plausibel, wir fanden aber nur tendenzielle Unterschiede in den Rückfallraten dieser „mixed offenders" gegenüber den beiden spezifischeren Gruppen (Link und Lösel 2021a). Auch die Praxis, Probanden auszuschließen, welche die sexuelle Anlasstat (oft in Teilaspekten) leugnen, scheint kein evidenzbasiertes Ausschlusskriterium zu sein (vgl. Endres und Breuer 2014). In einer Studie von Rommel et al. (2020) waren abgelehnte SothA-Bewerber einerseits psychisch gesünder und beruflich erfolgreicher als angenommene Bewerber. Andererseits hatten sie aber mehr dissoziale Einstellungen, was für komplexe Auswahlkriterien spricht. Insgesamt sind einheitlichere und empirisch fundierte diagnostische Auswahlkriterien anzustreben. Dabei ist die Frage wichtig, welche diagnostischen Merkmale tatsächlich zu einer differenziellen Behandlungsindikation führen. Zwar gibt es zahlreiche Studien zu standardisierten Risiko-Instrumenten, doch bezieht sich deren Anwendung in Deutschland oft mehr auf den Sicherungsaspekt als auf den Behandlungsinhalt. In England werden dagegen für verschiedene Risikokonstellationen jeweils unterschiedlich intensive und individualisierte Programme eingesetzt. Mir ist z. B. aus der Praxis in Erinnerung, dass eine SothA ein eigenes Selbstbehauptungstraining entwickelt und generell implementiert hat, obwohl es bei manchen Probanden mit Cluster-B-Persönlichkeitsstörung kontraindiziert sein dürfte. Allerdings erhalten auch in psychiatrischen Kliniken viele Patienten (außer bei der Medikation) psycho- und sozialtherapeutisch mehr oder minder „das Gleiche". Ein weiterer wichtiger Aspekt der Probandendiagnostik betrifft den Fokus auf Risiken und Defiziten. Hier zeigt die neuere Forschung, dass zugleich protektive Faktoren erkannt und gestärkt werden sollten (vgl. Lösel und Bender 2017; Lösel und Farrington 2012). Dies geschieht m. E. inzwischen auch vermehrt in der Praxis. Dabei spielen positive Beziehungen zur Familie der Gefangenen eine wichtige Rolle (Markson et al. 2015).

25.5.4 Behandlungsabbruch

Weitere wichtige Themen sind die Änderungsmotivation der Probanden sowie der Behandlungsabbruch. Hierbei werden teilweise die Rückverlegungen in der anfänglichen dreimonatigen Probephase nicht mitgezählt. Die Erprobung dient einerseits einer genaueren diagnostischen Indikation, andererseits kann die Rückverlegung bei Gefangenen zu Enttäuschungen führen und sollte im Hinblick auf den Einsatz von Ressourcen nicht zu häufig vorkommen. Problematischer sind aber Abbrüche im fortgeschrittenen Behandlungsstadium. Trotz gelegentlich anderer Ergebnisse zeigen internationale und deutsche Studien doch meistens ein erhöhtes Rückfallrisiko bei vorzeitiger Beendigung (vgl. Carl und Lösel 2021a). Diese kann verschiedene Gründe haben, auch ein unangemessenes Verhalten und nachlassende Motivation des Gefangenen. Grundsätzlich gilt es aber, die komplexen Aspekte der Motivation differenziert zu berücksichtigen (vgl. Dahle 1995), und zwar nicht nur als ein statisches Auswahlkriterium, sondern als einen dynamischen Prozess. Unsere prozessorientierten Analysen deuten an, dass zwar Eingangsmerkmale wie Substanzprobleme ein Risiko für den vorzeitigen Abbruch darstellen, aber das Engagement der Probanden von zentraler Bedeutung ist (Carl et al. 2019b; Carl und Lösel 2021a). Motivierende Interviews können helfen, das Engagement auch in kritischen Phasen zu fördern (vgl. Breuer et al. 2014), doch ist hierzu in Deutschland mehr Forschung nötig. Die Frage des Behandlungsabbruchs ist aber nicht nur praktisch, sondern auch für die Forschung bedeutsam. Denn je nachdem, ob vorzeitig die Behandlung Abbrechende i. S. des „Intention-to-treat" der TG zugerechnet werden, obwohl sie vielleicht nur kurz in der SothA waren, ergeben sich andere Ergebnisse als bei den Probanden, welche die Behandlung regulär beendet haben (vgl. Endres et al. 2018). Eine generelle Lösung für dieses Problem gibt es m. E. nicht, es sollten aber die verschiedenen Ergebnisse dargestellt werden.

25.5.5 Erfolgskriterien

Die Effektivität der Sozialtherapie wird nach wie vor primär an der Legalbewährung nach der Entlassung festgemacht. Dies geschieht meist dichotom (Rückfall: ja – nein), wobei teilweise auch die Schwere der nachfolgenden Sanktionen ausgewertet wird. Für die Forschung und Praxis sind aber differenziertere Kriterien sinnvoll, da die Sanktionen bei Rückfälligen auch von deren krimineller Vorgeschichte abhängen. Differenziertere Analysen zeigen, dass die SothA-Behandlung zu einem zeitlich verzögerten Rückfall führen kann (z. B. Bussmann und Richter 2013), was im Hinblick auf die Alterskurve abnehmender Kriminalität bedeutsam ist. Ein direkteres Kriterium ist die Deliktschwere beim Rückfall. Mittels eines von uns entwickelten Index der Deliktschwere fanden wir z. B., dass SothA-Probanden mit vorher schwerwiegenderen Sexualdelikten beim Rückfall weniger gravierende Delikte begangen hatten (Link und Lösel 2021b). Dringender Forschungsbedarf besteht auch hinsichtlich der proximalen Erfolgskriterien während der Behandlung. Hier scheinen Persönlichkeitsfragebögen weniger relevant zu sein als konkrete Verhaltensbeurteilungen durch das Fach- und Aufsichtspersonal (vgl. Carl et al. 2019b; Dahle et al. 2018).

25.5.6 Übergangsmanagement und Nachsorge

Bereits Ortmann (2002) hat in seiner Evaluation gezeigt, dass die Entlassungs-, Arbeits- und Wohnungssituationen wichtig für eine erfolgreiche Behandlung sind. Dies entspricht ja gerade dem Konzept der SothA. Was die Behandlung betrifft, so hat man erkannt, dass die intramurale Behandlung der Ergänzung und Stabilisierung nach der Entlassung bedarf. So ist z. B. bei Sexualtätern in der SothA kein echter Realitätstest in Versuchungssituationen mit Kindern möglich. Die inzwischen in den meisten Bundesländern eingerichteten ambulanten Behandlungseinrichtungen für entlassene Sexualtäter und Gewalttäter (vgl. Carl und Schmucker 2017) haben nach ersten Befunden positive Effekte (Keßler und Rettenberger 2017). Therapieweisungen scheinen aber für die nicht behandelten Entlassenen aus dem Regelvollzug wichtiger zu sein als für die Entlassenen aus SothAs (Carl und Lösel 2021b). Grundsätzlich gelten Maßnahmen der Rückfallprävention auch international als höchst bedeutsam, es erfordert aber weitere Forschung und praktische Erfahrung, diese optimal auf die vorherigen Behandlungsinhalte abzustimmen (vgl. Bonta et al. 2019).

25.5.7 Behandlung im Regelvollzug

Wie oben beschrieben, hat sich in Deutschland die Behandlung von Straftätern im Strafvollzug primär auf SothAs konzentriert. Dieser komplexe institutionelle Ansatz war und ist durchaus sinnvoll, aber es bleibt die Frage, was mit der großen Zahl von eigentlich auch einer Behandlung bedürftigen Insassen im sonstigen Strafvollzug geschieht. Das Strafvollzugsgesetz des Bundes und die Spezifikationen der Länder betonen generell das Ziel der Rückfallvermeidung (neben dem Schutz der Allgemeinheit). Punktuelle Untersuchungen und praktische Erfahrungen legen nahe, dass im Regelvollzug psychische Störungen sehr zahlreich sind, und auch die Unterschiede zur Forensischen Psychiatrie sind abgesehen von der Schuldfähigkeit eher fließend. Es ist deshalb sinnvoll, mehr Behandlungsangebote im Regelvollzug zu machen. Neben einem Personalausbau können hier qualifizierte ambulante Dienste eine wichtige Funktion einnehmen. Interessanterweise deutet sich in unseren bayerischen Evaluationsdaten an, dass die Rückfallergebnisse der SothAs nicht signifikant positiver ausfallen als jene aus der individuellen oder gruppentherapeutischen Behandlung im Regelvollzug. Hier sind weitere Detailanalysen notwendig, an denen wir arbeiten. Spezifische Behandlungsangebote im Regelvollzug sind aber insbesondere für die zahlreichen nichtdeutschen Gefangenen angezeigt, die in SothAs noch eine eher niedrige Quote haben (Etzler 2020). Ähnliches gilt für weibliche Gefangene, für die bundesweit nur etwa 4 % der sozialtherapeutischen Haftplätze zur Verfügung stehen.

25.6 Schlussfolgerung

Seit der Einrichtung der Sozialtherapie im deutschen Strafvollzug in den 1960er-Jahren gab es Entwicklungen, die zwischen Behandlungseuphorie, Stereotypen des „Nothing works", institutioneller Stagnation, Wiederbelebung und konstruktiver Weiterentwicklung im Sinne des „What works" schwankten. Die Strafrechtsreform zu Sexualdelikten Ende der 1990er-Jahre hat zu einem deutlichen Ausbau der Sozialtherapie geführt, der auch die einschlägige praktische

Erfahrung und Evaluationsforschung gefördert hat. Grundsätzlich legt die neuere Forschung eine vorsichtig optimistische Einschätzung der Effektivität der sozialtherapeutischen Einrichtungen nahe. Der vorliegende Beitrag zeigt aber auch etliche Aspekte und Probleme, zu denen in Forschung und Praxis mehr replizierte und differenzierte Erkenntnisse erforderlich sind.

LITERATUR

Andrews DA, Bonta J, Wormith S. The Risk-Need-Responsivity (RNR) model: Does adding the Good Lives Model contribute to effective crime prevention? Crim Justice Behav 2011; 38: 735–755.

Aos S, Phipps P, Barnoski R, Lieb R. The comparative costs and benefits of programs to reduce crime. Olympia, WA: Washington State Institute of Public Policy 2001.

Bonta J, Andrews DA. The Psychology of Criminal Conduct. 6th edn. New York: Anderson 2017.

Bonta J, Rugge T, Bourgon G, Wanamaker KA. A conceptual replication of the Strategic Training Initiative in Community Supervision (STICS). J Exp Criminol 2019; 15: 397–419.

Breuer MM, Gerber K, Buchen-Adam N, Endres J (Hrsg.). Kurzintervention zur Motivationsförderung. Lengerich: Pabst 2014.

Bussmann K-D, Richter K. Kriminologische Evaluation der Sozialtherapeutischen Anstalt Halle (Saale). Abschlussbericht an die DFG. Halle (Saale): Martin-Luther Universität 2013.

Carl L, Lösel F. Dropout in sexual offender treatment: Relations to criminal history, offence characteristics, treatment duration and recidivism. 2021a (under journal review).

Carl L, Lösel F. Therapieauflagen und Nachsorge bei haftentlassenen Sexualstraftätern: Prädiktoren und Zusammenhänge mit der Rückfälligkeit. MschrKrim 2021b; 101(4) (im Druck).

Carl L, Schmucker M. Evaluation der psychotherapeutischen Fachambulanzen für Gewaltstraftäter in Bayern. Konzeption und erste Ergebnisse. Bewährungshilfe 2017; 64: 175–190.

Carl L, Lauchs L, Schmucker M, Lösel F. „Benchmarking" in der Sozialtherapie: Vergleiche zwischen sozialtherapeutischen Abteilungen für Sexualstraftäter in Bayern. Forens Psychiatr Psychol Kriminol 2019a; 13: 371–379.

Carl L, Schmucker M, Lösel F. Predicting attrition and engagement in the treatment of young offenders. Int J Offender Ther Comp Criminol 2019b; 13: 371–379.

Cullen FT. Rehabilitation: beyond nothing works. In: Tonry M (ed.). Crime and Justice in America: 1975–2025. Crime and Justice: A review of research (vol. 42). Chicago: University of Chicago Press 2013; pp. 299–376.

Dahle K-P. Therapiemotivation hinter Gittern. Regensburg: Roderer 1995.

Dahle K-P, Hamatschek MJ, Richter MS, Hausam J. Therapieverläufe von Sexualstraftätern. Gibt es messbare Entwicklungsprozesse? Forens Psychiatr Psychol Kriminol 2018; 12: 329–342.

Dünkel F. Sozialtherapeutische Behandlung und Rückfälligkeit in Berlin-Tegel. MschrKrim 1979; 62: 322–337.

Egg R. Sozialtherapie und Strafvollzug: Eine empirische Vergleichsstudie zur Evaluation sozialtherapeutischer Maßnahmen. Frankfurt a.M.: Haag & Herchen 1979.

Egg R. Entwicklung und Perspektiven der sozialtherapeutischen Einrichtungen in Deutschland. In: Wischka B, Specht F, Foppe E, Willems R (Hrsg.). Sozialtherapie im Justizvollzug. Lingen: Kriminalpädagogischer Verlag 2005, S. 18–28.

Elz J. Zur Rückfälligkeit nach sexuellen Gewaltdelikten: Ergebnisse einer empirischen Untersuchung der Kriminologischen Zentralstelle. Bewährungshilfe 2001; 48: 351–373.

Endres J. Do we have evidence for effects of sex offender treatment in custodial settings? Presentation at the IATSO Conference, Porto, Portugal 2014.

Endres J, Breuer M. Leugnen bei inhaftierten Sexualstraftätern: Ursachen, Korrelate und Konsequenzen. Forens Psychiatr Psychol Kriminol 2014; 8: 263–278.

Endres J, Groß C. Sozialtherapie als Behandlungsform im Strafvollzug. In: Meier B-D, Leimbach K (Hrsg.). Gefängnisse im Blickpunkt der Kriminologie. Berlin: Springer 2020, S. 141–161.

Endres J, Breuer MM, Stemmler M. „Intention to treat" oder „treatment as received": Umgang mit Abbrechern in der Forschung zur Straftäterbehandlung. Forens Psychiatr Psychol Kriminol 2018; 10: 45–55.

Etzler S. Sozialtherapie im Strafvollzug 2020: Ergebnisübersicht zur Stichtagserhebung zum 31.03.2020. Wiesbaden: Kriminologische Zentralstelle 2020.

Genders E, Player E. Therapy in prison: Revisiting Grendon 20years on. Howard J Crim Justice 2010; 49: 431–450.

Guéridon M. Ist eine Evaluation der Wirksamkeit von Sozialtherapie überhaupt möglich? Rechtspsychologie 2016; 2: 285–309.

Guéridon M. Stand und Herausforderungen der Forschung zum Anstaltsklima im deutschen Justizvollzug – zwischen vielversprechenden Anfängen und drohender Verzettelung. MschrKrim 2020; 103: 269–284.

Habermeyer E, Mokros A, Briken P. „Die Relevanz eines kohärenten forensischen Beurteilungs- und Behandlungsprozesses". Großer Wurf oder alter Wein in undichtem Schlauch? Forens Psychiatr Psychol Kriminol 2020; 14: 212–219.

Hanson RK, Morton-Bourgon KE. The accuracy of recidivism risk assessments for sexual offenders: A meta-analysis of 118 prediction studies. Psychol Assess 2009; 21: 1–21.

Hanson K, Burgon G, Helmus L, Hodgson S. The principles of effective correctional treatment also apply to sexual offenders: A meta-analysis. Crim Justice Behav 2009 36, 865–891.

Jehle J-M, Albrecht H-J, Hohmann-Fricke S, Tetal C. Legalbewährung nach strafrechtlichen Sanktionen. Eine bundesweite Rückfalluntersuchung 2010 bis 2013 und 2004 bis 2013. Berlin: Bundesministerium der Justiz und für Verbraucherschutz 2016.

Jennings WG. Innovations and advancements in sex offender research. New York: Routledge 2015.

Keßler A, Rettenberger M. Die Wirksamkeit psychotherapeutischer Behandlung von Sexualstraftätern nach Entlassung aus dem Strafvollzug. Z Klin Psychol Psychother 2017; 46: 42–52.

Koehler JA, Lösel F, Humphreys DK, Akoensi TD. A systematic review and meta-analysis on the effects of young offender treatment programs in Europe. J Exp Criminol 2013; 9: 19–43

Lauchs L, Link E, Lösel F. Die Erfassung der Deliktschwere in Evaluationsstudien zur Straftäterbehandlung: Entwicklung und Anwendung eines strafrahmenorientierten Ansatzes. MschrKrim 2020; 103: 300–314.

Link E, Lösel F. "Mixed" sexual offending against both children and adults: An empirical comparison with individuals who exclusively offended against child or adult victims. Crim Justice Behav 2021a; online first, https://doi.org/10.1177/00938548211002882.

Link E, Lösel F. Development and application of an offense severity index in the evaluation of treatment of individuals convicted of sexual crimes. Psychol Crime Law (forthcoming).

Lipton DS. A therapeutic distinction with a difference: Comparing American concept-based therapeutic communities and British democratic therapeutic community treatment for prison inmates. In: Shuker R, Sullivan E (eds.). Grendon and the Emergence of Forensic Therapeutic Communities: Developments in Research and Practice. Chichester, UK: Wiley 2010, pp. 61–77.

Lipton DS, Martinson R, Wilks J. The Effectiveness of Correctional Treatment. New York: Praeger 1975.

Lipton DS, Pearson FS, Cleland CM, Yee D. The effects of therapeutic communities and milieu therapy on recidivism. In: McGuire J (ed.). Offender Rehabilitation and Treatment. Chichester, UK: Wiley 2002, pp. 4–38.

Littell JH. The case for Multisystemic Therapy: Evidence or orthodoxy? Children Youth Serv Rev 2006: 28: 458–472.

Lösel F. The efficacy of correctional treatment: A review and synthesis of recent meta-evaluations. In: McGuire J (ed.). What Works: Reducing Reoffending Guidelines from Research and Practice. Chichester, UK: Wiley 1999, pp. 79–111.

Lösel F. The efficacy of sexual offender treatment: A review of German and international evaluations. In: van Koppen PJ, Roos NHM (eds.). Rationality, Information and Progress in Psychology and Law. Maastricht, NL: Metajuridica Publications 2000, pp. 145–170.

Lösel F. Doing evaluation in criminology: Balancing scientific and practical demands. In: King RD, Wincup E (eds.). Doing Research on Crime and Justice. 2nd edn. Oxford, UK: Oxford University Press 2007, pp. 141–170.

Lösel F. Offender treatment and rehabilitation: What works? In: Maguire M, Morgan R, Reiner R (eds.). The Oxford Handbook of Criminology. 5th edn. Oxford, UK: Oxford University Press 2012, pp. 986–1016.

Lösel F. Evidence comes by replication, but needs differentiation: The reproducibility issue in science and its relevance for criminology. J Exp Criminol 2018; 14: 257–278.

Lösel F. Entwicklungspfade der Straftäterbehandlung: Skizzierte Wege und Evaluation der Zielerreichung. Forens Psychiatr Psychol Kriminol 2020; 14: 35–49.

Lösel F, Bender D. Protective factors against crime and violence in adolescence. In: Sturmey P (ed.). The Wiley Handbook of Violence and Aggression. Vol. 1. New York: Wiley 2017, pp. 313–327.

Lösel F, Bliesener T. Psychology in prison: Role assessment and testing of an organizational model. In: Wegener H, Lösel F, Haisch J (eds.). Criminal Behavior and the Justice System: Psychological Perspectives. New York: Springer 1989, pp. 419–439.

Lösel F, Bliesener T. Zur Altersgrenze strafrechtlicher Verantwortlichkeit von Jugendlichen aus psychologischer Sicht. DVJJ-Journal 1997; 8: 388–395.

Lösel F, Farrington DP. Direct protective and buffering protective factors in the development of youth violence. Am J Prev Med 2012; 43(2S1): 8–23.

Lösel F, Schmucker M. Psychopathie: Ein zentrales Thema der „Neurokriminologie". MschrKrim 2014; 7: 487–503.

Lösel F, Köferl P, Weber F. Meta-Evaluation der Sozialtherapie. Stuttgart: Enke 1987.

Lösel F, Link E, Schmucker M, et al. On the effectiveness of sexual offender treatment in prison: A comparison of two different evaluation designs. Sex Abuse 2019; 32: 452–475.

Lösel F, Link E, Schmucker M, et al. On the effectiveness of sexual offender treatment in prison: A comparison of two different evaluation designs. Sex Abuse 2020; 32: 452–475.

Maguire M, Grubin D, Lösel F, Raynor P. "What works" and the Correctional Services Accreditation Panel: Taking stock from an inside perspective. Criminol Crim Justice 2010; 10: 37–58.

Markson L, Lösel F, Souza K, Lanskey C. Male prisoners' family relationships and resilience in resettlement. Criminol Crim Justice 2015; 15: 423–441.

Martinson R. What works? Questions and answers about prison reform. The Public Interest 1974; 35: 22–54.

Martinson R. New findings, new views: A note of caution regarding sentencing reform. Hofstra Law Rev 1979; 7: 243–258.

McGuire J. Integrating findings from research reviews. In: McGuire J (ed.). Offender Rehabilitation and Treatment. Chichester, UK: Wiley 2002, pp. 4–38.

Mews A, Di Bella L, Purver M. Impact Evaluation of the Prison-based Core Sex Offender Treatment Programme. London, UK Ministry of Justice 2017; https://assets.publishing.service.gov.uk/government/uploads/system/

uploads/attachment_data/file/623876/sotp-report-web-.pdf.
Ortmann R. Sozialtherapie im Strafvollzug: eine experimentelle Längsschnittstudie zu den Wirkungen von Strafvollzugsmaßnahmen auf Legal- und Sozialbewährung. Freiburg i. Br.: Edition iuscrim 2002.
Palmer T. Martinson revisited. J Res Criminol 1975; 12: 133–152.
Piquero AR, Jennings WG, Farrington DP. The monetary costs of crime to middle adulthood: Findings from the Cambridge Study in Delinquent Development. J Res Crime Delinq 2013; 50: 53–74.
Rasch W, Kühl KP. Psychologische Befunde und Rückfälligkeit nach Aufenthalt in der sozialtherapeutischen Modellanstalt Düren. Bewährungshilfe 1978; 25: 44–57.
Rommel J, Yoon D, Dahle K-P. Wer bleibt unbehandelt? Eine Untersuchung von Straftätern, deren Bewerbung zur Aufnahme in die Sozialtherapeutische Anstalt Berlin-Tegel abgelehnt wurde. MschrKrim 2020; 103(1): 1–14.
Schmucker M, Lösel F. The effects of sexual offender treatment on recidivism: An international meta-analysis of sound quality evaluations. J Exp Criminol 2015; 11: 597–630.
Schmucker M, Lösel F. Sexual offender treatment for reducing recidivism among convicted sex offenders: A systematic review and meta-analysis. Campbell Syst Rev 2017; 13(8): DOI: 10.4073/csr. 2017.8.
Schwedler A, Schmucker M. Verlaufsmessung im sozialtherapeutischen Behandlungsvollzug: Wie sinnvoll sind allgemeine Persönlichkeitsmaße? MschrKrim 2012; 95: 269–280.
Schwedler A, Wößner G. Veränderungen kriminogener Faktoren bei Sexual- und Gewaltstraftätern in Sozialtherapie und Regelvollzug. Forens Psychiatr Psychol Kriminol 2013; 7: 47–55.
Suhling S, Guéridon M. Vergleiche zwischen sozialtherapeutischen Einrichtungen: „Benchmarking" als Evaluationsansatz im Strafvollzug. Forens Psychiatr Psychol Kriminol 2016; 10: 32–44.
van der Stouwe T, Asscher JJ, Stams GJ, et al. The effectiveness of Multisystemic Therapy (MST): A meta-analysis. Clin Psychol Rev 2014; 43: 468–481.
von Franqué F, Briken P. Das „Good Lives Modell (GLM)". Forens Psychiatr Psychol Kriminol 2013; 7: 22–27.
Wilson DB. Correctional programs. In: Weisburd D, Farrington DP, Gill C (eds.). What Works in Crime Prevention and Rehabilitation: Lessons from Systematic Reviews. New York: Springer 2016, pp. 193–217.
Wößner G. Wie kann man in der Sozialtherapie Therapieerfolg feststellen oder messen? Forens Psychiatr Psychol Kriminol 2014; 8: 49–58.

VI Problemfelder und besondere Herausforderungen

VI

KAPITEL

26 Untergebrachte mit Migrationshintergrund

Jan Bulla

Faktenbox

- Migranten sind so verschieden wie ihre Herkunftsländer, ihre Gründe für die Migration etc.
- Ihr Risiko, an einer Psychose aus dem schizophrenen Formenkreis zu erkranken, ist erhöht – insbesondere, wenn sie auf den ersten Blick als Migranten oder Angehörige einer Minderheit zu erkennen sind.
- Der Migrationsstatus bedingt keine erhöhte Kriminalitätsrate – der Status als benachteiligter junger Mann hingegen schon.
- Aufgrund genetisch bedingter Unterschiede beim Abbau von Psychopharmaka ist der Einsatz von therapeutischem Drug-Monitoring geboten.
- In der Psychotherapie ist der bewusste Umgang mit kultureller Identität und Differenz wesentlich. Dies beinhaltet die Beschäftigung mit der individuellen und kollektiven Migrationsgeschichte sowie der Akkulturation und die Verbesserung der deutschen Sprachkenntnisse.

26.1 Psychisch erkrankte Straffällige mit Migrationshintergrund

26.1.1 Was bedeutet Migrationshintergrund?

Migration ist eine Grundkonstante und treibende Kraft der Menschheitsgeschichte (Manning und Trimmer 2020). Bereits die demografisch-deskriptive Beschreibung ist nur mehrdimensional und nicht eindeutig möglich. Das Konzept des **Migrationshintergrunds** beinhaltet verschiedene Ebenen (➤ Box 26.1, in Anlehnung an Petschel und Will 2020).

BOX 26.1

Definition(en) „Migrationshintergrund"

- Deutsch ist nicht Muttersprache oder die in einem Haushalt hauptsächlich verwendete Sprache.
- Familiärer Migrationsbezug: In der bundesdeutschen Bevölkerungsstatistik erfüllt ein Einwohner bereits das Kriterium, wenn ein ursprünglich nichtdeutscher Elternteil zugewandert ist.
- Staatsangehörigkeit: z. B. Ausländer, Spätaussiedler und deren Nachkommen.
- Wanderungskonzept: selbst zugewanderte oder in Deutschland als Kind von eingewanderten Eltern geborene Person.

Die deutsche Bevölkerungsstatistik definiert Migrationshintergrund durch eine Kombination aus Staatsbürgerschaft und vollzogener Einwanderung: 2019 erfüllten 21,2 von 81,8 Mio. Personen der deutschen Bevölkerung die Definition eines Migrationshintergrunds, darunter 8,5 Mio. eingewanderte und 1,6 Mio. in Deutschland geborene **Ausländer** sowie 2,6 Mio. **Spätaussiedler** (Statistisches Bundesamt 2020).

26.1.2 Epidemiologische Aspekte von Migration und psychischer Erkrankung

Die Forschungslage zur seelischen Gesundheit von Migranten zeichnet ein heterogenes und insgesamt lückenhaftes Bild (Überblick in Mösko et al. 2018). Eine Ausnahme bilden **Psychosen aus dem schizophrenen Formenkreis:** Mehrere Metaanalysen beschreiben ein mehrfach erhöhtes Risiko von Migranten und Angehörigen ethnischer Minderheiten gegenüber der Mehrheitsbevölkerung in verschiedenen westlichen Ländern. Bei einem gepoolten relativen Risiko (RR) von knapp über 2 sind Migranten, die aus außereuropäischen Ländern nach Europa einwandern (RR 2,9), und Menschen mit dunkler Hautfarbe, die in Ländern mit kaukasischer Mehrheitsbevölkerung leben (RR 4,2), deutlich gefährdeter (Selten et al. 2020). Ursächlich werden **psychosoziale Ungleichheit** und erhebliche bis traumatische Belastungsfaktoren vermutet, die zeitlich sowohl im Herkunftsland als auch während und nach der Migration zu verorten sind (Zusammenfassung in Morgan et al. 2019). Eine wesentliche Rolle spielt vermutlich auch das individuelle und kollektive Erleben von **Diskriminierung** (Kluge et al. 2020).

MERKE

Das Risiko, an einer Psychose aus dem schizophrenen Formenkreis zu erkranken, ist unter Migranten und Angehörigen ethnischer Minderheiten erhöht. Dieser Zusammenhang ist insbesondere stark ausgeprägt, wenn dieser Status auf den ersten Blick erkennbar ist (z. B. durch eine gegenüber der Mehrheitsbevölkerung dunklere Haut) und dies ein höheres Ausmaß an Diskriminierung und daraus resultierender Benachteiligung mit sich bringt.

26.1.3 Kriminologische Aspekte

Das Stereotyp, dass Migranten häufiger und schwerer als die native Bevölkerung straffällig werden, hält sich in bestimmten Medien und politischen Diskursen hartnäckig. In der kriminologischen Forschung konnte ein direkter Einfluss des Migrationsstatus nicht bestätigt werden. In einer großen bevölkerungsbasierten Längsschnittstudie in den USA fanden Bersani et al. (2014), dass Einwanderer der ersten Generation eine unterdurchschnittliche Kriminalitätsbelastung aufweisen und dass die zweite Generation sich dem Bevölkerungsdurchschnitt hinsichtlich Frequenz, Mustern und Verlaufspfaden annähert. Bell et al. (2013) untersuchten zwei große Immigrationswellen in das Vereinigte Königreich, nämlich Asylsuchende in den 1990er-Jahren und Einwanderer aus der Europäischen Union Anfang der 2000er-Jahre. Ein Asylstatus hatte einen signifikanten, aber vom Effekt eher geringen Einfluss auf die Häufigkeit von Eigentums-, nicht jedoch von Gewaltkriminalität. Die Autoren beschrieben jedoch als gewichtige Einflussfaktoren Barrieren zum Arbeitsmarkt und andere Faktoren sozioökonomischer Benachteiligung.

In der polizeilichen Kriminalstatistik (PKS) 2019 hatten über 577.000 (30 %) von ca. 1,9 Mio. Tatverdächtigen keine deutsche Staatsangehörigkeit[1]. In der Allgemeinbevölkerung stellen Ausländer hingegen nur 12,4 %. 2019 befanden sich knapp 1,7 Mio. Menschen im Asylverfahren (entsprechend 1,9 % der Gesamtbevölkerung), unter allen Tatverdächtigen stellen sie 8 %. Trotz rückläufiger Zahlen ist diese Gruppe nach wie vor überproportional an sexuellen und nichtsexuellen Gewaltdelikten sowie Eigentumskriminalität beteiligt. Es besteht die starke Vermutung, dass die gut bekannten Risikofaktoren (junges) Alter, (männliches) Geschlecht und sozioökonomische Benachteiligung dies hinreichend erklären: In Deutschland machen Männer unter 30 Jahren zwei Drittel aller Asylsuchenden aus. Ebenso sind in der ausländischen Wohnbevölkerung 45 % gegenüber 32 % der nativen Bevölkerung unter 35 Jahre alt (Bundeskriminalamt 2019).

1 Nach Abzug ausländerrechtlicher Verstöße

MERKE

Sozioökonomische Benachteiligung ist ein gut belegter Risikofaktor sowohl für die Entwicklung nichtaffektiver Psychosen als auch für kriminelle Handlungen.

26.1.4 Migranten im Maßregelvollzug

Verschiedene Studien deuten darauf hin, dass Migranten aus bestimmten Herkunftsregionen (Gabrielsen und Kramp 2009; Penney et al. 2020) oder Angehörige bestimmter ethnischer Minderheiten wie die „Black Caribbeans" im Vereinigten Königreich (Coid et al. 2000) ein höheres Risiko für eine Unterbringung in forensisch-psychiatrischen Einrichtungen aufweisen. Für die baden-württembergische Bevölkerung fanden Bulla et al. (2017) ein um 30 % erhöhtes Risiko von Einwohnern mit Migrationshintergrund, gem. § 63 StGB untergebracht zu werden. Das Ausmaß der sozioökonomischen Benachteiligung der Herkunftsregion stand in einem linearen Zusammenhang zum relativen Risiko der Unterbringung. ➤ Tab. 26.1 zeigt die Herkunftsregionen der gem. § 63 StGB im baden-württembergischen Maßregelvollzug Untergebrachten.

26.2 Rechtliche Besonderheiten

26.2.1 Migranten im Strafprozess

Die Frage, ob Menschen mit Migrationshintergrund diskriminierenden Erfahrungen durch **Strafverfolgungsbehörden** ausgesetzt sind, beschäftigt die Forschung und politisch-gesellschaftliche Diskurse seit Langem. Unter anderem weisen Anzeigeverhalten, das Erleben der Betroffenen (Oberwittler und Lukas 2010), jedoch auch polizeiinterne Untersuchungen auf gewisse Diskriminierungstendenzen auf dieser Ebene der Strafverfolgung hin (Behr 2017). Interessanterweise werden Anzeigen gegen Menschen mit Migrationshintergrund von deutschen Staatsanwaltschaften häufiger eingestellt, was als Korrektiv gegenüber der zuvor dargestellten Tendenz gedeutet werden kann.

Die Forschungslage zu diskriminierenden Tendenzen in Urteilssprüchen ist für die deutsche Justiz

26

Tab. 26.1 Herkunftsregionen von Untergebrachten mit Migrationshintergrund*

	§ 63 StGB		§ 64 StGB	
	2019	Δ seit 2009	2019	Δ seit 2009
Türkei	20 %	9 %	22 %	177 %
GUS**	10 %	– 29 %	27 %	3 %
Balkan	9 %	117 %	9 %	467 %
Nordafrika / Naher Osten	12 %	115 %	4 %	226 %
Südeuropa	13 %	63 %	11 %	180 %
Osteuropa	10 %	– 12 %	7 %	73 %
Subsahara-Afrika	14 %	121 %	2 %	133 %
Sonstige	14 %	24 %	10 %	171 %
Gesamt	***N*** **= 305**	**29 %**	***N*** **= 372**	**92 %**

* Daten aus: Forensische Basisdokumentation Baden-Württemberg (FoDoBa)
** GUS: Gemeinschaft Unabhängiger Staaten (Zusammenschluss von Nachfolgestaaten der UdSSR)

dürftig. Einige Untersuchungen beschreiben, dass Angeklagte mit Migrationshintergrund bei vergleichbaren Delikten höhere Strafen erhielten bzw. Freiheitsstrafen seltener zur Bewährung ausgesetzt wurden (Oberwittler und Lukas 2010). Es liegen keine Erkenntnisse vor, ob die Überrepräsentation forensischer Patienten mit Migrationshintergrund auf einer differenziellen Anordnungspraxis deutscher Gerichte beruhen könnte. Im vergleichsweise gut beforschten US-amerikanischen Justizsystem beschrieben z. B. Kutateladze et al. (2014) einen Einfluss ethnischer Herkunft auf allen Ebenen der Strafverfolgung in New York; u. a. zeigte sich eine deutlich höhere Rate von Untersuchungs- und Strafhaft für afro- und lateinamerikanische Angeklagte. In einem experimentellen Design konnte ein Einfluss unbewusster ethnischer Stereotype auf die Entscheidung von Richtern dargestellt werden, der durch bewusste Aufmerksamkeit jedoch kompensiert werden konnte (Rachlinski und Guthriet 2009). Unabhängig von der tatsächlichen ethnischen Zugehörigkeit führten ausgeprägtere afroamerikanische Gesichtszüge zu härteren (virtuellen) Strafen (Kleider-Offutt et al. 2017).

MERKE

Diskriminierende Stereotype sind in uns allen wirksam, können jedoch durch bewusste Anstrengung ausgeglichen werden.

26.2.2 Ausweisung und Abschiebung

Ausländer dürfen in der Bundesrepublik Deutschland auf Grundlage eines unbefristeten (Niederlassungserlaubnis gem. § 9 AufenthG) oder befristeten Aufenthaltstitels (Aufenthaltserlaubnis gem. § 7 AufenthG) ihren Wohnsitz nehmen (Schröder und Deery 2018).

Ein Ausländer kann ausgewiesen werden, wenn sein Aufenthalt die öffentliche Sicherheit und Ordnung, die freiheitliche demokratische Grundordnung oder sonstige erhebliche Interessen der Bundesrepublik Deutschland gefährdet (§ 53 I AufenthG). Ein schwerwiegendes „Ausweisungsinteresse" (§ 54 II AufenthG) wird bereits ab Freiheitsstrafen von 6 Monaten angenommen. Bei gem. § 63 StGB Untergebrachten wird im Regelfall von der Abschiebung als Vollzug der **Ausweisung** aufgrund einer „schwerwiegenden Erkrankung" gem. § 60 VII S AufenthG abgesehen.

Ein rechtskräftiger Abschiebungsbescheid stellt die Erfolgsaussicht einer Unterbringung im juristischen[2] wie klinischen Sinne gem. § 64 StGB infrage. Unter anderem steht die drohende Abschiebung in Widerspruch zu einem Hauptziel der Maßregel, nämlich der beruflichen und sozialen Reintegration in Deutschland. Patienten der Entziehungsanstalt haben insbesondere bei erfolgreicher Behandlung gute Chancen auf ein Bleiberecht, zumal wenn die bisherige Auf-

[2] BVerG 25.11.2005 (2 BvR 1368/05), BGH 29.08.2018 (4 StR 211/18)

enthaltsdauer in Deutschland ein gewichtiges Bleibeinteresse gem. § 55 AufenthG begründet.

MERKE

Im Regelfall sprechen die klinischen und sozialen Umstände dafür, den Verbleib der Betroffenen zu unterstützen. In Einzelfällen kann die Ausweisung eine klinisch und ethisch vertretbare Alternative sein. In komplizierten Situationen sollte ein auf Ausländerrecht spezialisierter Rechtsbeistand zurate gezogen werden.

26.3 Diagnostische Besonderheiten

Im Vergleich zu Untergebrachten ohne Migrationshintergrund werden Migranten signifikant häufiger mit **Psychosen aus dem schizophrenen Formenkreis** diagnostiziert: Der Anteil ist u. a. umso höher, je benachteiligter die Herkunftsregion ist (Bulla et al. 2017). Die bisherigen Studien haben die Hypothese nicht bestätigt, dass bei bestimmten Ethnien psychotische Störungen überdiagnostiziert sind (Dykxhoorn et al. 2020). Dennoch sind eine kultursensible Diagnostik und transkulturelles Wissen erforderlich, um in der Herkunftskultur unproblematische, jedoch für westliche Ohren ungewohnte Äußerungen der Betroffenen von krankheitswertigen Erlebnisweisen unterscheiden zu können und diese diagnostisch korrekt zuzuordnen: Beim Vorliegen von Psychosen aus dem schizophrenen Spektrum können akustische Halluzinationen, Verfolgungs- und Größenwahn kulturübergreifend, jedoch mit kulturell geprägten Inhalten festgestellt werden. Veränderungen in Sprache, Affekt und zwischenmenschlichen Verhaltensweisen haben eine kulturspezifisch hohe Varianz (Stompe et al. 2018).

MERKE

Insbesondere beim Fehlen einer gemeinsamen Sprache für einen differenzierten Austausch sollte in der diagnostischen Phase zwingend ein Dolmetscherdienst herangezogen werden. Dieser kann auch dabei helfen, schwer verständliche Interaktionen, den Gebrauch bestimmter Metaphern und eine Vielzahl weiterer kultureller Unterschiede adäquat einzuordnen.

26.4 Therapeutische Besonderheiten

26.4.1 Psychopharmakologie und Pharmakogenetik

Auf dem Weg zu einer personalisierten Psychopharmakotherapie wurden vor allem Abbauwege der Cytochrom-P_{450}-Familie wissenschaftlich untersucht. Einige Mitglieder weisen **genetische Polymorphismen mit Auswirkung auf die Metabolisierungsaktivität** auf (Hiemke et al. 2018), deren Verteilung sich teilweise zwischen verschiedenen Migrantengruppen unterscheidet (Assion aund Reinbold 2018). Erhöhte Arzneimittelspiegel durch eine verminderte Aktivität von Abbauenzymen (langsamer [engl. „poor"] Metabolisierer) führen bereits bei durchschnittlichen Dosen bestimmter Psychopharmaka zu einem erhöhten Risiko von unerwünschten Arzneimittelwirkungen. Bei hoher Aktivität (schnelle [„ultrarapid"] Metabolisierer) wird eine unzureichende therapeutische Wirkung beobachtet. Therapeutisch wird mit einer Anpassung der verabreichten Dosis reagiert. Die Konsensusleitlinie „Therapeutisches Drug Monitoring" (Hiemke et al. 2018) beschreibt diese Zusammenhänge ausführlich.

Auch die **ethnische Zugehörigkeit** kann die erforderliche therapeutische Dosis und die Wahrscheinlichkeit unerwünschter Arzneimittelwirkungen beeinflussen: Beispielsweise weisen asiatische Patienten eine höhere Rate an extrapyramidalmotorischen Nebenwirkungen unter antipsychotischer Medikation auf. Menschen mit südasiatischer und afrokaribischer Herkunft haben ein erhöhtes Risiko für einen Typ-2-Diabetes (Chaudhry et al. 2008).

MERKE

Grundsätzlich sollte bei allen Patienten nach Eindosieren eines Antipsychotikums eine Spiegelbestimmung durchgeführt werden. Bei Patienten mit Migrationshintergrund hat dies eine besonders hohe Relevanz. Bei Verdacht auf eine pharmakogenetische Variante ist eine Sequenzierung des betroffenen Cytochrom-P_{450}-Enzyms zu erwägen: Dies stellt eine wichtige Information für alle zukünftigen (psycho-)pharmakologischen Behandlungen dar.

26.4.2 Interkulturelle Aspekte psychosozialer Therapien

Das Zusammenleben auf der Station spiegelt die multikulturelle Realität Deutschlands mit Vergrößerungsfaktor wider (➤ Box 26.2). Ein Migrationshintergrund findet sich nicht nur bei einem hohen Anteil der Untergebrachten, sondern auch bei vielen Mitarbeitenden.

BOX 26.2

Was ist Kultur?

Aus Sicht der psychosozialen Wissenschaften wird Kultur als symbolisches System verstanden, das fast alle Gesellschaftsbereiche durchdringt, jedoch auch individuelle Eigenschaften wie Persönlichkeit, Gesundheit und Krankheit bewertet z.B.:

- Abgrenzung und Beziehungen des Individuums zur natürlichen und sozialen Umwelt (Autonomie vs. Interpendenz)
- Geschlechterverhältnisse, Familienleben und soziale Ordnung
- Vorstellungen von Raum und Zeit
- Einstellung zur moralischen, rechtlichen und religiösen Sphäre

Nach: Schlehe (2006); Zaumseil (2006)

Auch im Alltag des Maßregelvollzugs beeinflussen unterschiedliche kulturelle Prägungen soziale Wahrnehmung und Verhalten, führen zur Bildung von Untergruppen, verursachen Missverständnisse u.v.m. Auch wenn die extremen Ausläufer des **Rassismus** oder **Ethnozentrismus** (Bizumic und Duckitt 2012) eher selten erreicht werden, werden die Setzungen der eigenen Kultur zunächst als objektive Realität behandelt, der als Eichstandard zur Bewertung anderer Kulturen im Allgemeinen sowie irritierender Verhaltensweisen von Untergebrachten im Speziellen dient. Ein weiteres Beispiel ist das dominante Auftreten einer größeren Gruppe von Untergebrachten mit ähnlichem kulturellem und sprachlichem Hintergrund, wie es eine Zeitlang bei gem. § 64 StGB Untergebrachten mit Herkunft aus den GUS-Staaten beobachtet werden konnte.

Sowohl in der Teamentwicklung als auch der klinischen Arbeit mit den Patienten wird man immer wieder an den Punkt kommen, dass die tolerante und ernsthafte Beschäftigung mit Menschen anderer Kulturen bewusste Anstrengung und Lernbereitschaft erfordert (Schlehe 2006). Multikulturelle (und zudem multiprofessionelle) klinische Teams entfalten ihr volles Potenzial oft nicht ohne teambildende Interventionen (Englisch 2018).

Neben Sprache und Kultur spielen die Migrationsgeschichten mit ihrem komplexen Geflecht an psychosozialen Ursachen und Folgen eine große Rolle. Sie erzählen von:

- Benachteiligungen bis hin zu **traumatischen Erfahrungen** vor und während der Reise und nach Ankunft im aufnehmenden Land;
- einer durch Gewalterfahrungen, aber auch durch Entscheidungen der Eltern- und Großelterngeneration **erzwungenen und fremdbestimmten Migration;**
- hohen Erwartungen und enttäuschten Hoffnungen sowie
- vom Ausbruch schwerwiegender psychischer Erkrankungen oder der selbstwertstabilisierenden Zugehörigkeit zu subkulturell geprägten kriminellen Milieus.

➤ Tab. 26.2 beschreibt einige typische Konstellationen.

Migranten, die sich bewusst zu einer Auswanderung entschieden hatten, werden nur selten kriminell (Bersani 2014) und finden sich kaum im Maßregelvollzug wieder. Untergebrachte zeichnen sich entweder durch eine **erzwungene Migration** aus oder gehören der **zweiten bis dritten Generation** an. Unfreiwillig Migrierte benötigen deutlich länger, um eine zufriedenstellende adaptive Anpassung an die aufnehmende Gesellschaft zu erreichen. Die Nachkommen von Eingewanderten befinden sich oft in einem stärkeren Spannungsverhältnis zwischen den verschiedenen Kulturen als ihre Eltern. Ebenfalls mehr als Gleichaltrige ohne Migrationshintergrund sind sie mit Widersprüchen zwischen traditionellen Werten ihrer Familie und denjenigen einer individualistischen Gesellschaft konfrontiert. Diese erhöhten Anforderungen in Verbindung mit gesellschaftlicher Benachteiligung führen zu einem erhöhten Risiko für gesundheitliche und soziale Krisen (Kilzilhan 2018).

MERKE

Migrations- und kulturbezogene Aspekte sind in der Diagnostik und Therapie ein wesentliches Thema, zu deren Verständnis u.a. Teammitglieder mit Migrationsgrund, Dolmetscher, Familienangehörige und Supervisionen beitragen können.

Tab. 26.2 Typische Elemente von Migrationsgeschichten

Herkunft	Typische Elemente der Migrationsgeschichten
Nachkommen der sog. Gastarbeiter	Führende Herkunftsländer: Türkei, Italien. Können überwiegend recht gut Deutsch, konnten sich dennoch schulisch und beruflich oft nicht etablieren und sind noch als Jugendliche in kriminelle Milieus geraten oder aber psychisch schwer erkrankt. Einige sind mehrfach zwischen den Herkunftsländern ihrer Eltern und Deutschland hin- und hergezogen und teilweise bei Verwandten aufgewachsen.
Spätaussiedler	Herkunftsländer: ehemalige Sowjetunion, Osteuropa. Die Entscheidung zur Ausreise wurde oft von den Eltern oder Großeltern getroffen, manchmal gegen den Willen der zu diesem Zeitpunkt jugendlichen Personen. Im Gegensatz zur älteren Generation waren sie oft nicht mehr als Deutsche sozialisiert und fühlten sich trotz der unmittelbar verliehenen deutschen Staatsbürgerschaft fremd und von der Mehrheitsgesellschaft abgelehnt. Immer wieder berichten sie, dass sie in den Auffanglagern und Intensivsprachkursen erstmals mit Drogen in Kontakt kamen und begannen, kriminelle Handlungen zu begehen. Im Justizvollzug und in der Entziehungsanstalt werden sie oftmals als kohärente Gruppe mit z.T. starker Abgrenzung nach außen erlebt.
Asylbewerber	Bei ihnen sind multiple familiäre und individuelle Traumatisierungen im Herkunftsland und auf der Flucht üblich, die z.T. über viele Jahre und längere Aufenthalte in einem oder mehreren Transitstaaten verlaufen ist. Das im Deutschen erreichte Sprachniveau korreliert mit dem je nach Herkunftsregion unterschiedlichen Bildungsniveau.

26.4.3 Muttersprache und Deutsch als Fremdsprache

Die Rolle der **Muttersprache** in Psychotherapien ist nicht so eindeutig, wie man zunächst denken könnte. Für Patienten, die mindestens eine weitere Sprache auf hohem Niveau beherrschen, können lebensgeschichtlich bedeutsame Sprachbilder und Ausdrücke in den verschiedenen gesprochenen Sprachen die therapeutische Arbeit, manchmal auch eine wichtige Distanz zu problematischen frühen Lebensphasen schaffen (Amati-Mehler et al. 2010). Das Sprachniveau der forensisch Untergebrachten ist heterogen, angefangen von fehlenden oder nur für einfache Alltagskommunikation geeigneten Deutschkenntnissen bis hin zu echter Bilingualität.

Fähigkeiten in der Sprache des aufnehmenden Landes sind dabei von hoher Bedeutung, sei es für die Lohnhöhe als Marker für Erfolg auf dem Arbeitsmarkt (Dustmann 2002), für Lebenszufriedenheit (Gunasekara et al. 2014) oder das Zugehörigkeitsgefühl zur aufnehmenden Gesellschaft (Amit and Bar-Lev 2015).

Grundsätzlich werden unsere Patienten angehalten, sich im Stationsalltag und im Rahmen von Therapieangeboten ausschließlich auf Deutsch zu verständigen. Video- und telefongestützte Dolmetscherdienste können ergänzend für eine Vielzahl von Sprachen in Anspruch genommen werden.

Die Verbesserung von Deutschkenntnissen kann durch festangestellte Lehrkräfte, durch Kooperationen mit Sprachschulen oder, wie in der Vitos Klinik Hadamar, auf einer spezialisierten Station[3] erfolgen.

26.5 Ausblick: Wie viel Integration erfordert erfolgreiche Rehabilitation?

Das bis zur Aufnahme in die Maßregel erreichte Sprachniveau im Deutschen und die Motivation, dieses während der Unterbringung zu verbessern, ist vor dem komplexen Hintergrund der **Akkulturation** zu sehen (➤ Box 26.3; Allemann-Ghionda et al. 2010; Berry et al. 2006).

BOX 26.3

Akkulturation

Dieses Konzept beschreibt unterschiedliche Pfade des Anpassungsprozesses von Migranten in der aufnehmenden Gesellschaft. Insbesondere spielen das Ver-

3 www.vitos.de/gesellschaften/vitos-weil-lahn/einrichtungen/vitos-klinik-fuer-forensische-psychiatrie-hadamar/sprint-station

hältnis von Ursprungskultur und Muttersprache zu der des aufnehmenden Landes sowie deren Einfluss auf die kollektive und individuelle Identitätsbildung eine wesentliche Rolle. Bekannte Muster sind „Integration", „Assimilation", „Segregation" oder „Marginalisation" / „diffuse Identität".

26

Diese kann als migrantenspezifische Dimension der für jeden Menschen grundlegenden Aufgabe gesehen werden, mit seiner Individualität und Zugehörigkeit zu verschiedenen Gruppen einen zufriedenstellenden Platz in einer Gesellschaft zu finden, ohne mit deren Regeln in existenziellen Widerspruch zu geraten. Ein wesentlicher Teil des therapeutischen Auftrags im Maßregelvollzug besteht darin, die Untergebrachten bei der Suche nach besseren Lösungen zu unterstützen, z. B.:

- der Kultur, der Sprache und den Begegnungen mit Menschen der Mehrheitsgesellschaft einen Platz in der eigenen Identität zu geben, ohne die eigenen kulturellen Wurzeln zu kappen;
- durch berufliche (Weiter-)Entwicklung eine stärkere Zufriedenheit und Akzeptanz in der aufnehmenden Gesellschaft zu finden;
- eine bewusste Entscheidung für ein Leben in Deutschland zu treffen, nachdem die Alternative einer Remigration in das familiäre Herkunftsland erwogen wurde.

LITERATUR

Allemann-Ghionda C, Stanat P, Göbel K, Röhner C (Hrsg.). Migration, Identität, Sprache und Bildungserfolg. Zschr Pädagog 2010; Beiheft 55.

Amati-Mehler J, Argentieri, S Canestri J. Das Babel des Unbewussten: Muttersprache und Fremdsprachen in der Psychoanalyse. Gießen: Psychosozial-Verlag 2010.

Amit K, Bar-Lev S. Immigrants' sense of belonging to the host country: The role of life satisfaction, language proficiency, and religious motives. Soc Indic Res 2015; 124: 947–961.

Assion HJ, Reinbold H. Pharmakotherapie bei psychisch kranken Migranten. In: Machleidt W, Kluge U, Sieberer MG, Heinz A (Hrsg.). Praxis der interkulturellen Psychiatrie und Psychotherapie: Migration und psychische Gesundheit. 2. A. München: Elsevier Urban & Fischer 2018, S. 565–568.

Behr R. Diskriminierung durch Polizeibehörden. In: Scherr A, El-Mafaalani A, Yüksel G (Hrsg.). Handbuch Diskriminierung. Wiesbaden: Springer VS 2017, S. 301–319.

Bell B, Fasani F, Machin S. Crime and immigration: Evidence from large immigrant waves. Econ Stat2013; 95: 1278–1290.

Berry JW, Phinney JS, Sam DL, Vedder P. Immigrant youth: Acculturation, identity, and adaptation. Appl Psychol 2006; 55: 303–332.

Bersani BE. An examination of first and second generation immigrant offending trajectories. Justice Q 2014; 31: 315–343.

Bizumic B, Duckitt J. What is and is not ethnocentrism? A conceptual analysis and political implications. Polit Psychol 2012; 33(6): 887–909.

Bulla J, Hoffmann K, Querengässer J, Ross T. Socioeconomic disadvantage and schizophrenia in migrants under mental health detention orders. Int J Soc Psychiatry 2017; 63: 550–558.

Bundeskriminalamt. Bundeslagebild: Kriminalität im Kontext von Zuwanderung; Stand: 2019; www.bka.de/DE/AktuelleInformationen/StatistikenLagebilder/Lagebilder/KriminalitaetImKontextVonZuwanderung/KriminalitaetImKontextVonZuwanderung_node.html (letzter Zugriff: 15.6.2021).

Chaudhry I, Neelam K, Duddu V, Husain N. Ethnicity and psychopharmacology. J Psychopharmacol 2008; 22: 673–680.

Coid J, Kahtan N, Gault S, Jarman B. Ethnic differences in admissions to secure forensic psychiatry services. Br J Psychiatry 2000; 177: 241–247.

Dustmann C. Language and the earnings of immigrants. Ind Labor Relat Rev 2002; 55: 473–492.

Dykxhoorn J, Lewis G, Hollander AC, et al. Association of neighbourhood migrant density and risk of non-affective psychosis: A national, longitudinal cohort study. Lancet Psychiatry 2020; 7(4): 32–336.

Englisch M. Interkulturelle Teamentwicklung–Voraussetzungen für die Nutzung innovativer Potentiale. In: Machleidt W, Kluge U, Sieberer MG, Heinz A (Hrsg.). Praxis der interkulturellen Psychiatrie und Psychotherapie: Migration und psychische Gesundheit. München: Elsevier Urban & Fischer 2018, S. 181–188.

Gabrielsen G, Kramp P. Forensic psychiatric patients among immigrants in Denmark–diagnoses and criminality. Nord J Psychiatry 2009; 63: 140–147.

Gunasekara A, Rajendran D, Grant S. Life satisfaction of Sri Lankan and Indian skilled migrants in Australia. Asian Pac Migr J 2014; 23: 475–499.

Hiemke C, Bergemann N, Clement HW, et al. Consensus Guidelines for therapeutic drug monitoring in neuropsychopharmacology: Update 2017. Pharmacopsychiatry 2018; 51: 9–62.

Kilzilhan JI. Psychologie der Migration In: Machleidt W, Kluge U, Sieberer MG, Heinz A (Hrsg.). Praxis der interkulturellen Psychiatrie und Psychotherapie: Migration und psychische Gesundheit. München: Elsevier Urban & Fischer 2018, S. 67–75.

Kleider-Offutt HM, Bond AD, Hegerty SEA. Black stereotypical features: When a face type can get you in trouble. Curr Dir Psychol Sci 2017; 26: 28–33.

Kluge U, Aichberger MC, Heinz E, et al. Rassismus und psychische Gesundheit. Nervenarzt 2020; 91: 1017–1024.

Kutateladze BL, Andiloro NR, Johnson BD, Spohn CC. Cumulative disadvantage: Examining racial and ethnic disparity in prosecution and sentencing. Criminology 2014; 52: 514–551.

Manning P, Trimmer T. Migration in World History. 3rd edn. New York: Routledge 2020.

Morgan C, Knowles G, Hutchinson G. Migration, ethnicity and psychoses: Evidence, models and future directions. World Psychiatry 2019; 18: 247–258.

Mösko M, Härter M, Bragado IB. Epidemiologie psychischer Störungen bei MigrantInnen. In: Machleidt W, Kluge U, Sieberer MG, Heinz A (Hrsg.). Praxis der interkulturellen Psychiatrie und Psychotherapie: Migration und psychische Gesundheit. München: Elsevier Urban & Fischer 2018, S. 229–236.

Oberwittler D, Lukas T. Schichtbezogene und ethnisierende Diskriminierung im Prozess der strafrechtlichen Sozialkontrolle. In: Hormel U, Scherr A (Hrsg.)., Diskriminierung: Grundlagen und Forschungsergebnisse. Wiesbaden: Verlag für Sozialwissenschaften, S. 221–254.

Penney SR, Prosser A, Grimbos T, et al. Voluntary and forced migrants in forensic mental health care. Int J Forensic Ment Health 2020; 19: 391–402.

Petschel A, Will AK. Migrationshintergrund–Ein Begriff, viele Definitionen. Ein Begriff viele Definitionen. Wirtschaft und Statistik 2020; 5: 78–90; www.destatis.de/DE/Methoden/WISTA-Wirtschaft-und-Statistik/2020/05/migrationshintergrund-begriff-definitionen-052020.pdf?__blob=publicationFile (letzter Zugriff: 15.6.2021).

Rachlinski J, Guthriet C. Does unconscious racial bias affect trial judges? Notre Dame Law Rev 2009; 84: 1195–1246.

Schlehe J. Kultur, Universalität und Diversität. In: Wohlfart E, Zaumseil M (Hrsg.). Transkulturelle Psychiatrie–interkulturelle Psychotherapie: interdisziplinäre Theorie und Praxis. Heidelberg: Springer 2006, S. 51–58.

Schröder S, Deery C. Ausländer- und Asylrecht in Deutschland. In: Machleidt W, Kluge U, Sieberer MG, Heinz A (Hrsg.). Praxis der interkulturellen Psychiatrie und Psychotherapie: Migration und psychische Gesundheit. München: Elsevier Urban & Fischer 2018, S. 199–208.

Selten JP, van der Ven E, Termorshuizen F. Migration and psychosis: A meta-analysis of incidence studies. Psychol Med 2020; 50: 303–313.

Statistisches Bundesamt. Bevölkerung mit Migrationshintergrund. Ergebnisse des Mikrozensus 2019, Fachserie 1: Bevölkerung mit Migrationshintergrund; 2020; www.destatis.de/DE/Themen/Gesellschaft-Umwelt/Bevoelkerung/Migration-Integration/Publikationen/Downloads-Migration/migrationshintergrund-2010220197004.pdf?__blob=publicationFile (letzter Zugriff: 15.6.2021).

Stompe T, Graeff-Calliess IT, Machleidt W. Psychotische Störungen. In: Machleidt W, Kluge U, Sieberer MG, Heinz A (Hrsg.). Praxis der interkulturellen Psychiatrie und Psychotherapie: Migration und psychische Gesundheit. München: Elsevier Urban & Fischer 2018, S. 351–364.

Zaumseil M. Beiträge der Psychologie zum Verständnis des Zusammenhalts von Kultur und psychischer Gesundheit bzw. Krankheit. In: Wohlfart E, Zaumseil M (Hrsg.). Transkulturelle Psychiatrie–interkulturelle Psychotherapie: interdisziplinäre Theorie und Praxis. Heidelberg: Springer 2006, S. 3–50.

KAPITEL

27 Suizidalität

Henning Hachtel

Faktenbox

- Suizidalität ist ein globales Phänomen, und in institutionellen Unterbringungen werden höhere Suizidraten als in der Allgemeinbevölkerung berichtet.
- Bei Suizidalität kommen sowohl passive als auch aktive Verhaltensweisen vor.
- Psychische Erkrankungen sind mit erhöhter Suizidalität assoziiert. Akute Krisen, situative Einflussfaktoren und Bilanzsuizide sind zu berücksichtigen. Diese können auch bei psychisch Erkrankten mit erhaltener Urteilsfähigkeit eine Rolle spielen.
- Die exakte Vorhersage eines Suizids ist mit den aktuell zur Verfügung stehenden Methoden nicht möglich.
- Unterschiedliche Risikofaktoren sind statischer oder dynamischer Natur und bedingen u. U. eine Risikokumulation im institutionellen Unterbringungskontext.
- Prävention sollte sowohl auf institutioneller als auch individueller Ebene erfolgen und das Personal entsprechend geschult werden.
- Suizidale Patienten bedürfen besonderer Beachtung und Betreuung. Hochrisikopatienten sollten kontinuierlich überwacht werden. Systemische Interventionen sind den Bedürfnissen des Patienten und der Risikoeinschätzung anzupassen.
- Medikamentöse Interventionen sollten störungsspezifisch erfolgen. Dabei ist bei der akuten Behandlung der Suizidalität die fehlende Wirkung von Antidepressiva zu beachten. Die psychische Grunderkrankung sollte leitliniengerecht behandelt werden, was gleichzeitig die beste Behandlung der Suizidalität mitbedingt.

27.1 Grundsätzliches

Ein Suizid ist kein spezifisch forensisch-psychiatrisches Ereignis. Mit weltweit geschätzt über 800.000 vollendeten Suiziden jährlich stellt Suizidalität ein **globales Phänomen** dar (Velupillai et al. 2019), dessen Reduktion zu den Zielsetzungen der Weltgesundheitsorganisation gehört (WHO 2014). Eine einheitliche, umfassend gültige Definition von **Suizidalität** gibt es dabei nicht; abgebildet wird durch den Begriff meist die Summe aller **Denk- und Verhaltensweisen** von Personen, die in Gedanken, durch aktives Handeln, Handeln-Lassen oder passives Unterlassen **den eigenen Tod anstreben bzw. in Kauf nehmen** (DGBS 2019). Der letale Ausgang einer suizidalen Handlung wird dabei als **Suizid** bezeichnet. Als Suizidversuch (häufig verwendetes Synonym: Parasuizid) wird dabei i. d. R. jede nichttödliche Handlung eines Menschen verstanden, die ohne Intervention von Dritten eine Selbstschädigung bewirken würde. Unter Suizidalität lassen sich also sowohl **aktive als auch passive Verhaltensweisen** subsumieren.

Im Welt-Suizid-Report der WHO von 2014 wird die globale Suizidrate mit etwa 16 pro 100.000 Einwohner beziffert, wobei 75 % der daraus global resultierenden Todesfälle in Ländern mit niedrigem bzw. mittlerem Einkommen zu verorten sind – es bestehen also große regionale Unterschiede. In Deutschland wird im selben Bericht pro 100.000 Einwohnern eine Suizidrate von 9,2 (4,1 bei Frauen und 14,5 bei Männern) mit vergleichbaren Zahlen in der Schweiz genannt. Da von einer hohen Dunkelziffer (z. B. verdeckte Suizide bei Verkehrsunfällen, tödliche Überdosierungen) auszugehen ist, sind diese Zahlen als Näherungswerte zu verstehen. Dabei wird der **Stellenwert psychischer Erkrankungen** für die Begehung von Suiziden in Publikationen teils als sehr hoch (bei 84–100 % der durch Suizid Verstorbenen konnte ex post eine psychiatrische Diagnose verifiziert werden) betitelt (Bronisch und Hegerl 2011). Dieser Stellenwert wird aber auch teils kontrovers diskutiert, und es wird eher von einem **individuellen Prozess** abseits von Diagnosen i. S. akuter Krisen und situativer Umstände ausgegangen (Pompili 2020). Eine besondere Stellung nehmen in diesem Zusammenhang Bilanzsuizide ein, die bei Langzeit-Untergebrachten oder chronisch psychisch Erkrankten mit erhaltener Urteilsfähigkeit eine Rolle spielen können.

Grundsätzlich kann Suizidalität bei allen psychischen Störungen auftreten. Am häufigsten sind dabei **depressive Episoden** (ICD-10: F31-F39) anzunehmen. Des Weiteren sind **psychotische Erkrankungen** (F20 bis F29), **Suchterkrankungen** (F10 bis

F19), **Borderline-Persönlichkeitsstörungen** (F60.3) (Walter und Lang 2017) sowie **bipolare, affektive und Angststörungen** (Chehil und Kutcher 2013) mit erhöhter Suizidalität assoziiert.

Die **Inzidenz von Suiziden im Gefängnis** wird um ein Mehrfaches **höher als in der Allgemeinbevölkerung** angegeben (Fazel und Baillargeon 2011). Eine aktuelle Untersuchung über Suizide im Rahmen deutscher institutioneller Unterbringungen wies eine höhere mittlere Suizidrate im Maßregelvollzug auf (mit allerdings höherem Anteil an schizophrenen Erkrankungen neben weiteren Limitationen, 163 pro 100.000) als im Justizvollzug (deutschlandweite mittlere Suizidrate bei Männern von 103 pro 100.000 und bei Frauen von 55 pro 100.000) (Voulgaris et al. 2018).

MERKE

Psychische Störungen sind mit einer erhöhten Suizidalität assoziiert. Einerseits ist im Unterbringungskontext eine höhere Prävalenz von psychischen Störungen anzunehmen, und andererseits ist von verstärkt belastenden situativen Einflussfaktoren auszugehen. Dies resultiert in einer höheren Gefahr von suizidalen Denk- und Verhaltensweisen.

27.2 Risikofaktoren und Einschätzung des Suizidrisikos

Die **exakte Vorhersage eines Suizids** ist mit den aktuell zur Verfügung stehenden Methoden **nicht möglich.** Aufgrund der allgemeinen geringen Basisrate von Suiziden ergibt sich zwangsläufig das Problem eines niedrigen positiven prädiktiven Wertes von Beurteilungsinstrumenten. Zudem erschweren die Einschätzung von Suizidalität und damit einhergehend die Suizidprävention die generelle Stigmatisierung psychischer Krisen, die vergebliche Suche nach Hilfe (auch aufgrund von Ängsten bei Betroffenen, offen über ihre Suizidgedanken und -pläne zu sprechen) und die fehlende Kenntnis und Achtsamkeit seitens des Betreuungsnetzes (Chehil und Kutcher 2013). Auch wenn aus den Ausführungen zu schließen ist, dass sich suizidales Verhalten nicht zuverlässig vorhersagen lässt, kann durch ein frühes Screening von Risikofaktoren für Patienten in institutioneller Unterbringung Sorge getragen werden.

Als **soziodemografische und anamnestische Risikofaktoren** für Suizidversuche / Suizide werden in der Literatur (DGPPN 2019; DGBS / DGPPN 2020, Schmidtke et al. 2008; WHO 2014) genannt:

- Männliches Geschlecht
- Jugendliches Alter und letztes Lebensdrittel
- Arbeitslosigkeit, Immigrations- oder Haftstatus
- Einsamkeit, Verzweiflung, kein soziales Netzwerk, niedriger sozioökonomischer Status und das Fehlen religiöser Überzeugungen, besonders belastende „Life Events“ und Traumata
- Positive Familienanamnese für Suizide
- Frühere eigene Suizidversuche, insbesondere innerhalb der vorausgehenden 2 Wochen und / oder konkrete Vorbereitungen eines Suizids (bester Prädiktor für späteren vollendeten Suizid)

Als **psychische Risikofaktoren** werden genannt (DGPPN 2019; DGBS / DGPPN 2020; Walter und Lang 2017; WHO 2014):

- In mehr als 90 % der Fälle ist posthum bei Suizidenten eine psychische Störung, häufig nicht diagnostiziert oder behandelt, anzunehmen.
- Affektive Störungen, Substanzmissbrauch, Schizophrenie und Persönlichkeitsstörungen sind bei durchgeführten Suiziden am häufigsten anzutreffen.

Häufige **psychologische Risikofaktoren** sind (DGPPN 2019; WHO 2014):

- Aggressive und impulsive Persönlichkeitszüge, welche die Umsetzung von der Idee in die Handlung begünstigen.
- Angst, Agitation und Schlafstörungen.
- Kindheitstraumata als hauptsächlicher distaler Risikofaktor.
- Gefühle der Hoffnungslosigkeit und ein Mangel an Resilienz; Suizid wird als einziger Ausweg aus dem eigenen Leiden erlebt.

Mögliche **somatische Erkrankungen** als Risikofaktoren (DGBS / DGPPN 2020; WHO 2014):

- Chronische Erkrankungen oder Erkrankungen mit ungünstiger Prognose, z. B.:
  - Onkologische Erkrankungen (Krebspatienten haben ein verdoppeltes Suizidrisiko, insbesondere in den ersten Monaten nach der Diagnose)
  - HIV-Infektion
  - Verletzungen des Rückenmarks

Als **typische anstaltsinterne (d. h. Haft- und Unterbringungs-)Risikofaktoren** (Favril et al. 2020,

Shepherd et al. 2018; Voulgaris et al. 2018; WHO 2014; Winters et al. 2017) sind zu nennen:

- Fehlen von sinnvoller Beschäftigung, Bedrohungen und körperliche Übergriffe durch Mitgefangene, Überbelegung, Isolierung
- Alter > 40 Jahre
- Vor Inhaftierung ohne festen Wohnsitz
- Vom übrigen Haftsetting abgetrennte Einzelunterbringung bei schwerer psychischer Störung
- Gewaltstraftäter
- Selbst erlittenes sexuelles oder körperliches Trauma in der Vorgeschichte
- Missbrauch von Drogen und / oder Alkohol
- Besonders hohe Vulnerabilität bei Persönlichkeitsstörung (insbesondere aus dem Cluster B des DSM-5)
- Gehirnverletzungen inkl. Schlaganfall
- Frühere Suizidversuche / Selbstverletzungen
- Keine Besuche von Bezugspersonen
- Verlusterlebnisse (Scheidung, Trennung)
- Perspektivlosigkeit im Zusammenhang mit der Unterbringung

Praxishinweis

In der Haft- bzw. Maßregel summieren sich viele Risikofaktoren für die Begehung eines Suizids: meist männliches Geschlecht, junges Alter, psychische Erkrankungen, negative Lebensereignisse, Inhaftierung und Beschränkungen von Aktivitäten (WHO / IASP 2007). *Das* verbindliche Beurteilungsinstrument zur Einschätzung des Suizidrisikos bei Gefängnispopulationen ist laut Kenntnis des Autors weder national noch international etabliert.

Zusammenfassend kann die Empfehlung gegeben werden, dass niederschwellig eine psychiatrische Einschätzung der Suizidgefahr auch wiederholt im zeitlichen Verlauf durch geschultes Personal durchgeführt werden sollte. Screening-Instrumente können dabei hilfreich sein, sind jedoch bezüglich ihrer Vorhersagegenauigkeit derzeit noch nicht geeignet, eine klinische Beurteilung vollständig zu ersetzen. Besondere Vorsicht sollte man bei floriden schweren psychischen Störungen und bei Patienten walten lassen, die nicht in einen Rapport treten können.

27.3 Suizidprävention

Mögliche **Strategien** zur Suizidprävention, die auf die **Unterbringungspopulation per se** abzielen sind: eine Gesundheitsversorgung in der institutionellen Unterbringung, die geeignete Anlaufstellen für Menschen mit psychischen Störungen vorhält; Beschränkung des Zugangs zu Methoden, sich zu suizidieren; Schulung von Personal und Programme zur Unterstützung in Krisensituationen (Chehil und Kutcher 2013).

Auf der **individuellen Ebene** stehen die Früherkennung und -behandlung von psychischen Störungen und von Warnzeichen, die auf ein Suizidrisiko hinweisen, die Früherkennung und Einschätzung von Personen mit entsprechender Gefährdung sowie eine gezielte Intervention mit Blick auf modifizierbare Risikofaktoren im Vordergrund (Chehil und Kutcher 2013). Suizidalität kann und soll offen angesprochen werden (DGPPN 2019). Bedeutsam sind im **Gefängnis- bzw. Maßregelvollzugskontext** außerdem:

1. **Anamnestische Faktoren:** frühere Selbstverletzung und Suizidversuche, frühere stationäre und ambulante psychiatrische Behandlungen, belastende Lebensereignisse („adverse life events"), positive Familienanamnese
2. **Umgebungsbezogene Faktoren:** ausgesprochen negatives Erleben der aktuellen Unterbringung im Vergleich zu anderen Insassen, relativ geringe Unterbringungszeit bei schweren Suizidversuchen
3. **Klinische Faktoren:** vor allem Psychosen, Angstzustände inkl. PTBS, Substanzmissbrauch und Major Depression, zudem eine hohe Ausprägung selbstberichteter Aggressionen, Impulsivität, Feindseligkeit, Kindheitstraumata und Hoffnungslosigkeit sowie
4. eine niedrige Ausprägung sozialer Unterstützung und des Selbstbewusstseins (Marzano et al. 2016)

In der Literatur werden neben einem Screening bei Aufnahme die gezielte Behandlung psychischer und psychosozialer Probleme, Peer-Unterstützung wie auch soziale Unterstützung und Maßnahmen gegen Mobbing genannt. Häufig bedingt das **Zusammentreffen verschiedener widriger Umstände und Gefühle,** dass aus Insassensicht ein Suizidversuch unternommen wird. Im Rahmen der Suizidprävention erscheint es wichtig, **mit jemandem sprechen zu können und gehört zu werden** (Winters et al. 2017;

Marzano et al. 2016). Dieser Umstand sollte in der Schulung und Supervision des Betreuungspersonals entsprechend verankert werden.

27.4 Interventionsmöglichkeiten

27.4.1 Psychologische Interventionen

Es gibt nur wenige empirische Befunde zur Effektivität psychologischer Interventionen in der Suizidprävention / Suizidbehandlung im Allgemeinen – und nochmals weniger für Inhaftierte bzw. Insassen mit einer schweren psychischen Störung (Winters et al. 2017). Die stärksten Effekte für die Abnahme suizidaler Gedanken und Verhaltensweisen wurden für die **Kognitive Verhaltenstherapie** (Brown et al. 2005; Tarrier et al. 2008), die **Dialektisch-Behaviorale Therapie** (Linehan et al. 2006; Stanley et al. 2007) und die **Interpersonelle Psychotherapie** (Gaynes et al. 2004) nachgewiesen. Jedoch wurden viele dieser Interventionen als intensive 1:1-Settings durch Therapeuten mit spezialisiertem Training angeboten, was nicht den üblichen Therapiebedingungen in Gefängnissettings und im Maßregelvollzug entspricht.

Die **therapeutische Haltung** sollte von der Überzeugung und dem Optimismus geleitet werden, dass die suizidale Symptomatik vorübergehend ist, und dem Patienten dementsprechend Hoffnung vermitteln. Suizidale Patienten bedürfen besonderer Beachtung und Betreuung i. S. einer Intensivierung des zeitlichen Engagements und der therapeutischen Bindung (Walter und Lang 2017). Bei Patienten mit einer **Persönlichkeitsstörung,** bei denen der Verdacht eines manipulativen Einsatzes von Suizidalität im Raum steht, sollte auf den dahinterstehenden Kontaktwunsch eingegangen werden.

27.4.2 Systemische Interventionen

Forensische Institutionen sollten so viel wie möglich systemische Faktoren nutzen, um Suizidprävention für Hochrisiko-Untergebrachte zu erzielen. Nach positivem Screening auf Suizidalität sollte eine Triage hinsichtlich spezifischer Risiken und Bedürfnisse erfolgen (Winters et al. 2017). Anhand dieser Einschätzung sollte eine die nötige Beobachtung gewährleistende Platzierung des Untergebrachten erfolgen (Tripodi und Bender 2007):

- Bei **geringerem und mittlerem Risiko** erscheint eine Platzierung in der Gemeinschaft / Gemeinschaftszelle mit vermehrtem Kontakt durch Personal angezeigt. Dabei sollte auf die Zusammensetzung der Untergebrachten in Hinblick auf z. B. Mobbing oder sonstige negative Einflüsse geachtet werden.
- **Hochrisikopatienten** sollten kontinuierlich überwacht werden. Das beinhaltet wiederkehrende Rundgänge des Personals, Limitierung des Zugangs zu potenziell gefährlichen Gegenständen (z. B. Schnürsenkel, Bettlaken etc.) (DGBS / DGPPN 2020) und wiederkehrende Untersuchungen der Räumlichkeiten / Zelle auf allfällige Manipulationen (z. B. veränderte Gegenstände oder Wandhalterungen, die einen Suizid ermöglichen). Der Einbezug von Kameras zur Monitorierung von Untergebrachten kann die persönlichen Beobachtungen ergänzen. Bei Gefängnissen ohne entsprechende Infrastruktur oder personelle Ausstattung sollte die niederschwellige Verlegung in eine forensisch-psychiatrische Klinik, innerhalb des Maßregelvollzugs auf eine besser ausgestattete Station geprüft werden. In Ausnahmefällen besteht die Möglichkeit der Fixierung. Ein strukturierter Tagesablauf trägt u. a. zur Stressreduktion und zur Möglichkeit der Entspannung und Regenerierung bei (DGBS / DGPPN 2020).

Das Rationale der getroffenen Interventionen ist nicht nur bei der Anordnung freiheitseinschränkender Maßnahmen sorgfältig zu dokumentieren, sondern auch beim Abbau von Überwachung und Ermöglichung von Freiheitsgraden. Da Suizide von untergebrachten Personen i. d. R. zu strafrechtlichen Ermittlungen führen, ist dies im Gefängnis- und Maßregelvollzugskontext besonders wichtig, um deutlich zu machen, dass überlegt vorgegangen wurde.

27.4.3 Medikamentöse Interventionen

Die Effektivität der Behandlung von Suizidalität bei affektiven Störungen (insbesondere der unipolaren

Depression) mit **Lithium** wurde in einer Metaanalyse belegt (Cipriani et al. 2013). Die Wirksamkeit von **Clozapin** in der Behandlung von Suizidalität bei Erkrankungen aus dem schizophrenen Formenkreis, besonders bei therapieresistenten Verläufen, ist wiederholt belegt worden (vgl. Patchan et al. 2018). Bei komorbider Depression im Falle einer Schizophrenie gibt es niedrigere Evidenz für eine Add-on-Therapie mit Antidepressiva (WFBSP 2015).

Des Weiteren werden **Antidepressiva** zur Behandlung depressiver Symptome eingesetzt. Sie zielen wohl indirekt auf Symptome ab, die im Zusammenhang mit Suizidgedanken stehen. Der direkte Nachweis, dass Antidepressiva Suizidversuche bei affektiven oder anderen psychischen Störungen reduzieren, konnte in randomisierten kontrollierten Studien (RCTs) jedoch nicht erbracht werden (Gunnell et al. 2005). Da eine antidepressive Medikation zu Beginn der Therapie vor der Affektaufhellung eine Antriebssteigerung bewirken kann, sollte in diesen Fällen zunächst zusätzlich eine anxiolytische Therapie mit **Benzodiazepinen** erfolgen.

Zudem legt eine Metaanalyse nahe, dass sich durch die einmalige intravenöse Gabe von **Ketamin** mittlere bis große Effektstärken hinsichtlich einer Reduktion von Suizidalität von bis zu 1 Woche Dauer erzielen lassen (Wilkinson et al. 2018). Die Applikationsform spricht jedoch für eine Behandlung im klinischen Setting.

CAVE

Im Justizvollzug besteht die Gefahr, dass eine vorbestehende Medikation eines Patienten bei Aufnahme entweder verändert oder gar beendet wird. Zudem ist es angesichts knapper Personalressourcen schwierig, die Adhärenz an und das Ansprechen auf eine Medikation während eines Gefängnisaufenthalts zu monitorisieren. Daher ist die Verlegung in eine Klinik zu prüfen.

27.4.4 Nichtmedikamentöse somatische und unterstützende Interventionen

Trotz fehlender Evidenz aus großen RCTs wird die **Elektrokonvulsionstherapie (EKT)** auf der Grundlage klinischer Erfahrungen bei akuter Suizidalität im Rahmen affektiver Störungen empfohlen (DGBS / DGPPN 2020). Zur abschließenden Einschätzung der Wirksamkeit und Sicherheit von Lichttherapien bzw. von repetitiver transkranieller Magnetstimulation (rTMS) und Vagusnervstimulation (VNS) reicht die Datenlage derzeit nicht aus. Zudem liegen weder Evidenz zum Einfluss von Bewegungs- und Körpertherapie auf Suizidalität bei affektiven Störungen noch spezifische Untersuchungen zu den Effekten von Physio-, Ergo- und künstlerischen Therapien vor.

Praxishinweis

- Die psychische Grunderkrankung muss konsequent behandelt werden.
- Eine antidepressive Therapie behandelt Depressionen, wirkt aber nicht antisuizidal (Walter und Lang 2017).
- Eine ergänzende Akutbehandlung (möglichst nicht länger als 14 Tage) mit einem Benzodiazepin kann bei suizidgefährdeten Patienten in Betracht gezogen werden (DGBS / DGPPN 2020).
- Psychotherapeutische Interventionen verringern Suizidalität; weitverbreitet und in ihrer Wirksamkeit belegt ist kognitive Verhaltenstherapie.
- Zur akuten Behandlung des Zielsyndroms Suizidalität sollten Antidepressiva *nicht* eingesetzt werden (DGBS / DGPPN 2020).
- Bei Angst und Schlaflosigkeit sollten zusätzlich Anxiolytika und Hypnotika zur Anwendung kommen.
- Bei chronisch suizidalen Personen sollte eine Langzeitbehandlung mit Lithium erfolgen.
- Erkrankungen aus dem schizophrenen Formenkreis sollten mit Clozapin behandelt werden.
- Eine Akutbehandlung mittels EKT oder Ketamin sollte im klinischen Setting erfolgen.
- Auch bei Verdacht auf eine agierend vorgebrachte Suizidalität ist Vorsicht geboten, denn auch in diesem Kontext kann es zu Selbstschädigung kommen. Die Hintergründe des Verhaltens sind zu klären und, wenn möglich, therapeutisch zu bearbeiten. Geht es z. B. um Kontaktwünsche, können regelmäßige kurze Gespräche angeboten werden.

LITERATUR

Bronisch T, Hegerl U. Suizidalität. In: Möller H-J, Laux G, Kapfhammer H-P (Hrsg.). Psychiatrie, Psychosomatik, Psychotherapie. Berlin, Heidelberg: Springer 2017, S. 2659–2691.

Brown GK, Ten Have T, Henriques GR, et al. Cognitive therapy for the prevention of suicide attempts: A randomized controlled trial. JAMA 2005; 294(5): 563–570.

Chehil S, Kutcher S. Das Suizidrisiko. Abschätzung der Suizidgefahr und Umgang mit Suizidalität. Bern: Huber 2013.

Cipriani A, Hawton K, Stockton S, Geddes JR. Lithium in the prevention of suicide in mood disorders: Updated systematic review and meta-analysis. BMJ 2013; 346: f3646.

DGBS. S2k-Leitlinie „Notfallpsychiatrie". AWMF-Registernummer 038-023, 2019. Stand: 4/2019; www.awmf.org/uploads/tx_szleitlinien/038-023l_S2k_Notfallpsychiatrie_2019-05_1.pdf (letzter Zugriff: 15.6.2021).

DGBS, DGPPN. S3-Leitlinie „Diagnostik und Therapie Bipolarer Störungen". AWMF-Registernummer 038-019. Stand: 5/2020; www.awmf.org/leitlinien/detail/ll/038-019.html (letzter Zugriff: 15.6.2021).

Favril L, Stoliker B, Vander Laenen F. What differentiates prisoners who attempt suicide from those who experience suicidal ideation? A nationally representative study. Suicide and Life-Threatening Behavior 2020; 50(5): 975–989.

Fazel S, Baillargeon J. The health of prisoners. Lancet 2011; 377(9769): 956–965.

Gaynes BN, West SL, Ford CA, et al. Screening for suicide risk in adults: A summary of the evidence for the US Preventive Services Task Force. Ann Intern Med 2004; 140(10): 822–835.

Gunnell D, Saperia J, Ashby D. Selective serotonin reuptake inhibitors (SSRIs) and suicide in adults: Meta-analysis of drug company data from placebo controlled, randomised controlled trials submitted to the MHRA's safety review. BMJ 2005; 330(7488): 385.

Linehan MM, Comtois KA, Murray AM, et al. Two-year randomized controlled trial and follow-up of dialectical behavior therapy vs therapy by experts for suicidal behaviors and borderline personality disorder. Arch Gen Psychiatry 2006; 63(7): 757–766.

Marzano L, Hawton K, Rivlin A, et al. Prevention of suicidal behavior in prisons. Crisis 2016; 37(5): 323–334.

Messer T, Pajonk FGB, Schmauß M. Die S2k-Leitlinie Notfallpsychiatrie. Fortschr Neurol Psychiatr 2018; 86(12): 742–743.

Patchan K, Vyas G, Hackman AL, et al. Clozapine in reducing aggression and violence in forensic populations. Psychiatr Q 2018; 89(1): 157–168.

Pompili M. Epidemiology of suicide: From population to single cases. Epidemiol Psychiatr Sci 2020; 29: e68, 1–2.

Schmidtke A, Sell R, Löhr C. Epidemiologie von Suizidalität im Alter. Zschr Gerontol Geriatr 2008; 41(1): 3–13.

Shepherd S, Spivak B, Borschmann R, et al. Correlates of self-harm and suicide attempts in justice-involved young people. PLoS One 2018; 13(2): e0193172.

Stanley B, Brodsky B, Nelson JD, Dulit R. Brief dialectical behavior therapy (DBT-B) for suicidal behavior and non-suicidal self injury. Arch Suicide Res 2007; 11(4): 337–341.

Tarrier N, Taylor K, Gooding P. Cognitive-behavioral interventions to reduce suicide behavior: A systematic review and meta-analysis. Behav Modif 2008; 32(1): 77–108.

Tripodi SJ, Bender K. Inmate suicide: Prevalence, assessment, and protocols. Brief Treatment and Crisis Intervention 2007; 7(1): 40.

Velupillai S, Hadlaczky G, Baca-Garcia E, et al. Risk assessment tools and data-driven approaches for predicting and preventing suicidal behavior. Front Psychiatry 2019; 10: 36.

Voulgaris A, Kielisch S, Konrad N, Opitz-Welke A. Suizide im Gefängnis und im Maßregelvollzug–eine Berliner Vergleichsstudie. Recht & Psychiatrie 2018; 36(1): 15–20.

Walter M, Lang U. Psychiatrische Notfälle. Landsberg/L.: ecomed Medizin 2017; S. 54.

WFSBP–World Federation of Societies of Biological Psychiatry. WFSBP Guidelines for Biological Treatment of Schizophrenia, Part 3: Update 2015 management of special circumstances: Depression, suicidality, substance use disorders and pregnancy and lactation. World J Biol Psychiatry 2015; 16(3): 142–170.

WHO–World Health Organization. Preventing Suicide: A Global Imperative, 2014; www.who.int/mental_health/suicide-prevention/world_report_2014/en/ (letzter Zugriff: 15.6.2021).

WHO, IASP. Preventing Suicide in Jails and Prison, Guidelines 2007, 2; www.who.int/mental_health/prevention/suicide/resource_jails_prisons.pdf (letzter Zugriff: 15.6.2021).

Wilkinson ST, Ballard ED, Bloch MH, et al. The effect of a single dose of intravenous ketamine on suicidal ideation: A systematic review and individual participant data meta-analysis. Am J Psychiatry 2018; 175(2): 150–158.

Winters GM, Greene-Colozzi E, Jeglic E. Preventing suicide in forensic settings: Assessment and intervention for inmates with serious mental illness. J Correct Health Care 2017; 23(4): 383–397.

KAPITEL

28 Aggressivität im stationären Setting

Nathalie Brackmann, Johannes Kirchebner und Steffen Lau

28

Faktenbox

- Die Studienlage zu Häufigkeiten von Aggressionsereignissen im forensisch-psychiatrischen Kontext ist heterogen.
- Jüngeres Alter, unverheirateter Beziehungsstatus, Konsum illegaler Drogen, weibliches Geschlecht, Non-Compliance sowie äußere institutionelle Faktoren sind mit einer erhöhten Wahrscheinlichkeit von aggressiven Übergriffen in der forensischen Psychiatrie verbunden.
- Die *Brøset-Gewalt-Checkliste* (BVC) und das *Dynamic Appraisal of Situational Aggression* (DASA) weisen bisher die beste Vorhersagegüte auf.
- Maßnahmen zur Vorbeugung und im Umgang mit aggressivem Verhalten können nicht nur dazu dienen, Aggression selbst und deren Auswirkungen zu reduzieren, sondern auch eine Reduktion von Zwangsmaßnahmen und Liegezeiten nach sich ziehen.
- Die Prävention von und der Umgang mit Aggression umfassen Strategien zur Beeinflussung von akuter und chronischer Aggressivität mittels Medikation sowie pflegerischer und psychotherapeutischer Interventionen.
- Die Evaluation von Aggressionsereignissen und deren Konsequenzen kann dem Qualitätsmanagement dienen.

Die Studienlage zu Häufigkeiten von Aggressionsereignissen im forensisch-psychiatrischen Kontext ist heterogen, maßgeblich aufgrund unterschiedlicher Operationalisierungen. Während manche Studien nur tätliche Übergriffe einbeziehen, berücksichtigen andere auch mildere Aggressionsformen wie etwa Beleidigungen. In einer Metaanalyse von Bowers et al. (2011) ergaben sich im forensischen Setting höhere Gewaltraten als in der Allgemeinpsychiatrie. Allerdings unterschieden sich die Studien stark hinsichtlich ihrer Methodologie und des Beobachtungszeitraums. Wurden zur besseren Vergleichbarkeit der Häufigkeit von Aggressionsereignissen Raten gebildet (z. B. in Bezug auf die belegten Betten einer Einrichtung), so zeigte sich eine geringere Gewaltrate der forensischen Patienten. Selten kommt es zu methodisch einheitlichen Vergleichen zwischen der Allgemeinpsychiatrie und der Forensischen Psychiatrie. Eine Ausnahme bildet z. B. die Studie von Huitema et al. (2018), in der die Häufigkeit und der Schweregrad von Aggressionsereignissen (verbal, physisch, sexuell, gegen Objekte oder sich selbst) von forensischen und allgemeinpsychiatrischen Patienten verglichen wurde. Hier fanden sich höhere Aggressivitätsraten bei den allgemeinpsychiatrischen Patienten. Außerdem waren Frauen häufiger aggressiv auffällig als Männer, wobei die schwerwiegendsten Aggressionsereignisse von Frauen im forensischen Kontext begangen wurden.

Aggression kann sich in physischer, verbaler oder sexueller Aggression äußern, die sich gegen andere Personen, sich selbst (Autoaggression) oder gegen Objekte richtet und sich hinsichtlich des Schweregrades unterscheidet. Gerade in unübersichtlichen Situationen auf forensischen Stationen ist ein Auslöser für aggressives Verhalten nicht immer klar erkennbar. Sinnvoll erscheint aber eine Unterscheidung zwischen

1. einem situativ und häufig emotional getriggerten impulsiven Aggressionsausbruch,
2. geplanter, gerichteter und emotionsarmer Aggression (zweckgebunden, z. B. Rache) und
3. psychotisch bedingter Aggression (Quanbeck et al. 2006).

Eine Sensibilisierung des Personals in forensischen Einrichtungen für diese unterschiedlichen Konzeptionen von Aggression erscheint im Hinblick auf den Umgang damit essenziell.

Die **Auswirkungen bzw. Konsequenzen von Aggressionsereignissen** können auf verschiedenen Ebenen betrachtet werden:

- So können körperliche Schäden entstehen, ebenso kann tatsächliche oder antizipierte Aggression auch negative Folgen auf das psychische Wohlbefinden und das subjektive Sicherheitsempfinden sowie das Stationsklima haben, was sich im Gegenzug aufseiten der Mitarbeitenden in einer reduzierten Jobattraktivität widerspiegelt.
- Auf organisationaler Ebene führen Aggressionsereignisse zu Krankheitsausfällen und Rekrutierungsschwierigkeiten.
- Aber auch Patienten erhalten das Stigma eines „Aggressors", was sich im schlimmsten Fall in erwartungskonformem Verhalten niederschlägt

und so die Wahrscheinlichkeit einer erneuten Aggression erhöhen kann.
- Auch können die Konsequenzen einer Aggression, die als Ultima Ratio in Zwangsmaßnahmen münden, traumatisch verarbeitet werden. Aggressives Verhalten führt sowohl in der allgemeinpsychiatrischen Population (Hotzy et al. 2018) als auch in forensischen Populationen (Günther et al. 2020) zu vermehrten Zwangsmaßnahmen.

Aggressionsereignisse vorherzusagen stellt klinisch Tätige vor Herausforderungen. Bereits 1997 identifizierten Harris und Rice in einem Übersichtsartikel **Prädiktoren,** die mit einem erhöhten Gewaltrisiko einhergehen, wobei hier der Fokus stärker auf Gewaltrückfälle und somit längerfristige Prognosen gelegt wurde. Die identifizierten Prädiktoren bezogen sich dabei vor allem auf statische bzw. „historische" Faktoren wie etwa Aggressionen oder antisoziales Verhalten in der Vergangenheit, junges Alter, Substanzmissbrauch sowie hohe Psychopathiewerte. Für den Klinikalltag besonders relevant ist allerdings die Vorhersage von Aggressionsdurchbrüchen während des stationären Aufenthalts und somit die kurzfristige Prognose. Hier zeigen die Studien ein deutlich heterogeneres Bild. Dack et al. (2013) wiesen in ihrer Metaanalyse, in die sowohl allgemeinpsychiatrische als auch forensische Stichproben eingeschlossen waren, darauf hin, dass die Prädiktoren nur eine schwache Vorhersagegüte aufwiesen und zwischen den Settings weitestgehend deckungsgleich ausfielen. Nachfolgend werden nur solche Prädiktoren aufgelistet, die an forensischen Populationen untersucht und zwischen den Studien relativ konsistent gefunden wurden. Es zeigte sich eine leicht höhere Wahrscheinlichkeit für Aggressionsereignisse bei jüngerem Alter, unverheiratetem Beziehungsstatus sowie Konsum illegaler Drogen. Während in der Allgemeinpsychiatrie Männer anteilig häufiger aggressiv sind als Frauen, ist dieser Geschlechtstrend in der Forensik entgegengesetzt. In einer Untersuchung an forensischen Patienten fanden Jeandarme et al. (2019) eine höhere Wahrscheinlichkeit für Aggressionen bei Patienten, die als non-compliant eingestuft wurden; d. h., dass sie sich beispielsweise nicht an Stationsregeln hielten oder verordnete Medikamente ablehnten. Aber nicht nur personenimmanente Faktoren, sondern auch äußere Kontextfaktoren wie die Mitarbeitenden und die Struktur der Station können einen Einfluss auf das Auftreten von Aggressionen haben (Daffern et al. 2004).

Zur Aggressionsminimierung sollten präventive Maßnahmen getroffen werden (➤ Kap. 28.2), wobei man zwischen Primär-, Sekundär- und Tertiärprävention unterscheiden kann (z. B. Nedopil 2011):

- Unter **Primärprävention** fällt das Treffen von vorbeugenden Maßnahmen, sodass idealerweise keine Aggressionsereignisse auftreten. Darunter können Schulungsmaßnahmen für die Mitarbeitenden gefasst werden, aber auch die Identifizierung von Patienten, die ein hohes Risiko für Aggressionsereignisse und u. U. einen intensiveren Betreuungsbedarf nötig haben, sowie institutionelle Anpassungen an die Umgebung oder Risikosituationen.
- Falls es zu einem Aggressionsereignis kommt, so haben **sekundärpräventive Maßnahmen** zum Ziel, die Dauer und Intensität möglichst zu minimieren. Darunter fallen deeskalative (z. B. beruhigende Gesprächstechniken), aber auch unterbrechende Maßnahmen (z. B. Festhalten).
- Die **Tertiärprävention** zielt auf die Minimierung von Langzeitfolgen ab. Dazu gehören Nachbesprechungen mit den Patienten, aber auch den betroffenen Mitarbeitenden, um Stigmatisierungen vorzubeugen und Arbeitsfähigkeit zu gewährleisten. Um ein effektives Qualitätsmanagement zu gewährleisten, sind außerdem die Dokumentation und die regelmäßige Evaluation von Aggressionsereignissen anzuraten, und es ist eine Prozedur festzulege, unter welchen Umständen und wie rechtliche Schritte eingeleitet werden (➤ Kap. 28.3).

Fallbeispiel

Herr T. griff in hochpsychotischem Zustand im Rahmen eines Beeinflussungswahns unerwartet einen Mitpatienten an. Im akuten Erregungszustand konnte er rasch durch das Pflegepersonal vom Mitpatienten getrennt werden und reagierte auf die klaren Ansagen des Pflegepersonals, dass Aggression nicht geduldet werde, er sich nun ins Zimmer zurückziehen solle und man dort das weitere Vorgehen gemeinsam besprechen wolle. Er zog sich unter Begleitung des Pflegepersonals freiwillig in sein Zimmer zurück. Obwohl hochpsychotisch, konnten die unmittelbaren nächsten Schritte mit dem Patienten besprochen werden: die Einnahme eines typischen Neuroleptikums, die Isolation im Zimmer und der Wunsch des Patienten, ein Buch zu behalten. Es erfolgten alle 2 Stunden Kontaktaufnahmen zum Patienten, der sich weiterhin hochpsychotisch zeigte, jedoch zusehends beruhigen konnte.

In den folgenden Tagen erfolgten eine Einschätzung des Behandlungsteams und ein Briefing des Patienten zum weiteren Vorgehen. Nach Umstellung der Medikation auf das Atypikum Cariprazin stellte sich ein deutlicher Rückgang der psychotischen und fremdaggressiven Symptomatik ein. Herr T. konnte stundenweise wieder auf Station integriert werden, und bei gutem Verlauf wurden ihm verhaltenstherapeutisch immer weitere Lockerungen gewährt. Im Rahmen einer Aussprache mit dem Mitpatienten verzichtete dieser auf rechtliche Schritte, und es kam zu einer Aussöhnung zwischen den Patienten. Es blieb bei diesem einmaligen Aggressionsereignis: Herr T. zeigte einen positiven Therapieverlauf, war gut in der Patientengruppe integriert, und es konnte eine zeitnahe Verlegung in einen weniger gesicherten Bereich realisiert werden.

28.1 Möglichkeiten der Vorhersage von Aggressionsereignissen

Neben der klinischen Einschätzung des Aggressionspotenzials von Patienten wurden zur Objektivierung des subjektiven Eindrucks verschiedene Instrumente entwickelt, welche die Wahrscheinlichkeit von Aggressionsereignissen vorhersagen sollen. Die Instrumente unterscheiden sich im Hinblick auf den Vorhersagezeitraum: Während manche Instrumente vor allem zur mittel- bis langfristigen Vorhersage von strafrechtlich relevanten gewalttätigen Übergriffen eingesetzt werden, dienen andere zur Vorhersage von unmittelbar bevorstehender Aggression, wobei darunter zumeist ein Zeitraum von 24 Stunden verstanden wird. Letzteres soll im Folgenden näher betrachtet werden.

Erfahrene Mitarbeitende können durchaus eine zutreffende „intuitive" Einschätzung bezüglich des Aggressionspotenzials ihrer Patienten geben, die nicht zwingend der aktuarischen Einschätzung mit einem Vorhersageinstrument unterlegen ist (z. B. Abderhalden et al. 2006). Dennoch weisen Vorhersageinstrumente einige Vorteile auf:
- eine einheitliche Terminologie innerhalb der und zwischen den Berufsgruppen,
- Hilfestellung für Berufsanfänger,
- Erinnerungsstütze, um weniger augenscheinliche Aspekte nicht außer Acht zu lassen,
- Objektivierung vor allem bei divergierenden subjektiven Einschätzungen und
- eine nachvollziehbare Dokumentation der Entscheidungsfindung.

Auch wenn die Einführung eines Vorhersageinstruments u. U. im Behandlungsteam auf Widerstand stoßen kann, so ist davon auszugehen, dass im Verlauf eine gewisse Routine eintritt, die zeitraubende Diskussionen bezüglich des Aggressionspotenzials von Patienten obsolet machen kann.

28.1.1 Vorhersageinstrumente

Mithilfe von Vorhersageinstrumenten soll ein Aggressionspotenzial früh erkannt werden und so die Einleitung von präventiven Maßnahmen nach sich ziehen. Perspektivisch soll dies nicht nur zu einer Verminderung von Aggressionsereignissen im klinischen Alltag, sondern auch zur Reduzierung von andernfalls nötigen Zwangsmaßnahmen beitragen. Das Handbuch kriminalprognostischer Verfahren (Rettenberger und van Franqué 2013) bietet einen Überblick über mittel- bis langfristige Prognoseinstrumente für verschiedene Rückfallarten (darunter auch Gewalt), wie etwa den VRAG oder das HCR-20V3. Im Folgenden werden die zwei derzeit am verbreitetsten und empirisch am besten untersuchten Instrumente zur Vorhersage von unmittelbar drohender Gewalt dargestellt.

Brøset-Gewalt-Checkliste (Brøset Violence Checklist, BVC)

Die BVC (Almvik et al. 2000) umfasst sechs Items: 1) Verwirrtheit, 2) Reizbarkeit, 3) lärmendes Verhalten, 4) körperliches Drohen, 5) verbales Drohen und 6) Angriff auf Gegenstände. Die Einschätzung wird i. d. R. durch das Pflegepersonal vorgenommen und bezieht sich auf die Beobachtung der entsprechenden Verhaltensweisen in den letzten Stunden bzw. in der Zeit zwischen der letzten bis zur stattfindenden Einschätzung, wobei jeweils eine dichotome Einschätzung vorgenommen wird (beobachtet = 1 Punkt, nicht beobachtet = 0 Punkte). Aus den sechs Items wird anschließend ein Summenwert gebildet (max. 6 Punkte), dessen Wert mit einem geringen (0 Punkte), einem mittleren (1–2 Punkte) oder einem hohen Risiko (≥ 3 Punkte) für gewalttätiges Verhalten bzw. einen physischen Angriff für den Zeitraum bis zur nächsten Einschätzung einhergeht.

Das Risiko soll Anlass zu präventiven Maßnahmen (mittleres und hohes Risiko) sowie für Pläne zum Umgang mit einem allfälligen Angriff (hohes Risiko) geben. Eine Einschätzung soll am Morgen sowie gegen Nachmittag / Abend erfolgen. Angeraten ist, die Einschätzung bei allen Patienten kurz nach der Aufnahme sowie in den darauffolgenden 3 Tagen vorzunehmen. Danach kann die Einschätzung nach Bedarf erfolgen (z. B. abhängig von der vorangegangenen Risikoeinschätzung).

In der deutschen modifizierten Version kommt zudem eine subjektive Einschätzung mittels eines Schiebereglers zum Einsatz, der eine Einschätzung zwischen geringem bzw. niedrigem Risiko von Gewalttätigkeit gegen Personen erlaubt. Die Schiebereglereinschätzung wird in einen numerischen Wert zwischen 0 und 6 übersetzt, der zum Summenwert der Itemeinschätzung hinzuaddiert wird. Daraus ergibt sich eine Risikoeinschätzung mit sehr geringem (0–3 Punkte), geringem (4–6 Punkte), erheblichem (7–9 Punkte) und hohem (10–12 Punkte) Risiko für Gewalttätigkeit gegen Personen.

Dynamic Appraisal of Situational Aggression (DASA)

Das DASA (Griffith et al. 2013) umfasst die sieben Items 1) Reizbarkeit, 2) Impulsivität, 3) Widerwille bei Anweisungen, 4) empfindlich gegenüber wahrgenommener Provokation, 5) leicht verärgert, wenn Forderungen nicht erfüllt werden, 6) negative Einstellungen und 7) verbale Drohungen. Die Einschätzung wird durch das Pflegepersonal vorgenommen und bezieht sich auf die Beobachtung der entsprechenden Verhaltensweisen in den letzten 24 Stunden, wobei jeweils eine dichotome Einschätzung vorgenommen wird (beobachtet = 1 Punkt, nicht beobachtet = 0 Punkte). Bei bekannten Patienten kann auch eine Verhaltenssteigerung mit 1 bewertet werden. Aus den sieben Items wird anschließend ein Summenwert gebildet (max. 7 Punkte), dessen Wert mit einem geringen (0 Punkte), einem moderaten (1–3 Punkte) oder einem hohen Risiko (4–7 Punkte) für Aggressionen innerhalb der nächsten 24 Stunden einhergeht.

Ab 1 Punkt sollten präventive Maßnahmen in Betracht gezogen und im Team diskutiert werden. Ab 4 Punkten sollten präventive Maßnahmen getroffen werden und ein individueller Risikomanagementplan vorhanden sein. Die Einschätzung soll täglich erfolgen. Eine normierte deutsche Version besteht nicht, aber das englische Einschätzungsformular ist online frei verfügbar. Ferner besteht eine Version mit leicht angepassten Items für Jugendliche und für Frauen.

28.1.2 Evidenz und Empfehlungsgrad

Bezüglich der wissenschaftlichen Empirie sind besonders zwei aktuelle Übersichtsartikel und Metaanalysen hervorzuheben. Zum einen haben sich Dickens et al. (2020) mit Risikoprognoseinstrumenten im allgemeinpsychiatrischen und im forensischen Kontext beschäftigt. Ramesh et al. (2018) haben sich nur auf den forensischen Kontext beschränkt, aber neben der Vorhersage von kurzfristiger Aggression auch langfristigere Gewaltprognoseinstrumente berücksichtigt.

Hinsichtlich der Vorhersagegüte der kurzfristigen Prognoseinstrumente zeigte sich bei beiden Arbeiten eine hohe prädiktive Validität. Somit sind die BVC und das DASA in der Lage, Aggressionsereignisse für die nächsten 24 Stunden vorherzusagen. Die Spezifizität der Instrumente ist dabei der Sensitivität etwas überlegen (Ramesh et al. 2018), womit BVC und DASA etwas besser kategorisieren können, welche Person nicht aggressiv werden wird. Erwähnenswert ist außerdem, dass die Vorhersagegüte bei forensischen Patienten größer war als bei allgemeinpsychiatrischen Patienten (Dickens et al. 2020).

Praxishinweis

Die BVC oder das DASA werden in der S3-Leitlinie zur Verhinderung von Zwang (DGPPN 2018) sowie auch in der englischen NICE-Leitlinie zum Umgang mit Aggressionen und Gewalt (NICE 2015) als Vorhersageinstrument für aggressives Verhalten in der Routinediagnostik bei Risikopopulationen empfohlen.

28.2 Prävention und Umgang mit Aggression

Vorab muss festgehalten werden, dass Maßnahmen zur Vorbeugung und im Umgang mit aggressivem Verhalten nicht nur dazu dienen, die Aggression selbst und deren direkte Auswirkungen zu vermeiden bzw. zu reduzieren, sondern dass sie auch eine Reduktion von Zwangsmaßnahmen und Liegezeiten nach sich ziehen (Barlow et al. 2000).

28.2.1 Medikamentöse Strategien

Hier ist eine Unterteilung zwischen medikamentöser Behandlung bei akuter und bei chronischer Aggression sinnvoll:

- Bei akuter Aggression steht die aktuelle Begrenzung des aggressiven Verhaltens im Vordergrund, und eine starke Sedation des Patienten auf Kosten seiner Adhärenz wird in Kauf genommen.
- Bei chronischer Aggression gilt es jedoch den Patienten längerfristig für eine Einnahme der Medikation zu gewinnen, und somit steht Medikamentenverträglichkeit bei Erhalt der kognitiven Funktionen mit möglichst geringer Sedation im Vordergrund.

Weitergehende Informationen zur sowohl akuten als auch chronischen medikamentösen Behandlung bieten die Übersichtsarbeiten von Meyer et al. (2016) und Quanbeck (2006).

Akute Aggression

Pharmakologische Interventionen finden bei psychotisch gespeister, besonders akuter Aggression ihren häufigsten Einsatz. Bei anderen Ursachen ist die Evidenz gering, und psychotherapeutische sowie milieutherapeutische längerfristige Ansätze sind zu favorisieren. Nach wie vor kommt die Kombination aus einem typischen **Neuroleptikum** (meist Haloperidol) und einem **Benzodiazepin** (Diazepam, Lorazepam) klinisch am häufigsten zur Anwendung und hat einen nachgewiesenen antiaggressiven Effekt. Dies liegt daran, dass die Substanzen auch gegen den Willen des Patienten i. m. appliziert werden können und eine schnellere Aufnahme als bei oraler Medikation gewährleistet ist. Atypische Neuroleptika zeigen keine schlechtere Wirksamkeit bei besserer Verträglichkeit und sollten, wenn möglich, immer bevorzugt werden. Schließlich ist beim Gebrauch von Benzodiazepinen Vorsicht geboten, da diese im Rahmen paradoxer Effekte auch agitierend wirken können.

Chronische Aggression

Auch zur Beherrschung chronischer Aggression bei psychotischer Symptomatik sind **Neuroleptika** die Mittel der ersten Wahl. Hier sind möglichst für den Patienten individuell gut verträgliche Präparate, atypische Neuroleptika, zu wählen. Als wirksam haben sich Olanzapin, Risperidon, Quetiapin und Clozapin erwiesen, wobei Letzteres den größten antiaggressiven Effekt zeigt. Auch modernere Atypika mit geringerem Nebenwirkungsprofil wie Amisulprid, Aripiprazol und Cariprazin zeigten antiaggressive Effekte und sollten trotz der klinisch gefürchteten Antriebssteigerung auch zur Behandlung chronischer Aggression in Betracht gezogen werden.

Bei nicht psychotisch gespeister Aggression können neben den oben erwähnten Neuroleptika in niedriger Dosierung auch **Antiepileptika** zum Einsatz kommen. Phenytoin, Carbamazepin, Valproinsäure, Lamotrigin und Topiramat zeigten je nach Studienlage antiaggressive Effekte in verschiedenen aggressiven Populationen. Eine Wirksamkeit bei psychotischer Aggression als Add-on-Therapie zu einem Neuroleptikum kann ebenfalls positive Effekte zeigen.

Eine oftmals gut verträgliche Alternative zu den oben beschriebenen Standardmedikationen ist die Anwendung eines **SSRI** sowohl bei organischen / psychotischen als auch bei persönlichkeitsgestörten Patienten. Auch für **Betablocker** (Propranolol, Naldolol, Pindolol) wurde eine antiaggressive Wirkung beschrieben, sie gehen jedoch oftmals mit Blutdruckschwankungen und Sedierung einher. Abschließend muss festgehalten werden, dass sich Benzodiazepine nur schlecht zur Behandlung chronischer Aggression eignen. Neben der empfohlenen begrenzten Anwendungsdauer sind besonders bei längerfristiger Gabe paradoxe Reaktionen mit Agitation und Anstieg von aggressivem Verhalten zu beobachten.

28.2.2 Pflegerische Interventionen und psychotherapeutische Strategien

Grundsätzlich können Maßnahmen, die dazu dienen, aggressive Ereignisse im Vorfeld durch das sog. Setzen von Grenzen zu minimieren bzw. effizient mit tatsächlich eintretender Aggression umzugehen (Roberton et al. 2012), von solchen unterschieden werden, die eine längerfristige Veränderung bei Patienten im Umgang mit Aggression bewirken.

Maßnahmen im Vorfeld und bei Aggressionsereignissen

Setzen von Grenzen

Das Setzen von Grenzen ist essenziell für das Zusammenleben auf Station und letztendlich für die Reduktion von Konflikten. Dabei ist, wie Studien zeigen (Gallop und Toner 1995; Vatne und Fagermoen 2007), entscheidend, wie diese Grenzen gegenüber den Patienten formuliert werden. Das Personal sollte sich gegenüber den Patienten offen und emotional beteiligt zeigen und deren Bedürfnisse ernst nehmen / bestätigen und schließlich verschiedene Lösungsvorschläge und somit eine Option anbieten. Hierzu bedarf es eines zwischenmenschlichen Kompetenztrainings seitens des Personals und partizipativer Lösungsstrategien. Eine bestimmte Position gegenüber den Patienten einzunehmen, mit alltäglichen Plattitüden zu antworten und eine einzige Option direktiv anzugeben, führte hingegen zu einer Zunahme von Aggression.

Deeskalation

Deeskalation setzt auf verbale und nonverbale Fähigkeiten, um eine aggressive Situation wieder zu beruhigen. Es bestehen zwar diverse Modelle der Deeskalation, sie fußen jedoch alle stark auf dem therapeutischen Kommunikationsstil der einzelnen Mitarbeitenden. Dabei erwiesen sich folgende Fähigkeiten als entscheidend (Stevenson 1991; Roberton et al. 2012):

- Eine Aggressionssituation möglichst frühzeitig erkennen und ihren Schweregrad abschätzen.
- Abstand zum Patienten halten.
- Die Situation und die nächsten geplanten Schritte erklären.
- In ruhiger freundlicher Sprache kommunizieren, ohne Fachjargon anzuwenden.
- Gründe für das aggressive Verhalten erfragen und einfache Lösungsstrategien anbieten.
- Eine zugewandte und nicht bedrohliche Gestik und Mimik benutzen.

Praxishinweis

Die komplexen therapeutischen Fähigkeiten bedürfen professioneller Trainingsprogramme. Solche Programme zeigen zwar nachweislich einen Nutzen bei der Reduktion von Aggressionsereignissen, jedoch auch teils keinen oder gegenteilige Effekte (Livingston et al. 2009). Dies liegt daran, dass Aggressionsereignisse derart komplex sind, dass Basistrainingsprogramme zwar helfen, aber nicht jeden einzelnen Fall adäquat erfassen können. Hier empfiehlt es sich, im Aggressionsmanagement auch Raum für Nachbesprechungen zu schaffen, besonders schwierige Fälle in (externen) Supervisionen zu besprechen und das Aggressionsmanagement als ständig entwickelbare Disziplin anzusehen.

Maßnahmen zur längerfristigen Beeinflussung von Aggression

Psychotherapeutische Interventionen, die auf (kognitiv-)verhaltenstherapeutischen Maßnahmen fußen, zeigen die größte Evidenz bei der Reduktion von Aggression (Überblick bei Quanbeck 2006).

Schwer beeinträchtigte Patienten mit organischen Störungen, mit Erkrankungen aus dem schizophrenen Formenkreis und mit Intelligenzminderung profitieren von klar strukturierten verhaltenstherapeutischen Lernprogrammen, in denen sie lernen sollen, dass aggressives Verhalten bei sich oder anderen negative Konsequenzen hat und dass alternative Lösungswege positive Folgen haben können. Hier haben sich z. B. ein Token / Reward-System und ein soziales Skillstraining im Einzel- und Gruppensetting als wirksam erwiesen.

Bei Patienten mit einer stärkeren Reflexionsfähigkeit, etwa solchen mit Persönlichkeitsstörungen, haben sich vor allem die auf der kognitiven Verhaltenstherapie fußenden **Anger-Management-Techniken** bewährt; sie beruhen auf:

1. Vorstellung des Wutszenarios und Erlernen von Entspannungstechniken
2. Aufdecken von Fehlinterpretationen (etwa bedrohliches Verhalten anderer)
3. Wahrnehmen eigener Emotionen und Wut
4. Erkennen von problematischen Situationen im Vorhinein
5. Anwendung nichtaggressiver Lösungsstrategien (z. B. Weggehen)

28.3 Evaluation nach Aggressionsereignissen und Qualitätsmanagement

28.3.1 Rechtliche Schritte

Bei wiederholter Gewaltanwendung eines Patienten sind rechtliche Schritte seitens der Institution zu erwägen. Zum einen setzt der Aggressor Personal und Mitpatienten einer Gefahr aus, zum anderen könnte der Patient in seinem Verhalten verstärkt werden und Gewalt als probates Mittel zur Willensdurchsetzung fehlerkennen (Dinwiddie und Briska 2004).

Es ist sinnvoll, vorab ein genaues Regelwerk festzulegen, das möglichst objektiv und stringent ist und dem Patienten bei Klinikeintritt überreicht werden kann. Die Beantwortung der Frage, ab welchem Schweregrad man von Aggression spricht, wie oft diese vorkommt, wie groß die Risiken sind, wie sehr Patienten durch Symptome (vor allem in einer Psychose) beeinträchtigt sind und wie günstig die Besserungsmöglichkeiten unter fortlaufender Behandlung sind, ist diffizil. Hier empfiehlt es sich, den Rat eines geschulten externen Begutachters einzuholen, etwa im Rahmen eines forensischen Konsils, der die jeweiligen Punkte berücksichtigen und eine Empfehlung aussprechen kann. Grundsätzlich gilt es, Patienten die Möglichkeit einer Besserung (unter Therapie) zuzusprechen und rechtliche Schritte möglichst erst nach repetitiver Gewalt sowie in Absprache mit den Geschädigten einzuleiten. Dies gilt natürlich nicht für schwere Gewalt- und Sexualdelikte. Abschließend lohnt es sich, beim Verfassen eines Regelwerks und dessen rechtlicher Durchsetzung engen Kontakt zu den Behörden zu halten und diese möglichst frühzeitig einzubinden (Quanbeck 2006).

28.3.2 Dokumentation / Qualitätsmanagement

Die systematische und standardisierte Dokumentation von Aggressionsereignissen kann das Qualitäts- und Sicherheitsmanagement einer Klinik unterstützen. Gemäß der S3-Leitlinie zur Verhinderung von Zwang (DGPPN 2018) ist eine einheitliche Dokumentation von aggressiven Übergriffen und freiheitsbeschränkenden Maßnahmen anzustreben. Die daraus gewonnenen Kennwerte können für klinikinterne, aber auch für klinikübergreifende Vergleiche herangezogen und auch als Maß zur Evaluation von Interventionen zur Reduktion von Aggression und Zwangsmaßnahmen genutzt werden.

Ein Aggressionsdokumentationsinstrument, das in Europa vielfach eingesetzt wird, ist die *Staff Observation Aggression Scale – revised* (SOAS-R; Nijman et al. 1999). Die SOAS-R dient der Erfassung *„jegliche(r) Form von verbalem, nonverbalem oder körperlichem Verhalten, welches für den / die Patienten selbst, andere Personen oder deren Eigentum bedrohlich ist, oder körperliche(n) Verhalten(s), wodurch die Patienten selbst, andere Personen oder deren Eigentum zu Schaden gekommen sind"* (Definition von Aggressionsereignissen nach Morrison 1990). Die SOAS-R umfasst fünf Ebenen:

- Auslöser der Aggression (z. B. Provokation durch andere Patienten, kein nachvollziehbarer Anlass),
- Benutzte Mittel (z. B. verbale Aggression, Tritte),
- Ziel der Aggression (z. B. Mitarbeiter, Mitpatienten, Autoaggression),
- Konsequenzen für das / die Opfer (z. B. Verletzung, Beschädigung von Gegenständen) und

- Maßnahme(n), um die Aggression zu stoppen (z. B. verbale Intervention, Isolation).

Außerdem kann der Schweregrad auf einer visuellen Analogskala eingeschätzt und das Ereignis im Freitext detailliert wiedergegeben werden. Überdies werden der Aggressionsort sowie der Zeitpunkt der Aggression erfasst. Somit erfüllt das Instrument die klinische Dokumentationspflicht auf Einzelfallebene und erlaubt gleichzeitig eine quantitative Analyse der Anzahl und des Ausmaßes von Aggressionsereignissen. Detailliertere Betrachtungen ermöglichen ferner die Identifikation von risikoreichen Situationen, Orten und Prozessen. Daraus können auf die jeweiligen Problembereiche zugeschnittene Maßnahmen abgeleitet werden.

LITERATUR

Abderhalden C, Needham I, Dassen T, et al. Predicting inpatient violence using an extended version of the Brøset-Violence-Checklist: Instrument development and clinical application. BMC Psychiatry 2006; 6(1): 1–9.
Almvik R, Woods P, Rasmussen K. The Brøset Violence Checklist: Sensitivity, specificity, and interrater reliability. J Interpers Violence 2000; 15(12): 1284–1296.
Barlow K, Grenyer B, Ilkiw-Lavalle O. Prevalence and precipitants of aggression in psychiatric inpatient units. Aust NZ J Psychiatry 2000; 34(6): 967–974.
Bowers L, Stewart D, Papadopoulos C, et al. Inpatient violence and aggression: A literature report from the Conflict and Containment Reduction Research Programme. London: Kings College 2011.
Dack C, Ross J, Papadopoulos C, et al. A review and meta-analysis of the patient factors associated with psychiatric in-patient aggression. Acta Psychiatr Scand 2013; 127(4): 255–268.
Daffern M, Mayer MM, Martin T. Environment contributors to aggression in two forensic psychiatric hospitals. Int J Forensic Ment Health 2004; 3(1): 105–114.
DGPPN– Deutsche Gesellschaft für Psychiatrie und Psychotherapie, Psychosomatik und Nervenheilkunde e.V. S3-Leitlinie zur Verhinderung von Zwang: Prävention und Therapie aggressiven Verhaltens bei Erwachsenen. Berlin: Springer 2018.
Dickens GL, O'Shea LE, Christensen M. Structured assessments for imminent aggression in mental health and correctional settings: Systematic review and meta-analysis. Int J Nurs Stud 2020; 104: 103526.
Dinwiddie SH, Briska W. Prosecution of violent psychiatric inpatients: Theoretical and practical issues. Int J Law Psychiatry 2004; 27(1): 17–29.
Gallop R, Toner B. The relationship between nurses' limit-setting styles and anger in psychiatric inpatients. Psychiatr Serv 1995; 46(6): 609–613.
Griffith JJ, Daffern M, Godber T. Examination of the predictive validity of the Dynamic Appraisal of Situational Aggression in two mental health units. Int J Ment Health Nurs 2013; 22(6): 485–492.
Günther MP, Kirchebner J, Lau S. Identifying direct coercion in a high risk subgroup of offender patients with schizophrenia via machine learning algorithms. Front Psychiatry 2020; 11: 415.
Harris GT, Rice ME. Risk appraisal and management of violent behavior. Psychiatr Serv 1997; 48(9): 1168–1176.
Hotzy F, Theodoridou A, Hoff P, et al. Machine learning: An approach in identifying risk factors for coercion compared to binary logistic regression. Front Psychiatry 2018; 9: 258.
Huitema A, Verstegen N, de Vogel V. A study into the severity of forensic and civil inpatient aggression. J Interpers Violence 2018; Dec 7; 886260518817040.
Jeandarme I, Wittouck C, van der Laenen F, et al. Risk factors associated with inpatient violence during medium security treatment. J Interpers Violence 2019; 34(17): 3711–3736.
Livingston JD, Verdun-Jones S, Brink J et al. A narrative review of the effectiveness of aggression management training programs for psychiatric hospital staff. J Forensic Nurs 2010; 6(1): 15–28.
Meyer JM, Cummings MA, Proctor G, Stahl SM. Psychopharmacology of persistent violence and aggression. Psychiatr Clin 2016; 39(4): 541–556.
Morrison EF. Violent psychiatric inpatients in a public hospital. Sch Inq Nurs Pract 1990; 4(1): 65–82.
Nedopil N. Risikoeinschätzung und Risikomanagement bei psychiatrischen Patienten. Psychiatr Psychother 2011; 7(3): 90–97.
NICE–National Institute for Health and Care Excellence. NICE Guideline NG10, Violence and aggression: Short-term management in mental health, health and community settings. London / Manchester: National Collaborating Centre for Mental Health 2015.
Nijman HL, Muris P, Merckelbach HL, et al. The Staff Observation Aggression Scale-Revised (SOAS-R). Aggress Behav 1999; 25(3): 197–209.
Quanbeck C. Forensic psychiatric aspects of inpatient violence. Psychiatr Clin 2006; 29(3): 743–760.
Ramesh T, Igoumenou A, Montes MV, Fazel S. Use of risk assessment instruments to predict violence in forensic psychiatric hospitals: A systematic review and meta-analysis. Eur Psychiatry 2018; 52: 47–53.
Rettenberger M, van Franqué F. Handbuch kriminalprognostischer Verfahren. Göttingen: Hogrefe 2013.
Roberton T, Daffern M, Thomas S, Martin T. De-escalation and limit-setting in forensic mental health units. J Forensic Nurs 2012; 8(2): 94–101.
Stevenson S. Heading off violence with verbal de-escalation. J Psychosoc Nurs Ment Health Serv 1991; 29(9): 6–9.
Vatne S, Fagermoen MS. To correct and to acknowledge: Two simultaneous and conflicting perspectives of limit-setting in mental health nursing. J Psychiatr Ment Health Nurs 2007; 14(1): 41–48.

KAPITEL

29 Das Phänomen „Leugnen" in der forensischen Therapie

Steffen Lau

29

Faktenbox

- Die Beziehung zwischen Leugnen und Rückfälligkeit erscheint kompliziert und nicht den intuitiven Erwartungen zu entsprechen.
- Es hat unterschiedliche Versuche gegeben, „Leugnen" zu operationalisieren.
- Es gibt unterschiedliche Instrumente, um das Phänomen zu „messen".
- Wichtig für den Umgang mit dem Phänomen im Hinblick auf die Behandlung und die Risikoprognose erscheint die Klärung, warum es zum „Leugnen" kommt.
- Die Arbeit an der Motivation und an kognitiven Verzerrungen verspricht am ehesten in der Folge Veränderungen bei „leugnenden" Patienten.
- An der Veränderung der Haltung des Straftäters zum Delikt (Leugnen / Geständnis) lässt sich u. U. ein Therapieeffekt ablesen.

29.1 Was ist das Problem?

Konzepte moderner Straftätertherapie betonen die Notwendigkeit zur „**Deliktorientierung**". Gemeint ist damit gemeinhin, dass das als Straftat abgeurteilte Verhalten eines Menschen Gegenstand der Therapie sein sollte, um anhand früherer „Dysfunktionalität" für die Zukunft funktionalere Verhaltensweisen zu etablieren und darüber das Ziel einer forensischen Therapie – die Gefährlichkeitsreduktion – zu erreichen. Immer wieder wird das Konzept der „Deliktorientierung" aber verkürzt auf ein eindimensionales Vorgehen in der Art, dass in therapeutischen Gesprächen das Straftatgeschehen lediglich immer wieder besprochen wird. Dabei werden immer wieder, möglichst kleinschrittig, die Handlungsabfolge hin zur Delinquenz und die eigentliche Straftat selbst zusammen mit den Patienten gedanklich und auch explizit szenisch durchgegangen. Man erhofft sich dadurch Erkenntnisse über mehr oder weniger bewusste Entscheide hin zum strafrechtlich relevanten Verhalten. Diese sollen durch die forensische Therapie für die Zukunft weniger wahrscheinlich gemacht werden. An die Stelle von prokriminellen Entscheidungen sollen rückfallpräventive Verhaltensmuster treten.

In vielen Fällen ist ein solches Vorgehen sinnvoll, wenn die Patienten in der Lage sind, in diesem Sinne über frühere Verhaltensmuster zu reflektieren. Die Analyse der früheren Delinquenz bietet sich an, um das individuelle Bedingungsgefüge der Straffälligkeit einer Person herauszuarbeiten und daraus ein Fallkonzept abzuleiten, das wiederum Anknüpfungspunkte liefert, woran mit dem zur Therapie gezwungenen Straftäter gearbeitet werden soll.

Was aber, wenn jemand behauptet, er sei zu einem bestimmten Zeitpunkt gar nicht an dem Ort gewesen, an dem eine Straftat stattgefunden hat, und er würde zu Unrecht beschuldigt? Kann man dann nicht mehr „deliktorientiert" arbeiten? Dem deliktorientierten Ansatz ist dann ja die Grundlage entzogen, sich anhand der Rekonstruktion von Handlungsabläufen ein Bild der intrapsychischen Prozesse zu verschaffen, um daraus ein therapeutisches Vorgehen abzuleiten. Gemeinhin wird von forensisch Unerfahrenen und psychiatrisch-psychologischen Laien (auch Juristen) nunmehr geschlossen, dass eine forensische Therapie nicht möglich sei, da der als Dreh- und Angelpunkt bezeichnete Mechanismus der „Deliktorientierung" nicht erfüllt werden kann. Den Betroffenen wird dann eventuell vorgeworfen, man hätte mit ihnen keine Straftat„aufarbeitung" leisten können, eine deliktorientierte Therapie sei nicht zustande gekommen.

Eine solche Zuspitzung des Konzepts der „Deliktorientierung" ist aber kurzschlüssig. Nach Auffassung des Autors dieses Kapitels besteht „Deliktorientierung" nicht nur im mehr oder weniger detailliert und differenzierten Durcharbeiten der Straftatsituation und der Reflexion über die darin beim Betroffenen wirksamen Kognitionen, Emotionen und Handlungsentscheide. „Deliktorientierung" stellt vielmehr einen weiter gefassten konzeptionellen Rahmen für forensische Therapie dar bzw. eine Handlungsanweisung, wie vonseiten des Therapeuten der forensisch-therapeutische Prozess gestaltet werden sollte. Eine fundierte forensisch-psychiatrische Therapie ist nur möglich, wenn sich die Mitglieder des Behandlungsteams einig darüber sind, welche Faktoren zur Straffälligkeit eines forensischen Patienten beigetragen haben. Wenn man eine Idee dazu hat, welches Bedingungsgefüge einer

Straftat zugrunde liegt, dann kann man auch unabhängig vom expliziten Gespräch über die Straftat an sich „deliktorientiert" arbeiten. Beispielsweise ist es möglich, die Impulsivität eines Menschen therapeutisch zu reduzieren – unabhängig davon, ob man dies in einer vergleichbaren Situation wie in einer früheren Straftat simuliert. Wenn Impulsivität der entscheidende Faktor für die Begehung einer Straftat war, so wird die Reduktion der Impulshaftigkeit das zukünftige Risiko für erneute Straftaten reduzieren.

Schon an dieser Stelle zeigt sich, dass das forensisch-therapeutische Gespräch über die Straftat und die Haltung forensischer Patienten nicht allein das Ziel haben muss, die Untergebrachten dazu zu bringen, die Straftat (am besten wie im Urteil beschrieben) einzuräumen.

29.2 Unterschiedliche Formen von Leugnen

Dass ein Beschuldigter bzw. Angeklagter im Rahmen eines Ermittlungsverfahrens oder der Hauptverhandlung die Tat nicht einräumt, ist ein häufiges Phänomen. Das ist auch nicht überraschend, psychologisch erscheint es durchaus plausibel, dass niemand etwas zugeben mag, was einem noch nicht bewiesen worden ist.

Eine besondere Form des Leugnens bildet das **Schweigen.** Im Ermittlungsverfahren und in der Hauptverhandlung steht es einem Angeschuldigten zu, sich nicht zum Tatgeschehen einzulassen. In dieser Phase der juristischen Auseinandersetzung mit einem Tatverdächtigen hat die sich im Schweigen manifestierende Haltung noch keinerlei Bedeutung für den Ausgang des Verfahrens. Rückschlüsse auf die Verfassung eines Beschuldigten oder gar prognostische Schlussfolgerungen sind nicht zulässig.

Schweigen kann unterschiedliche Formen annehmen: Das *komplette* Schweigen besteht in einer absoluten Weigerung des Beschuldigten bzw. forensischen Patienten, überhaupt zu Gesprächen zu erscheinen. Es gibt des Weiteren ein *umschriebenes* Schweigen: Der Beschuldigte oder Patient möchte über Tatablauf, Vorgeschichte und Motive nicht reden, über unverfängliche Dinge aber schon (Kröber 2015). An gleicher Stelle beschreibt Kröber eine dritte Form des Schweigens, er nennt dies *wortreiches* Schweigen: Der Angeklagte redet über sich und über die Tat, gibt allerdings wenig Plausibles preis. Er versucht beispielsweise seine psychische Krankheit zu dissimulieren. Psychotiker statten ihre eigentlich nicht verstandene Tat auch unter Drängen von Vernehmungsbeamten, die ebenfalls mit Unverständnis auf das Tatgeschehen schauen, nachträglich mit rationalen, vernünftigen Motiven aus.

Nicht selten erlebt man ein verändertes Gesprächsverhalten zum Anlassdelikt nach rechtskräftiger Verurteilung. Ein zunächst prozesstaktisch eingesetztes Leugnen wird in der Unterbringung aufgegeben, und es wird ein Neubeginn gewagt.

An dieser Stelle zeigt sich, dass das Eingestehen der Tat auch der Beginn einer Beziehung zwischen dem Geständigen und seinem Gegenüber, dem Psychotherapeuten, den Mitarbeitenden der Pflege auf Station, den Mitarbeitenden Soziale Arbeit etc. sein kann. Aber das **Geständnis** stellt in einer solchen Begegnung auch eine Gefahr dar, denn es schafft Abhängigkeit vom Gegenüber, das nunmehr in den Besitz eines Geheimnisses gelangt (Kröber 2015). Forensische Patienten haben häufig Lebensentwicklungen, in denen das Vertrauen in andere nicht gefördert wurde. Es ist daher nicht erstaunlich, dass Patienten in der behandlungsorientierten Forensischen Psychiatrie zunächst nicht offen über ihre Straftaten sprechen mögen, denn sie wissen ja nicht, wie der andere auf eine solche Einlassung reagiert. Sie sind unerfahren im Umgang mit anderen, denn Dissozialität und Antisozialität bedeuten auch Egozentrizität. Zudem muss man als früher noch leugnender Angeklagter nunmehr den Rollenwechsel plausibel machen, dass man sich nun einlässt zum Tatgeschehen, zu den eigenen intrapsychischen Unzulänglichkeiten usw. Eine solche Veränderung braucht Mut und eventuell auch Kraft, die therapeutisch gefördert werden sollte.

Trotz Bemühungen bleiben manche Patienten dabei, sich nicht zum Tatgeschehen einlassen zu wollen. Dieses Verhalten kann allerdings unterschiedliche Formen annehmen. In der Forschung haben sich unterschiedliche Ansätze entwickelt, „Leugnen" zu typisieren bzw. zu taxonomieren (➤ Box 29.1).

BOX 29.1

Typen des Leugnens

- Eine Typisierung von Barbaree (1991) unterscheidet **vier Typen des Leugnens bei Sexualstraftätern:**
  - Komplettes Leugnen
  - Akzeptanz der sexuellen Aktivität, aber Leugnung des Straftatbestands
  - Akzeptanz des physischen Kontakts, aber Leugnung des sexuellen Charakters der Handlung
  - Leugnen der Folgen der Tat
- Schneider und Wright (2009) schlugen (nicht beschränkt auf Sexualstraftäter) folgende Bezeichnungen für **unterschiedliche Formen des Leugnens** vor:
  - Anfechten
  - Minimierung
  - Depersonalisation

  Die anfechtenden Leugner entsprechen dabei den „kategorialen Leugnern" nach Marshall et al. (2009) sowie nach Ware und Mann (2012). Die Minimierer sind Straftäter, die prinzipiell den Straftatbestand einräumen, aber ihn in seiner Bedeutung i. S. einer Bagatellisierung verändern. Straftäter mit Depersonalisation bestreiten ihre Täterschaft, ohne den Schaden am Opfer infrage zu stellen.

Diese unterschiedlichen Ansätze, „Leugnen" zu kategorisieren, zeigen umso mehr die Komplexität des Problems und verweisen erneut darauf, dass einfache Zusammenhänge zwischen Aussageverhalten von Straftätern bezüglich ihrer Straftat und den durch Behandlung zu beeinflussenden Risiken wahrscheinlich nicht i. S. einer unidirektionalen Verbindung bestehen.

Wenn man geneigt ist, die Haltung eines forensischen Patienten zur Straftat, die sich in seinem Geständnisverhalten äußert, zu nutzen, um Effekte der Therapie nachzuweisen, wird die Frage aufgeworfen, ob man denn „Leugnen" messen kann. Es gibt eine Fülle von Versuchen, dieses besondere Aussageverhalten forensischer Patienten zu graduieren. Die dafür entwickelten Beurteilungsinstrumente unterscheiden sich allerdings in Hinblick auf ihre Verfügbarkeit und im Hinblick darauf, ob ihre Anwendung und Eignung für den klinischen Kontext hinreichend untersucht und geprüft wurde. Einen guten Überblick zum Thema gibt die Dissertation von Jung (2004).

29.3 Empirische Nachweise des Zusammenhangs zwischen Aussageverhalten und Rückfälligkeit

Studien- und Metaanalysen zeigen, dass es keinen direkten Zusammenhang zwischen besonderen Formen des Aussageverhaltens und späterer Rückfälligkeit gibt. Das hängt möglicherweise damit zusammen, dass die in Studien und Metaanalysen berücksichtigten Untersuchungen methodisch unterschiedlich durchgeführt wurden: mit nicht vergleichbaren Populationen und unterschiedlichen Settings (Lund 2000). Schon früh haben Forscher darauf hingewiesen, dass „Leugnen" wohl nicht ein eigentlich kausaler Faktor ist, sondern dass besondere Auffälligkeiten des Aussageverhaltens von Untergebrachten oder Inhaftierten mit anderen Faktoren konfundiert sind, die dann zu einem bestimmten Zusammenhang von Aussageverhalten und späterer Rückfälligkeit beitragen oder nicht (Harkins et al. 2010; Langton et al. 2009; Nunes et al. 2007). So konnte beispielsweise als wichtige Moderatorvariable zwischen dem Aussageverhalten und späterer Rückfälligkeit das zu Beginn einer Therapie ermittelte Risiko für zukünftige Straffälligkeit identifiziert werden. Das heißt, „Leugnen" entfaltet hinsichtlich späterer Rückfälligkeit unterschiedliche Bedeutung in unterschiedlichen Risikogruppen:

- Niedrigrisiko-Täter, die leugneten, wurden später häufiger rückfällig als die Vergleichsgruppe, welche die Straftaten nicht abstritt.
- Bei Hochrisiko-Tätern war das Abstreiten der Tat sogar mit einer (allerdings nicht signifikanten) erniedrigten Rückfälligkeitsrate verbunden.
- In Bezug auf die Zeiträume, in denen Rückfälligkeit auftrat, war das Bagatellisieren in einer Hochrisiko-Gruppe von Sexualstraftätern mit einer schnelleren Rückfälligkeit verbunden als in der Gruppe, die vorab mit einem niedrigen Risiko eingeschätzt wurde (Nunes et al. 2007; Langton et al. 2008).

In einer Studie von Harkins et al. (2010) wurde zusätzlich zur Risikobeurteilung auch noch eine Variable zur **Therapiemotivation** in die Auswertung einbezogen. Die Ergebnisse waren letztendlich wenig eindeutig. Bei Straftätern mit einer ausgeprägten Verleugnung fanden sich niedrigere Rückfallraten, ein „absolutes

Leugnen" ergab hinsichtlich der Rückfallraten allerdings keinen Unterschied zu der Gruppe, welche die Straftat während der Unterbringung einräumte.

Offenbar muss man die bisherigen vorliegenden empirischen Ergebnisse dahingehend interpretieren, dass die im Behandlungskontext zunächst intuitiv und vordergründig sehr plausibel erscheinende Idee, dass das „Eingeständnis der Tat" prognostisch günstig sei, so bisher nicht empirisch bewiesen werden konnte. Möglicherweise erleben Straftäter mit einem hohen Rückfälligkeitsrisiko, bei denen eventuell eine ausgeprägte dissoziale bzw. antisoziale Problematik besteht, ihr Verhalten als nicht so problematisch, sodass es ihnen in der subjektiven Bewertung keine Mühe macht, ihre Taten einzuräumen. Wegen der Dissozialität kommt es jedoch dann bei diesen Personen in erhöhtem Maße zu Rückfälligkeit. Dabei spielt vielleicht eine Rolle, dass sie nicht motiviert waren, über das Zustandekommen des Risikos ihrer Straffälligkeit zu reflektieren. Täter hingegen, die ihre Tat leugnen, könnten aus Scham und Schuld gegenüber den Opfern oder um ihr Selbstbild zu schützen, ihr Verhalten aufrechterhalten. Dies könnte möglicherweise zu einer Reduktion des Lustgewinns durch eine erneute Straftat beitragen und so Rückfälligkeit verhindern.

29.4 Einfluss des Geständnisverhaltens auf den Therapieprozess

Die oben dargelegten Befunde bringen das Geständnisverhalten eines forensischen Patienten in Zusammenhang mit der Frage, warum geleugnet wird. Eine Untersuchung durch Endres und Breuer (2014) konnte zeigen, dass es durchaus **Unterschiede im Geständnisverhalten von unterschiedlichen Subpopulationen** in forensischen Institutionen gibt. Auch dies könnte darauf verweisen, dass unterschiedliche Gründe das Geständnisverhalten von Straftätern beeinflussen.

- Häftlinge mit Migrationshintergrund leugneten in der Studie aus 2014 beispielsweise häufiger als Häftlinge ohne Migrationserfahrung. Zu diesem Befund liegt als Erklärung nahe, dass wohl kulturelle Unterschiede in Bezug auf die Akzeptanz von (Sexual-)Straftaten beim Aussageverhalten eine Rolle spielen.
- In der gleichen Untersuchung wurde zudem herausgearbeitet, dass Straftäter, bei denen die Diagnose einer paraphilen Störung gestellt wurde, seltener leugneten als nichtdeviante Straftäter. Sexuell deviante Menschen erleben das Abnorme ihres Verhaltens möglicherweise viel weniger ich-dyston als nichtdeviante. Dadurch fällt ihnen das Einräumen des Tatgeschehens womöglich leichter, weil sie ohne Beschämung darüber berichten können. Möglicherweise leugneten deswegen in der Untersuchung aus dem bayerischen Strafvollzug Häftlinge mit Verurteilung wegen sexuellen Missbrauchs insgesamt seltener, da bei ihnen der Anteil sexuell devianter Personen höher war als bei den Straftätern mit Vergewaltigungsvorwurf.

Wenn denn Geständnisverhalten offenbar im **Zusammenhang mit intrapsychischen Bewertungsprozessen** steht, so sollte man überlegen, wie man diese intrapsychischen Prozesse näher beschreiben könnte. Saimeh (2021) benennt folgende Gründe:

- Leugnung aus idiosynkratischer kognitiver Verzerrung in Bezug auf den Unrechtsgehalt der Tathandlung
- Strategisches extrinsisch-motiviertes Leugnen zur Strafvermeidung
- Leugnung aus Angst vor sozialer Ausgrenzung
- Intrinsisch motiviertes Leugnen zur Aufrechterhaltung des Selbstkonzepts
- Leugnung, weil die Tat eklatant diskrepant ist zur persönlichen Sexualnorm
- Manipulatives Leugnen zum Zweck der Konstruktion einer eigenen Opferrolle

Andere Studien (Lord und Willmot 2004; Marshall et al. 2009) sahen folgende Gründe für Leugnen:

- Bedrohung des Selbstbildes
- Angst vor negativen Konsequenzen
- Defizite in der Perspektivübernahme
- Geringe Rückfallvermeidungsmotivation

Eine andere Beschreibung von Motiven (Vanhoeck und van Daele 2011) unterschied Leugnen in „kriminogenes" und „motivationales" Leugnen. Zudem könne man nach Auffassung der Autoren dieser Untersuchung Leugnen in „extrinsisch" motiviert und „intrinsisch" motiviert unterteilen.

Diese Beschreibungs- und Einteilungsversuche können als Ausgangpunkt für die forensische Therapie dienen und zu einem umfassenderen Fallkonzept beitragen.

29.5 Umgang mit Leugnen im Therapieprozess

Unabhängig von einem Zusammenhang mit Rückfälligkeit konnte nachgewiesen werden, dass das Aussageverhalten von Straftätern Einfluss auf den Therapieprozess hat. Leugnen ist signifikant verbunden mit einer niedrigeren Motivation, sich auf einen Behandlungsprozess in der Forensik einzulassen (Jung und Nunes 2012; Endres und Breuer 2014). Bei Straftätern mit geringem Maß an Leugnen bzw. Bagatellisieren fanden sich reziprok dazu signifikant häufiger erfolgreiche Behandlungsabschlüsse (Barbaree 1991; Endres und Breuer 2014).

Insgesamt sind diese Befunde zum Bedingungsgefüge von speziellem Geständnisverhalten wichtig, da an manchen Orten in der Forensischen Psychiatrie ein problematisches Vorgehen praktiziert wird: Patienten werden immer wieder nur zu bestimmten Therapieformen zugelassen, wenn sie zum Eingeständnis ihrer Tat bereit sind. Diese absolute Bedingung für die Therapieaufnahme entbehrt einer empirischen Grundlage. Im Sinne einer effektiven Straftäterbehandlung macht das Geständnis als zwingende Voraussetzung für Therapie wenig Sinn und verhindert effiziente Behandlungen.

MERKE

Leugnen kann für einen Patienten bzw. Straftäter intrapsychisch „notwendig" sein. Leugnen kann demnach eine **stabilisierende Funktion** haben: Die Therapie sollte umso mehr nicht konfrontativ gestaltet werden. Vielmehr erscheinen die Schaffung eines vertrauensvollen entwicklungsfördernden Milieus und der Aufbau einer „tragfähigen" therapeutischen Beziehung unabdingbar (➤ Kap. 6).

Wenn für Patienten, die sich (noch) nicht mit negativen Seiten ihrer Persönlichkeit oder ihres Verhaltens auseinandersetzen wollen oder können, ein Raum geschaffen wird, in dem sie sich ohne negative Folgen defizitär zeigen dürfen, können Hindernisse für das Eingestehen einer Tat abgebaut werden. Im therapeutischen Prozess sollten daher die positiven Konsequenzen des Eingeständnisses herausgearbeitet werden, um in einem intrapsychischen Abwägungsprozess die Entscheidung hin zum Eingeständnis zu fördern. Unterstützend kann dabei sein, vonseiten des Therapeuten zu betonen, dass das Geständnis auch einen mutigen Schritt darstellt, für den Anerkennung gezollt wird (Lau 2017). Aufseiten des Therapeuten sollte dieser Prozess immer mit Überlegungen dazu begleitet werden, welche Bedeutung beim Patienten das Leugnen bzw. das Bagatellisieren hat. Das „Nicht-Gestehen" wird demnach aufgefasst wie andere kriminogene Faktoren, die im Rahmen der forensischen Therapie durch Interventionen verändert werden sollen. Häufig braucht es für solche Entwicklungen in der forensischen Therapie längere Zeit. Gezielt sollte dabei an der **Motivation** der Patienten und auch am Ausmaß ihrer häufig bestehenden **kognitiven Verzerrungen** (insb. bei Sexualstraftätern) gearbeitet werden.

29.5.1 Motivation

Möglicherweise fragen sich therapeutisch Tätige nach einiger Zeit, nach der keine Veränderung im Hinblick auf die Haltung des Untergebrachten zum Anlassdelikt eingetreten ist, ob Veränderung überhaupt möglich ist. Tatsächlich sollte man aber zunächst prüfen, ob auf therapeutischer Seite all die Hindernisse bearbeitet wurden, die einer positiven Entwicklung entgegenstehen. Zu klären wäre dabei, ob tatsächlich eine ausreichende Veränderungsmotivation etabliert werden konnte. Manche forensischen Therapien werden schematisch durchgeführt. Es mangelt immer wieder an einer ausreichenden Klärung der Frage, ob die Patienten tatsächlich bereit sind, den therapeutischen Weg zu beschreiten. Erneut sei auf die Tatsache verwiesen, dass sich in der Forensischen Psychiatrie Betroffene konzentrieren, bei denen besonders ausgeprägte Therapiehemmnisse in erhöhtem Maße auftreten (Gnoth 2013). Im Maßregelvollzug konzentrieren sich Männer, Zwangsuntergebrachte und Personen mit psychischen Störungen:

- **Männer** haben restriktivere Ansichten zu psychischen Störungen; oftmals fühlen sie sich

durch psychiatrische Hilfe stigmatisiert; verglichen mit Frauen besteht bei ihnen weniger Vertrauen in die helfenden Aspekte des Gesundheitssystems; sie haben negative Erwartungen bei Inanspruchnahme von Hilfe und haben bei traditionell ausgeprägten Maskulinitätskonzepten negativere Einstellungen gegenüber Beratungen. Für Männer ist es häufig schwierig, sich auf die Kerninhalte von Psychotherapie mit Gefühlssprache, das Zugeben von Verwundbarkeit und Intimität durch Gespräche einzulassen. Männer erleben auch Therapeutenvariablen häufig als besonders aversiv. Die einfühlsame Sprache und die Betonung der Ausleuchtung des psychischen Innenlebens werden als Bedrohung erlebt. Zudem treffen Männer als Patienten in der Forensischen Psychiatrie häufig auf weibliches Personal (Lau 2017). Dies aktiviert therapiehinderliche Grundannahmen in dem Sinne, dass befürchtet wird, das gegengeschlechtliche Gegenüber könne sie möglicherweise nicht verstehen.
- Behandlung unter **Zwang** bedeutet eine besondere Problematik. Menschen, die Zwangssituationen bezüglich Therapie erleben, haben häufig eigene Vorstellungen davon, wie sie ihre Probleme einer Lösung zuführen können, und dabei spielt die Institution kaum eine Rolle. Deswegen sind sie für Vorschläge von therapeutischer Seite wenig empfänglich. Menschen im Zwangskontext haben nachvollziehbar den Wunsch, sich von der behandelnden Institution zu distanzieren. Häufig wird das therapeutische Personal mit dem System, das die Zwangsunterbringung veranlasst hat, identifiziert. Zwangsuntergebrachte sprechen auch ungern über ihre problematische Situation. Wenn man also über die Entwicklung innerhalb der Institution mit den Betroffenen ins Gespräch kommen will, setzt man sie einem aversiv besetzten Thema aus.
- Zudem ist mit dem Zwangskontext die Konzentration von **Personen mit psychischen Störungen,** die per se Schwierigkeiten in der Beziehungsgestaltung haben, verbunden. Bei den Patienten mit Schizophrenie, die im Maßregelvollzug untergebracht werden, ist häufig ein vorbestehender paranoider Denkstil stark ausgeprägt, und die damit verknüpfte Feindseligkeit steht dem Aufbau einer guten therapeutischen Beziehung entgegen (Hoefer et al. 2015). Bei solchen Konstellationen gilt es, sich dieser hinderlichen Faktoren bewusst zu sein, um sie therapeutisch zu bearbeiten.

Zur Förderung der Motivation können Prinzipien des Motivational Interviewing angewendet werden (➤ Kap. 6).

29.5.2 Kognitive Verzerrungen

Im Umgang mit nichtgeständigen Patienten sollte man prüfen, ob das Leugnen mit dem Grad an kognitiven Verzerrungen korreliert. Ausgeprägte kognitive Verzerrungen verhindern meist das Eingeständnis der Tat. Straftäter bzw. Patienten, die bagatellisieren, sind nach diesem Konzept schon besser in der Lage, sich der Konfrontation mit der Straftat auszusetzen. Bei Straftätern, die umfänglich die Straftat einräumen, werden kognitive Verzerrungen wahrscheinlich kein Problem in der Therapie mehr darstellen.

Wenn allerdings kognitive Verzerrungen festgestellt werden, so sollten sie im Hinblick auf einen konstruktiven Therapieprozess abgebaut werden. Dies lässt sich durch die Stärkung der Selbstwertgefühle sowie die Reduktion von Scham und deliktfördernden Einstellungen erreichen. Auch hier zeigt sich, dass in forensischer Therapie dem Patienten über das Fallkonzept herausgearbeitete Problemfelder bewusst gemacht werden sollten, um sie therapeutisch bearbeiten zu können. Forensische Therapie darf sich dann auch nicht scheuen, traumatische Erfahrungen, den Mangel an sexuellem Wissen, Intimitätsdefizite oder defizitäre Copingstrategien oder auch eine sexuelle Anspruchshaltung über unterschiedliche therapeutische Techniken anzugehen.

LITERATUR

Andrews DA, Bonta J. The Psychology of Criminal Conduct. Cincinnati, OH: Anderson 1994.

Barbaree HE. Denial and minimization among sex offenders: Assessment and treatment outcome. Forum on Correction Research 1991; 3: 30–33.

Endres J, Breuer MM. Leugnen bei inhaftierten Sexualstraftätern. Forens Psychiatr Psychol Kriminol 2014; 8: 263–278.

Gnoth A. Therapiemotivation. Unveröffentlichter Vortrag, Klinik für Forensische Psychiatrie, PUK Zürich, 5.11.2013.

Hanson RK, Bussière M. Predicting relapse: A meta-analysis of sexual offender recidivism studies. J Consul Clin Psychol 1998; 66: 348–362.

Hanson RK, Morton-Bourgon K. Predictors of sexual recidivism: An updated meta-analysis. J Consult Clin Psychol 2005; 73: 1154–1163.

Harkins L, Beech AR, Goodwill AM. Examining the influence of denial, motivation, and risk on sexual recidivism. Sex Abuse 2010; 22(1): 78–94.

Hoefer FX, Habermeyer E, Mokros A, et al. The impact of legal coercion on the therapeutic relationship in adult schizophrenia patients. PLoS One 2015; 10(4): e0124043.

Jung S. Assessing Denial Among Sex Offenders. Unpublished doctoral dissertation. University of Victoria, Victoria, British Columbia, Canada 2004; http://dspace.library.uvic.ca/handle/1828/578 (letzter Zugriff: 15.6.2021).

Jung S, Nunes KL. Denial and its relationship with treatment perceptions among sex offenders. J Forens Psychiatry Psychol 2012; 23: 485–496.

Kröber HL. Die Wahrheit der Person und die Wahrheit der Tat. Forens Psychiatr Psychol Kriminol 2015; 9(2): 98–105.

Langton CM, Barbaree HE, Harkins L, et al. Denial and minimization among sexual offenders: Post-treatment presentation and association with sexual recidivism. Crim Justice Behav 2008; 35: 69–98.

Lau S. Die Bedeutung von „Leugnen" für die Gefährlichkeitsbeurteilung und Behandlung von Straftätern. In: Saimeh N (Hrsg.). Straftäter behandeln. Berlin: Medizinisch Wissenschaftliche Verlagsgesellschaft 2015, S. 159–170.

Lau S. Herausforderungen in der Behandlung schizophrener Rechtsbrecher. Forens Psychiatr Psychol Kriminol 2017; 11(1): 39–45.

Lord A, Willmot P. The process of overcoming denial in sexual offenders. J Sex Aggress 2004; 10: 51–61.

Lund CA. Predictors of sexual recidivism: Did meta-analysis clarify the role and relevance of denial? Sex Abuse 2000; 12: 275–287.

Marshall WL, Thornton D, Marshall LE, et al. Treatment of sexual offenders who are in categorical denial: A pilot project. Sex Abuse 2001; 13: 205–215.

Marshall WL, Marshall LE, Ware J. Cognitive distortions in sexual offenders: Should they all be treatment targets? Sexual Abuse in Australia and New Zealand 2009; 2(1): 21.

Marshall WL, Marshall LE, Serran GA, O'Brien MD. Self-esteem, shame, cognitive distortions and empathy in sexual offenders: Their integration and treatment implications. Psychol Crime Law 2009; 15: 217–234.

Nunes KL, Hanson RK, Firestone P, et al. Denial predicts recidivism for some offenders. Sex Abuse 2007; 19: 91–105.

Saimeh N. Begutachtung bei nicht-geständigen Sexualstraftätern. In: Saimeh N, Briken P, Müller JL (Hrsg.). Sexualstraftäter–Diagnostik, Begutachtung, Risk Assessment, Therapie. Berlin: Medizinisch Wissenschaftliche Verlagsgesellschaft 2021, S. 327–345.

Schneider SL, Wright RC. Understanding denial in sexual offenders: A review of cognitive and motivational processes to avoid responsibility. Trauma Violence Abuse 2004; 5: 3–20.

Vanhoeck K, van Daele E. Denial of sexual crimes: A therapeutic exploration. In: Boer DP, Eher R, Craig LA, Miner MH, Pfafflin F (eds.). International Perspectives on the Assessment and Treatment of Sexual Offenders: Theory, practice and research. Chichester: Wiley 2011, pp. 355–373.

Ware J, Mann RE. How should "acceptance of responsibility" be addressed in sexual offending treatment programs? Aggress Violent Behav 2012; 17: 279–288.

VII Arbeitspartner

VII

KAPITEL

30 Angehörigenarbeit

Dieter Seifert

Faktenbox

- Die derzeitige Praxis der Angehörigenarbeit in forensischen Einrichtungen ist regional höchst unterschiedlich ausgeprägt und insgesamt verbesserungsbedürftig.
- Angehörige sollten, soweit möglich, frühzeitig in den langjährigen Therapieprozess des Patienten einbezogen werden, zunächst als wichtige fremdanamnestische Informationsquelle und im Verlauf i. S. einer transparenten trialogischen Zusammenarbeit. Dies gilt auch für die poststationäre Phase, in der Angehörige ein elementarer Baustein des individuellen Risikomanagements sein können.
- Grundlegende Voraussetzung ist das Einverständnis des Patienten (das sich im Laufe einer mehrjährigen Unterbringung durchaus in beide Richtungen ändern kann).
- Auch wenn die Kooperation erschwert ist, sollte zumindest der Versuch der Einbindung erfolgen, etwa durch wiederholte Gesprächsangebote.
- Gemeinsame Veranstaltungen wie Angehörigentage und Informationstreffen etc. tragen dazu bei, gegenseitige Vorbehalte abzubauen. Das Angebot entsprechender Informationsmaterialien wie Angehörigenbroschüre, Kontaktdaten zum Bundes- oder Landesverband der Angehörigen psychisch Kranker etc. erleichtert die Zusammenarbeit.
- Zu bedenken bleibt, dass die Bedingungen für eine konstruktive Angehörigenarbeit im Maßregelvollzug grundsätzlich schwieriger sind als in der Allgemeinpsychiatrie.

30.1 Einleitung

Die Beschäftigung mit Angehörigen in der kriminologischen und forensisch-psychiatrischen Forschung schaut auf eine lange Historie zurück. Allerdings beschränkt sie sich weitgehend auf die Erforschung der kriminogenen Wirkung des familiären Settings. Die bahnende Bedeutung der von einer kriminellen Subkultur geprägten Familie mit einem „falschen" Erziehungsstil, der „bösen" Mutter und des trinkenden, brutalen Vaters für die delinquente Entwicklung des Sohnes wurde bereits vor etwa einem Jahrhundert herausgearbeitet (Glueck und Glueck 1930). Wenn es um Angehörigenarbeit im engeren (also auch therapeutischen) Sinne geht, darf man getrost von einer wissenschaftlichen Diaspora sprechen. Während in der Allgemeinpsychiatrie, insbesondere bei der Behandlung von Patienten mit einer Schizophrenie, die Bedeutung der Angehörigenarbeit spätestens ab den 1980er-Jahren wissenschaftlich umfangreich untersucht wurde (u. a. Buchkremer et al. 1989; Bäuml und Pitschel-Walz 2020), finden sich nur wenige Forschungsarbeiten aus dem forensisch-psychiatrischen Bereich, wenngleich basale Unterschiede zwischen Forensik und Allgemeinpsychiatrie zu bedenken sind.

So existieren für den Maßregelvollzug bis heute nur wenige wissenschaftliche Erkenntnisse: Konrad (1988) untersuchte eine Angehörigengruppe in der forensischen Abteilung der Karl-Bonhoeffer-Nervenklinik in Berlin. Allein die Rekrutierung der Angehörigen stellte sich problematisch dar. Von den ursprünglich 46 avisierten Probanden lehnten gleich zu Beginn drei Patienten (Diagnose: Schizophrenie) die Kontaktaufnahme zu ihren Angehörigen ab. Bei 15 Patienten stand die große Entfernung zur Klinik im Weg. Bei weiteren 13 Patienten waren Angehörige nicht zu erreichen bzw. nicht mehr vorhanden. Letztlich erschienen zur ersten Sitzung lediglich die Angehörigen von 8 Patienten. Der Studienzeitraum betrug 1 Jahr mit insgesamt 24 Gruppensitzungen. Im Verlauf kamen noch einige Angehörige von anderen Patienten hinzu. Im Mittel waren fünf Angehörige pro Gruppensitzung anwesend, wobei es sich ganz überwiegend um Mütter handelte – ein in der Forensik durchaus bekanntes Phänomen. Thematisch ging es um den Umgang mit dem Verhalten der Patienten (insbesondere um dessen Interpretation mit der Frage „bad or mad?"), um eigene Belastungen und Überforderungen, aber auch um negative Aspekte der Unterbringung im Maßregelvollzug, durch die sich auch die Angehörigen als stigmatisiert erlebten. Diejenigen, die primär den letzten Aspekt betonten, konnten den Nutzen dieses Therapieangebots nicht erkennen und verabschiedeten sich alsbald aus der Gruppe.

Als zentrales Thema kristallisierte sich jedoch die Frage nach dem Umgang mit Schuldgefühlen heraus, auch wenn Schuld- und Schamgefühle eher selten direkt zur Sprache kamen. Statt das Delikt offen zu thematisieren, wurden „die Angst vor dem Deliktrückfall" und „das Gefängnis als schlechtere Alternative" angesprochen. Großen Raum nahmen Projektionen der Angehörigen in Form von Schuldzuweisungen an verschiedene Institutionen ein. Häufig wurde Kliniken, in denen der Patient zuvor freiwillig oder nach PsychKG untergebracht gewesen war, Fehlbehandlung vorgeworfen, angefangen von der Diagnosestellung über vermeintliche Pflegefehler bis hin zur „falschen" Medikation. Gegenüber den forensischen Kliniken wurden Vorhaltungen geäußert wie: „Die Unterbringung schadet mehr, als die Therapie nützt!" Der Autor betonte in seiner Untersuchung zudem den Rollenkonflikt der Gruppenleiter zwischen ärztlicher Behandlung, Beteiligung an Lockerungsentscheidungen und Leitung der Angehörigengruppe: In einem derartigen Spannungsfeld würde man unweigerlich in Loyalitätskonflikte gegenüber seinen Patienten geraten.

Willems und Küken-Beckmann (2014) befragten 43 in forensischen Einrichtungen tätige Experten mithilfe eines Fragebogens. Zwei Drittel führten Angehörigenarbeit durch, allerdings selten regelmäßig, sondern eher anlassbezogen. Inhaltlich ging es primär um psychoedukative und emotionsentlastende Maßnahmen. Eine Familientherapie im engeren Sinne und / oder ein Einbezug der Angehörigen in die Deliktbearbeitung wurde lediglich in Ausnahmefällen vorgenommen. Explizit hingewiesen wurde auf die hohe Relevanz einer Einbindung der Angehörigen in die Entlassplanung sowie die individuellen Rehabilitations- und Rückfallvermeidungsstrategien. Nach Einschätzung der forensischen Experten wurde der Angehörigenarbeit ein großes Potenzial zugeschrieben. Dies bezog sich nicht allein auf den positiven Einfluss auf den Behandlungsverlauf, sondern ebenso auf die mit diesem Instrument verbesserte Transparenz forensisch-psychiatrischer Behandlung für die Öffentlichkeit.

30.2 Derzeitiger Stand sowie statische und dynamische Einflussfaktoren

Bezogen auf die tatsächliche forensische Praxis der Einbindung Angehöriger in die klinische Arbeit ist die Allgemeinpsychiatrie der Forensischen Psychiatrie noch immer voraus. Angehörigengruppen existieren längst nicht in allen forensischen Einrichtungen. Eine gewisse Entwicklung ist zumindest dahingehend festzustellen, dass mittlerweile ein Großteil der Maßregelkliniken Informationsbroschüren für Angehörige anbietet (Hollweg und Winkelkötter 2018). Wesentlich umfangreicher und informativer ist der von Betroffenen herausgegebene **„Wegweiser für Angehörige von Forensik-Patienten"** (Theis et al. 2016). Er umfasst drei große Kapitel:

- Im ersten Teil („Institution Forensik – Basiswissen") werden die rechtlichen Rahmenbedingungen sowie allgemein wichtige Informationen über den Maßregelvollzug dargeboten.
- Im zweiten Kapitel („Forensik hautnah") wird der klinische Alltag in einer forensischen Einrichtung beschrieben, und es werden praktische Tipps für das Verhalten gegenüber und für die Kommunikation mit dem Patienten sowie den Klinikmitarbeitern vermittelt.
- Im abschließenden Kapitel („Hilfe zur Selbsthilfe") werden Unterstützungsangebote im Umgang mit eigenen Emotionen einschließlich praktischer Übungen aus dem Bereich der Selbsthilfe angeboten, wobei ausreichend Platz für eigene Notizen bereitgehalten wird.

Man könnte folglich den Eindruck gewinnen, dass die Forensischen Psychiater und Psychotherapeuten, anders als ihre ansonsten sozialtherapeutisch denkenden und handelnden Kollegen, keinen besonderen Wert auf die Mitarbeit der Angehörigen legen und obendrein nicht unbedingt um deren Wohlergehen bemüht sind. Dies überrascht angesichts der Tatsache, dass die Unterbringung eines Patienten im Maßregelvollzug einen tiefen biografischen Einschnitt in das Leben nicht nur des Betroffenen, sondern auch der Familie darstellt, und dies nicht allein deswegen, weil der Entlassungszeitpunkt wenig bis gar nicht vorhersehbar ist.

Die Diskrepanz zwischen der anerkannt hohen Relevanz und der realen Umsetzung von Angehörigenarbeit hat vielschichtige Gründe:

1. Forensische Patienten kommen oft aus desolaten familiären Verhältnissen (Leygraf 1988). Etwa 80 % entstammen Familien der sozialen Unterschicht; in mehr als 40 % herrscht ein durch Gewalt und Alkohol geprägtes Milieu mit der Konsequenz vielfältiger psychischer und sozialer Probleme. Zum Teil haben die Patienten sexuellen Missbrauch durch Angehörige erlitten.
2. Aufgrund ihrer biografischen Entwicklung sowie psychischen Erkrankung können forensische Patienten oft nur eingeschränkt vertrauensvolle Beziehungen eingehen bzw. diese auch über längere Zeit aufrechterhalten. Jeder dritte Patient wuchs überwiegend in einem bzw. mehreren Heimen auf. Zwei Drittel sind vorbestraft, und etwa 40–50 % berichten über eine Hafterfahrung vor der Unterbringung im Maßregelvollzug (Seifert und Leygraf 1997).
3. Die lange Verweildauer in der Forensischen Psychiatrie wirkt stabilen, dauerhaften und sozial stützenden Kontakten außerhalb der Kernfamilie entgegen. Derzeit befindet sich in Deutschland etwa jeder dritte forensische Patient (§ 63 StGB) 10 Jahre oder noch länger im Maßregelvollzug. Laut der bislang einzigen bundesweiten Erhebung (Leygraf 1988) hatten lediglich 59,1 % der Patienten innerhalb der letzten 6 Monate zumindest einmal Besuch von Angehörigen oder Bekannten erhalten. Je länger die Unterbringung anhielt, desto seltener erfolgten Besuchskontakte.
4. Dass Angehörige selbst zu Opfern werden, gilt insbesondere für Straftaten gegen Leib und Leben, also für Tötungsdelikte bzw. versuchte Tötungen. So werden etwa 40 % dieser Straftaten an Verwandten 1. Grades bzw. dem Lebenspartner begangen (Seifert und Leygraf 1997). Diese Konstellation findet sich im Übrigen noch häufiger bei Patienten mit Schizophrenie, die mittlerweile mehr als die Hälfte der im Maßregelvollzug nach § 63 StGB untergebrachten Patienten ausmachen.
5. Der Anfahrtsweg zur Klinik ist für Angehörige mitunter recht lang und umständlich. Dies trifft insbesondere für solche Bundesländer zu, die über einen zentralen Maßregelvollzug verfügen. Dort liegen die forensischen Kliniken überdies in einem ländlich geprägten Umfeld, zumeist weit entfernt von den Ballungsgebieten, und sind mit öffentlichen Verkehrsmitteln nur unter Inkaufnahme einer langen Fahrtzeit zu erreichen. Darüber hinaus fehlt es in diesen Gegenden nicht selten an einer gut vernetzten ambulanten Versorgung.

Überdies bleiben die voneinander **abweichenden Perspektiven von Angehörigen und Mitarbeitenden** der Klinik auf die Unterbringung und Behandlung zu bedenken, die bisweilen zu Vorwürfen und gegenseitigem Misstrauen mit der Folge mangelnden Vertrauens führen können. Dem forensischen Therapeuten sollten diese Aspekte bewusst sein, die im Übrigen einfühlsam und gut nachvollziehbar vom Vater eines forensischen Patienten publiziert wurden (Meesmann 2018). Wenn Angehörige erstmalig eine forensische Klinik aufsuchen, haben sie gerade erst einen aufreibenden Gerichtsprozess miterleben müssen. Sie werden viele Fragen haben, da sie dem komplizierten „juristischen System" Maßregelvollzug zumeist verunsichert und hilflos gegenüberstehen. Zugleich besteht ein hohes Mitteilungsbedürfnis: Sie möchten von ihrem Angehörigen, seiner und der gemeinsamen Geschichte berichten, obendrein möglicherweise erklären, wie es aus ihrer Sicht zu der Straftat hat kommen können, häufig begleitet von Gefühlen der Schuld, Verzweiflung, Trauer und Wut. Selbstverständlich erhoffen sie sich eine Aufklärung über Ablauf und Dauer der Unterbringung und reagieren mit Enttäuschung darauf, dass die Therapeuten sich diesbezüglich nur zurückhaltend äußern (können) und stattdessen auf die Entscheidungsgewalt der Gerichte verweisen.

Die Sicht der Mitarbeitenden ist dagegen i. d. R. eine andere: Sie erleben Angehörige, die sich überwiegend sichtlich schwertun, mit dem Stigma eines psychisch kranken Straftäters in ihrer Familie leben zu müssen, die mit der gerichtlichen Unterbringungsentscheidung sowie einzelnen Urteilspassagen oft unzufrieden sind und die ihre Frustration gegen die Klinikmitarbeiter richten oder ihnen sogar die Schuld an der erlebten Misere geben. Nicht selten halten sie dem Behandlungsteam vor, dass etwa ihr Sohn oder Ehemann in einer derart bedrückenden Umgebung wie einer hochgesicherten forensischen Klinik erst recht psychisch dekompensieren werde und dort nur „herumhänge", da keine „vernünftige" Therapie angeboten werde. Einige Angehörige beschreiben das **Gefühl des**

Ausgeliefertseins, weil sie den Maßregelvollzug als „totale Institution" wahrnehmen und daraus ableiten, dass der Betroffene nur mit rechtlichen Mitteln eines durchsetzungsfähigen Verteidigers zu seinem Recht gelangen könne. Kommt es nicht zum persönlichen Gespräch, reduziert sich die Kommunikation zumeist auf das Schriftliche mit der nahezu unvermeidlichen Folge sich verhärtender Fronten.

Hinzuweisen bleibt darüber hinaus auf die, wenn auch eher seltene, Konstellation dissozial strukturierter Familienangehöriger, die mehr oder minder direkt Drohungen andeuten oder gar explizit aussprechen, was einem therapeutisch geprägten Miteinander zum Wohle des Patienten nachvollziehbar entgegensteht. Der verstehende Zugang ist auch dann erschwert, wenn die Angehörigen die Straftat leugnen und den Patienten in der Rolle eines „Justizopfers" sehen bzw. ihn darin bestärken. Diese Haltung steht zum einen einer konstruktiven Deliktbearbeitung entgegen und setzt zum anderen den Patienten ggf. unter den Druck eines Loyalitätskonflikts. Des Weiteren gibt es vereinzelt Angehörige, die von Beginn an oder im Verlauf der langjährigen Unterbringung den Kontakt zum Patienten (zunehmend) meiden, was bei diesem nachvollziehbar ein Gefühl der Enttäuschung, bisweilen sogar der Bestrafung auslöst.

30.3 Wege zur konstruktiven Zusammenarbeit

MERKE

Aus forensisch-therapeutischer Sicht stellen Angehörige eine wichtige, geradezu unverzichtbare Ressource dar. Gelingt es, aufeinander zuzugehen, die oben aufgeführten Barrieren zu überwinden und die Angehörigen dauerhaft in die Behandlung einzubinden, wird sich dies in aller Regel positiv auf den Therapieverlauf des Patienten auswirken, zumeist auch in Richtung einer kürzeren Verweildauer.

Bereits im Vorfeld einer strafrechtlichen Unterbringung, also für die psychiatrische bzw. psychologische Begutachtung im Erkenntnisverfahren, spielen Angehörige eine bedeutende Rolle:

- Sind sie bereit, in der Hauptverhandlung auszusagen (unter Verzicht auf das ihnen gesetzlich zustehende Zeugnisverweigerungsrecht – § 52 StPO), können sie wichtige Informationen zu Lebensgeschichte, Familiendynamik, Krankheitsverlauf etc. beitragen, die oft sowohl für das Verstehen des Tathintergrunds als auch für die legalprognostische Einschätzung und ebenso für die Therapieplanung relevant sind.
- Hinsichtlich ihrer Bedeutung für die Zeit nach Rechtskraft der Unterbringung in der Maßregelklinik ist es sinnvoll, die einzelnen Therapiephasen differenziert zu betrachten.

30.3.1 Aufnahme in der forensischen Klinik

Für eine vertrauensvolle und effektive Zusammenarbeit ist der **Erstkontakt** von hoher Bedeutung. Der Besuch eines Patienten in der Forensik unterscheidet sich für die Angehörigen in vielfältiger Weise von anderen Krankenbesuchen. Zunächst schreckt allein die äußere Erscheinung der mit hohem Zaun und NATO-Draht gesicherten Klinik ab oder flößt zumindest Respekt ein. An der Pforte muss man sich ausweisen und wird hinsichtlich nicht erlaubter Gegenstände untersucht. Zudem darf man dem Patienten längst nicht alles mitbringen: Elektrogeräte müssen vorab von der Klinik überprüft werden; Nahrungsmittel dürfen nur gemäß den Krankenhaushygienevorschriften verpackt mitgebracht werden (die selbstgekochte Lieblingsspeise muss daher zurückgewiesen werden). Wegen dieser erheblich einschränkenden Maßnahmen sollte deshalb Wert auf eine möglichst positiv gestaltete Kontaktaufnahme gelegt werden.

Praxishinweis

Zu erreichen ist dies etwa durch ein vorheriges Telefonat und / oder die Zusendung von Informationsmaterial, in dem die gesetzlich vorgeschriebenen Sicherungsmaßnahmen verständlich und ggf. auch in einer der Herkunft angepassten Sprache erklärt werden. Verkürzt formuliert: Es sollte alles vermieden werden, was aus Sicht der Angehörigen das Gefühl vermitteln könnte, primär als „Störfaktor" wahrgenommen zu werden.

In der ersten Behandlungsphase geht es vorwiegend um die Überprüfung bzw. Sicherung der diagnos-

30

tischen Einschätzung. Nach klinischer Erfahrung erstaunt bisweilen, welch bedeutsame und bis dahin nicht bekannte Informationen ein Angehörigengespräch erbringen kann. Die Ergänzung der Patientenanamnese aus deren Sicht ermöglicht einen umfassenderen Blick auf die Persönlichkeits- bzw. Krankheitsentwicklung des Patienten, der nicht allein negative Aspekte wie Defizite, sondern auch positive wie Ressourcen und spezielle Fertigkeiten einbezieht.

Bereits in dieser frühen Kontaktphase empfiehlt es sich zudem, die Angehörigen über die allgemeinen Rahmenbedingungen einer strafrechtlichen Unterbringung sowie die angedachten therapeutischen Schritte zu informieren, um die Basis für eine vertrauensvolle Zusammenarbeit zu schaffen. **Transparenz** erhöht die Wahrscheinlichkeit, dass Angehörige den Behandlungsweg unterstützen und somit positiv auf die Motivation des Patienten einwirken.

Hilfreich für den konstruktiven Kontakt ist zudem die Benennung eines festen Ansprechpartners. Ferner ist auf eine geeignete räumliche Atmosphäre zu achten; hier empfiehlt sich ein separater, freundlich gestalteter Besuchsraum, in dem man das Gespräch weitgehend ungestört führen kann.

30.3.2 Behandlungsphase

Angesichts der derzeit sehr langen durchschnittlichen Verweildauer im Maßregelvollzug gem. § 63 StGB sind regelmäßige Treffen mit den Angehörigen schon deswegen angezeigt, um die Motivation zur Unterstützung der Therapie auch langfristig aufrechtzuerhalten. **Psychoedukative Maßnahmen** gelten folglich sowohl den Patienten als auch deren Angehörigen. Ein geradezu ständiges Diskussionsthema wird i. d. R. die **Lockerungspraxis** sein. Nicht wenige Patienten und Angehörige nehmen Vorsicht und Zurückhaltung beim Einsatz von Vollzugslockerungen vorschnell als Mittel der Sanktionierung wahr, so als würden sie primär solchen Patienten gewährt werden, die „brav" und angepasst sind. Hier bedarf es wiederholt der erklärenden Darstellung des therapeutischen Konzepts einschließlich der Bedeutung der Gefährlichkeits- und Risikobewertung. Im Falle zunehmender und stabiler Therapiefortschritte sind gemeinsame Aktivitäten des Patienten mit seinen Angehörigen wie Ausgänge oder Wochenendbeurlaubungen bei entsprechender legalprognostischer Einschätzung durchaus zu erwägen.

Nicht zu unterschätzen sind die mittlerweile gängigen Versuche der Informationsgewinnung per Internet, womit man sich eine quasi objektive Überprüfung der Angaben und Empfehlungen der Mitarbeitenden der Klinik erhofft. Ob die dort gefundenen Quellen seriös und wissenschaftlich fundiert sind, kann der Laie üblicherweise kaum beurteilen. Folglich ist es sinnvoll, die Angehörigen nach derartigen Recherchen zu befragen und ggf. diese Aspekte mit ihnen zu diskutieren, anstatt sie mit erworbenem Halbwissen allein zu lassen. Hilfreich ist darüber hinaus die Unterstützung einer **Angehörigengruppe,** die bei Bedarf durch Klinikmitarbeitende fachlich beraten bzw. moderiert werden kann. Erfahrungsgemäß gelingt jedoch die dauerhafte Implementierung einer solchen Gruppe längst nicht immer. Alternativ bzw. ergänzend empfiehlt sich, die Angehörigen zu Informationsveranstaltungen einzuladen und ihnen Fachmaterial zukommen zu lassen, etwa eine Klinikbroschüre für Angehörige, Adressen des Bundes- und Landesverbandes für Angehörige psychisch erkrankter Menschen e. V. (BApK), der auf seiner Webseite (www.bapk.de/forensik) umfassendes Informationsmaterial bereithält (u. a. den Flyer „Forensik – erste Hinweise für Angehörige"), sowie den bereits oben erwähnten „Wegweiser" (Theis et al. 2016).

Für viele Angehörige ist schwer nachvollziehbar, warum und wozu eine derart lange strafrechtliche Unterbringung notwendig ist. Auch wenn sie durch die Therapeuten ausführlich über Behandlungsstand und Legalprognose aufgeklärt worden sind, zweifeln einige Angehörige mit zunehmender Unterbringungsdauer an deren Angaben, äußern Misstrauen und Vorwürfe. In solchen Fällen ist es ratsam, ein gemeinsames Gespräch mit den Angehörigen, dem Patienten und auch dessen Verteidiger anzuregen. Zumeist lassen sich in diesem Rahmen Missverständnisse ausräumen. Als Therapeut sollte man frühzeitig erkennen, wann eine zuvor mühsam erarbeitete Vertrauensbasis zu bröckeln beginnt, und ggf. gegensteuern. Empfehlenswert ist zudem, sich bereits in der ersten Behandlungsphase konkrete Gedanken über die Ausgestaltung eines Lebensumfelds nach der stationären Unterbringung zu machen, zumal in manchen Fällen die Wünsche der Beteiligten weit auseinanderliegen. Haben Therapeut und Angehörige unterschiedliche Entlassvorstellungen (z. B. Wohnheim vs. Rückkehr ins Elternhaus), kann der Patient in einen kontraproduktiven Loyalitätskonflikt geraten.

30.3.3 Langzeitbeurlaubung und (bedingte) Entlassung

MERKE

Die Einbindung von Angehörigen in den therapeutischen Prozess forensischer Patienten sollte, beginnend mit einer detailliert angelegten Fremd- und Familienanamnese, möglichst frühzeitig und über den gesamten Behandlungsverlauf erfolgen (also auch in der poststationären Phase). Für den Aufbau sowie die Festigung einer stabilen und vertrauensvollen Zusammenarbeit sollte der Therapeut aktiv und geduldig den Kontakt bahnen.

Auch in dieser aus legalprognostischer Sicht besonders vulnerablen Phase ist ein kooperatives Miteinander von hoher Relevanz. Die Angehörigen können den Patienten bei der Wiedereingliederung unterstützen, zudem kritische Entwicklungen frühzeitig erkennen und sich ggf. rechtzeitig mit den Therapeuten in Verbindung setzen. Unabdingbare Voraussetzung ist jedoch, dass dieses trialogische Vorgehen vorab in aller Ausführlichkeit besprochen wurde. Ansonsten droht ein Vertrauensverlust des Patienten zu seinen Therapeuten und / oder Angehörigen.

Fallbeispiel

Das Landgericht sprach den zur Tatzeit 47-jährigen Herrn R. vom Vorwurf des Totschlags wegen „einer akuten Schizophrenie" frei und ordnete zugleich die Unterbringung im Maßregelvollzug gem. § 63 StGB an. Er hatte auf der geschlossenen psychiatrischen Station einer Universitätsklinik nachts einen Mitpatienten erwürgt, da er der festen (wahnhaften) Überzeugung war, dieser würde ihn bespitzeln und noch im Laufe derselben Nacht mithilfe einiger Krankenpfleger, die er als „getarnte KGB-Agenten" vermeintlich entlarvt hatte, wegschleppen und ermorden. Herr R., der sich bislang weder in ambulanter noch stationär-psychiatrischer Behandlung befunden hatte, war laut Gutachten des psychiatrischen Sachverständigen und Urteilstext bis dahin weitgehend unauffällig durchs Leben gekommen. Nach Erwerb der Mittleren Reife und Ausbildung zum Fernmeldetechniker war er insgesamt ca. drei Jahrzehnte bei der Deutschen Bundespost bzw. Telekom tätig gewesen. Gemeinsam mit seiner Ehefrau und dem 23-jährigen Sohn lebte er seit gut 20 Jahren in einer geräumigen Stadtwohnung und war gut im Freundes- und Nachbarkreis integriert.

In der forensischen Klinik verbesserte sich sein psychischer Zustand unter konsequenter Neurolepsie kaum, er verschlechterte sich eher: Herr R. reagierte kaum noch auf Ansprache, schien regelrecht erstarrt und völlig teilnahmslos. Tagelang sprach er so gut wie kein Wort, und wenn doch, äußerte er – für das Gegenüber nur schwer verständlich – einzelne Worte wie „Schuld", „… werde sterben" oder „Ich habe keinen Sohn!".

Die Ehefrau, die bei der Gerichtsverhandlung zwar ausgesagt hatte, allerdings nur wenig über die Vorgeschichte hatte preisgeben wollen, war anfänglich nicht zu einem Gespräch mit dem Kliniktherapeuten zu bewegen. Erst nach Wochen der Behandlungsstagnation willigte sie schließlich ein. Durch ihre Befragung stellte sich heraus, dass bei ihrem Mann bereits seit ca. zwei Jahrzehnten depressive sowie (sub-) manische Phasen aufgetreten waren, die jeweils nach einigen Wochen auch unbehandelt geendet hatten. Zudem schilderte sie auf Nachfrage, dass er ebenso phasenweise erheblichen Alkoholmissbrauch betrieben hatte. Die Diagnose wurde in eine *schizoaffektive Psychose* geändert und die medikamentöse Behandlung angepasst (u. a. durch die zusätzliche Gabe eines Antidepressivums sowie eine Dauereinstellung auf Lithium). Hierunter stabilisierte sich Herr R. im Laufe der folgenden 6 Monate und konnte nach insgesamt 1½ Jahren im Maßregelvollzug in seine Wohnung langzeitbeurlaubt werden. Zudem fand er einen Arbeitsplatz in einer betreuten Werkstatt für psychisch Kranke.

An der ursprünglich primär supportiv angelegten Psychotherapie in der Forensischen Ambulanz nahm die Ehefrau ca. alle 6 Wochen teil (an manchen Terminen auch der Sohn). Im

Laufe der Zeit fasste sie zunehmend Vertrauen zu dem Psychiater, berichtete nicht nur ausführlich von den Krankheitsphasen, sondern ebenso von der komplexen Primärpersönlichkeit ihres Mannes sowie ihrer eigenen Biografie, um schließlich auch die in den letzten Jahren erheblichen partnerschaftlichen Spannungen, verbunden mit wiederholten Trennungsabsichten, zu thematisieren. Die ambulanten Gespräche nahmen z. T. paartherapeutischen Charakter an und trugen spürbar zu einer Entspannung bei. Gemeinsam konnten Frühwarnzeichen von Krankheitsphasen analysiert werden. Krisenhafte Zuspitzungen, die im ersten Jahr der Beurlaubung nahezu monatlich auftraten und zweimalig auch zu erneuten stationären Aufenthalten führten, nahmen im Laufe der insgesamt gut 3-jährigen Langzeitbeurlaubung deutlich ab.

Die Kasuistik verdeutlicht, dass dank der anfänglich keineswegs leicht zu erreichenden Einbindung der Ehefrau in den Behandlungsprozess grundlegende Informationen für die diagnostische Einschätzung sowie das therapeutische Prozedere gewonnen werden konnten. Darüber hinaus fungierte sie als „Verbündete" des Patienten *und* des Therapeuten, die krisenhafte Entwicklungen ihres Mannes nicht nur frühzeitig wahrnahm, sondern auch rechtzeitig transparent machte. Dies ermöglichte die vergleichsweise kurze stationäre Unterbringungszeit des Patienten (obwohl wegen eines Tötungsdelikts untergebracht). Die außergewöhnlich lange Beurlaubungsphase war angesichts der komplexen Konstellation notwendig, die erst durch den offenen Informationsaustausch deutlich geworden war. Diese engmaschige Form der forensischen Nachsorge blieb über die Gesamtzeit der insgesamt 5-jährigen Führungsaufsicht und darüber hinaus bestehen – nunmehr auf gänzlich freiwilliger Basis.

30.4 Zusammenfassung

Angehörigenarbeit ist ein bedeutender Baustein des multimodalen Behandlungskonzepts forensisch untergebrachter Straftäter. Eine frühzeitige interaktive Informationsvermittlung kann die Basis für eine vertrauensvolle, langfristige und damit konstruktive Zusammenarbeit schaffen. Darüber hinaus führt sie zumeist zu einer emotionalen Entlastung sowohl der Angehörigen als auch der Patienten, was sich wiederum positiv auf die Therapiemotivation der Untergebrachten auswirkt. Wenngleich es aus unterschiedlichen Gründen nicht in jedem Fall gelingt, die Angehörigen für einen trialogischen Prozess zu gewinnen, so sollten vonseiten der Klinik wiederholt und geduldig Gesprächsangebote unterbreitet werden. Hilfreich sind zudem entsprechende Informationsveranstaltungen sowie fachlich begleitete Angehörigengruppen.

LITERATUR

Bäuml J, Pitschel-Walz G. Psychoedukation und Angehörigenarbeit bei Schizophrenie. PSYCH up2Date 2020; 14: 111–127.

Buchkremer G, Lewandowski L, Hornung P. Therapeutische Gruppenarbeit mit Angehörigen schizophrener Patienten. In: Buchkremer G, Rath N (Hrsg.). Therapeutische Arbeit mit Angehörigen schizophrener Patienten. Meßinstrumente, Methoden, Konzepte. Bern, Stuttgart, Toronto: Huber 1989, S 1–13.

Glueck S, Glueck ET. Five Hundred Criminal Careers. New York: Knopf 1930.

Hollweg T, Winkelkötter M. Gelungene Angehörigenarbeit in forensischen Kliniken. In: Schmidt-Quernheim F, Hax-Schoppenhorst T (Hrsg.). Praxisbuch Forensische Psychiatrie. Behandlung und ambulante Nachsorge im Maßregelvollzug. Bern: Hogrefe 2018, S. 281–285.

Konrad N. Angehörigenarbeit in der Forensischen Psychiatrie. Psychiatr Prax 1988; 15: 43–47.

Leygraf N. Psychisch kranke Straftäter. Epidemiologie und aktuelle Praxis des psychiatrischen Maßregelvollzuges. Berlin: Springer 1988.

Meesmann G. Die integrale Rolle der Angehörigen in der Behandlung und Rehabilitation. In: Schmidt-Quernheim F, Hax-Schoppenhorst T (Hrsg.). Praxisbuch Forensische Psychiatrie. Behandlung und ambulante Nachsorge im Maßregelvollzug. Bern: Hogrefe 2018, S. 287–291.

Seifert D, Leygraf N. Die Entwicklung des psychiatrischen Maßregelvollzugs (§ 63 StGB) in Nordrhein-Westfalen. Psychiatr Prax 1997; 24: 237–244.

Theis A, Kowaschik A, Meesmann G. Erste Hilfe–Wegweiser für Angehörige von Forensik-Patienten. Juli 2016; https://forensik.de/fileadmin/user_files/forensik/Publikationen/2018_02_07_Wegweiser_Druckversion.pdf (forensik.de) (letzter Zugriff: 15.6.2021).

Willems J, Küken-Beckmann H. Angehörigenarbeit in forensischen Psychiatrien. Frankfurt/M.: Verlag für Polizeiwissenschaften 2014.

KAPITEL

31 Gute Verteidigung bei Maßregelvollzug

Verina Speckin

31

Faktenbox

- Nirgends greift das Gewaltmonopol des Staates so einschneidend und gravierend in die Freiheitsrechte ein wie im Strafprozess. Es droht der Entzug der Freiheit – der massivste Eingriff, den sich der Rechtsstaat gestattet. Im Fall der Anordnung einer Maßregel nach § 63 StGB ist dieser potenziell zeitlich unbegrenzt.
- Die Verteidigung hat sowohl im Straf- als auch im Strafvollstreckungsverfahren den legitimen Schutzanspruch des Mandanten gegenüber der staatlichen Machtentfaltung zu bewahren und durchzusetzen.
- Die Verteidigung ist daher ausschließlich den Interessen des Mandanten verpflichtet.
- Im Konfliktfall zwischen Klinik und Mandanten sind dem Untergebrachten die etwaigen Konsequenzen seines Verhaltens aufzuzeigen, alternative Handlungsoptionen vorzuschlagen und rechtliche Möglichkeiten zu erläutern, mit denen auf das Handeln der Klinik eingewirkt werden könnte, und deren Erfolgsaussichten einzuschätzen.

31.1 Von den Anfängen

Hast du Interesse daran, für ein Praxishandbuch „Forensische Psychiatrie" einen Beitrag zur Rolle der anwaltlichen Verteidigung zu schreiben? Bevor ich meine Antwort formulierte, hatte ich zuerst Rico vor Augen.

Fallbeispiel

Rico

Rico (geb. 1976) ist der Jüngste von fünf Geschwistern, die alle einen anderen Vater haben. Als er fünf war, verstarb seine Lieblingsschwester. Es hieß, bei dieser Nachricht sei er auf die Straße vor ein Auto gelaufen und schwer verletzt worden. Vor der sog. Wende hatte er in der DDR bereits eine Kinderheimkarriere hinter sich, einschließlich eines Aufenthalts in einem Jugendwerkhof. Von dort holte ihn seine Mutter im Oktober 1990 nach Hause zurück.

Der kinderneuropsychiatrischen Abteilung der Nervenklinik an seinem Heimatort war er seit seinem 4. Lj. bekannt. Da traten erstmals zerebrale Anfälle in Form von Absencen auf, die medikamentös behandelt wurden. Im Januar 1991 teilte die kinderneuropsychiatrische Abteilung dem Jugendamt mit, dass sich die Krampfanfälle gehäuft hätten, Rico unerlaubt die Klinik verlassen habe und ein Telefonat mit seiner debilen Mutter ergeben habe, dass diese keine Möglichkeit hatte, ihn zur Behandlung oder zur Tabletteneinnahme zu motivieren. Einer weiteren Stellungnahme vom April 1991 ist zu entnehmen, dass es sich bei Rico um einen *„Patienten mit einer schweren Persönlichkeitsfehlentwicklung mit schon jetzt vorliegenden ausgeprägten Verwahrlosungssymptomen (Weglaufen, Schulschwänzen, Herumtreiben, Diebstahlsdelikte, Aggression) handelt, deren Ursachen in erster Linie in völlig zerrütteten Familienverhältnissen zu suchen sind"*. Schon hier wird die Unterbringung in einer geschlossenen jugendpsychiatrischen Einrichtung mit einem festen Tagesregime, strenger Kontrolle, regelmäßiger Betätigung und stabiler Bezugsperson empfohlen. Danach sollte dringend eine Unterbringungslösung gefunden werden, um die, wenn auch geringen, Chancen einer Resozialisierung jetzt zu nutzen, um ein weiteres kriminelles Abgleiten zu verhindern.

In einem Gutachten vom Januar 1992 heißt es: *„Die Hauptprobleme des debilen Jugendlichen ergeben sich aus einer schwerwiegenden Persönlichkeitsfehlentwicklung mit ausgeprägten Verwahrlosungssymptomen sowie Fremdgefährdung."* Das Gutachten endet mit der Feststellung, dass ein Verbleib auf der dortigen Kinder- und Jugendstation wegen seines aggressiven Auftretens nicht mehr vertretbar sei. Damals war Rico wegen diverser räuberischer Handlungen angeklagt. Er hatte Kindern unter Androhung von Gewalt ihren Fußball, anderes Spielzeug oder ihre Fahrräder weggenommen.

Raubstraftaten sahen und sehen eine Mindestfreiheitsstrafe von 1 Jahr vor, mit der Folge, dass dem Betroffenen ein Pflichtverteidiger beizuordnen ist. Die Jugendrichterin ordnete mich bei, und so lernte ich den jetzt 15-jährigen Rico kennen.

Seinerzeit war ich zusammen mit dem Jugendgericht davon überzeugt, dass es für Rico das Beste sei, gem. § 63 StGB im Maßregelvollzug untergebracht zu werden. Bis heute weiß ich nicht, ob es klüger gewesen wäre, auf eine Jugendstrafe zu drängen. Vielleicht wäre Rico von dieser freiheitsentziehenden Maßnahme beeindruckt gewesen und hätte mit Unterstützung der Jugendgerichtshilfe und des Jugendamtes nach seiner Haftentlassung eine berufliche Integration erhalten; vielleicht hätte er aber auch weiterhin Straftaten begangen und wäre mehrfach durch die Drehtür zwischen Haft und Freiheit gegangen.

So wurde er zunächst gem. § 63 StGB verurteilt und in einer Maßregelklinik untergebracht, die außer ihm nur erwachsene Patienten versorgte. Eine eigene Abteilung für Jugendliche und Heranwachsende gab es seinerzeit nicht. Rico wurde wenig später in ein anderes Bundesland verlegt, da es dort ein Angebot für seine Altersgruppe gab. In dieser Zeit riss unser Kontakt ab. Nach seiner Volljährigkeit drängte es ihn zurück in die Nähe seiner Heimatstadt und zu seiner Mutter. Er wurde wieder in die Fachklinik für Forensische Psychiatrie verlegt, in der er schon einmal gewesen war.

Rico meldete sich bei mir und wünschte, dass ich ihn wieder verteidige. Es erfolgte eine Beiordnung im Vollstreckungsverfahren. Ich erfuhr, dass Rico nicht mehr beschult worden war und weder über einen Schulabschluss noch über irgendeine Ausbildung verfügte. Zum Ende seines 3. Lebensjahrzehnts wurde er aus Verhältnismäßigkeitsgründen aus dem Maßregelvollzug entlassen. Zwischenzeitlich waren alle seine Angehörigen verstorben, und er hatte keine Kontakte mehr. Rico erhielt eine gesetzliche Betreuerin, lebte von Grundsicherung, betrieb nach seiner Entlassung recht schnell Alkoholmissbrauch, wechselte zwischen betreutem Wohnen und eigener Häuslichkeit, heiratete und ließ sich wieder scheiden.

Es folgten Verfahren wegen kleinerer Delikte; keines davon führte zu einer Freiheitsstrafe. Rico meldet sich oft in meinem Büro und hofft auf Unterstützung bei der Bewältigung seiner Alltagsangelegenheiten oder der Regelung seiner zivilrechtlichen Probleme. Zu strafrechtlichen Vorwürfen kam es in letzter Zeit nicht mehr. Inzwischen ist er Mitte 40.

Und dann dachte ich an Marc.

Fallbeispiel

Marc

Kurz nachdem ich meine Zulassung erhalten hatte und beim damaligen Kreisgericht auf der Pflichtverteidigerliste eingetragen war, erhielt ich eine Beiordnung für den damals 22-jährigen Marc. Marc hatte zu dem Zeitpunkt ebenfalls eine DDR-Kinderheimkarriere hinter sich, war als Jugendlicher schon zu Freiheitsstrafen verurteilt worden, die wohl auch im Erwachsenenvollzug vollstreckt wurden. Nach der Wende probierte er Drogen aller Art aus und ist bis heute nicht abstinent. Zuletzt wurde er 2015 wieder zu einer längeren Freiheitsstrafe verurteilt.

Polytoxikomanie wurde ihm ebenso bescheinigt wie eine emotional instabile Persönlichkeit vom impulsiven Typ (ICD-10: F60.30). Seit unserem Kennenlernen wechselten Haftstrafen und Unterbringungen einander ebenso ab wie die Diagnosen. In den 1990er-Jahren gelang ihm mehrfach die Flucht aus der JVA oder der Maßregel. Die Folge war die Neubesetzung des Justizministers (das Amt hatte zuvor der Ministerpräsident in Personalunion inne). Den Landespolitikern wurde bewusst, dass ein solcher Ausbruch skandalisiert wird und der zuständige Minister seinen Posten räumen muss. Die Sicherheitsmaßnahmen für die forensischen Kliniken im Land wurden verstärkt. Die Einzäunung der Einrichtungen hätte nach Marc benannt werden sollen, der derzeit wieder eine langjährige Freiheitsstrafe verbüßt.

Rico und Marc sind meine dauerhaftesten Mandanten. Ich vermute, sie betrachten mich auch als einen Teil ihrer Familie.

31.2 Verortung der Verteidigung

Nirgends greift das Gewaltmonopol des Staates so einschneidend und gravierend in die Freiheitsrechte des Einzelnen ein wie im Strafrecht und im Strafprozess. Es droht der Entzug der Freiheit – der massivste Eingriff, den sich der Rechtsstaat gestattet. Bei den Maßregeln nach §§ 63 und 66 StGB kann der Freiheitsentzug u. U. auch erst mit dem Tod des Betroffenen enden.

Verteidigung heißt deshalb Kampf um die Freiheitsrechte des Beschuldigten. **§ 1 III Berufsordnung der Rechtsanwälte (BORA)** regelt:

„Als unabhängiger Berater und Vertreter in allen Rechtsangelegenheiten hat der Rechtsanwalt seine Mandanten vor Rechtsverlusten zu schützen, rechtsgestaltend, konfliktvermeidend und streitschlichtend zu begleiten, vor Fehlentscheidungen durch Gerichte und Behörden zu bewahren und gegen verfassungswidrige Beeinträchtigung und staatliche Machtüberschreitung zu sichern."

Art. 6 II der Europäischen Menschenrechtskonvention (EMRK) lautet:

„Jede Person, die einer Straftat angeklagt ist, gilt bis zum gesetzlichen Beweis ihrer Schuld als unschuldig."

MERKE

Erst mit Rechtskraft der Entscheidung ist festgestellt, ob und in welcher Weise der Beschuldigte die ihm vorgeworfene Tat begangen hat. Bis zu diesem Zeitpunkt ist der Beschuldigte rückhaltlos mit allen gesetzlichen Mitteln zu verteidigen, um ihn dem staatlichen Zugriff zu entziehen. Als Beistand des Beschuldigten gilt es, dessen legitimen Schutzanspruch gegenüber der staatlichen Machtentfaltung zu bewahren und durchzusetzen. Diese Aufgabe hat sowohl im Strafverfahren als auch im Strafvollstreckungsverfahren die Verteidigung wahrzunehmen und zu erfüllen.

Um diese Aufgabe zu erfüllen, genügt es nicht, die Strafbarkeitsvoraussetzungen zu kennen, die Regelungen der Strafprozessordnung zu beherrschen und die aktuelle Rechtsprechung parat zu haben, mit der Sprache der Gutachten vertraut zu sein und (wenigstens) die Grundzüge der psychiatrischen Forensik zu durchdringen. Es gehört auch das Wissen dazu, dass der Betroffene sich in einer Ausnahmesituation befindet und der Verteidiger häufig die einzige Person ist, zu der noch Kontakt besteht und der er sich anvertrauen kann. Der Verteidiger kennt sich mit der Prozesssituation aus; er allein kann das Agieren der anderen Prozessbeteiligten einschätzen und bewerten und manchmal deren nächste Handlungen vorhersehen. Ihm ist die Eigentümlichkeit der juristischen Fachsprache bekannt. Ihm obliegt es zu verhindern, dass der Betroffene nicht nur Objekt der Behandlung mit dem prozessualen Besteck bleibt. Diese Aufgabe erfordert den Spagat zwischen Nähe und Distanz. Das Verhältnis muss professionell bleiben, dennoch bleibt es nicht aus, dass ein Näheverhältnis entsteht.
§ 1 I BORA lautet:

„Der Rechtsanwalt übt seinen Beruf frei, selbstbestimmt und unreglementiert aus, soweit Gesetz oder Berufsordnung ihn nicht besonders verpflichten."

Die Berufsausübung erfolgt unabhängig vom Staat. Staatliche Einflussnahme oder politisch motivierte Sanktionen sind untersagt. Ebenso erfolgt sie unabhängig vom Gericht. Der Verteidiger ist dem Gericht nicht untergeordnet, sondern in voller Gleichberechtigung tätig. Weder darf Verteidigerverhalten sanktioniert noch vom Gericht überwacht werden.

MERKE

Anders als Gericht und Staatsanwaltschaft ist die Verteidigung nicht zu Unparteilichkeit verpflichtet. Die Verteidigung muss nicht der Wahrheitsermittlung dienen. Aufgabe ist nur, auf die Entlastung des Mandanten hinzuwirken.

Dabei besteht die **Pflicht zur Wahrheit** und das **Verbot der Lüge.** Die zugewiesene Schutzaufgabe erwartet, einen Tatverdächtigen und damit auch den Täter vor Strafverfolgung zu schützen. Dabei muss die Grenze zur strafbaren Strafvereitelung gewissenhaft gewahrt bleiben. Konflikte in der Praxis sind somit aufgrund der prozessualen Besonderheiten und der Stellung der Verteidigung vorprogrammiert.

Die Berufsausübung erfolgt auch unabhängig vom Mandanten. Der Verteidiger ist für sein Verhalten und seine von ihm gebildete Rechtsüberzeugung allein verantwortlich. **Richtschnur seines Handelns sind dabei nur das sachlich begründete Schutzinteresse des Betroffenen und das Berufsrecht.** Dabei kann es allerdings durchaus vorkommen, dass der aufgebrachte Vorsitzende einer Strafvollstreckungskammer beim Antrag auf Beendigung einer Maßregel die Verteidigerin (in dem Fall mich) anbrüllt, ob sie denn so einen wie ihren Mandanten gern in ihrer Nachbarschaft haben wolle. Der Mandant hatte infolge eines fehlgeschlagenen Suizids eine schwere Kopfverletzung erlitten, die hirnorganische Veränderungen und einen übersteigerten Sexualtrieb zur Folge hatte. Sein daraus resultierendes deviantes Verhalten hatte die Anordnung einer Maßregel veranlasst. Wir saßen gemeinsam in der Anhörung. Er selbst war mit sich zufrieden und wollte wieder selbstständig in Freiheit leben. Mir blieb da nur der Hinweis auf die mir zugewiesene Aufgabe, nämlich dem Mandanten das größtmögliche Maß an Freiheit zu erhalten bzw. zu verschaffen. Auf die Bemerkung, dass ich ohnehin nicht wisse, wer alles in meiner Nachbarschaft wohne, verzichtete ich nicht. Von einem Befangenheitsantrag sah ich ab. Auch eine andere Strafvollstreckungskammer hätte die Maßregel nicht aufgehoben, dennoch bestand das Interesse des Mandanten darin, entlassen zu werden, weshalb ich den entsprechenden Antrag zu stellen hatte.

31.3 Verteidigung im Maßregelvollzug

Der Abschnitt VII, in den sich dieser Beitrag einfügt, ist mit „Arbeitspartner" betitelt. Allgemein gilt als ein Partner jemand, der sich mit einer oder mehreren Personen aus gemeinsamem Interesse, zu einem bestimmten Zweck, zusammengetan hat bzw. mit anderen Personen zusammenarbeitet.

Einen Mandanten (in all den Jahren gab es nur eine einzige Mandantin, eine wegen Gewaltstraftaten verurteilte Alkoholikerin) nach Rechtskraft der Entscheidung, mit der die Unterbringung in der Maßregel angeordnet ist, weiter zu begleiten und zu verteidigen, unterliegt denselben Maßgaben, die ich unter ➤ Kap. 31.2 beschrieben habe.

Das Interesse der Klinik wird es sein, den Betroffenen zu befähigen, in Freiheit ein straffreies Leben zu führen. Das setzt Krankheitseinsicht beim Betroffenen voraus und seinen Willen, entsprechende Strategien zu erlernen, zu verinnerlichen und umzusetzen. Mustergültige Untergebrachte sind eine seltene Ausnahme. In der Regel ist das Interesse darauf gerichtet, die Freiheit möglichst schnell wiederzuerlangen. Wenn die Compliance bzw. die Krankheitseinsicht fehlen, werden alle Behandlungsmaßnahmen als „Kindergartengetue" bezeichnet, die Hausregeln gebrochen, „Geschäfte" mit Mitpatienten getätigt und Behandlungsmaßnahmen verweigert, oder es wird nur zum Schein darauf eingegangen. Wäre die Verteidigung Partnerin der Klinik, müsste sie mit auf das Erreichen des Behandlungsziels hinwirken. Dann stünde sie – nicht nur aus Sicht des Mandanten – im Lager der Klinik.

MERKE

Diese Rolle darf und will die Verteidigung nicht erfüllen. Im Beratungsgespräch sind dem Untergebrachten die etwaigen Konsequenzen seines Verhaltens aufzuzeigen, alternative Handlungsoptionen vorzuschlagen und rechtliche Möglichkeiten zu erläutern, mit denen auf das Handeln der Klinik eingewirkt werden könnte, und deren Erfolgsaussichten einzuschätzen.

Die hohen Erwartungen an die halbjährlich bzw. jährlich stattfindenden **Anhörungen** vor dem zuständigen Landgericht sind ebenfalls vorsichtig zu dämpfen. Aus anwaltlicher Sicht kann die Entscheidung der Kammer schon vor der Anhörung eingeschätzt werden. Der Bericht der Klinik ist dann bekannt. Zumeist folgen die Gerichte den dortigen Anregungen. Außerdem setzt eine Entlassung immer voraus, dass zum Anhörungstermin bereits feststeht, in welches Setting der Betroffene entlassen wird. Gibt es ein solches Setting noch nicht, wird das Gericht keine Entlassung verfügen. Viele Untergebrachte erwarten aber jedes Mal, dass nun die Unterbringung durch das Landgericht aufgehoben wird. Sie sind vor der Anhörung aufgeregt, zeigen sich dort dann aber doch einsichtig, dass eine Entlassung noch nicht möglich ist, und hoffen auf die nächste Anhörung.

Selbst wenn die Kammer am Landgericht schon beginnt, wegen überlanger Unterbringungsdauer Verhältnismäßigkeitserwägungen anzustellen, wird dennoch vor Anordnung der Entlassung vorausgesetzt, dass Wohnraum und eine soziale Anbindung vorhanden sind.

MERKE

Wünscht der Betroffene dennoch die Einlegung des Rechtsmittels bei einem Fortdauerbeschluss, ist für ihn die sofortige Beschwerde zu erheben und juristisch argumentativ klug zu begründen.

Will der Untergebrachte eine Anordnung der Klinik im Rahmen der Vollstreckung überprüfen lassen, kann er eine gerichtliche Entscheidung gem. §§ 109 ff. StVollzG-Bund innerhalb von 2 Wochen nach Eröffnung der Anordnung beim zuständigen Landgericht beantragen. Dieses Verfahren ist dem verwaltungsgerichtlichen Verfahren nachgebildet. Das Landgericht überprüft nur, ob die Klinik (bzw. bei Strafgefangenen die Justizvollzugsanstalt) ihr Ermessen fehlerfrei ausgeübt hat und keine Grundrechtsverletzung erfolgt ist. Die Erfolgsaussichten sind marginal, und mitunter bleiben diese Verfahren bei den Landgerichten so lange liegen, dass sie sich wegen Zeitablaufs oder verlorenen Interesses an der Entscheidung erledigen.

31.4 Fazit

Partnerin der Klinik kann ich nur sein, wenn mein Mandant dies wünscht und sein Einverständnis erteilt hat. Er kann sich jederzeit anders entscheiden. Dann muss ich mich an seine Vorgaben halten. Tatsächlich sehe ich mich eher in der Position einer **Mittlerin oder Übersetzerin:** Sowohl bei meinem Mandanten als auch bei meinem Gegenüber – sei es das Gericht, die Staatsanwaltschaft oder die Klinik – bemühe ich mich, jedem die jeweilige Sicht des anderen verständlich zu machen. Die daraus folgenden Handlungsoptionen kann ich nur anregen. Die Entscheidung treffe nicht ich.

KAPITEL

32 Seelsorge in der Forensischen Psychiatrie

Jutta Kasberg

Faktenbox

- Seelsorge ist verbrieftes Recht eines jeden Menschen.
- Seelsorge steht nicht in Konkurrenz zur Psychotherapie.
- Seelsorge hat keinen therapeutischen Auftrag, kann aber therapeutische Wirkung haben.
- Seelsorgende verstehen Heilung nicht ausschließlich als Wiederherstellung von Gesundheit.
- Seelsorgende sind Fachpersonal für spirituelle Bedürfnisse und spirituellen Schmerz.
- Seelsorgende sind eigenständig in ihrer Tätigkeit.
- Seelsorgende haben gemäß Datenschutzverordnung Zugang zu Patientendaten, sofern die Seelsorge konzeptionell implementiert und die Seelsorgenden in das Behandlungsteam eingebunden sind.
- Seelsorgende haben das Seelsorgegeheimnis zu wahren und zugleich in größtmöglicher Transparenz und Kollegialität regelkonform zu agieren.
- Seelsorgende sind für Patienten und Mitarbeitende ansprechbar.

32.1 Einleitung

„*Es ist schwerer, sich ein Krankenhaus ohne Arzt vorzustellen als ein Krankenhaus ohne Seelsorgende,*" so formulierte es ein Krankenhausseelsorger bei einer Fortbildungsveranstaltung. Heute erscheint diese Aussage leicht nachvollziehbar, und vermutlich bekommt sie auch überwiegend Zustimmung. Warum eigentlich?

Seelsorge in der Forensischen Psychiatrie ist durchaus nicht immer selbstverständlich gewesen. Kollegen berichten zum Teil von Schwierigkeiten in der Ausübung ihrer Aufgabe, was verschiedene Gründe haben mag. Als ich im Jahr 2017 zum ersten Mal am ökumenischen Bundestreffen der Seelsorgenden in forensischen Kliniken teilnahm und dort von meinen Erfahrungen in und mit der Christophorus Klinik in Münster berichtete, bekam ich von einer Kollegin zur Antwort, dass ich offensichtlich das Paradies getroffen habe. Das mag sein, und ich bin durchaus dankbar, dass ich dort in dieser Weise tätig sein und meiner Aufgabe nachkommen kann. Klinikverantwortliche und Mitarbeitende sind dem Anliegen der Seelsorge gegenüber äußerst aufgeschlossen – wohl, weil sie den Eigenwert dieser Disziplin erkannt haben.

Ich möchte mit diesem Beitrag für die Seelsorge werben, nicht nur, weil ich Seelsorgerin bin, sondern weil ich davon überzeugt bin, dass Seelsorge einen „Eigenwert" in Krankenhäusern darstellt, auch in der Forensischen Psychiatrie. Bevor es in diesem Praxishandbuch praktisch wird, ist es (leider) unvermeidbar, auf einige theoretische und theologische „Basics" einzugehen.

32.2 Fundament

32.2.1 Seelsorge ist verbrieftes Recht

Seelsorge und Religionsausübung sind in Deutschland grundgesetzlich verbrieftes Recht. So heißt es in § 1 Art. 4 GG:

„*(1) Die Freiheit des Glaubens, des Gewissens und die Freiheit des religiösen und weltanschaulichen Bekenntnisses sind unverletzlich. (2) Die ungestörte Religionsausübung wird gewährleistet.*"

Weiter wird dann in Art. 140 GG Bezug auf Bestimmungen der Weimarer Verfassung von 1919 genommen, welche die staatskirchenrechtlichen Bestimmungen zum Inhalt hat. Darin heißt es:

„*Soweit das Bedürfnis nach Gottesdienst und Seelsorge im Heer, in Krankenhäusern, Strafanstalten oder sonstigen öffentlichen Anstalten besteht, sind die Religionsgesellschaften zur Vornahme religiöser Handlungen zuzulassen, wobei jeder Zwang fernzuhalten ist.*"

Im Maßregelvollzugsgesetz des Landes Nordrhein-Westfalen (MRVG-NW) ist Seelsorge in § 13 zur Religionsausübung ebenfalls explizit erwähnt:

„(1) Den Patientinnen und Patienten darf seelsorgerische Betreuung, Teilnahme an Veranstaltungen in der Einrichtung und in angemessenem Umfang Besitz an grundlegenden Schriften und anderen kultischen Gegenständen im Rahmen ihrer Religionsgemeinschaft oder ihres weltanschaulichen Bekenntnisses nicht versagt werden. (2) Zu religiösen Veranstaltungen einer anderen Religionsgemeinschaft oder eines anderen weltanschaulichen Bekenntnisses, die in der Einrichtung stattfinden, können die Patientinnen und Patienten zugelassen werden, wenn deren Seelsorgerin oder Seelsorger zustimmen."

32.2.2 Tradition der Krankenhausseelsorge

Die Geschichte des Krankenhauswesens reicht bis ins Urchristentum zurück, wo Kirchengemeinden durch Hospitalgründungen ergänzt wurden, um so den Menschen organisierte Hilfe bei Krankheiten und Siechtum anzubieten. Bei dieser Hilfe handelte es sich in erster Linie um Betreuung und Beistand, oft durch Trost und Gebet, gewissermaßen der Ursprung der heutigen Krankenhausseelsorge. Später gründeten sich klösterliche Hospitäler, aus deren Tradition heraus noch heute Krankenhäuser in christlicher Trägerschaft bestehen. Patienten fanden dort Hilfe sowohl in leiblicher als auch in geistlicher Weise. Im weiteren Verlauf veränderte sich die Krankenbetreuung kontinuierlich und wurde immer mehr in Medizin, Pflege und Seelsorge differenziert. Hinzu kam, dass seit Mitte des 20. Jahrhunderts die Orden unter nunmehr erheblichen Nachwuchssorgen leiden. Parallel dazu ergab sich im Krankenhauswesen eine stärkere Professionalisierung und Verrechtlichung. Orden sind heute kaum noch in der Lage, dem ursprünglichen und urchristlichen Anspruch der ganzheitlichen Sorge um den kranken Menschen gerecht zu werden. Sowohl für die Medizin und die Pflege als auch für die Seelsorge müssen und werden „weltliche" Fachkräfte hinzugezogen. Das gilt auch für die Krankenhausseelsorge, die eine lange Tradition hat, seit geraumer Zeit einem Wandel unterliegt und sich immer mehr professionalisiert – so auch in den Einrichtungen der Alexianer GmbH, einem katholischen Krankenhausträger, der sich der Tradition der Gründer, dem Alexianer-Orden, verpflichtet sieht und sich von den Anfängen bis heute dadurch auszeichnet, dass er sich den Menschen am Rande der Gesellschaft widmet, besonders denen, mit denen sonst kaum jemand etwas zu tun haben will.

32.2.3 Christliches Menschenbild als Grundlage seelsorglichen Tuns

Christen sehen in jedem Menschen Gottes Ebenbild, versehen mit einer unverwechselbaren Würde, und verstehen ihn als ein einmaliges, unendlich wertvolles Geschöpf Gottes, dem mit Achtung vor seiner je eigenen Lebensgeschichte zu begegnen ist. Diese Kultur der Achtsamkeit setzt sich in seelsorglicher Begleitung, in ermutigenden und helfenden Gesprächen, in Gottesdiensten und Spendung der Sakramente fort. Besonderes Anliegen ist es, christliche Nächstenliebe und eine menschliche Atmosphäre spürbar werden zu lassen, die allen Menschen, unabhängig von ihrer Konfession, Weltanschauung, Herkunft, ihrem Alter und ihrer Biografie gilt. Seelsorgliche Angebote sind zudem für alle Menschen offen. Dazu zählt auch eine besondere Offenheit anderen religiösen Gemeinschaften gegenüber. Ausdrücklich ausgeschlossen sind missionarisches Engagement oder Versuche einer religiösen Bekehrung.

32.3 Seelsorge

32.3.1 Annäherungen an einen Begriff

Seelsorge ist aus dem kirchlichen Sprachgebrauch nicht wegzudenken, und jeder hat vage Vorstellungen davon, was Seelsorge meint. Eine allgemein gültige, universale Beschreibung oder Definition scheint bis heute nicht zu existieren. Oftmals ist es persönliche Auslegung oder auch nur vorsichtiges Erahnen, was Seelsorge sein kann, sowohl bei Patienten und Mitarbeitern als zuweilen auch bei den Seelsorgenden selbst. Historisch taucht der Seelsorgebegriff erstmals bei Platon auf, der die Worte „Seele" und „Sorge" zu einem Begriff verbindet. In der Bibel ist der Begriff Seelsorge nicht anzutreffen; allerdings bezeugen zahlreiche biblische Schriften, *„wie Menschen von*

Gottes Heilswillen ergriffen und trotz persönlicher Unzulänglichkeit zu Seelsorgenden für andere werden" (Baumgartner et al. 2006). Der Seelsorgestil, der in der Bibel indirekt beschrieben wird, schließt jede Art von Bevormundung und Abhängigkeit aus. Demgegenüber finden sich Aussagen zu *„seelsorgerischen Tätigkeiten, wie z. B. trösten, ermutigen, beraten, ermahnen oder zurechtweisen, praktischer Einsatz für in Not geratene Menschen oder das Gewähren von Gastfreundschaft"* (Baumgartner et al. 2006).

Für das heutige Seelsorgeverständnis scheint das im Zweiten Vatikanischen Konzil, der Versammlung aller Bischöfe der Welt, formulierte Dekret „Gaudium et Spes" wegweisend zu sein. Hier heißt es in Artikel 1:

„Freude und Hoffnung, Trauer und Angst der Menschen von heute, besonders der Armen und Bedrängten aller Art, sind auch Freude und Hoffnung, Trauer und Angst der Jünger Christi. Und es gibt nichts wahrhaft Menschliches, das nicht in ihren Herzen seinen Widerhall fände. […]

Darum erfährt diese Gemeinschaft sich mit der Menschheit und ihrer Geschichte wirklich engstens verbunden."

Dies umfasst das gesamte Feld kirchlichen Handelns und zeigt sich auch im Krankenhauswesen in den vier Grundvollzügen der Kirche: *Martyria, Liturgia, Diakonia* und *Koinonia* (➤ Box 32.1).

32

BOX 32.1

Grundvollzüge der Kirche

- *Martyria* (**Zeugnis**): Verkündigung des Evangeliums, sowohl verbal als auch nonverbal durch Haltung und personales Zeugnis, als besonderer Anspruch an die Seelsorgenden.
- *Liturgia* (**Gottesdienst**): die Feier des Gottesdienstes, gemeinsames Singen und Beten, bestenfalls gottvoll und menschennah.
- *Diakonia* (**Dienst**): meint alle Aspekte des konkreten Dienstes am Menschen, bedingungslos und ohne Erwartung auf Leistung oder Belohnung.
- *Koinonia* (**Gemeinschaft**): meint die konkrete Erfahrung von Gemeinschaft durch Teilhabe.

32.3.2 Heilende Seelsorge

In der Krankenhausseelsorge liegen die Schwerpunkte in den Vollzügen der *Diakonia* und der *Martyria,* ohne damit eine Wertigkeit ausdrücken zu wollen. Die personale Begegnung der Seelsorgenden mit Patienten und Mitarbeitenden steht im Vordergrund, sei es in Einzelgesprächen zu seelsorgerischen Themen, Besuchen oder in Kurzbegegnungen zwischen Tür und Angel. Der Auftrag eines Krankenhauses ist es zu heilen. Seelsorge hat den gleichen Auftrag, allerdings in einem anderen Verständnis. Im medizinischen Kontext besteht Heilung darin, ein gesundheitliches Defizit möglichst zu beseitigen. Der Patient kommt krank und soll im besten Falle gesund wieder nach Hause gehen. Es geht um die Wiederherstellung der Gesundheit. Das medizinische System *„ist weitestgehend darauf ausgerichtet, Behinderung, Krankheit und Epidemien aus der Welt zu schaffen, Altern und Tod möglichst weit hinauszuschieben"* (Baumgartner 1997). Eine solche Sichtweise birgt die Gefahr, Menschen auf rein körperliches oder psychisches Funktionieren zu reduzieren.

Im christlichen Verständnis von Heilung geht es zweifelsohne auch darum, dass Krankheit und Leid, wenn irgendwie möglich, überwunden werden. Immerhin glauben Christen an einen Gott, der ein „Freund des Lebens" ist. So stehen auch Seelsorgende in der Verpflichtung, nach ihren Möglichkeiten an der Wiederherstellung mitzuwirken. Besiegen von Krankheit ist aber nur ein Teil eines „christlich verstandenen Heilens". Würde es darauf reduziert, so bliebe die Frage danach, was mit den vielen ist, die keine medizinische Heilung erwarten können, beispielsweise Menschen mit Behinderungen oder chronisch oder unheilbar kranke Menschen. Der entscheidende Teil des christlich verstandenen Heilens ist, den Betroffenen *„die unerschütterliche Zuneigung Gottes"* erfahrbar zu machen (Baumgartner 1997). Heilung – im christlichen Sinne – ist nicht nur die Herstellung von Gesundheit. Geheilt im christlichen Sinne ist, „wer die Kraft zum Menschsein aufbringt" – ein Menschsein in Endlichkeit und Begrenztheit, als Kranker oder Gesunder, der von Gott angenommen ist.

In diesem Sinne sind nicht nur diejenigen heilungsbedürftig, die an körperlichen oder psychischen Krankheiten leiden, sondern eben alle Menschen mit allem, was sie ausmacht und betrifft. Heil werden bedeutet dann, sich sowohl mit Schwächen und Unzulänglichkeiten, aber auch mit allen Stärken und Großartigem unter dem liebevollen Blick Gottes zu akzeptieren, eben auch unabhängig von Krankheit.

32.3.3 „Alltagsseelsorge"

Dieses seelsorgerische Tun haben sich viele Menschen, bewusst oder unwissentlich, zu eigen gemacht. So ist es legitim zu behaupten, dass jeder Mensch einem anderen zum Seelsorgenden werden kann, indem er Beschriebenes lebendig werden lässt. Es gilt zwischen einer „Alltagsseelsorge" und einer fachlich-kompetenten Seelsorge durch professionell ausgebildete Seelsorgende in den Kliniken zu differenzieren. Keinesfalls darf „Alltagsseelsorge" in irgendeiner Weise abschätzig behandelt werden, geschieht sie doch täglich im Lebensvollzug von Menschen, und zwar dann, wenn sie trösten, zuhören, Anteil nehmen oder durch andere Tätigkeiten oder Haltungen Sorge für die Seele eines anderen Menschen übernehmen. Das findet wie selbstverständlich im Alltag, auch in Kliniken zwischen Patienten, Mitarbeitenden und Behandlern statt und darf im Wert und in der Wirkung keinesfalls unterschätzt werden.

32.3.4 Professionelle Seelsorge

Daneben steht die fachspezifische Seelsorge. Sie begründet sich in einer oft jahrelangen Fachausbildung durch Studium, Praktika, mehrjähriger Berufserfahrung, Supervision, Zusatzqualifikationen in Gesprächsführung, Beratungsformaten, Methodenkompetenz u. v. m. Professionelle Seelsorgende verfügen über eine reflektierte, verantwortete theologische, pastoralpsychologische, humanwissenschaftlich geprägte Fachausbildung. Sie sind in den meisten Fällen für die in ihrer Arbeit relevanten Themenfelder weitergebildet, z. B. in Medizinethik, Spiritual Care, Psychoonkologie. So ist ihre fachliche Ausbildung mit den anderen Professionen im Krankenhauswesen vergleichbar. Professionell Seelsorgende sind Fachleute mindestens für Theologie, Religion, Glaube und Spiritualität, meist auch für ethische Fragestellungen. In der Regel sind sie durch eine entsprechende Beauftragung der Kirchen explizit für diese Aufgabe verantwortlich und stehen im Dienst der Kirche. Diese Beauftragung garantiert den Kliniken einen entsprechenden Qualitätsstandard in der Krankenhausseelsorge.

32.3.5 Spiritueller Schmerz

„Die Hospiz-Pionierin Cicely Saunders prägte den Begriff des Total Pain: Es ist ein Modell, das den Schmerz nicht nur als ein Ursache-Wirkungs-Phänomen – hier Körperschaden – dort Schmerz – versteht, sondern als das komplexe Erleben eines individuellen Menschen in einer Grenzsituation."[1]

„Total Pain" umfasst neben physischem und psychischem auch einen sozialen und einen spirituellen Schmerz (zum Begriff Spiritualität ➤ Box 32.2). Dabei bedingen sich die vier „Einzelschmerzen", und keine der vier darf ausgeschlossen oder ignoriert werden, wenn einem Menschen Heilung zuteilwerden soll. Es darf davon ausgegangen werden, dass ein Mensch nicht erst in der letzten Lebensphase von diesem Total Pain betroffen ist, sondern auch Menschen, die sich in Grenzsituationen befinden, was für alle Krankenhauspatienten, vielleicht auch für alle Kranken gültig ist, insbesondere für forensische Patienten. Bei diesen Patienten wurde eine psychische Erkrankung diagnostiziert, folglich leiden sie an einem psychischen Schmerz. Die psychische Erkrankung kann durchaus körperliche Schmerzen verursachen. Der soziale Schmerz wird beispielsweise dann akut, wenn Patienten erleben, dass bisherige soziale Kontakte einschlafen oder abbrechen. Der spirituelle Schmerz ist vielleicht am schwierigsten zu erfassen. Es ist die Frage nach dem letzten Sinn, der Suche nach Bedeutung und Transzendenz. Diese Frage wird selten so reflektiert von Patienten ausgesprochen. So ist es originäre Aufgabe der Seelsorgenden, die Aussagen der Patienten würdigend wahrzunehmen, die spirituelle Dimension zu suchen und darauf fachlich kompetent und adäquat zu reagieren.

Besteht im klinischen Kontext der Anspruch einer höchstmöglichen Wiederherstellung der Gesundheit, so gilt es, auch den spirituellen Schmerz und seine mögliche Heilung i. S. einer heilsamen Seelsorge zu beachten. So richten Seelsorgende *„ihre Aufmerksamkeit*

[1] https://palliativ-schulung.com/2019/04/19/total-pain-was-heisst-das-fuer-die-praxis/ (letzter Zugriff 3.5.2021)

32

primär auf die existentielle und seelische Verfasstheit des Menschen" (Weiher 2014).

BOX 32.2

Spiritualität: Religion – Glaube – Religiosität

Die Charta der Weltreligionen für Palliative Care für Kinder, die 2015 im Vatikan verabschiedet wurde, beschreibt **Spiritualität** als dynamischen, intrinsischen und universalen Aspekt des Menschseins (Spiritual Care 2016). Es geht um die Suche des letzten Sinns, Bedeutung und Transzendenz und die Verbindung zum Selbst, zur Familie, zu anderen Gemeinschaften, zur Gesellschaft, zur Natur, zum Signifikanten und um die Suche nach dem Heiligen. Sie findet Ausdruck in Glaubensvorstellungen, Wertvorstellungen, Traditionen und Praktiken.

- **Religion** ist der jeweilige Ausdruck von Spiritualität in Traditionen und Praktiken, Glaubens- und Wertvorstellungen, Regeln, Dogmen oder Sätzen.
- **Glaube** meint die subjektspezifische Selbsttranszendenz des Menschen.
- **Religiosität** ist der konkret gelebte Teil einer Religion.

Religion, Glaube und Religiosität sind Elemente von Spiritualität, füllen diese jedoch nicht vollkommen aus. So gibt es durchaus auch religionsunabhängige Spiritualität.

32.4 Seelsorge konkret

32.4.1 Aufgabe der Seelsorgenden

Neben der bereits oben erwähnten bedingungslosen Hinwendung zum Patienten – *Diakonia* – ist die vornehmste und vielleicht auch anspruchsvollste Aufgabe der Seelsorgenden, gemeinsam mit Patienten das Geheimnis ihres Lebens zu berühren, mit Patienten auf die Suche nach ihrer spirituellen Sehnsucht oder Bedürftigkeit zu gehen, auch über die eigene Konfessionszugehörigkeit hinaus. Seelsorgende begeben *„sich auf die Spur der Spiritualität der Menschen, die sie besucht und sorgt in dieser Perspektive für den ganzen Menschen. […], sodass sie nicht nur medizinisch und psychosozial, sondern auch von ihrer Spiritualität oder Religiosität her gestärkt werden und mit ihrem Kranksein und dessen existenziellen Herausforderungen besser umgehen können*" (Weiher 2014).

MERKE

Die Art und Weise, wie dies konkret geschehen kann, ist so unterschiedlich, wie es Patienten sind, hat aber ausnahmslos unter dem Anspruch der Patientenzentrierung zu stehen.

32.4.2 Seelsorge in der Christophorus Klinik Münster GmbH

In der 2011 eröffneten Christophorus Klinik werden 54 straffällig gewordene Patienten mit einer Intelligenzminderung behandelt, für die vom Gericht die Unterbringung in einem psychiatrischen Krankenhaus gem. § 63 StGB angeordnet wurde (Seifert 2014). Von Beginn an gehört ein emeritierter Pfarrer dem Team an, der die Seelsorge dort in besonderer Weise geprägt hat. Seit 2017 bin ich als weitere Seelsorgerin tätig. Wir sind regelmäßig, mindestens zweimal in der Woche, in der Klinik präsent, um Patienten zu besuchen und um die Beziehung zu den Mitarbeitenden zu pflegen. Als akzeptierte Mitglieder des multiprofessionellen Behandlungsteams nehmen wir an entsprechenden Sitzungen teil. So stehen wir mit sämtlichen Mitarbeitenden in einem engen Austausch und sind über wichtige Angelegenheiten im Klinikalltag informiert. Darüber hinaus regelt das Gesetz zum Schutz von Patientendaten bei der Seelsorge in katholischen Einrichtungen des Gesundheitswesens, dass für uns der Zugang zu Patientendaten zulässig ist. Die Seelsorge ist so zu gestalten, dass das Persönlichkeitsrecht auf Schutz der Patientendaten gewahrt bleibt (Kirchliches Amtsblatt für die Diözese Münster 2021).

32.4.3 Seelsorge für Patienten

Die Rolle der Seelsorgenden besteht in erster Linie im personalen Angebot. Dabei kommt ihnen eine besondere Verantwortung in ihrer Symbolrolle zu. Seelsorgende stehen – ob sie es wollen oder nicht – als Vertreter der Kirche im Raum: sowohl positiv als auch negativ. Gleichzeitig repräsentieren sie das Heilige, auch wenn sie selbst gewiss keine Heiligen sind. Sie geben Zeugnis davon, dass Gott ein Freund der Menschen ist und jeder Mensch von Gott angesehen ist und so Ansehen hat. Sie vermitteln durch ihre Haltung die Botschaft Jesu Christi, der den Menschen ein Leben in Fülle verheißen hat. Ein solches Leben in Fülle meint kein „Schlaraffenland", sondern das Erleben, trotz Krankheit, Schuld, Verzweiflung, Einsamkeit, … ein wenig mehr Leben in Fülle erfahrbar werden zu lassen (Nauer 2014). In dieser Rolle sind sie für einige Patienten durchaus „Autoritäten".

In Fragen nach Deutung und Sinn, Schuld, Vergebung, Verzeihung, der Existenz des Teufels und vielen anderen gilt ihr Wort als verbindlich, verlässlich und wahrhaftig. Der Patient entscheidet, in welcher Weise dieses personale Angebot für ihn attraktiv ist. So genießen es einige Patienten, dass sie regelmäßig besucht werden, besonders diejenigen, deren familiäre oder freundschaftliche Beziehungen vollständig abgebrochen sind. Seelsorgende haben keinen Auftrag i. S. des Maßregelvollzugsgesetzes. Sie haben keine Verantwortung für Therapiefortschritte. Auch haben sie keinen expliziten pflegerischen oder pädagogischen Auftrag. Allein der Patient entscheidet, ob Seelsorgende ihnen für weitere Gespräche, Diskurs und Begegnung sympathisch genug sind.

MERKE

So sind Seelsorgende für die Patienten Vertrauenspersonen. Dieses Vertrauen dürfen wir den Patienten gegenüber nicht verletzen oder verspielen. Es darf aber genauso wenig dazu führen, dass das Vertrauensverhältnis zwischen Seelsorgenden und Mitarbeitenden gestört wird.

32.4.4 Seelsorge für Mitarbeitende

Seelsorgende haben einen expliziten Auftrag auch den Mitarbeitenden gegenüber. So stehen sie ihnen als Gesprächspartner zur Verfügung, und zwar in der Weise, wie die Mitarbeitenden das für sich in Anspruch nehmen möchten. Seelsorgende können zur Entlastung der Mitarbeitenden in deren häufig beschwerlichem Arbeitsalltag beitragen. Sie interessieren sich für das, was Mitarbeitende bewegt, sei es im Arbeitsalltag oder im privaten Kontext. Sie stehen ihnen zuhörend, beratend, zuweilen auch tröstend und ermutigend zur Seite. In ethischen Fragestellungen sind oftmals Seelsorgende die ersten Ansprechpartner für das Team.

Ein stabiles Vertrauensverhältnis zum Team ist schon deswegen förderlich, da Mitarbeitende oftmals als Multiplikatoren und „Vermittler" fungieren. Denn nicht jeder Patient sucht von sich aus Kontakt zur Seelsorge. Sofern Mitarbeitende von den Möglichkeiten und vom Angebot unserer Arbeit – bestenfalls aus eigener positiver Erfahrung – wissen, können sie Patienten ermutigen, den Kontakt zu Seelsorgenden zu suchen, oder uns auf mögliche seelsorgerisch bedürftige Patienten aufmerksam machen.

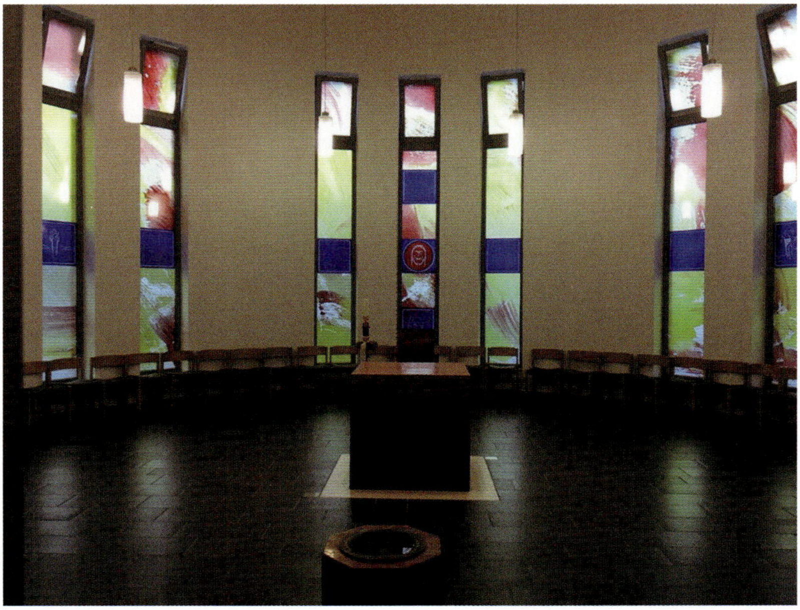

Abb. 32.1 Kapelle der Christophorus Klinik Münster GmbH [V935]

32.4.5 Kapelle als besonderer Raum

Beim Bau der Klinik legte der Träger besonderen Wert darauf, einen Kirchenraum in Form einer Kapelle einzuplanen (➤ Abb. 32.1). Dort werden regelmäßig für und mit den Patienten Gottesdienste gefeiert, zu besonderen Anlässen auch für Patienten und Mitarbeitende, beispielsweise Weihnachten oder im Rahmen von Trauerfeiern für verstorbene Patienten mit anschließender Beisetzung. Der Kapelle und auch der Feier der Gottesdienste kommt eine besondere Bedeutung zu. Für die Patienten ist dies „der" therapiefreie Raum der Klinik. Die schlichte und ästhetische Gestaltung, ein Rundbau mit 9 m Durchmesser, hat eine unglaubliche Wirkmächtigkeit auf Patienten, Mitarbeitende und Besucher der Klinik. So ist auffallend, dass beispielsweise Patienten, die im Klinikalltag sehr laut sind, dort zur Ruhe kommen. Andere Patienten, die sich auf den Stationen eher zurückziehen, wagen es dort, sich nach ihren Möglichkeiten einzubringen. Für einige ist allein der Aufenthalt, das „Sein" in der Kapelle ein besonderer Moment, der ihren Alltag unterbricht.

Die inhaltliche Gestaltung der Gottesdienste und meditativen Unterbrechungen ist der Patientenklientel angepasst und steht unter dem Anspruch, sowohl gottvoll als auch menschennah zu sein. So gilt es hier, kognitiv niedrigschwellige Angebote zu machen, sodass die Patienten sich angesprochen fühlen. Konstant wiederkehrende Rituale helfen ihnen, sich zu orientieren und am Geschehen teilzuhaben. Verschiedene Elemente beziehen die Patienten aktiv ein, etwa das „Beten mit Körpergesten", musikalische Beiträge mit einfachsten Instrumenten wie z. B. einer Kalimba. Statt der Predigt des Seelsorgenden werden die Patienten zum Gespräch eingeladen und haben die Möglichkeit, alles, was sie bewegt und beschäftigt, einzubringen.

MERKE

Seelsorgende kommen in allem, was in diesem Kontext geschieht oder geäußert wird, ihrer seelsorgerischen Schweigepflicht nach und müssen folglich sehr verantwortungsbewusst damit umgehen.

32.4.6 Abschiedsfeiern

Die Kapelle ist auch der Ort, an dem Abschied gefeiert wird, in zweierlei Hinsicht.

Verstirbt ein Patient, so ist es mittlerweile Tradition, dass zu seiner Verabschiedung in möglichst zeitlicher Nähe zu seinem Tod für Patienten und Mitarbeitende ein Gottesdienst gefeiert wird, in der des Verstorbenen gedacht, an ihn erinnert und ihm gedankt wird. So wird er nicht einfach nur vom Bestatter abgeholt und verschwindet damit aus dem Leben aller anderen. Zuweilen haben forensische Patienten über viele Jahre, zum Teil sogar Jahrzehnte miteinander gelebt und sind einander vielleicht zur Ersatzfamilie geworden. Eine derart persönlich gestaltete Abschiedsfeier im liturgisch-rituellen Rahmen kann für Patienten und Mitarbeitende zur Trauerverarbeitung hilfreich sein. Verstorbene Patienten ohne familiäre Anbindung werden auf dem benachbarten, zum Gesamtklinikum gehörenden Friedhof beigesetzt. Die Mitpatienten werden aktiv einbezogen, indem sie die Urne des Verstorbenen sowie Blumen, Kränze und das Grablicht tragen.

Ein weiterer Abschied wird gefeiert, wenn ein Patient in die Langzeitbeurlaubung geht und die Klinik verlässt. Vorausgesetzt, der Patient möchte dies, so wird ein spezieller Gottesdienst abgehalten. Seine Mitpatienten sind eingeladen, Wünsche und Dank auszudrücken und sich der gemeinsamen Zeit zu erinnern. Der in die Beurlaubung entlassene Patient hat die Möglichkeit, sich für den neuen Lebensabschnitt segnen, d. h. sich Gutes zusagen, zu lassen. Diese Abschiedsfeiern verlaufen oft sehr emotional. Es ist beeindruckend, wie viel Wertschätzung dem zu Verabschiedenden dort entgegengebracht wird. Manchmal kommt es vor, dass Patienten sich mit ihrem unfreiwilligen Klinikaufenthalt zumindest in Anfängen „versöhnen" können, indem sie beispielsweise Dankbarkeit empfinden für Begegnungen, für Menschen, die sie kennenlernen durften, und für das, was sie hier gemeinsam gelernt und erfahren haben.

32.5 Voraussetzungen für Seelsorge

Damit professionelle und qualifizierte Seelsorge gewährleistet und möglich ist, braucht es sowohl aufseiten der Seelsorgenden als auch der Klinikverantwortlichen entsprechende Voraussetzungen. Dabei sind die in ➤ Box 32.3 aufgeführten Aspekte unerlässlich.

BOX 32.3

Voraussetzungen für Seelsorge

- Seelsorgende verfügen über ein Selbstverständnis, das den heutigen Standards qualifizierter Krankenhausseelsorge gerecht wird. Sie sind fachlich kompetent und bereit, sich weiterzuqualifizieren. Sie sind konfessionsunabhängig tätig.
- Sie wissen um die Besonderheiten forensischer Kliniken und erkennen diese an, um ungewollten Eigendynamiken vorzubeugen.
- Klinikverantwortliche und Mitarbeitende sehen den Patienten als „ganzheitliches Wesen" mit dem Bedürfnis nach Spiritualität und Heilung, die über den medizinisch-heilkundlichen Bereich hinausreicht.
- Klinikverantwortliche und Mitarbeitende kennen die Seelsorgenden und wissen um deren Profession und Aufgabe. Sie respektieren das Recht der Patienten auf Inanspruchnahme, aber auch Ablehnung von Seelsorge.
- Seelsorgende benötigen freien Zugang zu den forensischen Kliniken, um mit Patienten in Kontakt kommen zu können und Beziehung zu gestalten.
- Seelsorgende sind Mitglieder des multiprofessionellen Behandlungsteams. Dabei haben sie auf die Wahrung der seelsorglichen Schweigepflicht zu achten, dürfen sich aber nicht als Geheimnisträger jedweder Information oder Kommunikation verweigern. Sie haben in größtmöglicher Offenheit am Patientenwohl und an der Patientengenesung mitzuwirken.
- Sie arbeiten in größtmöglicher Transparenz und verfügen über eine Rollenklarheit.
- Seelsorgende brauchen ein finanzielles Budget für Material, Fachliteratur, Fortbildungen, Projekte mit Patienten u. a.
- Klinikverantwortliche gewähren den Seelsorgenden selbstverständlich Zutritt zur Einrichtung, weil sie um die Notwendigkeit von Seelsorge im medizinischen Kontext wissen.
- Seelsorgende und Klinikverantwortliche sehen sich nicht als Konkurrenten, sondern können ihre Kompetenz und Fachlichkeit interdisziplinär ergänzen.
- Sie benötigen Räume für ihre Aufgaben. Damit sind nicht nur lokale Räume gemeint, sondern auch zeitliche Räume, die als fester Bestandteil in der Struktur des Klinikalltags verankert werden.
- Patienten müssen darüber informiert sein, wie sie die Seelsorgenden erreichen oder antreffen können. Mitarbeitende benötigen eine hohe Aufmerksamkeit für seelsorgliche Anliegen oder spirituelle Bedürfnisse von Patienten und scheuen sich nicht, diese anzusprechen und einzubeziehen.

Unter größtmöglicher Berücksichtigung dieser Punkte können Klinikverantwortliche, Behandler, Mitarbeitende und Seelsorgende sich in ihrer jeweiligen Disziplin, Kompetenz und Fachlichkeit ergänzen und so dem Patienten als ganzheitlichem Menschen zum „Heil-Werden" verhelfen – auch oder vielleicht gerade dann, wenn vollständige medizinische bzw. psychische Heilung nicht möglich ist. Notwendig dazu sind die Überwindung möglicher Konkurrenzgefühle und die Gestaltung einer kollegialen und interdisziplinären Zusammenarbeit. Unter diesen Voraussetzungen könnte es möglich werden, dass Krankenhäuser, auch forensisch-psychiatrische, ohne Seelsorgende zukünftig ebenso wenig vorstellbar sind wie Krankenhäuser ohne Ärzte.

LITERATUR

Alexianer GmbH. Rahmenkonzept Seelsorge; www.alexianer.de/fileadmin/user_upload/alexianer-gmbh/01_verbund/downloads/alexianer_rahmenkonzept_seelsorge_web.pdf (letzter Zugriff: 15.6.2021).

Baumgartner I. Pastoralpsychologie, 2. A. Düsseldorf: Patmos 1997, S. 36–38.

Baumgartner I, Bürkle H, Ganzer K et al. Lexikon für Theologie und Kirche–Sonderausgabe. Freiburg: Herder 2006, S. 384–385.

Kirchliches Amtsblatt für die Diözese Münster. Erlasse des Bischofs: Art. 51, Gesetz zum Schutz von Patientendaten bei der Seelsorge in katholischen Einrichtungen des Gesundheitswesens im NRW-Teil der Diözese Münster (Seelsorge PatDSG). 2021; CLV Nr. 3. Münster 2021, S. 141; www.bistum-muenster.de/fileadmin/user_upload/Website/Downloads/Aktuelles/Publikationen/Kirchliches-Amtsblatt/2021/2021-03-Kirchliches-Amtsblatt-Nr-3a.pdf (letzter Zugriff: 15.6.2021).

Nauer D. Seelsorge, 3. A., Stuttgart: Kohlhammer 2014, S. 262–264.

Seifert D. Intelligenzgeminderte Rechtsbrecher im Maßregelvollzug. Forens Psychiatr Psychol Kriminol 2014; 8(3): 183–190.

Vatikan-Archiv. Pastorale Konstitution „Gaudium et Spes" über die Kirche in der Welt von heute; www.vatican.va/archive/hist_councils/ii_vatican_council/documents/vat-ii_const_19651207_gaudium-et-spes_ge.html (letzter Zugriff: 15.6.2021).

Weiher E. Das Geheimnis des Lebens berühren. 4. A. Stuttgart: Kohlhammer 2014, S. 140.

INTERNETQUELLEN

https://palliativ-schulung.com/2019/04/19/total-pain-was-heisst-das-fuer-die-praxis/, (letzter Zugriff: 15.6.2021).
https://recht.nrw.de/lmi/owa/br_bes_detail?sg=0&menu=-1&bes_id=4635&anw_nr=2&aufgehoben=N&det_id=432082, (letzter Zugriff: 15.6.2021).
www.alexianer-muenster.de/leistungen/kliniken/forensische-psychiatrie-christophorus-klinik (letzter Zugriff: 15.6.2021).
www.gesetze-im-internet.de/gg/art_4.html (letzter Zugriff: 15.6.2021).
www.gesetze-im-internet.de/gg/art_140.html (letzter Zugriff: 15.6.2021).

VIII Entlassung und Nachsorge

VIII

KAPITEL

33 Lockerungen

Steffen Lau

Faktenbox

- Die Öffnung des Vollzugsregimes ist – juristisch betrachtet – das „Normale"; die Beschränkung der Bewegungsfreiheit braucht Legitimation.
- Unter Vollzugslockerungen (auch: Vollzugsöffnungen, Vollzugsprogressionen) wird jede administrativ festgelegte Minderung des Ausmaßes eines Freiheitsentzugs verstanden.
- Vollzugslockerungen sind Bausteine des Übergangsmanagements.
- Sie dienen nicht einem Selbstzweck. Sie dürfen nicht als „Belohnung" für Wohlverhalten durchgeführt werden. Sie sind eng verknüpft mit dem Fallkonzept und dienen der Überprüfung von Behandlungserfolgen.
- Empirische Forschung zu Lockerungsmissbräuchen / Fluchten ist rar.
- Lockerungsentscheide sollten strukturiert herbeigeführt werden. Abgewogen werden dabei die erweiterten therapeutischen Möglichkeiten gegen die mit der Lockerung einhergehenden erhöhten Risiken eines Missbrauchs.

33.1 Einleitung

„Dauer und Umfang des Freiheitsentzuges einer untergebrachten Person richten sich im Maßregelvollzug nach dem Erfolg der Therapie. Nach Maßgabe des Therapie- und Eingliederungsplans sind der Erfolg und der daraus resultierende Umfang des Freiheitsentzuges zu prüfen und ggf. anzupassen. Dabei sind Gefährdungen, die von Patientinnen oder Patienten ausgehen können, zu berücksichtigen. Vollzugslockerungen dienen der Erreichung des Behandlungszweckes, also des Maßregelziels."

Dieses Zitat aus dem nordrhein-westfälischen Maßregelvollzugsgesetz[1] illustriert exemplarisch das Spannungsfeld, das sich im Rahmen von Lockerungsentscheiden in der Behandlung forensischer Patienten aufspannt. In der Formulierung ist erkennbar, dass der Gesetzgeber davon ausgeht, dass die Öffnung des Vollzugsregimes das „Normale" ist; die Beschränkung der Bewegungsfreiheit braucht Legitimation. Diese ist indirekt proportional zum Therapieerfolg zu gestalten: Bei Therapieerfolg sollen Öffnungen gewährt werden, nur bei ausbleibendem Therapieeffekt bleiben Freiheitsbeschränkungen gerechtfertigt. Der Text verdeutlicht, dass die Beschränkung von Freiheitsgraden im Maßregelvollzug keineswegs eine Selbstverständlichkeit darstellt. Die Institution hat zu prüfen, ob man weiterhin „die Tür geschlossen" halten darf. Daraus ergibt sich, dass die Öffnung des Vollzugsregimes von Beginn der Behandlung an anzustreben ist.

33.2 Begriffsklärung

Unter **Vollzugslockerungen** (auch: Vollzugsöffnungen, Vollzugsprogressionen) wird jede administrativ festgelegte Verringerung des Ausmaßes eines Freiheitsentzugs verstanden. Sie können u. a. umgesetzt werden als begleitete Ausgänge, unbegleitete Ausgänge, begleitete Sach- und Beziehungsurlaube, unbegleitete Sach- und Beziehungsurlaube, Beschäftigung außerhalb des Sicherheitsbereichs einer geschlossenen Vollzugseinrichtung, Arbeit außerhalb der Anstaltsmauern (sog. Außenbeschäftigung) bzw. in einem weniger gesicherten Bereich, Versetzung aus einer geschlossenen in eine offene Vollzugseinrichtung, Beschäftigung bei einem privaten Arbeitgeber, externe Arbeitstrainings, Wohnungsnahme außerhalb der Anstalt und die bedingte Entlassung. Es handelt sich dabei um eine (ggf. durch Entscheid einer Behörde oder eines Gerichts ergänzte oder getroffene) **Reduktion der Intensität des Freiheitsentzugs** für die von einer Strafe oder Maßregel Betroffenen. In einem sehr restriktiven Setting können u. U. besonders geplante „Ausführungen" erlaubt werden. Immer ist eine Vollzugsöffnung, ob nun generelle Lockerung oder einmalig geplante Ausführung, daran geknüpft, dass für die Umsetzung ein wichtiger Grund vorliegen muss. Anlass könnten die Erledigung familiärer oder

[1] https://recht.nrw.de/lmi/owa/br_bes_detail?bes_id=-4635&aufgehoben=N&det_id=472186&anw_nr=2&menu=-0&sg=0 (letzter Zugriff: 15.6.2021)

geschäftlicher Angelegenheiten oder die Teilnahme an Gerichtsterminen sein.

Der Duden nennt **Flucht** u. a. das *„unerlaubte und heimliche Verlassen eines Landes, Ortes"*. Auf den Vollzug übertragen bedeutet dies jedes nicht durch eine Erlaubnis gedecktes Verlassen des durch eine Strafe oder Maßregel angeordneten Vollzugsorts. Folgerichtig definieren Juristen die Flucht als *„jede Form der unerlaubten Entfernung oder des unerlaubten Fernbleibens der eingewiesenen Person von der zugewiesenen Anstalt"* (Lehner und Huber 2014). Bei der „Anstalt" muss es sich nicht immer nur um eine zugewiesene Vollzugseinrichtung handeln, sondern vielmehr der durch eine Strafe oder Maßnahme zugewiesene Aufenthaltsort, was u. U. auch die Wohnung der betroffenen Person sein kann. „Fluchtgefahr" beschreibt auf dieser Basis die Möglichkeit, dass sich eine Person unerlaubt von diesem Ort für den Tages- und Nachtverbleib entfernt oder fernbleibt.

„Flucht" und „Entweichung" werden häufig synonym gebraucht. Es gibt allerdings Veröffentlichungen, die zwischen der „Flucht" als Durchdringung eines Perimeters einer Einrichtung (Ausbruch) und der **Entweichung** als dem Nicht-Einhalten einer Absprache zu einer schon praktizierten Öffnung (Entfernung aus begleitetem Ausgang, verspätete oder Nicht-Rückkehr, anderer Aufenthaltsort etc.) unterscheiden.

33.3 Warum Lockerungen?

Wie zuvor ausgeführt, besteht eine (gelegentlich gesetzlich zwar nur implizit formulierte, nichtsdestotrotz bestehende) gesetzliche Pflicht, zumindest die Möglichkeit der Öffnung des Vollzugs zu prüfen. Generell gilt aber auch, dass die totale Isolation eines Untergebrachten unter humanitären Aspekten nicht zulässig ist. Aber auch in Bezug auf den therapeutischen Prozess sind gestufte Erweiterungen der Freiheitsgrade sinnvoll:

1. Vollzugslockerungen bilden **wesentliche Bausteine der Behandlung** i. S. einer stufenweise zu realisierenden Resozialisierung, und sie erhöhen die Chancen für eine Wiedereingliederung. Vollzugslockerungen sind Bausteine des Übergangsmanagements. Durch Vollzugslockerungen werden **Erprobungsfelder** geschaffen, in denen Patienten ihre Fähigkeit zur Verantwortungsübernahme unter Beweis stellen können und unter erhöhten Belastungen die Stabilität intramural erreichter Erfolge überprüft werden kann. Fehlen solche Erprobungsräume, werden möglicherweise Sicherheitsrisiken nicht erkannt. Die so gewonnenen Erkenntnisse ermöglichen verbesserte prognostische Einschätzungen auch für darauf aufbauende weitere Lockerungsschritte.
2. Eine sinnvolle und transparent vermittelte Lockerungspraxis kann die **Therapiemotivation** steigern. Gute Motivationsarbeit fördert eine qualitativ gute therapeutische Beziehung, und diese ist empirisch mit niedrigeren Rückfallraten verbunden (➤ Kap. 7).
3. Vollzugslockerungen können das Klima in der Vollzugseinrichtung positiv beeinflussen und geben inhaftierten Personen **Hoffnung und Perspektiven** i. S. eines Recovery-orientierten Behandlungsansatzes. Damit wird einem „Entgegenwirkungsgebot" Genüge getan, einige der negativen Effekte der zwangsweisen Unterbringung können abgemildert bzw. kann Prisonisierungs / -Hospitalisierungseffekten entgegengewirkt werden.

Die in der Einleitung zitierten Ausführungen eines Maßregelvollzugsgesetzes zeigen auf, dass Lockerungen im Verlauf der forensischen Behandlung nicht unabhängig von ihrer Verortung innerhalb des gesamten Behandlungsprozesses betrachtet werden können. Vergegenwärtigt man sich den Ablauf einer forensischen Behandlung mit diagnostischer Phase, Motivationsphase, spezifischer Behandlungsphase, Rehabilitationsphase bzw. Resozialisierungsphase und Nachsorgephase, so sind Lockerungen unter therapeutischen Überlegungen wahrscheinlich spätestens in der spezifischen Behandlungsphase in Betracht zu ziehen. Sie dienen allerdings weder einem Selbstzweck noch dürfen sie als „Belohnung" für Wohlverhalten durchgeführt werden. Vielmehr sind sie **eng mit dem Fallkonzept verknüpft,** aus dem sich ergibt, an welchen Problembereichen eines forensischen Patienten bzw. Klienten gearbeitet werden soll und welche Funktion die Möglichkeit zur Inanspruchnahme erhöhter Freiheitsgrade dabei hat. Im Idealfall ist den therapeutischen Teams, die mit einem forensischen Patienten beschäftigt sind, daher klar, was denn eigentlich bei der Umsetzung erhöhter Freiheitsgrade innerhalb dieser erweiterten Freizügigkeitsstufe erreicht werden soll bzw. wie diese erhöhten Freiheitsgrade gestaltet und in Hinblick auf den Gesamtbehandlungsplan genutzt werden sollen.

In der behandlungsorientierten Forensischen Psychiatrie werden Lockerungen nicht nur in Bezug auf die Genehmigung zum Verlassen einer Station praktiziert. Auch innerhalb des Settings einer Station können sie gestuft vollzogen werden, wenn es um die Intensität einer Betreuung bzw. Begleitung einer Person geht oder die Entscheidung, jemanden von anderen fernzuhalten, um Eskalationen hin zu aggressiven Durchbrüchen zu verhindern. Möglicherweise beinhaltet das Konzept einer klinischen Einrichtung die Aufnahme eines Patienten in einem speziell gesicherten Bereich; auch innerhalb eines solchen Settings sind gestufte Steigerungen von Freiheitsgraden möglich. Bei stabilisierter Problematik (z. B. Rückgang akuter psychotischer Symptomatik, Rückgang von deutlichen affektiven Schwankungen oder Wut und Ärgeraffekten bei persönlichkeitsgestörten Patienten) und Anzeichen für einen beginnenden gemeinsam gestalteten Therapieprozess wird in einem nächsten Schritt die Verlegung auf eine weniger gesicherte Station möglich. Der Jurist würde hier evtl. gar nicht von Lockerungen im engeren Sinne sprechen; in der forensisch geprägten Arbeit kann man jedoch auch an Entscheiden innerhalb der Situation auf einer Station die Prinzipien verdeutlichen, die einem abwägenden Prozess hin zur Genehmigung höherer Freiheitsgrade zugrunde liegen.

Meistens haben forensische Einrichtungen mehr oder weniger differenzierte **Lockerungsstufenkonzepte** etabliert, bei denen vor allem beschrieben ist, wie die einzelnen Stufen in Abhängigkeit von lokalen Gegebenheiten und Strukturen der Einrichtung gestaltet werden sollen bzw. müssen (Begleitstatus, Verhältnis von Patienten und Personal, Bewegungsradius, Zeitrahmen, Frequenz etc.). Ein Patient durchläuft in Abhängigkeit des Therapieerfolgs dabei unterschiedliche Schritte / Stufen, die nach einem definierten Prozess genehmigt werden. In diesem **Genehmigungsprozess** sind u. U. je nach rechtlichen Rahmenbedingungen besondere rechtliche Vorschriften zu berücksichtigen. Einige Vollzugsgesetze sehen vor, dass bestimmte Institutionen (z. B. Einweisungsbehörden, Aufsichtsbehörden, Staatsanwaltschaften) zu informieren sind oder angehört werden müssen; ihnen wird auch einmal bei Entscheiden zu Vollzugslockerungen ein konkretes Mitspracherecht eingeräumt (gelegentlich auch nur als Vetorecht). Einerseits mag diese Auslagerung von Entscheidungskompetenz einen Entscheidungsprozess verzögern. Andererseits kann die breit abgestützte Entscheidung die Institution vor späteren Vorwürfen schützen, den Entscheid fahrlässig herbeigeführt zu haben. Die behandlungsorientierte Forensische Psychiatrie steht immer wieder im Fokus der öffentlichen bzw. medialen Aufmerksamkeit, wenn ein Entscheid, bei einem Untergebrachten Vollzugslockerungen zu genehmigen, zu Zwischenfällen führt. Flucht bzw. Entweichungen sind daher Ereignisse, welche die anspruchsvolle Arbeit in der Forensischen Psychiatrie abrupt ins Bewusstsein der Bevölkerung, meist über mehr oder weniger adäquate mediale Berichterstattung, rücken. Vergessen wird dabei sehr häufig, dass das Verhältnis von praktizierten Lockerungen, die komplikationslos verlaufen, und Fehlschlägen deutlich zugunsten der komplikationslosen Umsetzung ausschlägt. Eine Erhebung im Zentrum für Stationäre Forensische Therapie der Klinik für Forensische Psychiatrie der Psychiatrischen Universitätsklinik Zürich zeigt, dass pro Jahr bei 92 Plätzen ca. 6.000 begleitete Lockerungen und 6.000 unbegleitete Lockerungen von Patienten praktiziert werden. Dabei kam es in den letzten 10 Jahren in drei bis fünf Fällen pro Jahr zu Entweichungen (aus der geschlossenen Station, begleiteten oder unbegleiteten genehmigten Lockerungen). Daraus ergibt sich, dass sich das Risiko für einen Fehlentscheid bei Genehmigung einer Lockerung (ganz konkret z. B. das Öffnen der Tür für den unbegleiteten Parkspaziergang) lediglich im Promillebereich realisiert.

Trotzdem stellt sich bei dem seltenen Fall einer Entweichung im Nachhinein die Einschätzung, dass die Lockerung ohne Komplikationen verlaufen wird, als falsch heraus. Damit muss jedoch gerechnet werden, da die Entscheidung auf einer prognostischen Einschätzung fußt, die per se mit einer Restunsicherheit verknüpft ist. Vorgeworfen werden können den Verantwortlichen lediglich Entscheide, die fehlerhaft oder fahrlässig herbeigeführt wurden. Wenn also nachgewiesen werden kann, dass bei dem Entscheid, eine Lockerung zu vollziehen, bestimmte Informationen nicht berücksichtigt, bestimmte Standards und Prozesse nicht eingehalten oder aber Informations- oder Genehmigungspflichten ignoriert wurden, dann hat eine vorwürfliche Haltung am ehesten ihre Berechtigung, und es werden Haftungsfragen aufgeworfen, sollte sich im Rahmen einer Entweichung ein Schadensereignis realisieren. Ansonsten sollte sich die Forensische Psychiatrie immer wieder dieses Risiko bewusst machen, aber auch immer wieder offensiv nach außen vertreten (am besten nicht in den Phasen, in denen eine spektakuläre Flucht die Medien beherrscht), dass ein Kernelement der Umsetzung des Behandlungsauftrags mit der möglichen Realisierung eines Restrisikos verknüpft ist. Auch hier spiegelt sich die forensisch-psychiatrische Kernkompetenz der Abwägung von Nutzen und Risiken.

Üblicherweise und geradezu automatisch taucht die Frage nach Öffnungsschritten im Rahmen der Behandlung eines forensischen Patienten auf, wenn eine gewisse Zeit vergangen ist. Offenbar entwickelt sich mit dem zeitlichen Fortschreiten der Behandlung beim Patienten und auch bei den Behandlungsteams ein zunehmend stärker ausgeprägtes Bedürfnis nach „Vorankommen", das eben anhand zu durchlaufender Lockerungsschritte sichtbar gemacht werden soll. Dies ist allerdings eine Denkweise, die vor allem in stark kustodial geprägten Vollzugseinrichtungen auftaucht und nicht die Realität des Behandlungsauftrags im Maßregelvollzug widerspiegelt. Abgesehen davon, dass die Genehmigung von Lockerungen einen gesetzlich begründeten Anspruch der Betroffenen (Untergebrachten, Patienten, Klienten) darstellt, dienen sie keinem Selbstzweck. Sie sollen die kleinschrittige **Kontrolle des Behandlungserfolgs** ermöglichen. Dies geschieht im Rahmen der durchgeführten Lockerung durch Erprobung des Betroffenen in veränderter Umgebung und unter anderen Kontrollbedingungen. Zuvor innerhalb der Institution sichtbare positive Veränderungen werden unter erhöhten Alltagsbelastungen im Hinblick auf ihre Stabilität überprüft:

- Wendet der Patient die in der Therapie etablierten, neu erworbenen Strategien im Umgang mit seiner Psychopathologie an?
- Können spezielle, bisher nicht bekannte Risikosituationen identifiziert werden?
- Hält der Klient sich an Absprachen?

Die Idee, den am Betroffenen praktizierten Freiheitsentzug über die Genehmigung von Lockerungen zu reduzieren, muss anhand der individuell identifizierten Risikofaktoren und deren nachgewiesener Verbesserung therapeutisch sinnhaft begründet sein.

33.4 Risiko Lockerungsmissbrauch

Der zuvor beschriebenen therapeutischen Begründung steht jedoch die Abwägung, welche Risiken mit der in Betracht gezogenen Lockerung einhergehen, gegenüber. Vom Gesetzgeber wird vorgegeben, dass das Risiko eines Missbrauchs der Lockerung kalkuliert werden muss. Folgende missbräuchliche Szenarien sind möglich:

- Die Lockerung verläuft nicht so, wie sie geplant war (z. B. wird ein nicht abgesprochener Aufenthaltsort aufgesucht, es erfolgt der Konsum psychotroper Substanzen, Rückkehrzeiten werden nicht eingehalten), oder
- innerhalb der gewährten Lockerung und des damit verbundenen zeitlichen Rahmens kommt es zu einer erneuten Straftat.

MERKE

Der Lockerungsmissbrauch oder die Flucht stellt per se keinen Straftatbestand dar. Nicht die Flucht, der Ausbruch oder die Nicht-Rückkehr kann strafrechtlich geahndet werden, lediglich die Vorbereitungshandlungen dazu durch Beteiligte, welche die Flucht ermöglicht oder dabei rechtswidriges Handeln an den Tag gelegt haben.

Die Rücknahme von Lockerungen wird nach Lockerungsmissbrauch im Idealfall auch nicht deswegen vorgenommen, weil man das Fehlverhalten sanktionieren will. Vielmehr steht infrage, ob die zuvor getätigten Einschätzungen in Bezug auf Transparenz und Absprachefähigkeit noch gegeben sind, um Lockerungen wieder vollziehen zu können.

Sowohl Flucht als auch Entweichung können schwerwiegende Ereignisse mit gravierenden Folgen sein. **Folgen für die Patienten** können sein:

- Auf der Flucht bzw. in der Entweichung kommt es zu einem intensivierten Ausleben dysfunktionaler Problemlösestrategien oder zu einer Verstärkung der Psychopathologie. Dies könnte z. B. in Drogenkonsum, Selbstschädigung oder versuchten oder vollendeten Suizid münden.

- Der Behandlungsprozess kann durch die zuvor beschriebenen Schwierigkeiten und deren reaktive Bewältigung (Lockerungsrücknahme) verlängert werden, weil die Beteiligten „wieder von vorn beginnen müssen".
- Möglicherweise ist auch über einen längeren Zeitraum der Abwesenheit eine dringend notwendige Medikation nicht ausreichend gewährleistet, sodass erneut die Phase einer Aufdosierung durchlaufen werden muss.
- Möglicherweise kommt es jedoch auch (durch Wegfall kontrollierender Rahmenbedingungen) zu einer Exazerbation der Problematik der eingewiesenen Patienten und zu aggressiven Verhaltensweisen, die wiederum in Straftaten münden könnten.

Folgen für die Institution können sein:

- Nachfolgende negative Entscheide von Aufsichtsorganen: Möglicherweise geht mit der Meldung eines Zwischenfalls bei Vollzugsöffnungen der Verlust von Vertrauen in die behandelnde Institution einher, sodass Auflagen gemacht werden, die prinzipiell die Gewährung von Lockerungen auch für andere Patienten erschweren.
- Der Ruf einer Institution und des darin beschäftigten Personals kann beschädigt werden. Der Rückhalt für die Institution in der Bevölkerung kann gefährdet sein.
- Die mediale Berichterstattung über den (seltenen) Zwischenfall einer Flucht oder Entweichung könnte das Stigma der in der Forensischen Psychiatrie untergebrachten Patienten erhöhen oder sogar das Vertrauen der Bevölkerung in das Gesundheits- bzw. Justizvollzugssystem per se beschädigen.

Um unter diesen Einflussfaktoren die Entscheidung für eine Lockerung gut vorzubereiten, sollte in der behandelnden Institution einerseits Kenntnis darüber bestehen, welche Risikofaktoren für einen Lockerungsmissbrauch bekannt sind. Andererseits sollten Fluchtereignisse in der betroffenen Institution dazu Anlass geben, i. S. einer **Lernentwicklung** (früher: Fehlerkultur) zu überprüfen, wie die Flucht zustande kam, damit ggf. bauliche, personelle oder auch prozessuale Anpassungen vorgenommen werden können, um die Auftretenswahrscheinlichkeit eines solchen Ereignisses für die Zukunft zu verringern.

33

33.5 Empirische Befunde zu Lockerungsmissbräuchen

Obwohl der Lockerungsmissbrauch einen gravierenden Zwischenfall für die behandlungsorientierte Forensische Psychiatrie darstellt (➤ Kap. 33.4), ist empirische Forschung zu diesem Phänomen relativ schmal. Kürzlich durchgeführte Reviews haben knapp 40 Studien identifiziert, in denen überhaupt Flucht und Entweichung in der Psychiatrie untersucht wurden. Davon waren nur neun auf Settings bezogen, die als forensische Institutionen fungieren. Dies erstaunt umso mehr, da die Konsequenzen eines solchen Zwischenfalls für forensische Einrichtungen noch bedeutsamer erscheinen als für die Allgemeinpsychiatrie. Die umfangreichste Forschung zu Entweichung und Flucht stammt aus der Arbeitsgruppe um Bowers, die vor allem auf die Analyse betroffener Patienten fokussierte (Bowers et al. 1998). Folgestudien entwickelten den Forschungsansatz weiter und wurden auf weitere Institutionen in Großbritannien oder Australien ausgedehnt. Die Diagnose einer Schizophrenie-Spektrum-Störung erwies sich als einer der größten Einflussfaktoren für Flucht und Entweichung. Weitere Risikofaktoren beinhalteten soziodemografische Einflussgrößen, störungsabhängige Variablen und Spezifika der Behandlung sowie Besonderheiten der Delinquenzvorgeschichte (➤ Box 33.1). Interessanterweise hat die Dauer der Unterbringung unterschiedlichen Einfluss: Einerseits finden sich Hinweise darauf, dass Patienten in Frühphasen der forensischen Behandlung vermehrt zu Flucht und Entweichung tendieren, andere Studien fanden allerdings auch, dass die längere Behandlung ein Risikofaktor ist, der das Risiko für Flucht und Entweichung erhöht (Übersicht bei Kirchebner et al. 2021).

BOX 33.1

Risikofaktoren für Flucht/Entweichung

- Schizophrenie-Spektrum-Störung
- Junges Alter
- Männliches Geschlecht
- Arbeitslosigkeit vor Unterbringung
- Status unverheiratet
- Obdachlosigkeit vor Aufnahme
- Anzahl an Diagnosen (Komorbiditäten)
- Persönlichkeitsstörung oder affektive Störung

- Frühere Verurteilungen und / oder Unterbringungen
- Frühere Flucht oder Entweichung
- Frühere zwangsweise Behandlungen
- Non-Compliance in der Therapie, Non-Compliance in der Medikamenteneinnahme
- Akuität von Symptomen
- Früheres aggressives Verhalten
- Alkohol- oder Drogenkonsum
- Anamnese von traumatischen Erfahrungen, insb. sexueller Missbrauch in der Kindheit
- Frühere Selbstverletzung oder Suizidalität bzw. Suizidversuche
- Frühphase der forensischen Behandlung
- Längere Behandlung

33.6 Vorschlag zur Strukturierung des Lockerungsentscheids

Ein strukturiertes Vorgehen bei der Planung und Genehmigung von Lockerungen hat sich auch insofern als sinnvoll erwiesen, als zuletzt empirisch nachgewiesen werden konnte, dass auf diese Weise Fluchten und Entweichungen reduziert werden können, ohne dabei die Reintegration bzw. den Behandlungsprozess von forensischen Patienten zu behindern bzw. zu verlangsamen (Simpson et al. 2015).

Wie auch andere Beurteilungsprozesse, die klinisch relevante Entscheide in der Forensischen Psychiatrie beeinflussen, kann es sinnvoll sein, im Entscheidungsprozess eine extern angesiedelte (supervidierende) Stelle zu involvieren. Damit ist nicht zwingend und durchweg ein externer Sachverständiger gemeint. Ein externer Sachverständigenrat kann allerdings – wenn er denn als Rat formuliert wird und nicht als polemische Kritik daherkommt – bei sog. Schwellenlockerungen (Schritt zum ersten begleiteten Ausgang, vom begleiteten zum unbegleiteten Ausgang, Verlegung vom geschlossenen in den offenen Bereich) sinnvoll sein. Durch die Beteiligung von Personen, die nicht unmittelbar den Behandlungsprozess gestalten, geht es um eine Außensicht, die noch einmal nüchtern den Fall betrachtet und unbeeinflusst von therapeutischen Bezügen i. S. einer **Plausibilitätsprüfung** zum Entscheidungsprozess beiträgt. Dadurch wird eine „objektivere" Sicht auf den Fall eingenommen, und ggf. werden auch noch andere Einflussgrößen in den Entscheidungsprozess eingebracht. Wie eine solche externe Perspektive etabliert werden kann, hängt auch von den jeweiligen lokalen Gegebenheiten ab. In manchen Einrichtungen besteht organisiert über die Aufsichtsbehörden eine zentrale Instanz, der ein Antrag auf bestimmte Lockerungen vorgelegt wird. An anderer Stelle und in entsprechend großen Einrichtungen übernehmen Kollegen aus anderen Abteilungen die Funktion einer externen Beratung.

In der vom Autor dieses Kapitels geleiteten Institution erfolgt in einem ersten Schritt der Vorbereitung einer Entscheidung über höhergradige Lockerungen ein **Gespräch innerhalb des Behandlungsteams** auf der Station, auf welcher der betroffene Patient untergebracht ist. Diese meist wöchentlich stattfindenden Teamsitzungen können unter Beteiligung aller Berufsgruppen insgesamt einen Konsens darüber herstellen, ob sich aus dem direkten Kontakt mit dem Patienten und der unmittelbaren Begleitung seiner Entwicklung Anhaltspunkte dafür ergeben, dass zum jetzigen Zeitpunkt der Antrag auf eine höhere Lockerung gerechtfertigt ist. Schon an dieser Stelle sollten im Behandlungsteam einerseits die Sinnhaftigkeit dieses Schrittes, aber auch diesbezügliche Bedenken formuliert werden. Wenn ein Konsens darüber hergestellt wurde, dass der Antrag auf Lockerungserweiterung einerseits therapeutisch sinnvoll, andererseits auch in Bezug auf den Gefährdungsaspekt vertretbar ist, wird ein **schriftlicher Antrag an die Leitung der Vollzugseinrichtung** gerichtet. Im Antrag wird zunächst sehr knapp die juristische Ausgangslage des Falles dargestellt. Dies ist insofern wichtig, als die Endentscheidung natürlich auch davon abhängt, welche Rechtsgüter im Falle eines Fehlentscheids verletzt werden könnten. Für die Leitung einer Institution ist bedeutsam, dass im Antrag identifizierbar wird, ob ein Fehlentscheid im vorgelegten Fall möglicherweise medienwirksame Folgen haben könnte. Unbestritten ist, dass derlei Befürchtungen die Entscheidungsprozesse im Maßregelvollzug beeinflussen. Entwicklungen und Trends in der Öffentlichkeit, in der Politik oder in der Wissenschaft führen zu Veränderungen in der Bereitschaft zu Lockerungsentscheiden oder zu Veränderungen bei deren Rahmenbedingungen. Diesen Entwicklungen kann sich die über Lockerung entscheidende Institution nicht wirklich entziehen. Gleichzeitig ermöglicht die knappe Falldarstellung noch einmal eine grobe **Risikoeinschätzung** des Falls; dafür sollten risikoprognostisch relevante Fak-

33

toren in der knappen Fallzusammenfassung ersichtlich sein.

In einem weiteren Schritt wird dargelegt, warum die **Erweiterung von Freizügigkeitsgraden aus therapeutischen Gründen** sinnvoll ist: Welche besseren Möglichkeiten bietet der erweiterte Freiraum, und unter welchen Aspekten soll der betroffene Patient im Rahmen erweiterter Freizügigkeitsstufen begleitet werden? Diese Frage kann nicht unabhängig von einem Behandlungsplan beantwortet werden; im Idealfall finden sich im Antrag Bezüge auf das konsolidierte Fallkonzept, in dem die behandlungsrelevanten Problembereiche („needs" i. S. des RNR-Modells) dargelegt sind, deren Bearbeitung die erweiterte Lockerung ermöglichen kann. Hier könnte z. B. formuliert werden, dass mit einem Patienten mit Pädophilie die im Einzelkontakt erarbeiteten Strategien zur Vermeidung von Alltagskontakten mit Kindern angewendet werden sollen oder aber dass ein anhaltend paranoid gefärbtes Weltbild eines chronisch psychotisch Kranken außerhalb der Station auf seinen Realitätsgehalt überprüft werden soll.

Dem werden die **Risiken** eines Lockerungsmissbrauchs und eine Darlegung des Risikos für erneute Straftaten innerhalb der potenziell zu gewährenden Freizügigkeiten gegenübergestellt. Letzteres fußt erneut auf einer knappen Darlegung des Fallkonzepts, aus der sich ergibt, mit welchem Risikoszenario in Zukunft gerechnet werden müsste. Gleichzeitig ergibt sich an dieser Stelle, dass auch darüber reflektiert wird, wie die Lockerungsschritte ausgestaltet und welche Maßnahmen zur Risikominimierung während der Durchführung der Lockerung ergriffen werden könnten.

Um das Risiko eines Lockerungsmissbrauchs besser einschätzen zu können, hat es sich bewährt, insgesamt die relativ zeitnahe Entwicklung des Patienten und seine psychopathologische Verfassung zum Zeitpunkt des Antrags auf Lockerungen strukturiert zu beurteilen. Kobbé (2017) schlug dafür eine „**Checkliste Lockerungsprognose**" vor, die insgesamt 10 Bereiche benennt, die bei der Einschätzung des Risikos eines Lockerungsmissbrauchs berücksichtigt werden sollten. Diese Checkliste stellt nach Auffassung des Autors ein Arbeitsinstrument dar, das systematisch Informationen über vermutlich lockerungsprognostisch relevante Sachverhalte als Entscheidungsgrundlage liefert. Dazu zählen:

- Regelkenntnis und Antizipation von Handlungsfolgen
- Kooperation und Compliance
- Impuls- und Emotionskontrolle
- Regeleinhaltung
- Beziehung zum Behandlungsteam (Offenheit und Transparenz)
- Destabilisierende aktuelle interne Stressoren
- Destabilisierende aktuelle externe Stressoren
- Aktive Krankheitssymptome
- Hohes Risiko aus Delikt
- Regelverletzungen in der Vergangenheit

Wichtig erscheint, dass im Rahmen des Abwägungsprozesses auch berücksichtigt wird, ob die Patienten, bei denen über erhöhte Freizügigkeitsstufen entschieden werden soll, zu früheren Zeiten schon einmal in Situationen gelebt haben, in denen sie sich abseits sozialer Bezüge aufgehalten oder sogar versteckt haben. In solchen Fällen stellt, insbesondere wenn sie diese Situationen subjektiv als wenig belastend erlebt haben oder in der Rückschau sogar idealisieren, die Vorstellung, sich unter Fahndungsdruck außerhalb der Einrichtung aufhalten zu müssen, kein abschreckendes Hindernis für die Entscheidung zu einer Flucht oder Entweichung dar.

Diese Frage ist besonders bedeutsam für die Konstellation, in der Patienten der Forensischen Psychiatrie nach Beendigung aus stationärer Unterbringung von **Abschiebung** (Ausschaffung) bedroht sind. Eine solche Konstellation stellt sowohl die Einweisungsbehörde als auch behandelnde Institutionen regelmäßig vor große Herausforderungen, da häufig schwer abzuschätzen ist, inwieweit die Möglichkeit, gegen eine Ausreise vorzugehen, von Erfolg gekrönt sein wird und ob diese Einschätzung das Risiko eines Betroffenen zu Flucht oder Entweichung günstig oder ungünstig beeinflusst. Ähnlich wie bei anderen klinischen Entscheiden ist hierbei wahrscheinlich empirisch von Bedeutung, dass schon frühere im Rahmen ähnlicher Situationen gezeigte Fluchttendenzen das Risiko für einen Lockerungsmissbrauch erhöhen.

Dieser so vorbereitete Antrag auf Lockerungserweiterungen wird der Vollzugsleitung vorgelegt, die innerhalb einer vernünftigen Frist über den Antrag entscheidet. Unter Umständen erfolgt eine Rückgabe des Antrags mit der Bitte, eine ggf. unklare Faktenlage noch zu ergänzen. Bei Ablehnung legt die Vollzugsleitung in transparenter Weise dar, warum die Lockerung (jetzt) nicht genehmigt wurde und ggf. unter welchen Umständen in Zukunft ein erneuter Antrag sinnvoll erscheint.

Mit dem positiven Entscheid, dass eine nächste Lockerungsstufe prinzipiell gewährt werden kann, ist nicht zwangsläufig verbunden, dass sie **auf der Behandlungsebene** dann auch umgesetzt wird. Die Genehmigung einer höheren Lockerungsstufe stellt ja nur einen grundsätzlichen Entscheid dar, dass unter forensisch-therapeutischen und risikoberücksichtigenden Überlegungen die nächste Freizügigkeitsstufe möglich und gerechtfertigt erscheint. Sie entbindet die Teams auf den Stationen nicht davon, vor jeder **konkreten Umsetzung einer Lockerung** durch geeignete Maßnahmen sicherzustellen, dass die in unmittelbarem zeitlichem Zusammenhang auf den Patienten treffenden Mitarbeiter noch einmal eine kurze Einschätzung vornehmen, ob die prinzipiell genehmigte Lockerung jetzt auch vollzogen werden soll oder nicht. Dies meint im ganz pragmatischen Sinne, ob tatsächlich die Tür für z. B. den Parkausgang geöffnet werden soll oder nicht. Dieser Entscheid sollte gut dokumentiert werden, um im Nachhinein darlegen zu können, dass auch dieser Aspekt in der Planung und Umsetzung von Vollzugslockerungen berücksichtigt wurde.

33.7 Nachbereitung von umgesetzten Lockerungen

Mit der Genehmigung, der Umsetzung und dem Vollzug der Lockerung ist der Prozess der Lockerungs„gewährung" jedoch noch nicht abgeschlossen. Aus dem Verlauf der Umsetzung der Lockerung ist i. S. eines Feedbackmechanismus Information darüber zu generieren, inwieweit die Lockerung i. S. der Genehmigung verlief oder nicht. Jeder umgesetzten Lockerung sollte daher eine adäquate Nachbesprechung folgen, die diesen Öffnungsschritt innerhalb der Behandlung analysiert und bewertet. Aus dem Verlauf ergeben sich dann wiederum i. S. eines Rückkopplungsmechanismus und unter den Überlegungen eines hypothesengeleiteten Beurteilungsprozesses, der verifiziert oder falsifiziert werden kann, eine erweiterte Informationsgrundlage, um entweder über die Fortsetzung des neu genehmigten Lockerungsschritts zu entscheiden oder aber diesbezüglich noch einmal kritisch eine Relativierung der zuvor getätigten Einschätzung vorzunehmen.

All dies sind Abläufe, die im Behandlungsalltag einer Vollzugsinstitution schriftlich als Arbeitsvorgabe prozessual beschrieben sein sollten. Dies erleichtert die Vermittlung des Beurteilungsprozesses und der dahinterliegenden konzeptionellen Überlegungen insbesondere an neue Mitarbeiter. Die Formulierung eines Ablaufs und die Formalisierung von Entscheidungsprozessen dient nicht allein der Strukturierung; vielmehr lässt sie im Nachhinein transparent eine Analyse dahingehend zu, wo unter Berücksichtigung von Fehlentscheiden in der Vergangenheit in Zukunft anders entschieden werden könnte oder sollte.

LITERATUR

Bowers L, Jarrett M, Clark N. Absconding: A literature review. J Psychiatr Ment Health Nurs 1998; 5: 343–353.

Kirchebner J, Lau S, Sonnweber M. Escape and absconding among offenders with schizophrenia spectrum disorder – an explorative analysis of characteristics. BMC Psychiatry 2021; 21: 1–11.

Kobbé U. Checklisten Lockerungsprognosen. In: Kobbé U (Hrsg.). Forensische Prognosen: ein transdisziplinäres Praxismanual: Standards, Leitfäden, Kritik. Lengerich: Pabst 2017, S. 437–444.

Lehner D, Huber B. Flucht. In: Brägger BF, Anastasiadis-Ritzmann R (Hrsg.). Das schweizerische Vollzugslexikon: von der vorläufigen Festnahme zur bedingten Entlassung. Basel: Helbing Lichtenhahn 2014, S. 177 ff.

Simpson AI, Penney SR, Fernane S, Wilkie T. The impact of structured decision making on absconding by forensic psychiatric patients: Results from an AB design study. BMC Psychiatry 2015; 15: 1–13.

KAPITEL

34 Forensische Ambulanzen – Übergangsmanagement und Nachsorge

Friedhelm Schmidt-Quernheim und Tatjana Voß

Faktenbox

- Die gesetzliche Einführung Forensischer Ambulanzen hat sich zu einer der folgen- und erfolgreichsten Neuerungen im Maßregelvollzug der letzten Zeit entwickelt. Auch im Strafvollzug gibt es erkennbare Fortschritte bei der Implementierung.
- Das Übergangsmanagement ist ein integraler Bestandteil der Therapie in der Forensischen Psychiatrie (Realitätsprüfung).
- Akquise, Vernetzung und Steuerung der erforderlichen poststationären Hilfen erfordern ein komplexes Case-Management.
- Intensive Erprobung im sozialen Empfangsraum ist für die Risikobeurteilung und die Legalprognose von ausschlaggebender Bedeutung.
- Die Kooperations- und Kommunikationsfähigkeit des multidisziplinären Hilfenetzwerks entscheidet wesentlich über den Verlauf der Nachsorge.
- Die Forensische Ambulanz hat neben spezifischen rückfallpräventiven Interventionen vorrangig eine qualifizierende Aufgabe im Hilfenetzwerk (Wissenstransfer).
- Regelmäßige Risikoeinschätzung sollte überwiegend als aufsuchende Tätigkeit in der Lebenswelt des Patienten durchgeführt werden.
- Risikomanagement gehört zur Kernaufgabe Forensischer Ambulanzen – juristische und fachliche Kenntnisse der Krisenintervention sind Voraussetzung.
- Die Aufnahmebereitschaft der Gemeindepsychiatrie für bestimmte Patientengruppen und das Zusammenwirken mit der Allgemeinpsychiatrie sind weiterhin ausbaufähig.

34.1 Forensische Ambulanzen als Organ der Führungsaufsicht: gesetzliche Grundlagen

Im „Gesetz zur Reform der Führungsaufsicht und zur Änderung der Vorschriften über die nachträgliche Sicherungsverwahrung" vom 13.4.2007 (BGBl. I S. 513) wurden erstmals „Forensische Ambulanzen" in das Strafgesetzbuch aufgenommen (§§ 68a, 68b Abs. 1, 2 StGB).

Nach einer bereits seit den frühen 1990er-Jahren beginnenden Entwicklung, die anfänglich noch von Modellförderungen und Initiativen einzelner Klinken bzw. Bundesländer (in Form „grauer Ambulanzen") gekennzeichnet war, wurden Forensische Ambulanzen als neues Rechtsinstitut in der Führungsaufsicht eingeführt, das im Anschluss an die Unterbringung eine „qualifizierte forensische Nachsorge" gewährleisten soll (Deutscher Bundestag 2006) – sei es in Gestalt **forensisch-psychiatrischer Nachsorge** nach einer Maßregelvollzugsunterbringung (➤ Kap. 34.1 bis ➤ Kap. 34.5), sei es als **forensische Nachsorge** nach einer Inhaftierung im Strafvollzug (➤ Kap. 34.6).

Hinsichtlich der Kompetenzen und Pflichten im Verhältnis zu den übrigen an der Führungsaufsicht Beteiligten wurde die Forensische Ambulanz der Bewährungshilfe gleichgestellt. Sie soll die Führungsaufsichtsstelle *„unterstützen (§ 68a Abs. 7 Satz 2 i. V. m. Abs. 3). Das bedeutet, dass sie ihr Verhalten mit diesen Stellen, z. B. in Helferkonferenzen, abstimmen muss. … Dabei hat ein „Hineinregieren" der Führungsaufsichtsstelle in die laufende Behandlung zu unterbleiben. Ähnliches gilt für das Gericht …"* (ebd.).

34.1.1 Doppelmandat von Therapie und Kontrolle

Gemäß § 68a Abs. 8 StGB gibt es die gesetzliche Pflicht für Mitarbeiter der Aufsichtsstelle, der Bewährungshilfe und der Forensischen Ambulanz, *„fremde Geheimnisse, die ihnen im Rahmen des durch § 203 StGB geschützten Verhältnisses anvertraut oder sonst bekannt geworden sind, einander zu offenbaren, soweit dies notwendig ist, der verurteilten Person zu helfen, nicht wieder straffällig zu werden."* Diese Offenbarungspflichten gelten im Übrigen auch für Ärzte und Therapeuten, welche die Patienten im Rahmen einer Führungsaufsichtsweisung behandeln und nicht einer Forensischen Ambulanz angehören (§ 68b Abs. 5 StGB). Die Mitarbeiter komplementärer Einrichtungen, also von Wohnheimen oder beschützten Werkstätten, brauchen weiterhin eine explizite Entbindung von der Schweigepflicht.

Die zuständige Strafvollstreckungskammer kann eine Weisung gem. § 68b Abs. 2 StGB erteilen, *„sich psychiatrisch, psycho- oder sozialtherapeutisch betreuen und behandeln zu lassen. Die Betreuung und Behandlung kann durch eine forensische Ambulanz erfolgen"*.

34.1.2 Verschiedene Weisungen

Neben dieser **Therapieweisung** hat der Gesetzgeber in § 68b Abs. 1 Nr. 11 StGB die Möglichkeit einer **Vorstellungsweisung** formuliert: Der Patient muss sich dann *„zu bestimmten Zeiten oder in bestimmten Abständen"* bei einem Arzt oder Psychotherapeuten oder einer Forensischen Ambulanz vorstellen. Diese Weisung wird vom Gericht in der Absicht erteilt, einen zunächst nicht motivierten Patienten für eine Behandlung zu gewinnen. Die Forensische Ambulanz soll zudem überprüfen, ob die Medikamentencompliance gegeben ist oder ob riskante Entwicklungen erkennbar sind.

MERKE

Im Unterschied zur Therapieweisung ist die Vorstellungsweisung strafbewehrt und kann nach § 145a StGB mit einer Freiheitsstrafe von bis zu 3 Jahren geahndet werden. Während der Patient anderen Weisungen ausdrücklich zustimmen muss (§ 56c StGB), etwa beim Wohnen in einer Heimeinrichtung oder bei körperlichen Eingriffen (z. B. Depotmedikation), ist weder für die Therapie- noch für die die Vorstellungsweisung eine Einwilligung des Patienten erforderlich.

Die Führungsaufsicht kann gem. § 68c StGB verkürzt, aber auch über die Dauer von 5 Jahren hinaus entfristet werden.

34.2 Ziele forensischer Nachsorge

Hintergründe für die Implementierung Forensischer Ambulanzen waren neben fachlichen, am Patientenwohl orientierten Zielsetzungen auch sicherheitspolitische und ökonomische Beweggründe:

- Vermeidung eines Rückfalls des Betroffenen in eine schwere Gewalt- oder Sexualstraftat.
- Psychosoziale Unterstützung und Verhinderung der Exazerbation einer psychischen Störung: Die Ambulanz steht dem Entlassenen *„helfend und betreuend zur Seite"* (§ 68a StGB).
- Verkürzung der Aufenthaltsdauer im Maßregelvollzug: Die Verweildauer solle zumindest *„auf einem angemessenen Stand gehalten werden"* (Deutscher Bundestag 2006), nicht zuletzt, um die für die Allgemeinheit entstehenden Kosten zu reduzieren.
- Verbesserung des psychopathologischen Zustands der Betroffenen und damit die Erhöhung ihrer Lebenszufriedenheit bzw. Lebensqualität i. S. des Good Lives Model (GLM; Ward et al. 2007).

34.3 Hintergründe, Konzeptbildungen und Qualitätsanforderungen

Ein wichtiger Motor der „Ambulanzbewegung" (AG Psychiatrie 2017) war der – vor dem Hintergrund der Psychiatrieenquete sich entwickelnde – sozialpsychiatrische Paradigmenwechsel, der mit Verzögerung auch im Maßregelvollzug Einzug hielt. Nicht nur die kustodialen Zustände in der allgemeinpsychiatrischen Versorgung („Drehtürpatienten"), sondern auch die Maßregelunterbringung wurde als „Lebensversickerungsanstalt" (Rückert 2008) kritisch infrage gestellt. Neben humanitären und versorgungspolitischen Impulsen, die sich in Forderungen nach Öffnung und Ambulantisierung niederschlugen (und bis heute andauern!), gaben auch Ergebnisse von Rückfallstudien zu denken: Die hohe Anzahl von Patienten, die bereits kurz nach der Entlassung scheiterten (Leygraf 1988), zeigte die Notwendigkeit einer haltgebenden und fachlich kompetent begleiteten Überleitung und ambulanten Nachsorge.

In Hessen ließen sich gehäufte Widerrufe im Jahr 1987 *„auf schwere Fehler und Defizite in der ambulanten Nachbetreuung zurückführen"* (Born et al. 2017). Patientenbezogene Kenntnisse, insbesondere zu Rückfallmustern etc. *„waren außerhalb der Klinik entweder nicht bekannt oder nicht beachtet worden"*.

Die Entlassung bedeutet für den Patienten erfahrungsgemäß nicht nur das befreiende Erleben eigener Autonomie, sondern auch Beziehungsabbrüche, und sie mobilisiert Ängste und Erfahrungen von Überforderung. Störungsbedingte, noch verbliebene (auch hospitalisierungsbedingte) Einschränkungen im Verhalten werden unter Belastung erneut (oder erstmals!) sichtbar; unrealistische Erwartungen führen zu Desillusionierungen und Destabilisierungen aller Art. Als professionelle Antwort wurde das Konzept des „sozialen Empfangsraums" entwickelt. Dieser bzw. dessen fachgerechte Gestaltung und risikobasiertes Monitoring wurden als Chance erkannt, eine günstige Legalprognose gleichsam selbst – „proaktiv" – herzustellen. Gemäß Duden bedeutet proaktiv *„durch differenzierte Vorausplanung und zielgerichtetes Handeln die Entwicklung eines Geschehens selbst bestimmend und eine Situation herbeiführend"*. So begrüßte auch Schüler-Springorum (1998) emphatisch den „sozialen Empfangsraum" als *„Modelliermasse, um aus einer schlechten Sozialprognose eine gute zu machen, aus einer nicht verantwortbaren Entlassung eine verantwortbare"*.

Zu Recht wurde nach Rückfällen häufig beklagt, dass die Legalprognose zwar zum Zeitpunkt der Entlassung richtig war, aber eben nur eine begrenzte zeitliche Gültigkeit hatte und von vielen situativen und Umfeldentwicklungen „überholt" wurde. Die in den letzten Jahrzehnten entwickelten Prognosechecklisten können die *„poststationäre Phase entlassener forensischer Patienten allenfalls rudimentär erfassen"* (Seifert 2020). Die Gestaltung und enge Begleitung des sozialen Empfangsraums geben der Ambulanz hingegen die Möglichkeit – in Kenntnis der konstellativen Faktoren bei der individuellen Deliktgenese – eine laufende Risikoeinschätzung vorzunehmen: Unsichere Langzeitprognosen werden durch relativ sichere **Kurzzeitprognosen** ersetzt. Im neuen § 15 StrUG NRW (Strafrechtsbezogenes Unterbringungsgesetz Nordrhein-Westfalen) werden die Kliniken daher *„verpflichtet, die untergebrachte Person bei der adäquaten Ausgestaltung des sozialen Empfangsraums, der die Bereiche Wohnen, Arbeit und Freizeit, Gesundheit sowie soziale Beziehungen umfasst, zu unterstützen"*. Auf dieser Basis ist dann ein effektives Risikomanagement möglich, das die legalprognostisch relevanten Aspekte (Risiko- und Schutzfaktoren) nicht nur kontinuierlich im Blick hält und bewertet, sondern auch Fehlentwicklungen frühzeitig entgegenwirkt und Kriseninterventionen fachgerecht durchführt.

MERKE

Leitende Handlungsmaxime forensischer Nachsorge ist die Integration der Patienten in die Netzwerke der „regulären" gemeindepsychiatrischen Versorgung. Eine weitere Stigmatisierung durch exklusive forensische Sonderwelten (etwa in „forensischen Wohnheimen") sollte vermieden werden.

34.3.1 Kann die Integration in die gemeindenahe Versorgung gelingen?

Bei aller Vielgestaltigkeit der forensischen (Maßregel- oder Strafvollzugs-) Ambulanzen zeigen sich nicht nur hinsichtlich der o. g. Zielsetzungen, sondern auch hinsichtlich der multimodalen und nachgehenden Arbeitsweise und einer auf intensive (strukturelle und kommunikative) Vernetzung aller Beteiligten ausgerichtete Komplexbehandlung „im Feld" weitgehende Konvergenzen.

Dabei lassen sich die erforderlichen psychosozialen Interventionen auf der **Individualebene** (Förderung der rückfallprotektiven Kompetenzen des Patienten) von Maßnahmen unterscheiden, die eher auf der **Systemebene** (günstige und rückfallpräventive Gestaltung der Umgebungsbedingungen) angesiedelt sind und deren Umsetzung i. d. R. durch ein Helfersystem erfolgt (s. dazu die S3-Leitlinie für Psychosoziale Therapien bei schweren psychischen Erkrankungen, DGPPN 2018). Beide Interventionsformen zielen auf die verbesserten Teilhabefähigkeiten der Patienten, die störungsbedingt bzw. nach jahrelanger Unterbringung noch nicht ausreichend erlernt werden konnten. An diesem zentralen Punkt setzt nun die Verantwortlichkeit der **Eingliederungshilfe** ein. Durch das neue Bundesteilhabegesetz (BTHG) und den damit vollzogenen Systemwechsel von der Sozialhilfe (SGB XII) in das SGB IX (Rehabilitationsrecht) wurden nicht nur die Teilhaberechte der Patienten gestärkt, sondern auch höhere Anforderungen an die Mitwirkung der Patienten *und* der Betreuungspersonen gestellt.

Die Abhängigkeit forensischer Nachsorge (und Vorsorge!) von den Entwicklungen und der Aufnahme- und Kooperationsbereitschaft der verschiedenen Teilsysteme der psychiatrischen und psychosozialen Versorgung ist evident: Patientenzahl und Aufenthaltsdauern im Maßregelvollzug werden sich – auch bei qualifiziertester forensischer Nachsorge – nicht verringern, solange bestimmte gefährdete, chronisch schwer erkrankte Patientengruppen nicht mehr ausreichend lange und intensiv in der Allgemeinpsychiatrie behandelt werden (Schalast 2014). Professionelles Übergangsmanagement stößt auch da an Grenzen, wo es erhebliche Defizite in der gemeindepsychiatrischen Versorgung gibt: Dies gilt für Patienten, die aus juristischen Gründen – aufgrund einer unverhältnismäßig langen Unterbringungsdauer – und nicht aufgrund einer günstigen Legalprognose aus dem MRV entlassen werden müssen. Aber auch multimorbide und hoch betreuungsintensive Patienten mit bestimmten Störungs- und Risikoprofilen (s. dazu ausführlich Schmidt-Quernheim 2018) finden kaum oder gar keine Aufnahme.

Im Anschluss an regionale Evaluationen forensischer Nachsorgepraxis (Seifert et al. 2003), aber auch im Rahmen von bundesweiten Expertentreffen haben sich mittlerweile fachliche Standards herausgebildet. Trotz deutschlandweit sehr heterogener Organisationsformen wurden **Mindestanforderungen** an die Arbeitsweise von Ambulanzen formuliert und Qualitätsparameter entwickelt (Freese und Schmidt-Quernheim 2014; ➤ Box 34.1).

BOX 34.1

Qualitätsanforderungen der forensischen Nachsorge (ausgewählte Aspekte)

Strukturqualität
- Eigenständige organisatorische Einheit
- Multiprofessionelle Teams (Tandembetreuung)
- Personalschlüssel zwischen 1 : 8 und 1 : 15
- Schnelle Erreichbarkeit („Hotline") und Einsatzbereitschaft
- Ausreichende sächliche Ausstattung (Auto, Mobilgeräte, Gruppenräume)

Prozessqualität
- Kontinuierlich-schrittweise Überleitung aus dem Haft-/Maßregelvollzug
- Case-Management – Vernetzung und Steuerung der Hilfen
- Aktiv-aufsuchendes Arbeitsprinzip (deutlich über 50 %)
- Helferkonferenzen – Herstellung von Transparenz und Verbindlichkeit
- Wissenstransfer – Qualifizierung des Helfernetzwerkes, fachlich und einzelfallbezogen
- Früherkennung und Frühintervention – rechtzeitige Anpassungen des Empfangsraums zur Stabilisierung
- Definiertes Vorgehen in Krisenfällen – ggf. Rehospitalisierung (freiwillig oder gerichtlich), gesicherter Kontakt zu Verantwortlichen der Justizorgane und der Klinik
- Zeitnahes und sachgerechtes Berichtswesen, engmaschige Verlaufsevaluation
- Therapeutische und psychiatrisch-medikamentöse Angebote für spezifische Störungsbilder und Bedarfe (bei Sexualdelinquenz, Sucht etc.)
- Psychosoziale Unterstützung
- Suchtmittelkontrollen, therapeutisches Drug-Monitoring

34.3.2 Ergebnisqualität

Beim Nachweis der Wirksamkeit ist die „Verhinderung von Rückfälligkeit" primärer und (im Bundeszentralregister, BZR) objektivierbarer Parameter. Der Anteil der Patienten, bei denen **vorfristig** die forensische Nachsorge als Weisung aufgehoben wurde oder bei denen – umgekehrt – die Führungsaufsicht **unbefristet** verlängert werden musste, sind allenfalls „weiche" Kriterien. Aber: Bei Bewertung der rückfallpräventiven Wirksamkeit ist die bloße Nennung von Rückfallzahlen zu undifferenziert – zusätzliche Angaben hinsichtlich der Frage der Einschlägigkeit, der Deliktschwere und des Zeitraums bis zum Rückfall müssen mit erfasst werden. Schon 2003 zog Lau in einer umfangreichen „Literaturübersicht zur Effektivität gemeindenaher rückfallpräventiver Maßnahmen" ein klares Resümee:

„Es besteht kein Zweifel, dass die Frage, ‚Wirkt ambulante Kriminaltherapie' mit ‚Ja, im positiven Sinne' beantwortet werden kann. Die Ergebnisse der neueren Evaluationsforschung zeigen, dass die positiven Befunde zur generellen Wirksamkeit von Kriminaltherapie insbesondere für die gemeindenahe Behandlung gelten."

Lau (2003, S. 124)

Evaluierungen auf höchstem Qualitätslevel, etwa als randomisierte kontrollierte Studien, sind sowohl politisch als auch juristisch nicht realisierbar und ethisch nicht vertretbar. In einem experimentellen Design würde es schon vor dem Hintergrund großer Unterschiede der Nachsorgestrukturen in Deutschland an der erforderlichen Integrität der untersuchten Maßnahmen fehlen. Nachdem nahezu jeder entlassene Patient mittlerweile eine Ambulanzweisung erhält, kann es eine – auch noch zufällig ausgewählte – Kontrollgruppe Entlassener ohne forensische Nachsorge schwerlich geben. Es bleibt insbesondere oft schwierig zu bestimmen, in welchem Maße welche spezifischen ambulanten Interventionen aus dem „Gesamtpaket" der Nachsorge den Erfolg oder Misserfolg begründen (Varianzaufklärung). Zielführender sind daher Forschungsansätze, welche die Ausgestaltung bzw. einzelne Komponenten forensischer Nachsorge evaluieren, um präziser zu erfassen, welche Maßnahmen wie und warum bei welchen Patienten wirksam sind. Bei allen methodischen Limitationen steht die rückfallpräventive Wirksamkeit forensischer Nachsorge außer Frage: Übersichtsartikel über den internationalen (Born et al. 2017) und den Forschungsstand in Deutschland (Sauter et al. 2017) geben da überzeugende Hinweise. In der einer Studie aus Nordrhein-Westfalen (n = 225; Schmidt-Quernheim 2011) kam es bei 12,7 % der entlassenen Patienten zu einem erneuten Freiheitsentzug, der nur bei 2,7 % aufgrund erneuter Gewalt- und Sexualstraftaten erfolgte.

34.3.3 Forensisch-psychiatrische Ambulanzen als Alternative?

Unter dieser Überschrift diskutierte Hahn (2015, s. auch de Tribolet-Hardy und Habermeyer 2016, Verbände Kontaktgespräch Psychiatrie 2018) die Chancen einer ambulanten Behandlung nicht *nach,* sondern *anstatt* stationärer Behandlung. Habermeyer und Lau (2013) verweisen auf gute Erfahrungen in der Schweiz: Neben ökonomischen Vorteilen biete das ambulante Fallmanagement auch die Chance, die Forensische Psychiatrie als ein attraktives Arbeitsfeld mit einem sozialpsychiatrischen Ansatz zu etablieren. Auch wenn sich realistischerweise das sozialpsychiatrische Paradigma des Vorrangs ambulanter vor stationärer Behandlung im Maßregelvollzug nicht konsequent umsetzen lässt – eine *von Beginn an* ambulante Fallführung ist aber in weitaus mehr Fällen denkbar als zurzeit praktiziert:

- Um der bundesweiten Belegungszunahme und überlangen Unterbringungen im MRV entgegenzuwirken, wäre eine häufigere Aburteilung gem. § 67b StGB und damit eine primäre Bewährungsaussetzung (bereits bei der Hauptverhandlung) ein probates Mittel: Beim Vorliegen „besonderer Umstände" (§ 67b StGB) und strikter Auslegung des Verhältnismäßigkeitsgrundsatzes sollte sie sogar grundsätzlich erfolgen (Schmidt-Quernheim 2020). Die Schaffung „besonderer Umstände", also eines alternativen sozialen Empfangsraums, wird damit zu einer wichtigen Aufgabe Forensischer Ambulanzen – und zwar nicht erst am Ende, sondern bereits während der (einstweiligen) Unterbringung gem. § 126a StPO.
  In der Klinik für Forensische Psychiatrie am KBO-IAK-Klinikum München-Ost wird dies erfolgreich praktiziert: 31 % (79 von 402) der von der Forensischen Ambulanz im Jahr 2018 betreuten Patienten sind Patienten, bei denen die Unterbringung gem. § 67b StGB ausgesetzt wurde (Steinböck 2019).
  In Nordrhein-Westfalen ist daher den Forensischen Ambulanzen ausdrücklich *gesetzlich* vorgegeben, *„ab Aufnahme der untergebrachten Person im Rahmen ihres Aufgabenbereichs an der Behandlung und Betreuung der untergebrachten Person mitzuwirken"* (StrUG § 16 Abs. 2).
- Präventionsambulanzen (Nitschke et al. 2020) setzen dezidiert im Vorfeld von Straffälligkeit an: Die Angebote zielen darauf, psychisch Kranke mit Risikoprofil vor der Begehung von Delikten zu bewahren und damit langjährige Unterbringungen im stationären Maßregelvollzug zu verhindern.

34.4 Steigende Fallzahlen – unterschiedliche Strukturen

Als Folge einer in Deutschland mittlerweile flächendeckenden Versorgung mit Forensischen Ambulanzen nimmt die absolute Anzahl der ambulant behandelten „probebeurlaubten" und entlassenen Patienten weiter stark zu. In der letzten Umfrage (Freese 2014) wurden für das Jahr 2013 ca. 6.000 Patienten (§§ 63, 64 StGB) durch die forensischen Kliniken gemeldet. Der enorme Zuwachs lässt sich auch am Anteil der ambulant behandelten Patienten auf 100 Belegungsfälle im MRV des Bezugsjahrs erkennen: Diese „Von-

34

100-Messziffer" ist über alle Länder von 16,4 (2008) über 25,9 (2011) auf 38,8 (2017) gestiegen. Für 2019 wurde ein Wert von 36,6 ermittelt. Die Unterschiede zwischen den Ländern sind beträchtlich (CEUS Consulting / FOGS 2021). In den Bundesländern gibt es eine sehr unterschiedliche Praxis (zu den verschiedenen Ambulanztypen s. auch Schmidt-Quernheim 2018). Vielfach beginnt die Zuständigkeit der Ambulanz erst mit dem Tag der gerichtlichen Entlassung – an anderen Standorten (z. B. in Nordrhein-Westfalen, Rheinland-Pfalz oder Niedersachsen) wird der überwiegende Teil der in Langzeitbeurlaubungen befindlichen Patienten bereits fallverantwortlich durch die Ambulanzen betreut.

Als Organ der Führungsaufsicht ist die Forensische Ambulanz in erster Linie ein Rechtsinstitut. Vorgaben hinsichtlich der Strukturen und therapeutischen Methoden bei der Umsetzung wurden bei der gesetzlichen Einführung explizit nicht gemacht (Deutscher Bundestag 2006) – nicht zuletzt, da die Durchführung des Maßregelvollzugs Ländersache ist. Die Finanzierung in den Maßregelvollzugsambulanzen erfolgt durch gesondert ausgewiesene Ambulanzkosten im Budget. Die Tagessätze variieren zwischen 7,45 und 35,00 Euro / Tag (Hahn 2015). Als Durchschnittswert kristallisiert sich ein Wert von 17 Euro heraus, wie er z. B. in Bayern bezahlt wird (als monatliche Kostenpauschale von 510 Euro). Die Finanzierung der Strafvollzugsambulanzen erfolgt länder- und trägerspezifisch sehr unterschiedlich. Bei der Finanzierung eines Nachsorgepatienten aus einem anderen Bundesland hat man sich nicht auf einen einheitlichen Modus einigen können – überwiegend gilt aber das Residenzprinzip: Bezahlt wird von dem Bundesland, in dem die Nachsorge stattfindet.

Der Caseload in einer Forensischen Ambulanz des Maßregelvollzugs beträgt im besten Fall 1 : 11 (wie in Hessen): Ein Mitarbeiter betreut 11 Patienten in der Nachsorge. Im bundesweiten Durchschnitt sind es in der Praxis eher 20 Patienten, die von einem Mitarbeiter betreut werden. Vielfach wird die Nachsorge in den Ambulanzen in Form einer **Tandem-Betreuung** durchgeführt: Das gewährleistet nicht nur eine nahtlose Betreuung im Vertretungsfall und gibt durch das Vier-Augen-Prinzip zusätzliche Sicherheit, sondern macht auch den gewünschten multiprofessionellen Arbeitsansatz im konkreten Einzelfall möglich.

34.5 Kontinuität – Phasen des Übergangsmanagements

Die Forensische Ambulanz schlägt eine Brücke von der Innenwelt des Maßregelvollzugs zur Realität außerhalb der Klinik. Sie sorgt dafür, dass diese Brücke in *beide* Richtungen für alle Beteiligten begehbar ist und bleibt: als Ansprechpartner sowohl für Klinik als auch für Nachsorgemitarbeiter, nicht zuletzt für den Patienten und seine Angehörigen. *„Die Hauptaufgabe der Fachambulanz liegt darin, Deliktrückfälle zu verhindern. Dies kann durch eine gut vorbereitete, schrittweise vorgenommene Wiedereingliederung und durch die Sicherstellung der Kontinuität der Behandlung erreicht werden"* (Ambulanz-Verfügung des Landesbeauftragten des MRV in NRW, 2.12.2005). Dieser „Spagat über die Mauer" gliedert sich in drei eng verzahnte Phasen: Das Kontinuum beginnt mit der Vorbereitung noch während der stationären Behandlung (➤ Kap. 34.5.1), wird durch eine langfristige Beurlaubung fortgeführt (➤ Kap. 34.5.2) und setzt sich als Nachsorge nach Aussetzung der Maßregel zur Bewährung (➤ Kap. 34.5.1) durch das Gericht fort.

Dieser durchgehende Prozess soll größtmögliche Stabilität für alle Beteiligten gewährleisten. Er ist zum einem „fehlerfreundlich": Im Rahmen eines kleinschrittigen Aufbaus des sozialen Empfangsraums lassen sich – abhängig vom Verlauf – einzelne Schritte bzw. Komponenten des Settings rechtzeitig korrigieren, ggf. auch zurücknehmen. Zum anderen hat Beziehungskontinuität in der belastenden Phase der „Abnabelung" und Realitätsprüfung für den Patienten eine wichtige halt- und orientierungsgebende Funktion. Aus der Schnittstelle sollte eine Nahtstelle werden (ausführliche Darstellung der Arbeitsschritte in Schmidt-Quernheim 2018).

34.5.1 Vorbereitung – Case-Management

In der Vorbereitung auf eine Entlassung kann die Ambulanz bereits in einer Art „Lotsenfunktion" tätig werden – das hat den Vorteil einer durchgehenden Betreuung „aus einer Hand". Auch wenn diese Akquise- und Überleitungstätigkeiten in einigen Kliniken oder den Vollzugsanstalten nicht bei der Ambulanz, sondern z. B. bei einer Reha-Station bzw. den zuständigen Fachdiensten verortet werden – erforderlich sind in jedem Fall Kompetenzen in der Methodik des Case-Managements und differenzierte Kenntnisse und gute Kontakte zur regionalen Versorgungslandschaft. Im Rahmen eines Wiedereingliederungsplans werden gestufte Lockerungen und sukzessiv weitere „Bausteine" der psychosozialen Versorgung in den Bereichen „Wohnen" und „Beschäftigung" hinzugefügt.

Dabei müssen die spezifischen Rehabilitationserfordernisse (Hilfebedarfe) des Patienten mit seinem Risikoprofil in Einklang gebracht werden. Diese Aufgabe ist anspruchsvoll: Einerseits müssen die Wünsche des Patienten gemeinsam mit dem bisherigen Behandlungsteam einer kritischen und **realitätsorientierten Überprüfung** unterzogen werden. Auf der anderen Seite gilt es dann, diese Zielvorstellungen mit den **tatsächlich gegebenen Möglichkeiten** der gemeindepsychiatrischen Versorgung zusammenzubringen. Aspekte der regionalen Versorgung, auch Wünsche der gesetzlichen Betreuer und Angehörigen sind zu berücksichtigen. Kontakte zu den Akteuren aus dem justiziellen Bereich der Bewährungshilfe, der Führungsaufsichtsstelle oder auch der Polizei (bei Sexualstraftätern) müssen in die Wege geleitet werden.

Weichenstellungen und Betreuungsbedarfe

Zusammen mit dem Patienten werden wichtige Weichenstellungen vorgenommen:

- Welche subjektiv attraktiven und lohnenswerten Ziele hat der Patient, die ihn motivieren und ihm – und allen Beteiligten – helfen, auch nach Rückschlägen Kurs zu halten? „Nicht-mehr rückfällig-zu-werden" reicht nicht aus.
- Welche Mittel und Methoden hat der Patient erlernt, um sich in angespannten Phasen zu regulieren bzw. sich rechtzeitig Hilfe zu holen?
- Wie hoch ist der erforderliche Strukturierungsgrad der Hilfen – welches Setting wird benötigt?

Ein Großteil der gem. § 63 StGB untergebrachten Patienten wird in intensiv betreute (ambulante und stationäre) Wohnformen übergeleitet. Patienten, die gem. § 64 StGB untergebracht waren, oder die aus dem Strafvollzug Entlassenen brauchen hingegen – aufgrund ihres meist besser erhaltenen psychosozialen Funktionsniveaus – weniger institutionelle (Struktur-) Hilfen beim Wohnen und bei der Alltagsbewältigung (s. dazu auch ➤ Kap. 16).

Bei diesen Patienten entfaltet sich die haltende Funktion der Nachsorge über eine gelingende Beziehungsarbeit, durch Präsenz und wachsame Sorge im Einzelkontakt mit dem Patienten und im Netzwerk. Die Beziehungsgestaltung ist wohlwollend und gleichzeitig grenzensetzend. Hilfestellungen sind erforderlich, die den Patienten auf handlungsnaher Ebene in der Auseinandersetzung mit einer häufig überfordernden Realität begleiten, Kompetenzerlebnisse ermöglichen, motivieren und ermutigen. Problematische und deliktnahe Tendenzen, insbesondere paranoide, dissoziale und süchtige Verhaltensweisen, sind dabei – möglichst zeitnah im „Hier und Jetzt" – zu konfrontieren und auf praktische Lösungen hin aktiv zu bearbeiten.

Kooperationsvereinbarungen und Informationstransfer

Nach Schweigepflichtentbindung der Ambulanz werden die Mitarbeitenden nachsorgender Einrichtungen ausführlich über den Patienten bzw. Klienten informiert und erhalten aussagekräftige schriftliche Unterlagen. Maximale **Transparenz** ist nicht nur eine wichtige vertrauensbildende Maßnahme. Die Kenntnisse der deliktrelevanten Informationen (Delikthypothese, Behandlungsfortschritte / -grenzen während der Unterbringung etc.) geben eine notwendige Orientierung hinsichtlich der zu beachtenden Parameter im Betreuungsalltag. Regelhaft wird zu Beginn der Beurlaubung im Maßregelvollzug ein **Hilfe- und Krisenleitfaden** erstellt („Ampelprinzip", Freese 2003): Dieser sichert in übersichtlicher Form grundlegende Informationen zum Patienten und zur Zusammenarbeit. Konkrete Empfehlungen für den alltäglichen Umgang mit dem Patienten haben für die Mitarbeitenden nachsorgender Dienste einen hohen praktischen Gebrauchswert. Neben der Beschreibung des erwartbaren „normalen" Verhaltens sind vor allem **Frühwarnzeichen** für kritische Entwicklungen und Notfallmaßnahmen festzuhalten (➤ Box 34.2).

BOX 34.2

Notfallplan

(Beispiel: Forensische Institutsambulanz Lüneburg, Dipl.-Psych. Frank Löhr)

Herr Mustermann, geb.

Handynummer des Patienten:

Ansprechpartner

Einrichtung:	*Wohnhaus, Adresse, Telefon, Ansprechpartner*
Ambulanz:	Forensische Institutsambulanz (Adresse) Herr X, Telefon: Herr Dipl.-Psych. Y, Telefon:
Bewährungshilfe (AJSD)	*Ansprechpartner, Adresse, Telefon*
Arbeitsplatz:	*Ansprechpartner, Adresse, Telefon*
Betreuer:	*Ansprechpartner, Adresse, Telefon, Aufgabenkreise benennen*
Angehörige und wichtige Personen:	*Name, Adresse, Telefon*

Mögliche Krisensituationen in steigender Wertigkeit Mögliche Notfallmaßnahmen, abhängig von der Gefährdung	
Stufe 1:	**Herr Mustermann lässt sich von anderen Mitbewohnern zu Regelverstößen verleiten.** Hierbei sind vielfache Arten von Regelverletzungen möglich (Bsp.: „Du fährst ja in die Stadt, bring mal Bier mit", „Trink doch mal was mit uns").
Ab Stufe 1:	Aus Sicht von Herrn M.: Nein sagen und weggehen. Mit den Heimmitarbeitern darüber sprechen. Aus Sicht der Mitarbeiter: Sofortiges Ansprechen, wenn Regelverstöße bekannt geworden sind. Informationen an die Forensische Institutsambulanz und seinen Betreuer.
Stufe 2:	**Wenn Herr M. den Kontakt zu Mitarbeitern abbricht, sich zurückzieht: Erkennbar wird es daran, dass Herr M. launisch und einsilbig ist.**
Ab Stufe 2:	Aus Sicht von Herrn M.: Den Mitarbeitern sagen, dass es nicht gut geht: „Manchmal benötige ich Zeit, möchte nicht gleich darüber reden. Ich fühle mich dann unter Druck." Aus Sicht der Mitarbeiter: Auf Herrn M. zugehen, nachfragen und Absprachen treffen (offensives Vorgehen). Gemeinsames Gespräch mit der FIA, dem Bewährungshelfer und ggf. dem Betreuer führen.
Stufe 3:	**Bei starken Belastungen vermehrtes Kratzen an den Händen und Fingernägelkauen. Er beschwert sich dann laut und unangemessen bei Mitarbeitern. Er wirkt im Kontakt zu Frauen distanzlos und vermeidet es, über seine Probleme zu reden.**
Ab Stufe 3:	Aus Sicht von Herrn M.: „Dann brauche ich dringend Hilfe und Unterstützung. Ich will versuchen, über mein eigentliches Problem zu reden, anstatt meinen Ärger abzureagieren." Aus Sicht der Mitarbeiter: Helferkonferenz mit der Ambulanz und der Bewährungshilfe, vermehrt kurze Kontakte vor Ort. Rückfallvermeidungsplan heranziehen (Distanzlosigkeit – Delikt). Konkrete Absprachen treffen.
Stufe 4:	**Herr M. trinkt Alkohol.** Es kann ohne vorherigen Suchtdruck spontan passieren! („Jetzt habe ich Bock, Bier zu trinken"). Meist sind aber Probleme vorhanden.
Ab Stufe 4:	Freiwillige stationär-psychiatrische Aufnahme (Akutstation oder Entgiftungsbehandlung)
Stufe 5:	**Wenn über einen langen Zeitraum Ärger vorhanden ist, wären Sachbeschädigungen und Diebstähle möglich. Kommt zusätzlich ein Alkoholkonsum dazu, wären sexuelle Übergriffe wahrscheinlich.**
Stufe 5:	Kriseninterventionsunterbringung gem. § 67h StGB

Der Notfallplan wurde mit Herrn Mustermann, seinem Bezug im Wohnheim, seinem Bewährungshelfer, seinem gesetzlichen Betreuer und den Mitarbeitern der Forensischen Ambulanz im Oktober 2020 erarbeitet (oder aktualisiert) und besprochen.
Datum und Unterschrift von Herr Mustermann und den Mitarbeitern:

Im Vorfeld der Aufnahme eines Patienten aus dem Maßregelvollzug in eine betreute Einrichtung sollten auch stunden- oder tageweise Besuche oder Kurzbeurlaubungen des Patienten in der Einrichtung möglich gemacht werden. Umgekehrt können Hospitationen von Mitarbeitenden nachsorgender Dienste auf einer Station dauerhafte Kooperationen begünstigen.

34.5.2 Langzeiterprobung – Helferkonferenzen

Während der Langzeitbeurlaubung unterliegt der Patient weiterhin den Bestimmungen der Maßregelvollzugsgesetze bzw. des Justizvollzugs und hat damit u. a. Anspruch auf Gesundheitsfürsorge durch diese Institutionen. Der Patient wird aber de facto bereits in einer komplementären Einrichtung oder durch ambulante Dienste der Region betreut, die dies dann auch – im Falle einer erfolgreichen Beurlaubungsphase – nach einer Entlassung nahtlos fortsetzen. Anfallende Kosten werden dabei von der Forensischen Klinik bzw. der JVA übernommen, auch Platzhaltegebühren für den Fall einer zwischenzeitlich erforderlichen Rücknahme in die Klinik. Die Langzeitbeurlaubung ist das **Herzstück des Übergangsmanagements** und gleichzeitig eine zentrale Phase der **Behandlung.** Noch unter geschützten Bedingungen kann der Patient neue Lernerfahrungen machen – vergleichbar mit der Vorbereitung einer Führerscheinprüfung durch „Begleitetes Fahren" oder gezieltes Schleudertraining. Diese Erfahrungen bei der Konfrontation mit den realen Herausforderungen „draußen" hat im Einzelfall wichtigen **diagnostischen** (Selbst-)**Erkenntniswert** und bietet noch – rechtzeitig – therapeutische und rehabilitative Ansatzpunkte. Haltgebend wirkt sich aus, dass diese ersten „Fahrversuche" noch mit stützender Begleitung der ihm vertrauten Therapeuten stattfinden. Auch für die anderen Akteure in der Nachsorge (z. B. in gemeindepsychiatrisch betreuten Wohnformen) gibt diese fortgesetzte engmaschige Unterstützung durch die Forensik – vor allem die in der Beurlaubungsphase garantierte Rückkehrmöglichkeit in die Klinik oder JVA – Sicherheit.

Eine ausreichend lange Erprobung (z. B. in Bayern bis zu 18 Monate) stellt insofern eine unerlässliche Voraussetzung für eine fundierte Entlassungsprognose dar. Aufgrund der gemachten Erfahrungen kann die Klinik in ihrer entlassungsbegründenden Stellungnahme nunmehr zutreffende Aussagen tätigen, unter welchen spezifischen Bedingungen eine Aussetzung der Maßregel empfohlen werden kann, die dann auch i. d. R. in Form von „Weisungen" in den Entlassungsbeschluss aufgenommen werden.

MERKE

Die Langzeiterprobung stellt aufgrund ihrer Akzeptanz und ihres hohen Benefits für alle Beteiligten einen Schlüssel zum Erfolg des Übergangsmanagements dar.

Praxishinweis

In der Erprobungsphase etabliert sich die Helferkonferenz als die organisatorische Plattform für einen regelmäßigen Austausch aller Beteiligten, in der immer wieder *Transparenz* und *Verbindlichkeit* hergestellt werden (➤ Box 34.3). Frequenz und Zusammensetzung der Fallbesprechungen hängen zwar vom Einzelfall ab – sollten aber *regelmäßig* auch ohne besondere, etwa krisenhafte Vorkommnisse durchgeführt werden, um der proaktiven (und nicht bloß reaktiven) und damit krisenvorbeugenden Aufgabenstellung gerecht zu werden.

Auch wenn es keinen akuten Negativanlass gibt: Gerade in einer (vermeintlich) stabilen Phase lassen sich die Fortschritte bzw. die positive Konsolidierung der Rehabilitation würdigen und eine gewünschte Richtung verstärken. Bei Anwesenheit des Patienten erfährt dieser „coram publico" Interesse und Anerkennung. Beginnenden Fehlentwicklungen kann rechtzeitig gegengesteuert werden. Bei schon weiter zugespitzten Konfliktlagen ist der Patient häufig weit schwerer zu erreichen bzw. zu Korrekturen seines Verhaltens zu bewegen: Dann leidet nicht nur der Patient, sondern häufig auch die Zusammenarbeit im Helfernetzwerk.

BOX 34.3

Helferkonferenzen

Regelmäßige Fallbesprechungen mit dem Patienten im institutionsübergreifenden Team erfüllen folgende Zwecke:

- Überprüfung des Befindens des Patienten und bestehender Settingvariablen unter der Fragestellung: Stimmt die Passung zwischen Patient und sozialem Empfangsraum?
- Prozesssteuerung in Abhängigkeit vom Verlauf: Die nächsten Rehabilitationsschritte werden festgelegt, evtl. neue Hilfebedarfe erkannt.

34

- Koordination: Abstimmung der Zuständigkeiten und Informationswege.
- Entwicklung eines gemeinsamen Fallverständnisses: Integration der unterschiedlichen Sichtweisen und Handlungsansätze. Ambulanz als „Gedächtnis", damit die spezifischen Risikovariablen nicht in Vergessenheit geraten.
- Spiegelung (Feedback) und Wertschätzung für den Patienten.

Praxishinweis

Die professionelle Kooperation des Hilfenetzwerks – gerade bei unterschiedlichen Wahrnehmungen und Beurteilungen des Verlaufs – ist ein wichtiger Gelingensfaktor der forensischen Nachsorge. Die Möglichkeit einer institutionsübergreifenden Supervision sollte zum Angebot einer Forensischen Ambulanz gehören.

34.5.3 Entlassung – Risikoeinschätzung und -management

Während der (meist) 5-jährigen Zeit der Führungsaufsicht nach der gerichtlichen Aussetzung der Maßregel gem. § 67d StGB besteht die primäre Aufgabe der Ambulanz in einer redundanten Überprüfung der Frage, ob sich der Patient in einem Setting befindet, das ihn vor erneuter Delinquenz schützt. *„Darüber hinaus sollte die Fachambulanz durch geeignete Maßnahmen sicherstellen, dass deliktfördernde, personelle, situative bzw. soziale Veränderungen bei Patienten im Sinne von Ziffer 2 erkannt werden. Dies ist durch geeignete Kontrollen, aufsuchenden Kontakt und durch ständig wiederkehrende Risikoeinschätzungen zu gewährleisten"* (Ambulanz-Verfügung des Landesbeauftragten des MRV in NRW, 2.12.2005).

Die konkrete Lebens- und Betreuungssituation bleibt bei Patienten, die eine Langzeitbeurlaubung durchlaufen haben, faktisch gleich. Der Wechsel von der stationären in die ambulante Maßregel hat dennoch juristische, Zuständigkeits- und kostentechnische Konsequenzen. Für das institutionelle Helfersystem verschiebt sich mit der Entlassung des Patienten auch die Endverantwortung zur Justiz, also zur Führungsaufsicht. Zu diesem Zeitpunkt ist daher eine erneute Klärung der Aufgaben und der gemeinsamen Prozeduren im Hilfesystem sinnvoll: Bei fehlender verbindlicher Festlegung von Fallverantwortlichkeit und Informationswegen im Krisenfall kann sich schnell die Frage nach dem „Schwarzen Peter" stellen (Pörksen und Scholz 2003).

In den Ambulanzen wurden unterschiedliche **Instrumente zur laufenden Risikoeinschätzung** entwickelt, die den aktuellen Nachsorgeverlauf dokumentieren und für das Helferteam protokollieren. In den Helferkonferenzen sollte neben der systematischen Besprechung aller Lebenskontexte abschließend regelhaft eine explizite Risiko- und Prognoseeinschätzung bis zum nächsten vereinbarten Treffen vorgenommen werden (zum Berichtsschema z. B. Schmidt-Quernheim 2018). In der o. g. Untersuchung zur forensischen Nachsorge in Nordrhein-Westfalen (n = 225; Schmidt-Quernheim 2011) wurden Patienten, die nach ihrer Entlassung strafrechtliche Auffälligkeiten aufwiesen, mit solchen verglichen, die keine Eintragungen im BZR hatten. Dabei wurden nicht nur diagnostische, deliktische und anamnestische Daten, sondern vor allem auch der weitere Lebensweg der Patienten nach ihrer Entlassung (Jahrgänge 2002–2006; Katamnesezeitraum 4,5 Jahre) in den unterschiedlichen Betreuungskontexten erfasst. Beim Vergleich der Rückfälligen mit den Nicht-Rückfälligen ließen sich rückfallbegünstigende und rückfallprotektive Faktoren extrahieren und an vielen Beispielsfällen illustrieren (➤ Box 34.4).

BOX 34.4

Risiko- und Schutzfaktoren in der Nachsorge (Schmidt-Quernheim und Seifert 2014)

- Stabile und prosoziale Beziehungen bedeuten einen Schutz vor Rückfälligkeit. Intimpartnerschaften führen hingegen eher zu einer (geringen) Erhöhung des Risikos.
- Häufige Veränderungen der Arbeit oder Verlust einer Beschäftigung bzw. Tagesstruktur stellen einen hohen Risikofaktor dar.
- Substanzmissbrauch ist ein hochsignifikanter Hinweis auf eine prognostisch ungünstige Entwicklung.
- Ein problematischer Umgang mit Geld und Unzufriedenheit mit den finanziellen Möglichkeiten korrelieren signifikant mit einem Scheitern der Wiedereingliederung.
- Compliance ist dagegen erwartungsgemäß ein günstiger Prognosefaktor: Sie führt nicht nur zu einem stabileren psychopathologischen Befund, sondern ermöglicht bei Krisen eine zeitnahe und freiwillige stationäre Behandlung.
- Eine positiv erlebte Freizeitgestaltung erweist sich als protektiv wirksam.

Diese empirisch gefundenen Aspekte (s. auch Walde und Lungwitz 2020) sollten demnach bei der Planung und beim Verlauf der Nachsorge beachtet und regelmäßig überprüft werden.

Praxishinweis

Auf Fehlentwicklungen sollte individuell angepasst und gestuft (Intensivierung von Gesprächen, Umstellung der Arznei, Veränderung des Settings, ggf. Anhörung durch Gericht) reagiert werden. Deliktnahes Verhalten, aber auch Symptome für beginnende Destabilisierungen (Suchtmittelkonsum, Verhaltensauffälligkeiten, Rückzug etc.), die von *mittelbarer* Deliktrelevanz sind, sollten bereits in einem frühen Stadium wahrgenommen und den anderen an der Nachsorge Beteiligten kommuniziert werden – auch um häufig zu beobachtenden „Dominoeffekten" entgegenzuwirken.

Eine Rehospitalisierung ist rechtzeitig einzuleiten, um einer erkennbaren Zustandsverschlechterung des Patienten bzw. eskalierenden Verhaltensauffälligkeiten oder Suchtrückfällen zu begegnen. Im Rahmen der Reformgesetzgebung zur Führungsaufsicht im Jahre 2007 wurde eine neue Bestimmung zur *Krisenintervention gem. § 67h StGB* eingeführt: So kann das Gericht eine zur Bewährung ausgesetzte Maßregel nach §§ 63 StGB und 67b StGB für die Dauer von max. 6 Monaten wieder in Vollzug setzen. Dabei kommt den Forensischen Ambulanzen eine Schlüsselstellung zu, da sie als Teil einer (forensischen) Klinik eine stationäre Aufnahme und den erforderlichen Antrag bei Gericht in eigener Kompetenz schnell durchführen können. Im Interesse einer effektiven Umsetzung ist die Anordnung des sofortigen Vollzugs nach Abs. 2 anzuraten. Als weniger eingreifende Vorfeldmaßnahme ist eine freiwillige Wiederaufnahme in den Maßregelvollzug – soweit sie (wie z. B. in Nordrhein-Westfalen und Niedersachsen) rechtlich möglich ist – eine fachlich sinnvolle Option. Für ein fachgerechtes Risikomanagement sind sowohl Kenntnisse aller justiziellen (auch zivil- oder öffentlich-rechtlichen) Interventionsmöglichkeiten als auch gute Kontakte zu Führungsaufsicht und Strafvollstreckungskammer wichtige Voraussetzungen.

34

CAVE

Während es bei Bewährungsentlassungen die Möglichkeit einer befristeten Wiederinvollzugsetzung gem. § 67h StGB und eine Widerrufsmöglichkeit bei Nichtbewährung gibt, ist dieses bei gerichtlichen Erledigungsentlassungen, die aus (juristischen) Gründen fehlender Verhältnismäßigkeit bei weiter eher ungünstiger Legalprognose erfolgen, rechtslogisch und tatsächlich nicht möglich (zu den Komplikationen für die Praxis s. auch Schmidt-Quernheim 2018).

34.6 Forensische Nachsorge nach Strafvollzug

Seit etwa 10 Jahren wird in Deutschland die forensische Nachsorge auch nach Strafvollzug flächendeckend aufgebaut; es handelt sich also um eine noch relativ junge Rehabilitationsform. Kerngeschäft der Forensischen Ambulanzen des Strafvollzugs ist die Arbeit mit verurteilten, schuldfähig straffällig gewordenen Personen mit Weisungen im Rahmen der Führungs- oder Bewährungsaufsicht. Aufgrund der Verpflichtung ehemaliger Straftäter zur forensischen Nachsorge im Rahmen der Führungsaufsicht stellt sich dabei auch für diese Gruppe nach wie vor ethisch und rechtlich die Frage nach den Belegen für die Wirksamkeit einer derartigen ambulanten Behandlung. Die internationale Literatur kann zurzeit noch keinen sicheren empirischen Nachweis für die Wirksamkeit von Behandlungsmaßnahmen in Bezug auf die Rückfälligkeit von z. B. Sexualstraftätern erbringen.

Ein forensisch-psychiatrisches Nachsorgeangebot mit 24-stündiger Erreichbarkeit für Entlassene aus dem Straf- oder Maßregelvollzug in den USA (Bertman-Pate et al. 2004) hat z. B. gezeigt, dass von 119 Patienten nach 7 Jahren 34,4 % rückfällig geworden waren, darunter allerdings nur zwei Fälle mit schweren Gewaltdelikten. In einem Folgebericht derselben Ambulanz aus dem Jahr 2014 konnten Manguno-Mire et al. (2014) bestätigen, dass über einen Katamnesezeitraum von 10 Jahren von nun 193 Patienten weiterhin 70 % die forensisch-psychiatrische Nachsorge erfolgreich absolvieren konnten; lediglich fünf Patienten wurden erneut inhaftiert bzw. untergebracht. Eine große Untersuchung in Großbritannien aus dem Jahr 2017 zu 2.500 intramural, also in Haft behandelten Sexualstraftätern erbrachte demgegenüber sogar ein höheres Rückfallrisiko für die behandelten Täter als für die unbehandelte Gruppe (Mews et al. 2017).

So wird nach wie vor der fehlende Nachweis über die Wirksamkeit ambulanter Straftäterbehandlung angemahnt, d. h. ein Beleg für die Wirksamkeit forensischer Nachsorge in randomisierten Doppelblindstudien, die jedoch an ethischen Grenzen scheitern (Sauter et al. 2015). Trotz dieser Einschränkung liegen jedoch inzwischen Ergebnisse aus der Evaluationsforschung vor, die zeigen, dass eine forensische Nachsorge die Rückfälligkeit ehemaliger Straffälliger hinsichtlich Gewalt- und Sexualstraftaten durchaus senken kann (z. B. Keßler und Rettenberger 2017). In einer großen Metaanalyse von Schmucker und Lösel (2015) konnte eine Reduktion der ohnehin geringen Rückfälligkeit bei Straftätern von 13,7 auf 10,1 %, also um 25 %, belegt werden, dies insbesondere bei ambulanten Maßnahmen.

Das Basisproblem vieler Straffälliger liegt dabei im Bereich Bindungs- und Beziehungsstörungen, Misstrauen und Einzelgängertum bei stark vermindertem Selbstwertgefühl. In der forensischen Nachsorge ist daher eine emotional unterstützende, respektvolle, den allmählichen Aufbau von Vertrauen ermöglichende Einzeltherapie unumgänglich. Auch wenn sich grundsätzlich bei ehemaligen Straffälligen des Straf- und Maßregelvollzugs – abgesehen von Besonderheiten bei psychosekranken Patienten – inhaltlich vergleichbare Faktoren hinsichtlich der Kriminalitätsentstehung finden lassen (Lau 2003; Manguno-Mire et al. 2014), wird an nur wenigen Standorten die Nachsorge von ehemaligen Straffälligen aus dem Straf- und dem Maßregelvollzug gemeinsam praktiziert. Tatsächlich differieren die personellen und inhaltlichen Anforderungen an forensisch-psychiatrische Ambulanzen des Maßregelvollzugs einerseits und forensische Ambulanzen des Strafvollzugs aufgrund der Unterschiedlichkeit der zu betreuenden Menschen hinsichtlich Diagnosestellung, Medikation, Vorbehandlung, Prognose, professionellen Kooperationspartnern und rechtlichen Reaktionsmöglichkeiten; diese Unterschiede sind zum Teil gravierend (➤ Tab. 34.1).

In einer Untersuchung der Berliner Forensisch-Therapeutischen Ambulanz im Zeitraum 2014 bis 2019 mit 135 Patienten ausschließlich aus dem Strafvollzug ergab die Auswertung der psychiatrischen Störungsbilder, dass 36 % der Patienten als Erstdiagnose eine Persönlichkeitsstörung aufwiesen und 28 % eine Störung der Sexualpräferenz. Letztgenannte Gruppe der aus dem Strafvollzug entlassenen Sexualstraftäter mit überdurchschnittlich häufig vorliegenden komorbiden Persönlichkeitsstörungen und Suchterkrankungen benötigt in der forensischen Nachsorge vor allem eine intensive **psychotherapeutische Behandlung** zur Sicherung der intramural gewonnenen Therapieerfolge. Sie müssen sich oftmals ohne längere Erprobungsphase wieder in der Freiheit einfinden, sich mit den dortigen Anforderungen auseinandersetzen und im Alltag bestehen. Das Machtgefälle nach Haftentlassung ist schlagartig ungleich geringer. Die Klienten sind freie Männer und können im Rahmen eventueller Weisungen tun, was sie wollen; sie sind auch voll verantwortlich für das, was sie tun. Die Entlassenen müssen und dürfen wieder die ganze Verantwortung als Bürger tragen (Kröber 2015). So kann die Forensische Ambulanz auch nur noch sehr begrenzt auf ihre Handlungen und Entscheidungen Einfluss nehmen. Die ambulante Behandlung gerade länger inhaftierter bzw. hospitalisierter Menschen ermöglicht und fordert daher die sofortige Erprobung und Umsetzung von Therapieinhalten in den realen Alltag (Voß et al. 2018).

Obwohl die rechtlichen Eingriffsmöglichkeiten bei ehemaligen Straffälligen aus dem Vollzug nach Vollverbüßung und Eintritt der Führungsaufsicht gering sind, stehen forensische Ambulanzen des Strafvollzugs hohen Ansprüchen der Allgemeinheit und der Auftraggeber in puncto Rückfallvermeidung, insbesondere hinsichtlich Prävention erneuter Sexualstraftaten, gegenüber. Die Arbeit an der Therapiemotivation und an der Qualität der therapeutischen Beziehung, die Erarbeitung gemeinsamer Behandlungsziele sowie die Sorge um das allgemeine Wohlergehen des Klienten in Bezug auf Familie, Wohnsituation, Finanzen, Alltagsgestaltung etc. nimmt in der forensischen Nachsorge des Strafvollzugs einen vergleichsweise großen Raum ein (Ward et al. 2007). Ein therapeutisches Vorgehen, das rein auf die Analyse und Vermeidung von Risiken abzielt – wie es sich z. B. aus den Relapse-Prevention-Ansätzen des Risk-Need-Responsivity-Modells ergibt (Andrews et al. 2011) –, aber auch ein rein auf die Psychopathologie bezogenes therapeutisches Handeln stößt unter ambulanten Behandlungsbedingungen schnell an die Grenzen von Therapiemotivation und Alltagsrelevanz.

Tab. 34.1 Unterschiede zwischen forensisch-psychiatrischen Ambulanzen und forensischen Ambulanzen des Strafvollzugs (nach Freese und Schwarze 2014)

	Forensisch-psychiatrische Ambulanz des 63er-Maßregelvollzugs in Hessen	Forensische Ambulanz des Strafvollzugs (N = 135 aus Berliner Stichprobe)
Patienten / Klientel	Patienten mit erheblich verminderter oder aufgehobener Schuldfähigkeit (§§ 20, 21 StGB)	Voll schuldfähige Straftäter
Aufnahme	Maßregelvollzugsklientel (§ 63 StGB, gelegentlich Strafvollzug)	Strafvollzugsklientel, Tatgeneigte, Therapie statt Strafe bzw. Therapie unter primärer Bewährung
Juristischer Rahmen	100 % Führungsaufsicht	Führungsaufsicht, Bewährungsaufsicht, freiwillige Klientel
Indexdelikte	Körperverletzungen, Tötungen, 12 % Sexualdelikte, Eigentumsdelikte, Brandstiftungen	72 % Sexualdelikte, 10 % Körperverletzungen, Tötungen 14 %, sonstige Delikte 3 %
Vorbehandlung	Vorbehandlung im Maßregelvollzug bzw. in der Allgemeinpsychiatrie	Teils Vorbehandlung in SothA oder niederschwelligem JVA-Angebot
Prognose	(Ganz überwiegend) günstige Störungs- und Legalprognose	50 % ungünstige Legalprognose
Diagnose	Etwa 66 % Psychosen	28,3 % paraphile Störungen, 36 % teils kombinierte Persönlichkeitsstörungen, 28 % Sucht
Medikation	Über 80 % Medikation	25 % Medikation
Behandlungsdauer	Über 5 Jahre	Im Schnitt 3 Jahre
Sozialstatus	80 % Sozialhilfeniveau	89 % ALG I + II / EU-Rente / öffentliche Gelder
Arbeit	60 % WfbM oder Tagesstätte	26 % auf dem ersten Arbeitsmarkt
Wohnen	Über 80 % im betreuten Wohnen / Wohnheim	56 % im betreuten Wohnen
Betreuungsmaßnahmen	Ca. 70 % aufsuchende Kontakte	100 % empfangend
Weisungsverstoß	Weiterleitung an Führungsaufsichtsstelle u. / o. Gericht, Krisenintervention gem. § 67h StGB	Mitteilung an Bewährungshilfe, Führungsaufsichtsstelle

ALG: Arbeitslosengeld; SothA: Sozialtherapeutische Anstalt; WfbM: Werkstatt für Menschen mit Behinderung

Die Problemlage der zu entlassenden bzw. bereits entlassenen Straftäter aus dem Vollzug ist vielfältig. Neben der medizinischen Behandlung von psychiatrischen Störungsbildern im engeren Sinne (schizophrene / affektive Psychosen, Persönlichkeitsstörungen, Suchterkrankungen, paraphile Störungen etc.) ist die psychologische Behandlung zur Entwicklung eines besseren Selbstmanagements, der Fähigkeit zu Intimität oder weiterer psychosozialer Ziele Schwerpunkt der therapeutischen Nachsorge (Alcock und White 2009). Chronisch problematische Verhaltensauffälligkeiten wie Gewaltbereitschaft oder medizinische Non-Compliance spielen in der forensischen Nachsorge ebenso eine Rolle wie die Verbesserung der sozialen Lebenssituation hinsichtlich Wohnung, Arbeit, Freizeit und Beziehungen sowie körperlicher Gesundheit ohne Erprobung im Strafvollzug (→ Fallbeispiel).

Praxishinweis

Dreiteiliger Behandlungsfokus

Auf der Grundlage aktueller Theorien zur Straftäterbehandlung – wie z. B. Risk-Need-Responsivity-Modell, Good Lives Model (GLM) und dessen Erweiterungen sowie störungsbezogener Ansätze kann in der forensischen Nachsorge ein dreiteiliger Behandlungsfokus angewandt werden. Dieser umfasst:

1. Entwicklung eines prosozialen Lebensstils und Ausarbeitung eines Good-Life-Plans mit

- Erarbeitung einer möglichst positiven intrinsischen Therapiemotivation,
- Entwicklung eines belastbaren Behandlungsbündnisses,
- systematischer Erfassung der zentralen Lebensziele und ihrer Verwirklichung anamnestisch, aktuell und zukünftig,
- zusätzlicher Erfassung besonderer Stärken, Interessen und stützender Umweltbedingungen.

2. Analyse und Management der zentralen dynamischen Risikofaktoren mit
   - Erstellung einer kriminalprognostischen Risikoeinschätzung in den verschiedenen Zeitperspektiven unter Einbezug der Ergebnisse der Risikoskalen,
   - Analyse der Verbindung zwischen Frustration zentraler Grundbedürfnisse und Straftaten,
   - besonderem Fokus auf behandlungsrelevanten dynamischen Faktoren.
3. Psychotherapeutische und medikamentöse Behandlung der Grunderkrankung mit
   - störungsspezifischem Vorgehen für Persönlichkeitsstörung, Suchterkrankungen, Störung der Sexualpräferenz.

34.6.1 Qualitätskriterien

Parallel zur Evaluation der verschiedenen, einander ergänzenden Behandlungsansätze wird seit einigen Jahren sowohl für die Ambulanzen des Maßregelvollzugs als auch des Strafvollzugs eine Diskussion um Mindeststandards und Qualitätskriterien geführt (Freese und Schmidt-Quernheim 2014; Schwarze et al. 2018; Kenney-Herbert et al. 2013). Während die forensisch-psychiatrische Nachsorge nach Behandlung im Maßregelvollzug heute als State of the Art angesehen werden kann, gilt dies noch lange nicht in gleichem Maße für die forensische Nachsorge nach Entlassung aus dem Strafvollzug. Eine Gewährung von (selbstständigen) Lockerungen aus dem Strafvollzug erfolgt nicht im vergleichbaren Umfang wie aus dem Maßregelvollzug, wodurch sich besondere Herausforderungen an die forensische Nachsorge nach dem Strafvollzug stellen. Aus diesem Grund waren die 2014 veröffentlichten Qualitätskriterien für forensisch-psychiatrische Nachsorgeambulanzen (Freese und Schmidt-Quernheim 2014) zwar ein hilfreicher Ausgangspunkt, jedoch nicht unmittelbar auf die Ambulanzen des Strafvollzugs übertragbar. Forensische Ambulanzen des Strafvollzugs – die sich in Trägerschaft, Finanzierung, Konzeption, Organisation und personeller Ausstattung nicht nur vom Maßregelvollzug, sondern auch untereinander stark unterscheiden (Schwarze et al. 2018) – haben daher lediglich vorläufige Qualitätskriterien (➤ Abb. 34.1), aber bislang keine Mindeststandards für Struktur-, Prozess- und Ergebnisqualität entwickelt.

Forensische Nachsorge nach dem Strafvollzug umfasst demnach alle therapeutischen, d. h. psychotherapeutischen, psychiatrischen, sozialtherapeutischen und pädagogischen Interventionen zur Reduktion veränderbarer Risikofaktoren, die mit erneuter Delinquenz statistisch assoziiert sind. Die Interventionen können sich dabei sowohl auf personen- als auch auf situationsgebundene Merkmale beziehen. Sofern auch andere Instanzen, wie z. B. die Bewährungshilfe, durch rechtliche Vorgaben mit dem Probanden befasst sind, ist die forensisch-therapeutische Behandlung immer in ein institutionelles Geflecht eingebettet und damit Teil eines umfassenden Risikomanagements (Schwarze et al. 2018).

Die Qualitätsmerkmale umfassen eine regelhafte forensisch-psychologische Diagnostik. Sowohl bei Aufnahme als auch Beendigung und (½-)jährlichen Therapieverlaufskontrollen finden standardisierte Risikoeinschätzungen und Rückfallprognosen Anwendung (z. B. *Static, Stable, Acute, LSI, VRS, HCR* in über 60 % der Ambulanzen; vgl. Gregorio Hertz et al. 2017). Die Metaprinzipien der Prozessqualität umfassen u. a. den Anspruch auf evidenzbasierte Arbeit sowie die Einhaltung des Mehr-Augen-Prinzips, d. h., mehrere Mitarbeiter der Ambulanz kennen den Patienten und sind für ihn zuständig. Dokumentation und Entscheidungen sollen regel- und fachgerecht, nachvollziehbar und zeitnah erfolgen, und es wird eine transparente Fehlerkultur angestrebt. Hinsichtlich der Ergebnisqualität berücksichtigen die Qualitätskriterien auch die Grundbedürfnisse des Probanden. Ein wesentliches Qualitätsmerkmal forensisch-therapeutischer Behandlung ist beispielsweise die Zufriedenheit des Patienten mit der Therapie. Auch sollen gemäß den Qualitätskriterien die allgemeine Lebens-

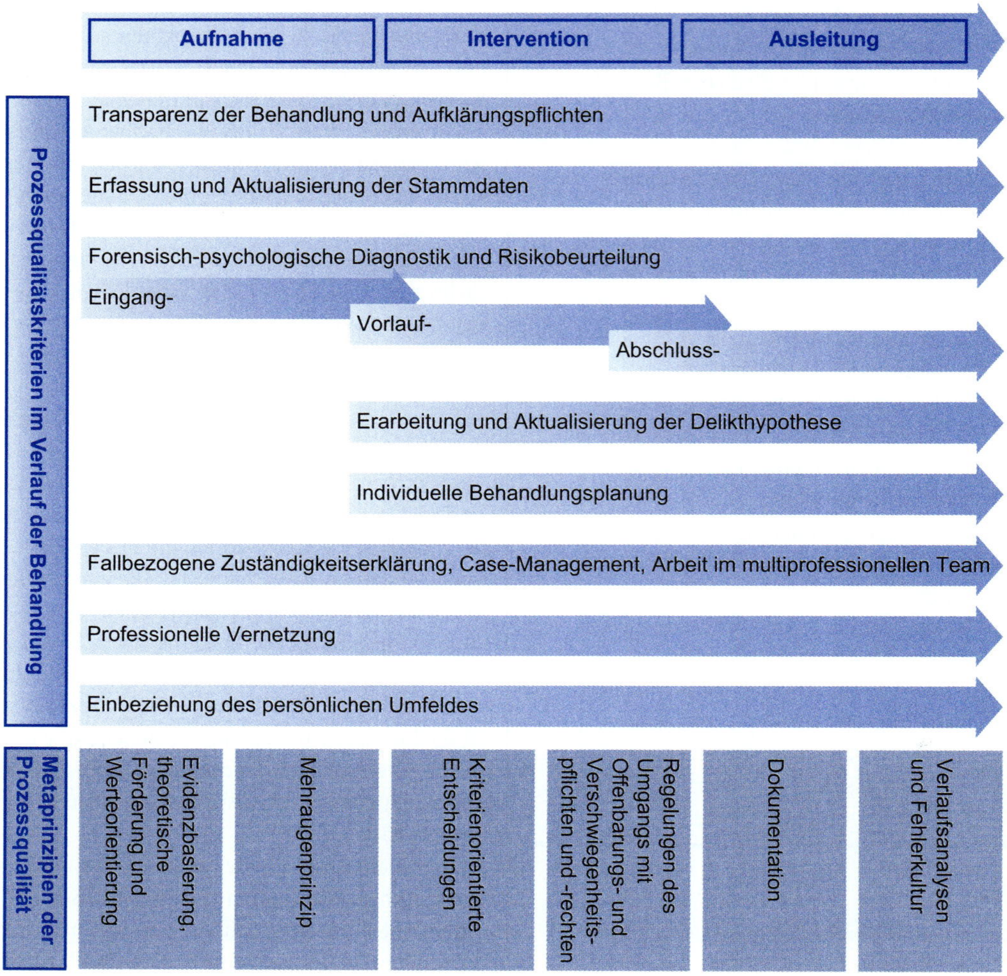

Abb. 34.1 Qualitätsmerkmale forensisch-therapeutischer Behandlung (Schwarze et al. 2018) [H202-002/L231]

zufriedenheit und die subjektiv erlebte bzw. psychopathologisch objektivierbare Belastung des Patienten zu Beginn, im Verlauf und am Ende der Behandlung erfasst werden. Da soziale Integration und Unterstützung straffällig gewordener Menschen das Ausmaß gesundheitlicher Beschwerden deutlich beeinflussen, ist forensische Nachsorge dann erfolgreich, wenn die Straffälligen / Klienten in sozialen Belangen Hilfe erfahren und im Vergleich zur Ausgangssituation Fortschritte erzielen (z. B. sichere Wohn- und Finanzverhältnisse, Integration ins Berufsleben, sinnvolle Freizeitgestaltung).

Fallbeispiel

Herr A. wurde seit der Vorbereitungsphase auf die geplante Haftentlassung aus dem Regelvollzug über einen Zeitraum von mehr als 10 Jahren in der Forensischen Ambulanz behandelt. In den ersten 2 Jahren der Therapie wurde schon von der Haft aus eine sozialpsychiatrische Wohneinrichtung in der Eingliederungshilfe gesucht, die genügend Strukturierung bieten und genug Erfahrung haben sollte, um Herrn A. im ambulanten Rahmen ausreichend Schutz und Sicherheit zu geben. Da diese Suche sehr langwierig war, erfolgte die Haftentlassung erst ein

Jahr nach Haftende, d. h., Herr A. „wohnte" nach seinem formalen Entlassungstermin freiwillig ein weiteres Jahr in Haft. Bei dem Klienten wurden eine Lernbehinderung (IQ 77), eine kombinierte Persönlichkeitsstörung, eine pädophile Störung sowie ein ausgeprägtes Hospitalisierungssyndrom nach 23-jähriger Langzeitunterbringung bzw. -inhaftierung festgestellt.

Biografische Eckdaten

Der Vater von Herrn A. ist unbekannt (Alkoholabusus), die Mutter verstirbt 51-jährig an den Folgen einer Alkoholabhängigkeit. Bei Herrn A. bestehen seit der frühen Kindheit Verhaltensauffälligkeiten wie Bettnässen und Zündeln; er zeigt sich aggressiv gegenüber anderen Kindern. In der Schule ist er mit Stehlen, Kokeln, Schulschwänzen, Unruhestiftung auffällig. 1979 erfolgt die Heimeinweisung unter der Diagnose „grenzdebiles, verhaltensgestört-enzephalopathisch überfordertes Kind". Bis 1985 besucht Herr A. acht Klassen der Sonderschule („Spezialkinderheime"), und 1986 wird er in einem Jugendwerkhof untergebracht; hier werden „Wutausbrüche bis zur Raserei" sowie Kleinwuchs beschrieben.

1987 erfolgt die erste Inhaftierung nach erheblicher Anzahl von Einbruchdiebstählen, gemeinschaftlicher vorsätzlicher Beschädigung, Sachbeschädigung sowie Betrug in Tateinheit mit Urkundenfälschung. Aufgrund von Amnestie wird Herr A. vorübergehend vorzeitig aus der Haft entlassen. Die Mutter möchte ihn jedoch nicht mehr aufnehmen; an der Arbeitsstelle ist er überfordert, wird dort von jugendlichen Kollegen beschimpft und schließlich auch geschlagen. Appelle von seiner Seite, notfalls eine schwere Straftat zu begehen, um wieder ins Gefängnis zu kommen, werden von keiner Seite ernst genommen.

Delikt und Verurteilung

Im Alter von 17 Jahren tötet Herr A. ein Kleinstkind und wird wegen Mordes und Vorbereitung zum Mord in Tateinheit mit Kindesentführung sowie sexuellem Missbrauch eines Kindes nach der Gesetzgebung der DDR zu 14 Jahren Freiheitsstrafe verurteilt (§ 16 StGB Abs. 1 und 3 StGB-DDR). Laut einem Gutachten im Erkenntnisverfahren 02 / 1988 ist Herr A. intellektuell grenzbegabt und zeigt eine schwerwiegende abnorme Fehlentwicklung der Persönlichkeit mit Krankheitswert und extrem ungünstiger Rückfallprognose. Von 1987 bis 1992 ist Herr A. zunächst inhaftiert, ehe im Jahr 1991 die Strafe aufgrund des Einigungsvertrags in eine Jugendstrafe von 10 Jahren plus Unterbringung in einem psychiatrischen Krankenhaus umgewandelt wird. Von 1992 bis 2004 ist Herr A. in stationärer Behandlung. An Diagnosen werden genannt: organische Persönlichkeitsstörung mit Störung des Sozialverhaltens, sexueller Sadismus. 2003 beschließt das zuständige Amtsgericht die Vollstreckung der Jugendstrafe, d. h., Herr A. wird nach 12-jähriger Unterbringung 2004 aus dem Krankenhaus des Maßregelvollzugs in den Strafvollzug überführt. Von 2004 bis Juni 2009 befindet er sich in Strafhaft, wo er antiandrogen und neuroleptisch eingestellt wird. Hier schließt Herr A. die Hauptschule ab, zudem eine Lehre zum Gärtner. Der Antrag der Staatsanwaltschaft auf nachträgliche Sicherungsverwahrung hat keinen Erfolg.

Nachsorgebehandlung

Nach der Entlassung aus der JVA hat der Patient einmal wöchentlich persönlichen oder telefonischen Kontakt mit den Behandlern in der Forensisch-Therapeutischen Ambulanz (FTA), in Krisensituationen auch häufiger. Zur Stabilisierung des Patienten ist es zunächst vorrangiges Ziel der FTA, das erforderliche umfangreiche Helfersystem – betreute Wohneinrichtung, gesetzlicher Betreuer, Sozialpsychiatrischer Dienst, Bewährungshelfer – zu koordinieren und gemeinsame Behandlungsziele festzulegen. Hierzu erfolgen im ersten Jahr nach der Haftentlassung monatliche Hilfekonferenzen. Krisensituationen treten zu Beginn der Behandlung häufiger auf, hier bewährt sich eine gute Absprache unter den Mitgliedern des Helfersystems. Grundsätzlich profitiert Herr A.

von transparenten und zuverlässigen Terminabsprachen wie z. B. den Wochenplänen, welche die Wohnbetreuer regelmäßig in Zusammenarbeit mit dem Patienten erstellen (Grundbedürfnis – nach Ward et al. 2007: „Kompetenz in freier Entscheidung"). Die Termine in der FTA werden vorausschauend festgelegt, wobei der Patient sich auf die Zusage verlassen kann, sich in Krisensituationen immer an die Behandler wenden zu können. Auch die stets im Vorhinein geplanten monatlichen Hilfekonferenzen geben dem Patienten Sicherheit.

Herr A. zeigt sich nach über 20 Jahren Unterbringung durch die neue Situation in Freiheit mit teils täglichen Terminen anfänglich sehr belastet. So ist es erst 3 Monate nach seiner Entlassung aus der Haft möglich, eine berufliche Reintegration in eine Werkstatt für Menschen mit Behinderung (WfbM) anzustreben. Bis dahin benötigt Herr A. seine Ressourcen, um in der therapeutischen Wohneinrichtung Fuß zu fassen, eine Gesprächsebene mit Wohnbetreuern und Mitbewohnern zu finden und sich an die neuen Umgebungsbedingungen anzupassen. Primär entscheidend für die Probleme, die bei der Reintegration des Patienten in das Leben außerhalb geschlossener Institutionen auftreten, sind zunächst die Folgeerscheinungen der jahrelangen Hospitalisierung (mehrere Heimaufenthalte seit der frühen Kindheit, Aufenthalte in Jugendwerkhöfen, Unterbringung in der Klinik des Maßregelvollzugs und der JVA).

Während der Behandlung in der FTA wird Herr A. offiziell als Opfer der Traumatisierungen, die er im Verlauf seiner Unterbringung in Kinderheimen und Jugendwerkhöfen erlitten hat, anerkannt. Er erhält eine für seine Verhältnisse sehr großzügige Entschädigungszahlung, mit der er sich im dritten Jahr nach der Haftentlassung für eine erste kleine Wohnung Möbel und ein Haustier (Zwerghase) anschaffen kann (Grundbedürfnisse: „Kompetenz in freier Entscheidung", „Freude"). Diese vom Helfernetzwerk angestrebte zunehmende Autonomisierung wird vom Patienten aktiv mitgetragen, wobei er mögliche Überforderungssituationen zunehmend besser voraussehen kann als zu Beginn der Behandlung. Allerdings leidet er bei An- oder Überforderung intermittierend unter klinischen Symptomen wie Flashbacks, Stimmungsschwankungen, körperlicher Anspannung, Selbstvorwürfen und Schuldgefühlen. Durch gezielte verhaltenstherapeutisch orientierte Behandlung zum Erlernen von Skills zur Spannungsreduktion gelingt es Herrn A. jedoch zunehmend, innerlich ruhiger zu werden (Grundbedürfnis: „innere Ruhe").

Im Verlauf der Behandlung wird deutlich, dass es Herrn A. aufgrund seiner schweren Persönlichkeitsstörung überdauernd schwerfällt, private Kontakte außerhalb des Helfersystems aufzubauen. Initiativen des Helfersystems zur sozialen Integration des MRV- und haftsozialisierten Mannes verlaufen zunächst erfolglos. Ein bescheidener erster Anfang kann nach dem Umzug in die eigene Wohnung gemacht werden. Es gelingt Herrn A. gut, sich in die Hausgemeinschaft zu integrieren (Grundbedürfnisse: „Verbundenheit", „Gemeinschaft"). Ein weiterer wichtiger Baustein für die Tagesstrukturierung und Stärkung des Selbstwertgefühls ist Herrn A.s Beschäftigung in einer WfbM als Reinigungskraft (Grundbedürfnis: „Kompetenz bei der Arbeit").

Aufgrund der bestehenden antiandrogenen und sedierenden neuroleptischen Medikation zeigt Herr A. über Jahre hinweg Nebenwirkungen in Form einer Reduktion der allgemeinen Belastbarkeit und kognitiver Funktionen sowie einer allgemeinen medikamentösen Dämpfung. Im Rahmen der umfassenden multiprofessionellen Betreuung und komplexen Begleitung ist es im Verlauf jedoch zunehmend möglich, die schwerwiegenden Defizite von Herrn A. im Bereich seiner sozialen Fertigkeiten zu verbessern. So gelingt es dem Patienten im Rahmen der Integration in eine WfbM allmählich, Unterstützung einzuholen und anzunehmen. Dank eines zusätzlichen Einzel-Skillstrainings schafft er es besser, in Krisensituationen geeignete Techniken anzuwenden, um sein Erregungsniveau im handlungsfähigen Bereich zu stabilisieren. Daher ist es im Verlauf auch möglich, die neuroleptische Medikation schrittweise und schließlich vollständig abzusetzen bzw. nur noch in Krisen als Bedarfsmedikation zur Reizabschirmung einzusetzen. Der langfristigen Fortführung der antiandrogenen Medikation stimmt Herrn A. ausdrücklich zu. Angesichts der Schwere der Persönlichkeitsstörung und der nach wie vor bestehenden sozialen Isolation erscheint eine Integration der Sexualität in das Leben für Herrn A. nach wie vor als Überforderung.

Fazit

Durch die Aufnahme von Herrn A. aus der Haft in eine gemeindepsychiatrische Versorgung mit intensiv betreuter Wohneinrichtung, WfbM, gesetzlicher Betreuung und mit ganz engmaschigem Nachsorgeangebot durch die Forensische Ambulanz konnte für Herrn A. ein stabiler, selbstbestimmter und erfüllender Lebensraum geschaffen werden. Auch die Fragen und Befürchtungen der Betreuer in der Nachsorge konnten zuverlässig beantwortet bzw. entkräftet werden.

34.7 Fazit

- Forensische Patienten benötigen Nachsorge in einem sozialen Empfangsraum, in dem sie vor Überforderung und daraus resultierender Destruktivität geschützt werden.
- Forensische Nachsorge zeichnet sich wesentlich durch ihre Haltefunktion aus. Beziehungsangebot, Motivationsförderung, Präsenz und wachsame Sorge sind zentrale Therapeutenvariablen. Ressourcen und Ziele des Patienten sind zu adressieren – dabei ist am alltäglichen Erleben anzuknüpfen: Aktuelle Erfahrungen in den verschiedenen Lebenskontexten des Patienten sollten durchgesprochen werden. Auf die individuellen Risikofaktoren ist zu achten. Neben Unterstützung bei neuen Lern- und Kompetenzerfahrungen sollten anhand konkreter Situationen immer wieder typische Denk- und Verhaltensmuster gespiegelt werden, um die Fähigkeit zur Selbst- und Fremdwahrnehmung und zur Selbstregulation zu schulen und ggf. anzuleiten (Förderung protektiver Faktoren).
- Der lebensweltliche Bezug der Nachsorge wird durch ein aktiv-aufsuchendes Nachgehen im sozialen Empfangsraum des Patienten gewährleistet. Ein realistisches und umfängliches Bild des Verlaufs entsteht vor allem durch einen regelmäßigen Austausch aller Beteiligten im Hilfenetzwerk (Risikoeinschätzung).
- Forensische Nachsorge sollte Fehlentwicklungen antizipieren und bereits in einem frühen Stadium gegensteuern. Kritische Vorkommnisse sind offen zu thematisieren (Risikokommunikation).
- Strukturgebende und eingrenzende Maßnahmen sind gegenüber allen Beteiligten, auch der Führungsaufsichtsstelle und dem Gericht, initiativ und nachdrücklich zu vertreten sowie konsequent durchzusetzen (Risikomanagement).

LITERATUR

AG Psychiatrie der Arbeitsgemeinschaft der Obersten Landesgesundheitsbehörden (AOLG) zur Weiterentwicklung der psychiatrischen Versorgungsstrukturen in Deutschland (2017) Bestandsaufnahme und Perspektiven zu den Schwerpunktthemen „Inklusion–Auftrag und Umsetzung, Trialog und Selbsthilfe" und „Zusammenhang Maßregelvollzug und Allgemeinpsychiatrie", Gesundheitsministerkonferenz; www.gmkonline.de/Beschluesse.html?id=551&jahr=2017 (letzter Zugriff: 15.6.2021).

Alcock D, White T. Study of the clinical and forensic outcome of admission to a forensic psychiatry day hospital at one, two, and three years. J Forens Psychiatry Psychol 2009; 20(1): 107–119.

Andrews DA, Bonta J, Wormith JS. The risk-need-responsivity (RNR) model. Crim Justice Behav 2011; 38: 735–755.

Bertman-Pate LJ, Burnett DM, Thompson JW, et al. The New Orleans Forensic Aftercare Clinic: A seven-year review of hospital discharged and jail diverted clients. Behav Sci Law 2004; 22(1): 159–169.

Born P, Hofstetter V, Müller-Isberner R. Ambulante Kriminaltherapie. In: Müller-Isberner R, Born P, Eucker S, Eusterschulte B (Hrsg.). Praxishandbuch Maßregelvollzug. Berlin: Medizinisch Wissenschaftliche Verlagsgesellschaft 2017, S.367–386.

Boumann Y, Schene A, de Ruiter C. Subjective wellbeing and recidivism in forensic psychiatric outpatients. Int J Forensic Ment Health 2009; 8: 225–234.

CEUS Consulting/FOGS. Kerndatensatz im Maßregelvollzug 2019. Bearbeiter: Jaschke H, Oliva H. Köln 2021.

de Tribolet-Hardy F, Habermeyer E. Forensische Psychiatrie zwischen Therapie und Sicherung. Forens Psychiatr Psychol Kriminol 2016; 2(10): 265–273.

Deutscher Bundestag. Gesetzentwurf der Bundesregierung zur Reform der Führungsaufsicht. Drucksache16/1993, 28.6.2006.

DGPPN. S3-Leitlinie Psychosoziale Therapien bei schweren psychischen Erkrankungen. Berlin, Heidelberg: Springer 2018.

Freese R. Ambulante Versorgung von psychisch kranken Straftätern im Maßregel- und Justizvollzug–Analysen, Entwicklungen, Impulse. Recht & Psychiatrie 2003; 21(2): 52–57.

Freese R. Zum Stand der forensischen und forensisch-psychiatrischen Nachsorge in der Bundesrepublik Deutschland (Daten aus der sog. Pfingstabfrage 2013). Forens Psychiatr Psychol Kriminol 2014; 8: 137–144.

Freese R, Schmidt-Quernheim F. Mindeststandards forensischer Nachsorge. Qualitätskriterien in forensisch-psychiatrischen Nachsorgeambulanzen. Forens Psychiatr Psychol Kriminol 2014; 8: 191–198.

Freese R, Schwarze C. Ambulanzen des Straf- und Maßregelvollzugs. Was wir voneinander lernen können. Vortrag auf dem 5. Treffen der Forensischen Nachsorgeambulanzen, Hamburg, 6.11.2014.

Gregório Hertz P, Breiling L, Schwarze C, et al. Extramurale Behandlung und Betreuung von Sexualstraftätern. Ergebnisse einer bundesweiten Umfrage zur Nachsorge-Praxis 2016. Berichte und Materialien (BM-Online) 13. Wiesbaden: Kriminologische Zentralstelle e.V. 2017; https://nbn-resolving.org/urn:nbn:de:0168-ssoar-56080-8 (letzter Zugriff: 15.6.2021).

Habermeyer E, Lau S. Sozialpsychiatrische Aspekte der Forensischen Psychiatrie. In: Rössler W, Kawohl W (Hrsg.). Anwendung. Soziale Psychiatrie. Handbuch für die psychosoziale Praxis Bd. 2. Stuttgart: Kohlhammer 2013, S. 265–274.

Hahn G. Forensisch-Psychiatrische Ambulanzen als Alternative? Bestandsaufnahme und kritische Anmerkungen. In: Pollähne H und Lange-Jost C (Hrsg.). Forensische Psychiatrie–selbst ein Behandlungsfall? Maßregelvollzug (§ 63 StGB) zwischen Reform und Abschaffung. Schriftenreihe des Instituts für Konfliktforschung Bd. 37. Berlin 2015, S. 125–150.

Kenney-Herbert J, Taylor M, Puri R, Phull J. Standards for community forensic mental health services. Quality Network for Forensic Mental Health Services 2013; www.antoniocasella.eu/archipsy/KENNEY-HERBERT_APR13.pdf (letzter Zugriff: 15.6.2021).

Keßler A, Rettenberger M. Die Wirksamkeit psychotherapeutischer Behandlung von Sexualstraftätern nach Entlassung aus dem Strafvollzug. Z Klin Psychol Psychother 2017; 46: 42–52.

Kröber HL. Ambulante Straftätertherapie, Vortrag zum 10-jährigen Bestehen der Forensisch-Therapeutischen Ambulanz, Berlin am 4.9.2015.

Lau S. Wirkt ambulante Kriminaltherapie? Literaturübersicht zur Effektivität gemeindenaher rückfallpräventiver Maßnahmen bei Straftätern und psychisch kranken Rechtsbrechern. Psychiatr Prax 2003; 30(3): 119–126.

Leygraf N. Psychisch kranke Straftäter. Epidemiologie und aktuelle Praxis des psychiatrischen Maßregelvollzugs. Berlin, Heidelberg: Springer 1988.

Lösel F, Link E, Schmucker M, et al. On the effectiveness of sexual offender treatment in prisons: A comparison of two different evaluation designs in routine practice. Sexual Abuse 2020; 32(4): 452–475.

Manguno-Mire G, Coffman K, DeLand S, et al. What factors are related to success on conditional release/discharge? Findings from the New Orleans Forensic Aftercare Clinic: 2002–2013. Behav Sci Law 2014; 32(5): 641–658.

Mews A, Di Bella L, Purver M. Impact evaluation of the prison-based Core Sex Offender Treatment Programme. Ministry of Justice Analytical Series 2017; https://assets.publishing.service.gov.uk/government/uploads/system/uploads/attachment_data/file/623876/sotp-report-web-.pdf (letzter Zugriff: 15.6.2021).

Nedopil N. Ambulante Nachsorge forensischer Patienten. Stand des Wissens. Vortrag, Seminar ‚Ambulante Nachsorge' des Bildungswerkes der Bayrischen Bezirke. Irsee 2008.

Nitschke J, Sünkel Z, Mokros A. Die forensische Präventionsambulanz Ansbach. Evaluation des Modellprojekts zur Behandlung psychiatrischer Risikopatienten. Nervenarzt 2020; 91: 439–445.

Pörksen N, Scholz W. Wer hat den Schwarzen Peter? Zur (Un-)Verbindlichkeit in der Nachsorge forensischer Patienten. Recht & Psychiatrie 2003; 21(2): 47–51.

Rettenberger M. Vom Krisenthema zum kriminologischen Erfolgsmodell? Aktuelle empirische Erkenntnisse zur Rückfälligkeit von Sexualstraftätern. In: Neubacher F, Börgelein N (Hrsg.). Krise–Kriminalität–Kriminologie. Neue Kriminologische Schriftenreihe der Kriminologischen Gesellschaft e.V., Band 116. Mönchengladbach: Forum Verlag Godesberg 2016, S. 589–600.

Rückert S. In der Lebensversickerungsanstalt. Die ZEIT 2008; Nr. 51, 11.2.2008.

Sauter J, Voß T, Dahle K. Wirksamkeit ambulanter Nachsorge bei Strafvollzugsentlassenen. Erste Evaluation der Forensisch Therapeutischen Ambulanz für Gewalt- und Sexualstraftäter. Nervenarzt 2015; 86: 571–578.

Sauter J, Seewald K, Dahle K-P. Wirksamkeit ambulanter forensischer Nachsorge–Was wissen wir wirklich? Übersichtsarbeit über den aktuellen Forschungsstand in der Bundesrepublik Deutschland. Bewährungshilfe–Soziales, Strafrecht, Kriminalpolitik 2017; 64: 146–161.

Schalast N. Aggression, Gewalt und die Psychiatrie. Recht & Psychiatrie 2014; 32: 179–188.

Schmidt-Quernheim F. Evaluation der ambulanten Nachsorge forensischer Patienten (§ 63 StGB) in Nordrhein-Westfalen. Dissertation Universität Duisburg-Essen 2011; http://duepublico.uni-duisburg-essen.de/servlets/DerivateServlet/Derivate-28123/Diss_Schmidt_Quernheim.pdf (letzter Zugriff: 15.6.2021).

Schmidt-Quernheim F. Wenn Recht auf Wirklichkeit stößt–das neue Recht der Unterbringung in einem psychiatri-

schen Krankenhaus gemäß § 63 StGB. Kerbe–Forum für soziale Psychiatrie 2017; 35: 28–31.
Schmidt-Quernheim F. Forensische Ambulanz–von der Prognose zum Risikomanagement. In: Schmidt-Quernheim F, Hax-Schoppenhorst T (Hrsg.). Praxisbuch Forensische Psychiatrie. Behandlung und ambulante Nachsorge im Maßregelvollzug. 3. A. Bern: Hogrefe 2018, S. 573–641.
Schmidt-Quernheim F. Das Hereinkommen erschwert, das Hauskommen erleichtert? Auswirkungen der Novellierung des Rechts der Unterbringung (§ 63 StGB) auf Aufnahme- und Entlassungspraxis im Maßregelvollzug. Bewährungshilfe–Soziales, Strafrecht, Kriminalpolitik 2020; 67: 253–268.
Schmidt-Quernheim F, Seifert D. Evaluation der ambulanten Nachsorge forensischer Patienten (§ 63 StGB) in Nordrhein-Westfalen. Nervenarzt 2014; 85: 1133–1143.
Schmucker M, Lösel F. The effects of sexual offender treatment on recidivism: An international meta-analysis of sound quality evaluations. J Exp Criminol 2015; 11: 597–630.
Schüler-Springorum R. Anmerkungen zum Beschluss des PLG Stuttgart vom 16.03.1998. Strafverteidiger 1998, 669–670 (zit. nach: Seifert D. Gefährlichkeitsprognosen. Eine empirische Untersuchung über Patienten des psychiatrischen Maßregelvollzuges. Darmstadt: Steinkopff 2007).
Schwarze C, Voß T, Kliesch O, et al. Qualitätskriterien forensischer Ambulanzen des Strafvollzugs. Forens Psychiatr Psychol Kriminol 2018; 12: 369–379.
Seifert D. Lebensweg und Wiedereingliederungsprozess forensischer Patienten (§ 63 StGB). Bewährungshilfe–Soziales, Strafrecht, Kriminalpolitik 2020; 67: 244–268.
Seifert D, Schiffer B, Leygraf N. Plädoyer für die forensische Nachsorge. Ergebnisse einer Evaluation forensischer Ambulanzen im Rheinland. Psychiatr Prax 2003; 30: 235–241.
Steinböck H. Münchener Praxisbericht zur Handhabung des § 67b StGB. Vortrag bei der AG ‚Qualitätssteigerung im Maßregelvollzug' beim Landesbeauftragten für den Maßregelvollzug in NRW, Düsseldorf am 25.6.2019.
Verbände des Kontaktgespräches Psychiatrie. Forderungen zur Weiterentwicklung der gesetzlichen Rahmenbedingungen des psychiatrischen Maßregelvollzugs und des Maßregelrechts 2018; www.dgsp-ev.de/veroeffentlichungen/stellungnahmen.html (letzter Zugriff: 15.6.2021).
Voß T, Emmerling A, Sauer J, Stasch J. Erfahrungen mit der Inklusion maximal Stigmatisierter. Rückfälligkeit und Rückfallminimierung bei entlassenen Sexualstraftätern in der forensischen Nachsorge. Forens Psychiatr Psychol Kriminol 2018; 12(3): 360–368.
Walde P, Lungwitz V. Rückfallbegünstigende und rückfallprotektive Faktoren nach der Entlassung aus dem Maßregelvollzug. Forens Psychiatr Psychol Kriminol 2020; 14: 344–353.
Ward T, Mann RE, Gannon TA. The good lives model of offender rehabilitation: Clinical implications. Aggress Violent Behav 2007; 12: 87–107.

IX Prävention

IX

KAPITEL

35

Angela Guldimann

Bedrohungsmanagement: Prävention durch enge Zusammenarbeit mit der Polizei

35

Faktenbox

- Bedrohungsmanagement will durch frühzeitiges Erkennen, Einschätzen und Entschärfen von risikobehaftetem Verhalten schwere Gewalttaten verhindern.
- Hierzu bedarf es spezialisierter polizeilicher Gewaltschutzstellen, die sog. Gefährder frühzeitig auf ihr risikobehaftetes Verhalten ansprechen (Gefährderansprache).
- Der Gewaltschutz wird im Zürcher Bedrohungsmanagement seit 2014 durch forensisch-psychologische und psychiatrische Fachpersonen in der Entwicklung des Fallverständnisses, der Risikobeurteilung und im Risikomanagement unterstützt.
- Das gemeinsam erarbeitete Fallverständnis sowie die Berücksichtigung therapeutischer Gesprächsstrategien erleichtern den Beziehungsaufbau zu den Gefährdern und das Risikomanagement.
- Der Gewaltschutz und die forensischen Fachpersonen beraten zudem fallverantwortliche Fachpersonen und Behörden. Diese sollten, soweit möglich und zumutbar, ihren Umgang mit Gefährdern aufgrund des Fallverständnisses individuell anpassen.
- So soll Gefährdern die Entscheidung, Gewalt anzuwenden, durch ein professionelles Bedrohungsmanagement erschwert werden.
- Besonders herausfordernd ist der Umgang mit Querulanten. Zur Abschätzung des von ihnen ausgehenden Gewaltrisikos ist die Unterscheidung zwischen Pseudoquerulanten, einfachen und Risikoquerulanten hilfreich.
- Es ist zu akzeptieren, dass auch ein professionelles Bedrohungsmanagement das Risiko für schwere Gewalttaten nicht vollständig eliminieren kann.

35.1 Bedrohungsmanagement

35.1.1 Handeln, bevor etwas passiert

Bedrohungsmanagement ist eine junge Disziplin. Sie hat den Anspruch, schwere Gewalttaten durch das frühzeitige Erkennen, Einschätzen und Entschärfen von risikobehaftetem Verhalten zu verhindern (Meloy und Hoffmann 2021). Wenn verbale und schriftliche Äußerungen und das Verhalten einer Person (sog. Gefährder) Anlass zur Sorge geben, muss dabei noch nicht die Schwelle zur Straftat erreicht worden sein. Im Gegenteil: Bedrohungsmanagement fokussiert insbesondere auf niederschwellige Anzeichen einer besorgniserregenden Entwicklung. Die Ziele eines Bedrohungsmanagements beinhalten nach Meloy und Hoffmann (2021) sowie Brunner (2017) u. a. die Früherkennung und Deeskalation risikobehafteter Entwicklungen, die Entlastung von Betroffenen in Gefährdungssituationen, die Information über spezialisierte Beratungs- und Betreuungsangebote für Gefährder und gefährdete Personen sowie die Sensibilisierung von Bevölkerung, Behörden und Institutionen.

35.1.2 Polizei trifft auf Forensik

Im Jahr 2011 wurde die Tötung einer getrenntlebenden Frau und ihrer Sozialarbeiterin durch den gewalttätigen und behördlich bereits bekannten Ehemann der Frau in Zürich zum Katalysator für die Implementierung des Kantonalen Bedrohungsmanagements (KBM; Brunner 2017). Auf Polizeiebene wurden als Konsequenz drei spezialisierte Gewaltschutzstellen geschaffen. Die Gewaltschützer nehmen sich vielfältiger Gefährdungs- / Bedrohungssituationen an (u. a. häusliche Gewalt, Stalking, Drohungen, Querulanz, Radikalisierung). Privatpersonen, Behörden und Institutionen können den Gewaltschutz niederschwellig um Unterstützung bitten. Die polizeilichen Frontkräfte, die oft als Erste von ungünstigen Konstellationen erfahren (z. B. familiäre Differenzen ohne Anzeige), können jederzeit mit dem Gewaltschutz Rücksprache halten.

Damit eine gemeldete Person vom Gewaltschutz als Gefährder eingestuft und die Meldung weiterverfolgt wird, muss das Verhalten einen begründeten Anlass zur ernsthaften Sorge geben (Brunner 2017). Solche Anlässe sind Äußerungen (z. B. „Ich verstehe Amokläufer gut") oder Verhaltensweisen (z. B. das Testament schreiben). Die Gesamtsituation löst dann im privaten und / oder beruflichen Umfeld der Gefährder ein Gefühl der Verunsicherung oder Angst aus (z. B. in Kombination mit einer anstehenden Kündigung). Die Gewaltschützer erfragen dann standardisierte Informationen zum Meldenden, zur Situation, zu den potenziellen Gefährdern und zu den potenziellen Opfern. Aus polizeilicher Sicht wurde beim Aufbau des KBM bemängelt, dass manche Gefährder psychische Auffälligkeiten aufweisen und die Gewaltschützer mit Hochrisikofällen konfrontiert seien, aber der Zugriff auf forensische Fachpersonen fehle.

Mit der Implementierung der *Fachstelle Forensic Assessment & Risk Management* (FFA) der Psychiatrischen Universitätsklinik Zürich wurde der Zugriff auf forensisch-psychologische und psychiatrische Fachpersonen ermöglicht (Habermeyer und Guldimann 2019; Beyli-Helmy et al. 2020). Seit 2014 unterstützt die FFA die Zürcher Gewaltschutzfachstellen, die Staatsanwaltschaften und die akutpsychiatrischen Versorgungsklinken (➤ Kap. 36) mit kurzfristigen Risikoeinschätzungen und forensischem Fachwissen im Risikomanagement. Um Lern- und Synergieeffekte zu fördern, hat die FFA Arbeitsplätze bei allen Gewaltschutzstellen bezogen. Fallbesprechungen, die Planung und Durchführung von Gefährderansprachen sind ein wichtiger Teil in der Zusammenarbeit mit dem polizeilichen Gewaltschutz. Sind die Gefährder bereits in eine psychiatrische Behandlung eingebunden, übernimmt die FFA – bei vorliegendem Einverständnis der Gefährder – eine fachliche Vermittlungs- und Übersetzungsfunktion zwischen den Anliegen des Gewaltschutzes und den Anliegen der Behandler.

35.2 Gefährderansprachen

35.2.1 Formale Aspekte

Die Gefährderansprache ist ein wichtiges Werkzeug im Bedrohungsmanagement (Meloy und Hoffmann 2021). Unter einer Gefährderansprache wird die i. d. R. zeitnahe Kontaktaufnahme durch den Gewaltschutz mit (potenziellen) Gefährdern nach einem besorgnisauslösenden Vorfall verstanden. Allgemein anerkannte wissenschaftliche oder rechtliche Definitionen existieren zum Gefährderbegriff nicht (Greuter 2017). Gemeinhin geht man in der Literatur und in der Praxis davon aus, dass mit Gefährderansprachen parallele und eng miteinander verknüpfte **Ziele** verfolgt werden (Greuel et al. 2010; Riesner et al. 2012; Beyli-Helmy et al. 2020):

- Informationsgewinn, um das Gewaltrisiko zuverlässiger beurteilen und geeignete Interventionen implementieren zu können.
- Risikoreduzierende Unterstützungsmöglichkeiten anbieten / vermitteln oder zumindest aufzuzeigen; hierzu gehört auch die Klärung der Bedingungen der weiteren Zusammenarbeit mit dem Gewaltschutz.
- Grenzziehung und Verdeutlichung der rechtlichen und gesellschaftlichen Verhaltensnormen.

Sofern die Gefährder in kein Strafverfahren involviert sind und keine Auflage zur Zusammenarbeit mit dem Gewaltschutz besteht, basiert die Gefährderansprache im Kanton Zürich auf Freiwilligkeit. Polizeiliche Gesprächsangebote können daher abgelehnt werden. Zeigen sich Gefährder gesprächsbereit, werden sie von den Gewaltschützern nach vorheriger Absprache zu Hause, am Arbeitsplatz oder an einem öffentlichen Ort aufgesucht, sofern aus polizeilicher Sicht keine Sicherheitsbedenken gegen die Örtlichkeit bestehen.

Gefährderansprachen können als einmalige Intervention oder mehrfach erfolgen (Greuter 2017). Gewaltschützer führen Gefährderansprachen i. d. R. zu zweit durch. Die forensischen Fachpersonen der FFA (Psychologen und Psychiater) begleiten die Gewaltschützer vor allem bei Hochrisikofällen oder bei unklarem Gefährdungspotenzial, oft in Kombination mit psychischen Erkrankungen. Die Berufsgruppen machen vor der Gefährderansprache ihre jeweilige Funktion gegenüber den Gefährdern transparent und können allenfalls so auch Hemmschwellen reduzieren: Beispielsweise hat ein Gefährder für ihn belastende Erfahrungen in der Psychiatrie gemacht und spricht besser auf die Berufsgruppe der Polizei an, oder ein Gefährder hatte problematischen Kontakt mit der Polizei und zeigt sich gesprächsbereiter, wenn die forensisch-psychologische Fachperson anwesend ist.

35.2.2 Fallverständnis gemeinsam erarbeiten

Die enge Zusammenarbeit zwischen dem Gewaltschutz und den forensischen Fachpersonen soll das

Fallverständnis fördern. Den Gewaltschützern werden psychische Störungen erläutert und der Zusammenhang mit dem Gewaltrisiko verdeutlicht. Durch Berücksichtigung von psychischen Störungen, Beziehungsmotiven und individueller Vorgeschichte und daran angepasste geeignete Gesprächstechniken soll ein erfolgreicher Erstkontakt ermöglicht und ein tragfähiges Arbeitsbündnis mit den Gefährdern erleichtert werden. Dies schafft zum einen die Voraussetzung für eine zuverlässigere Risikoeinschätzung durch mehr Informationsgewinn, zum anderen kann das Arbeitsbündnis gleichzeitig auch bereits eine risikomindernde Intervention sein.

Beziehungsmotive beachten

Als konkrete Hilfestellung wird u. a. das Konzept der **komplementären Beziehungsgestaltung** nach Sachse (2016, 2020) vermittelt. Der Begriff „komplementär" kann i. S. von „bedürfnisbefriedigend" oder „motivbefriedigend" verwendet werden. Sachse (2016, 2020) nennt sechs Beziehungsmotive, die für Menschen in Beziehungen wichtig sind:

1. **Anerkennung** (das Bedürfnis, über die eigene Person positive Rückmeldungen zu erhalten)
2. **Wichtigkeit** (das Bedürfnis, im Leben einer anderen Person eine wichtige und bereichernde Rolle zu spielen)
3. **Verlässlichkeit** (das Bedürfnis nach einer Beziehung, die berechenbar, beständig und belastbar ist)
4. **Solidarität** (das Bedürfnis, Hilfe und Unterstützung zu bekommen, wenn es nötig ist)
5. **Autonomie** (das Bedürfnis, eigene Entscheidungen zu treffen, eigene Lebensbereiche zu haben und als autonome Person bestehen zu dürfen)
6. **Grenzen** (das Bedürfnis, sein eigenes Territorium zu definieren, über seine Grenzen zu bestimmen und darüber zu entscheiden, wer hinter die Grenzen treten darf)

Diese Beziehungsmotive hängen eng mit der Persönlichkeit zusammen. Sie fallen besonders bei Menschen mit Persönlichkeitsstörungen umso stärker und wenig flexibel aus. Denn bei Menschen mit Persönlichkeitsstörungen wurden diese Beziehungsbedürfnisse von engen Bezugspersonen in der Kindheit oft nur auf dysfunktionale Art und Weise erfüllt (z. B. zu viel oder zu wenig Anerkennung). Gerade bei Personen mit Persönlichkeitsstörungen – aber auch im Allgemeinen – ist die Beachtung der Beziehungsmotive besonders lohnend, damit diese sich verstanden fühlen und ein tragfähiges Arbeitsbündnis aufgebaut werden kann. Durch die Beachtung der Beziehungsbedürfnisse kann ein sog. Beziehungskredit aufgebaut werden. Die Beziehung hält dann auch Kritik oder Konfrontation besser stand.

Narzisstische Persönlichkeit

Anerkennung ist als Beziehungsmotiv zentral (vgl. Fallbeispiel 1; Sachse 2016, 2020). Positives am Gefährder (Fähigkeiten, Wissen, Leistungen, erreichte Ziele) ehrlich anzuerkennen ist für den Beziehungsaufbau entscheidend (z. B.: „Es ist beeindruckend, was Sie alles probiert / geleistet haben"). Hier ist es wichtig, die Balance zu halten: auf der einen Seite Anerkennung zu geben, sich selbst aber auf der anderen Seite nicht unterwürfig zu verhalten. Ungünstiges Verhalten ist im Gespräch klar zu benennen. Jedoch lohnt es sich wenig, auf die Defizite zu fokussieren, sondern die Gefährder anzuspornen, das ungünstige Verhalten als nicht hilfreich für die eigenen Ziele einzuordnen: „Wissen Sie, normalerweise fällt es Menschen schwer, innerhalb so kurzer Zeit konstruktiv und aktiv an der Verbesserung ihrer Situation mitzuarbeiten. Bei Ihnen habe ich den Eindruck, dass das anders sein könnte."

Fallbeispiel

1: Narzisstische Persönlichkeit

Hintergrund

Herr Skorpion (59) ist leitender Mitarbeiter eines großen Unternehmens. Er ist selbstbewusst, durchsetzungsstark und verfügt über ein sehr selbstsicheres Auftreten. Seine Mitarbeiter und Kollegen widersprechen ihm nur ungern: Sie fürchten seinen Ärger. Als er und sein Team im Zuge einer Restrukturierung wider Erwarten personelle Ressourcen verlieren, macht Herr Skorpion seinem Unmut drastisch Luft: Er verstehe Leute, die am Arbeitsplatz rumschießen würden. Die meisten hätten es nicht anders verdient. Er hätte keine Probleme damit, hier mal aufzuräumen, da er wahrscheinlich eh bald entlassen werde. Die Firma verstehe sowieso nicht, wer hier unersetzlich sei. Seine Arbeitskollegen sind besorgt. Ihnen ist bekannt, dass Herr

Skorpion eine langjährige Militärausbildung genossen hat und im Besitz von Waffen ist.

Gefährderansprache

Das Motiv „Anerkennung" nach Sachse (2016, 2020) beachten; wichtig ist, klare Grenzen zu setzen. Der Gewaltschutzmitarbeiter konnte über seine Waffenexpertise Zugang zu Herrn Skorpion finden.

Paranoide Persönlichkeit
Misstrauische und querulatorische Personen haben oft ein hohes Bedürfnis danach, ihre Grenzen zu verteidigen und ihre Autonomie zu betonen, aber oft auch nach Solidarität (vgl. Fallbeispiel 2; Sachse 2016, 2020). Transparenz und Erklärungen im Gespräch, warum etwas getan oder unterlassen wird, sind wichtig. Ebenso ist es förderlich, die Kompetenzen der Gefährder anzuerkennen. Mögliche Grenzüberschreitungen sollten angesprochen werden („Wenn ich Ihnen zu nahe trete, sagen Sie mir das bitte", „Ich zeige Optionen auf, aber Sie entscheiden"). Oft besteht seitens der Gefährder an den Gesprächspartner der Wunsch oder auch die Aufforderung, sich gemeinsam gegen Dritte (z. B. Behörden) zu solidarisieren. Anstatt sich zu solidarisieren, sollte den Gefährdern vielmehr klargemacht werden, dass man ihre schwierige Situation ernst nimmt und bestrebt ist, diese Situation gemeinsam mit ihnen zu verbessern.

Fallbeispiel

2: Paranoide Persönlichkeit

Hintergrund

Herr Widder (67) lebt allein mit seinen geliebten Wellensittichen in einer Zweizimmerwohnung. Er verfügt über wenige soziale Kontakte und ist sehr belesen. Seit einem Unfall vor 15 Jahren plagen ihn starke Rückenschmerzen und Magenbeschwerden. Herr Widder hat keine Vorstrafen. Er hat sich immer für Recht, Ordnung und Prinzipien eingesetzt. Da er stets für seine Rechte und die anderer eingestanden sei, habe er Wohnungen und Arbeitsplätze verloren und oft Beschwerden an Politiker geschrieben. Menschen gegenüber sei er misstrauischer geworden. Aktuell reiche er zahlreiche Beschwerden an Behörden in Bezug auf die staatlich angeordneten Corona-Maßnahmen ein. Über eine lose Bekannte, die Herr Widder für einen einsamen Menschen hält, hat er Zugang zu einer geschlossenen Chat-Gruppe erhalten. Die Anti-Corona-Maßnahmen der Schweizer Politik werden unter den Mitgliedern scharf kritisiert. Herr Widder teilt sich oft und in emotionaler Art und Weise mit. In einer Nachricht schreibt er sinngemäß: Er sehe keinen anderen Weg mehr, als sich gegen die Unterdrücker mit Waffengewalt zur Wehr zu setzen. Er wolle die Jungen an der vordersten Front mit Logistik unterstützen. Die Bekannte und Chat-Teilnehmerin ist darüber verunsichert und macht Meldung beim Gewaltschutz. Gemäß kantonalem Waffenregister ist Herr Widder dort verzeichnet.

Gefährderansprache

Die Motive Autonomie, Grenzen und Solidarität nach Sachse (2016, 2020), aber auch Einsamkeit und Anerkennung berücksichtigen: rege Beteiligung im Chat als Ersatz für zwischenmenschliche Beziehungen sowie als Plattform, um seine früheren Erfahrungen im Kampf gegen Behörden nun auch gegen die Corona-Maßnahmen nützlich einzubringen und sein Selbstbewusstsein zu stärken.

MERKE
Die Berücksichtigung der Beziehungsmotive nach Sachse (2016, 2020) erleichtert es, einen „Beziehungskredit" bei den Gefährdern aufzubauen, sodass das Arbeitsbündnis auch Kritik oder Konfrontation aushält. Es ist wichtig, im Gespräch das Fallverständnis zu überprüfen und ggf. anderen Beziehungsmotiven Platz einzuräumen.

Ressourcen erkennen und nutzen

Während der Fokus in der forensischen Prognostik und Behandlung früher insbesondere den Risikofaktoren galt, nimmt man seit einiger Zeit zunehmend auch einen protektiven und ressourcenorientierten Blickwinkel ein. Als Beispiele sind hier das *Good Lives Model* (von Franqué und Briken 2013, ➤ Kap. 7.2) und das *Structured Assessment of Protective Factors* (SAPROF; de Vogel et al. 2009) zu nennen. Dieser

Ansatz lässt sich auch im präventiven Setting erfolgversprechend anwenden. Die Erfolgschancen auf eine konstruktive Gefährderansprache und ein erfolgreiches Risikomanagement sind aus unserer Erfahrung insgesamt wahrscheinlicher, wenn die Gefährder nicht nur risiko- und defizitorientiert, sondern unter dem Blickwinkel von Ressourcen und Schutzfaktoren angesprochen und begleitet werden. Einige hilfreiche Fragen für die ressourcenorientierte Gesprächsführung finden sich in > Box 35.1.

BOX 35.1

Beispiele für ressourcen- und lösungsorientierte Fragen (Bannink 2015)

- Welche Bereiche laufen gut, und welche Fähigkeiten / Stärken nutzen Sie in diesen Bereichen?
- Welche Eigenschaften schätzen Ihre Mitmenschen an Ihnen?
- Was ist wichtig in Ihrem Leben?
- Worauf sind Sie stolz?
- Wem oder was fühlen Sie sich (noch) verpflichtet?
- Wie haben Sie in der Vergangenheit schwierige Entscheidungen gefällt?
- Wie sind Sie aus anderen schwierigen Situationen herausgekommen?
- Wann waren Sie kein Opfer und warum? Was war damals anders?

35.3 Risikoeinschätzung und Risikomanagement am Beispiel der Querulanz

Querulanten sind in der Mehrheit der Fälle männlich. Eine hilfreiche Typologie, um das Gewaltrisiko von Querulanten wie im Praxisbeispiel von Herrn Widder zunächst grob einzuschätzen und erste Hinweise für das Risikomanagement zu erhalten, findet sich bei Rossegger et al. (2012). Hier werden zwei weniger risikobehaftete Querulantentypen (Pseudoquerulant und einfacher Querulant „Q –") vom Risikoquerulanten („Q +") abgegrenzt. Eine individuelle Fallbeurteilung ist jedoch nach wie vor nötig und kann durch die Anwendung der Typologie aus der praktischen Erfahrung nicht gänzlich umgangen werden. Die Einteilung nach Rossegger et al. (2012) ist zudem nicht statisch, sondern es ist durchaus denkbar, dass ein Querulant im Fallverlauf aus risikoorientierter Sicht eine positive oder auch eine negative Entwicklung durchmacht.

Pseudoquerulanten
Bei Pseudoquerulanten handelt es sich um primär (psychisch) unauffällige Personen, die unverschuldet in eine ohnmächtige Situation geraten sind. Das querulatorische Verhalten geht auf klare Fehler von Behörden zurück. Die wiederholten Schreiben dieser Personen führen bei Behörden zu Ablehnung, diese wiederum zur Verstärkung der Ohnmachts- und Hilflosigkeitsgefühle beim Pseudoquerulanten, was zu einem Teufelskreis führt. Die Anerkennung des Fehlers und der dadurch entstandenen Ungerechtigkeit sowie eine Entschuldigung sind dem Pseudoquerulanten wichtig. Sie sind grundsätzlich an einer Lösung des Problems interessiert. Daher ist der Fokus im Risikomanagement auf (auch) unbürokratische und unkonventionelle Lösungsmöglichkeiten durch die Behörden zu legen. Formaljuristische Positionierungen der Behörden (evtl. aufgrund von Haftungsfragen) tragen dazu bei, den Konflikt zu chronifizieren.

Einfache Querulanten (Q –)
Hierbei handelt es sich um in der Persönlichkeit oft auffällige Personen (z. B. zwanghaft). Die Fixierung auf unwichtige Details blockieren beim einfachen Querulanten einen Lösungs- oder Loslassprozess. Das querulierende Verhalten wird zum Lebensmittelpunkt. Es existiert zudem eine klare Unverhältnismäßigkeit zwischen dem Anlass der Beschwerde und der querulatorischen Aktivität. Im Fallverlauf kommt im Gegensatz zum Pseudoquerulanten eine große Anzahl potenzieller Auslösesituationen hinzu. Es besteht i. d. R. eine eher geringe Gefahr für Gewalttaten. Im Umgang mit solchen Personen ist im Fallverlauf durch die Behörden auf eine zentrale Koordination (Bearbeitung durch eine Person) und, wann immer möglich, auf mündliche Kommunikation (persönliches Gespräch) zu achten. Das Anliegen des Querulanten ist ernst zu nehmen (aufmerksam zuhören, Verständnis zeigen, Belastung ansprechen etc.). Es sollten klare Vorgehensweisen in der Bearbeitung des Falls definiert und klare Grenzen (z. B. Grenzen der behördlichen Möglichkeiten, Ansprechen und Anzeige von Drohungen) kommuniziert werden. Es ist von Vorteil, den einfachen Querulanten aktiv über den Stand der Dinge zu informieren.

Risikoquerulanten (Q +)
Der Risikoquerulant zeigt querulatorisches Verhalten, ist auffällig in der Person und weist – in Abgrenzung zum einfachen Querulanten – weitere Risikomerkmale

auf: Dissoziale Persönlichkeitsstörung, wahnhafte Störung und Schizophrenie mit Verfolgungs- und Bedrohungsgefühlen, starke narzisstische Kränkbarkeit und daraus resultierende Wut, aktuelle oder frühere Gewaltdelikte, Waffenaffinität und latente oder akute Suizidalität sind daher Hinweise auf einen Risikoquerulanten. Hier muss von einem erhöhten Risiko für Gewalt ausgegangen werden. Das Risikomanagement unterscheidet sich daher von dem bei den beiden zuvor skizzierten Querulantentypen. Bei Hinweisen auf einen möglichen Risikoquerulanten sollte eine Risikoabklärung erfolgen. Ein permanentes interdisziplinäres Risikomanagement ist hier der zentrale Fokus. Im Gegensatz zum einfachen Querulanten sollte keine einzelne Person oder Behörde die zentrale Ansprechstelle sein, sondern nach dem Fischschwarm-Prinzip sollten mehrere Institutionen / Fachpersonen einbezogen werden, um gegen eine exklusive Täter-Opfer-Beziehung zu wirken. Bedrohliches und aggressives Verhalten sollte konsequent strafrechtlich sanktioniert und, wenn möglich, sollten risikosenkende Auflagen (z. B. psychiatrische Behandlung) erteilt werden. Solche Fälle profitieren auch von einem Case-Manager, der nicht in die Auseinandersetzung involviert ist.

Gewalttätige Querulanten sind eher selten (Rossegger et al. 2012). Auf der Grundlage einer individuellen Risikobeurteilung beraten der polizeiliche Gewaltschutz und die forensischen Fachpersonen der FFA die Behörden im Umgang mit diesen Personen. Die FFA wird hier besonders bei potenziell gewaltbereiten Risikoquerulanten und / oder schon bei langjährigem Querulantentum zu Rate gezogen. In Fallkonferenzen werden mit den Behörden zusammen Wege gesucht, um die Situation zu deeskalieren. Zu diesem Zweck lohnt es sich, die Kommunikation und die Reaktion der Behörden und ihrer Mitglieder ebenfalls zu analysieren. Fallstricke, die einen sich aufschaukelnden Teufelskreis aus Aktion und Reaktion begünstigen, können mit einigen Selbstreflexionsfragen ergründet und im weiteren Umgang mit den Querulanten verändert werden. Die Selbstreflexionsfragen dienen aus der Praxis als Hilfestellung beim Erkennen von dysfunktionalen Dynamiken und sind teilweise auch von Lester (2017a, b) beschrieben worden (➤ Box 35.2). Die Bearbeitung von Querulantenfällen kann für die involvierten Behördenmitglieder sehr belastend sein. Die Reflexionsfragen sollen dazu beitragen, der Fürsorgepflicht des Arbeitgebers und der Selbstfürsorge Rechnung zu tragen.

BOX 35.2

Selbstreflexionsfragen beim Umgang von Behörden oder Behördenmitgliedern mit Querulanten

Systemfragen:

- Sind genügend Ressourcen vorhanden, um sich adäquat um die Beschwerden zu kümmern? Werden die mit den Querulanten befassten Behördenmitglieder von ihren Vorgesetzten und Arbeitskollegen unterstützt?
- Wurden Fehler zum Nachteil des Querulanten seitens der Behörden gemacht? Liegen berechtigte Gründe vor, vom normalen Prozedere in der Behörde abzuweichen (z. B. bei einem Pseudoquerulanten)? Ist die Behörde willens, sich auf pragmatische Lösungen einzulassen, oder besteht die Befürchtung von Reputations- und Haftungsschaden?

Individuelle Fragen:

- Habe ich als Behördenmitglied verstanden, worum es dem Querulanten wirklich geht? Bei psychisch schwer kranken Personen ist das teils nicht (mehr) nachvollziehbar.
- Welche Gefühle lösen der Querulant oder seine Schreiben bei mir aus? (verärgert, mitfühlend, ängstlich …?). Lasse ich mich bei meinen Arbeitsschritten von (zu vielen) Emotionen leiten?
- Was würde ich einem normalen Beschwerdeführer ohne querulatorische Aktivitäten auf seine Beschwerde antworten?
- Stimme ich von meiner persönlichen Haltung mit der Beschwerde / dem Anliegen des Querulanten überein (z. B. Kritik an staatlichen Anti-Corona-Maßnahmen)? Beeinflusst meine persönliche Haltung meine Arbeitsschritte als Behördenmitglied?
- Werde ich im Umgang mit dem Querulanten zu persönlich? Verrate ich (un-)beabsichtigt Betriebsgeheimnisse?
- Schiebe ich Antwortschreiben aus Frust oder Angst auf, was beim Querulanten zu Frusterleben beiträgt? Oder bin ich übermäßig bemüht, zeitnah evtl. allzu rechtfertigende oder allzu detaillierte Antworten zu verfassen, was zu einer ähnlich ausführlichen Gegenreaktion beim Querulanten beiträgt?
- Zu welchem Zeitpunkt delegiere ich als Behördenmitglied den Querulanten an meine vorgesetzte Stelle für eine Stellungnahme? Folge ich dabei einem internen Prozedere oder reagiere ich auf Druck des Querulanten, weil dieser eine Überprüfung wünscht? Zudem: Welche Botschaft sende ich dem Querulanten mit dieser Handlung? Wird er so in seinem Anliegen ernst genommen? Oder wird vor allem sein druckausübendes Verhalten mit Aufmerksamkeit durch die nächsthöhere Stelle „belohnt"?

35.4 Mögliche Fallstricke

Zum Schluss soll auf zwei Fallstricke in der interdisziplinären Zusammenarbeit beim Risikomanagement von Gefährdern im Allgemeinen hingewiesen werden, die wir in der praktischen Arbeit angetroffen haben:

- Der erste Fallstrick betrifft die schwer psychisch kranken Gefährder mit einem Risikoprofil für Gewalt, die auch für die akutpsychiatrischen Kliniken eine Herausforderung darstellen (➤ Kap. 36). Diese Patientengruppe lässt sich oft nur mit großem Engagement im psychiatrischen Behandlungssetting halten bzw. Behandlungsabbrüche kommen oft vor, und ebenso häufig wird diese Gruppe polizeilich auffällig (z. B. mit Delikten wie Schwarzfahren, Ruhestörung etc.). Obwohl der polizeiliche Gewaltschutz therapeutische Strategien in der Gesprächsführung beachtet, ersetzen polizeiliche Gefährderansprachen keine Therapiegespräche oder gar eine adäquate psychiatrisch-medikamentöse Behandlung. Die Motivation der allgemeinpsychiatrischen Kliniken, sich dieser sehr schwierigen Patienten anzunehmen, muss trotz der Arbeit des Gewaltschutzes fortgeführt werden. Polizeiliche Gefährderansprachen können aber zwecks Risikoreduktion eine psychiatrische Behandlung ergänzen. Im Einverständnis der Gefährder bzw. Patienten ist eine Zusammenarbeit zwischen dem Gewaltschutz / FFA und dem Behandlerteam anzustreben. Beispielsweise können dann erneute polizeilich erfasste Vorfälle ein Indikator für einen sich verschlechternden psychischen Zustand darstellen und i. S. einer Feedbackschlaufe vom Gewaltschutz an das Behandlerteam rückgemeldet werden.
- Dies führt so dann zum zweiten Fallstrick: Gefährder erhalten aufgrund ihres negativen Verhaltens (u. a. polizeilich auffällig, Drohungen, mangelnde Zuverlässigkeit) von unterschiedlichen Behörden und Fachpersonen, inkl. Gewaltschutz und Forensik, intensive Aufmerksamkeit für dieses Verhalten. Dies ist zwar wichtig und richtig, um zur Deeskalation und Krisenintervention beizutragen. Das Reaktionsmuster darf aber nicht dazu führen, dass Gefährder lernen, dass vor allem ihr negatives Verhalten zu Aufmerksamkeit oder gar Zuwendung führt. Unter lerntheoretischen Aspekten ist es wichtig, positives und lösungsorientiertes Verhalten der Gefährder (u. a. Absprachen einhalten, um Rat fragen) zeitnah mit Aufmerksamkeit zu verstärken, um die Auftretenswahrscheinlichkeit dieses Verhaltens künftig wahrscheinlicher zu machen (Michael et al. 2018).

35.5 Fazit

Das Zusammenspiel von polizeilichem und forensischem Know-how im frühen Fallstadium hat sich in der Praxis gerade auch im Hinblick auf die Entwicklung eines gemeinsamen Fallverständnisses und bei Gefährderansprachen als hilfreich erwiesen. Ein Bedrohungsmanagement ohne die Durchführung von Gefährderansprachen ist kaum denkbar und wenig zielorientiert (Greuter 2017). Die Beratung und der konkrete Einbezug der am Fall beteiligten Fachpersonen und Institutionen ist wichtig. Die Rollen und Funktionen müssen geregelt sein, und Fachpersonen und Institutionen sollten ihr Handeln und ihre Kommunikation fallspezifisch anpassen. Letztlich ist zu akzeptieren und aktiv zu kommunizieren, dass auch bestmögliche gewaltpräventive Bedingungen nicht alle Gewalttaten verhindern können. Durch ein professionelles Bedrohungsmanagement sollte dazu aber ein Beitrag geleistet werden können.

LITERATUR

Bannink F. Lösungsorientierte Fragen. Handbuch für die lösungsorientierte Gesprächsführung. Göttingen: Hogrefe 2015.

Beyli-Helmy M, Habermeyer E, Guldimann A. Was kann die Forensische Psychologie und Psychiatrie im Bedrohungsmanagement beitragen? Erkenntnisse aus der interdisziplinären Zusammenarbeit im Kanton Zürich. RPsych 2020; 6(3): 357–370.

Brunner R. Bedrohungsmanagement im Kanton Zürich–Praxisbericht zum Stand der Projekte und Entwicklungen. In: Schwarzenegger CH, Brunner R (Hrsg.). Bedrohungsmanagement–Gewaltprävention. Zürich: Schulthess 2017, S. 15–50.

de Vogel V, de Ruiter C, Bouman Y, de Vries Robbé M. SAPROF. Guidelines for the assessment of protective factors for violence risk. Utrecht: Forum Educatie 2009.

Greuel L, Giese J, Leiding K, et al. Evaluation von Maßnahmen zur Verhinderung von Gewalteskalationen

35

in Paarbeziehungen bis hin zu Tötungsdelikten und vergleichbaren Bedrohungsdelikten. Abschlussbericht, Institut für Polizei und Sicherheitsforschung [IPoS] 2010; http://dx.doi.org/10.15496/publikation-21195 (letzter Zugriff: 15.6. 2021).

Greuter K. Erfahrungen mit dem Instrument der Gefährderansprache. Befragung und Analyse am Beispiel der Kantonspolizei Zürich. Krim 2017; 71(7): 470–476.

Habermeyer E, Guldimann A. Forensisch-psychiatrische Expertise als Unterstützung im Bedrohungsmanagement. In: Eusterschulte B, Eucker S, Born P (Hrsg.). Forensische Psychiatrie zwischen Wissenschaft und Praxis: Festschrift für Rüdiger Müller-Isberner Berlin: Medizinisch Wissenschaftliche Verlagsgesellschaft 2019, S. 41–58.

Lester G. Searching for the spectrum of the querulous. In: Petherick W, Sinnamon G (eds.). The Psychology of Criminal and Antisocial Behavior: Victim and offender perspectives. New York: Elsevier Academic Press 2017a, pp. 489–522.

Lester G. Managing unreasonable complainant behavior. straight up June 2017b; https://heaneypartners.com/assets/Uploads/News-PDFs/fa715633df/Dr-Grant-Lester-Managing-Unreasonable-Complainant-Behaviour.pdf (letzter Zugriff: 15.6.2021).

Michael T, Lass-Hennemann J, Ehlers A. Lernpsychologische Grundlagen der kognitiven Verhaltenstherapie. In: Margraf J, Schneider S (Hrsg.). Lehrbuch der Verhaltenstherapie. Band 1: Grundlagen, Diagnostik, Verfahren und Rahmenbedingungen psychologischer Therapie. Berlin, Heidelberg, New York: Springer 2018, S. 85–96.

Meloy JR, Hoffmann J. International Handbook of Threat Assessment. Oxford: Oxford University Press 2021.

Riesner L, Bliesener T, Thomas J. Polizeiliche Mehrfach- und Intensivtäterprogramme: Befunde einer Prozessevaluation. Zeitschrift für Jugendkriminalrecht und Jugendhilfe 2012; 23(1): 40–46.

Rossegger A, Endrass J, Fries D, Urbaniok F. Diagnostik und Management von Querulanten. In: Endrass J, Rossegger A, Urbaniok F, Borchard B (Hrsg.). Interventionen bei Gewalt- und Sexualstraftätern: Risk-Management, Methoden und Konzepte der forensischen Therapie. Berlin: Medizinisch Wissenschaftliche Verlagsgesellschaft 2012, S. 402–413.

Sachse R. Therapeutische Beziehungsgestaltung. 2. A. Göttingen: Hogrefe 2016.

Sachse R. Persönlichkeitsstörungen verstehen. Zum Umgang mit schwierigen Klienten. 11. A. Köln: Psychiatrie Verlag 2020.

von Franqué F, Briken P. Das „Good Lives Model" (GLM). Forens Psychiatr Psychol Kriminol 2013; 7: 22–27.

KAPITEL

36

Joachim Nitschke und Catharina Schmidt

Forensisch-psychiatrische Prävention durch enge Zusammenarbeit mit der Allgemeinpsychiatrie

Faktenbox

- Ein kleiner Teil psychisch kranker Personen neigt vor dem Hintergrund ihrer psychischen Erkrankung zu Gewalt.
- Anders als in der forensischen Nachsorge besteht bisher noch kein ausreichendes Behandlungsangebot für diese Patientengruppe.
- Um diese Versorgungslücke zu schließen, werden Projekte durchgeführt, die es ermöglichen, diesen Patienten eine adäquate psychiatrisch-psychotherapeutische Behandlung zukommen zu lassen.
- Das Ziel der präventiven Modellprojekte ist die Verhinderung von Gewalt.
- Die Präventionsprojekte sind erfolgreich und wurden mittlerweile in den Regelbetrieb überführt.
- Präventionsarbeit verhindert körperliches und psychisches Leiden potenzieller Opfer.
- Auch die Verhinderung einer mehrjährigen forensisch-psychiatrischen Unterbringung ist als Erfolg zu werten.

36.1 Hintergrund

In forensischen Kliniken weisen die meisten Patienten psychotische Störungen oder Persönlichkeitsstörungen auf. Zudem steigen seit mehr als 20 Jahren die Belegungszahlen im deutschen und schweizerischen psychiatrischen Maßregelvollzug an (Seliger und Kröber 2008; Chow und Priebe 2016; Bundesamt für Statistik 2020). Als Grund kann u. a. angenommen werden, dass das Angebot einer umfassenden allgemeinpsychiatrischen Versorgung für schwierige, aber nicht extrem gefährliche psychotische Patienten, aber auch für schwer psychisch kranke Menschen mit Behandlungsresistenz, Non-Compliance oder Komorbiditäten immer unzureichender zu werden scheint (Luckhaus et al. 2015; Schanda et al. 2009).

Darüber hinaus ist festzustellen, dass eine Subgruppe schwer psychisch kranker Patienten aus der Allgemeinpsychiatrie entlassen wird, obwohl sie weiterhin stark durch ihre Symptome belastet sind, ihr soziales Funktionsniveau als niedrig einzustufen ist und diese Subgruppe zu Gewalt neigt (Hodgins et al. 2006; Schanda et al. 2009). Im Vorfeld vieler stationärer Unterbringungen in der Forensik finden sich bereits eindeutige Hinweise auf ein Deliktrisiko (Weithmann und Traub 2008). Aus dem Kontakt von forensischen Patienten zum allgemeinpsychiatrischen Versorgungssystem vor ihrem Unterbringungsdelikt lassen sich ausreichend lange Präventionsfenster und -gelegenheiten skizzieren: Piontek et al. (2013) fanden zwischen der ersten stationären Behandlung und der Begehung eines Unterbringungsdelikts im Schnitt 6,8 Jahre (SD = 5,4), Habermeyer et al. (2010) errechneten eine allgemeinpsychiatrische Gesamtbehandlungsdauer vor Unterbringung von durchschnittlich 29,3 Wochen. Möglicherweise fehlen zeitliche und personelle Ressourcen, um Hochrisikopatienten zu identifizieren und angemessen zu intervenieren.

Der Anteil von Gewalttaten bei Personen mit schweren psychischen Störungen ist jedoch als gering einzustufen:

- Nur ca. 3–5 % der Patienten mit einer **Schizophrenie** weisen ein erhöhtes Risikoprofil für Gewalttaten auf (Soyka et al. 2007; Nitschke et al. 2010). Für gewalttätiges Verhalten bei schizophrener Psychose sind mittlerweile Risikofaktoren empirisch belegt. Anhand von Gewalttaten in der Vergangenheit und Substanzmittel- bzw. Alkoholmissbrauch lassen sich künftige Gewalttaten bei schizophrenen Patienten am besten vorhersagen (Fazel et al. 2009; Kröber 2008). Außerdem ist zu beachten, dass Patienten mit einer schizophrenen Störung häufig im Vorfeld ihrem Opfer mit Gewalt drohen (Kröber 2008; Nitschke et al. 2010).
- Auch bei **Persönlichkeitsstörungen** erhöht sich das Risiko für Gewalt, wenn zusätzlich Substanzmissbrauch (Walsh et al. 2002), psychopathische Merkmale i. S. von Hare (1991; Coid und Yang 2011) oder mangelnde Medikamentenadhärenz (Swartz et al. 1998) gegeben sind.

In der Forensischen Psychiatrie ist es bereits Praxis, diese Risikofaktoren mittels **Risikofaktor-Checklisten** zu erheben und zu bewerten. Eines der in der Praxis am häufigsten verwendeten Verfahren in der Tradition der strukturierten professionellen Beurteilung („structured professional judgement“) zur

Prognose künftiger Gewalttaten ist der **HCR-20** (Historical Clinical Risk Management-20, z. B. Version 2; dt. Bearb.: Müller-Isberner et al. 1998). Zehn Items beziehen sich auf Merkmale aus der Vergangenheit, die mit Gewaltverhalten zusammenhängen (Historische Items; z. B. frühere Gewaltanwendung, geringes Alter bei der ersten Gewalttat), fünf Items beziehen sich jeweils auf klinische Merkmale der Gegenwart (Klinische Items; z. B. Mangel an Einsicht, negative Einstellungen) und auf mögliche Risikobereiche in der Zukunft (Risiko-Items; z. B. Fehlen realisierbarer Pläne, destabilisierende Einflüsse).

Kröber und Hodgins fordern, den Anwendungsbereich der Risiko-Checklisten auf die Allgemeinpsychiatrie auszuweiten (Hodgins 2006; Seliger und Kröber 2008), um bereits dort Personen mit hohem Risiko für Gewalttaten zu identifizieren, damit künftige Gewalthandlungen durch intervenierende, präventive Maßnahmen vermieden werden können. Kranke mit schweren psychischen Störungen begehen, wenn sie nicht behandelt werden, mehr Delikte als während einer Behandlung (Hodgins 2006). Daher sind Interventionen unbedingt zu empfehlen.

Zur Behandlung von psychischen Störungen und Persönlichkeitsstörungen, aber auch zu Interventionen bei Gewaltverhalten sind zahlreiche psychiatrische und psychotherapeutische Maßnahmen erprobt worden. So zeigte sich, dass sich Persönlichkeitsstörungen und schizophrene Störungen psychiatrisch (medikamentös) und psychotherapeutisch effektiv behandeln lassen (Matusiewicz et al. 2010). Risikopatienten brauchen ein dichteres, auch aufsuchendes Behandlungsprogramm, was Seliger und Kröber (2008) aus den relativ guten Erfolgen der Ambulanzen für entlassene Maßregelpatienten ableiten.

Hinzu kommt, dass eine forensisch-psychiatrische Behandlung verglichen mit einer ausschließlich allgemeinpsychiatrischen Behandlung dazu beiträgt, das Risiko für Gewalttaten und polizeiliche Kontakte zu senken (Nedopil 2009).

Nach Nitschke et al. (2011) ist daher ein sozialtherapeutischer Ansatz unter Einbezug des persönlichen Umfelds zu empfehlen, um einer Entwicklung hin zu strafrechtlich relevantem Gewaltverhalten bei psychisch kranken Personen entgegenzuwirken.

Aufgrund der empirischen Befunde ist davon auszugehen, dass Risikopatienten effektiv präventiv behandelt werden können.

MERKE

Mittels forensisch orientierter sozialtherapeutischer Behandlung kann das Risiko für Gewalttaten psychisch kranker Personen schon während einer allgemeinpsychiatrischen Behandlung gesenkt werden.

36.2 Modellprojekte zur Präventionsbehandlung

36.2.1 Präventionsambulanz

Am Bezirksklinikum Ansbach besteht seit Februar 2012 die *Präventionsambulanz der Klinik für Forensische Psychiatrie des Bezirksklinikums Ansbach* (Nitschke et al. 2018). In das Konzept der Präventionsambulanz der Klinik für Forensische Psychiatrie am Bezirksklinikum Ansbach gehen Ideen des Hamburger Modells des Universitätsklinikums Hamburg-Eppendorf ein. Das **Hamburger Modell** bietet eine integrierte Versorgung für Patienten mit einer Psychose an (Lambert et al. 2010). Diesem Modell liegt das **Assertive Community Treatment Program** zugrunde. Im Sinne eines aufsuchenden Hilfeprogramms besuchen die Therapeuten den Patienten aktiv zu Hause und betreuen ihn dort. Das Hamburger Modell wirkt sich auf verschiedene Kriterien positiver aus als die Regelversorgung (z. B. Lambert et al. 2010). Unter Anwendung der Grundidee dieses aufsuchenden Hilfeprogramms wurde eine forensische Präventionsambulanz mit folgenden Zielen geschaffen:

- Zum einen sollen die Maßnahmen im Rahmen der Präventionsambulanz verhindern, dass sich Personen mit hohem Gewaltrisiko und einer psychischen Störung (schizophrene Psychose, Persönlichkeitsstörung) strafrechtsrelevant verhalten, was eine längere Behandlung im Maßregelvollzug zur Folge hätte.
- Zum anderen soll Opferschutz betrieben werden.

Aufnahme

Eine Aufnahme in die Präventionsambulanz ist durch die Vermittlung von professionellen Helfern (z. B. Psychiater aus psychiatrischen Kliniken, niedergelassene Psychiater, Hausärzte, Betreuer), von Angehörigen oder Bekannten möglich. Zudem können sich Betroffene selbstständig an die Präventionsambulanz wenden. Um das Behandlungsangebot niederschwellig zu gestalten, erfolgt die Anbindung an die Präventionsambulanz immer auf freiwilliger Basis unter Einhaltung der Schweigepflicht. Die Kriterien für eine Aufnahme in die Behandlung sind ➤ Box 36.1 zu entnehmen. Nicht aufgenommen werden Patienten, bei denen eine Drogenproblematik im Vordergrund steht.

BOX 36.1

Kriterien für die Anbindung an die Präventionsambulanz

- Diagnose einer Psychose aus dem schizophrenen Formenkreis und / oder einer schweren Persönlichkeitsstörung
- Hohes Risiko für künftige Gewalttaten
- Einzugsgebiet des Bezirksklinikums Ansbach
- Mindestens durchschnittliche Intelligenz
- Mindestalter 18 Jahre

Patienten der Präventionsambulanz durchlaufen im Regelfall drei Screeningphasen (➤ Tab. 36.1).

Entscheidend ist die Einschätzung, ob künftig eine Straftat zu erwarten ist, die zu einem Urteil nach § 20 oder § 21 und § 63 StGB führen kann.

Da die Rekrutierung der Patienten durch die Vermittlung von Probanden bzw. Patienten auf Zuweiser erfolgte, wurden verschiedene Maßnahmen ergriffen, um die Präventionsambulanz in der breiten Öffentlichkeit und speziell bei Ärzten und der Zielgruppe bekannt zu machen. Zudem erfolgte eine enge Kooperation mit der allgemeinpsychiatrischen Klinik des Bezirksklinikums Ansbach.

Behandlungsangebote

Die Maßnahmen der Präventionsambulanz setzen sich aus unterschiedlichen Bausteinen zusammen, die störungs- und patientenspezifisch abgestimmt sind. Die Interventionen erfolgen sowohl bei den Patienten zu Hause als auch in der Präventionsambulanz. Mobile Telekommunikation (Telefonate, Textnachrichten usw.) wird eingesetzt, um die Patienten fest an die Präventionsambulanz zu binden und den Kontakt eng aufrechtzuerhalten. Angehörige und das soziale Umfeld werden in die Behandlung einbezogen. Verfolgt wird eine „no drop-out policy", bei der versucht wird, keine der Behandlungen vorzeitig abzubrechen.

Ein multidisziplinäres Team kümmert sich um die zu Behandelnden und deren Angehörige in engem Austausch mit Betreuern, Bewährungshelfern, externen Ärzten und Psychologen. In ➤ Box 36.2 sind die von der Präventionsambulanz angebotenen Interventionen aufgeführt.

BOX 2.1

Angebote der Präventionsambulanz

- Manualisierte, multimodale, kognitiv-behaviorale Gruppentherapie: Reasoning and Rehabilitation (R&R; Ross et al. 1988)

Tab. 36.1 Beschreibung der Screeningphasen I, II und III

Screeningphase	Beschreibung
I	**Eignungsklärung** (meist telefonisch) hinsichtlich der wesentlichen Ein- und Ausschlusskriterien Inhalt: Abklärung von Alter, Wohnort, Vorstellungsgrund, Gewaltpotenzial, psychische Störungen, Suchterkrankungen, vorangegangene ärztliche Behandlungen, Bestehen einer Betreuung
II	**Persönliches Erstgespräch** bei Eignung oder weiterem Abklärungsbedarf Inhalt: Anlass der Vorstellung, bisherige Kriminalitätsentwicklung, anamnestische Daten, Therapiemöglichkeiten, klinische Risikovariablen, soziales Umfeld aktuell oder nach der Klinikentlassung (künftige Risikovariablen) Patienten, die nicht voll in das Konzept der Präventionsambulanz passen, aber trotzdem das Angebot nutzen können, verbleiben in dieser Phase (z. B. zur weiteren Begleitung)
III	**Behandlungsprogramm** Fallkonferenz mit Abschätzung des Gewaltrisikos nach HCR-20 (zu Beginn der Anbindung mit ½-jährlicher Aktualisierung) Ausführliche testpsychologische Untersuchungen und Einschätzungen (zu Beginn der Anbindung mit ½-jährlichen bzw. monatlichen Aktualisierungen)

- Psychoedukation für Patienten mit Störungen aus dem schizophrenen Formenkreis
- Psychiatrische Versorgung mit medikamentöser Versorgung und Kontrolle
- Hausbesuche bei Bedarf
- Stützende, kognitiv-behavioral ausgerichtete psychotherapeutische Einzelgespräche
- Sozialpädagogisches Case-Management

Wissenschaftliche Evaluation

Der in der Präventionsambulanz (Nitschke et al. 2020) praktizierte Ansatz ist erfolgreich. Über einen Zeitraum von 12 Monaten wurden die präventiv behandelten Patienten mit einer gematchten Patientengruppe eines benachbarten Versorgungsgebiets (Erlangen) verglichen, die eine reguläre psychiatrische Behandlung erhielt. Hier zeigte sich u. a. nach 1 Jahr, dass die Patienten der Präventionsambulanz beim Vergleich des von ihnen ausgehenden Gewaltrisikos, das mithilfe des HCR-20, Version 2, gemessen wurde, signifikant niedrigere Werte im Bereich „Risikomanagement" aufwiesen. Zudem fand sich bei den präventiv behandelten Patienten nach 1-jähriger Therapie ein signifikant höheres psychosoziales Funktionsniveau, das mit der der GAF-Skala (Saß et al. 2003) gemessen wurde.

Derzeitiger Stand

Mittlerweile erfolgte die Umstellung des Modellprojekts auf ein reguläres Behandlungsangebot. Darüber hinaus wurde das Konzept forensischer Präventionsambulanzen in das Psychisch-Kranken-Hilfe-Gesetz Bayerns (Bayerische Staatsregierung 2018) übernommen, um durch die Einführung von Präventionsambulanzen zukünftig flächendeckend eine sozialpsychiatrische Versorgungslücke schließen zu können.

36.2.2 Forensisch-psychiatrischer Konsildienst

Im Kanton Zürich werden seit 2012 allgemeinpsychiatrische Behandlungsstrukturen genutzt, um forensisch-psychiatrische Prävention zu betreiben. Die *Fachstelle Forensic Assessment & Risk Management* (FFA) stellt den akutpsychiatrischen Versorgungskliniken des Kantons Zürich innerhalb weniger Arbeitstage schriftliche Risikoeinschätzungen potenziell gewaltbereiter Patienten zur Verfügung und berät umfassend zum Risikomanagement. Ziel ist es, die allgemeinpsychiatrische Behandlung um einen forensischen Fokus zu ergänzen und die Behandler durch die Vermittlung von forensischem Fachwissen bei der Behandlung dieser häufig herausfordernden Patientengruppe zu unterstützen.

Seit 2017 erfolgen in den Kliniken zusätzlich zu den konsiliarischen Einschätzungen regelmäßig forensische Fallbesprechungen. Das Format der Fallbesprechungen dient der Herstellung eines gemeinsamen Fallverständnisses unter besonderer Berücksichtigung forensischer Risikofaktoren für die Begehung von Gewalttaten durch psychisch kranke Menschen, basierend auf gängigen Prognoseinstrumenten, z. B. dem HCR-20 V3 (Douglas et al. 2013; dt. Version: Bolzmacher et al. 2014).

Die sich aus den Konsilanfragen ergebenden Fallkonstellationen und damit zusammenhängenden Fragestellungen sind vielfältig (→ Praxishinweis). Nicht immer steht die Risikoeinschätzung im Vordergrund der Beurteilung, gelegentlich ist auch eine diagnostische Einschätzung, etwa zur Beurteilung im Raum stehender sexueller Deviationen, gefragt.

Praxishinweis

Beispiele für forensisch-psychiatrische Konsilanlässe

1. Risikoeinschätzung zur Ausführungsgefahr bei einem Patienten mit depressivem Störungsbild, der während des stationären Aufenthalts nach Erhalt eines negativen Rentenbescheids eine Amokdrohung ausgestoßen hatte
2. Diagnostische Einschätzung eines schizophrenen Patienten, der wiederholt über pädosexuelle Neigungen und grenzverletzendes Verhalten berichtet hatte
3. Anfrage bzgl. eines waffenbesitzenden Patienten mit Persönlichkeitsstörung und Alkoholmissbrauch, der vor Aufnahme im Rahmen partnerschaftlicher Konflikte Gewalt angewendet und kontrollierendes und aufsuchendes Verhalten gegenüber seiner Partnerin gezeigt hat

Die konsiliarischen Empfehlungen variieren in Abhängigkeit von der Fallkonstellation und reichen von konkreten Behandlungs- bzw. Medikationsempfehlungen zur Reduktion eines detektierten Gewaltrisikos bis hin zur Vermittlung forensisch erfahrener Weiterbehandler und geeigneter Wohneinrichtungen bzw. der Anregung erwachsenenschutzrechtlicher Maßnahmen. Zudem werden auch Informationen über Lernprogramme für Täter und Opferschutzprogramme weitergegeben. Bei gegebener Gefährlichkeit der Patienten kann durch den Konsildienst geklärt werden, ob (straf-)rechtliche Maßnahmen bzw. Verlegungen der Patienten notwendig sind. Die Zusammenstellung gezielter Empfehlungen im Einzelfall trägt dazu bei, dass den allgemeinpsychiatrischen Behandlern maßgeschneiderte Interventionen zur Gewaltprävention zur Verfügung stehen. Geplant ist eine Ausweitung des Angebots auf den ambulanten Bereich, um eine settingübergreifende Liaisonbehandlung mit forensischem Fokus zu ermöglichen.

36.3 Zusammenfassung

Mit einem forensisch-präventiven Ansatz kann eine Versorgungslücke für psychisch kranke Patienten mit hohem Gewaltrisiko geschlossen werden. Hierbei spielt neben forensisch fokussierter psychiatrischer Therapie auch die sozialpsychiatrische Versorgung dieser Patienten beim Risikomanagement eine große Rolle. Durch die Vernetzung forensischer Expertise mit der Allgemeinpsychiatrie und anderen medizinisch-therapeutischen Institutionen gelingt es, Patienten zu erreichen, die ansonsten außerhalb des psychiatrischen Versorgungssystems verblieben wären. Dies führt neben ökonomischen Vorteilen (Einsparung von Kosten für Polizeieinsätze, Gerichtsverfahren und Unterbringung oder Inhaftierung) dazu, körperliches und psychisches Leiden potenzieller Opfer zu verhindern. Zudem ist die Verhinderung einer mehrjährigen forensisch-psychiatrischen Unterbringung von Patienten als Erfolg zu werten.

LITERATUR

Bayerische Staatsregierung. Bayerisches Psychisch-Kranken-Hilfe-Gesetz (BayPsychKHG) vom 24. Juli 2018(2128–2-A/G). Gesetz- und Verordnungsblatt 2018; 14: 583.

Bundesamt für Statistik (BFS). Massnahmenvollzug: Mittlerer Insassenbestand nach Art der Massnahme; www.bfs.admin.ch/bfs/de/home/statistiken/kriminalitaet-strafrecht/justizvollzug/inhaftierte-erwachsene.assetdetail.14817447.html (letzter Zugriff: 15.6.2021).

Chow WS, Priebe S. How has the extent of institutional mental healthcare changed in Western Europe? Analysis of data since 1990. BMJ Open 2016; 6: e010188.

Coid J, Yang M. The impact of psychopathy on violence among the household population of Great Britain. Soc Psychiatry Psychiatr Epidemiol 2011; 46: 473–480.

Douglas KS, Hart SD, Webster CD, et al. HCR-20 Assessing Risk for Violence V3. Burnaby: Simon Fraser University, Mental Health, Law, and Policy Institute 2013 [dt. Übers.: Holzinger B (hrsg. von M. Bolzmacher u.a.). Die Vorhersage von Gewalttaten mit dem HCR-20V3. Gießen: Institut für forensische Psychiatrie e.V. Haina 2014.

Fazel S, Långström N, Hjern A, et al. Schizophrenia, substance abuse, and violent crime. JAMA Psychiatry 2009; 301: 2016–2023.

Habermeyer E, Wolff R, Gillner M, et al. Patienten mit schizophrenen Störungen im psychiatrischen Maßregelvollzug. Nervenarzt 2010; 81: 1117–1124.

Hare RD. Manual for the Hare Psychopathy Checklist–Revised. Toronto, Canada: Multi-Health Systems 1991.

Hodgins S. Gewalt und Kriminalität bei psychisch Kranken. Neue Erkenntnisse erfordern neue Lösungen. Neuropsychiatrie 2006; 20: 7–14.

Hodgins S, Müller-Isberner R. Preventing crime by people with schizophrenic disorders: The role of psychiatric services. Br J Psychiatry 2004; 185: 245–250.

Hodgins S, Müller-Isberner R, Allaire JF. Attempting to understand the increase in the numbers of forensic beds in Europe: A multi-site study of patients in forensic and general psychiatric services. Int J Forensic Ment Health 2006; 5: 173–184.

Kröber HL. Kann man die akute Gefährlichkeit schizophren Erkrankter erkennen? Forens Psychiatr Psychol Kriminol 2008; 2: 128–136.

Lambert M, Bock T, Schöttle D, et al. Assertive community treatment as part of integrated care versus standard care: A 12-month trial in patients with first- and multiple-episode schizophrenia spectrum disorders treated with quetiapine immediate release (ACCESS trial). J Clin Psychiatry 2010; 71: 1213–1323.

Luckhaus C, Lay B, Frommann N, Nitschke J. Three prevention studies ongoing in Germany and Switzerland enrolling psychiatric patients at high risk for violence and compulsory hospitalization: Comparing aims, designs and methods. Aggress Violent Behav 2015; 5: 173–184.

Matusiewic AK, Hopwood CJ, Banducci AN, Lejuez CW. The effectiveness of cognitive behavioral therapy for personality disorders. Psychiatr Clin North Am 2010; 33: 657–685.

Müller-Isberner R, Jöckel D, Gonzalez Cabeza S. HCR-20. Die Vorhersage von Gewalttaten mit dem HCR 20 (Version 2–D1). Haina: Institut für Forensische Psychiatrie Haina 1998.

Nedopil N. Editorial. The role of forensic psychiatry in mental health systems in Europe. Crim Behav Ment Health 2009; 19: 224–234.

Nitschke J, Osterheider M, Mokros A. Schizophreniforme Erkrankungen, Psychose und Tötungsdelikte: Die Bedeutung sozialtherapeutischer Maßnahmen zur Prävention von Delikten. Psychiatr Prax 2011; 38: 82–86.

Nitschke J, Sünkel Z, Mokros A. Die forensische Präventionsambulanz: Modellprojekt zur Vermeidung von Gewalttaten im Rahmen psychischer Erkrankungen. Nervenarzt 2018; 89: 1054–1062.

Nitschke J, Sünkel Z, Mokros A. Die forensische Präventionsambulanz Ansbach. Nervenarzt 2020; 91: 439–445.

Piontek K, Kutscher SU, König A, Leygraf N. Prädeliktische Behandlungswege schizophrener Patienten der forensischen Psychiatrie. Nervenarzt 2013; 84: 55–64.

Regierungsratsbeschluss (RRB) Nr. 1005/2015, Gesundheitsdirektion des Kantons Zürich; www.zh.ch/bin/zhweb/publish/regierungsratsbeschlussunterlagen./2015/1005/RRB-2015-1005.pdf (letzter Zugriff: 15.6.2021).

Ross RR, Fabiano EA, Ewles CD. Reasoning and Rehabilitation. Int J Offender Ther and Comp Criminol 1988; 32: 29–36.

Saß H, Wittchen HU, Zaudig M, Houben I. Diagnostische Kriterien-IV-TR. Göttingen: Hogrefe 2003.

Schanda H, Stompe T, Ortwein-Swoboda G. Dangerous or merely difficult? The new population of forensic mental hospitals. Eur Psychiatry 2009; 24: 365–372.

Seliger M, Kröber HL. Wurden schizophrene Maßregelpatienten zuvor in der Allgemeinpsychiatrie unzureichend behandelt? Erste Untersuchungsergebnisse aus 1988 und 2004. Forens Psychiatr Psychol Kriminol 2008; 2: 120–127.

Soyka M, Graz C, Bottlender R, et al. Clinical correlates of later violence and criminal offences in schizophrenia. Schizophr Res 2007; 94: 89–98.

Swartz MS, Swanson JW, Hiday VA, et al. Violence and severe mental illness: The effects of substance abuse and nonadherence to medication. Am J Psychiatry 1998; 155: 226–231.

Walsh E, Buchanan A, Fahy T. Violence and schizophrenia: Examining the evidence. Br J Psychiatry 2002; 180: 490–495.

Weithmann G, Traub HJ. Die psychiatrische Vorgeschichte schizophrener Maßregelpatienten–Rahmenbedingungen der Deliktprävention durch die Allgemeinpsychiatrie. Forens Psychiatr Psychol Kriminol 2008; 2: 112–119.

Register

N

O

Q

R

T